EDMUND LESSERs

LEHRBUCH DER HAUT- UND GESCHLECHTSKRANKHEITEN

VIERZEHNTE AUFLAGE

VON

J. JADASSOHN

ZWEITER BAND

EDMUND LESSERs
LEHRBUCH DER HAUT- UND GESCHLECHTSKRANKHEITEN

VIERZEHNTE, VOLLSTÄNDIG NEU BEARBEITETE AUFLAGE

VON

J. JADASSOHN

GEH. MEDIZINALRAT, O. PROFESSOR
UND DIREKTOR DER UNIVERSITÄTS-
HAUTKLINIK IN BRESLAU

ZWEITER BAND

GESCHLECHTSKRANKHEITEN

MIT 95 ZUM TEIL FARBIGEN ABBILDUNGEN

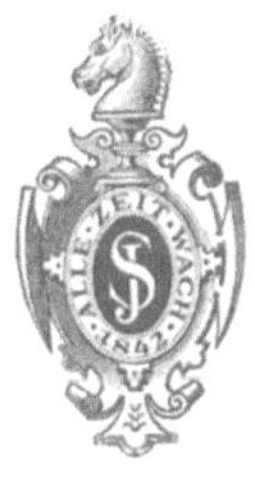

Springer-Verlag Berlin Heidelberg GmbH

1927

ISBN 978-3-662-37143-5   ISBN 978-3-662-37856-4 (eBook)
DOI 10.1007/978-3-662-37856-4

Vorwort.

Als am 5. Juni 1918 mein hochverehrter und lieber Freund EDMUND LESSER
von uns geschieden war — viel zu früh für seine Familie, für seine Klinik und
für unser Fach — trat der Verlag Julius Springer an mich mit der Bitte heran,
ich möchte die Neu-Herausgabe des weltbekannten LESSERschen Lehrbuches
übernehmen. Aus den verschiedensten Gründen konnte ich mich zunächst
dazu nicht entschließen, und erst als FELIX LEWANDOWSKY sich bereit erklärt
hatte, sich mit mir in die Arbeit zu teilen, sagte ich zu. Nach den ersten gemeinsamen Vorbereitungen hat ihn eine tückische Krankheit in der Blüte seiner
Jahre hingerafft. Nach diesem nicht nur für mich, sondern auch für die der-
matologische Forschung unersetzlichen Verlust mußte ich mich allein der Aufgabe unterziehen — vielfach behindert durch drängende andere Verpflichtungen.
Erst als ich die Umarbeitung im einzelnen begann, sah ich, wie große Schwierigkeiten sie machte.

Es waren seit 1913 viele Tatsachen hinzugekommen, manche Anschauungen
hatten sich geändert, denn trotz Kriegs- und Nachkriegsnot war gerade auf dem
Gebiet der Geschlechtskrankheiten energisch gearbeitet worden. Als ich versuchte, das alles in den vorliegenden Text einzufügen, erkannte ich bald meine
Unfähigkeit, das so zu tun, daß nicht der Eindruck des Flickwerkes entstanden
wäre. Denn LESSERs Werk entsprach seiner Individualität — sonst wäre es nicht
so gut gewesen — und ich war nicht imstande, anders zu schreiben, als es meiner
Art entspricht. Es ergaben sich bei genauerem Studium auch häufig Differenzen
in bezug auf die mir seit Jahrzehnten gewohnte Darstellung zu didaktischen
Zwecken, die neben den Tatsachen doch für ein Lehrbuch besonders wichtig
ist. Bei diesen Versuchen zu ergänzen, zu modifizieren und zu egalisieren, die
Pietät gegen LESSER und die Treue gegen mich zu wahren, habe ich sehr
viel Zeit verloren. Es bedurfte der liebenswürdigen Nachsicht des Verlages,
immer weiter zu warten. Als er dann aber doch energischer drängte, habe ich
mich entschließen müssen, diesen Kampf aufzugeben und manche Kapitel
ganz oder zum größten Teil neu zu schreiben, andere umzuarbeiten und nur
verhältnismäßig wenig im wesentlichen unverändert zu lassen — wer sich die
Mühe nimmt, zu vergleichen, der wird das bestätigt finden.

Ich habe aber den Rahmen, die äußere Gestaltung des Buches fast ganz
bestehen lassen — inklusive der meisten Abbildungen, denen allerdings fast
ebenso viele neue hinzugefügt wurden. Ich habe versucht, das Prinzip der
LESSERschen Darstellung zu bewahren: die klinischen Tatsachen objektiv dar-
zustellen und doch die allgemein-pathologischen Zusammenhänge hervorzuheben,
ohne welche die Klinik den wesentlichen Teil ihres wissenschaftlichen Lebens
verliert, und die Behandlung zur Routine wird. Ich habe mich auch bemüht,
dabei stets des Zweckes des Buches eingedenk zu bleiben, das den Studierenden
und den praktischen Ärzten kurz und doch möglichst vollständig den jetzigen
Stand der Lehre von den Geschlechtskrankheiten mit ganz besonderer Berücksichtigung der Diagnose und der Therapie (auch in ihren praktisch wichtigen
Einzelheiten) vermitteln soll. Ich habe nicht vermieden, auf Lücken in unseren
Kenntnissen und auf Streitfragen hinzuweisen, aber ich habe mit dem Brauch
gebrochen, überall Autoren zu zitieren; nur einige wenige habe ich angeführt,
wo es sich um besonders wichtige Entdeckungen handelt, oder wo der Name mit
der Sache im Sprachgebrauch eng verknüpft ist. Ich halte dieses Zitieren in

einem Lehrbuch, das nicht literarischen Studien dienen soll, für einen Mißbrauch. Es fördert die Kenntnisse nicht, und es führt fast notwendigerweise
zu historischen Ungerechtigkeiten; denn in unseren modernen kurzen Büchern
werden die neueren Autoren unverhältnismäßig viel genannt, die Verstorbenen,
auch die verdientesten, vernachlässigt. Ich könnte das durch Stichproben,
die ich gemacht habe, leicht belegen.

Ich habe daher fast alle Namen, die ich schon eingefügt hatte, wieder
gestrichen, und ich hoffe, daß dadurch das Buch an Objektivität gewonnen hat,
wenngleich ich natürlich meine eigenen Auffassungen meist neben sonst ausgesprochenen wiedergegeben habe.

Der Umfang dieses Bandes ist leider nicht ganz unwesentlich größer geworden,
als der entsprechende Teil der letzten Auflage. Das beruht einmal auf dem Zu-
wachs an notwendigerweise zu erwähnenden Tatsachen, dann auf meinem Bestreben, besonders die Gonorrhöe und die Prophylaxe etwas ausführlicher dar-
zustellen, als es früher geschehen war, und bei der Syphilis auch die visceralen
und Nervenerkrankungen vollständiger zu berücksichtigen. Gerade bei dem
letzterwähnten Punkt bin ich mir wohl bewußt, daß eine wirklich eingehende
Bearbeitung im Rahmen dieses Buches nicht möglich war. Aber ich habe es
doch für prinzipiell richtig gehalten, alles Wesentliche, was bei der Syphilis
vorkommt, zu besprechen, damit der Lernende einen einigermaßen vollständigen Überblick über die ganze Fülle der syphilitischen Manifestationen
erhält. Die von mir umrissenen Krankheitsbilder werden als Rahmen dienen
können, in den sich das mannigfache, aus den Spezialwerken über innere Medizin,
Neurologie usw. zu entnehmende, Detail leicht einfügen läßt. Manche Kapitel,
wie das über die Prognose und das über die Therapie der Syphilis, sind jetzt
ganz besonders schwer zu schreiben, weil hier alles noch allzusehr im Fluß ist.
Hier muß ich wegen der Subjektivität der Darstellung um Nachsicht bitten.

So übergebe ich denn — nicht leichten Herzens — den „alten Lesser",
der, als er das erste Mal erschien, eine ganz hervorragende Leistung war, und
der seither so vielen Generationen als Führer gedient hat, von neuem den
Studierenden. Sie bedürfen jetzt eines etwas eingehenderen Lehrbuches der
Venereologie noch mehr als früher, da sie ja seit einigen Jahren auch in
diesem Fach geprüft werden; sie sollen durch dieses Buch nicht spezialistisch
ausgebildet werden, aber sie können aus ihm entnehmen, was sie zur Vervollständigung ihrer allgemein-medizinischen Kenntnisse brauchen. Sie dürfen
jedoch nie vergessen, daß man für ein klinisches Fach in erster Linie der
Klinik und ebenso der technischen Unterweisungen bedarf, welche jetzt wohl
überall in den unbedingt notwendigen Kursen gegeben werden.

Wenn Ärzte das Buch benutzen wollen, um sich auf dem Laufenden zu
halten, so werden sie hoffentlich finden, daß es auch für die Zwecke der allgemeinen Praxis ausreicht. Das Bedürfnis zur Auffrischung venereologischer
Kenntnisse ist ja zur Zeit besonders dringend, da das neue Gesetz zur Bekämpfung
der Geschlechtskrankheiten stark erhöhte Anforderungen an die Praktiker stellt.
Ihnen wird an vielen Orten Deutschlands in erster Linie die Pflicht obliegen,
durch frühe und sichere Diagnose und energische Therapie die Ansteckungs-
quellen zu beseitigen und damit die Ziele des Gesetzes zu verwirklichen.

Der Band „Hautkrankheiten" soll möglichst bald diesem Teil folgen.

Zum Schluß ein Wort herzlichen Dankes an meine treuen Mitarbeiter, die
Herren Professor Jessner und Professor Frei, welche mir sehr viele Hilfe
geleistet haben, und an den Verlag, welcher jederzeit in entgegenkommendster
Weise meine Wünsche erfüllt hat.

Breslau, im August 1927.   J. Jadassohn.

Inhaltsverzeichnis.

Vierter Abschnitt.

Andere infektiöse Geschlechtskrankheiten.

Ansteckende Geschlechtskrankheiten.

Einleitung.

Begriffsbestimmung, geschichtliche Bemerkungen.

Unter *ansteckenden Geschlechtskrankheiten (venerischen Krankheiten)* verstehen wir gemeinhin drei spezifische Infektionskrankheiten: *Gonorrhöe (Tripper), Ulcus molle (weicher Schanker)* und *Syphilis (Lues venerea)*[1].
Sie werden seit langer Zeit in eine Gruppe eingeordnet, weil sie vorzugsweise durch den sexuellen Verkehr übertragen werden. Doch gibt es davon zahlreiche Ausnahmen („Syphilis insontium", Augentripper). Andererseits werden manche nicht hierher gerechnete Krankheiten meist (Pediculi pubis) oder häufig (Scabies) auf gleichem Wege erworben. Es gibt auch noch mindestens zwei weitere Affektionen, welche als „venerisch" bezeichnet werden können: die *Balanitis erosiva circinosa* und das *Lymphogranuloma inguinale*. In ihrem Wesen sind die einzelnen venerischen Krankheiten voneinander ganz verschieden. Praktisch aber ist ihre Zusammenfassung nicht zu entbehren.

Schon die ältesten Schriften der Bibel enthalten Angaben über Geschlechtskrankheiten; solche finden sich auch bei den alten Kulturvölkern des Ostens, den Indern und Japanern. Sehr zahlreich sind sie in den griechischen und römischen Schriften, ganz besonders in satirischen und erotischen Dichtungen.

Die Frage, wieweit den Alten die einzelnen Geschlechtskrankheiten: Tripper, weicher Schanker und Syphilis bekannt waren, ist sehr schwer zu beantworten. Am sichersten läßt sich die Kenntnis des Trippers konstatieren. Im Alten Testament finden sich bestimmt auf diese Krankheit zu beziehende Stellen; in Pompeji hat man Bougies ausgegraben, und die medizinischen Schriften des Mittelalters geben bereits ein ziemlich vollständiges Bild des Trippers und mancher seiner Komplikationen. Anders steht es mit der Kenntnis des weichen Schankers und der Syphilis; denn wenn auch vielfach über Geschwüre an den Genitalien berichtet wird, so läßt sich doch deren Natur nicht mehr sicher feststellen.

Von besonderer Wichtigkeit ist die Frage, ob die Syphilis vor dem Ende des 15. Jahrhunderts in Europa und überhaupt in der alten Welt existiert hat. Seit langer Zeit ist immer wieder behauptet worden, daß sie mit den Gefährten des Columbus aus Amerika nach Spanien und von dort nach Italien importiert worden ist. Diese Lehre von ihrem *amerikanischen Ursprung* halten viele für bewiesen (jetzt auch durch die Feststellung, daß in Ostasien die Syphilis erst um das Jahr 1500 auftrat). Man hat sie aber andererseits bis in die neueste Zeit aufs energischste bestritten. Das gleiche gilt von der vielfach als zuverlässig angesehenen Behauptung, daß die pandemische Ausbreitung der Krankheit sich an den Heereszug Karls VIII. anschloß, im Jahre 1495 von

---

[1] Der Ursprung des Namens Syphilis ist unklar; Lues = Seuche.

Neapel ihren Ausgang nahm und dann in kurzer Frist ganz Europa und alle mit den damaligen Kulturstaaten in Verkehr stehenden Länder überzog. Sowohl bezüglich der Verbreitung der Krankheit als auch der Schwere des einzelnen Falles sei diese Pandémie eine der furchtbarsten Seuchen gewesen, die je das Menschengeschlecht heimgesucht haben. Durch etwa 4 Jahrzehnte habe sie diese Heftigkeit bewahrt, während dann eine Milderung der Erscheinungen eingetreten sei, und die Krankheit allmählich im wesentlichen den ihr heutzutage eigentümlichen Charakter angenommen habe. Freilich wird — ganz natürlich — von den für uns jetzt wichtigsten Formen der Syphilis: der Tabes, der Paralyse, der Gefäßlues nichts berichtet. Die Syphilis wurde jedenfalls rasch eine der bekanntesten Krankheiten. Eine ganze Reihe von Berichten, teils von Ärzten, teils von Laien, ist uns aus jener Zeit erhalten, welche viele Symptome der Syphilis und ebenso die Verhältnisse der Übertragung und „Vererbung" der Krankheit schildern, wenn natürlich auch, besonders in theoretischer Hinsicht, viele irrtümliche Ansichten mit unterliefen. Bald — gegen die Mitte des 16. Jahrhunderts — trat die Kenntnis der übrigen Geschlechtskrankheiten zurück; man sah den Tripper und alle möglichen Geschwürsbildungen an den Genitalien als syphilitische Leiden an und verfuhr therapeutisch dementsprechend.

Diese Ansicht — die *Identitätslehre* — blieb volle zwei Jahrhunderte die herrschende. Erst im Jahre 1767 versuchte BALFOUR, ein Edinburger Chirurg, nachzuweisen, daß es zwei verschiedene „venerische" Gifte gebe, von denen das eine Tripper, das andere Syphilis hervorrufe; mehrere Ärzte, so TODE in Kopenhagen, schlossen sich ihm an. Schon früher, im Anfang des 18. Jahrhunderts, hatte allerdings COCKBURNE in London dieselbe Ansicht ausgesprochen, ohne ihr nachhaltige Geltung verschaffen zu können. JOHN HUNTER, einer der angesehensten englischen Ärzte des 18. Jahrhunderts, suchte die Frage nach der Identität oder Nichtidentität der „venerischen Gifte", die man bis dahin nur durch klinische Beobachtung zu entscheiden versucht hatte, auf einem anderen Wege, der für die Erkenntnis der venerischen Krankheiten von der allergrößten Bedeutung werden sollte, zur Lösung zu bringen, nämlich durch das *Experiment*, durch die absichtliche Impfung mit den fraglichen Kontagien. Leider ereignete sich bei dieser ersten Impfung ein folgenschwerer Irrtum, der bei der großen Autorität des Experimentators noch auf lange Zeit die Lehre von den venerischen Kontagien verdunkelte. HUNTER impfte nämlich das Sekret eines vermeintlichen Trippers — es handelte sich wohl um einen syphilitischen Primäraffekt oder auch um eine sekundäre Syphilis mit Spirochäten in der Urethra, vielleicht neben Gonorrhöe — auf die Glans penis und das Praeputium ein (wie es heißt, sich selbst); es entwickelten sich an diesen Stellen Geschwüre und im weiteren Verlauf Drüsenanschwellungen und die gewöhnlichen Erscheinungen der Syphilis. Aus dieser Impfung und aus noch anderen Versuchen schloß HUNTER, daß Tripper und Schanker, bzw. Syphilis auf der Wirkung *desselben* Kontagiums beruhen, und daß lediglich die Verschiedenheit des Bodens, auf welchem dieses sich entwickelt, je nachdem ob die Einimpfung auf die Schleimhaut oder die Haut stattfindet, die verschiedene Art der Erkrankung bestimmt.

Obwohl schon 1793 BENJAMIN BELL, ein bekannter Edinburger Chirurg, der Identitätslehre entgegentrat, und, auf Experimente gestützt, den Nachweis führte, daß Tripper und Schanker durch verschiedene Kontagien hervorgerufen werden, wurde doch im allgemeinen die HUNTERsche Auffassung beibehalten.

Nicht geringer wurde die Verwirrung in der Lehre von den Geschlechtskrankheiten am Anfange des 19. Jahrhunderts, indem in Deutschland von einer Reihe von Ärzten (AUTENRIETH, RITTER, SCHÖNLEIN, EISENMANN) zwar der Tripper von der Syphilis getrennt, aber dafür als konstitutionelle Erkrankung, als „Tripperseuche" *(Lues gonorrhoica)* angesehen wurde, während in Frankreich die „physiologische Schule" (BROUSSAIS und seine Anhänger) die Existenz eines venerischen Giftes überhaupt vollständig leugnete.

Da begann 1831 PHILIPPE RICORD seine Tätigkeit am Hôpital du Midi in Paris; an seinen Namen knüpften sich bald die wesentlichsten Fortschritte, indem durch planmäßig ausgeführte, außerordentlich zahlreiche Impfungen, durch Konfrontationen des infizierten mit dem infizierenden Individuum, durch genauere Untersuchung der Lebenden (Scheidenspiegel!) und durch anatomische Nachweise (Schanker auf der Harnröhrenschleimhaut) teils früher schon erkannte, aber nicht anerkannte Tatsachen endgültig festgestellt, teils vollständig neue Gesichtspunkte eröffnet wurden.

Die Hauptsätze der RICORDschen Lehre sind kurz folgende: Der *Tripper* steht in keiner Beziehung zur Syphilis; er ist eine überhaupt nicht durch die Einimpfung eines spezifischen Virus, sondern vielmehr eine durch die Übertragung beliebigen Eiters entstandene Schleimhautentzündung. Durch Überimpfung des syphilitischen Giftes entsteht am Orte der Einimpfung der *Schanker (primäre Syphilis)*, dem sich Drüsenvereiterungen anschließen können. Wenn auch durch dasselbe Gift entstanden, sind doch zwei Arten des Schankers zu unterscheiden, der *weiche* (chancre simple, mou) und der *harte Schanker* (chancre induré, infectant); nur auf letzteren folgen allgemeine Drüsenschwellungen, Haut- und Schleimhauterkrankungen, Erkrankungen der Augen: *sekundäre Syphilis*. Diese ist nicht ansteckend, kann aber „vererbt“ werden. In einem späteren Stadium treten Erkrankungen der inneren Organe, der Knochen, des Nervensystems auf *(tertiäre Syphilis)*. In diesem Stadium ist die Krankheit ebenfalls nicht ansteckend, aber auch nicht durch „Vererbung“ übertragbar. Die Syphilis befällt dasselbe Individuum nur einmal; daher ist das Sekret des harten, infizierenden Schankers wohl auf Gesunde, nicht aber auf den Träger des Schankers selbst überimpfbar.

Diese Lehren enthielten ja noch manchen Widerspruch und vieles Falsche (RICORD selbst hat später einige Irrtümer zurückgenommen, vor allem die verhängnisvolle Annahme der Nichtübertragbarkeit der sekundären Syphilis), sie wurden aber der Ausgangspunkt für eine Reihe weiterer wichtiger Untersuchungen.

Zunächst wiesen WALLACE (1836), später WALLER, v. RINECKER und der „Pfälzer ANONYMUS“ (J. BETTINGER, Anfang der 50er Jahre) die Übertragbarkeit der sekundären syphilitischen Krankheitsprodukte nach und stellten genaue Beobachtungen über die Inkubationszeit der Syphilis, über die ersten der Impfung folgenden Veränderungen und über den Zeitpunkt des Auftretens der Allgemeinerscheinungen an. Dann wendeten sich RICORDs Schüler BASSEREAU und CLERC gegen die Identität des weichen und harten Schankers *(Unitarismus)* und stellten ihrerseits die Lehre auf, daß diese beiden Erkrankungen *zwei verschiedenen Giften* ihre Entstehung verdanken, von denen das eine, das des weichen Schankers, nur lokale, die nächstgelegenen Lymphdrüsen niemals überschreitende Folgen nach sich ziehe, während das andere stets eine Allgemeininfektion bewirke *(Dualismus)*. Allerdings konnten diese Autoren — besonders CLERC — sich nicht ganz von der Vorstellung frei machen, daß die Verschiedenheit dieser beiden Gifte doch schließlich nur auf einer gewissen Modifikation eines und desselben Stoffes beruhe, daß der weiche Schanker zwar eine andere Krankheit als die Syphilis und daher vom harten Schanker, dem Initialaffekt der Syphilis, zu trennen, daß er aber doch schließlich von dieser Krankheit abzuleiten und als „Bastard“ („hybride“) der Syphilis aufzufassen sei. ROLLET in Lyon sprach sich in viel bestimmterer Weise für die Verschiedenheit der beiden Gifte aus und wies nach, daß ihre Übertragung gleichzeitig stattfinden könne, wobei zunächst ein weicher Schanker entstehe, der erst später — wegen der sehr viel längeren Inkubationszeit der Syphilis — induriere und dann von Allgemeinerscheinungen gefolgt sei *(chancre mixte)*. In Deutschland erstanden dem Dualismus in v. BÄRENSPRUNG, ZEISSL, SIGMUND u. a. energische Verfechter, von denen der erste nur insofern von seinen französischen Kollegen abwich, als er den harten Schanker bereits als Zeichen der stattgehabten Allgemeininfektion ansah.

Eine sichere Basis für die Lehre von den Geschlechtskrankheiten wurde aber erst durch die Entdeckung der Erreger dieser Krankheiten gegeben. Zuerst (1879) fand ALBERT NEISSER in Breslau — sich der Methoden R. KOCHs und C. WEIGERTs bedienend — den Erreger des Trippers, den er „*Gonococcus*“ nannte. 10 Jahre später folgte die Entdeckung der Bacillen des weichen Schankers durch DUCREY und der Nachweis ihrer Streptobacillenform im Gewebe durch P. G. UNNA, und schließlich, nach zahllosen vergeblichen Versuchen, nach vielen später als Irrtümer erwiesenen Befunden angeblicher Syphiliserreger gelang es 1905 FRITZ SCHAUDINN in gemeinsamer Arbeit mit E. HOFFMANN den Erreger der Syphilis, die „*Spirochaeta (Spirochäte) pallida*“ (Treponema pallidum) zu finden. Kurz vorher hatten METSCHNIKOFF und ROUX die Überimpfbarkeit der Syphilis auf Affen erwiesen, wodurch einer (fast!) ganz neuen Seite der Syphilislehre, der experimentellen Tierforschung, die Wege geöffnet wurden.

Einen außerordentlich großen Fortschritt bedeutete dann auch die auf Grund der BORDET-GENGOUschen Komplementbindung gefundene *Seroreaktion* (WASSERMANN-NEISSER-BRUCK) und (auf UHLENHUTHs Untersuchungen systematisch aufgebaut) die *Chemotherapie* der Syphilis mit organischen Arsenpräparaten (PAUL EHRLICH), sowie die *Liquordiagnostik.* Diese Entdeckungen bilden die wichtigsten Marksteine der neuesten Entwicklung der Syphilidologie. Wir stehen noch mitten in der Durch- und Ausarbeitung dieser Methoden, aber schon jetzt sind die Fortschritte, die mit ihrer Hilfe erzielt worden sind, außerordentlich groß.

Von den drei hauptsächlichen venerischen Krankheiten hat das Ulcus molle die geringste Bedeutung. Syphilis und Gonorrhöe sind von höchster Wichtigkeit für das ganze Menschengeschlecht. Ihre Verbreitung ist besonders groß, weil sie eine ausgesprochene Neigung haben, in noch ansteckungsgefährliche Latenzformen überzugehen. Der Kampf gegen sie ist vor allem darum so schwer, weil sie — wenigstens in den Kulturländern — alle mittelbar oder unmittelbar auf den extramatrimoniellen Geschlechtsverkehr zurückzuführen sind.

Erster Abschnitt.

Die gonorrhoischen Erkrankungen.
(Der Tripper und seine Komplikationen.)

Erstes Kapitel.
Ätiologie und allgemeine Pathologie.

Als *Gonorrhöe (Tripper, Blennorrhöe, venerischer Katarrh)* bezeichnen wir nur solche *Erkrankungen, welche durch den Gonococcus* NEISSER *hervorgerufen und unterhalten werden.*

Der *Gonococcus (Micrococcus gonorrhoeae)* ist von ALBERT NEISSER auf Grund seines konstanten Vorkommens bei frischen gonorrhoischen Erkrankungen und seiner eigenartigen Form und Lagerung als Erreger der Gonorrhöe bezeichnet worden. Diese Annahme erwies sich als richtig; denn es gelang weiterhin, Reinkulturen dieses Mikroorganismus zu erhalten (BUMM, WERTHEIM) und durch Überimpfung auch späterer Generationen dieser Kulturen typische Gonorrhöe beim Menschen zu erzeugen. Wirklich vollständig mit den Gonokokken übereinstimmende Mikroben wurden weder bei anderen Krankheiten noch als Saprophyten gefunden. Die Gonokokken wurden auch bei zahlreichen örtlichen und metastatischen Komplikationen der Gonorrhöe nachgewiesen. Die Kette der Beweise für ihre spezifisch pathogene Bedeutung ist längst geschlossen: *omnis gonorrhoea e gonorrhoea et nulla gonorrhoea sine gonococco.*

Die nur mittelbar durch die Gonokokken bedingten Prozesse (Balanitiden, Vulvitiden, Sekundärinfektionen usw.) nennen wir besser *paragonorrhoisch,* die Folgezustände, bei denen die Gonokokken schon vollständig verschwunden sind, *postgonorrhoisch,* die klinisch der Gonorrhöe ähnelnden, aber nicht auf Gonokokkeninfektion beruhenden Krankheitszustände *pseudogonorrhoisch.* Den Gonokokken ähnliche Mikroorganismen werden auch als *Pseudogonokokken* bezeichnet. Wenn klinische Erscheinungen ganz fehlen oder wenigstens von den Patienten nicht bemerkt werden, sprechen wir von *Latenz.*

Die Gonokokken sind Diplokokken. Die beiden Individuen eines Paares sind meist länglich, an den einander zugewandten Seiten abgeplattet oder etwas konkav, der Spalt zwischen ihnen ist relativ breit. Sie teilen sich, indem sie sich strecken und in der Mitte einschnüren, so daß zuerst eine Achterform entsteht; die neugebildeten Kokken strecken sich dann in der auf der Achse des ursprünglichen Kokkus senkrechten Achse usw. Die Paare werden mit Kaffeebohnen, die Gruppen mit gewissen Semmelformen verglichen (*„Semmelkokken"*). Durch die Teilung immer in der gleichen Ebene kommt es zu flächenhafter Ausbreitung in Rasenform. Die Länge wird bei ausgebildeten Paaren auf 1,6 μ, die größte Breite auf 0,8 μ, der Spalt etwa auf $^1/_5$ der Breite angegeben. Natürlich

wechseln Form und Größe (in geringem Ausmaß) je nach den gerade fixierten
Entwicklungsstadien. Die Gonokokken finden sich im Eiter teils frei in
einzelnen oder mehreren beieinanderliegenden Paaren, teils auf Epithelzellen,
deren Ränder und Kerne oft überragend bzw. überdeckend, nicht aber in ihr
Protoplasma eindringend, teils und zwar besonders oft in den polymorph-
kernigen neutrophilen Leukocyten. In diesen liegen sie entweder in mehr
oder weniger zahlreichen Paaren ausgesprengt, bienenschwarmähnlich, oder sie
füllen ihr Protoplasma vollständig — bis zum Bersten — aus und buchten ihre
Kerne evtl. ein, lassen diese aber immer frei. Die *„intraleukocytäre Lagerung"*
ist recht charakteristisch, wenngleich sie bei anderen in Diploform auftretenden
Kokken, auch in den Genitalsekreten, ebenfalls vorkommt. Die Gonokokken

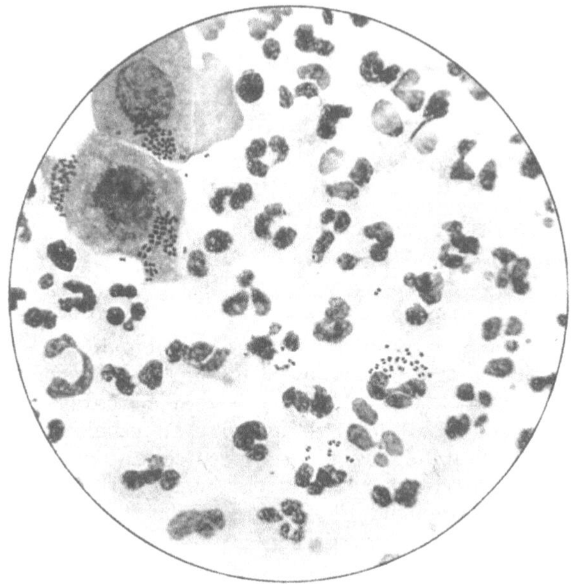

Abb. 1. Gonokokken in Trippereiter, in Leukocyten und auf Epithelzellen liegend.

sind im Nativpräparat schwer zu differenzieren. Sie sind nicht beweglich
und haben keine Kapsel.

Zur *Färbung* wird der Eiter dünn und möglichst gleichmäßig auf dem sehr gut gereinigten Objektträger ausgestrichen, an der Luft getrocknet und ganz kurz über der Flamme
fixiert. Fäden oder Sedimente, resp. Zentrifugat, Prostata- und Cervicalsekret werden
besonders vorsichtig erwärmt (bei den ersteren die Präparate zur Entfernung der Harn-
salze nach der Fixierung vorsichtig mit Wasser abgespült). Die Färbung der Gonokokken
gelingt leicht mit einer der gebräuchlichen basischen Anilinfarben (Bismarckbraun,
Safranin usw.); am empfehlenswertesten ist LÖFFLERsche (schwach alkalische) oder
wässerige Lösung von Methylenblau oder die Doppelfärbung nach PAPPENHEIM-UNNA
[Methylgrün 0,15, Pyronin 0,25, Alkohol 2,5, Glycerin 20,0, Aq. carbol. (2%) ad 100,0 —
am besten fertig zu beziehen]. Die Farblösung braucht nur kurze Zeit einzuwirken
(Methylenblau einige Sekunden, PAPPENHEIM-UNNA 2—3 Minuten); dann wird das Präparat mit gewöhnlichem Wasser abgespült, mit Fließpapier und über der Flamme getrocknet und mit Immersionsöl (ohne Deckglas) bedeckt. Im Methylenblaupräparat
werden die Gonokokken dunkelblau (am besten bei dünnen Lösungen zu konstatieren),
in der PAPPENHEIM-UNNAschen Lösung dunkelrot (Kerne bläulich-violett), die einzelnen
Zellformen treten sehr gut bei Methylenblau-Eosin-Färbung hervor (s. Abb. 2). Auf das
vielerwähnte Vorkommen von schlecht gefärbten „Degenerationsformen" in den Sekret-
präparaten ist kein Wert zu legen.

Ausgesprochene differentialdiagnostische Bedeutung hat nur *eine* Färbungsmethode:
die GRAMsche. Die Gonokokken sind nämlich *„gramnegativ"*, d. h. sie entfärben sich

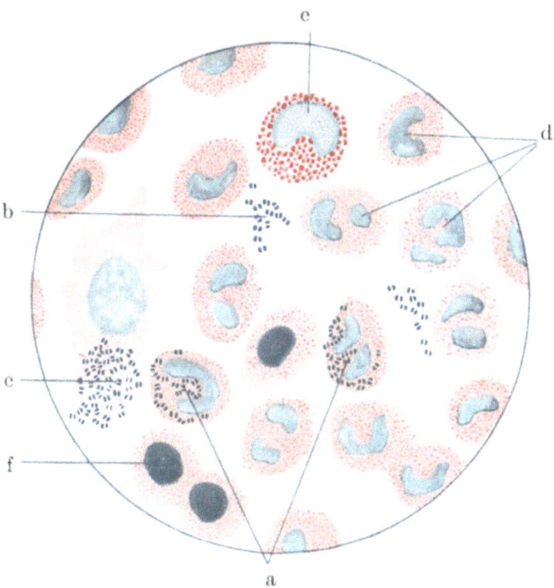

Abb. 2. Gonorrhoisches Sekret. Färbung: Methylenblau-Eosin.
a Gonokokken in neutrophilen Leukocyten. b Gonokokken frei.
c Gonokokken an und auf einer Epithelzelle. d Neutrophile. e Eosinophile. f Kugelkernzelle.

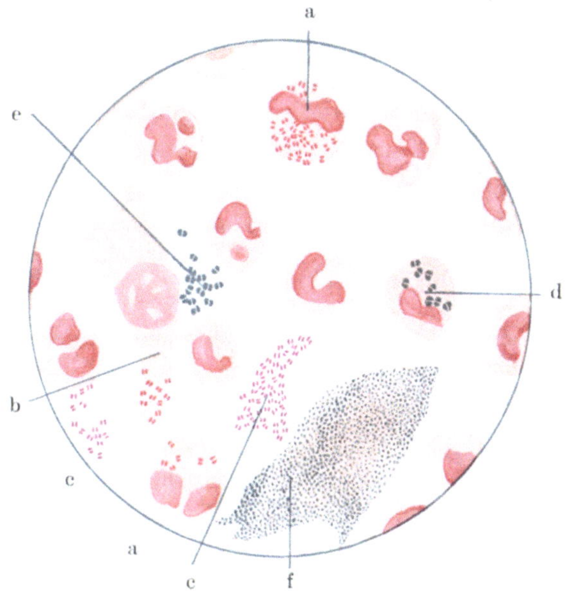

Abb. 3. Gonorrhoisches Sekret. Färbung nach GRAM und mit Carbolfuchsin.
a Gonokokken intraleukocytär. b Gonokokken auf Epithelzelle. c Gonokokken frei.
d Grampositive Diplokokken intraleukocytär. e Grampositive Diplokokken extracellulär.
f Epithelzelle mit Keratingranula.

nach GRAM, während die meisten anderen, speziell in der männlichen Harnröhre vor-
kommenden Diplokokken „*grampositiv*" sind. Färbt man also ein auf Gonokokken verdächtiges Präparat nach GRAM, so werden die Gonokokken entfärbt. Läßt man dann
eine andere basische Anilinfarbe (am besten Safranin oder Fuchsin) einwirken, so nehmen

sie ebenso wie die Kerne diese Kontrastfarbe an, während die grampositiven dunkel violett, fast schwarz gefärbt bleiben. Doch ist zu beachten, daß einzelne rotgefärbte Kokken in Haufen von dunkelgefärbten degenerierte Individuen gramfester Bakterien sein können.

In anderen Organen, besonders auch in den weiblichen Genitalien, kommen viel mehr gramnegative Diplokokken vor als in der männlichen Harnröhre. Die *Meningokokken,* welche den Gonokokken sehr ähnlich sind, sind wohl nur bei Metastasen differential-diagnostisch in Betracht zu ziehen. Der *Diplococcus catarrhalis* findet sich vor allem in den Luftwegen und ist auf gewöhnlichen Nährböden kultivierbar. Gramnegative Diplokokken (außer den Gonokokken) liegen viel weniger intraleukocytär als positive.

Die *Gram*färbung wird in der Weise angestellt, daß der Objektträger, auf dem das Sekret besonders dünn angetrocknet und fixiert ist, mit filtrierter Carbolgentiana- oder -Methyl-violettlösung (gesättigte alkoholische Gentiana- oder Methylviolettlösung 10 Teile, $2^{1}/_{2}\,^0/_0$ige wässerige Carbollösung 90 Teile) etwa 1 Minute bedeckt wird. Abgießen, Übergießen mit LUGOLscher Lösung (Jod, Jodkal., Aq. dest. 1:2:300) $^{1}/_{2}$—1 Minute, Abgießen, mehrfaches Übergießen mit Alcohol absolutus, bis keine Farbe mehr abgeht, Abspülen mit Wasser, Nachfärben mit starkverdünnter Fuchsinlösung (1 Teil einer $1\,^0/_0$igen wässerigen oder auch der ZIEHLschen Carbol-Fuchsin-Lösung auf 20 Teile Wasser oder $1\,^0/_0$ige Safraninlösung) 15—20 Sekunden, Abspülen mit Wasser, Trocknen. Sehr gute Bilder gibt auch die Nachfärbung mit PAPPENHEIM-UNNA (1 Minute).

Ursprünglich mit Methylenblau gefärbte Präparate kann man nach sorgfältiger Reinigung mit Xylol, Äther, Alkohol und Wasser einfach nach GRAM nachfärben (eventuell vorher mit 1—$2\,^0/_0$igem Salzsäure-Alkohol entfärben).

Die *Züchtung der Gonokokken* gelingt am besten auf Agar, welcher mit Ascitesflüssigkeit (oder mit menschlichem Blutserum) versetzt ist; auch manche andere Nährböden (z. B. Kochblutagar nach LEVINTHAL) sind gut brauchbar. Die Gonokokken wachsen besonders in den ersten Generationen nur ausnahmsweise auf gewöhnlichem Agar ohne Serumzusatz. Die Kolonien sind auf Ascitesagar klein, tautropfenartig bis grau. Die Kokken nehmen in der Kultur sehr schnell Degenerationsformen an. Unter flüssigem Paraffin halten sich die Kulturen ʼlange Zeit. Das Temperaturoptimum für das Wachstum beträgt 36—37°; namentlich gegen höhere Grade sind die Gonokokken recht empfindlich. Sie gehen auch bei der Austrocknung und im Urin relativ schnell zugrunde, können sich aber z. B. im Badewasser relativ lange halten. Gegen Desinfizienzien, besonders Silberpräparate, sind sie in der Kultur wenig widerstandsfähig.

Für *Tiere* sind die Gonokokken wenig pathogen; typische Schleimhaut-gonorrhöen sind mit ihnen bisher nicht mit Sicherheit erzeugt worden, dagegen wohl als endotoxisch aufzufassende Wirkungen, Peritonitiden und andere Entzündungen.

Zur *Diagnose* hat daher der Tierversuch keine Bedeutung. Auch die *Kultivierung der Gonokokken* findet für die allgemeine Praxis noch keine sehr ausgedehnte Verwendung. Sie kann nur in gut eingerichteten Laboratorien von geübten Untersuchern vorgenommen werden. Oft stimmt der kulturelle Befund mit dem sorgfältig erhobenen mikroskopischen überein. Selten findet man mikroskopisch Gonokokken, ohne daß man sie kultivieren kann, in anderen Fällen gelingt die Kultur, nach neueren Angaben und eigenen Erfahrungen (J.) besonders im Prostata- und Samenblasensekret und im Sperma sowie bei der Gonorrhöe der Frau, wenn der mikroskopische Nachweis im Stich läßt. Diese letzteren Fälle bedingen es, daß man in besonders wichtigen Fällen (Ehekonsens s. u.) und bei diagnostisch schwierigen Komplikationen die Kultur zu Hilfe nehmen muß (s. u.).

Die *Infektion mit Gonokokken findet meist unmittelbar* von einer erkrankten auf eine noch nicht erkrankte Schleimhaut statt. Sehr viel seltener sind *mittelbare* Infektionen (durch Gebrauchsgegenstände usw.), welche vor allem bei der Vulvovaginitis der kleinen Mädchen eine große Rolle spielen (s. d.). Autoinokulationen kommen durch Überfließen und Verreibung des Sekrets, durch die Finger oder ebenfalls durch Gegenstände, besonders für die Rectal-gonorrhöe der Frau und für die Conjunctivalblennorrhöe in Betracht. Sehr wenig wissen wir bisher von unmittelbarer Einimpfung der Gonokokken in die Lymph- bzw. in die Blutbahn.

Wenn Gonokokken auf empfängliche Schleimhäute gelangen, so vergeht zuerst eine meist 2—5 Tage dauernde *Inkubationszeit*, bis die ersten, von Frauen oft nicht bemerkten Symptome sich zeigen. In dieser Zeit vermehren sich die Gonokokken zu der für die pathogene Wirkung notwendigen Höhe. In seltenen Fällen kann diese Inkubationszeit wesentlich länger, nach manchen Autoren selbst Wochen und Monate betragen. Es beginnt dann die klinisch manifeste *Reaktion* mit den Erscheinungen einer akuten Entzündung (Rötung, Schwellung) mit zuerst seröser, sehr bald eitrig werdender Exsudation, welche sich längere Zeit hält, dann schleimig-eitrig wird und schließlich auch ohne Behandlung in Heilung mit Restitutio ad integrum übergehen kann — falls nicht, wie selbst bei vernünftigem Verhalten recht oft, der gonorrhoische Prozeß chronisch wird. Sehr viel seltener sind am Anfang hämorrhagische oder croupöse Exsudate.

Die Infektion setzt sich einmal per continuitatem in der Fläche fort — durch flächenhaftes Wachstum der Gonokokken — und kann auf diese Weise nicht nur die Schleimhaut eines ganzen Organs überziehen, sondern auch auf ein benach-bartes übergehen, in ein solches aber auch diskontinuierlich (z. B. durch antiperi-staltische Bewegung) gelangen (Vas deferens — Nebenhoden?). Sie kann ferner in tiefere Schichten des Gewebes eindringen, und sie kann auf dem Lymph-wie auf dem Blutweg regionäre bezw. Fernmetastasen setzen. Außer einfacher katarrhalischer Entzündung können phlegmonöse und abscedierende bzw. ulceröse Prozesse zustande kommen.

Bei ihrem chronischen Ablauf kann die Gonorrhöe zu Epithelverdickungen, polypösen Wucherungen, Bindegewebsschrumpfungen mit allen ihren Folge-erscheinungen führen.

Eine natürliche *Immunität* der leicht infizierbaren Schleimhäute gegen die Gonokokken scheint überaus selten zu sein. Wenigstens werden die Menschen, welche sich der Infektion in wirksamer Weise aussetzen, so gut wie ausnahmslos infiziert. Nur ganz vereinzelt finden sich Angaben über ein Refraktärsein. Da-gegen ist es selbstverständlich, daß anatomische Verhältnisse (z. B. Beschaffen-heit des Orificium urethrae) und äußere Umstände (z. B. Dauer der Kohabitation) Differenzen in der Infektionshäufigkeit bedingen. Auch ist der Gonokokken-gehalt bei dem Infizierenden von großer Bedeutung: von chronischen, gono-kokkenarmen oder solche zeitweise gar nicht nach außen abgebenden Pro-zessen gehen natürlich weniger Infektionen aus, als von akuten, andauernd gonokokkenreichen. Daher steckt sich von mehreren Männern, welche mit einer Frau verkehren, oft nur einer an; oder ein Mann verkehrt längere Zeit mit einer Frau, ohne sich zu infizieren, weil lange Zeit Gonokokken bei ihr nicht nach außen gelangen, wird dann aber doch von ihr krank (z. B. nach der Men-struation), ohne daß sie sich neu infiziert hat.

Die „*obligate Infizierbarkeit*" bezieht sich aber nur auf einzelne höchst-empfindliche Organe. Andere erkranken gar nicht oder nur unter der Einwir-kung spezieller Hilfsursachen (mechanische usw. Schädigung), ganz abgesehen davon, daß an manche Stellen die Gonokokken nur unter besonderen Bedingungen gelangen. Wir müssen ferner für einzelne Vorkommnisse eine besondere in-dividuelle, evtl. auch familiäre Disposition voraussetzen [Erkrankungen mehrerer Familienmitglieder an Fernkomplikationen, wie Arthritiden (s. u.)]. Auch ist die Möglichkeit in Erwägung zu ziehen, daß der Organismus oder einzelne Organe durch eine erste Erkrankung für eine folgende Infektion sensibilisiert werden.

So kommt es vielleicht, daß manchmal bei wiederholten Gonorrhöen immer wieder die gleichen Komplikationen auftreten. Endlich ist es auch wahrscheinlich, daß einzelne Gonokokkenstämme eine besondere Fähigkeit haben, einen schweren Verlauf und Komplikationen (speziell auch solche metastatischer Natur und selbst solche in bestimmten Organen?) zu bedingen.

Hochempfängliche Organe sind: die männliche Harnröhre mit ihren Drüsenausführungsgängen (LITTRÉsche, COWPERsche Drüsen, Prostata, Samenblasen, Funiculi und Nebenhoden), die weibliche Harnröhre, die Ausführungsgänge der BARTHOLINIschen Drüsen, die Schleimhaut des Uterus und der Tuben, die Rectalschleimhaut, die Conjunctivae speziell der Neugeborenen, die kindliche Vaginalschleimhaut. Relativ unempfänglich sind Blase, Ureteren, Nieren-

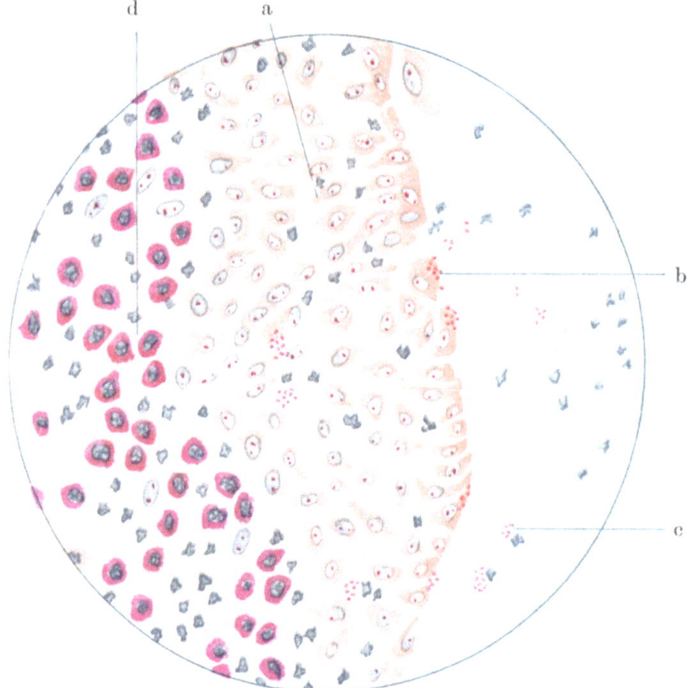

Abb. 4. Gonorrhoische Infektion eines paraurethralen Ganges. Gonokokken im Schnitt.
Färbung nach UNNA-PAPPENHEIM.
a Geschichtetes Pflasterepithel. b Gonokokken auf dem Epithel. c Gonokokken im Lumen.
d Infiltrat aus Leukocyten und Plasmazellen.

becken, Vulva und Vagina der erwachsenen Frau, Nasen- und (ebenfalls speziell bei den Erwachsenen) Mundschleimhaut; sehr selten sind Infektionen der Haut und ihrer Drüsen.

Nicht groß ist auch die Neigung der Gonokokken, größere Lymphgefäße oder die Lymphdrüsen zu invadieren, bzw. klinisch nachweisbare Krankheiten in ihnen zu bedingen.

Daß die Gonokokken ins *Blut* eindringen, ist nicht bloß aus den gonokokkenhaltigen Fernmetastasen mit Sicherheit zu erschließen, sondern auch durch den kulturellen Nachweis im strömenden Blut festgestellt. Wie häufig sie zirkulieren, darüber sind die Akten noch keineswegs geschlossen. Jedenfalls zeigen die Gonokokken, auch wenn sie hämatogen angreifen, eine ausgesprochene Vorliebe für einzelne Organe, wie Gelenke, Sehnenscheiden, Iris, Conjunctiva usw.

Die *histologischen* (Färbung am besten nach Unna-Pappenheim) wie die Sekret- und die klinischen Untersuchungen haben uns über den *Verlauf der gonorrhoischen Entzündung* etwa folgendes gelehrt:

Die Gonokokken bedürfen zu ihrem Haften keiner Schleimhautläsion. Sie sind vorzugsweise Schleimhautparasiten, und zwar bevorzugen sie das Epithel und die obersten Schichten des Bindegewebes. An allen Schleimhäuten, an denen sie überhaupt imstande sind, pathogen zu wirken, wachsen sie zunächst auf und zwischen den Epithelien und rufen durch ihre Giftstoffe eine seröse bis eitrige Exsudation hervor, welche das Epithel durchsetzt. Handelt es sich um zylindrisches oder kubisches, niedrig geschichtetes Epithel, so wird dieses zum großen Teil zerstört und weggespült; die Gonokokken dringen in das Bindegewebe ein. In diesem sind die Gefäße erweitert und das Gewebe wird von Eiterkörperchen, Eosinophilen, Lymphocyten, Plasmazellen und vermehrten vergrößerten und oft vakuolisierten Bindegewebszellen durchsetzt. Hat der Prozeß die Höhe überschritten, so beginnt die Wiederbildung des Epithels, das sich zunächst „metaplastisch" als geschichtetes Pflasterepithel erneuert. Dabei gehen die Gonokokken im bindegewebigen Abschnitt mehr oder weniger vollständig zugrunde, wachsen aber auf und zwischen den obersten Epithellagen noch weiter. Die Exsudation wird geringer; die Infiltration im Bindegewebe besteht dann ganz vorzugsweise aus Plasmazellen. Schließlich wird beim spontanen Ablauf der Krankheit das Epithel wieder in Cylinderepithel zurückverwandelt, die Gonokokken schwinden vollständig, die Entzündung klingt ab, es tritt Restitutio ad integrum ein.

Anders verhält sich der Prozeß an solchen Schleimhäuten, welche normalerweise mit geschichtetem Pflasterepithel bedeckt sind. Da kommt es oft nicht zu einer hochgradigen Zerstörung des Epithels und nicht oder nur ganz vorübergehend zum Eindringen der Gonokokken ins Bindegewebe. Die Infektion ist und bleibt eine wesentlich epitheliale. Die entzündliche Infiltration enthält dann verhältnismäßig weniger Eiterkörperchen, ganz besonders aber Plasmazellen, Lymphocyten und Bindegewebszellen.

Statt der einfachen entzündlichen Infiltration kann es gelegentlich auch zu *eitriger Zerstörung* an der Oberfläche oder in tieferen Schichten des Gewebes kommen. Diese tritt entweder von vornherein als solche ein (z. B. bei subcutanen usw. Abscessen, bei der Endocarditis ulcerosa und bei den Ulcera besonders der weiblichen Genitalien), oder sie entsteht aus sog. *Pseudoabscessen*, d. h. Ansammlungen von gonorrhoischem Eiter in epithelbekleideten Röhren, welche durch Verklebung oder Abknickung ihres peripherischen Anteils abgeschlossen werden. Diese Eitercysten können als solche bestehen bleiben; die Gonokokken gehen in ihnen oft relativ schnell zugrunde. Sie können sich aber auch nach Zerstörung ihres Epithels in eigentliche gonorrhoische Abscesse bezw. Phlegmonen umwandeln. Schließlich können in ihnen neben den Gonokokken auch andere pathogene Mikroorganismen, besonders Staphylo- oder Streptokokken, zurückgehalten werden, deren Konkurrenz die Gonokokken erliegen, so daß dann Staphylo- oder Streptokokken- usw. -Abscesse entstehen.

Alle eitrigen Zerstörungsprozesse können natürlich nur durch Granulationsbildung mit Narbengewebe abheilen. Narbenartige Bildungen kommen aber auch ohne massige Destruktion bei chronisch verlaufenden Schleimhautprozessen und an manchen anderen Organen (Epididymitis, Endocarditis benigna, Arthritis) vor. Die gonorrhoische Entzündung hat als solche unzweifelhaft eine besondere Tendenz, zu Schrumpfungsprozessen (Strikturen, Peritonealadhäsionen usw.) zu führen.

Die gonorrhoische Schleimhautentzündung *heilt* in vielen Fällen spontan aus. Der Phagocytose der Gonokokken können wir dabei eine wesentliche Rolle kaum zuschreiben. Auch die eitrige Entzündung als solche kann die Heilung nicht bedingen, da die letztere erst eintritt, wenn die erstere im wesentlichen zurückgegangen ist; ebensowenig die Abschwächung der Virulenz (gegen andere Individuen), da von abheilenden Gonorrhöen noch akute Infektionen ausgehen. Wir können die Ausheilungsprozesse vielmehr zur Zeit am besten mit *Immunisierungsvorgängen* erklären. Freilich zeigen Schleimhäute, aus denen die Gonokokken definitiv verschwunden sind, im allgemeinen nichts von Immunität — sie können sehr bald wieder infiziert werden —, und nur der oft von Anfang an torpidere Verlauf wiederholter Infektionen weist auf das Fortbestehen einer Art von Gewöhnung hin. Ob es richtig ist, daß daneben eine gewisse größere Empfänglichkeit („Sensibilisierung") für die Infektion nach überstandener Gonorrhöe zurückbleibt, ist noch zweifelhaft. Es gibt eben wohl einzelne Individuen, die sich überhaupt — aus anatomischen Gründen? — besonders leicht infizieren. Trotzdem aber sind Immunisierungserscheinungen der Gonorrhöe nicht fremd. Das beweisen u. a. die Fälle, in denen die gonorrhoische Erkrankung einer mit Cylinderepithel bekleideten Schleimhaut in das chronische Stadium übergeht. Man findet dann in dem zur Norm zurückgebildeten Cylinderepithel (s. o.) noch einzelne Inseln geschichteten Pflasterepithels, und gerade auf diesem — nicht aber auf dem Cylinderepithel — wachsen noch Gonokokken. Das Cylinderepithel muß also eine „celluläre" Immunität gegen die Gonokokken erworben haben, welche verschwindet, wenn die Gonokokken definitiv aus dem Organ eliminiert sind.

Neben dieser an den Ort gebundenen Immunität gibt es aber auch noch *allgemeine Immunisierungserscheinungen.* Dazu gehört wohl die seit langem bekannte Tatsache, daß bei Auftreten einer akuten Komplikation eine Urethritis zurückgehen, ja selbst ganz schwinden kann (neben dem Fieber ist vor allem die gesteigerte Resorption von Antigenen aus dem komplizierenden Prozeß, namentlich wenn dieser nach außen abgeschlossen ist, und daraufhin gesteigerte Antikörperbildung zur Erklärung herangezogen worden). Es sind ferner spezifische Immunkörper (Amboceptoren — Komplementbindung) ferner wohl auch Agglutinine bei gonorrhoischen Komplikationen und cutane Überempfindlichkeitssymptome (Allergie) gegenüber Gonokokken-Leibessubstanzen (Vaccinen, Gonokokkenbouillon) nachgewiesen worden. Von alledem hat nur die Komplementbindung auch jetzt schon eine allerdings noch beschränkte praktische Bedeutung gewonnen, und zwar speziell für die Diagnose von Komplikationen.

Aber diese Immunisierungserscheinungen genügen weder zur spontanen Heilung aller Schleimhautgonorrhöen in kürzerer Frist — im Laufe von Wochen und Monaten heilen viele Gonorrhöen auch ohne Behandlung aus — noch zur schnellen Beseitigung aller Komplikationen, ehe es zu evtl. irreparablen Zerstörungen gekommen ist. Beim Übergang ins chronische Stadium können schließlich die Krankheitserscheinungen so unbedeutend werden, daß sie dem Träger vollständig entgehen und selbst bei ärztlicher Untersuchung nur schwer entdeckt werden: *latente Gonorrhöe.* Doch sind bei genauem Nachforschen in solchen Fällen doch wohl meist noch Entzündungssymptome zu konstatieren, wie sie auch das Vorhandensein der letzten Gonokokken überdauern. Von einem wirklich saprophytären Vorkommen von Gonokokken („Gonokokkenträger") wissen wir — abgesehen vielleicht von vorübergehendem Deponiertsein in der Vagina der Frau — nichts Sicheres. Die Gonokokken können sich aber unzweifelhaft sehr lange im Körper halten, und zwar sowohl in nach außen offenen Organen (Urethra, Uterus) als auch in abgeschlossenen (z. B. Epididymis? [„ruhende Infektion"]). Immerhin haben sie eine ausgesprochene Neigung, in den letzteren spontan oder auch unter der Einwirkung einer Sekundärinfektion zugrunde zu gehen (s. o.). Ein Maximum für die Persistenz der Gonokokken im Organismus anzugeben ist nicht möglich. Beim Manne glaube ich (J.) einmal 12 Jahre festgestellt zu haben. Jedenfalls ist nach allen unseren Erfahrungen ein sehr langes Bestehenbleiben der Infektiosität bei der Frau noch viel häufiger als beim Mann.

Von großer Bedeutung ist auch die Frage, *wieweit die Gonokokken im Organismus ihre Virulenz ändern.* Unzweifelhaft ist, daß in zahllosen Fällen von chronischen Gonorrhöen aus akute entstehen. Die meisten Männergonorrhöen beginnen akut, die Gonorrhöe der Prostituierten ist sehr oft chronisch. Die Männer infizieren meist im subakuten oder chronischen bzw. Latenzstadium, auch die Frauengonorrhöe beginnt aber meist akut. Eine chronische Gonorrhöe kann durch Superinfektion mit fremden Gonokokken in eine akute zurückverwandelt werden; sie kann sich aber gegen eine solche auch refraktär verhalten. So kommt es, daß z. B. eine vom Manne in die Ehe gebrachte chronische (latente!) Gonorrhöe bei der Frau eine akute Gonorrhöe erzeugt. An dieser kann sich der Mann akut superinfizieren; er kann aber auch frei von akuten Exacerbationserscheinungen bleiben (also „refraktär gegen Superinfektion" sein). Schließlich können sich in der Ehe die beiden Partner so an ihre Gonokokken gewöhnen, daß beide nur latent krank sind — und ein dritter Partner bekommt eine akute Gonorrhöe.

Der *sehr verschiedene Verlauf* der gonorrhoischen Infektion beim Menschen beruht einmal auf individuellen (anatomischen und biochemischen) Eigentümlichkeiten (z. B. hypoplastische Genitalorgane bei Frauen), ferner auf äußeren Einwirkungen (unzweckmäßigem Verhalten, verschiedener Behandlung), dann aber wohl auch auf Differenzen der Gonokokkenstämme.

Das Verhältnis der Gonokokken zu anderen Mikroorganismen läßt sich in großen Zügen folgendermaßen charakterisieren: Saprophytisch (auch auf künstlichen Nährböden) gehen die Gonokokken augenscheinlich unter der Konkurrenz schnell zugrunde. Bei akuter „offener" Gonorrhöe überwuchern sie die saprophytischen und evtl. auch die pathogenen Keime, z. B. in männlichen und weiblichen Genitalien, sehr stark, während diese anderen Mikroben bei der chronischen Gonorrhöe mehr in den Vordergrund treten, ohne daß wir von ihrem Vorhandensein klinisch etwas zu bemerken brauchen. Bei der Symbiose der Gonokokken mit anderen Mikroben in ganz oder relativ geschlossenen Räumen unterliegen, wie bereits betont, die ersteren meist schnell. Sie können ferner solchen anderen („banalen") Infektionserregern (Staphylo-, Streptokokken usw.) die Invasion erleichtern (z. B. Bubonen, Prostataabscesse, Pyosalpingitiden, Peritonitiden, in sehr seltenen Fällen selbst pyämische Infektionen), und diese sekundären „Erreger" können in ein Organ einwandern, in dem die Gonokokken schon abgestorben sind. Die Bedeutung aller dieser Sekundärinfektionen ist aber zeitweise sehr überschätzt worden.

Über die *Zusammensetzung der gonorrhoischen Exsudate* ist folgendes in aller Kürze zu bemerken:

Die Gonokokken sind im Anfang der Gonorrhöe und auf deren Höhestadium meist außerordentlich reichlich vorhanden. Sie finden sich inner- und außerhalb der Eiterkörperchen und auf den Epithelzellen. Daß sie sich vielfach erst auf der Oberfläche der Schleimhaut mit den Eiterkörperchen vereinigen, wird durch die Tatsache bewiesen, daß man — speziell ist das beim Mann festgestellt — nach einer längeren Pause im Urinieren sehr viele intracelluläre Gonokokken findet, sofort nach dem Urinieren aber hauptsächlich extracelluläre. Mit dem Abklingen des Prozesses werden die Gonokokken immer spärlicher und sind oft schwer, oft nur gelegentlich (z. B. bei der Frau nach den Menses) nachzuweisen, werden aber bei Exacerbationen wieder reichlicher. Im Anfang und auf der Höhe des Prozesses findet man mikroskopisch in den Exsudaten meist nur Gonokokken (kulturell aber auch noch andere Mikroorganismen). In den späteren Stadien aber mischen sich, wie erwähnt, besonders bei der Frau, sehr zahlreiche verschiedenartige Bakterien bei, so daß der mikroskopische und der kulturelle Nachweis der Gonokokken dann auch darum viel schwieriger ist.

Die *zelligen Elemente in den Schleimhautexsudaten* sind: Epithelien der verschiedensten Form, namentlich große platte Zellen, manchmal mit nach GRAM gefärbten feinsten Punkten (Keratin-Granula) dicht besetzt und in verschiedenen Degenerationsformen, ferner und ganz vor allem neutrophile Leukocyten, wohl die einzigen, welche die Gonokokken aufnehmen, Lymphocyten, im allgemeinen spärlich, gelegentlich reichlich eosinophile und Mastzellen, sowie sog. Kugelkernzellen, außerdem, besonders in älteren Fällen, schleimartige Fäden (s. Abb. 2 u. 3). Im ersten serösen Stadium sind die Epithelien noch verhältnismäßig reichlich, bei starker eitriger Exsudation werden sie sehr spärlich, um dann beim Übergang in Heilung oder ins chronische Stadium wiederum zahlreicher aufzutreten. Unter der Einwirkung der Behandlung besonders mit Silberpräparaten werden die Leukocyten in ihrer Form und Färbbarkeit geschädigt (zugleich Silber-Niederschläge — „Silbereiter").

Bei der *Untersuchung der Gonokokkenpräparate* empfiehlt es sich so vorzugehen, daß bei frischen Prozessen zunächst die Methylenblaufärbung, die Gramfärbung nur im Zweifelfall, vorgenommen wird. Bei allen chronischen Erkrankungen, bei der Frau am besten immer, soll wenigstens der Ungeübte von vornherein nach GRAM untersuchen. Bei starkem Epithelgehalt ist es praktisch, das Präparat mit schwacher Vergrößerung einzustellen, damit die reichlicher Eiterkörperchen enthaltenden Partien schnell gefunden und dann mit Immersion genau durchsucht werden können. —

Die Gonorrhöe ist die häufigste der venerischen Krankheiten und eine der häufigsten Erkrankungen überhaupt. In den großen Städten gibt es relativ wenige Männer, die nicht ein- oder mehrmals eine Gonorrhöe durchgemacht haben. Etwas seltener ist sie aus natürlichen Gründen im allgemeinen beim weiblichen Geschlecht, bei den Prostituierten aller Kategorien aber außerordentlich häufig.

Die *Bedeutung des Trippers* liegt in dem ungeheuren Verlust an Arbeitszeit und Arbeitskraft, in dem ungünstigen Einfluß auf das Nervensystem, in den im Verhältnis zur Häufigkeit der Erkrankung relativ seltenen, absolut aber häufigen schweren Erkrankungen (Strikturen, Arthritiden), in dem Verlust der Fortpflanzungsfähigkeit bei Mann und Frau (vollständige oder Einkinder-Sterilität), in der noch immer nicht ausgerotteten Blindheit nach Blennorrhoea conjunctivae, endlich auch in den mehr oder weniger unmittelbar durch die Gonorrhöe bedingten Todesfällen (Endokarditis, Septikopyämie nach Strikturen usw.).

Im folgenden sollen besprochen werden: zunächst *die gonorrhoischen Erkrankungen des männlichen, dann die des weiblichen Geschlechts, und zwar jede Gruppe mit ihren speziellen Komplikationen und Folgeerscheinungen, weiterhin die örtlichen und die Fernkomplikationen, welche in übereinstimmender Weise bei den verschiedenen primären Lokalisationen der Gonorrhöe vorkommen.*

Zweites Kapitel.

Die Gonorrhöe des Mannes.
Die akute Urethritis gonorrhoica.

Der *Harnröhrentripper des Mannes (Gonorrhöe,* Blennorrhagie, Chaudepisse, Clap [englisch]) wird durch die Einimpfung der Gonokokken auf die Harnröhrenschleimhaut hervorgerufen. Die Übertragung findet fast ausschließlich durch den Coitus mit einer tripperkranken Frau statt. Sehr selten sind jetzt wohl die Infektionen durch mit Trippereiter beschmutzte Instrumente. Gelegentlich kann es auch vorkommen, daß die Gonokokken bei der Frau nur vorübergehend saprophytisch in der Vagina abgelagert sind, ohne bei ihr zu einer Infektion zu führen (Desinfektionsmaßnahmen können diese verhindern). Auch die bei Knaben manchmal beobachtete „Urethritis" hat sich in fast allen genau untersuchten Fällen als wirklicher Tripper erwiesen, meist durch (von weiblicher Seite provozierte) geschlechtliche Berührung übertragen. Während (s. S. 9) eine Immunität im eigentlichen Sinne gegen die Gonokokken wohl nur sehr selten (wenn überhaupt) vorkommt, ist es doch, wie schon erwähnt, nicht zu leugnen, daß durch individuelle oder sonstige zufällige Verhältnisse eine größere oder geringere Disposition für die Infektion geschaffen werden kann. So wird durch die Weite, vielleicht auch durch abnorme Lage (Hypo- und Epispadie) der Urethralmündung die Infektion erleichtert; ebenso ist es klar, daß sie bei mehrfacher Wiederholung des Coitus oder bei langer Dauer desselben (z. B. bei Trunkenheit) ceteris paribus besonders leicht erfolgt. Auch die Infektiosität der Gonorrhöe der Frau wechselt in hohem Grade (s. oben).

Wir unterscheiden nach dem Verlauf und nach den klinischen Erscheinungen eine *akute,* eine *chronische* und eine *akut rezidivierende,* nach der Lokalisation *eine Gonorrhöe der vorderen* und *eine der gesamten, also auch der hinteren Harnröhre: Urethritis gonorrhoica anterior* und *posterior* bzw. *totalis.* Abgesondert werden muß die *postgonorrhoische* (nicht mehr durch Gonokokken unterhaltene) und die *nichtgonorrhoische Urethritis.*

Anatomisches und Physiologisches. Die Anatomie unterscheidet die Pars cavernosa (pendula) mit der Fossa navicularis, die Pars bulbosa, membranacea und prostatica (dazu noch die Pars „intramuralis" in der Blasenwand). Vom physiologischen wie vom pathologischen Standpunkt aus ist besonders wichtig die Einteilung in eine Urethra anterior und posterior. Die erstere (= P. pendula + bulbosa) reicht vom Orificium urethrae bis zum Anfangsteil der Pars membranacea, die letztere (= P. membranacea + prostatica) von da bis zur Blasenöffnung.

Die beiden Urethralteile sind durch den Beginn des sog. *Musc. compressor urethrae* (Sphincter externus) voneinander getrennt (etwa 14 cm von der äußeren Harnröhrenöffnung). Die Pars anterior ist vom Corpus cavernosum urethrae, die Pars posterior (etwa 3—5 cm lang) von Muskulatur umgeben. Der Compressor urethrae kontrahiert sich, wenn Flüssigkeit unter einem gewissen Druck in die Urethra anterior eingebracht wird und verhindert ihr Eindringen in die Posterior. Oft wird behauptet, daß er auch dem Fortschreiten der Urethritis nach hinten einen gewissen Widerstand entgegensetzt. Durch die Kontraktion des Compressor wird es ermöglicht, daß die Urethra anterior durch Injektion von Flüssigkeit gedehnt wird, und zwar in wechselndem Maß. Ihre „Kapazität" hängt von dem Verhältnis der Elastizität der Urethralwand zu der Kontraktionskraft des Compressor ab. Man kann unter günstigen Umständen bis 20 ccm in die vordere Harnröhre einbringen. Durch sehr langsames Einlaufenlassen und durch Ablenkung des Patienten usw., sowie durch besonders hohen Druck kann man den Widerstand des Compressor überwinden. Die Flüssigkeit strömt dann in die Urethra posterior und durch diese in die Blase ein. Die Urethra posterior kann durch von der Anterior in sie gelangende Flüssigkeit nicht gedehnt werden, weil der Sphincter vesicae zwar das Eindringen des Urins aus der Blase in die Harnröhre verhindert oder (nach manchen Autoren) nur bei übervoller Blase ermöglicht, der von der Urethra aus andringenden Flüssigkeit aber nur einen minimalen Widerstand entgegensetzt.

In der Urethra gebildetes Exsudat fließt, wenn seine Konsistenz ein Fließen gestattet, nach dem Ort des geringeren Widerstandes ab — aus der Urethra anterior erscheint es am Orificium externum, aus der Urethra posterior gelangt es in die Blase („Regurgitieren").

Sonst sind noch folgende anatomische Momente wichtig: In der Fossa navicularis findet sich geschichtetes Pflasterepithel; die übrige Urethra anterior enthält wesentlich Cylinderepithel mit kubischem Ersatz-, die Pars posterior wesentlich Pflasterepithel. In der Urethra anterior liegen die grübchenartigen MORGAGNISchen Lacunen und die LITTRÉSchen Drüsen, welche ein glasiges schleimiges Sekret bilden und einen schräg nach dem Lumen zu verlaufenden Ausführungsgang haben; in die Pars bulbosa münden die paarigen COWPERSchen Drüsen. In der Pars prostatica erhebt sich der Colliculus seminalis (Caput gallinaginis) mit dem Utriculus, den Enden der Ductus ejaculatorii und den feinen Ausführungsgängen der prostatischen Drüsen.

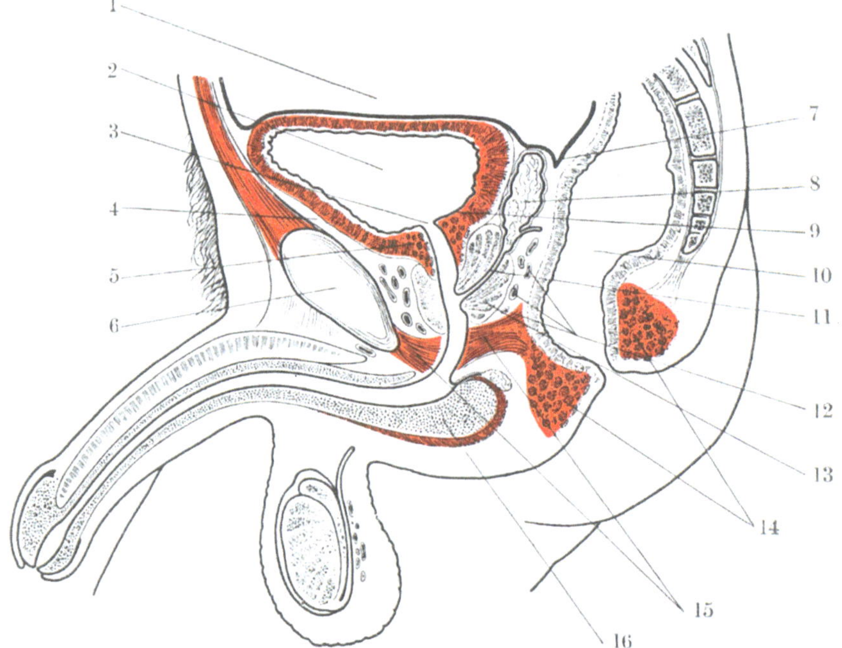

Abb. 5. Halbschematischer Sagittalschnitt durch das männliche Becken.

1 Cavum peritoneale. 2 Cavum vesicae. 3 Orificium vesicae. 4 Cavum praevesicale Retzii. 5 Sphinct. vesicae int. 6 Symphyse. 7 Excavatio rectovesicalis. 8 Samenblase. 9 Trigonum. 10 Rectum. 11 Duct. ejacul. 12 Plex. prostaticus. 13 Prostata-Drüsengewebe. 14 Sphincter ani. 15 Compressor urethrae (Sphinct. vesicae ext.). 16 Bulbus urethrae. 15—3 = Urethra posterior. Orificium urethrae bis 15 = Urethra anterior.

(Aus BLUM-GLINGAR-HRYNTSCHAK, Urologie und ihre Grenzgebiete. Wien: Julius Springer 1926.)

Klinisches Bild und Verlauf. Nach Ablauf des Inkubationsstadiums (s. o. S. 9) macht sich die Wirkung der Infektion in der Regel, namentlich bei erstmaliger Erkrankung, zunächst durch subjektive Erscheinungen geltend, durch ein gewisses Kitzelgefühl im vordersten Abschnitt der Harnröhre, oft geradezu wollüstiger Natur, so daß es manchmal die Veranlassung zu weiteren Kohabitationen wird. Auch objektiv läßt sich gewöhnlich schon zu dieser Zeit eine leichte Rötung der Harnröhrenschleimhaut und die Absonderung eines spärlichen serösen Sekrets nachweisen, in dem stets Gonokokken, Eiterkörperchen und Epithelien gefunden werden („seröses Stadium").

Nach ganz kurzer Zeit ändert sich das Krankheitsbild, indem zuerst das Kitzelgefühl in ein unangenehmes Brennen und weiter in Schmerzen übergeht, welche besonders beim Urinieren auftreten und nach verschiedenen Richtungen hin ausstrahlen können. Das Sekret wird dick, eitrig, gelb bis grüngelb, und dabei reichlicher. Am Ende der ersten Krankheitswoche hat der Tripper in der Regel seine volle Ausbildung, die „*Acme*", erreicht.

In diesem Stadium, welches nach dem am meisten hervortretenden Symptom am besten als *eitriges* bezeichnet wird, ist die Schwellung der Schleimhaut sehr viel beträchtlicher geworden; diese wölbt sich mitunter aus der Harnröhrenmündung hervor und bildet beiderseits einen kleinen roten Wulst („Ektropion"). Infolge der Schwellung läßt sich manchmal die Harnröhre im Bereich der Pars pendula als harter, empfindlicher Strang durchfühlen. Auch einzelne Knötchen sind gelegentlich schon in dieser Zeit an der Unterseite des Penis zu palpieren. Das in reichlicher Menge abgesonderte Sekret quillt spontan oder auf Druck tropfenweise aus der Harnröhrenmündung hervor und macht die verräterischen gelbgrünen, steifen Flecke in der Leibwäsche. Oft sind geringe Blutspuren vorhanden, selten reichlichere Blutbeimengungen, so daß das Sekret eine dunkle bis schwarzbraune Färbung annimmt *(„russischer Tripper")*. Ausnahmsweise steigert sich die Entzündung bis zur Bildung croupöser Membranen, die dann als förmlicher Ausguß der Harnröhre durch den Urin nach außen befördert werden („croupöser Tripper"). Der ursprünglich auf den vordersten Teil der Harnröhre beschränkte Krankheitsprozeß hat sich jetzt auch auf die weiter nach hinten gelegenen Partien bis zum Bulbus fortgesetzt, wie der nun auch hier nachweisbare Druckschmerz beweist.

Das Praeputium und selbst die Penishaut ist oft geschwollen und gerötet; namentlich wenn die Vorhautöffnung von Natur nicht weit ist, kann infolge der Schwellung *Phimose* und dann durch Retention und Zersetzung des Smegmas Entzündung des inneren Präputialblattes und des Eichelüberzuges, der sog. *Eicheltripper* (Balanoposthitis) hinzutreten; oder es kann (bei zurückgezogener Vorhaut) durch die Schwellung eine *Paraphimose* entstehen. Weiter entwickelt sich manchmal ein Ödem des Praeputiums und der Penishaut (das wahrscheinlich auf einer im eigentlichen Sinn gonorrhoischen Entzündung der Lymphgefäße beruht) und eine akute Lymphangitis der dorsalen Lymphgefäße des Penis (s. S. 75). Auch eine Erkrankung der Venen durch Gonokokken-Invasion kommt wohl vor.

Die Schmerzen haben inzwischen ebenfalls ihren Höhepunkt erreicht. Sie können zwar auch spontan bestehen, hauptsächlich treten sie aber bei und nach der Urinentleerung und ganz besonders bei Erektionen auf. Die Patienten haben beim Urinieren das Gefühl, als ob eine glühend heiße Flüssigkeit durch die Urethra rinne (daher die Bezeichnung: Chaudepisse) oder ein scharfes Messer durchgeführt werde. Die Urinentleerung ist dabei infolge der Schleimhautschwellung erschwert, der Urin wird in dünnem Strahl entleert oder tropfenweise hervorgepreßt. Läßt man den Patienten den ersten Teil in ein, den übrigen in ein zweites Glas entleeren *(„Zweigläserprobe")*, so ist der erste Urin durch Beimischung des in der Urethra anterior abgesonderten Eiters trübe und mit dicken Flocken vermischt, der zweite dagegen klar, da meist der gesamte Eiter mit dem ersten Urinstrahl ausgespült wird.

Bei den Erektionen, die hauptsächlich während der Nacht (infolge der Rückenlage und der Bettwärme) eintreten — der Penis befindet sich übrigens oft dauernd infolge der Hyperämie im Zustande einer halben Erektion —, sind die Schmerzen in der geschwollenen unnachgiebigen Urethra oft sehr heftig, um so mehr, als der Penis gewöhnlich trotz aller Gegenmittel lange Zeit steif bleibt. Er zeigt manchmal wegen der Unnachgiebigkeit der Urethra in der Gegend des Frenulums vorübergehend eine nach unten gerichtete Krümmung („Chorda venerea"). Auch kommt es öfter zu natürlich ebenfalls sehr schmerzhaften Pollutionen. Diese Schmerzen sind es, welche die Kranken die schlaflosen Nächte besonders fürchten lassen, während der Zustand am Tage viel erträglicher ist.

Bei den intensivsten Graden der Erkrankung können die Patienten in der ersten Zeit dieses Stadiums, wenn auch gewöhnlich nicht hoch, fiebern und befinden sich hierdurch, noch mehr aber infolge der Schmerzen und der Schlaflosigkeit, manchmal in einem recht elenden Zustande.

Auf dieser Höhe hält sich die Krankheit bei einigermaßen zweckmäßigem Verhalten nicht lange. In vielen Fällen schon bei dem ersten, besonders aber bei einem wiederholten Tripper kommt es gar nicht zu einer besonders hochgradigen Entwicklung der Erscheinungen. Sehr selten kann eine erste, häufiger können wiederholte Gonorrhöen selbst in ganz torpider Weise entstehen, sich „einschleichen".

Auch in jenen schweren Fällen nehmen nach einigen Tagen oder etwa nach einer Woche zunächst die Beschwerden ab, die Schmerzen beim Urinieren werden geringer; es bleibt schließlich nur noch ein mäßiges Brennen zurück; die schmerzhaften Erektionen, die Fiebererscheinungen verschwinden, das Allgemeinbefinden bessert sich. Nur der Ausfluß erhält sich zunächst noch in der früheren Stärke. Bei richtiger Behandlung (bei ruhigem Verhalten des Patienten auch ohne solche, wenngleich dann meist später) läßt die Sekretion etwa in der zweiten bis dritten Woche nach der Infektion nach, der Ausfluß wird spärlicher, weniger eiterhaltig und daher zunächst mehr weißlich, weiterhin schleimig, während die subjektiven Symptome gewöhnlich ganz verschwunden sind. Es ist dann nur noch am Morgen ein Tropfen vorhanden, oder man kann einen solchen durch Massieren der Harnröhre von hinten nach vorn hervordrücken. Auch dieser versiegt, und nur Fäden im Urin *(„Tripperfäden", „Urethralfilamente")* weisen auf den noch bestehenden Entzündungsprozeß hin. Diese Fäden kommen dadurch zustande, daß der spiralig gewundene Harnstrahl das den Harnröhrenwandungen aufliegende schleimig-eitrige Material „ausfegt". Im günstigen Fall verschwinden dann nach etwa 5—6 Wochen alle Erscheinungen, auch die Fäden, und damit ist vollständige Heilung eingetreten, während, ganz abgesehen natürlich von Komplikationen, in anderen Fällen Ausfluß und Fäden oder nur die letzteren weiterbestehen, der Tripper mehr oder weniger chronisch wird oder in eine postgonorrhoische Urethritis übergeht.

Die akute Gonorrhöe beschränkt sich aber nicht auf die Urethra anterior. Sie breitet sich vielmehr bei fehlender oder unzweckmäßiger Behandlung (vorzeitige Einführung von Instrumenten, nicht-desinfizierende Injektionen) meist (wohl in 80—90 %), aber auch sonst keineswegs selten, auf die *Pars posterior* aus. Dieser Prozeß kann sich ganz akut oder mehr schleichend vollziehen. Im ersteren Fall tritt oft sehr plötzlich intensiver und immer wiederholter Harndrang auf; die Patienten können den Urin nur sehr kurze Zeit zurückhalten; sie entleeren ihn mit starken Beschwerden, namentlich am Schluß der Miktion unter krampfartigen Erscheinungen *(Tenesmus)*, ja es kann sogar zu vollständiger *Urinretention* kommen. Die letzten Partien des Urins sind oft blutig gefärbt oder sogar rein blutig („*terminale Hämaturie*", harmlos!), seltener ist der ganze Urin leicht blutig. Auch der nicht blutig verfärbte kann mehr Albumen enthalten, als dem Eitergehalt entspricht (durch Harnstauung oder Fieber erklärt?). Häufig sind schmerzhafte, manchmal hämorrhagische Pollutionen, Obstipation und Schmerzen bei der Defäkation vorhanden. Das Allgemeinbefinden ist durch all das und durch die damit verbundene Schlaflosigkeit gestört, Fieber nicht selten.

In anderen Fällen bemerken die Patienten nichts oder nur wenig von der sich entwickelnden *Urethritis posterior;* diese wird dann oft erst bei der speziellen Untersuchung gefunden.

Beginnt sie akut, so läßt der Ausfluß aus der Harnröhre manchmal plötzlich nach oder versiegt sogar vollständig. Nimmt man aber die „Zweigläserprobe" vor, so zeigt sich das zweite Glas getrübt, wenngleich weniger als das erste. Das kommt daher, daß das in der Posterior gebildete reichliche und relativ dünnflüssige Sekret in die Blase abfließt, vielleicht auch durch die krampfhaften Kontraktionen der Muskulatur in sie hineingepreßt wird. Der so in der Blase getrübte Urin muß also auch in seiner zweiten Portion — nachdem die erste die Urethra anterior und posterior freigespült hat — getrübt erscheinen.

Tritt die Urethritis posterior, was namentlich in den späteren Stadien der Gonorrhöe häufig der Fall ist, mehr schleichend auf, so ist der Nachlaß der Anterior-Sekretion weniger deutlich oder fehlt ganz. Die Zweigläserprobe gibt nur zeitweise, besonders am Morgen nach längerer Pause im Urinieren, ein positives Resultat, oder sie fällt sogar andauernd negativ aus. Das ist ganz natürlich; denn wie aus der Urethra anterior spärliches und dickflüssiges Sekret sich nicht spontan entleert, so daß es oft nur in Fäden- und Flockenform im Urin zu konstatieren ist, ganz ebenso bleibt spärliches und dickflüssiges Sekret auf der Posterior liegen, ohne in die Blase zu fließen. Der Urin ist dann also in der Blase klar, spült in seinem ersten Teil Posterior und Anterior rein und erscheint daher im zweiten Teil ungetrübt.

Häufig geht die akute Urethritis posterior mit positivem Resultat der Zweigläserprobe in kurzer Zeit in die subakute mit negativem Resultat über. Das Vorhandensein der Urethritis posterior kann bei klarem zweitem Urin also nur durch die Ausspülungsprobe (s. u.) erwiesen werden.

Bei der akuten Urethritis posterior wird vielfach das Vorhandensein einer die Blasenöffnung umgebenden Cystitis (Urethrocystitis, „Blasenhalskatarrh") angenommen. Oft ist sie mit mehr oder weniger deutlicher Prostatitis oder, vielleicht regelmäßig, wenigstens mit einem Katarrh der prostatischen Ausführungsgänge kombiniert (s. u.).

Die Urethritis posterior tritt bei unbehandelten Fällen, besonders bei unzweckmäßigem Verhalten, meist nach 2—3 Wochen ein, manchmal schon wesentlich früher (namentlich bei wiederholten Infektionen), oft später. Der Verlauf der akuten Urethritis posterior ist meist ein schneller; bei geeigneter Behandlung kann sie in wenigen Tagen in ein subakutes Stadium übergehen und unzweifelhaft oft spontan zur Heilung kommen. Die schleichend einsetzende Form kann den gleichen Verlauf nehmen. In anderen Fällen — namentlich bei gleichzeitig bestehender Prostatitis — wird auch in der Posterior der Prozeß chronisch.

Die *histologischen* Veränderungen bei der Urethritis entsprechen den im allgemeinen Teil auseinandergesetzten. Die Ausführungsgänge der Littréschen Drüsen sind wohl immer mit befallen.

Die **Diagnose** der akuten Gonorrhöe des Mannes ist sehr einfach. Wenn die Infektionsmöglichkeit zugegeben wird, und die Krankheit in typischer Weise begonnen hat, wird meist der Gonokokkennachweis die klinische Wahrscheinlichkeitsannahme sofort bestätigen. Trotzdem ist es immer notwendig, die mikroskopische Untersuchung vorzunehmen, da nur sie vor Fehldiagnosen schützt. Man drückt nach Reinigung des Orificiums das Sekret durch Massieren der Harnröhre hervor (und benutzt am besten erst den zweiten oder dritten Tropfen), oder man geht, bei zu spärlichem Sekret (ganz frische Fälle, in der Inkubation, oder kurz nach dem Urinieren), mit der ausgeglühten Platinöse oder einem Löffelchen in die Harnröhre ein und streicht vorsichtig etwas von der Wand ab (Anfertigung des Präparats s. o. S. 6); evtl. muß die Untersuchung nach einer möglichst langen Pause im Urinieren wiederholt werden. Für die frischen Fälle genügt die gewöhnliche Methylenblaufärbung; im Zweifelsfalle muß man nach GRAM färben. Liegt auch nur ganz entfernt die Möglichkeit vor, daß die Erkrankung forensische Bedeutung erlangen könnte, so ist es richtig, das Präparat aufzuheben (über die mikroskopischen Befunde in den Präparaten s. S. 6 u. 13). Gelingt es bei stärkerer Phimose nicht in das Orificium urethrae zu gelangen, so muß man nach gründlicher Reinigung des Präputialsackes die Flocken oder die Trübung aus dem Urin, evtl. das Zentrifugat untersuchen.

Bei Patienten, welche erst im weiteren Verlauf der akuten Gonorrhöe zur Untersuchung kommen, müssen bei zunächst fehlendem Gonokokkenbefund alle Methoden angewendet werden, welche bei der *Provokation* und bei der *chronischen Gonorrhöe* besprochen werden.

Finden sich bei der erstmaligen Untersuchung einer akut entstandenen Urethritis keine Gonokokken, so ist meist die Diagnose „akute Gonorrhöe" auszuschließen. Auch weitere Präparate ergeben dann gewöhnlich kein anderes Resultat (falls nicht ungenügend wirksame prophylaktische Maßnahmen stattgefunden haben, s. u.). *Differentialdiagnostisch* kommen, abgesehen von Exazerbationen chronischer gonorrhoischer oder postgonorrhoischer Zustände die verschiedensten *Entzündungszustände* der Harnröhrenschleimhaut in Frage. Dazu gehören:

I. Diffuse Urethritiden. a) Am häufigsten sind jetzt wohl die *chemisch* durch Einträufelung oder Einspritzung von irritierenden Flüssigkeiten — zum Zweck der Prophylaxe — bedingten Reizungen. Dabei spielen eine große Rolle unzweckmäßige Lösungen (Carbol-, Lysol-, zu starke Lösungen von Kalium hypermanganicum, Sublimat usw.); aber auch die zur Prophylaxe gut verwendbaren Flüssigkeiten (s. u. S. 426) können gelegentlich, bei besonders reizbarer Schleimhaut, oder wenn sie zersetzt sind, meist nur kurz anhaltende und spontan zurückgehende Entzündungen bedingen. Selbst eine Desinfektion der Glans kann in gleichem Sinne wirken. Oft ist der Ausfluß wenigstens im Beginn serös-hämorrhagisch, kann aber weiterhin auch eitrig werden. Die Schmerzen können recht lebhaft sein. Differentialdiagnostisch ist das Fehlen der Inkubationszeit hervorzuheben. Natürlich können auch andere äußere chemische Reizungen (irritierende Katheter-Crême usw.) Urethritiden bedingen, bzw. können solche selbst absichtlich zu Simulationszwecken erzeugt werden.

b) Seltener kommen *mechanische* Ursachen in Frage: Katheter oder Bougies (schwache oder starke), Einführung von Fremdkörpern zu masturbatorischen oder Simulationszwecken, Blasen- und Harnröhrensteine, Larven usw.; dabei können neben dem Trauma auch die normalerweise in der Urethra vegetierenden oder in sie von außen eingeführte Bakterien entzündungserregend wirken. Bei der „Urethritis der Radfahrer" bleibt es zweifelhaft, wie weit sie nur auf einer mechanisch bedingten Exazerbation chronischer gonorrhoischer oder postgonorrhoischer Urethritis beruht.

c) Unter den „*infektiösen* Urethritiden" nichtgonorrhoischer Natur spielen einmal die durch Staphylokokken, Streptokokken, Bacterium coli, Diphtheriebacillen, Pilze usw. von außen her entstehenden eine Rolle (mit oder ohne nachweisbar vorausgehende traumatische Ursache), gelegentlich wohl auch im Anschluß an eine Balanitis. Wieweit die Bakterien der weiblichen Genitalien (bei Fluor, während der Menses, im Puerperium) für die männliche Urethra pathogen wirken können, steht noch dahin. Auf der anderen Seite können auch von innen her Infektionen der Harnröhre stattfinden, und zwar nicht bloß bei Pyelitis und Cystitis, höchstwahrscheinlich bei metastatischer Prostatitis, sondern auch bei Pyämie, Influenza usw.

Die größte Bedeutung aber haben unzweifelhaft die sog. „*aseptischen Urethritiden*", deren Infektiosität jetzt nicht mehr bezweifelt werden kann. Sie treten mit einer Inkubation von 5—14 und mehr Tagen nach einem sexuellen Verkehr auch bei Männern auf, die noch nie eine venerische Krankheit gehabt haben, und können einer akuten Gonorrhöe sehr ähnlich sehen, wenngleich die Entzündungserscheinungen und die Beschwerden sich meist auf einer wesentlich geringeren Stufe halten. Sie gehen gewöhnlich schnell in ein subakutes bis chronisches Stadium über, in dem sie sich sehr lange halten und der Behandlung sehr hartnäckig Widerstand leisten können. Selten kommen auch bei ihnen die gleichen Komplikationen vor wie bei der Gonorrhöe. Die Ursache ist unbekannt; wieweit dabei „Einschlußkörperchen" eine Rolle spielen, muß noch dahingestellt bleiben. Ätiologisch in Frage kommende Bakterien sind bisher weder mikroskopisch noch kulturell nachgewiesen. Bei der Frau wissen wir von analogen Zuständen aus natürlichen Gründen kaum etwas Bestimmtes.

Auffallend ist, daß einzelne Männer oft Jahre hindurch immer wieder nach der Kohabitation aseptische Urethritiden bekommen, welche meist schnell wieder abklingen.

Wieweit die viel angeschuldigte „Überreizung" (durch zu oft wiederholten Coitus, besonders „reservatus", durch Masturbation) bei wirklich noch intakter Harnröhre zu einer Urethritis führen kann, ist zweifelhaft.

d) Wenig sicheres Material besitzen wir über *von innen her chemisch bedingte Urethritiden* (Gicht, Diabetes, Phosphaturie, Oxalurie, harnsaure Salze; gewisse Medikamente, wie Canthariden, Methylenblau, Xylol; Nahrungs- bzw. Genußmittel, wie Sellerie, Spargel, junges Bier usw.). Alle diese Ursachen können wohl, meist nicht sehr akute, Reizungen hervorrufen. Auch bei diesen Prozessen sollen die von der Gonorrhöe bekannten Komplikationen, wenngleich wesentlich seltener, vorkommen.

II. Unter den circumscripten Prozessen der Harnröhre, welche zu Ausfluß und indirekt auch zu diffuser Entzündung Anlaß geben können, sind zu nennen: der *Herpes urethralis* (meist seröse Sekretion, oft mit Herpes an den äußeren Genitalien kombiniert, schnell vorübergehend), das Ulcus molle und der Primäraffekt (s. S. 92, 144), die meist in den vordersten Teilen der Harnröhre lokalisiert und daher zu fühlen, oft auch zu sehen sind, ferner evtl. sekundäre und tertiäre Syphilis, Condylomata acuminata (s. S. 417), Polypen, Strikturen, selbst Tuberkulose usw. Bei diesen Erkrankungen gibt die genauere Untersuchung (Streptobacillen, Spirochaete pallida, Seroreaktion), evtl. die Urethroskopie den Ausschlag.

Ausfluß aus der Harnröhre kann endlich auch *ohne Entzündung* bestehen: bei der „*Urethrorrhoea ex libidine*" (glasiges zähes Sekret der LITTRÉschen und COWPERschen Drüsen, besonders bei Erektionen und bei frustranen Erregungen entleert), bei der *Bakteriorrhöe* (geringes Sekret, nur oder fast nur aus Bakterien, oft in buntem Gemisch, Schleim und Epithelien bestehend), bei der *Prostatorrhöe* und der *Spermatorrhöe* (s. bei Prostatitis und Spermatocystitis). Alle diese Zustände können nach einer Gonorrhöe zurückbleiben, aber auch ohne solche auftreten und werden von ängstlichen Patienten oft für Tripper gehalten. Die Untersuchung macht eine Verwechslung unmöglich.

Bei Trübung des Urins muß dieser zur Erlangung des Exsudats zentrifugiert werden. Fäden fischt man am besten aus dem in eine flache Schale gegossenen Urin mit einer Platinöse heraus.

Wenn durch den Nachweis der Gonokokken, die Anamnese und den sonstigen Befund die Diagnose „akute Gonorrhöe" gesichert ist, so ist, abgesehen von der Untersuchung auf die verschiedenen Komplikationen (paraurethrale Drüsengänge, Prostatitis, Spermatocystitis usw., s. u.) nur noch der Beweis zu führen, ob *der Prozeß eine reine Urethritis anterior oder auch schon eine posterior ist.* Bei frischen Fällen, etwa in den ersten 2 Wochen, genügt im allgemeinen für diesen Zweck die *Zweigläserprobe* (ungefähr 50 ccm in das erste Glas), später muß man bei negativem Ausfall derselben die *Ausspülungsmethode* vornehmen, um das Fehlen der Posterior zu beweisen. Man benutzt dazu einen Irrigator oder eine große Spritze mit konischem Ansatz oder mit einem elastischen Katheter oder auch eine gewöhnliche Tripperspritze, spült, resp. spritzt *bei voller Blase* — bei etwas älteren Prozessen am besten am Morgen — mit gekochter physiolog. Kochsalz- oder Borsäure ($3^0/_0$ig)- oder Hydrargyr. oxycyanat. (1 : 8000)-Lösung so lange, bis in dem zurückfließenden Spülwasser Entzündungsprodukte nicht mehr vorhanden sind. Dann läßt man urinieren und untersucht den Urin auf Fäden und Trübung. Fehlen diese, dann ist eine Urethritis posterior nicht vorhanden. Ganz vereinzelte Fäden sind nicht beweisend (Unvollkommenheit der Ausspülung!). Bei der Trübung muß man natürlich Salze (Phosphate durch Säurezusatz, Urate durch Erwärmung), Cystitis bzw. Pyelitis ausschließen. Sind in dem Sekret der Urethra anterior Gonokokken — infolge der Behandlung — nicht nachweisbar, so kann man sie in den Entzündungsprodukten der Posterior manchmal noch finden. Diese Untersuchung muß während des ganzen Verlaufs etwa wöchentlich einmal wiederholt werden, um eine Beteiligung der Urethra posterior nicht zu übersehen.

Wird bei der Spülung oder beim Spritzen der Compressor nicht genügend kontrahiert, so gelangt die Flüssigkeit über die Posterior in die Blase (man kann sich davon leicht überzeugen, indem weniger Flüssigkeit zurückströmt, als man eingespritzt hat). Auch dann kann aber der nach der Reinigung der Anterior gelassene Urin klar sein, es ist kein Eiter nach hinten gespritzt worden — dann ist die Posterior ausgeschlossen. Ist aber dann der Urin durch Flocken getrübt, und gelingt es trotz aller Vorsicht nicht, das Eindringen der Flüssigkeit nach hinten zu verhindern, so ist eine evtl. Täuschung praktisch nicht von großer Bedeutung, da ja dann auch die Injektionsbehandlung der Anterior die Posterior mittrifft. In solchen Fällen wird man eine Urethritis totalis annehmen.

Macht man nach der Reinspülung der Anterior noch die Zweigläserprobe, so fällt diese bei diffuser Trübung des Urins in der Blase natürlich positiv aus. Sind aber nur im ersten Glas Flocken vorhanden, so beweist das, daß die einfache Zweigläserprobe ein positives Resultat nicht ergeben hätte.

Vielfach werden auch *Dreigläserproben* usw. empfohlen, die aber in der allgemeinen Praxis selbst für die Diagnose der Cystitis und Prostatitis entbehrlich sind (s. S. 78). Bei Verdacht auf Pyelitis muß die Blase klar gespült und dann der Urin untersucht werden.

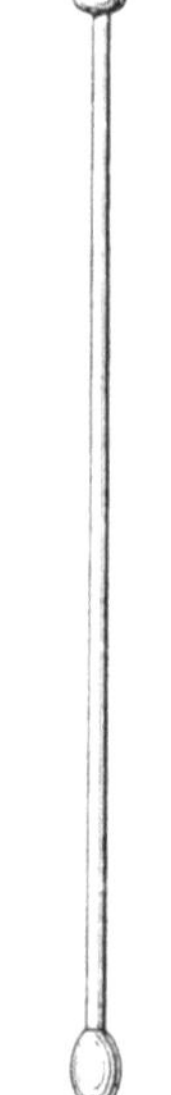

Abb. 6. Knopfsonde.

Die Untersuchung auf Infiltrate mit der *Knopfsonde* (s. u.) ist in den ersten Wochen der Infektion besser zu vermeiden. Man benutzt sie, wenn die Gonokokken nicht schwinden oder immer wieder zurückkommen, und weiterhin zur Provokation, indem man mit einer nicht zu starken (15—18 Ch.) und nicht zu starren Sonde eingeht und die Urethra über dem Sondenknopf beim Zurückziehen komprimiert, so daß auch die Krypten und Drüsenausführungsgänge exprimiert werden (Anfeuchten nur mit Wasser oder Glycerin oder Katheterpurin, um das ausgefegte Sekret besser mikroskopisch untersuchen zu können).

Die **Prognose** des akuten Trippers ist insofern eine günstige, als es bei zweckmäßigem Verhalten und sorgfältiger Behandlung meist gelingt — abgesehen natürlich von eintretenden Komplikationen —, die Krankheit nach einem Gesamtverlauf von einigen, durchschnittlich fünf bis acht, Wochen zur Heilung zu bringen. Immerhin muß man bei der Vorhersage der Krankheitsdauer sehr vorsichtig sein, da sich eben von vornherein im einzelnen Falle nicht absehen läßt, ob nicht der Tripper doch in das chronische Stadium übergehen wird, wodurch sich dann die Zeitprognose erheblich verschlechtert.

Der akute Tripper ist keine so leichte Krankheit, wie meist die Laien und gelegentlich wohl auch Ärzte annehmen. Er kann schon an und für sich und noch mehr durch seine Komplikationen recht unangenehm werden, durch seine Folgen aber schließlich in sehr seltenen Fällen selbst das Leben bedrohen (Endokarditis, Striktur usw.). Und andererseits ist eine chronische, sich durch Jahre hinziehende Gonorrhöe, wie sie sich gerade durch Vernachlässigung der Krankheit im akuten Stadium entwickelt, ein ernstes Übel, welches oft genug zu schwerer Neurasthenie führt und wegen der Gefahr der Übertragung auf die Frau für lange Zeit das Eingehen der Ehe unmöglich machen kann. In diesem Sinn kann die sorgfältige Behandlung des akuten Trippers bis zur bakteriologisch kontrollierten Heilung (s. u.) dem Arzt und dem Kranken nicht dringend genug ans Herz gelegt werden, besonders weil gerade hierdurch am ehesten das Eintreten von Komplikationen und das „Chronischwerden" vermieden wird. Der Übergang der Entzündung auf den hinteren Abschnitt der Harnröhre verschlechtert die Prognose, weil dadurch einmal die Gefahr, daß der Tripper chronisch wird, sich erhöht, andererseits die Möglichkeit des Eintretens einer Prostatitis, Cystitis, Epididymitis oder anderer Komplikationen, die das Vorhandensein einer Urethritis posterior fast immer zur Voraussetzung haben, gegeben ist. Es kommt dann die Prognose dieser Komplikationen in Frage.

Therapie.

Vorbemerkungen über die Gonorrhöetherapie im allgemeinen.

Das Ziel der Gonorrhöebehandlung ist die möglichst schnelle Vernichtung der Gonokokken an allen Stellen, an denen ihre Anwesenheit erwiesen oder anzunehmen ist, mit möglichst geringer Schädigung des erkrankten Gewebes und des Organismus.

Das Ideal wäre eine *Allgemeinbehandlung* mit chemotherapeutischen Mitteln, spezifischen Vaccinen oder Seren oder mit unspezifischen Vaccinen und anderen Stoffen, wie man sie jetzt vielfach benutzt. Durch solche Methoden müßten die Gonokokken auf dem Blutweg auch an den von außen nicht angreifbaren Punkten abgetötet werden. Alle Mittel, welche in diesem Sinne wirken sollen, sind aber von diesem Ideal weit entfernt, vor allem bei den häufigsten Formen der gonorrhoischen Erkrankungen, den „offenen", d. h. mit der Außenwelt unmittelbar kommunizierenden Schleimhautinfektionen. Bei diesen kann wohl die, bei den meisten der erwähnten Methoden bisher augenscheinlich unentbehrliche, Betätigung des Organismus (Antikörperbildung) nicht genügend zur Wirkung kommen. Eine Ausnahme in dieser Beziehung scheint die Blennorrhoea conjunctivae zu machen, welche von Milch und Milchpräparaten anscheinend sehr günstig beeinflußt wird. Da alle diese Verfahren bei den verschiedensten Komplikationen — ebenso wie *zur Provokation* — zur Anwendung kommen, ist es das praktischste, sie schon an dieser Stelle kurz zu besprechen.

Unter den *chemotherapeutischen Allgemein-Behandlungsmethoden* seien in erster Linie genannt: die Silberpräparate, die wesentlich intravenös angewendet werden, und zwar kolloidales Silber (Kollargol, in Dosen von 5—15 ccm $^1/_2$—1 %iger Lösung, Elektrargol, Fulmargin, in neuester Zeit Farbstoff-Silberverbindungen, z. B.: Argochrom (0,1:10,0 Aq. destill., filtrieren! — macht leicht Thrombosen), ferner auch reine Farbstoffe wie Trypaflavin (3—5 ccm der 2 %igen Lösung jeden 2.—3. Tag).

Bei allen diesen Methoden handelt es sich wohl viel weniger um eine spezifische chemotherapeutische, als um eine allgemeine Wirkung (Fieber, „Protoplasma-Aktivierung").

Die *spezifische Vaccinetherapie* wird mit abgetöteten Gonokokken-Kulturen vorgenommen. Man kann dazu die nach manchen Autoren besser wirkende Autovaccine verwenden; doch ist die Herstellung solcher für die allgemeine Praxis wohl noch zu umständlich; in besonders hartnäckigen Fällen sollte man sich ihrer bedienen. Gewöhnlich benutzt man die „polyvalenten" (d. h. aus verschiedenen, in neuester Zeit besonders auch verschieden virulenten Gonokokkenkulturen fabrikmäßig hergestellten, möglichst frischen) Vaccinen: Arthigon (auch „extrastark", neuerdings mit Urotropinzusatz, wodurch das Präparat haltbarer werden soll), Gonargin, Gono-Yatren usw. (über die Dosierung vgl. S. 432).

Man gibt die Gonokokkenvaccine entweder intramuskulär oder intravenös. Im ersten Fall sind öfter mehr oder weniger starke lokale Beschwerden vorhanden, im letzteren sind die Allgemeinreaktionen kräftiger (Vorsicht bei ambulanter Behandlung!); man soll daher kleinere Dosen verwenden; meist läßt man die Reaktion abklingen, was mit wenigen Ausnahmen schnell geschieht, ehe man die Einspritzung (nach 2—4 Tagen) in je nach der Toleranz gesteigerten Dosen wiederholt. Die Gonokokken-Vaccinen werden vielfach auch zu diagnostischen Zwecken verwendet (s. u.). Am ehesten haben noch Reaktionen z. B. der erkrankten Gelenke Bedeutung.

Die Behandlung mit spezifischem Serum von mit Gonokokken (eventuell auch noch mit anderen Bakterien) vorbehandelten Tieren hat allgemeine Verbreitung noch nicht gefunden, ebensowenig die mit Injektionen von nicht spezifischen Vaccinen (Typhus-, Pyocyaneusvaccinen usw.) und die mit Normalblut und -serum.

In größerem Umfang aber hat man Gebrauch gemacht von intramuskulären Injektionen von sterilisierter oder auch nur 3—10 Minuten gekochter Milch (5 bis allmählich 10 ccm, recht schmerzhaft) oder einem Milchprodukt (Aolan, auch intradermal sehr empfohlen), sowie von Terpentin in Olivenöl, resp. besser Terpichin oder Olobinthin ($\frac{1}{2}$—1 ccm und mehr jeden bzw. jeden 2.—3. Tag). Alle diese Methoden werden nicht nur bei gonorrhoischen Komplikationen, sondern auch — mit welchem Erfolg ist freilich noch sehr zweifelhaft — zur Unterstützung der örtlichen Behandlung der Schleimhaut-Gonorrhöe benutzt. Man stellt sich vor, daß sie die spezifischen oder unspezifischen Abwehrkräfte des Organismus steigern.

Bei vielen dieser Methoden wird über Reaktionen am Erkrankungsherd berichtet.

In neuester Zeit hat man auch versucht, durch *Überhitzung* des Körpers in sehr heißen Bädern die Gonokokken abzutöten, da man weiß, daß sie bei hohem Fieber oft wenigstens vorübergehend aus den Sekreten verschwinden. Doch hat sich diese Methode wie auch die Fiebererzeugung durch künstliche Mittel wegen ihrer sehr unsicheren und dabei mitunter recht unangenehmen und selbst nicht ganz unbedenklichen Wirkung nicht eingebürgert.

Interne Mittel, welche auf dem Blutweg speziellen Einfluß auf die Gonokokken haben, kennen wir nicht. Gebraucht werden noch immer die Balsamica: der Copaivbalsam (am besten Kapseln zu 0,25—0,5), im ganzen 3—8 g, oder das ostindische Sandelöl (Ol. santali 10—20 Tropfen, ebenfalls Kapseln zu 1,5 bis 2 g pro die). Während die Kubeben kaum noch verordnet werden, sind mehrere moderne Präparate: Gonosan, dreimal täglich 2—3 Kapseln, Santyl, Gonocystol usw. vielfach beliebt. Alle diese Mittel können (teils vom Blut aus, teils im Urin ausgeschieden) wohl Beschwerden lindern (besonders bei der akuten Urethritis posterior) und den Ausfluß vermindern. Eine wesentliche Bedeutung haben sie — neben der örtlichen Therapie angewendet — nicht. Manche haben aber mehr oder weniger unangenehme Nebenwirkungen, die nach längerem Gebrauch oder schon sehr bald nach dem Beginne der Medikation auftreten: Appetitlosigkeit, Aufstoßen, Erbrechen, Durchfälle und urticaria- oder erythemartige, masernähnliche Ausschläge („Urticaria balsamica") — letztere besonders bei Copaivagebrauch. Auch Nierenreizungen, Albuminurie, Hämaturie können sich einstellen, und zwar sind diese unangenehmen Erscheinungen weniger bei dem in dieser Hinsicht entschieden unschuldigeren Copaivbalsam zu befürchten als bei dem Sandelöl. Doch werden auch bei dem letzteren bei der täglichen Dosis von 1,5 g außer ab und zu auftretenden, manchmal recht heftigen, aber stets rasch vorübergehenden Schmerzen in der Nierengegend kaum je ernstere Folgen beobachtet. Bei der Eiweißprobe ist zu berücksichtigen, daß die bei Gebrauch von Sandelöl und Copaivbalsam in den Harn übergehenden harzigen Stoffe beim Zusatz von Säure eine Trübung geben, die aber im Gegensatz zum Eiweiß bei Zusatz von Alkohol, Äther oder einer größeren Menge von Salpetersäure löslich ist.

Wegen der großen Unsicherheit der Wirkung und wegen der unangenehmen Nebenerscheinungen empfiehlt es sich, die Balsamica nur bei besonderen Indikationen (bei superakuter Urethritis anterior und posterior oder bei Unmöglichkeit einer lokalen Behandlung) zu geben.

Auch die nicht balsamischen Mittel, wie Salicylpräparate (besonders Salol), Urotropin, Helmitol, Hexal (Neo-Hexal), Methylenblau, Arhovin usw. haben auf den gonorrhoischen Prozeß kaum einen Einfluß und werden daher nur bei gewissen Komplikationen angewendet (s. d.).

Bei der Allgemeinbehandlung ist dann noch die Vermeidung all der Schädlichkeiten hervorzuheben, welche erfahrungsgemäß ungünstig wirken, und auf welche wir bei den einzelnen Erkrankungsformen zurückkommen. In früherer Zeit, und immer wieder einmal, wurde der Standpunkt vertreten, daß es richtig sei, jede örtliche Behandlung der Gonorrhöe zu vermeiden und nur alles fernzuhalten, was schaden könnte. Man nahm — wohl mit Recht — an, daß die Entzündungserscheinungen Abwehrfunktionen des Organismus seien, und glaubte, daß diese sich voll auswirken müssen. Es wurde schon erwähnt, daß eine spontane Heilung gewiß vorkommt, aber leider wird der Organismus erfahrungsgemäß mit den Gonokokken sehr häufig wenigstens in kurzer Zeit nicht fertig, selbst dann nicht, wenn die Patienten, was meist praktisch unmöglich ist, Bettruhe halten.

Bei der Unzulänglichkeit dieser alten und all der erwähnten neuen Methoden sind wir daher leider bei der Behandlung der offenen Schleimhautgonorrhöe in erster Linie noch immer auf *örtliche Maßnahmen* angewiesen.

Wir können dabei diejenigen unterscheiden, welche nur den Entzündungsprozeß als solchen beeinflussen *(antiphlogistische, adstringierende Methoden)*, und diejenigen, welche sich die Zerstörung der Gonokokken selbst zum Ziel setzen *(antibakterielle Methoden)*. Die ersteren sollten bei der Behandlung der im eigentlichen Sinne gonorrhoischen Prozesse nicht mehr angewendet werden. Sie schädigen die natürlichen Abwehrbestrebungen des Organismus und zeitigen meistens nur Scheinerfolge. Unsere antibakteriellen Mittel wirken übrigens zum Teil auch adstringierend (z. B. Argentum nitricum in schwachen Lösungen).

Die *lokale antibakterielle Therapie* hat darum mit so großen Schwierigkeiten zu kämpfen, weil wir an viele Stellen, an denen die Gonokokken wuchern, mit unseren Mitteln nicht herangelangen, und weil manche unserer Mittel neben der gonokokkentötenden eine gewebsschädigende, die Entzündung zu sehr steigernde Wirkung haben.

Auch wenn die Schleimhautgonorrhöe in der überwiegenden Mehrzahl der Fälle nur einen oberflächlichen Prozeß darstellt (s. o.), so müssen wir doch berücksichtigen, daß die lokal angewendeten Antiseptica schon in geringer Tiefe von der Gewebsflüssigkeit stark verdünnt und vielfach auch chemisch verändert werden, und deswegen von einer „Tiefenwirkung" nur in sehr beschränktem Maß die Rede sein kann. Unsere Mittel dringen wohl auch zu wenig in die Drüsenausführungsgänge ein, welche in den meisten gonorrhoisch erkrankten Schleimhäuten vorhanden sind.

Bei der lokalen antibakteriellen Behandlung ist zu berücksichtigen: die Methode, mit der wir die Desinficientia an möglichst alle erkrankten Stellen heranbringen wollen, und die Auswahl und Konzentration der Mittel, welche mit einer möglichst starken gonokokkentötenden Kraft eine möglichst geringe gewebsschädigende und eine möglichst tiefgreifende Wirkung (s. o.) verbinden sollen.

Wir müssen ferner im Prinzip unterscheiden: die *abortive* und die *systematische antibakterielle* Methode. Mit der ersteren wollen wir die Gonokokken in ganz kurzer Zeit vollständig vernichten, ehe sie festen Fuß gefaßt haben und auch nur einigermaßen ins Gewebe eingedrungen sind. Sie gelingt deswegen nach dem übereinstimmenden Urteil der Autoren nur bei ganz frischen Infektionen und spielt daher bisher wesentlich nur bei der akuten Urethralgonorrhöe des Mannes eine Rolle (s. d.).

Die systematische antibakterielle Methode setzt die erkrankte Schleimhaut „möglichst zeitig, möglichst lange und möglichst oft der Einwirkung gonokokkentötender

Mittel aus, bis man sich längere Zeit nach Aussetzen der Therapie von der definitiven Vernichtung des Virus überzeugen kann".

Die antibakterielle Methode kann in den meisten Fällen akuter Gonorrhöe von vornherein angewendet werden (die superakute Urethralgonorrhöe des Mannes und die akuten uterinen Infektionen machen davon eine Ausnahme). Bei genügender Vorsicht in der Auswahl und in der Dosierung der Mittel gehen durch die Abtötung der Gonokokken, evtl. auch durch gleichzeitige antiphlogistische Wirkung der Medikamente die Entzündungserscheinungen und die Schmerzen schnell zurück. Die häufigen günstigen und definitiven Erfolge dieser Behandlung bei akuten Prozessen beweisen wohl, daß die starke Entzündung, die wir dabei zugleich mit der Gonokokkenvernichtung zurückdrängen, keineswegs für die Gonokokkenbeseitigung so wichtig ist, wie man a priori annehmen möchte. Aber wenn auch die Gonokokken unter der Einwirkung unserer Aseptica meist schnell aus den Sekreten verschwinden, so bleiben sie leider doch sehr oft in Drüsenausführungsgängen oder im Gewebe selbst zurück, wie die nach zu frühem Aussetzen solcher Mittel meist bald folgenden „Gonokokkenrezidive" beweisen. Denn abgetötet werden die Gonokokken durch unsere Mittel wohl nur in den oberflächlichen Schichten; in der Tiefe werden sie gewiß höchstens in ihrer Entwicklung gehemmt; sie werden durch die immer wiederholte Beeinflussung der Oberfläche gleichsam „belagert" gehalten; von der Außenwelt abgeschlossen gehen sie augenscheinlich zwar keineswegs immer, aber doch viel leichter spontan zugrunde, als bei freier Kommunikation mit der Außenwelt. Wenn wir mit einer Methode oder mit einem Medikament nicht zum Ziel kommen, müssen wir sie wechseln; die verschiedenen Menschen und die verschiedenen Gonokokkenstämme verhalten sich auch bei einem anscheinend so einfachen Prozeß, wie es die Schleimhautgonorrhöe ist, keineswegs gleich — nicht einmal beim selben Individuum zu verschiedenen Zeiten der Erkrankung.

Die schwierigste Frage bei der systematischen antibakteriellen Behandlung der Gonorrhöe ist daher: „Wann soll man mit ihr aufhören?" Nach den Entzündungserscheinungen allein kann man sich nicht richten; sie überdauern gerade bei dieser Methode oft die Anwesenheit der Gonokokken und verschwinden erst nach Aussetzen der Therapie. Andererseits aber können sie anscheinend ganz beseitigt sein, und doch Gonokokken und Entzündung sich sofort oder später wieder einstellen, wenn man die gonokokkentötenden Mittel beiseite läßt. Es ist deswegen im Prinzip immer ein Risiko, wenn man die systematische Behandlung abbricht; dieses ist aber bei der antiphlogistischen Therapie gewiß viel größer. Man muß leider noch immer bekennen, daß die Aussicht auf definitive Heilung um so größer ist, je länger man die antigonorrhoischen Mittel anwendet. Es ist ein großer Fehler, den oft die Patienten, nicht selten aber auch die Ärzte begehen, daß sie im Lauf einer systematischen Behandlung immer wieder einmal, wenn auch nur 24 Stunden, pausieren, „um zu sehen, ob es nicht eigentlich schon gut ist". Dadurch wird der Prozeß, falls die Gonokokken noch nicht beseitigt sind, wenn sie auch im Sekret fehlen, immer wieder neu angefacht. Man muß die Patienten davor geradezu warnen und ihnen sagen, daß man nach einer solchen zu frühen Pause tatsächlich wieder ganz oder fast ganz von vorn anfangen müsse. Vielfach hat sich der Gebrauch ausgebildet, wenigstens falls noch Reizerscheinungen bestehen, mit der Behandlung (Zahl der Applikationen, Wahl einer geringeren Konzentration oder eines schwächeren Mittels) zurückzugehen und erst, wenn der Befund dann günstig bleibt, sie ganz auszusetzen. Immer muß, ehe man das tut, eine Anzahl negativer Gonokokkenbefunde erhoben worden sein und die klinische Untersuchung muß, abgesehen von offenbaren Reizerscheinungen, ein günstiges Resultat ergeben. *Nie darf eine*

Gonorrhöe als geheilt, bzw. als definitiv gonokokkenfrei erklärt werden, ehe nicht längere Zeit nach dem Aussetzen der Behandlung und nach mehrmals wiederholter mikroskopischer Untersuchung unter Zuhilfenahme von Provokationsmethoden die Gonokokken an allen ihren gewöhnlichen Lokalisationsstellen vermißt werden. Hinter dieser Forderung tritt die nach vollständiger Beseitigung aller („post-gonorrhoischen") Entzündungserscheinungen an Bedeutung zurück, wenngleich es natürlich unser Bestreben sein muß, eine vollständige Restitutio ad integrum zu erzielen. Die katarrhalischen Prozesse verschwinden nach Aussetzen der Behandlung oft von selbst, im anderen Fall können sie einer speziellen Behandlung unterworfen werden (s. bei Urethritis postgonorrhoica usw.).

Unter *Provokation* verstehen wir alle Methoden, welche bei gonorrhoischen Prozessen, bei denen zur Zeit Gonokokken nicht gefunden werden, diese möglichst schnell wieder nachweisbar machen. Dazu benutzen wir entweder die lokale mechanische, thermische oder chemische oder eine biochemische Reizung auf dem Blutweg. Bei der mechanischen Methode kommt neben ihrer entzündungserregenden Wirkung noch die Expression von in Drüsenausführungsgängen und Krypten (in Prostata und Samenblasen) liegenden Gonokokken auf die Oberfläche der Schleimhaut und damit gleichsam deren Neuimpfung in Frage. Bei allen anderen Methoden hofft man durch Erregung einer stärkeren Entzündung die Gonokokken zu neuer Vegetation und zum Erscheinen in den Sekreten zu veranlassen, oder man stellt sich auch vor, daß sie durch den Entzündungsprozeß nach außen „ausgeschwemmt" werden. Zu diesem Zweck werden Hitzeprozeduren angewendet oder irritierende Flüssigkeiten (Silber-, Quecksilber-, Jodlösungen, Formalin) eingebracht, oder es werden Gonokokkenvaccinen intramuskulär oder intravenös eingespritzt; in neuester Zeit hat man auch mit unspezifischen Mitteln (Aolan intracutan) den lokalen Entzündungsprozeß anzufachen versucht. Bei der Frau gilt als natürliche Provokation die Menstruation, beim Manne Pollutionen. Die früher viel angewandte „Bierprobe" ist kaum wirksam; die „Kohabitationsprobe" dürfte natürlich nur mit Präservativ vorgenommen werden und kann vom Arzt nicht angeraten werden.

Nach allen Provokationen wird mehrere Tage hindurch auf Gonokokken untersucht; sie müssen bei negativem Resultat wiederholt werden; gern verwendet man mehrere von ihnen neben- oder nacheinander.

Man hat natürlich auch versucht, durch moderne immunbiologische Methoden den Nachweis zu erbringen, ob Gonokokken noch immer im Organismus vorhanden sind oder nicht. Praktisch brauchbare Resultate haben aber bisher weder cutane Reaktionen, „Allergieproben" mit Gonokokkenvaccinen, „Gonokokkenbouillon" u. ä. noch auch Komplementbindungen ergeben, so aussichtsvoll auch gerade die letzteren nach neueren Untersuchungen (auch in der Breslauer Klinik) erscheinen. Die Fieberbewegungen nach Gonokokkenvaccinen, Änderungen der Sekretion nach intradermalen Injektionen (z. B. von Aolan) usw. sind diagnostisch ebenfalls nicht auch nur mit einiger Sicherheit verwertbar.

Die *Mittel*, die wir zur lokalen Gonorrhöebehandlung verwenden, sind, wie erwähnt, in erster Linie gonokokkentötende. An ihrer Spitze stehen die *Silberpräparate*, gegen welche die Gonokokken besonders wenig widerstandsfähig sind. Man kann mit Argentum nitricum, wenn man es in geeigneter Weise dosiert, noch immer die meisten Gonorrhöen vom Anfang bis zum Ende recht gut behandeln. An seine Stelle sind, wegen ihrer geringeren Reiz- und zum Teil, wie man meinte, größeren Tiefenwirkung, zahlreiche andere Silberpräparate getreten, von denen die gebräuchlichsten das Protargol (Argentum proteinicum), Albargin (Gelatine-Silberverbindung), Argonin (Casein-Silber), Ichthargan (Ichthyol-Silberverbindung), Hegonon (Silbernitratammoniakalbumose), Choleval (kolloidales Silber in gallensaurem Natron), Targesin (kolloidale Diacetyltanninsilber-Eiweißverbindung) u. a. sind. Sie sind alle brauchbar, aber es ist sehr schwer, für die einzelnen bestimmte Indikationen aufzustellen. Der Liquor argentamini (Äthyldiaminsilbernitrat) reizt stärker und soll tiefer eindringen. Von anderen Substanzen werden Ichthyol, Hydrargyrum oxycyanatum, Kal. hypermanganicum usw. benutzt.

Bei der *Bestimmung der Konzentration der einzelnen Lösungen* muß berücksichtigt werden: der Grad der Entzündung — je stärker diese, um so schwächer die Konzentration und umgekehrt — und die Lokalisation. Am empfindlichsten ist die Urethra anterior, weniger empfindlich die Urethra posterior des Mannes, die Urethra der Frau, die Uterusschleimhaut, auch die Conjunctiva. Die Antigonorrhoica werden meist in Lösungen, seltener in Salben- und Stäbchenform benutzt.

Bei der Methode muß man möglichste Bequemlichkeit mit möglichst energischer Beeinflussung aller nachweisbar erkrankten Stellen zu verbinden suchen. Bei allen Prozeduren ist auf größte Reinlichkeit zu achten.

Über die Einzelheiten wird bei den verschiedenen Lokalisationen der Gonorrhöe berichtet.

Therapie der akuten Gonorrhöe des Mannes.

Wir bedienen uns zur Applikation der antigonorrhoischen Mittel am meisten der Tripperspritzen, der Irrigation mit und ohne Katheter (die letztere als JANETsche Spülung bekannt) und der Einbringung der Lösungen mit Spritzen und katheterförmigen Instrumenten in die Urethra posterior.

Die *Spritzen für die Urethra anterior* sollen 15 ccm enthalten; sie sollen leicht gehen und ganz aus Glas oder aus Glas mit Hartgummiansatz gebaut sein; dieser soll eine kegel- oder olivenförmige, nicht aber eine zylindrische oder fein zugespitzte Form haben, damit nicht Verletzungen entstehen, und damit auch der vorderste Teil der Harnröhre unmittelbar mit der Flüssigkeit in Berührung kommt. Bei Hypospadie benutzt man zylindrische Ansätze mit einem kurzen Gummirohr. Die Spritzen sind sehr sauber zu halten. Die Instrumente, welche in die Harnröhre eingeführt werden, müssen selbstverständlich steril sein. (Sehr bequem sind Behälter, in denen Formaldehyddämpfe entwickelt werden; doch müssen alle in dieser Weise sterilisierten Katheter usw. vor dem Gebrauch sorgfältig mit sterilem Wasser abgespült werden, weil sie sonst reizen können.)

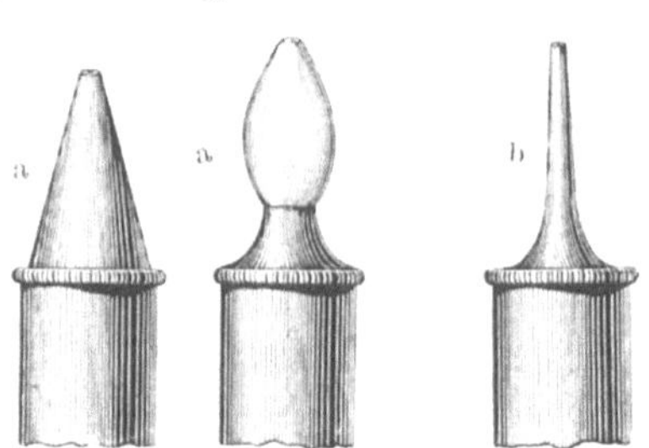
Abb. 7. Tripperspritzen.
a mit zweckmäßigem Ansatz,
b mit unzweckmäßigem Ansatz.

Die *Irrigationen* werden entweder mit dem 1—2 m hoch hängenden Irrigator mit Schlauch und konischem evtl. doppelläufigem Ansatz oder mit Katheter oder auch mit einer 100—200 ccm fassenden Spritze mit konischem Ansatz („JANETsche Spritze") vorgenommen. Bei der Spülung der vorderen Harnröhre läßt man die Flüssigkeit nur bis zum Compressor urethrae laufen und entleert sie immer wieder, wenn die Urethra anterior gefüllt ist. Bei der Katheterspülung wird das Orificium externum in kurzen Zwischenräumen komprimiert. Will man die gesamte Urethra ohne Katheter behandeln, so beginnt man mit der Spülung der Anterior und versucht dann durch Ablenkung des Patienten, durch tiefes Atmenlassen, durch langsame Erhöhung des Druckes den Widerstand des Compressor zu überwinden, was bei einiger Übung des Spülenden und des

Patienten leicht gelingt. Selten ist eine vorherige Anästhesierung (z. B. mit Alypin. nitricum 1%) notwendig. Die Flüssigkeit läuft über die Urethra posterior in die Blase; ist diese gefüllt, so läßt man sie durch den Patienten entleeren und wiederholt die ganze Prozedur mehrmals. Spült man mit Katheter, so schiebt man nach gründlicher Reinigung der Anterior den Katheter bis in den Anfangsteil der Posterior vor und entleert die Flüssigkeit nach Füllung der Blase durch Vorschieben des Katheters. Dieser soll nur mit Glycerin oder Katheterpurin oder ähnlichem schlüpfrig gemacht werden, nicht aber mit Öl oder Vaseline, da sich mit diesen die wässerigen Lösungen nicht mischen.

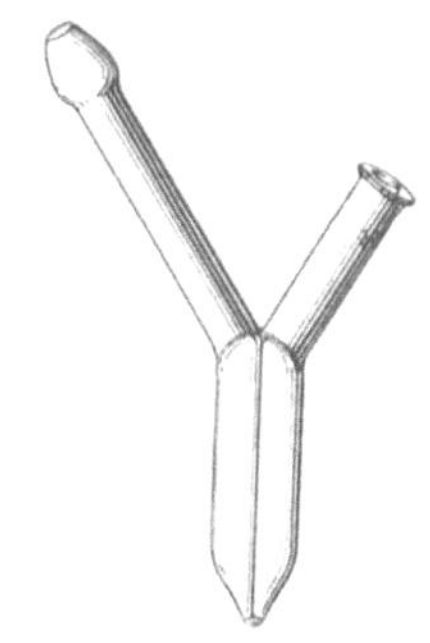

Abb. 8.
Doppelläufiger Ansatz
zur JANETschen Irrigation.

Die unmittelbaren Einspritzungen in die Urethra posterior werden am besten mit einer einfachen 5—10 ccm enthaltenden Spritze mit stark zugespitztem Ansatz vorgenommen, auf die ein fein durchbohrter elastischer Katheter mit olivenförmigem Ende von verschiedenem Durchmesser unmittelbar aufgesetzt wird. Dieser (GUYONsche) Katheter wird bei leerer Blase bis in den Anfangsteil der Urethra posterior (nicht in die tieferen Teile derselben oder in die Blase) eingeführt (am Orificium externum darf sich Flüssigkeit nicht entleeren) und dann ausgespritzt.

Die *abortive Behandlung* der männlichen Harnröhrengonorrhöe kann (s. o.) mit Aussicht auf Erfolg nur in den ersten Tagen nach der Infektion durchgeführt werden, so lange die Entzündungserscheinungen sehr gering sind (geringe Schwellung des Orificiums, geringes, nicht eitriges Sekret). Da in dieser Zeit die Wahrscheinlichkeit einer abortiven Heilung sehr groß ist, muß das Publikum immer und immer wieder darüber aufgeklärt werden, daß frühzeitigste ärztliche Beratung bei Verdacht auf Tripperansteckung vor längerer Krankheit mit allen ihren Komplikationen schützen kann. Nach Feststellung der Gonokokken wird die Abortivkur *sofort* vorgenommen. Dazu kann man sehr verschiedene Methoden benutzen; die großen Irrigationen ohne Katheter speziell mit Kal. hypermanganicum sind überflüssig; viel mehr zu empfehlen sind Einspritzungen mit 3—4% Protargollösung (mit Zusatz von Alypin. nitric. ½%) oder 2% Albarginlösung, die aber vom Arzt selbst vorgenommen werden sollen, und zwar am besten zweimal hintereinander, im ganzen für 5 Minuten (nach vorherigem Urinieren und Reinigung des Orificium externum), dann möglichst lange den Urin zurückhalten lassen; nach 12 bis 24 Stunden Wiederholung dieser Prozedur, evtl. bei starker Reizung Verminderung der Konzentration; dazwischen kann man zur Linderung der

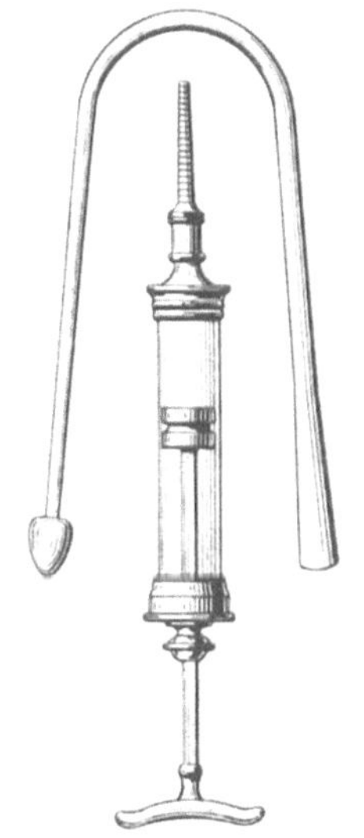

Abb. 9.
GUYONscher Katheter.

Schmerzen einen feuchten Verband anlegen. Sind weder bei der zweiten Injektion noch am nächsten Tag Gonokokken nachweisbar, so kann man hoffen, daß die Abortivkur gelungen ist. Vorsichtiger ist es, noch einige weitere Injektionen mit schwächeren Lösungen zu machen oder machen zu lassen. Man muß in jedem Fall noch 3—4 Wochen hindurch kontrollieren, ob nicht doch Gonokokken wieder nachzuweisen sind. Ist das der Fall, so geht man am besten zur systematischen antigonorrhoischen Behandlung über. Die Erfolge der abortiven Therapie werden von den verschiedenen Autoren verschieden gewertet (Differenzen des Materials oder der Methode?); sie sind aber jedenfalls sehr häufig günstig, d. h. definitiv.

Bei der *systematischen antigonorrhoischen Behandlung* kann man sich entweder auf Injektionen beschränken oder diese von vornherein durch Spülungen unterstützen.

Bei superakuten Entzündungen ist es besser, einige Tage mit der intraurethralen Behandlung zu warten und durch heiße Umschläge, feuchte Verbände mit essigsaurer Tonerde u. ä., sowie durch Allgemeinbehandlung (s. u.) die Beschwerden zu lindern.

In allen anderen Fällen verordnet man sofort die Einspritzungen und evtl. Spülungen, und zwar eine der folgenden Lösungen (die verschiedenen Konzentrationsgrade werden je nach dem Grade der Entzündung und der individuellen Empfindlichkeit abgestuft; man beginnt mit den schwächeren und steigt je nach der Toleranz schneller oder langsamer zu den stärkeren an):

$$\begin{array}{ll}
\text{Argentum nitricum} & 1:5000\text{—}1000, \\
\text{Protargol} & 1/4\text{—}2\%, \\
\text{Argonin} & 1\text{—}3\%, \\
\text{Ichthargan} & 0{,}05\text{—}0{,}25\%, \\
\text{Albargin} & 0{,}1\text{—}0{,}5\%, \\
\text{Choleval} & 0{,}25\text{—}0{,}5\%.
\end{array}$$

Die Injektionen werden immer nach dem Urinieren und nach sorgfältiger Reinigung vorgenommen. *Der Arzt muß dem Patienten zeigen, wie er einspritzen soll, und sich davon überzeugen, daß dieser es richtig verstanden hat.* Die Spitze der gefüllten Spritze wird mit der rechten Hand in die Urethralmündung eingeführt, die Eichel (nach Zurückschiebung der Vorhaut) mit Daumen und Zeigefinger der linken Hand an die Spitze angedrückt und nun mit gleichmäßigem langsamem Druck der Inhalt in die Harnröhre befördert. Die Urethralmündung wird dann zugedrückt und erst darnach die Spritze entfernt. Die Injektion ist vom Patienten stehend oder sitzend vorzunehmen. Bei starken Entzündungserscheinungen soll zu Anfang der Behandlung nur etwa die Hälfte der 15-ccm-Spritze injiziert, schon nach wenigen Tagen aber kann diese ganz entleert werden. Die Einspritzungen werden 4—6 mal am Tag vorgenommen, die letzte möglichst spät, die erste möglichst früh. Die Flüssigkeit soll 5—10 Minuten in der Harnröhre gehalten werden; man kann auch zweimal hintereinander für je 3—5 Minuten einspritzen lassen. Vorteilhaft ist es, die Injektion am Abend noch prolongierter (10—20 Minuten) zu machen, falls das gut vertragen wird. Jede Überreizung aber soll man vermeiden. Zur Beschleunigung der Wirkung ist es, wenn die äußeren Umstände es gestatten, und immer wenn der Erfolg der Behandlung sich verzögert, sehr empfehlenswert, täglich einmal statt einer Einspritzung eine Ausspülung der vorderen Harnröhre mit Hydrargyrum oxycyanat. (1:8000—1:6000) oder mit Argentum nitricum (1:5000—1:3000), eventuell auch mit dem vielbeliebten Kal. hypermanganicum (1:6—3000) zu geben.

Verläuft die Urethritis unter einer solchen Behandlung ohne Komplikationen, ist auch bei der Untersuchung mit der Ausspülungsprobe (s. o. S. 21) die hintere Harnröhre frei, zeigen sich bei den mindestens einmal wöchentlich vorzunehmenden mikroskopischen Untersuchungen keine Gonokokken, so kann man nach 3—6 Wochen mit der Behandlung zurückgehen, seltener und kürzer und mit schwächeren Lösungen spritzen und dann nach einigen Tagen wirklich aussetzen lassen. Dabei muß man freilich den Patienten gegenüber immer betonen, daß es sich um einen Versuch handelt, um festzustellen, ob wirklich die

Heilung schon eingetreten ist. Verschwinden aber (ohne Urethritis posterior) die Gonokokken nicht, so muß man mit dem Mittel wechseln, z. B. jetzt das intensiver reizende Argentamin (Liquor. argentamin. 1,0 : 400,0—300,0) benutzen, evtl. auch verschiedene (z. B. ein Silberpräparat und Hydr. oxycyanat!) abwechselnd verordnen, die erwähnten Spülungen vornehmen oder zu einer der noch energischeren Methoden übergehen, über welche bei der Behandlung der chronischen Gonorrhöe gesprochen werden soll.

Führt die Infektion trotz der Behandlung zu einer Urethritis posterior, oder kommt der Patient schon mit einer solchen zur Untersuchung, so tritt, falls akute Beschwerden, Harndrang usw. vorhanden sind, in erster Linie die Allgemeinbehandlung (s. u.) in ihr Recht. Lokal wird man, neben der Fortsetzung einer milden Anteriortherapie, möglichst bald, jedenfalls sofort nach Abklingen der stärksten Reizerscheinungen die Posterior unmittelbar angreifen. Dazu stehen uns vor allem die erwähnten Irrigationen der gesamten Harnröhre ohne oder mit Katheter zur Verfügung, welche täglich einmal vorgenommen werden. Statt ihrer oder abwechselnd mit ihnen kann man auch mit dem GUYONschen Katheter stärkere Lösungen, besonders von Argentum nitricum ($\frac{1}{2}$—2%), in die Posterior einspritzen (s. o.), und zwar ebenfalls möglichst täglich. Weniger gut brauchbar sind Einspritzungen mit dem starren und kurzen ULTZMANNschen Katheter. Namentlich bei den mehr subakuten Formen der Urethritis posterior empfiehlt sich die GUYONsche Methode. Ist dann die Urethritis posterior beseitigt, was wieder durch die Ausspülungsmethode kontrolliert wird, und ist auch die Anterior seit längerer Zeit gonokokkenfrei, so kann die Behandlung allmählich ausgesetzt werden, wie oben.

Nach Beendigung der antibakteriellen Therapie ist es zunächst, selbst wenn noch Entzündungserscheinungen vorhanden sind, am besten, örtliche Applikationen nicht mehr vorzunehmen, sondern nur möglichst häufig zu untersuchen, und zwar Sekret der Anterior (evtl. mit der Platinöse abgeschabte Massen von der Wand oder mit der Knopfsonde aus den Urethraldrüsen ausgedrücktes Sekret), Fäden bzw. Zentrifugat aus dem Urin, bei vorhanden gewesener Posterior noch besonders die durch die Ausspülungsmethode isoliert aus der Posterior gewonnenen Fäden, ferner Prostata- und Samenblasenexprimat, evtl. auch das Sperma.

Haben diese zum Teil auch schon provozierenden Methoden während 8—14 Tagen ein negatives Resultat ergeben, so kommen neben ihnen noch andere *Provokationsmethoden* an die Reihe, die man in verschiedenster Weise kombinieren kann (vgl. oben). An erster Stelle stehen die mechanischen Prozeduren: Bougieren mit einem elastischen Instrument mit dicker Olive (Knopfsonde) oder mit einem starken Metallinstrument und gründlichstes Massieren der Urethra auf diesen Instrumenten — dabei soll das aus den Drüsenausführungsgängen herausgestrichene Sekret zur mikroskopischen Untersuchung benutzt werden (wie oben; die Instrumente nur mit Wasser oder Glycerin anfeuchten!) — oder Erweitern mit einem Dilatator (s. bei chronischem Tripper und Strikturen) evtl. auch die „Heizsonde"; Expression der Prostata und der Samenblasen. In zweiter Linie die jetzt viel angewendeten Injektionen von Gonokokkenvaccinen, intramuskulär oder intravenös (s. S. 23), besonders dann, wenn sie während der Behandlung nicht benutzt worden sind; in dritter Linie die Injektionen reizender Flüssigkeiten in die Urethra anterior und posterior oder stark dehnende Spülungen mit solchen Lösungen (Argent. nitr. 1 : 4000—1000 für die anterior, 1—2% — GUYON — für die posterior; Spülungen mit Sublimat 1 : 10 000, Hydrargyr. oxycyanat. 1 : 6—4000, Injektionen mit LUGOLscher Lösung: Jod. 1,0, Kal. jodat. 5,0, Aq. destill. ad 500,0 usw.). Nach allen Provokationen ist mehrere bis etwa 5 Tage auf Gonokokken zu untersuchen, und zwar auch wenn die

Exsudation sich nicht steigert, bzw. nicht wieder auftritt. Entzündliche Reizung allein genügt nicht, wenngleich sie natürlich zu doppelter Vorsicht und zu öfterer Wiederholung bzw. zum Wechsel der provozierenden Prozeduren mahnt. Auf Fiebersteigerungen nach Injektionen von Gonokokkenvaccinen ist, wie erwähnt, weder im positiven noch im negativen Sinne entscheidender Wert zu legen. Sind etwa 2—3 Wochen (vom Beginn der Provokationen an gerechnet) alle Präparate gonokokkenfrei, so kann man mit großer Wahrscheinlichkeit deren definitive Vernichtung annehmen. Vor Ablauf von 4 Wochen nach Aussetzen der örtlichen Behandlung sollte keine Gonorrhöe als „nicht mehr ansteckungsgefährlich" bezeichnet werden. Eine wirklich *absolute* Sicherheit kann natürlich auch dann nicht gegeben werden. In allen zweifelhaft bleibenden Fällen ist die von sachverständiger Seite vorzunehmende Kultivierung der Gonokokken zu Hilfe zu nehmen.

Die Provokationsuntersuchungen sind in jedem Fall anzuraten, wenngleich zuzugeben ist, daß bei akuter Gonorrhöe nach gründlicher Behandlung, wenn 14 Tage ohne Therapie rezidivfrei vergangen sind, die Provokation nur selten ein positives Resultat ergibt.

Allgemeine und innere Behandlung. Von großer Wichtigkeit ist neben der örtlichen Behandlung das *Verhalten des Patienten im allgemeinen.* Während der

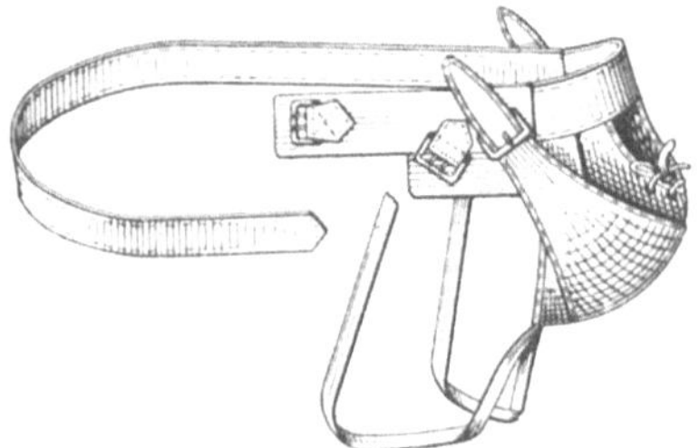

Abb. 10. Suspensorium nach
LANGLEBERT-NEISSER.

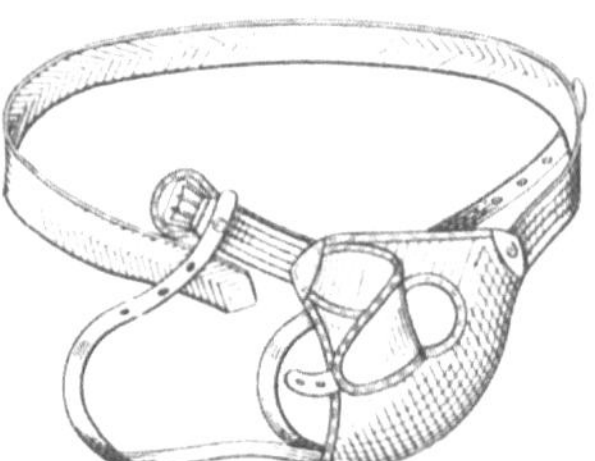

Abb. 11. TEUFELS
Olympia-Suspensorium.

Acme der Krankheitserscheinungen ist möglichste Ruhe indiziert; am besten würden die Patienten zu Bett liegen. Aber hierbei begegnen wir gewöhnlich der Schwierigkeit, die bei der Behandlung der „geheimen" Krankheiten uns so oft entgegentritt: die Kranken wollen geheilt sein, ohne daß man etwas von ihrer Krankheit merkt, „ohne Störung des Berufes". Unter allen Umständen sind längere Wege zu Fuß, Radfahren, Reiten, Tanzen, überhaupt jede stärkere körperliche Bewegung zu untersagen. Stets ist die Anlegung eines gut sitzenden *Suspensoriums* (NEISSER-LANGLEBERT usw.) und sorgfältige Einhüllung des Penis (Condom, Gummipapier, Suspensorium mit Klappe), regelmäßige gründliche Reinigung des Praeputiums und der Glans ausdrücklich anzuordnen. Die Patienten müssen angewiesen werden, sich nach jeder Manipulation an den Genitalien die Hände gründlich zu waschen, ein anderes Handtuch für das Gesicht wie für die Hände zu gebrauchen (Gefahr der Übertragung auf die Conjunctiva) und Watte, Verbandstücke usw. zu verbrennen. Bezüglich der Diät sind zunächst die Alcoholica zu verbieten; erlaubt man geringe Quantitäten, so läuft man in den Kreisen, in denen die meisten Tripperinfektionen vorkommen, gewöhnlich Gefahr, daß viel mehr getrunken wird, was gewiß nicht vorteilhaft ist. Dagegen sind Wasser, schwach kohlensäurehaltiges Wasser (die diversen Sauerbrunnen), etwas Rotwein, am besten mit Wasser vermischt, Limonade, Milch, Kaffee, Tee als Getränke zu gestatten. Von Speisen sind stark gesalzene und gewürzte zu vermeiden, im übrigen sind aber besondere Beschränkungen nicht nötig. Bei Stuhlverstopfung ist die Verordnung von Abführmitteln nicht zu versäumen. Besonders am Abend soll wenig gegessen und getrunken werden.

Innere Mittel sind bei der akuten Gonorrhöe im allgemeinen entbehrlich. Gewohnheitsgemäß wird vielfach zur vermeintlichen Unterstützung der örtlichen Therapie Copaivbalsam, Sandelöl usw. gegeben (s. S. 24). Von manchen Autoren wird zur Vermeidung der lokalen Komplikationen Atropin, von anderen Papaverin verordnet.

Gegen die *schmerzhaften Erektionen* ist manchmal Kal. brom. 1—2 g oder 1—2 Pulver Camphora monobromata (0,1—0,25 in Kapseln, abends zu nehmen), Dicodid, Heroin von Erfolg, in anderen Fällen erweisen sich diese Mittel als ganz wirkungslos. Auch *Injektionen* von Novocain oder Alypin (1 %) in die Harnröhre am Abend können günstig wirken. Möglichst leichte Bedeckung des Nachts, Vermeidung des Trinkens am Abend und, bei Eintreten der Erektionen, kalte Umschläge, Fernhaltung von allen erotischen Reizungen sind stets zu empfehlen. Gegen Blutungen kann man Stypticin, Clauden, Koagulen versuchen.

Von größerer Bedeutung ist die allgemeine und interne Behandlung bei der akuten Urethritis posterior: Strengere Diät, Sorge für den Stuhlgang, Tee aus Folia uvae ursi u. ä. (s. S. 78), Balsamica, Salicylpräparate, Urotropin usw. intern, Suppositorien mit Morphium hydrochlor. (0,01) und Extr. Belladonnae (0,02) gegen den Harndrang, heiße Sitzbäder, (Arzbergers Apparat s. bei Prostata) besonders bei Urinretention, evtl. Entleerung der Blase mit weichem Katheter. Gelegentlich kann man selbst auf Injektionen von Morphium, Pantopon usw. nicht verzichten.

Die örtliche Behandlung der Urethritis anterior soll auch bei akuter Urethritis posterior im allgemeinen nicht ausgesetzt und mit der der letzteren möglichst bald begonnen werden. (Über die Behandlung der postgonorrhoischen Urethritis s. S. 39, über die Prophylaxe S. 426.)

Drittes Kapitel.

Die chronische Gonorrhöe des Mannes.

Eine scharfe Grenze zwischen *akutem, subakutem* und *chronischem* Tripper *(Blennorrhée, Gleet)* ist nicht zu ziehen. Die Dauer der Erkrankung allein ist nicht maßgebend, denn eine Gonorrhöe kann, wie erwähnt, vielleicht besonders bei älteren Männern, mit chronischen Erscheinungen beginnen, und ein schon lange bestehender Prozeß kann (meist auf Grund von irgendwelchen accidentellen Schädigungen, der wiederholt unterbrochenen Behandlung, seltener auch spontan) immer wieder akuten Charakter annehmen (*„akut rezidivierende Gonorrhöe"*). Doch wird man gewöhnlich einen Tripper, der länger als 3 Monate dauert, als chronisch bezeichnen.

Die wichtigsten Eigenschaften der chronischen Gonorrhöe sind: Geringfügigkeit der Entzündungserscheinungen, die sich gern an einzelnen Stellen, besonders um die Urethraldrüsen, lokalisieren, Spärlichkeit der Exsudation und meist auch der Gonokokken, Neigung zur Bildung einzelner zuerst weicherer, dann derberer Infiltrate.

Streng geschieden muß werden: die chronische Gonorrhöe im eigentlichen Sinne, d. h. der durch Gonokokken unterhaltene Prozeß von den postgonorrhoischen Katarrhen.

Die *Ursachen*, warum im einzelnen Fall eine Gonorrhöe chronisch wird, sind keineswegs immer zu erkennen. Fehlende und vor allem unzweckmäßige Behandlung im akuten Stadium, Lokalisation in besonders schwer zugänglichen Drüsenausführungsgängen, in der Prostata, in den Samenblasen, mehrfach wiederholte Infektionen, vielleicht auch individuelle „konstitutionelle" Momente (irgendwelche Allgemeinerkrankungen), welche die

Immunisierungserscheinungen nicht genügend zur Ausbildung kommen lassen, über welche wir aber etwas Bestimmtes nicht wissen, endlich Differenzen in den Gonokokkenstämmen können hier angeführt werden. Die Gonokokken selbst haben gewiß (meistenteils ?) ihre volle Virulenz anderen Individuen gegenüber behalten (s. S. 13).

Die **Symptome** gleichen ganz denen der letzten Wochen des akuten Trippers. Es besteht (meist sehr mäßiger) Ausfluß einer schleimig-eitrigen, grauen bis weißen bis gelblichen Flüssigkeit aus der Harnröhre, der sowohl seiner Menge wie seiner Beschaffenheit nach mannigfachen Schwankungen unterworfen und oft nur am Morgen nachzuweisen ist („Bonjour-Tropfen", „Goutte militaire"). Manchmal ist die Menge so gering, daß von einem eigentlichen Ausfluß gar keine Rede ist; höchstens morgens läßt sich das während der ganzen Nacht angesammelte Sekret durch Streichen der Harnröhre von hinten nach vorn als Tropfen herausdrücken, oder die Harnröhrenlippen sind morgens durch das eingetrocknete spärliche Sekret verklebt, oder es sind nur Fäden im Urin vorhanden. Andererseits kann auch, besonders nach Exzessen oder zu starken Injektionen u. dgl., wieder starker Ausfluß auftreten. In dem mehr oder weniger eitrigen Sekret sind die Gonokokken gewöhnlich sehr viel spärlicher als beim akuten Tripper. Oft ist es nötig, eine ganze Anzahl von Präparaten zu untersuchen, ehe es gelingt, sie nachzuweisen; am reichlichsten finden sie sich während einer akuteren Exacerbation des Prozesses. Neben meist noch ziemlich zahlreichen Eiterkörperchen, einer größeren Zahl von Epithelien und Schleimfäden, sind oft auch Bakterien verschiedener Art vorhanden; daher ist bei dem chronischen Tripper die „GRAMsche Färbung" und die Besichtigung mit schwacher Vergrößerung (s. o. S. 14) besonders wichtig.

In vielen Fällen ist die chronische Gonorrhöe auf den vorderen Teil der Harnröhre beschränkt. In anderen sind daneben auch die Posterior und die Prostata ergriffen. Auch hier kann es zu Vergrößerungen und weiterhin zu Schrumpfungen (des Colliculus seminalis) kommen. Fehlen akutere Reizerscheinungen, so ist, evtl. neben dem geringen Sekret, meist nur eine mehr oder weniger große Zahl von Tripperfäden (Urethralfäden) im ersten Teil des Urins nachweisbar (Versagen der Zweigläserprobe). Nur bei stärkeren Reizerscheinungen ist der erste und zweite Urin diffus getrübt, der erste enthält auch Fäden. Diese bestehen entweder aus Schleim mit verhältnismäßig geringer Beimischung von Eiterkörperchen und einigen Epithelzellen, sind dann gewöhnlich länger, bis 1 und 2 cm lang, schwimmen in der Flüssigkeit und erscheinen beim Herausnehmen aus dem Urin gallertartig, oder sie enthalten mehr Eiterkörperchen, sind dann kürzer, undurchsichtig gelb und mehr bröcklig und sinken rasch zu Boden. In den Fäden sind oft Gonokokken nachweisbar, manchmal nur in einzelnen; daher sind bei zunächst negativem Resultat immer mehrere zu untersuchen. Ist der Urin in der zweiten Portion ganz klar, so ist es nötig, die vordere Harnröhre vor der Urinentleerung auszuspülen (s. o. S. 21). Bei der Erkrankung der Pars prostatica enthält allerdings auch der zweite Harn manchmal kurze kommaförmige Fäden, die wohl aus den Ausführungsgängen der Schleimdrüsen des prostatischen Teils der Harnröhre stammen und erst durch die Muskelkontraktionen bei der Entleerung der letzten Urintropfen herausbefördert werden. Nähert sich die Krankheit ihrer Heilung, so nehmen die Eiterzellen in den Fäden mehr und mehr ab, und endlich finden sich fast ausschließlich Epithelzellen.

Die *subjektiven Symptome* sind, wie schon angedeutet, beim chronischen Tripper oft gering oder sie fehlen ganz. Die Kranken klagen manchmal über geringes Brennen und Kitzeln beim Urinieren, nur bei den Exacerbationen tritt gelegentlich auch eine Steigerung der Beschwerden ein. Bei der chronischen Gonorrhoea posterior können diese erheblicher sein. Die Kranken klagen dann über unangenehme Empfindungen oder selbst stechende Schmerzen in der Dammgegend, die nach der Glans oder den Oberschenkeln ausstrahlen, besonders beim Sitzen, bei der Defäkation, beim Coitus, ferner über Harndrang, über Ejaculatio praecox oder prolongata, Verringerung der Libido und selbst Impotentia coeundi.

Nicht selten zeigen sich eigentümliche nervöse Erscheinungen, Kreuzschmerzen, Schwächegefühl in den Beinen, Kältegefühl der Haut, kurz Erscheinungen der *Neurasthenie* (oder „*Spinalirritation*"). Dazu kommen gelegentlich *Prostatorrhöe* und *Spermatorrhöe*. Während eine Reihe von Kranken ihr Leiden „mit unbegreiflichem Leichtsinn oder Stupor" trägt, wird dasselbe für andere die Ursache „einer düsteren Verstimmung und verzweiflungsvoller Sorge", und der immer und immer jeden Morgen wiederkehrende Tropfen untergräbt körperliches und geistiges Wohlbefinden, lähmt die Energie, ja wird die Veranlassung zu äußerstem Lebensüberdrusse.

Aufschluß über die der chronischen Gonorrhöe zugrunde liegenden *pathologischen Veränderungen* haben anatomische Untersuchungen bei Sektionen und Untersuchungen am Lebenden mittels des Endoskops oder der Knopfsonde gegeben. Es hat sich herausgestellt, daß der Krankheitsprozeß beim chronischen Tripper neben einer mehr oder weniger deutlichen Ausbreitung über größere Schleimhautflächen sich besonders an kleinen umschriebenen Herden, und zwar vor allem an den Drüsenausführungsgängen und Lacunen der Harnröhrenschleimhaut und in deren Umgebung hält.

Die im akuten Stadium infizierten Drüsenausführungsgänge sind natürlich auch gegenüber der Behandlung besonders hartnäckig; von ihnen können immer wieder Reinfektionen der Oberfläche ausgehen, falls deren Epithel noch nicht oder nicht mehr „immunisiert" ist (s. S. 12). An diesen Stellen fixieren sich auch besonders gern die Epithel-Metaplasien (geschichtetes und selbst verhornendes Pflasterepithel) und die Infiltrationen im Bindegewebe. Die *Infiltrate* haben natürlich je nach den Umständen eine verschieden große Ausdehnung in der Fläche und nach der Tiefe, sie sind manchmal als Knoten von außen zu fühlen; ihre Bedeutung liegt vor allem darin, daß sie schließlich zur Entwicklung von festem Narbengewebe führen. Im Anfang stellen sie manchmal sog. „weite (und noch weiche) Strikturen" dar; je nach der Tiefenausdehnung und Retraktion dieses schon früh elastinfrei und schneller oder langsamer narbenähnlich werdenden Gewebes kann es weiter zu stärkeren Verengerungen des Harnröhrenlumens, zur Bildung einer eigentlichen *Striktur* kommen. Aber auch abgesehen hiervon ist die Beseitigung des Ausflusses und der Fädenbildung bei Bestehen von Infiltraten, in denen sich der Krankheitsprozeß gleichsam festgesetzt hat, sehr erschwert. Von besonderer Wichtigkeit ist bei der Urethritis posterior chronica die häufig vorhandene Prostatitis (s. S. 52).

Der **Verlauf** des chronischen Trippers ist ein sehr eintöniger, da, abgesehen von Intensitätsschwankungen, keine wesentliche Veränderung des Krankheitsbildes auftritt; er ist eine in jeder Beziehung „langweilige Krankheit". Die *Komplikationen* sind sehr viel seltener als beim akuten Tripper, doch kommen, zumal nach übereifrigen therapeutischen Eingriffen, auch Blasenkatarrhe und Nebenhodenentzündungen vor, ganz abgesehen natürlich von der wichtigsten Folgeerscheinung der chronischen Gonorrhöe, der *Striktur*. Die Dauer berechnet sich nach Monaten, manchmal wohl auch nach Jahren. Wie lange überhaupt die Gonokokken in der männlichen Harnröhre sich halten können, darüber sind wir darum nicht genügend orientiert, weil anamnestisch neue Infektionen meist nicht sicher auszuschließen sind. Ein wesentlich längeres Verweilen als 1—2 Jahre ist jedenfalls nur selten mit Sicherheit nachzuweisen.

Die **Diagnose** hat in allererster Linie die Entscheidung anzustreben, ob es sich um eine noch gonorrhoische Entzündung handelt. Sind die ersten Präparate, die immer aus Ausfluß und Fäden, sehr bald auch mit der Knopfsonde angefertigt werden müssen, negativ ausgefallen, dann muß die ganze Serie der Untersuchungen vorgenommen werden, welche für die Geheilterklärung der akuten Gonorrhöe besprochen worden sind (s. S. 31 u. 32).

Wir werden dabei auch schon zugleich über den Hauptsitz des Prozesses und über eventuelle Komplikationen das Notwendige erfahren. Die Ausspülungsprobe läßt die Urethritis posterior feststellen oder ausschließen. Mit der Knopfsonde stellen wir das Vorhandensein von Infiltraten und evtl. auch schon von „weiten" oder „eigentlichen" Strikturen fest. Wir fühlen mit diesem Instrument bei einiger Übung selbst unbedeutendere Verdichtungen der Harnröhrenwand, wobei uns auch die von dem Patienten angegebenen lokalen Schmerzen leiten können. Wir müssen ferner achten auf die feinen Gänge im Orificium externum, auf paraurethrale Drüsengänge, auf Prostatitis, Spermatocystitis usw. (s. S. 46ff.). Der spezialistisch Ausgebildete wird in solchen Fällen von der Urethrometrie (Urethrometer von OTIS, s. S. 43) und vom Urethroskop Gebrauch machen.

Das *Urethroskop* ist ein mit Mandrin versehenes Metallrohr. Die Harnröhre kann durch dasselbe in allen ihren Teilen mit reflektiertem Licht oder mit einem in das Rohr eingeführten Glühlämpchen besichtigt werden[1]).

Wenn auch durch die (evtl. wiederholte) Kultur das Vorhandensein von Gonokokken nach menschlichem Ermessen ausgeschlossen ist, können wir die Diagnose auf „postgonorrhoische" bzw. überhaupt „nichtgonorrhoische" Urethritis stellen. Differentialdiagnostisch in Frage kommen neben den genannten Zuständen alle bei der Diagnose der akuten Gonorrhöe erwähnten Prozesse (s. S. 20 u. 21). Zu der bakteriologischen Untersuchung allein sind oft viele Tage notwendig. Nur wer Zeit und Übung in diesen Dingen hat, darf solche Fälle zur Entscheidung und Behandlung übernehmen.

Die **Prognose** ist bezüglich der Heilung wesentlich schlechter als beim akuten Tripper; in nicht sehr seltenen Fällen sind auch nach sorgfältigster vielmonatlicher Behandlung die Krankheitserscheinungen noch vollständig auf demselben Punkte, wie beim Beginn der Behandlung; immer wird man gut tun, sich auf eine bestimmte Vorhersage bezüglich der Zeit der Heilung nicht einzulassen. Aber es muß betont werden, daß es fast immer gelingt, des infektiösen Prozesses schließlich definitiv Herr zu werden, während die postgonorrhoische Entzündung oft noch sehr viel schwerer und manchmal auch gar nicht ganz zu beseitigen ist. Auch abgesehen hiervon ist die Prognose des chronischen Trippers eine schlechtere als die des akuten: wegen der Möglichkeit der Entwicklung der erwähnten neurasthenischen Erscheinungen, die selbst „remota causa" nicht immer verschwinden, und wegen der Strikturgefahr, vor allem aber wegen der Infektiosität. Unter allen Umständen ist ein chronischer Tripper als eine ernste Erkrankung zu betrachten, welche nichts weniger verdient als die Gleichgültigkeit, mit der sie oft vom Patienten behandelt wird, und die Interesselosigkeit, mit der sie manche Ärzte ansehen.

Therapie. Noch mehr als bei der akuten Gonorrhöe ist bei der chronischen die örtliche Behandlung die Hauptsache. Auch sie hat natürlich zum ersten

---

[1]) Die Urethroskopie bedarf einer solchen Übung, daß sie meist für die Spezialisten reserviert bleibt. Der Nichtfacharzt soll die Gonokokken-Untersuchung und die Bougierung sowie die Ausspülungs- und Injektionsmethoden, die Prostata- und die Samenblasen-Palpation und -Expression beherrschen und anwenden; kommt er mit alledem nicht zum Ziel, so gehört der Fall zum Spezialarzt. Es wird deswegen hier von der Besprechung der Urethroskopie abgesehen; ihre allgemein praktische Bedeutung ist — wie man, nachdem sie mehrere Jahrzehnte im Gebrauch ist, wohl sagen darf — relativ gering.

Ziel die definitive Elimination der Gonokokken. Das kann im Prinzip in der gleichen Weise erreicht werden wie bei der akuten Gonorrhöe. Doch sind dabei die energischeren Methoden zu verwenden, und es ist dem Patienten von vornherein klarzumachen, daß von einem Erfolg nur nach längerer Zeit die Rede sein kann. Man wird am besten auch gleich betonen, daß die Gonokokken unter allen Umständen beseitigt werden müssen, daß alles geschehen muß, um eine Strikturbildung zu verhindern, und daß diese beiden Ziele auch mit größter Wahrscheinlichkeit bei genügender Geduld zu erreichen sind; daß aber das vollständige Verschwinden der an sich unwichtigen katarrhalischen Erscheinungen nicht mit Bestimmtheit erwartet werden darf. Mit einer solchen Aufklärung kann man die Patienten vor der sich sonst oft einstellenden ,,postgonorrhoischen Neurasthenie'' bis zu einem gewissen Grad bewahren.

Zu Injektionen benutzt man stärker konzentrierte Lösungen der (S. 30) erwähnten Antigonorrhoica, besonders Argentum nitricum (1:3000 bis allmählich 1:1000), Liquor argentamin. (1:400—1:200), Hydrargyrum oxycyanatum (1:5000—1:3000) usw. und macht nebenbei möglichst täglich sehr gründliche Spülungen — je nach der Lage des Falles nur der Urethra anterior oder der ganzen Harnröhre.

Für die Urethra posterior sind die GUYONschen Einspritzungen (1—3% Argentum nitricum), auch abwechselnd mit den Spülungen, zu empfehlen. Sind Infiltrate konstatiert (aber auch ohne das), so sind, wenn die Gonokokken wenigstens aus dem Sekret vorübergehend verschwunden sind, Bougierungen mit starken Sonden (oder Dilatatoren) und unmittelbar darnach Spülungen angezeigt. Man kann auch an die Infiltrate mit dem GUYONschen Katheter einen oder wenige Tropfen starker (1—2%) Argentum nitricum-Lösung heranbringen. Wer im Besitz der dazu notwendigen Instrumente und der ebenfalls erforderlichen Übung ist, kann auch eine sehr energische kombinierte Behandlung mit Spülung und Dehnung mittels der *Spüldehner* oder auch die *elektrische Heizsonde* benutzen. Von der Behandlung mit Stäbchen, Salben oder mit Bougies, die mit einer in der Wärme schmelzenden Masse überzogen sind, wird vielfach Gebrauch gemacht, doch sind die Erfolge nicht sehr ermutigend. Die Behandlung einzelner Herde im Urethroskop (mit Ätzungen oder Elektrolyse) ist nur dem ganz Geübten zu empfehlen. Daß bei alledem die Untersuchung und evtl. Behandlung der Prostata usw. nicht zu vernachlässigen ist, ist selbstverständlich. Man kann mit diesen Methoden, wenn sie lange genug angewendet werden, in sehr vielen Fällen innerhalb absehbarer Zeit das definitive Verschwinden der Gonokokken erzielen.

Aber eines muß dabei besonders berücksichtigt werden: man muß Geduld haben und diese auch dem Patienten einimpfen. Wenn man kurze Zeit nach dem Verschwinden der Gonokokken aus dem Sekret immer wieder pausiert, so darf man sich über immer wiederkehrende Rezidive nicht wundern; damit zieht man den Prozeß künstlich in die Länge, denn es droht stets von neuem die Gefahr der Reinfektion der Oberfläche, und das Prinzip des ,,Aushungerns'' der in den Ausführungsgängen sitzenden Gonokokken wird dabei verletzt (s. S. 26). Man muß je nach der Lage des Falles noch recht lange Zeit (Wochen, ja selbst Monate) nach dem letzten positiven Gonokokkenbefund mit der Behandlung mit unverminderter Energie fortfahren und erst nach oft wiederholten negativen Befunden allmählich aufhören, um dann die oben erwähnten Provokationen anzuschließen. Diese müssen bei der Geheilterklärung der chronischen Gonorrhöe mit ganz besonderer Energie und Sorgfalt durchgeführt werden; denn Rezidive sind hier natürlich häufiger, als in den akuten Fällen (Ehekonsens!). Dabei ist auch der anatomische Zustand der Harnröhre mit der Sonde zu

kontrollieren, und schließlich wird man die evtl. zurückbleibenden postgonorrhoischen Zustände zu beseitigen suchen.

Wenn die Patienten mit chronischen Gonorrhöen durchaus nicht in der Lage
sind, eine länger dauernde instrumentelle Behandlung durch den Arzt vornehmen zu lassen, so können bei Fehlen gröberer Veränderungen durch mehrere
Monate *unausgesetzt* vorgenommene einfache Injektionen mit Silberpräparaten,
selbst sehr chronische Urethralgonorrhöen zur definitiven Ausheilung kommen.

Die *Allgemeinbehandlung* hat bei der chronischen Gonorrhöe bisher keine
wesentliche Aussicht auf Erfolg. Man wird alkoholische Exzesse, natürlich
auch den geschlechtlichen Verkehr, verbieten, vor größeren körperlichen Anstrengungen, Reiten usw. warnen, eine milde Diät verordnen, ein Suspensorium tragen und für regelmäßigen Stuhlgang sorgen lassen. Ein absolutes
Alkoholverbot wird meist doch nicht befolgt werden und ist wohl auch nicht
notwendig.

Die internen Mittel, Vaccinen usw. können versucht werden — aber ohne
große Hoffnung auf wesentlich schnellere Resultate.

Viertes Kapitel.

Die postgonorrhoische Urethritis und die Striktur der Harnröhre.

Die **postgonorrhoische Urethritis** *ist eine ursprünglich durch Gonokokken bedingte, aber nicht mehr durch sie unterhaltene chronische Entzündung der Harnröhre, welche nach akuter oder chronischer Gonorrhöe zurückbleibt.* Sie wird oft
fälschlich mit dem chronischen Tripper zusammengeworfen, ist aber (s. S. 36)
von ihm streng zu trennen.

Ihre **klinischen Symptome** und ihr **Verlauf** entsprechen im wesentlichen den
bei der chronischen Gonorrhöe beschriebenen, nur ist das Bild noch einförmiger,
Exazerbationen und besonders Komplikationen sind im ganzen viel seltener.

Der Ausfluß kann sehr verschieden stark sein, manchmal nimmt er nach
jeder Kohabitation für einige Tage zu oder erscheint überhaupt nur darnach.
Oft ist bloß am Morgen eine Spur Sekret vorhanden, oft findet man ausschließlich Urethralfäden. In dieser Form ist die postgonorrhoische Urethritis ein sehr
häufiger Befund bei Männern, die einmal eine Gonorrhöe gehabt haben, sich
aber gesund glauben, und, wie das Ausbleiben einer Infektion in der Ehe beweist,
auch wirklich nicht infektiös sind. Die subjektiven Erscheinungen sind ebenso
wie bei der chronischen Gonorrhöe sehr unbedeutend, oft fehlen sie ganz. Die
Patienten kommen meist wegen postgonorrhoischer neurasthenischer Beschwerden oder aus Angst vor Ansteckungsgefährlichkeit zum Arzt. Auch bei dieser
Form können Infiltrate bzw. beginnende Strikturen vorhanden sein; die Unterscheidung zwischen Urethritis anterior und posterior muß auch hier gemacht
werden; sehr häufig ist nur die erstere vorhanden. Auf Prostatitis und Spermatocystitis muß immer untersucht werden. Der *Verlauf* ist sehr chronisch, schließlich kann die Entzündung auch spontan noch zurück-, oder sie kann in eine
Striktur übergehen.

Im Sekret und in den Fäden findet man mehr oder weniger reichlich Eiterkörperchen, Epithelien, Schleimfäden und (der Definition entsprechend) keine
Gonokokken, wohl aber manchmal andere Bakterien in anscheinender Reinkultur oder in buntem Gemisch. Diese Bakterien sind oft nur in den
vordersten Teilen der Harnröhre vorhanden (solche Fälle gehen ohne scharfe
Grenze in die Bakteriorrhöe [s. S. 21] über), andere Male auch in den tieferen.

Ätiologie und Pathogenese sind noch keineswegs aufgeklärt. In einzelnen Fällen spielen wohl die erwähnten Bakterien (Staphylo-, Streptokokken, Coli, feinste Stäbchen) eine Rolle, in anderen die ebenfalls erwähnten Infiltrate und weiten Strikturen.

Die Urethritis postgonorrhoica schließt sich sehr gern an lang dauernde, schlecht behandelte akute, resp. chronische Gonorrhöen, besonders auch an wiederholte Infektionen an. „Konstitutionelle" Gründe sind oft nicht zu finden.

Die **Differentialdiagnose** gegenüber der chronischen Gonorrhöe im engeren Sinn ist oben bereits besprochen. Daneben kommen alle die bei der Diagnose der akuten Gonorrhöe erwähnten pseudogonorrhoischen Prozesse in Frage. Auf Strikturen, spitze Kondylome und Polypen muß evtl. urethroskopisch untersucht werden.

Prognostisch ist der Prozeß günstig insofern, als, abgesehen von der Strikturbildung und den neurasthenischen Symptomen, ernstere Komplikationen nicht zu fürchten sind. Aber die Beseitigung der katarrhalischen Symptome gelingt oft nur sehr schwer.

Therapie. Falls andere Bakterien vorhanden sind, wird man versuchen, diese durch Einspritzungen und Spülungen mit antibakteriellen Lösungen (Silberpräparaten und, in diesen Fällen oft wirksamer, Hydrargyr. oxycyanat. $1:8000$—$1:6000$) zu beseitigen. Doch muß betont werden, daß bei solchen chronischen Prozessen diese Bakterien eine auffallende Neigung haben, nach Aussetzen der Desinfektion immer wieder zu erscheinen.

Zur Beseitigung des diffusen Katarrhs benutzt man eine große Anzahl von adstringierenden und antiphlogistisch wirkenden Mitteln, wie sie früher in der Gonorrhöetherapie die erste Rolle spielten. Ich nenne nur:

Zincum sulfuricum ($0,25$—$1\,^0/_0$), Zincum sulfocarbolicum ($0,05$—$0,5\,^0/_0$),
Cuprum sulfuricum ($0,2$—$0,1\,^0/_0$),
Plumbum aceticum ($0,1$—$2\,^0/_0$),
RICORDsche Mischung (Zinc. sulf. $0,5\,^0/_0$, Plumbum aceticum $1\,^0/_0$),
Resorcin ($0,5$—$2\,^0/_0$),
Acid. boricum (1—$3\,^0/_0$),
Alumnol (1—$5\,^0/_0$),
Bismut. subnitr. (2—$5\,^0/_0 + 2\,^0/_0$ Glycerin).

Alle diese Präparate werden mit der gewöhnlichen Gonorrhöespritze 2 bis 4 mal täglich eingespritzt und 5—10 Minuten in der Harnröhre gehalten. Sind Infiltrate vorhanden, so sind mit dieser Behandlung Bougierungen, Dehnungen, Spüldehnungen, lokalisierte Ätzungen zu verbinden (s. o. bei chronischer Gonorrhöe). Manchmal ist es auch vorteilhaft, die chronische Entzündung durch Liqu. argentamini, Hydrarg. oxycyanat. u. ä. in eine akute zu verwandeln.

Mit diesen Methoden kann man bei der postgonorrhoischen Urethritis gute Erfolge erzielen. Aber man muß offen eingestehen, daß auch sie (und manche andere), selbst wenn sie mit großer Konsequenz durchgeführt werden, keineswegs immer zum Ziele führen. Solche Versager sieht man aber auch bei der sorgfältigsten, von geübtester Hand durchgeführten urethroskopischen Behandlung. Und da — natürlich definitive Gonokokkenfreiheit und Fehlen der Strikturbildung vorausgesetzt — diese Katarrhe tatsächlich keine größere Bedeutung haben, ist es meist nicht angezeigt, sie, wie es leider vielfach geschieht, immer weiter und weiter zu behandeln. Die Patienten werden durch diese fruchtlosen Bemühungen oft immer nervöser. Sie gehen dann von einem Arzt zum anderen und werden stets von neuem gespritzt, gespült, gedehnt usw., wodurch die Schleimhaut der Harnröhre gar nicht zur Ruhe kommt. Es ist notwendig, der sich gerade auf diesem Gebiet breit machenden Polypragmasie entgegenzutreten. Eine energische psychische Beeinflussung der Patienten — sie sollten sich mit dieser Bagatelle, wenn sie einmal als solche erkannt ist, abfinden — ist dann viel nützlicher, als der Kampf gegen die letzten in der Harnröhre noch vorhandenen Eiterkörperchen.

Wir definieren die **Striktur** als: *eine Verminderung der Dehnbarkeit der Harnröhre auf Grund einer narbenartigen Veränderung ihrer Wandung.*

In diesem Sinne gehören also nicht zu den Strikturen: die kongenitalen Verengerungen besonders des Orificium externum (wo sie am einfachsten durch Spaltung mit dem Messer nach unten und nachträgliche wiederholte Einführung von DITTELschen Stiften oder auch gewöhnlichen Stahlbougies beseitigt werden [„Meatotomie"]) und die Verengerungen der Harnröhre durch Tumoren (Polypen, spitze Kondylome, Carcinome) und durch Abscesse und Phlegmonen. Unrichtig ist der Ausdruck „*spastische Strikturen*"; das sind nämlich nur Muskelkontraktionen, besonders am Anfang der Urethra membranacea, bedingt durch Übererregbarkeit der Schleimhaut, z. B. bei Neurasthenikern, bei akut entzündlichen Prozessen, oft auch nur infolge ungeschickten Bougierens; sie können selbst eine vorübergehende Verhinderung der Harnentleerung bedingen. Durch vorsichtiges Vorgehen bei der Untersuchung, durch heiße Sitzbäder, Novocain- oder Alypininjektionen, Morphium-Suppositorien usw. können diese spastischen Zustände meist leicht überwunden werden. Es bleiben dann noch die traumatischen, gewöhnlich im fixen Teil der Harnröhre sitzenden, die durch eigentliche oder entzündliche Neubildungen (z. B. Tuberkulose) in der Urethra und ihrer Nachbarschaft (Prostatahypertrophie) und die durch starke akute Entzündung hervorgerufenen Verengerungen übrig, mit denen wir uns hier nicht zu beschäftigen haben.

Symptome und Verlauf. Die beginnende Harnröhrenverengerung geht ohne scharfe Abgrenzung durch das Stadium der „weiten" Striktur (s. S. 35) meist wohl aus der postgonorrhoischen Urethritis hervor. Sie ruft zunächst gewöhnlich keine subjektiven Symptome hervor, so daß sie oft nur bei gelegentlicher instrumenteller Untersuchung zur Kenntnis kommt. Diese letztere darf gerade deswegen bei keiner chronischen Urethritis versäumt werden. Wahrscheinlich ist eine geringe Entzündung nach dem scheinbaren Ablauf der Gonorrhöe immer vorhanden gewesen. Sie steigert sich manchmal allmählich vor dem Eintreten der eigentlichen Striktursymptome. In einzelnen Fällen bestehen viele Jahre manifeste Erscheinungen der chronischen nichtgonorrhoischen Urethritis. Es treten dann, bald schneller, bald langsamer, beim Fortschreiten der Verengerung oft 5—10—20 Jahre nach dem Tripper, der ihre ursprüngliche Ursache ist, Störungen der Urin- und evtl. der Samenentleerung auf.

Zuerst stellt sich meist ein langsameres Urinlassen, oft ein mäßiger Harndrang während der Nacht, oder Schmerz beim Urinieren an der Strikturstelle und im Momente der Ejaculation ein.

Im weiteren Verlauf aber wird das Urinieren wirklich stark behindert. Der Harnstrahl wird dünner, der Bogen, in welchem der Urin normalerweise entleert wird, verkürzt sich, in anderen Fällen fließt der Urin unmittelbar von der Harnröhrenmündung nach unten ab, ohne daß der Strahl verdünnt zu sein braucht; noch andere Male spaltet er sich bei Verlassen der Mündung in zwei Teile, oder er wird stärker gedreht (auch die normale spiralige Form wird von Hypochondern häufig für ein Strikturzeichen angesehen!). Diese Erscheinungen stehen selbstverständlich in unmittelbarem Abhängigkeitsverhältnis zu der Lage, der Form und dem Grade der Verengerung im einzelnen Fall.

Beim Zunehmen des Hindernisses genügt die Kraft der Blase trotz der gewöhnlich eintretenden *Hypertrophie der Muskulatur* („*Balkenblase*") nicht zur Entleerung; die Kranken müssen mehr und mehr die Bauchpresse benützen, sie müssen erst eine Zeitlang pressen, ehe die Urinentleerung wirklich erfolgt, und schließlich gelingt diese nur noch in bestimmten Stellungen, wobei infolge des starken Druckes oft gleichzeitig Flatus oder selbst Faeces abgehen.

Von großer Wichtigkeit ist es ferner, daß es den Kranken von einem gewissen Grade der Verengerung an trotz aller Anstrengung nicht mehr gelingt, die Blase vollständig zu entleeren. Es bleibt am Schluß jeder Miktion eine gewisse Quantität Urin in der Blase zurück (*„Residualurin"*). Das wird zunächst die Ursache dafür, daß die Blase sich schneller wieder bis zu dem Grad füllt, daß von neuem das Bedürfnis zur Entleerung auftritt, die nun aber ebenfalls wieder keine vollständige ist. So wird diese Urinretention die Veranlassung des immer und immer sich steigernden Harndranges. Weiter aber — entweder infolge der Einführung nicht genügend desinfizierter Instrumente oder auch durch Import oder Einwachsen der Harnröhrenbakterien in die Blase — kommt es zur *Infektion des Blaseninhaltes* und zur Entwicklung einer *Cystitis*, die den Urindrang wiederum steigert, so daß die Patienten Tag und Nacht von dem Bedürfnis zum Urinieren gequält werden. Andererseits hat diese Cystitis eine Neigung, auf die *Ureteren, die Nierenbecken* und die *Nieren* selbst fortzuschreiten, was durch den erhöhten Druck, unter welchem sich der Urin oberhalb des Hindernisses befindet, begünstigt wird.

Ein weiteres Symptom ist das Harnträufeln, das durch Erschlaffung der schließlich trotz der Hypertrophie überdehnten Blasenmuskulatur zustande kommt (*„Ischuria paradoxa"*: die übervolle Blase kann nicht entleert werden, fließt aber in Tropfen über), oder auch dadurch, daß hinter der Striktur durch den Harndruck Erweiterungen, unter Umständen wirkliche Divertikelbildungen der Harnröhre entstehen, die am Schluß der Urinentleerung gefüllt bleiben, und aus denen dann der Harn langsam durch die verengte Stelle durchsickert.

Schließlich kann die Verengerung einen solchen Grad erreichen, daß die Harnentleerung völlig unmöglich wird; es tritt *vollständige Urinretention* ein, welche oft durch eine temporäre stärkere Schwellung bei vorher noch leidlich für den Urin durchgängiger Striktur nach einem Exzeß in Baccho oder Venere hervorgerufen wird. Ja, es kann die vollständige Urinverhaltung sogar das erste Symptom sein, das sich dem Patienten bemerkbar macht. Scheinbar aus heiterem Himmel tritt sie ein, vergeht bei zweckmäßigem Verhalten nach kurzer Zeit wieder, kann sich dann aber wiederholen und den Anfang einer schweren Leidenszeit bilden. Für das Sperma zeigt sich die Undurchgängigkeit schon früher, einmal wegen seiner Zähigkeit und dann wegen des nur kurz dauernden Druckes, unter welchem es ejaculiert wird. Es regurgitiert dann in die Blase.

Bis zu welchem Punkte die Krankheitserscheinungen vorschreiten, ist natürlich in den einzelnen Fällen sehr verschieden. Vor allem aber wird das Krankheitsbild in wesentlichster Weise durch *Komplikationen* beeinflußt. Des Blasenkatarrhs mit seinen Folgeerscheinungen (Pyelitis, Pyonephrose, Urämie, Sepsis) wurde bereits gedacht. Eine weitere Gefahr liegt in dem Auftreten periurethraler Entzündungen, Abscesse, Phlegmonen, zu denen durch die Einführung von Instrumenten gesetzte Verletzungen („falsche Wege") oft die Veranlassung geben. Der Durchbruch nach innen und außen, die Bildung einer Harnröhrenfistel, die Gefahr der Harninfiltration liegen dann sehr nahe. Aber auch der erhöhte Druck hinter der Striktur steigert die hier vorhandenen Entzündungserscheinungen und begünstigt das Vorkommen von Infiltraten und Abscessen. So können sich auch Petrifikationen, Decubitalgeschwüre, Phlegmonen, Urininfiltration hinter der Striktur entwickeln, die ihrerseits zum Durchbruch führen können. Durch den Druck der Bauchpresse entstehen Hernien, Prolapsus ani und Heraustreten von Hämorrhoiden. Wie an alle anderen infektiösen Prozesse der Harnröhre, so können sich auch an die Strikturen Entzündungen der Nebenhoden, Hoden, Prostata und Samenblasen mit oder ohne Ausgang in Absceßbildung anschließen.

Auf den *Verlauf* ist natürlich die Art der Behandlung und die Zeit ihres Beginns von größtem Einfluß. Bei einer früh zweckmäßig behandelten Striktur kann in der Regel eine Heilung insofern erreicht werden, als das Lumen der Harnröhre für die normale Harnentleerung hinreichend erweitert und auf dieser Weite erhalten wird, wenn auch eine Restitution im streng anatomischen Sinne nicht möglich ist, da es sich ja um irreparable narbige Gewebsveränderungen handelt. Dagegen ist in den späteren Stadien, zumal bei schon vorhandenen Komplikationen, selbst diese relative Heilung nicht mehr erreichbar, und früher oder später kann sich bei Vernachlässigung die eine oder die andere der erwähnten Folgeerscheinungen, speziell eine Kombination von septischen und urämischen Erscheinungen einstellen, und so die Striktur die Ursache des Exitus letalis werden.

Anatomie. Die entzündlichen Harnröhrenstrikturen sind besonders hinter der Fossa navicularis, am Ende der Pars pendula, am Bulbus bzw. am Anfang der Pars membranacea lokalisiert. Am seltensten sind sie in der Pars prostatica. Entweder ist nur eine Striktur vorhanden, oder es bestehen mehrere verengte Stellen, oft mit dazwischenliegenden Erweiterungen. Auch die Länge der Strikturen ist sehr verschieden (bis $\frac{1}{2}$ cm und mehr). In den extremsten, übrigens außerordentlich seltenen, Fällen ist fast die ganze Pars cavernosa verengt. Die Form der Strikturen ist ring-, strang-, knoten-, spiralförmig oder ganz unregelmäßig, die Harnröhre in irgendeiner Richtung abknickend, exzentrisch oder konzentrisch. Die Narbenbildung in der Schleimhaut bzw. im submukösen oder spongiösen Gewebe führt entweder zur Neubildung von starren Bindegewebsmassen („callöse Striktur") oder zur Verengerung mehr durch Schrumpfung („Schwundstriktur"). Neben den Veränderungen des Bindegewebes sind Verdickungen des Epithels bis zur Keratose vorhanden.

Ätiologie. Die Ursache der dem Harnröhrentripper folgenden Strikturen ist vor allem in dem langen Bestehen oder dem wiederholten Auftreten entzündlicher Zustände der Schleimhaut und der benachbarten Gewebe, auch in periurethralen Infiltraten oder Abscessen zu suchen; der chronische Tripper, bzw. die postgonorrhoische Urethritis gibt am häufigsten zu ihnen Veranlassung. Es ist wohl möglich, daß lokale Einwirkungen, die Anwendung stark ätzender Einspritzungen, noch mehr vielleicht Verletzungen der Harnröhre durch ungeschickten Katheterismus nicht ohne Einfluß sind, während den gewöhnlich angewandten Konzentrationen der Injektionsflüssigkeiten sicher keine prädisponierende Wirkung zukommt. Im Verhältnis zur Häufigkeit des chronischen Trippers ist die Striktur jedenfalls ein seltenes Vorkommnis; früher nahm man an, daß es in etwa 10 % der Fälle nach chronischem Tripper zur Strikturbildung kommt. Jetzt scheint sie noch wesentlich seltener zu sein, und namentlich die schweren Folgeerscheinungen werden nur ausnahmsweise beobachtet.

Diagnose. Wenn es auch unter Umständen möglich ist, aus den Beschwerden das Vorhandensein einer Harnröhrenstriktur zu erkennen, so wird die Diagnose doch nur durch die Ergebnisse der genauen örtlichen *Untersuchung* gesichert. Man tastet die Harnröhre von außen ab (manchmal kann man auf diese Weise eine derbe Strikturstelle durchfühlen), läßt den Patienten urinieren, untersucht den Urin und die Prostata und geht dann nach Desinfektion der Glans und am besten nach einer leichten antiseptischen Ausspülung der Harnröhre zur Exploration mit ganz glatten Bougies über. Peinlichste Asepsis, resp. Antisepsis ist dabei unbedingtes Erfordernis. Am besten beginnt der weniger Geübte die Untersuchung mit widerstandsfähigen elastischen Bougies (15—20 Charrière mit olivenförmiger Spitze, „Knopfsonde", „Bougie à boule"). Wenn diese, lege artis eingeführt, an irgendeiner Stelle der Harnröhre, selbst nach einigem Zuwarten (manchmal kann ein Krampf der Harnröhrenmuskulatur, wie schon oben erwähnt, die Sonde kurze Zeit festhalten und dadurch eine organische Striktur vortäuschen) nicht weiter vorrücken, so spricht das mit Sicherheit für das Vorhandensein einer Verengerung im eigentlichen Sinne.

Gelingt es mit diesen Instrumenten nicht, die Harnröhre zu passieren, so kann man noch einen Versuch mit einem starken Metallinstrument machen und geht dann zu feineren Knopfsonden und evtl. endlich zu filiformen Bougies über. Von diesen kann man auch mehrere nebeneinander einführen, um den richtigen Weg zu finden, oder man nimmt solche Instrumente, die spiralig oder bajonettförmig umgebogen sind, oder man injiziert vorher warmes Öl oder Paraffin. liquidum oder Borsäurelösung und versucht die Einführung in der dadurch ausgedehnten Harnröhre, evtl. benutzt man einen Guyonschen Katheter mit feinster Olive und spritzt durch ihn Öl an die Strikturstelle. Man kann ferner vor der Untersuchung ein heißes Sitzbad nehmen lassen, die Harnröhre mit Novocain oder Eucain (2% mit einigen Tropfen Adrenalinlösung) anästhesieren oder eine Morphiuminjektion machen. Kann der Patient den Urin noch gut entleeren, so soll man die erste Untersuchung nicht forcieren, sondern lieber an einem der nächsten Tage fortfahren und bis dahin Beruhigungsmittel und Urotropin oder ähnliches geben. Meist gelingt dann doch die Bougierung; sonst muß man sich zur Diagnose einer *impermeablen Striktur* entschließen.

Ist man durch die Striktur hindurchgekommen, so hat man sich zugleich über deren Ausdehnung, über die Frage, ob eine oder mehrere Verengerungen vorliegen, usw. orientiert. Bei noch nicht hochgradigen Strikturen fühlt man mit der Knopfsonde, besonders gut beim Zurückziehen des Instruments, die verengte Stelle. Zur Diagnose der weiten Strikturen kann man sich evtl. des Otisschen Urethrometers (eines in der Urethra zu öffnenden aus mehreren Armen bestehenden Instrumentes) oder einer ganz starken Bougie (etwa Nr. 26 Charrière) bedienen.

Auch im Endoskop lassen sich die Strikturen zur Anschauung bringen und evtl. auch passieren. In dem bis zur verengten Stelle vorgeschobenen Instrument sieht man statt des unter normalen Verhältnissen einen horizontalen Spalt oder ein rundes oder ovales Grübchen bildenden Harnröhrenlumens die unregelmäßig gelegene und geformte, zerklüftete, zerrissene, manchmal kraterförmige Eingangsöffnung zur strikturierten Stelle und die narbige Veränderung der Harnröhrenschleimhaut.

Differentialdiagnostisch kommen wesentlich die obengenannten (S. 40) Zustände, ferner Entzündung, Hypertrophie und Tumoren der Prostata, Tuberkulose und Neoplasmen der Harnröhre und ihrer Umgebung in Frage. Die traumatischen Strikturen werden gegenüber den rein entzündlichen schon durch die Anamnese aufgedeckt; sie sitzen meist in der Pars membranacea oder prostatica.

Die **Prognose** ist bei einer im Beginn ihrer Entwicklung befindlichen Striktur bei genügender Sorgfalt des Patienten und des Arztes günstig, wird aber bei älteren Fällen zweifelhafter und ist schließlich bei hochgradigen Strikturen, wenn sie bereits zu intensiven Erkrankungen der Blase und der Nieren oder zu schweren Läsionen der die Harnröhre umgebenden Gewebe geführt haben, als ungünstig zu bezeichnen (s. bei Verlauf). Unter allen Umständen ist daher die Striktur auch in ihren ersten Anfängen *ein die sorgfältigste und ausdauerndste Behandlung erheischendes Übel.*

Therapie. Die Indikationen bei der Behandlung der Strikturen sind, je nach dem Stadium, in welchem der Kranke in Behandlung kommt, sehr verschieden. In den Fällen mäßiger Verengerung wird die *Dilatation der Striktur* nicht nur die Beschwerden beseitigen, sondern auch meist dauernde Heilung (im klinischen Sinn) herbeiführen, vorausgesetzt daß die Behandlung hinreichend lange fortgeführt wird. Die plötzliche Erweiterung der Strikturen kann erzielt werden: durch Dehnung oder Sprengung mit verschieden konstruierten Dilatatoren, durch die interne Urethrotomie mittels geeigneter, gedeckt einzuführender Messerchen oder auf galvanokaustischem oder elektrolytischem Wege. Diese Methoden stehen aber im allgemeinen weit zurück hinter der viel gefahrloseren und viel zuverlässigeren, wenn auch langsamer zum Ziel führenden *allmählichen Dilatation.* Zu dieser sind Metallsonden (in verschiedener Form, DITTEL, BENIQUÉ, GUYON usw.) oder biegsame, aber nicht zu weiche (bleigefüllte), am besten geknöpfte Bougies und für die engsten Strikturen filiforme Bougies bzw. Darmsaiten zu verwenden. Die Anwendung von Metallsonden erfordert eine größere Übung; vor den feineren Nummern ist wegen zu großer Gefährlichkeit (falsche Wege!) überhaupt zu warnen; falls nicht eine spezielle Fertigkeit vorhanden ist, wird besser die Dilatation mit biegsamen Instrumenten vorgenommen, die auch in der Hand des weniger Geübten nie so gefährlich sind wie jene. Jedenfalls sind bis Nr. 20 (Charrière) elastische Bougies vorzuziehen, von da ab werden am besten Metallsonden angewendet. Vor jeder Einführung kann eine *desinfizierende Ausspülung* der Harnröhre gemacht werden. Als Gleitmittel wird sterilisiertes Glycerin oder Katheterpurin usw. benutzt, außerdem kann mit einer Tripperspritze vor dem Bougieren Glycerin in die Harnröhre injiziert werden. Bei engeren, schwer passierbaren Strikturen läßt man schon nach der ersten Untersuchung das in die Blase eingedrungene Instrument 10—30 Minuten liegen und kann dann oft gleich nachher ein dickeres Instrument folgen lassen, da die erste Sonde das Gewebe erweicht und den Weg gleichsam gebahnt hat. In dieser Weise geht man mit Pausen von 1—3 Tagen vor, je nach der Dehnungsfähigkeit der Striktur und nach der Reaktion des Kranken bei jedem Bougieren oder seltener um eine oder mehrere Nummern steigend, indem man das Instrument, besonders wenn der Kranke schon daran gewöhnt ist, jedesmal $\frac{1}{4}$—$\frac{1}{2}$ Stunde oder noch länger liegen läßt. Falls eine stärkere Reaktion, Fieber oder eine Blutung auftritt, muß unter allen Umständen eine längere Pause gemacht werden. Etwa bei Nr. 25 (Charrière) ist eine ausreichende Weite erreicht; wenn möglich, ist es indessen besser, noch einige Nummern höher zu gehen. Man kann auch zur allmählichen Dilatation die obenerwähnten Dilatatoren benutzen, namentlich, wenn das Orificium externum zu eng ist; doch ist dann die Meatotomie vorzuziehen, schon weil die Nachbehandlung durch einen anderen Arzt, der nicht im Besitz solcher Instrumente ist, oder auch durch den Patienten selbst die Verwendung gewöhnlicher Bougies erfordert. Recht gut brauchbar scheint auch die Behandlung mit elektrischen „Heizsonden" oder mit Diathermie zu sein.

Sehr empfehlenswert sind die LEFORTschen Instrumente: Feine elastische Sonden, welche an einem Ende eine kleine Schraubenmutter tragen; sie bleiben 24 Stunden liegen. Dann wird eine sich konisch verjüngende Metallsonde aufgeschraubt und, während die elastische Bougie als Leitsonde dient, eingeführt. Auf diese Weise gelingt es manchmal an einem Tage Strikturen, welche nur für ganz feine Sonden zu passieren waren, bis auf Nr. 18—20 zu erweitern. Man kann die LEFORTschen Instrumente auch ohne vorherige Dauerbougierung zur relativ schnellen Erweiterung von Strikturen benutzen, indem man unmittelbar nach dem Passieren der filiformen Sonde die Einführung der in steigenden Nummern zur Verfügung stehenden Metallsonden versucht, bis man stärkeren Widerstand findet. Die LEFORTschen Instrumente werden in verschiedener (z. B. auch BENIQUÉscher) Form geliefert. Man muß aber immer vor ihrer Verwendung prüfen, ob die durch die Schraube hergestellte Verbindung zwischen filiformem und Metallinstrument fest genug ist — sonst kann das erstere beim Zurückziehen in der Blase bleiben!

Bei sehr veralteten und der allmählichen Dilatation hartnäckigen Widerstand entgegensetzenden Strikturen ist mit Vorteil das *Einlegen eines Verweilkatheters oder einer Verweilbougie* angewendet worden, wodurch das Gewebe der Striktur bald so gelockert wird, daß schon nach einem oder wenigen Tagen eine relativ starke Bougie eingeführt werden kann.

Die Behandlung darf wegen der Gefahr der Wiederverengerung nicht plötzlich abgebrochen werden, sondern das Bougieren ist, wenn auch nicht so häufig, noch lange fortzusetzen und erst, wenn nach Jahren die stets von Zeit zu Zeit vorzunehmende Untersuchung das Nichtwiederkehren der Verengerung gesichert hat, darf mit der Behandlung ganz aufgehört werden. Zuverlässigen Patienten kann man allenfalls nach Beendigung der eigentlichen Dilatationskur — nach sorgfältiger Instruktion besonders über die Antisepsis — ein Instrument in die Hand geben, mit dem sie sich ab und zu selbst bougieren.

Bei der Dilatation der Strikturen, wie bei allen instrumentellen Eingriffen in der Harnröhre treten manchmal, besonders wenn sie zu schnell vorgenommen wird, heftige *Fiebererscheinungen* mit starken Frösten und nachfolgendem Schweiß auf *(Harnfieber, Urethralfieber, Katheterfieber)*, welche wohl meist auf einer akuten Infektion beruhen, aber auch durch Steigerung einer schon vorher bestehenden Entzündung der Blase oder der Niere bedingt werden

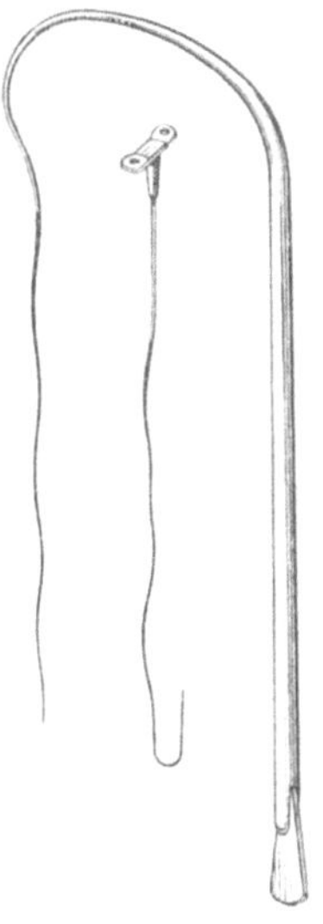

Abb. 12.
LEFORTsche Bougie.

können. Bei schon weit vorgeschrittener Erkrankung dieser Organe wird dieses Ereignis gelegentlich zur Todesursache, so daß die andererseits nicht zu umgehende Dilatation in solchen Fällen ein zweischneidiges Schwert sein kann. Es empfiehlt sich jedenfalls, während der Dilatationskur andauernd ein Harndesinfiziens (Urotropin usw.) nehmen zu lassen. Ist eine Cystitis vorhanden, so spült man nach jeder Bougierung Harnröhre und Blase mit nicht reizenden desinfizierenden Lösungen (z. B. Hydrarg. oxycyanat. 1 : 8000) aus. Die sonstige Behandlung der Cystitis und der übrigen Komplikationen erfolgt nach allgemein-medizinischen, resp. chirurgischen Regeln. Bei starker Blasendehnung soll bei der ersten künstlichen Entleerung der Urin nicht vollständig abgelassen werden. Wenn bei absoluter Harnverhaltung durch keines der oben angeführten Mittel die Striktur passiert werden kann — was immer mit größter Vorsicht und Schonung versucht werden muß —, so bleibt nichts anderes übrig, als dem Urin auf anderem Wege einen Ausgang zu verschaffen, entweder durch die *Urethrotomia externa* oder durch die *Punktion der Harnblase*. Auch wenn bei permeabler Striktur die Dilatation nicht oder nur vorübergehend gelingt, muß operativ eingegriffen werden. Bezüglich der speziellen Indikationen und der Ausführung dieser Operationen muß auf die Lehrbücher der Chirurgie verwiesen werden.

Fünftes Kapitel.

Die Entzündung der präputialen und paraurethralen Gänge, des periurethralen Gewebes und der Schwellkörper.

Während die sehr häufige Balanoposthitis eine „paragonorrhoische" Erkrankung darstellt, ist eine nicht seltene wirklich gonorrhoische Komplikation des Trippers des Mannes die Infektion von **„präputialen und paraurethralen Gängen"** (auch sog. „Urethritis externa"). Es handelt sich dabei um Entwicklungsanomalien der Urethra, bzw. ihrer Drüsen. Die verschieden langen, mit Epithel ausgekleideten Gänge verlaufen zwischen den beiden Blättern des Praeputiums oder in der Penishaut, speziell in der Gegend des Frenulums, der Raphe, selbst des Scrotums, oder sie münden im resp. seitlich vom Orificium externum urethrae. Bei Epi- und Hypospadie finden sie sich, besonders oft in der Mehrzahl, in dem Gebiete zwischen der Spitze der Glans und der verlagerten Harnröhrenmündung. Aus diesen, ohne die Infektion kaum bemerkten Gebilden entwickeln sich durch die Invasion der Gonokokken derbe entzündliche Knoten oder Stränge. Diese tragen auf der Höhe oder an einem oder an mehreren Punkten eine kleine Pustel oder viel häufiger eine Öffnung, welche von einem geröteten, evtl. leicht erodierten Hof umgeben ist und den Eindruck des „Vorgebildeten" macht. Bei Druck entleert sich aus solchen, im Beginn manchmal schmerzhaften Infiltraten Eiter, der sich mikroskopisch als typisch gonorrhoisch erweist. Mit der Zeit gehen die akuten Entzündungserscheinungen zurück, und es etabliert sich ein chronischer gonorrhoischer Katarrh, der bei fehlender Behand-

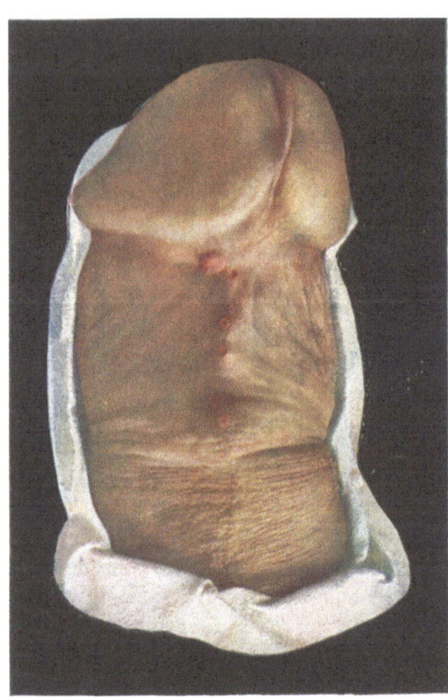

Abb. 13.
Gonorrhoisch infizierte paraurethrale Gänge.

lung sehr lange bestehen kann. In manchen Fällen kommt es nach vorheriger Verklebung oder Abknickung der Öffnung zu Eiteransammlungen („Pseudoabscessen") und evtl. auch zu wirklichen Vereiterungen dieser Gebilde.

Ganz analog ist die Entzündung in den TYSONschen Drüsen, deren größte zu beiden Seiten des Frenulums liegen, in Gängen, die mit der Harnröhre kommunizieren, und in der seltenen „doppelten Urethra", einem am Dorsum penis bis in die Gegend des Mons Veneris verlaufenden Rohre.

Die Infektion dieser Gebilde kann zugleich mit der der Harnröhre eintreten oder ihr folgen, sie kann ihr aber auch vorangehen und kürzere oder längere Zeit isoliert bestehen, so daß man annehmen muß, daß die Harnröhre erst sekundär von ihnen aus erkrankt. Manche Fälle von ungewöhnlich langer Inkubation der Gonorrhöe mögen vielleicht so ihre Erklärung finden. Auch können, wenn solche Erkrankungen übersehen werden, von ihnen immer wieder Autoreinfektionen der Urethra ausgehen, und sie können die Erkrankung auf Frauen übertragen.

Diagnostisch müssen Verwechslungen mit Primäraffekten, Ulcera mollia, Folliculitiden, Furunkeln usw. vermieden werden. Die mikroskopische Sekretuntersuchung gibt sofort die Entscheidung. Jeder Fall von Gonorrhöe muß auch auf diese oft sehr unscheinbaren Bildungen untersucht werden.

Zur Heilung ist die Excision des ganzen Ganges, wo sie leicht möglich ist (Praeputium, Penishaut), mit Naht die sicherste Methode. Sonst (Glans, Orificium urethrae) kommt in Frage: die *Kauterisation* mit Galvanokauter oder Mikropacquelin oder die *elektrolytische Behandlung* (abgestumpfte Nadel am negativen Pol, 1—2 Milliampères) oder Verätzung mit einem Draht, an dem Argent. nitr. oder Chromsäure angeschmolzen wird, oder Einspritzung starker Argent. nitr.-Lösung mit feiner abgestumpfter Kanüle.

Die **periurethralen Infiltrate** können im ganzen Verlaufe der vorderen Harnröhre vorkommen. Zunächst sind hier wieder die kleinen derben Knötchen zu erwähnen, welche sich häufig in der Ein- oder in größerer Zahl bei Palpation der akut gonorrhoischen Harnröhre konstatieren lassen. Sie gehen sehr oft spurlos zurück, oder es bleibt eines oder das andere lange Zeit bestehen, um schließlich doch zu verschwinden. Sie stellen wohl immer Infiltrate um gonorrhoisch infizierte, etwas tiefer reichende Ausführungsgänge der LITTRÉschen Drüsen dar.

Aus ihnen können sich aber bedeutungsvollere Krankheitserscheinungen entwickeln. Nicht selten wandeln sie sich durch Verklebung oder Abknickung des Ausführungsganges in Pseudoabscesse um, aus denen evtl. durch eitrige Einschmelzung des Gewebes eigentliche periurethrale Abscesse hervorgehen können. Häufig finden sich diese Bildungen im Anschluß an die ziemlich großen LITTRÉschen Drüsen der Fossa navicularis; es entstehen an einer oder an beiden Seiten des Frenulums Knoten von Erbsengröße oder größer, die mehr oder weniger schnell erweichen und meist nach außen durchbrechen; selten bilden sich aus ihnen durch Entleerung auch nach innen Fisteln. Analoge Prozesse kommen im ganzen Verlauf der Urethra anterior vor. Die erwähnten kleinen Knötchen vergrößern sich, füllen sich mit Eiter, können sich spontan oder auf Druck nach dem Lumen entleeren und dann entweder vollständig abheilen oder auch sich wieder füllen. Es kann zu vollständiger Restitutio ad integrum kommen oder auch zu einer teilweisen Verödung des erektilen Gewebes des Corpus cavernosum urethrae und dadurch zu einer meist unbedeutenden Deviation des Penis bei Erektionen, evtl. auch zu Strikturen (s. S. 42). In anderen Fällen entwickelt sich, evtl. unter Fieber und lebhaften Schmerzen besonders bei Erektionen, ein *periurethraler Absceß*. Dieser kann weiterhin nach innen in das Lumen der Harnröhre oder nach außen durch die Haut durchbrechen, oder es kann der Durchbruch sowohl nach innen wie nach außen stattfinden, und dadurch eine Harnröhrenfistel zustande kommen. Nach der Heilung bleibt oft eine mehr oder weniger umfangreiche Schwielenbildung in dem Schwellkörper zurück, welche natürlich auch zu stärkerer, unter Umständen die Kohabitation verhindernder, Knickung des Penis bei Erektionen (Chorda venerea) führen kann. Im Eiter der periurethralen Abscesse sind *Gonokokken*, gelegentlich aber auch *Eiterkokken* und andere Bakterien nachgewiesen.

Die **Diagnose** ist meist sehr leicht. Verwechslungen können mit intraurethralen Ulcera mollia und dura, spitzen Kondylomen, evtl. sogar Neoplasmen vorkommen. Am ähnlichsten sind die urethralen Infiltrate und Abscesse bei Strikturen. Der Nachweis der Gonorrhöe sichert meist die Erkennung.

Prognose. Die periurethralen Infiltrate, besonders die größeren, sind stets ernstere Komplikationen der Gonorrhöe und erfordern die sorgfältigste Behandlung. Vor allem sind die weit nach hinten gelegenen zu fürchten. Denn abgesehen von der Gefahr der Eitersenkung bei den Abscessen in der Gegend des Bulbus kann bei Durchbruch in die Urethra, und zwar am leichtesten ohne den gleichzeitigen Durchbruch nach außen, Urininfiltration mit ihren Folgen, jauchige Zersetzung und unter Umständen durch septische Infektion bedingter Exitus eintreten; die bei Durchbruch nach innen und nach außen entstehenden Harnfisteln sind sehr störend, und andererseits können selbst bei vollständiger Heilung doch, wie schon oben erwähnt, schwerwiegende Funktionsstörungen zurückbleiben.

Aber all dies kommt nur recht selten zur Beobachtung; ausnahmsweise können solche Knoten viele (bei einem schon erwähnten Patienten 12) Jahre lang Gonokokken beherbergen und dann plötzlich mit oder ohne Gelegenheitsursache aufbrechen, so daß es zu einer anscheinend frischen Gonorrhöe kommt.

Therapie. Bei kleineren Infiltraten ist die Anwendung von Umschlägen mit Liquor alumin. acet., Pinselung mit Jodtinktur, Bedeckung mit grauem Pflaster indiziert, während bei größeren Infiltraten von vornherein *heiße Umschläge* zu applizieren sind. Man kann auch Allgemeinbehandlung mit Gonokokkenvaccinen usw. versuchen. Sowie sich Fluktuation zeigt, aber auch ohne diese, wenn erhebliches Fieber besteht, ist (nach Probepunktion) durch Einschnitt dem Eiter der Ausweg nach außen zu eröffnen, um den immerhin bedenklicheren Durchbruch nach innen zu verhüten. In die Incisionsöffnungen wird $1^0/_0$ Argent. nitr.-Lösung injiziert und ein dünner Streifen Jodoformgaze eingeführt. Danach wieder resorptionsbefördernde Behandlung. Infolge der starken Spannung der Absceßwand ist manchmal Fluktuation nicht fühlbar, obwohl, wie sich bei der Probepunktion und dann beim Einschnitt zeigt, eine reichliche Menge Eiter vorhanden ist. Selbstverständlich ist Bettruhe anzuordnen, bei Durchbruch nach innen Verweilkatheter. Bei schwereren solchen Zuständen wird man die lokale Behandlung der Urethritis sistieren. Die Fisteln bedürfen, wenn sie sich nicht bald schließen, chirurgischer Behandlung.

Sechstes Kapitel.

Die Entzündung der Cowperschen Drüsen, der Prostata und der Samenblasen.

Bei der **akuten Entzündung der Cowperschen Drüsen** bildet sich, oft unter Fieber, ein schmerzhafter harter Knoten am Damm auf der einen Seite der Harnröhre — die Affektion befällt in der Regel nur *eine* Drüse — und zwar entsprechend der Lage der Drüsen hinter dem Bulbus urethrae (evtl. auch nur vom Rectum aus zu fühlen). Die Kranken empfinden bei jedem Druck auf die entzündete Stelle, bei der Defäkation, beim Liegen und besonders beim Sitzen und Gehen heftige, auch ausstrahlende Schmerzen. Die Anschwellung kann die Harnröhre komprimieren und so das Urinieren erschweren oder (sehr selten) zu vollständiger Retentio urinae und auch zu Stuhlbeschwerden führen. Das Infiltrat geht unter günstigen Umständen in Resorption über, oder es kann Vereiterung und Durchbruch meist nach außen, seltener nach innen oder nach dem Rectum oder nach zwei Richtungen erfolgen, ganz wie beim periurethralen Absceß. Nach der Heilung kann eine Cyste, ein derbes Knötchen, eine Striktur, eine Fistel zurückbleiben, die meist keinen Urin durchtreten läßt. In manchen Fällen kommt der Urin in einzelnen Tropfen durch die Fistel zum Vorschein, wenn die Patienten stark pressen, während sie vorn die Harnröhre zuhalten.

Die **Diagnose** ist kaum zu verfehlen (Untersuchung auch vom Rectum aus!), die **Prognose** bei rechtzeitiger Behandlung meist günstig (aber nicht verheilende Absceßhöhlen, Urininfiltration, Strikturen!). Die **Therapie** ist dieselbe wie beim periurethralen Absceß; sowie starke Schmerzen, Fieber, Schüttelfröste die Abscedierung anzeigen, ist schleunige Incision vom Damm aus geboten, vorher evtl. Gonokokkenvaccine zu versuchen.

Über die Bedeutung der akuten, nicht zum Verschluß des Organs führenden, und der *chronischen Gonorrhöe* der Cowperschen Drüsen sind die Akten noch nicht geschlossen. Es muß auch an sie gedacht, nach Spülung der Urethra die Drüse vom Damm und Rectum aus exprimiert, und ihr Sekret untersucht werden.

Prostatitis. Die *Prostata* beteiligt sich am gonorrhoischen Prozeß in einer sehr mannigfaltigen Weise und außerordentlich häufig. Wie man bei der ausgebildeten Urethritis anterior eine Erkrankung der Ausführungsgänge der Littréschen Drüsen als Regel ansehen kann, so ist das bei der Urethritis posterior wohl auch mit den prostatischen Ausführungsgängen der Fall. Aber diese Erkrankung hat praktisch darum keine wesentliche Bedeutung, weil sie weder subjektive Erscheinungen macht, noch (wenigstens in den meisten Fällen) der Beseitigung, auch bei einfacher Behandlung der Urethritis posterior, wesentlichen Widerstand entgegensetzt.

Die einzelnen Formen der Prostatitis hat man in verschiedener Weise einzuteilen versucht. Für die Praxis genügt es, wenn man *akute* und *chronische* und bei beiden wieder eine *katarrhalische, glanduläre* und eine *parenchymatöse* unterscheidet, sich dabei aber bewußt bleibt, daß sie ineinander übergehen und sich miteinander kombinieren können.

Den *im eigentlichen Sinne gonorrhoischen* Formen stehen ferner auch hier, wie bei der Urethritis, die *postgonorrhoischen* gegenüber.

Zur *Untersuchung* ist notwendig (abgesehen von der Berücksichtigung des Befundes von Sekret und Fäden der Urethra und des Allgemeinbefindens) die *Palpation* vom Rectum aus (in Knie-Ellenbogen- oder Rücken- oder Seitenlage mit angezogenen Beinen oder auch im Stehen bei starkem Bücken) und die Expression des Prostatasekrets von allen Seiten nach der Mitte zu und nach vorn, seine mikroskopische (evtl. auch kulturelle) Untersuchung und die Bougierung der Harnröhre.

Die, auch bei Normalen nicht schmerzlose, Palpation muß an gesunden Prostatae geübt werden; zu berücksichtigen sind Form, Größe (individuell verschieden, etwa wie eine Kastanie), Konsistenz, Oberflächenbeschaffenheit, allgemeine oder circumscripte Druckempfindlichkeit, Verschieblichkeit der Rectalschleimhaut über der Prostata.

Das Sekret der gesunden Drüse stellt eine dünnflüssige, leicht getrübte Flüssigkeit dar, in der mikroskopisch Epithelien, die sog. Lecithin- oder Lipoidkörperchen (blasse, rundliche, kleine Gebilde), gelegentlich die geschichteten amyloiden Körperchen und im eingetrockneten Sekret oder nach Zusatz von $1\,^0/_0$ phosphorsaurem Ammoniak die großen, wetzsteinförmigen Böttcherschen Krystalle, ferner öfters Spermatozoen, nicht selten aber — auch ohne sonstigen pathologischen Befund — vereinzelte Eiterkörperchen vorhanden sind.

Bei der Expression der Drüse vom Rectum aus erscheint das Sekret entweder (meist) am Orificium externum, bezw. ist dort auszustreichen und in der Blase (opake Trübung des Urins), oder es fließt nur in die Blase und muß dann aus dem Urin durch Zentrifugieren gewonnen werden. Man läßt erst zwei Teile des Harns entleeren, exprimiert die Prostata und untersucht dann die dritte Portion im Vergleich mit der zweiten, oder (was bei allen noch ausgesprochen entzündlichen Prozessen der Harnröhre bei weitem vorzuziehen ist) man reinigt die Harnröhre in toto und sehr gründlich mit einer schwachen Argentum nitricum- oder Hydrargyrum oxycyanatum-Lösung und spült mit steriler physiologischer ClNa- oder Borsäurelösung nach, von der man einen Teil in der Blase läßt. Auf diese Weise gewinnt man das durch Eiter und Gonokokken aus der Harnröhre möglichst wenig verunreinigte Sekret. Sind aber in dieser noch reichlich Gonokokken vorhanden, so können sie sich trotz alledem dem Prostatasekret beimischen. In solchen Fällen wartet man mit der Verwertung eines positiven Gonokokkenbefundes in der Prostata, bis durch die Behandlung die Gonokokken an der Oberfläche der Harnröhre verschwunden sind.

Akute Prostatitis. Symptome und Verlauf. Die *akuten katarrhalischen* und *glandulären Formen* brauchen, wie erwähnt, keinerlei subjektive Erscheinungen zu machen oder sie äußern sich ähnlich wie die akute Urethritis posterior (besonders auch blutige Pollutionen). Die Palpation kann einen ganz normalen Befund oder auch eine diffuse Schwellung ergeben, die unter allen Kautelen (s. o.) vorgenommene Untersuchung des schon makroskopisch eitrigen resp. mit Eiterflocken durchsetzten Sekrets ergibt Eiterkörperchen und, oft spärlich, Gonokokken. Manchmal weisen kommaartige Fäden in der letzten, sonst klaren Urinportion auf diese Erkrankung hin (Ausgüsse der Enden der Ausführungsgänge). Sehr oft sind nach Behandlung der Posterior die Gonokokken auch aus dem Sekret der Prostata vollständig verschwunden. Eiterkörperchen halten sich meist noch lange.

In anderen Fällen aber entstehen Pseudoabscesse der Prostatadrüsen, welche als pralle Knötchen vom Rectum aus zu fühlen sind. Sie können sich spontan oder auf Druck entleeren, so daß reichlicher Eiter im Sekret oder im Urin erscheint. Sie können sich auch wieder füllen oder vollständig verschwinden. Mit oder ohne solche Knötchenbildung kann eine stärkere Schwellung der gesamten Prostata oder eines Teiles derselben eintreten. Es entwickelt sich die *akute parenchymatöse Form*, die aber, wenigstens für die klinische Untersuchung, auch von vornherein als solche auftreten kann. Fieber und selbst Schüttelfröste können sich einstellen (oder auch fehlen), das Allgemeinbefinden wird oft schwer gestört. Die Entleerung des Urins wird schmerzhaft, Tenesmus, ja auch vollständige Urinretention, Obstipation, Fremdkörpergefühl im Mastdarm, Stuhldrang usw. kommen hinzu. Besonders bei der Stuhlentleerung treten oft sehr starke Schmerzen auf, die in die Harnröhre bis in die Glans, nach dem Rücken, in die Oberschenkel, ins Abdomen ausstrahlen.

Die Palpation ergibt eine meist große, zunächst derbe und sehr schmerzhafte totale oder partielle, oft deutlich heiße Schwellung der Prostata, über welcher die Rectalschleimhaut noch frei verschiebbar ist. Von der Harnröhre aus fühlt man mit der Sonde das sich vorwölbende Hindernis, das evtl. gar nicht oder nur mit besonderen Instrumenten (mit MERCIERscher Krümmung) zu überwinden ist.

Der *Verlauf* ist außerordentlich wechselnd. Die verschiedenen Formen der Krankheit können in mehr subakuter Weise auftreten oder können in ein subakutes und von diesem in das chronische Stadium übergehen, oder sie bilden sich mehr oder weniger schnell (in einigen Wochen), besonders natürlich bei vernünftigem Verhalten und geeigneter Behandlung, zurück, und es bleibt nur ein leichter Katarrh, manchmal auch eine harte Schwellung bestehen. In anderen, relativ nicht häufigen Fällen aber kommt es zur Absceßbildung (durch Konfluenz der einzelnen Eiterherde), und zwar oft unter den oben erwähnten sehr stürmischen Erscheinungen, gehäuften Schüttelfrösten, Urinretention usw. Der Durchbruch erfolgt in der Mehrzahl der Fälle nach der Urethra zu, gelegentlich bei starkem Urinpressen oder bei der Defäkation oder bei einem notwendig gewordenen Katheterismus. In anderen Fällen wölbt sich der Absceß nach dem Mastdarm vor, die Rectalschleimhaut verwächst mit ihm, wird ödematös und durchbrochen. Seltener ist die Entleerung am Damm, in die Blase, ja selbst ins Peritoneum (ausnahmsweise noch an entlegenere Stellen) oder sowohl in die Harnröhre, resp. Blase als ins Rectum, so daß es zu einer Fistel kommt. Bei dem Durchbruch in die Harnröhre tritt, nach reichlicher Eiterentleerung nach vorn oder in die Blase, meist sofort wesentliche Erleichterung, Temperaturabfall und Ausheilung ein, gelegentlich natürlich mit Vernarbungsprozessen in der Gegend der Ductus ejaculatorii, wodurch Erschwerung der Ejaculation oder Spermatorrhöe, A- oder Oligospermie oder nervöse Zustände bedingt werden können. Gelegentlich kommt es wieder zu Füllung des Abscesses, sehr selten zu Urininfiltration. Nach Durchbruch ins Rectum kann eine Rectalgonorrhöe die Folge sein. Auch Thrombophlebitis, besonders der prärectalen periprostatischen Venen, Phlegmonen (Periprostatitis), pyämische und septische Zustände können sich in seltenen Fällen an die Prostatitis gonorrhoica anschließen (z. T. Sekundärinfektionen).

Zu erwähnen sind hier auch noch strangförmige Lymphgefäßentzündungen, welche vom Rand der Prostata zapfen- oder strangförmig nach oben und außen ziehende derbe Stränge bilden (*Lymphangitis prostato-iliaca*). Auch diffuse derbere Massen können die Prostata umgeben.

Die akute Prostatitis stellt sich gewöhnlich im Laufe der akuten Gonorrhöe ein, meist, aber nicht immer, nach manifester Erkrankung der Urethra posterior, also etwa von der 3. Woche an. Beginnt sie mit stürmischen Symptomen, so kann der evtl. noch bestehende Ausfluß versiegen. Gelegenheitsursachen sind: brüske Therapie, große Anstrengungen, Exzesse, evtl. auch Traumen auf den Damm. Seltener kommt die akute Prostatitis erst während des chronischen Stadiums zum Ausbruch. Bei den akuten glandulären Formen, aber auch bei der vereiternden, sind Gonokokken vorhanden, wenngleich bei der letzteren nicht immer mikroskopisch nachzuweisen. Manchmal findet man Staphylokokken und andere Bakterien. Beim Übergang in die chronische Form können die Gonokokken verschwinden, aber die Entzündung kann noch länger bestehen bleiben (s. S. 53).

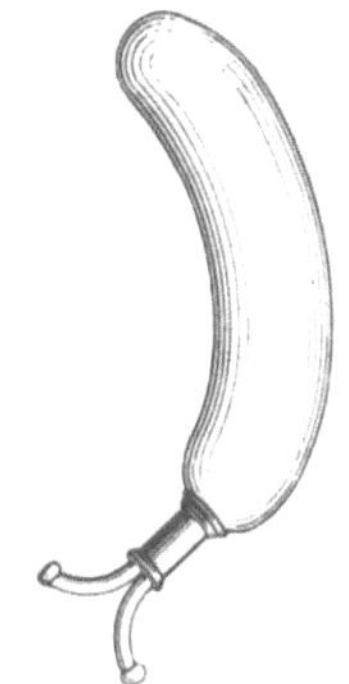

Abb. 14.
Arzbergerscher
Apparat zur
Prostatabehandlung.

Die **Diagnose** ist leicht, wenn überhaupt an die Prostata gedacht wird; nicht immer weisen die Beschwerden auf diese unmittelbar hin. Es muß aber berücksichtigt werden, daß es auch ohne Gonorrhöe akute Prostatitiden gibt, die bei nichtgonorrhoischen Urethritiden, bei verschiedenen Allgemeinerkrankungen (z. B. pyämisch nach Furunkeln) und selbst, ohne daß solche nachweisbar wären, auch bei Darmaffektionen auftreten. Während in den ersten Wochen bei akuter Gonorrhöe, die klinisch nicht kompliziert erscheint, nur vorsichtige Palpation der Drüse ohne Expression indiziert ist, muß im weiteren Verlauf das Exprimat wiederholt untersucht werden. Bei der akuten parenchymatösen Form ist die Expression zu unterlassen. Bei Fieber, Stuhl- oder Urinbeschwerden bei Gonorrhöe muß man stets die Prostata untersuchen.

Die **Prognose** ist im Hinblick auf die Vernarbungen, die Fistelbildungen und die septischen Erkrankungen nicht unbedingt günstig zu stellen, wenngleich solche Ausgänge bei rechtzeitiger Behandlung relativ selten sind. Praktisch wichtiger ist der Übergang in die chronische infektiöse Form.

Die **Therapie** ist bei den einfachen glandulären Formen im wesentlichen die der akuten Gonorrhöe mit Posterior-Beteiligung (Vermeidung aller Schädigungen). Treten stärkere Entzündungserscheinungen auf, so gehört der Patient ins Bett. Man kann dann Gonokokkenvaccine, Terpentinöl, Milch oder ähnliches versuchen (s. S. 23, 24), Ichthyol- oder Ichthyol-Morphium-Belladonna-Suppositorien, Papaverin, heiße Sitzbäder, heiße Umschläge oder Thermophor auf den Damm oder heiße Mastdarmeinspritzungen verordnen oder mit dem Arzbergerschen (s. Abb. 14) oder einem ähnlichen, elektrisch heizbaren Apparat Hitze durch die Rectalschleimhaut auf die Prostata einwirken lassen.

Zugleich Sorge für leichten Stuhlgang und im Notfall Entleerung der Blase durch Nelaton- oder noch besser Mercierschen Katheter. Kommt es zur Absceßbildung, so wird vielfach empfohlen, unmittelbar vom Damm aus auf die Prostata einzugehen und von dort aus den Absceß zu incidieren (größerer chirurgischer Eingriff!). In der Praxis kommt es, wie erwähnt, sehr oft, ehe man den Entschluß zur Operation fassen kann, zum Durchbruch in die Harnröhre; dann macht man regelmäßige, sehr vorsichtige Spülungen der ganzen Harnröhre; oder der Absceß wölbt sich so stark nach dem Rectum vor, daß man naturgemäß von dort aus (im Mastdarmspiegel) incidiert. Man injiziert, um die Mastdarmgonorrhöe zu verhindern, unmittelbar nach der Incision starke Argentum nitr.-Lösung oder ähnliches in die Absceßhöhle, spült den Mastdarm täglich, besonders nach dem Stuhlgang, mit Protargol ($\frac{1}{4}$ %), Ichthargan (1 : 2000) usw. aus, läßt Ichthyol-Suppositorien einführen und sieht dann meist in nicht zu langer Zeit vollständige Heilung eintreten. Die gleiche Behandlung nimmt man bei spontanem Durchbruch ins Rectum vor. Bei den anderen Entwicklungsformen muß man sich nach der anatomischen und klinischen Lage des Falles richten und möglichst früh den Herd vom Damm aus durch den Chirurgen aufsuchen lassen.

Geht aber die akute parenchymatöse Prostatitis ohne Abscedierung zurück, so wendet man sich nach Beseitigung des Fiebers und der anderen akuten Entzündungssymptome der Behandlung zu, wie sie bei der chronischen Prostatitis beschrieben wird. Das gleiche gilt für die glandulären Formen, wenn sie unter der Posterior-Behandlung nicht schnell abheilen. Zu frühe Massage ist wegen der Gefahr weiterer Komplikationen zu vermeiden. Die lokale Therapie der Harnröhre braucht nur im akuten Stadium der parenchymatösen Form ausgesetzt zu werden.

Die **chronische Prostatitis** ist in ihrer *katarrhalischen* und *glandulären* Form eine häufige Komplikation der chronischen Gonorrhöe, speziell der Urethritis posterior. Bei keinem solchen Fall darf daher bei der Untersuchung die Expression der Prostata versäumt werden. Diese Form entwickelt sich entweder aus der akuten, oder sie entsteht anscheinend von vornherein als solche. Sie macht oft subjektiv gar keine Symptome; auch die Schwellung und Infiltration der Prostata kann sehr unbedeutend sein oder fehlen; das Wichtigste ist der Nachweis von Eiter und Gonokokken in dem makroskopisch manchmal fast normalen, manchmal eitrigen Drüsensekret. Die glanduläre geht ganz allmählich über in die *chronische parenchymatöse Form*, bei welcher Verdickung und Verdichtung des ganzen Organs oder von Teilen desselben, mehr oder weniger gesteigerte Druckempfindlichkeit und gonorrhoisches Sekret mit oft sehr spärlichen Gonokokken (auch neben anderen Bakterien) nachzuweisen sind (Kultur!).

Dabei bestehen öfter geringe Sensationen in der Harnröhre, dumpfes Druckgefühl in der Dammgegend, Schmerzempfindungen, Stiche beim Coitus, Harndrang usw. In manchen Fällen, nach einigen Autoren besonders bei Beteiligung des Colliculus seminalis, stellt sich früher oder später ein gelegentlich besonders schwerer *neurasthenischer Symptomenkomplex* ein: Lokale Krampfzustände, Harndrang, Ejaculatio praecox, psychische Impotenz, ausstrahlende Schmerzen usw. (s. o. chronische Urethritis). Auch der Phosphaturie und der Bakteriurie ist besondere Bedeutung zugeschrieben worden.

Der *Verlauf* ist ein außerordentlich chronischer, vielfach wechselnder, Komplikationen, z. B. rezidivierende Abscedierungen sind selten.

Diagnostisch ist vor allem die postgonorrhoische Prostatitis in Erwägung zu ziehen, worüber, wie bei der Urethritis, wenn der Gonokokkenbefund zunächst negativ ist, nur oft wiederholte Untersuchungen mit den verschiedenen Provokationen und mit Kultivierung entscheiden können. Daneben muß man nichtgonorrhoische, speziell auch tuberkulöse (und selbst syphilitische) Prostatitiden und, im höherem Alter, die Prostatahypertrophie und Tumoren berücksichtigen.

Die **Prognose** ist dadurch getrübt, daß es sich in diesen Fällen um besonders lange bestehende Infektiosität handelt, die aber schließlich doch wohl fast immer beseitigt werden kann. Auch der Übergang in die nichtgonorrhoische Form und die neurasthenischen Beschwerden sind zu berücksichtigen.

Die **Therapie** hat mit großen Schwierigkeiten zu kämpfen und muß mit größter Geduld fortgesetzt werden. Die Hauptrolle spielen dabei zunächst sehr vorsichtige und ganz kurz dauernde allmählich energischer werdende und bis 2—3 Minuten fortgesetzte Massagen der Prostata vom Rectum aus (von allen Seiten nach vorn mit Gegendruck vom Abdomen aus, am besten bei gefüllter Blase), mit nachfolgender Irrigation der hinteren Harnröhre oder Einspritzungen in diese mit dem GUYONschen Katheter, sowie Bougierungen mit starken Metallsonden oder Dilatatorien für die hintere Harnröhre — all dieses, je nach der Reaktion, täglich oder jeden 2. Tag. Daneben evtl. ein Versuch mit Gonokokkenvaccine usw., Hitzeapplikationen (s. o.), auch Diathermie, Sorge für leichten Stuhl, Fernhaltung aller Reizungen, Suppositorien mit Ichthyol, Jod-Jodkalium usw. Größter Wert ist auf die Feststellung der Heilung durch oft wiederholte mikroskopische und kulturelle Untersuchung zu legen.

Besonders wichtig ist bei diesen Prozessen die antineurasthenische Allgemeinbehandlung und die psychische Beeinflussung. Man kann den Patienten wahrheitsgemäß versichern, daß bei genügender Geduld die Infektiosität schließlich doch verschwinden wird. Abgeschlossen kann die Behandlung nur werden, wenn die Gonokokken längere Zeit auch nach allen Provokationen fehlen.

Auch dann aber finden sich noch sehr häufig die Zeichen der **postgonorrhoischen chronischen Prostatitis,** manchmal palpatorisch, manchmal aber nur bei der Untersuchung des Sekrets: mehr oder weniger reichlich Eiterkörperchen, evtl. fremde Bakterien. Die subjektiven Symptome sind die gleichen wie bei der gonorrhoischen Form, der Verlauf noch langwieriger, die Therapie nicht weniger mühsam. Hier aber gilt es wie bei der chronischen postgonorrhoischen Urethritis, die Patienten zu beruhigen und, was man bei dieser an sich ja im Vergleich zu der noch infektiösen Form viel unwichtigeren Erkrankung mit gutem Gewissen tun kann, ihnen die Überzeugung beizubringen, daß sie nicht mehr ernstlich krank sind. Sehr häufig schwinden, wenn das gelingt, alle neurasthenischen Beschwerden, gegen die man nebenbei mit den bekannten inneren Mitteln (Brom, Arsen usw.) ankämpfen kann. Vor übertriebener örtlicher Behandlung dieser Zustände ist zu warnen.

Spermatocystitis. Die Samenblasen werden wie die Prostata vom Rectum aus untersucht; man fühlt sie seitlich und etwas oberhalb derselben in Knie-Ellenbogenlage, oder man läßt den vor dem Arzt stehenden Patienten sich gleichsam auf den untersuchenden Finger setzen und drückt vom Bauch aus entgegen. Bei der Expression, zu der man sich evtl. besonderer birnförmiger Instrumente (FELEKI, PEZZOLI — bei vorsichtiger Handhabung keine Verletzungen!) bedienen kann, erscheint der Inhalt der Bläschen seltener am Orificium externum, häufiger im letzten Teil des Urins in Form zäher, gelatinöser, sagoähnlicher Massen von verschiedener Form („Globuline"), in denen man mikroskopisch meist unbewegliche Spermatozoen findet, oder auch nur als Urintrübung. In pathologischen Fällen, in denen man das Sekret rein gewinnen will, muß man vorher die Prostata exprimieren, dann Harnröhre und Blase gründlich sauber spülen und von der Spülflüssigkeit einen Teil in der Blase lassen. Nach der Expression der Samenblasen schwimmen dann die erwähnten Massen in der ausurinierten Flüssigkeit; evtl. muß man diese zentrifugieren.

Die *Spermatocystitis gonorrhoica* wird klinisch meist wenig beachtet, trotzdem sie unzweifelhaft — namentlich bei Epididymitis — recht häufig vorkommt. Sie macht aber im allgemeinen wenig Erscheinungen und wird daher bei nicht speziell darauf gerichteter Untersuchung übersehen. Wieweit diese latent bleibenden Prozesse für den Ablauf der Gonorrhöe, besonders für ihr Chronischwerden und für eventuelle Rezidive und Komplikationen von Bedeutung sind, ist noch nicht genügend klargestellt. In jedem Fall, in dem sich sonst kein Grund für den ungünstigen Ablauf ergibt, muß man auch diese Organe speziell untersuchen — besonders bei der Frage der definitiven Heilung einer Gonorrhöe (Ehekonsens!). Erhält man kein Exprimat, so muß man das Ejaculat mikroskopisch und kulturell genauestens prüfen.

Das **klinische Bild der Spermatocystitis** deckt sich in vielen Punkten mit dem der Prostatitis, mit der sie sich auch kombinieren kann. Am ehesten weist noch eine blutige Tinktion des Samens bei Pollutionen auf die Erkrankung hin. Diese „Hämospermie" kommt allerdings auch bei Prostatitis gelegentlich vor (s. o.). Neben Harndrang wird besonders über Schwere und Schmerzen in der Tiefe des Mastdarms und über sexuelle Reizerscheinungen geklagt. Die Erkrankung kann ganz akut mit Fieber beginnen, kann sich aber auch (meist) schleichend entwickeln. Palpatorisch kann man dann die Schwellung und besonders die Schmerzhaftigkeit auf einer oder auf beiden Seiten, mikroskopisch in dem exprimierten getrübten Sekret (s. o.) Eiter- und rote Blutkörperchen und Gonokokken konstatieren (evtl. auch Spermatozoen). Die Krankheit kann oberflächlich (katarrhalisch) sein oder die Wand der Samenblase durchsetzen.

Sehr selten kommt es zur Abscedierung und zum Durchbruch in Rectum, Blase oder selbst Peritoneum; häufiger entleert sich der angestaute eitrige Inhalt in die Urethra posterior und durch diese nach vorn oder hinten. Darnach kann die gleiche Erleichterung eintreten wie bei der Prostatitis, aber natürlich auch wiederholte Ansammlung des Eiters. Die akute Spermatocystitis, sowohl die klinisch latente wie die manifeste, kann in die **chronische** (unter Beschwerden wie bei der chronischen Prostatitis) übergehen, oder diese entsteht von vornherein als solche. Auch um die Samenblase können sich Thrombosen und fortschreitende Phlegmonen entwickeln. Sie kann im Laufe der Zeit veröden.

Die **Diagnose** kann mit Sicherheit nur durch die bei allen chronischen Gonorrhöen vorzunehmende Palpation und Expression gestellt werden; differentialdiagnostisch kommt neben der oft zugleich bestehenden Prostatitis besonders die Tuberkulose in Betracht.

Die **Prognose** ergibt sich aus der Möglichkeit dauernder oder immer wieder auftretender Infektiosität, seltener schwerer Komplikationen, wiederholter Epididymitis, sowie aus der evtl. folgenden A- oder Oligospermie.

Die **Therapie** ist die gleiche wie bei der Prostatitis (Autovaccine!); bei Abscessen muß evtl. ein chirurgischer Eingriff vom Damm aus den Herd freilegen. Von manchen Seiten wird bei der chronischen Form, wenn sie nicht ausheilt, jetzt auch die Exstirpation der Samenblasen oder Injektionen vom Vas deferens aus empfohlen.

Von der Spermatocystitis ist noch die gonorrhoische Entzündung der *Ampulle des Vas deferens* zu trennen, die aber klinisch im wesentlichen mit ihr übereinstimmt.

Nach Prostatitis und Spermatocystitis bleiben durch Erschlaffung der Muskulatur gelegentlich **Prostatorrhöe** oder **Spermatorrhöe** zurück. Beide Zustände finden sich allerdings auch ohne Gonorrhöe, resp. ohne spezielle Beteiligung der Prostata und der Samenblasen, besonders bei Neurasthenikern, nach Onanie oder anderen Exzessen, bei Verstopfung und bei Muskelschwäche. Bei der ersteren entleert sich normales, aber besonders reichliches Prostatasekret, bei der letzteren Sperma, namentlich bei der Defäkation oder am Ende der Miktion, in hochgradigeren Fällen auch unabhängig von beiden, ohne oder mit libidinösen Empfindungen. Die (S. 21) erwähnte *Urethrorrhoea ex libidine*, welche oft für Samenfluß gehalten wird, hat mit diesen Affektionen nichts zu tun. Die Prostatorrhöe hat gar keine Bedeutung – – abgesehen von den Sorgen, die sie den neurasthenischen Patienten macht (bis zur psychischen Impotenz!) und die sie auch körperlich herunterbringen können. Etwas wichtiger, aber meist ebenfalls sehr überschätzt ist die Spermatorrhöe, wenn sie wirklich kontinuierlich besteht. Die *Diagnose* ergibt sich aus dem Befund (Fehlen aller entzündlichen Erscheinungen).

Tonisierende Einwirkungen, kühle Bäder und Abreibungen, Sorge für leichten Stuhl, Massage und vor allem psychische Beeinflussung genügen zur *Behandlung*.

Siebentes Kapitel.

Die Entzündung des Samenstranges und des Nebenhodens.

Von der Harnröhrenschleimhaut kann sich der gonorrhoische Entzündungsprozeß durch die Ductus ejaculatorii auf das Vas deferens und den Nebenhoden fortpflanzen. Die Gonokokken gelangen wohl immer auf dem Epithelweg, bzw. im Lumen in diese Organe. Ihr Nachweis ist im erkrankten Nebenhoden (Eiter, Punktionsflüssigkeit, Hydroceleinhalt) oft gelungen. Nur selten erkrankt bloß das Vas deferens (*Deferentitis*), bzw. auch seine Hüllen (*Funiculitis*), meist schreitet der Krankheitsprozeß bis zum Nebenhoden fort (*Epididymitis*), und zwar in einer Reihe von Fällen, ohne daß objektiv Erkrankungssymptome des Vas deferens nachweisbar wären, gewissermaßen mit Überspringung desselben. Trotzdem müssen wir annehmen, daß die Gonokokken durch diesen Kanal in den Nebenhoden gelangen, wozu nach manchen Autoren die antiperistaltischen Bewegungen des Samenstranges beitragen. In anderen Fällen sind die Erscheinungen beider Affektionen nebeneinander vorhanden, oder die Funiculitis folgt sogar erst der Epididymitis; das erkrankte Vas deferens ist als federkiel- bis fingerdicker schmerzhafter Strang bis zum Leistenring zu verfolgen und oft per rectum deutlich zu fühlen, speziell auch seine Ampulle. Auch eine Hydrocele des Funiculus kann sich anschließen. Sehr selten sind Abscesse in seinem Verlauf.

Als erstes *Symptom* treten stechende Schmerzen im Samenstrang und Nebenhoden auf, die besonders beim Stehen und Gehen an Heftigkeit zunehmen. Als sehr konstantes Anfangssymptom wird noch der „Leistenschmerz" erwähnt, der wahrscheinlich durch Zerrung des Samenstranges im Leistenkanal infolge der zunehmenden Schwere des Nebenhodens zustande kommt, falls er nicht etwa unmittelbar durch Entzündung des Vas deferens hervorgerufen ist. In der Regel entwickelt sich dann das Krankheitsbild in einem oder in wenigen Tagen zur vollen Höhe. In vielen Fällen zeigt sich eine deutlich nachweisbare gleichmäßige, nur sehr selten rosenkranzartige Schwellung des auf Druck schmerzhaften Samenstranges, andere Male ist, wie schon erwähnt, nur der Nebenhoden geschwollen. Die Verdickung des letzteren ist oft eine sehr erhebliche, so daß er den gewöhnlich wenigstens makroskopisch normal bleibenden Hoden an Größe um ein Mehrfaches übertrifft. Die Form des vergrößerten und auf Berührung sehr empfindlichen Nebenhodens ist etwa helmkappenartig; in der Höhlung der Kappe liegt meist vorn, seltener seitlich oder sogar nach hinten der normale weiche Hoden (Verwechslung mit Orchitis!), die Grenze zwischen beiden Organen ist oft als harte Kante zu fühlen. Die Nebenhodenschwellung ist sehr derb, die Oberfläche glatt, am stärksten ist sie zuerst am Schwanz. Oft gesellt sich ein seröser bis eitriger Erguß in die Tunica vaginalis propria *(Hydrocele acuta)* hinzu, wodurch die Konturen des Nebenhodens mehr oder weniger undeutlich werden, andererseits die Schwellung im ganzen zunimmt und der Hodensack Faustgröße und mehr erreicht. Die Haut ist gerötet, ödematös, bei stärkerer Ausdehnung glatt, gespannt und fühlt sich heiß an. Am unteren Pol erscheint sie oft eingezogen und wie mit der Scrotalhaut verwachsen (strafferes Bindegewebe!). Ist noch stärkerer Ausfluß aus der Harnröhre vorhanden, so kann er mit dem akuten Einsetzen der Epididymitis abnehmen oder selbst versiegen, wahrscheinlich nicht sowohl infolge des hohen Fiebers wie durch die auf die vermehrte Resorption von Gonokokkenendotoxinen folgende stärkere Ausbildung von Antikörpern (s. S. 12), um sich nach dem Rückgange der Epididymitis wieder zu steigern oder von neuem einzustellen. Oft treten *Pollutionen* auf, das Sperma zeigt Beimengungen von Eiter oder von Blut.

Zugleich sind heftige Schmerzen vorhanden, die nach den Oberschenkeln, dem Rücken, dem Leib ausstrahlen können und bei Druck, bei Berührung mit den Kleidungsstücken und Oberschenkeln, bei Bewegungen oft bis zum Unerträglichen gesteigert werden und den Patienten den Schlaf vollständig rauben können. Bei dem sehr schmerzhaften Gehen beschreiben die Kranken, um die Berührung des kranken Organs zu vermeiden, mit dem Oberschenkel der kranken Seite einen möglichst großen Bogen um das Scrotum, wodurch ein ganz charakteristischer, auch die Seite der Affektion sofort kenntlich machender Gang entsteht. Sehr konstant ist ferner ziemlich kontinuierliches *Fieber*, bei den intensiveren Fällen bis 40⁰ und selbst bis 41⁰. Eine weitere gewöhnlich vorhandene Begleiterscheinung ist hartnäckige *Stuhlverstopfung*. In einzelnen Fällen treten im Beginn der Erkrankung Symptome allgemeiner peritonealer Reizung — ähnlich wie z. B. bei Appendicitis — auf, heftige Schmerzen im Bauch, Erbrechen, Kollapserscheinungen.

Der **Verlauf** gestaltet sich in der Regel so, daß bei zweckmäßigem Verhalten des Kranken das Fieber und die Schmerzen schon nach einigen Tagen erheblich abnehmen, ersteres bald vollständig verschwindet, und daß sich eine anfänglich rapide Abnahme der Geschwulst einstellt. Allerdings, nachdem dann der Nebenhoden vielleicht bis auf das Doppelte seines normalen Volumens wieder zurückgegangen ist, geht die weitere Abschwellung nur sehr langsam vor sich, und sehr oft bleibt eine harte, auf Narbenbildung beruhende Verdickung des Nebenhodens selbst für immer zurück, die gewöhnlich in einem Teil desselben, am Kopf oder besonders häufig am Schwanz, stärker ausgesprochen ist. Nicht ganz selten bildet sich eine chronische *Hydrocele* aus, und manchmal hinterläßt die Epididymitis eine schwer zu beseitigende „*Hodenneuralgie*". Wie lange die Gonokokken evtl. in den chronischen Infiltraten zurückbleiben, und ob sie gelegentlich sogar wieder aus ihnen nach außen gelangen können, wissen wir nicht. Die *Vereiterung* der gonorrhoischen Epididymitis (meist jedenfalls reine Gonokokkeninfektion) ist sehr selten und kann durch Vorfall der Epididymisreste zu dem Bild des sog. „Fungus benignus" führen. Noch seltener sind einfache oder vereiternde Orchitiden, ein hochgradiges auf eine Lymphangitis zurückgeführtes Scrotalödem oder selbst eine Gangrän des ganzen Scrotalinhalts. In einzelnen Fällen entwickelt sich einige Zeit, nachdem der Patient eine gonorrhoische Epididymitis überstanden hat, in demselben Nebenhoden eine *tuberkulöse Epididymitis*. Die Gonokokken sind in diesen Fällen gewissermaßen die Quartiermacher für die Tuberkelbacillen. Die Epididymitis gonorrhoica entsteht meist einseitig, ungefähr gleich oft rechts wie links; nicht sehr selten aber, namentlich bei ungeeignetem Verhalten, tritt nach kürzerer oder etwas längerer Zeit eine Erkrankung der anderen Seite hinzu. In seltenen Fällen kommt es zu wiederholten späten Rezidiven, während Exazerbationen bei frischer Erkrankung häufiger sind.

Anatomisch finden sich neben dem Katarrh der Tubuli und der diffusen interstitiellen Infiltration kleinere und größere Eiteransammlungen in den Tubuli und, selbst bei klinisch nicht zur Abscedierung kommenden Fällen, wirkliche Abscesse.

Ätiologie. Die Epididymitis tritt meist im Anschluß an eine nachweisbare Urethritis posterior auf, doch kann diese auch schon (vielleicht gerade durch den Einfluß der sich entwickelnden akuten Nebenhoden-Entzündung) zurückgegangen sein. Ihre Frequenz ist je nach dem Krankenmaterial sehr verschieden (etwa zwischen 5 und 15 % bei ambulanten Kranken). In einer Reihe von Fällen ist eine besondere Veranlassung nicht zu entdecken; die Erkrankung stellt sich gar nicht sehr selten selbst bei ruhig im Bett liegenden Patienten ein, deren Tripper nicht lokal behandelt wurde. Varicocele und Hernien sollen prädisponierend wirken. Oft entwickelt sich die Epididymitis unmittelbar nach Pollutionen, Exzessen in Baccho und Venere, anstrengenden Bewegungen, Tanzen, Reiten, langen Eisenbahn-, Rad- und Autofahrten, nach der Einführung von Instrumenten in die Harnröhre, oder nach zu frühem oder zu kräftigem Massieren der Prostata, bei hochgradiger Obstipation, so daß diesen Einwirkungen ein Einfluß zugeschrieben werden kann. Beim Bougieren ist es offenbar die mechanische Hineinbeförderung von Infektionskeimen in die Mündungen der Ductus ejaculatorii, welche das Fortschreiten der Entzündung auf Vas deferens und Epididymis veranlaßt. Daneben kommen nach manchen Autoren auch die erwähnten, von Reizungen der Harnröhre ausgelösten antiperistaltischen Bewegungen in Frage. Die Epididymitis tritt am häufigsten in der 2.—4. Woche nach der Ansteckung auf, selten früher, öfter einmal auch später. Aber selbst beim chronischen Tripper, viele Monate nach der Infektion, kann sie sich einstellen, und zwar besonders nach einer der erwähnten Gelegenheitsursachen.

Die **Diagnose** ist in den akuten Stadien kaum zu verfehlen. Meist ergibt die Anamnese die gonorrhoische Infektion, die gewöhnlich nicht lange zurückliegt. Die Untersuchung der Urethra läßt entweder noch Entzündung und Gonokokken oder wenigstens die erstere nachweisen. Die Tuberkulose kann allerdings ebenfalls recht akut einsetzen. Sie bedingt unregelmäßig höckerige Schwellung, auch des Samenstranges, und oft Verwachsung mit der Scrotalhaut und Fistelbildung; immerhin kann die Differentialdiagnose zeitweise recht schwierig sein. Die Syphilis betrifft wohl nur in der Sekundärperiode den Nebenhoden allein (seltene Fälle), in der Tertiärperiode in erster Linie den Hoden; auch sie verläuft weniger akut. Auf andere Zeichen von Tuberkulose bzw. Syphilis (Tuberkulin-, Seroreaktion) ist gegebenenfalls zu untersuchen. Die Tumoren betreffen meist den Hoden (Cysten im Nebenhoden), ebenso der Mumps (Parotitis epidemica). Dagegen gibt es bei allen früher angeführten nichtgonorrhoischen urethralen Prozessen (s. S. 20, 21), bei Strikturen, nach Operationen an den Urogenitalorganen, ferner auch bei der nichtgonorrhoischen Prostatitis und Cystitis Epididymitiden, welche in ihrem klinischen Bild mit der gonorrhoischen im wesentlichen übereinstimmen (Coli, Staphylo- und Streptokokken usw.), aber eine größere Neigung zur Absceßbildung haben. Auch auf metastatischem Wege können bei Grippe, Typhus, Pyämie akute Epididymitiden entstehen.

Bei Traumen kommt es wohl gewöhnlich zu Orchitis *und* Epididymitis. Auch durch plötzliche Muskelspannung, durch starke sexuelle Erregung entstehen meist plötzliche, schnell vergehende Schwellungen beider Organe („erotische" Formen). Eine Verwechslung mit Hydrocele, Varicocele oder Hernien kann wohl nur bei ungenügender Untersuchung vorkommen. Zu erinnern ist ferner an die Möglichkeit des Auftretens einer Epididymitis an einem im

Inguinalkanal zurückgebliebenen Hoden (Kryptorchismus), die dann leicht als *Bubo* oder als eingeklemmte Hernie imponieren kann. Nebenbei möge hier bemerkt werden, daß die durch die Epididymitis hervorgerufenen Schmerzen bei Kryptorchismus besonders heftig sind, was durch die eingeklemmte Lage des vergrößerten Organs im Leistenkanal leicht erklärlich ist. Bei peritonealer Reizung können selbst Verwechslungen mit Appendicitis vorkommen.

Die **Prognose** der Epididymitis ist, abgesehen von den erwähnten selteneren Ausgängen, an sich eine gute. Aber sie erfährt dadurch eine erhebliche Trübung, daß bei doppelseitiger Epididymitis, sei es, daß beide Nebenhoden rasch hintereinander erkranken, sei es, daß die Erkrankung des anderen Nebenhoden bei einem weiteren Tripper erfolgt, sehr oft, etwa in $80-90\,^0/_0$ (und mehr) der Fälle, Azoospermie und dadurch bedingte *Sterilität* zurückbleibt. Daß selbst dann, wenn eine Azoospermie konstatiert ist, doch noch späterhin wenigstens vereinzelte Spermatozoen den Weg nach außen finden können, habe ich (J.) mehrmals gesehen; nach manchen Angaben kann auch einseitige Epididymitis in nicht sehr seltenen Fällen zu A- und Oligospermie führen (latent bleibende Prozesse der anderen Seite?). Zu berücksichtigen ist ferner, daß das einmalige Überstehen einer Epididymitis eine gewisse Neigung zu Wiederholungen zurückzulassen scheint.

Therapie. Zunächst ist hier nochmals auf die beim akuten Tripper erwähnten *prophylaktischen Maßregeln* hinzuweisen: möglichste Ruhe, Vermeiden des Sitzens mit gekreuzten Beinen, wobei ein Druck auf die Hoden oder eine Zerrung ausgeübt wird, Tragen eines Suspensoriums, obwohl all das keineswegs einen absoluten Schutz gegen das Auftreten der Epididymitis gewährt. Die beste Prophylaxe ist eine sehr sorgsame und möglichst frühzeitige Behandlung der Urethralgonorrhöe. Wieweit die bereits erwähnte (S. 33) Atropinbehandlung bei akuter Urethritis vor der Epididymitis schützt, steht noch dahin. Ist die Nebenhodenentzündung eingetreten, so ist am besten strengste Ruhe anzuordnen, wenn irgend möglich, besonders bei stärkerer Intensität der Erkrankung, *Bettlage*. Schmerzstillende Mittel: Aspirin, Antipyrin, Pyramidon u. ä. sind zu versuchen; manchmal ist Morphium, Pantopon, Papaverin in Injektionen bzw. Suppositorien nicht zu entbehren.

Von der allergrößten Wichtigkeit ist bei ambulanter Behandlung, falls dies noch nicht vorher geschehen, die Anlegung eines gut sitzenden, nicht zu kleinen *Suspensoriums* (z. B. NEISSERsches Suspensorium, Größe 1—4 oder TEUFELsches Suspensorium), dessen Beutel mit Verbandwatte ausgepolstert wird. Sehr zweckmäßig wird zwischen Beutel und Watte noch ein Stück undurchlässigen Stoffes gelegt, welches mit einem Loch für den Penis versehen sein muß, um durch Verhinderung der Verdunstung die Wirkung des Verbandes zu steigern; oder es kann auch der Beutel selbst aus Gummistoff (Billrothbatist usw.) hergestellt werden. Noch besser wirkt ein in das Suspensorium gelegter feuchter Verband (mit Liqu. Alum. acetici oder ähnlichem) oder eine Einpinselung mit reinem Ichthyol oder Ichthyol-Glycerin. Dieser Verband muß morgens und abends frisch angelegt werden, da er sonst locker wird. Der Erfolg ist oft ein zauberhafter; Kranke, die ohne Suspensorium bei der geringsten Bewegung die furchtbarsten Schmerzen hatten, so daß ihnen das Gehen einfach unmöglich war, können nach Anlegung des Suspensoriums ganz gut gehen. Auch im Bett ist das Suspensorium zu tragen, oder das Scrotum ist auf ein gepolstertes, an einem Rand halbkreisförmig ausgeschnittenes Brettchen oder auf ein um die Oberschenkel gespanntes Tuch oder ein Polster zu lagern. Die *Punktion* mit einer Pravazspritze auf der Höhe der Anschwellung mit Aspiration, die gewöhnlich eine geringe Menge serös-blutiger Flüssigkeit ergibt, oder auch die 1 cm lange Schlitzung der Tunica mit einem spitzen Messer, wirkt oft schmerzlindernd. Beides ist aber in praxi entbehrlich, ebenso auch die verschiedenen Injektionen in den Nebenhoden oder unter die Scrotalhaut. Stets ist auf Stuhlverstopfung zu achten und reichlich Rizinusöl oder ein anderes Abführmittel zu geben. Die örtliche Behandlung der Urethritis kann — wie im Gegensatz zu einer weit verbreiteten Anschauung betont werden muß — auch bei der Epididymitis vorsichtig fortgesetzt werden und wirkt oft sogar besonders günstig auf die Gonorrhöe; doch wird man natürlich in den Tagen der stärksten Entzündung von allen energischeren Eingriffen absehen. Ganz besonders zu empfehlen ist die Anwendung der *feuchten Wärme:* Umschlag mit Liqu. Alumin. acet., darauf gelegt ein Thermophor oder Glühlampenbogen oder die von alters her beliebten Leinsamenkompressen (bei Maceration Puder oder Trockenpinselung usw.). Die oft benutzte Eisblase (Vermeidung von Druck durch Aufhängen!) wirkt nur im Anfang und bei einzelnen Patienten angenehmer und scheint die Rückbildung der Infiltrate weniger günstig zu beeinflussen als die Hitze. Zu alledem wird jetzt meist (mit wechselndem Erfolg) eine Allgemeinbehandlung mit Gonokokkenvaccine, Milch, Terpentin, Kollargol u. ä. vorgenommen (s. S. 23). Vor der Anwendung fester komprimierender Verbände (FRICKEscher Heftpflasterverband) ist im akuten Stadium der Epididymitis zu warnen, da sie sehr schmerzhaft und bei noch zunehmender Schwellung unter Umständen nicht unbedenklich sind (Gangrän!). Sehr schmerzstillend und wohl auch den Rückgang der Entzündung anregend wirkt dagegen die BIERsche Stauung mit einem um die Basis der erkrankten Scrotalseite angelegten Gummischlauch, der 10—20 Stunden liegen bleiben kann („warme Stauung", zu festes Anziehen vermeiden!). Später, wenn die akuten Erscheinungen vollständig verschwunden sind, können lege artis auszuführende *Einwicklungen mit Heftpflaster oder Quecksilberpflaster,* die nach einigen Tagen stets wieder erneuert werden müssen, von Nutzen sein. Sonst ist jedenfalls dauernd das Suspensorium mit komprimierender Watteeinlage zu tragen, und die Einreibung einer *Jodsalbe* (Jod. puri 0,2, Kal. jodat. 2,0, Lanolin, Vaselin. flav. āā ad 20,0) oder von Jodvasogen oder Ichthyol anzuordnen. Weiterhin sind vorsichtige Massage, Moorbäder, Fangopackungen, Diathermie u. ä. zur Beschleunigung der Resorption zu versuchen. Abscesse müssen natürlich eröffnet und mit Argentum nitricum-Injektionen in die Absceßhöhle, mit Jodoformgaze usw. behandelt werden; sie heilen dann meist recht gut. Ebenso bedürfen zurückbleibende Hydrocelen und die evtl. immer wieder rezidivierenden Formen des chirurgischen Eingreifens.

Achtes Kapitel.

Die Gonorrhöe der Frau[1]).

Die Gonokokken bedingen bei der Frau im Prinzip die gleichen Schleimhautentzündungen wie beim Mann. Das Krankheitsbild ist aber wegen des Baues der weiblichen Genitalien komplizierter, schwerer zu diagnostizieren, prognostisch und therapeutisch ungünstiger. Die außerordentlich häufige Gonorrhöe der Prostituierten jeder Kategorie, bzw. aller Frauen, die einen ungeregelten Geschlechtsverkehr treiben, ist die Hauptquelle der Gonorrhöe des Mannes. Die Infektion wird aber sehr häufig auch in die Ehe eingeschleppt (bei der Verheiratung und später) und ist die Ursache sehr vieler „Frauenkrankheiten". Sie bedingt durch die Adnexkomplikationen die vollständige und die „Einkinder-

---

[1]) Da der Tripper beim weiblichen Geschlecht in den gynäkologischen Lehrbüchern ausführlich abgehandelt wird, ist er hier im Verhältnis zu dem beim Mann wesentlich kürzer besprochen (besonders die Adnexgonorrhöe).

sterilität" zahlloser Ehen; sie kann bei und nach der Geburt auf die Conjunctiva der Neugeborenen übertragen werden.

Erst sehr spät ist die Bedeutung der Frauengonorrhöe nach allen diesen Richtungen erkannt worden; aber auf der anderen Seite hat man dann ihre Häufigkeit und die Dauer der Ansteckungsfähigkeit der Gonorrhöe vielfach überschätzt. Aus natürlichen Gründen ist die Gonokokkeninfektion der Frauen seltener als die der Männer; doch hat auch sie besonders seit dem Krieg sehr zugenommen.

Die Gonokokken befallen vorzugsweise die Schleimhaut der Urethra, des Uterus, die BARTHOLINIschen Drüsenausführungs-, die paraurethralen Drüsengänge. Es kommen hinzu die Erkrankungen der Tuben, des peri- und parametrischen Gewebes, der Ovarien („Adnexgonorrhöe"). Selten sind bei der erwachsenen Frau die eigentlich gonorrhoischen Infektionen der Vulva und der Vagina. Die Erkrankungen der höheren Harnwege und des Rectums werden später im Zusammenhang geschildert.

Die Gonorrhöe beginnt meist als Urethral- oder Cervicalgonorrhöe, oder beide Organe werden zugleich befallen; sie kann sich aber auch für kürzere oder längere Zeit auf die eine oder andere Lokalisation beschränken. Sie kann früher oder später mit oder ohne Gelegenheitsursache auf das Endometrium corporis und die Adnexe übergehen und dadurch zu einer schweren Erkrankung werden. Gewiß tritt sie auch bei der Frau meist zuerst als akute Entzündung auf. Klinisch aber braucht sich das, namentlich wenn schon längere Zeit sexueller Verkehr geübt wird, nicht oder kaum bemerkbar zu machen; deswegen ist die Anamnese bei ausgebildeter Gonorrhöe in bezug auf das Anfangsstadium sehr oft negativ. Die Krankheit kann (im Gegensatz zu weitverbreiteten Anschauungen) in kürzerer oder längerer Zeit spontan ablaufen, ohne zu einem schweren Krankheitsbild zu führen. Sehr oft aber wird sie ausgesprochen chronisch und kann dann immer wieder aus dem chronischen Stadium heraus akute Symptome bedingen.

Besonders stürmisch ist meist der Verlauf, wenn die Infektion zugleich oder sehr bald nach der Defloration erfolgt. Bei wiederholten Infektionen (besonders bei Prostituierten) und bei älteren Individuen ist die Erkrankung oft von vornherein recht torpid.

Die **Harnröhre** ist bei der Gonorrhöe der Frau in der bei weitem überwiegenden Mehrzahl der Fälle beteiligt. Aber sie kann, da die Frauen häufig erst spät zur ersten Untersuchung kommen, zu dieser Zeit schon ausgeheilt sein. Sie wird entweder unmittelbar infiziert oder erst nachträglich durch das herabfließende Uterussekret. Sie kann in einzelnen Fällen auch die einzige Lokalisationsstelle sein. Die Erkrankung beginnt oft, aber keineswegs immer mit akuten subjektiven Erscheinungen: Kitzel, Brennen beim Urinlassen, Drang usw. Zugleich stellt sich eine Schwellung, Rötung (Ektropion) des Orificium externum und eine von der vorderen Vaginalwand aus zu konstatierende Verdickung der ganzen Urethra ein. An der Öffnung erscheint das Sekret sehr bald in Form von dicken eitrigen Tropfen oder ist durch Druck auf die Urethra von der Vagina aus zum Vorschein zu bringen (mikroskopischer Befund wie beim Mann). Diese Erscheinungen akuter Entzündung gehen meist auch ohne Behandlung in kurzer Zeit zurück. Die Unterscheidung in eine Urethritis anterior und posterior, welche beim Manne eine so große Rolle spielt, fällt bei der Frau, deren Urethra nach manchen Richtungen der Posterior des Mannes entspricht, fort. Ergibt die Zweigläserprobe bei der Frau ein positives Resultat, so handelt es sich wohl immer um eine Beteiligung der Blase. Die Urethritis kann im Laufe einiger Wochen vollständig heilen, oder es entwickelt sich eine chronische, gelegentlich akut exazerbierende Gonorrhöe, wahrscheinlich besonders dann, wenn ins

Urethrallumen mündende Gänge gonorrhoisch infiziert sind. Auch die Urethritis der Frau kann in einen *postgonorrhoischen Katarrh,* oft mit sehr vielen Bakterien, übergehen. Bei diesen manchmal außerordentlich hartnäckigen Zuständen fehlen Beschwerden meist ganz. Strikturen werden nur relativ selten konstatiert; auch sie machen wegen der Weite der weiblichen Harnröhre sich meist gar nicht bemerkbar. In einzelnen Fällen bilden sich am Orificium externum glasige polypenartige Schwellungen oder in der Urethralwand kleine Wucherungen aus, in deren Recessus sich Gonokokken finden. Sonstige Komplikationen, speziell periurethrale Infiltrate, Pseudoabscesse und sich nach der Vagina vorwölbende und in sie perforierende Abscesse werden nur ausnahmsweise beobachtet.

Häufig beteiligen sich an der Urethritis gonorrhoica die „SKENEschen Gänge" (Epithelschläuche, welche zu beiden Seiten der Harnröhre, seitlich und unten in ihren vordersten Teil oder neben ihr münden) und kryptenartige Bildungen zwischen Urethra und Hymen und in dessen Umgebung. Man sieht dann oft an diesen Öffnungen Eiterpunkte und Rötungen. Diese Affektionen entsprechen ganz denen der paraurethralen und präputialen Drüsengänge beim Mann; auch sie sind als **Urethritis externa** bezeichnet worden und können als Auto-Reinfektions- und als Infektionsherde für andere wirken, da sie sehr leicht übersehen werden.

Der zweite Hauptherd der Gonorrhöe an den äußeren Genitalien sind die *Ausführungsgänge der* BARTHOLINI*schen Drüsen,* in viel geringerem Maße die Drüsen selbst. Die **Bartholinitis gonorrhoica** ist bei weitem nicht so häufig wie die Urethritis, trotzdem aber von großer praktischer Bedeutung. Meist tritt sie kürzere, selten längere Zeit nach der Infektion ein, sehr selten kann sie, wenn die Infektion bei Deflorationsversuchen stattfindet, die primäre Lokalisation darstellen oder nach einer Gonorrhöe der übrigen Genitalorgane allein zurückbleiben; oft ist nur eine Drüse erkrankt; manchmal werden gleichzeitig oder nacheinander beide infiziert.

Die „*Bartholinitis*" kann sich als ganz akute Entzündung in kürzester Zeit entwickeln, evtl. mit Fieber, mit starken Schmerzen und Spannungsgefühl, die das Gehen sehr beschwerlich machen, mit hochgradiger Rötung und Schwellung, die sich von dem eigentlichen Sitz der Drüse hinter der Mitte der kleinen Labien über diese und selbst über die großen Labien erstrecken.

Inmitten dieses entzündlichen Ödems ist dann oft der derbe Drüsenkörper zu fühlen, und bei Druck entleert sich dickes eitriges gonokokkenhaltiges Sekret aus dem von intensiver Rötung umgebenen Ausführungsgang. Diese akute Entzündung kann in wenigen Tagen zurückgehen; es entsteht dann ein subakuter bis chronischer Katarrh der Ausführungsgänge. Die Erkrankung kann aber auch schleichend beginnen und kommt dann nur bei genauerer Untersuchung zur Kenntnis. Eine „flohstichähnliche" Rötung, „Macula gonorrhoica", um den Ausführungsgang kann auf die Bartholinitis hinweisen; sie kann aber auch fehlen und ist jedenfalls kein sicheres Zeichen für die Erkrankung. Eine leichte Schwellung in der Gegend der Drüse deutet manchmal, aber keineswegs immer, auf sie hin. Die Erkrankung muß also, wenn sie nicht ohne weiteres auffällt, gesucht werden, indem man (mit dem Zeigefinger in der Vagina, mit dem Daumen auf dem großen Labium) den kleinen unempfindlichen Knoten, welchen die Drüse darstellt, exprimiert und das grauweiße oder graue schleimige Sekret mikroskopisch untersucht. Man findet dann neben den Gonokokken meist auch noch andere Bakterien. So kann sich der Prozeß sehr lange halten und auch in einen postgonorrhoischen Katarrh übergehen.

Die akute Bartholinitis kann sich aber noch in anderer Weise weiter entwickeln. Da der Ausführungsgang leicht verklebt oder wegen seines unregelmäßigen Verlaufs abgeknickt wird, kann sich der Eiter in ihm stauen; es entsteht ein „Pseudoabsceß". Dieser kann die ursprüngliche Öffnung sprengen; es tritt evtl. rasch Verkleinerung der Schwellung und Heilung ein. Oder der Gang verklebt wieder, das Spiel kann von neuem beginnen, oder es stellt sich erst dann der chronische gonorrhoische Katarrh ein.

In noch anderen Fällen bleibt der Prozeß auf dem Stadium des Pseudoabscesses stehen, sein Inhalt dickt sich ein, es kommt, wie oft in abgeschlossenen Höhlen, zum Absterben der Gonokokken und zur Bildung einer der an den BARTHOLINIschen Drüsen nicht seltenen Cysten; damit ist also eine Spontanheilung auf dem Umweg über die Pseudoabsceßbildung erfolgt. Es kann aber auch die Wand durch den Gonorrhöeeiter usuriert werden; es erfolgt ein schmälerer oder breiterer Durchbruch, oder es entwickelt sich, manchmal auch unmittelbar aus dem akuten Stadium heraus, ein wirklicher gonorrhoischer Absceß mit Einschmelzung des Gewebes in größerem oder geringerem Umfang. Es kann dann zu phlegmonöser Ausbreitung und Durchbruch meist nach außen, aber auch nach der Vagina oder dem Rectum oder selbst nach beiden Organen kommen. So kann auch eine Fistel entstehen, oder an der Durchbruchsstelle ein kraterförmiges Geschwür mit infiltrierten Rändern, welches bei unzureichender Untersuchung einen weichen oder harten Schanker vortäuscht. Bei den abscedierenden Prozessen können Mischinfektionen (speziell mit anaeroben Mikroorganismen, daher der üble Geruch des oft graubraunen Eiters) eine Rolle spielen. Bei der Absceßbildung wird die Oberfläche dunkelblaurot; der Eiter, der sich bei der Incision im Strahl entleert (Vorsicht!), ist oft mit Blut vermischt, schokoladenfarbig. Auch die sich in einzelnen Fällen anschließende Leistendrüsenentzündung kann stinkenden Eiter entleeren.

Die wichtigste Lokalisation der Gonorrhöe der Frau ist der **Uterus.** Meist erfolgt seine Infektion wohl unmittelbar, in anderen Fällen sekundär von der ursprünglich allein infizierten Urethra aus, deren Sekret bei späteren Kohabitationen oder auch bei der Einführung des Speculum oder bei Spülungen an die Portio herangebracht werden kann. Jedenfalls gibt es nur wenige Gonorrhöen der Frau ohne Uterusbeteiligung.

Die Erkrankung beginnt wohl auch hier meist mit akut entzündlichen Symptomen; aber subjektive Erscheinungen können vollständig fehlen, oder eine gewisse Schwere im Unterleib geht bald vorüber und wird nicht besonders beachtet. Ein plötzlich auftretender Ausfluß macht manche Frau auf die Erkrankung aufmerksam; bei denjenigen aber, die schon vorher an Fluor gelitten haben, wird eine Steigerung desselben oft kaum bemerkt. Objektiv findet man statt des glasigen Cervicalschleimpfropfes eine eitrige Sekretion; die Portio ist gerötet und geschwollen, die Cervicalschleimhaut kann hervorquellen. Das Sekret enthält, namentlich bei Nulliparis, mikroskopisch oft nur Gonokokken, bei Frauen, die schon geboren haben, manchmal bald auch andere Bakterien. Zu diesen Erscheinungen gesellen sich weiterhin Erosionen und selbst Ulcerationen. Die akuten Symptome gehen auch hier oft relativ schnell zurück, nicht aber die Ulcerationen. Es stellt sich ein chronischer Katarrh ein, ein schleimig-eitriges, manchmal sogar glasig-schleimiges Sekret, in dem man aber mikroskopisch neben Eiterkörperchen, oft allerdings erst nach langem und wiederholtem Suchen, Gonokokken findet (Einstellung der eitrigen Stellen bei schwacher Vergrößerung!).

Der *Verlauf* der uterinen Gonorrhöe ist außerordentlich wechselvoll. Daß auch sie in einzelnen Fällen im Laufe von Wochen und Monaten, evtl. Jahren, zur Ausheilung kommen kann, ist nicht zweifelhaft. Mit oder ohne Behandlung kann sie in einen postgonorrhoischen Katarrh übergehen, der, außer dem Fluor, meist keine weiteren Erscheinungen macht. Sehr oft besteht sie aber in dem eben beschriebenen chronischen Zustand lange Zeit. Sie kann bei Gelegenheit der Menstruation, des sexuellen Verkehrs, der Entbindung, bei besonderen Anstrengungen exazerbieren und spontan wieder zurückgehen.

Besonders wichtig ist die Frage, *wieweit die uterine Gonorrhöe auf den Cervicalkanal beschränkt bleiben kann, oder ob sie sich prinzipiell und immer auf das Endometrium corporis ausbreitet.* Die Meinungen darüber sind geteilt.

Daß oft, namentlich bei Frauen, die geboren haben, die Ausbreitung über die ganze Uterusschleimhaut sehr schnell erfolgt, ist nicht zweifelhaft. Darauf können Symptome wie Fieber, Schweregefühl und selbst wehenartige Schmerzen im Leib, Verdickung und besondere Druckempfindlichkeit des Uteruskörpers, blutiges Sekret, stärkere Menstrualblutungen hinweisen, wohl auch besonders reichlicher Ausfluß. Aber selbst wenn alle diese Erscheinungen fehlen, kann der Uteruskörper ergriffen sein. Wenn eine Adnexgonorrhöe auftritt, *muß* dies der Fall sein. Doch kann auch die Corpusgonorrhöe ausheilen, während die Tuben krank sind. Auf der anderen Seite sprechen manche Untersuchungen und therapeutische Erfahrungen dafür, daß manchmal, wenigstens eine gewisse Zeit hindurch, die Gonorrhöe rein cervical lokalisiert sein kann. Nach der Entbindung ascendiert die Infektion wohl immer in den Uteruskörper (s. u.).

Die größte Bedeutung kommt der uterinen Gonorrhöe, abgesehen von der chronischen Infektiosität, darum zu, weil sie die Ursache der **Adnexgonorrhöe** ist. Diese kann sich sehr früh, sie kann sich aber auch nach langem Bestand der Gonorrhöe mit oder ohne nachweisbare Gelegenheitsursache (Traumen, brüske Bewegungen, Kohabitation) entwickeln. Sehr oft ist es erst die Adnexgonorrhöe, welche die Frauen zum Arzt führt. Manchmal entsteht sie schleichend, manchmal akut unter hohem Fieber. In erster Linie werden die *Tuben* befallen, welche sehr schmerzhaft werden, zuerst durch die Entzündung anschwellen und dann durch Verklebung ihrer Wandungen, bzw. Verschluß der abdominalen Öffnung sich in Eitersäcke (*Pyosalpinx*) umwandeln. Diese können — nach spontanem Untergang der Gonokokken — auch in Hydrosalpingen übergehen, oder es entsteht durch die Beteiligung des Peritoneums und die Einbeziehung der *Ovarien* ein oft sehr umfangreicher „*Adnextumor*" mit eingesprengten Abscessen und eingedickten Eitermassen. Die Ovarien können an dem Prozeß nur mehr passiv beteiligt sein, oder die Gonokokken dringen in die GRAAFschen Follikel oder in die Corpora lutea ein, und es entstehen in ihnen Pseudo- oder im weiteren Verlauf auch eigentliche Abscesse.

Die *Peritonitis* bleibt meist lokal, führt aber zu starken Verwachsungen. Die Peckenorgane bilden eine große zusammenhängende Masse mit kleineren und größeren Eiteransammlungen (auch im *Douglas*), die nach verschiedenen Richtungen durchbrechen können, und mit fixiertem Uterus.

Der *Verlauf* der meist doppelseitigen Erkrankung ist sehr wechselnd. Die anfangs oft sehr intensiven Schmerzen und das Fieber können in recht verschiedener Zeit abklingen, aber auch mit und ohne Gelegenheitsursache (Menstruation, starke Anstrengung, Kohabitation usw.) mehr oder weniger oft rezidivieren. Obstipation und schwerer Allgemeinzustand sind im Beginn, hochgradige Schwäche, alle möglichen nervösen und dysmenorrhoischen Störungen, Meno- und Metrorrhagien sind im weiteren Verlauf häufig. Es kann zwar auch — bei sehr ruhigem Verhalten — der Prozeß in relativ kurzer Zeit abklingen, und selbst Restitutio ad integrum (manchmal auf einer Seite) ist dann nicht ausgeschlossen. Sehr oft aber führt die Erkrankung zu langdauernder ernstester Schädigung der Gesundheit und der Arbeitsfähigkeit und zu definitiver Sterilität. Die gonorrhoische Infektion kann zugleich mit der Konzeption stattfinden; dann kann das Kind ausgetragen werden. Erfolgt später im Wochenbette unter oft starkem Fieber (Spätfieber etwa nach 6—8 Tagen) die Ascension, so kann die Konzeptionsfähigkeit definitiv zerstört werden, es resultiert eine „Einkinder-Sterilität". Auch zur Extrauteringravidität und zu Aborten kann die Adnexgonorrhöe Anlaß geben.

Von wesentlich geringerer Bedeutung und viel seltener sind die **Vulvitis** und die **Vaginitis.** Die erstere ist jedenfalls meist eine „paragonorrhoische" Erkrankung; d. h. nicht die Gonokokken dringen in die Vulvarbekleidung ein, sondern diese wird durch die abfließenden Sekrete gereizt. Sie entspricht also der Balanoposthitis des Mannes. Wieweit das Praeputium clitoridis wirklich öfter spezifisch gonorrhoisch erkrankt, muß nach Untersuchungen an der Breslauer Klinik (unter vielen Fällen ein einziger positiver Befund) noch dahingestellt bleiben. Die Vulvitis beginnt mit kitzelndem wollüstigem Gefühl, welches sich indes bald in Schmerzen verwandelt, die beim Berühren, beim Gehen und beim Urinieren infolge der Benetzung der entzündeten Teile mit Urin sehr heftig werden. Dabei ist eine lebhafte Rötung und Schwellung der ganzen Vulva, ganz besonders der kleinen Labien und der sich von diesen nach oben erstreckenden Hautfalten eingetreten, während gleichzeitig von den erkrankten Partien eine mehr oder weniger reichliche, eitrige, durch Beimengung zersetzter Fettsäuren höchst übelriechende Flüssigkeit abgesondert wird. Dieser Eiter, der große und kleine Labien bedeckt und in der Wäsche steife, gelbgrünliche Flecken hinterläßt, führt gewöhnlich zu Erosionen der Oberhaut zunächst an den Geschlechtsteilen, dann aber, zumal bei unsauberen Personen, auch an den angrenzenden Hautpartien, der Innenfläche der Oberschenkel und der Analfurche. Die Erosionen steigern natürlich die Schmerzen; leichte Fieberbewegungen und manchmal Schwellungen der Inguinaldrüsen können eintreten. Der *Verlauf* ist stets ein günstiger. Bei nur einigermaßen zweckmäßigem Verhalten tritt in sehr kurzer Zeit völlige Heilung ein.

Die *Vagina* galt früher als der Hauptsitz der weiblichen Gonorrhöe. Jetzt wissen wir, daß sie bei der erwachsenen Frau nur selten wirklich gonorrhoisch erkrankt, und zwar besonders dann, wenn die Infektion zugleich mit oder nicht lange nach der Defloration erfolgt. Auch bei Frauen mit exstirpiertem Uterus, in höherem Alter und bei Graviden sind wirklich gonorrhoische Vaginitiden beobachtet. Sonst aber, speziell bei Frauen, welche schon längere Zeit im Geschlechtsleben stehen, ist die Vaginitis (Kolpitis) wie die Vulvitis nur eine paragonorrhoische, durch das Sekret des Uterus bedingte banale Entzündung. Sie beginnt mit denselben subjektiven Symptomen wie die Vulvitis, mit der sie oft genug kombiniert ist, und mit reichlichem eitrigen Ausfluß. Die Schleimhaut erscheint in diesem Stadium hochrot und manchmal durch das deutliche Hervortreten der geschwollenen Follikel (oder Papillen?) wie granuliert (*Colpitis granularis* meist bei Graviden). Dabei besteht eine ganz außerordentliche Empfindlichkeit, so daß die Einführung des Fingers, noch mehr des Speculums mit großen Schmerzen verbunden ist. Meist bildet sich auch die akute Vaginitis schnell zurück. Sie kann aber bei fortbestehender uteriner Gonorrhöe in ein mehr chronisches Stadium ohne alle Beschwerden übergehen, mit eitriger oder schleimig-eitriger Sekretion und mit gelegentlichen Exazerbationen bei der Menstruation. Gonokokken sind auf der Wand nach sorgfältiger Reinigung meist nicht zu finden.

Der **Verlauf der Gonorrhöe der Frau** im ganzen ist ein außerordentlich mannigfaltiger: Beginn mit akutesten Erscheinungen von Vulvitis, Urethritis, schnelle Ascension und ein langes Krankenlager; oder unbemerkter Anfang, plötzlich evtl. nach Monaten oder Jahren die Adnexerkrankung; oder Infektion am Anfang der Ehe nicht bemerkt, weil mit Deflorationsbeschwerden verwechselt, ungestörte Gravidität, Spätfieber im Wochenbett, Ascension und Einkinder-sterilität — aber auch manchmal nach stürmischem Beginn Ausheilung in wenigen Wochen. Dazwischen alle Übergänge und die durch die verschiedenen Lokalisationen bedingte Mannigfaltigkeit der Symptome. Von den auch nach der weiblichen Gonorrhöe zurückbleibenden *postgonorrhoischen Zuständen* sind die meisten schon erwähnt: Urethritis (evtl. mit polypösen Schwellungen), selten Striktursymptome, BARTHOLINIsche Cysten, Endometritis, Cervicalerosionen und -ulcerationen, Tubensäcke, chronische Oophoritiden, Adhäsionen, Menstruationsstörungen und ein ganzes Heer von neurasthenischen und hysterischen Beschwerden.

Diagnose. Noch mehr als bei der Gonorrhöe des Mannes ist die Diagnose bei der der Frau auf die mikroskopische Untersuchung angewiesen. Die Färbung nach GRAM ist hier wegen der Häufigkeit anderer Diplokokkenformen noch wichtiger als beim Mann. Immer muß möglichst an allen Lokalisationsstellen auf Gonokokken gefahndet werden; dabei ist auch die Rectalgonorrhöe (s. S. 73) nicht zu vergessen. Die *Vulvitis* bietet nichts Charakteristisches, nur muß man sehr sorgfältig untersuchen, damit nicht etwa *Schankergeschwüre* oder *nässende Papeln* übersehen werden, und eine einfache Vulvitis da angenommen wird, wo es sich lediglich um einen Begleitzustand weit wichtigerer Affektionen handelt. Auch eine Verwechslung mit *Herpes genitalis* ist möglich, da auch bei ihm eine ödematöse Schwellung der Labien eintreten kann; doch findet man im frischen Stadium die in Gruppen angeordneten Bläschen und später die natürlich entsprechend gruppierten, durch Bersten der Bläschen entstandenen Erosionen. Bei *Vaginitis* muß man Sekret nach sorgfältigster Ausspülung von der Wand entnehmen. Man wird auch an die in neuerer Zeit viel besprochene, aber ebenso viel bestrittene Trichomonaden-Vaginitis, an Pilz-Infektionen (Hefe bei Diabetes), evtl. auch an Diphtherie denken müssen.

Auf *Urethritis* untersucht man, indem man nach längerer Urinpause von der vorderen Vaginalwand aus Sekret exprimiert. Häufig ist das aber nicht möglich. (Die Prostituierten wissen gerade die Urethralgonorrhöe durch vorheriges Urinieren, Ausspritzen usw. zu verbergen.) Die sicherste Methode ist in allen Fällen: mit einer (nicht scharfen) Platinöse, einem Platinspatel oder einem abgestumpften Löffel in die Harnröhre einzugehen und Sekret von der Wand leicht abzuschaben. In frischen Fällen finden sich dann oft neben vielen Eiterkörperchen und spärlichen Epithelien nur Gonokokken, in älteren meist noch viele andere Bakterien (GRAMsche Färbung!). Die negativen Resultate beweisen natürlich auch hier nur dann etwas, wenn sie oft wiederholt erhoben worden sind (s. u. S. 68). Die BARTHOLINIschen Drüsen müssen in der oben beschriebenen Weise ausgedrückt, nach der *Urethritis externa* sowie nach Rectalgonorrhöe muß gesucht werden. Nach sorgfältiger Reinigung der Vulva wird dann Sekret aus dem *Cervicalkanal* in der gleichen Weise wie aus der Urethra oder auch mit einer Kornzange oder mit einem mit steriler Watte umwickelten Holzstäbchen entnommen. Schließlich muß natürlich sehr vorsichtig kombiniert untersucht werden, um eine evtl. *Adnexgonorrhöe* festzustellen. Bei der klinischen Differentialdiagnose kommen hier Appendicitis, Tuberkulose und andere nichtgonorrhoische (puerperale) Infektionen, Ovarialtumoren, Pyelitis usw. in Frage.

Durch die Inspektion allein kann man eine Gonorrhöe weder diagnostizieren noch ausschließen. Es gibt selbst bei Virgines „pseudogonorrhoische" Zustände, welche Vulvitis, Vaginitis und Urethritis bedingen. Der nicht gonorrhoische cervicale Fluor ist bekanntlich sehr häufig. Auf der anderen Seite kann der klinische Befund ganz unverdächtig erscheinen, und trotzdem findet man manchmal schon im ersten Präparat Gonokokken. Weder die „Macula gonorrhoica" noch die Condylomata acuminata sind für Gonorrhöe charakteristisch. Besonders muß auch betont werden, daß negative anamnestische Angaben (Fehlen von Anfangsbeschwerden) niemals die Diagnose einer Gonorrhöe ausschließen oder auch nur unwahrscheinlich machen.

Die *pseudogonorrhoischen Zustände,* die diagnostisch in Frage kommen, sind mannigfacher Art und vielfach ätiologisch noch nicht klargestellt. Infektionen mit banalen Bakterien, Würmer, Masturbation, Pruritus, Reizung durch Pessarien, durch Ausspülungen, Chlorose — also die allerverschiedensten Momente können zu gonorrhöeähnlichen Zuständen führen. Wahrscheinlich gibt es auch bei der Frau der „aseptischen" infektiösen Urethritis des Mannes analoge Prozesse.

Die größte Bedeutung hat die Unterscheidung der erwähnten post- und pseudogonorrhoischen Prozesse von der eigentlichen Gonorrhöe; hier müssen Provokationsmethoden zu Hilfe genommen werden (s. bei Therapie).

Die **Prognose** der Gonorrhöe der Frau ist immer mit großer Vorsicht zu beurteilen. Sie hängt unzweifelhaft in hohem Maß von dem Verhalten der Patientinnen und von der Behandlung speziell im Beginn der Erkrankung ab. Vielfach wird sie zu ungünstig beurteilt, indem fast jede Infektion für unheilbar bzw. für nur mit dauernder Schädigung heilbar gehalten wird. Es gibt aber, wie betont, unzweifelhaft Gonorrhöen, welche auch ohne Therapie wider unser Erwarten günstig verlaufen, andere, bei denen die konsequente langdauernde Behandlung gute Erfolge erzielt. Besonders bedenklich ist die oft sehr lange Zeit bestehende Infektiosität und die Adnexerkrankung mit ihren vielfach nicht reparablen Folgen (Sterilität oder Einkindersterilität, Adhäsionen, Extrauteringravidität, dauerndes Siechtum, Neurasthenie und Hysterie s. o.). Dazu kommen auch noch die Gefahren der allgemeinen Infektion. Es ist unzweifelhaft, daß die Gonorrhöe der Frau recht häufig zu sehr schweren Erkrankungen führt.

Die **Therapie** der Gonorrhöe der Frau ist ein besonders schwieriges und undankbares Kapitel. RICORD hat von der Gonorrhöe gesagt: man weiß, wann sie anfängt, man weiß nicht, wann sie enden wird. Für die Gonorrhöe des Mannes sind wir jetzt doch wesentlich zuversichtlicher geworden. Bei der Gonorrhöe der Frau aber müssen wir sagen: man weiß oft weder, wann sie anfängt, noch wann sie endet, ja es ist auch sehr schwer festzustellen, daß sie geendet hat.

Prinzipiell hat die Behandlung natürlich den gleichen Grundsätzen zu folgen, wie sie oben (S. 33ff) auseinandergesetzt sind. Aber deren Durchführung ist noch mit viel größeren Schwierigkeiten und selbst Gefahren verknüpft als beim Mann. Daher gibt es viele Ärzte, welche die Frauengonorrhöe fast als ein Noli me tangere ansehen und sie ganz oder fast ganz symptomatisch behandeln. Für das erste akute Stadium, namentlich bei Vorhandensein von *Vulvitis* und *Vaginitis* ist das auch gewiß das richtigste. Solche Patientinnen gehören ins Bett; warme Sitzbäder, milde Diät, Sorge für leichten Stuhlgang, sorgfältige und vorsichtige Reinigung der Vulva mit Liquor Aluminii acetic. u. ä., Einpudern mit Talcum, Bolus alba, Dermatol usw., Einlegen von Gazestreifen, auch mehrmals täglich zu wiederholende, aber nicht kontinuierliche Umschläge mit essigsaurer Tonerde, Einpinselungen mit Argentum nitricum ($\frac{1}{2}$—1%) sind zu empfehlen. Dazu kommen gegen die Vaginitis gründliche Ausspülungen mit hypermangansaurem Kali (1:4000), Holzessig (1 Eßlöffel auf einen Liter), Argentum nitricum (1:4000 bis 1000), Einlegen von Tampons mit Ichthyolglycerin, Protargolsalbe, Einpudern mit Bolus alba u. ä. Ist aber das akuteste Stadium vorüber, so kann man mit der lokalen Therapie beginnen, in allererster Linie an der *Harnröhre:* Einspritzungen mit sehr viel stärkeren Lösungen als für die Urethra ant. des Mannes (s. S. 30), mit Argentum nitricum $\frac{1}{4}$—1%, Protargol 1—5% usw., mit der auch beim Mann gebrauchten Spritze, am besten 2—3 mal täglich vorzunehmen. Die Flüssigkeit fließt, wie bei der Urethra posterior des

Mannes, unmittelbar in die Blase; es soll darnach möglichst lange nicht uriniert werden, damit eine genügende Nachwirkung stattfindet. Manche Frauen lernen solche Injektionen auch selbst machen. Ansätze mit Rücklauf haben keinen besonderen Wert. Statt der Einspritzungen oder damit kombiniert kann man auch, ebenfalls mehrmals täglich, Stäbchen einführen, speziell solche mit Protargol (5—10—20 $^0/_0$; meist benutzt man fabrikmäßig — ohne Fettzusatz — hergestellte). Ebenso werden Spülungen mit olivenförmigem Ansatz oder Auswischungen (mit Argentum nitricum bis 2 $^0/_0$) empfohlen. Sind die Gonokokken definitiv verschwunden, so kann man bei zurückbleibender postgonorrhoischer Urethritis wie bei dem gleichen Prozeß beim Mann vorgehen. Meist ist das aber nicht notwendig. Besonders schwierig ist die Behandlung derjenigen Gänge, welche in die Harnröhre selbst münden. Wenn es nicht gelingt, sie im Endoskop durch Elektrolyse u. ä. zu beseitigen, so bleibt nur eine lang dauernde unausgesetzte Behandlung der Harnröhre übrig. Die polypösen Wucherungen müssen elektrolytisch oder galvanokaustisch zerstört oder exzidiert werden.

Bei der akuten *Bartholinitis* gehören die Patientinnen ins Bett und machen feuchte oder heiße Umschläge. Kommt es zur Abscedierung, so inzidiert man und injiziert täglich Argentum nitricum 1—2 $^0/_0$ oder Protargol 5 $^0/_0$ in die Höhle oder pinselt diese aus. Bildet sich ein Pseudo-absceß, so kann man zunächst abwarten, ob dieser sich stabilisiert, ohne sich zu vergrößern. Dann führt er nicht selten zur Selbstheilung. Im anderen Fall inzidiert man wie bei den eigentlichen Abscessen und injiziert 1—2 $^0/_0$ Argentum nitricum täglich. Bei subakutem und chronischem Katarrh versucht man am besten durch eine feine gebogene und mit kleinster Olive versehene Kanüle mit PRAVAZscher Spritze starke Argentum nitricum- oder Protargollösung

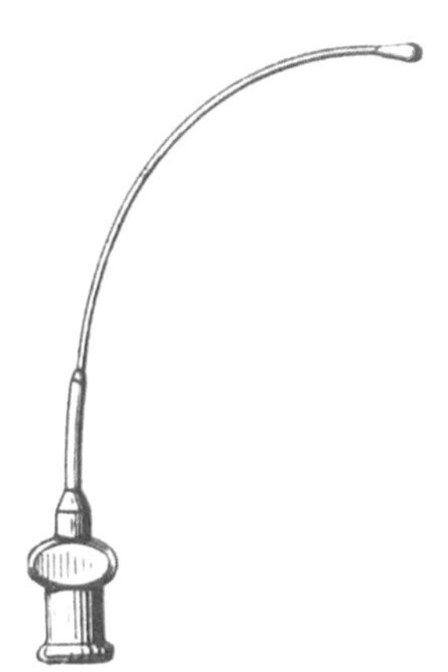

Abb. 15. Kanüle zur Behandlung der Bartholinitis.

einzuspritzen und das bei geringer Reaktion täglich zu wiederholen. Auch Ausätzungen mit an einen feinen Draht angeschmolzenem Argentum nitricum kann man versuchen.

Kann man in den Gang nicht eindringen, oder bleibt der Erfolg aus, so hat man Injektionen mit Argentum nitricum, Protargol, Alkohol in die Drüse und die Umgebung der Ausführungsgänge gemacht, um eine diffuse Entzündung zu erzeugen, unter deren Einwirkung die Bartholinitis gelegentlich ausheilt. Sicherer ist dann aber die Exstirpation der Drüse mit dem Ausführungsgange (starke Blutung, sorgfältige Blutstillung und Naht).

Die *Urethritis externa* wird wie beim Mann (s. S. 47) mit Elektrolyse oder Injektion behandelt; einzelne kleine und oberflächliche Herde zerstört man am besten mit dem Galvanokauter.

Die eigentliche gonorrhoische *Vaginitis* kann nach sorgfältiger Ausspülung mit starken Lösungen der Silberpräparate gepinselt werden. Darauf pudert man mit Bolus alba oder ähnlichem ein und tamponiert, oder man kann auch Tampons mit Ichthyol-Glycerin, mit Protargolsalbe u. ä. einlegen.

Das schwierigste Kapitel ist die *Behandlung der uterinen Gonorrhöe*. Gerade diese wollen manche Autoren nicht lokal angreifen, weil sie die Provokation einer Ascension fürchten. Sie begnügen sich mit heißen Scheidenspülungen unter geringem Druck und Ichthyoltamponade, oder es wird nach gründlicher

Reinigung ein Tampon mit Protargolsalbe vor die Portio gelegt, dann noch ein zweiter Tampon eingebracht; die Patientinnen werden angewiesen, nach etwa 12—24 Stunden beide Tampons, deren Fäden nach außen geleitet sind, zu entfernen und gründlich aber vorsichtig auszuspülen (Flüssigkeiten wie oben bei Vaginitis).

Mit dieser Therapie kann man sich gewiß während des akuten Stadiums begnügen. Ist dieses aber vorüber, so kann man mit der eigentlichen lokalen Behandlung der uterinen Gonorrhöe beginnen; diese kann sich bei Nulliparis auf den Cervicalkanal beschränken, so lange man allenfalls die Hoffnung haben kann, daß der Prozeß nicht über diesen hinausgegangen ist. Nach sorgfältiger Reinigung der Vagina und der Portio, Einbringung von mit Argentum nitricum (10 $^0/_0$), Jodtinktur, Jothion, Formalin (40$^0/_0$) usw. getränkten SÄNGERschen oder MENGEschen Wattestäbchen oder PLAYFAIRscher Sonde oder einfachen Holzstäbchen, all das für einige Minuten. Die Prozedur ist mit größter Vorsicht vorzunehmen und wenn möglich täglich zu wiederholen, unmittelbar vor, während und nach der Menstruation aber zu unterlassen. Darnach Tamponade wie oben. Auch Protargol- und ähnliche Stäbchen werden in den Cervicalkanal eingelegt und davor wird fest tamponiert.

Kommt man in 4—6 Wochen nicht zum Ziel, d. h. kehren die Gonokokken nach Aussetzen der Therapie wieder, oder bleiben sie selbst während der Behandlung nachweisbar, so geht man zur Behandlung des Endometrium corporis über, evtl. nach vorheriger sehr allmählicher Erweiterung des Os internum. Dazu kann man ebenfalls Auswischung oder auch Einspritzung einiger Tropfen der erwähnten Lösungen mit der BRAUNschen Spritze oder durch einen GUYON-schen Katheter vornehmen oder auch sehr milde durch einen Uteruskatheter spülen. Bei akuter Adnexgonorrhöe wird man von diesen Eingriffen natür-lich absehen und selbst bei chronischer, um Exazerbationen zu vermeiden, ganz besonders vorsichtig sein. Viele andere Methoden zur örtlichen Behand-lung sind noch empfohlen worden (z. B. Saug-, Diathermie- und Lichtbehandlung), aber sie sind teils noch nicht genügend erprobt, teils für die allgemeine Praxis zu umständlich.

Bei der Behandlung der *Adnexgonorrhöe* werden in der Gynäkologie jetzt am meisten empfohlen: vollständige Ruhe, heiße Spülungen, heiße Umschläge, Diathermie, Lichtbogen, Ichthyol - Pinselungen und -Tamponade im akuten Stadium, Wärmebehandlung, Moorbäder u. ä., „Belastungsbehandlung" bei den chronischen Veränderungen , in letzter Linie operative Eingriffe. Die Behandlung des postgonorrhoischen Fluors hat sich nach den für die Endo-metritis überhaupt gültigen Regeln zu richten.

Von großer Wichtigkeit ist das allgemeine Verhalten der Frauen: Sorge für regelmäßigen Stuhlgang, viel Ruhe (vor allem während der Menstruation), Vermeidung aller anstrengenden Bewegungen, des geschlechtlichen Verkehrs usw.

Gerade auch bei der Gonorrhöe der Frau — nicht bloß, aber besonders bei der der Adnexe — hat man von der Vaccine-, Silber-, Milch-, Terpentin-usw. - Therapie viel Gebrauch gemacht, teils allein, teils zur Unterstützung der lokalen Eingriffe. Die Erfolge auch davon lassen viel zu wünschen übrig. Die Hauptsache ist bei der Behandlung äußerste Konsequenz, und gerade das ist sehr oft sehr schwer durchzusetzen.

Noch mehr als bei der Gonorrhöe des Mannes ist bei der Frau die *Kontrolle der Heilung* aufs genaueste durchzuführen — je länger die Gonorrhöe bestanden hatte, um so länger. Man wird zunächst die natürliche Provokation durch die Menstruation benutzen und unmittelbar nach dieser Präparate von allen Lokali-sationsstellen machen. Nach der ersten Menstruation darf aber auch bei nega-tivem Befund nicht mit der Behandlung ausgesetzt werden. Sind die Gonokokkenbefunde längere Zeit, auch nach der 2. oder 3. Menstruation, negativ geblieben, dann kann man mit der Behandlung aufhören, muß aber noch mindestens nach 2 Menstruationen wiederholt untersuchen und kann durch Gonokokkenvaccine, durch Auspinselungen der Harnröhre mit Formalin (10%), Lugolscher Lösung, durch Pinselungen des Cervicalkanals mit Lugolscher Lösung u. ä. provozieren und darnach gründlichst mikroskopisch, am besten auch kulturell kontrollieren, ehe man sich zu der Geheilterklärung entschließt. Es ist das um so wichtiger, da es bei der Frau noch viel schwerer als beim Manne gelingt, die letzten Spuren der postgonorrhoischen Entzündung in der Urethra und im Uterus zu tilgen.

Endlich ist natürlich auch bei der Frau den neurasthenischen Erscheinungen, welche nach der Infektion noch lange zurückbleiben können, ganz besondere Aufmerksamkeit zu widmen.

Neuntes Kapitel.

Die urogenitale Gonorrhöe (Vulvo-Vaginitis, Urethro-Vaginitis) der kleinen Mädchen.

Während, wie erwähnt (s. S. 15), die Gonorrhöe der Knaben in ihrer Entstehungs-, aber auch in ihrer Verlaufsweise mit der des erwachsenen Mannes im wesentlichen übereinstimmt, bedarf die genitale Gonorrhöe der Mädchen vor der Pubertät wegen ihrer Eigentümlichkeiten einer besonderen Schilderung.

Sie entsteht in relativ seltenen Fällen durch Stuprum, etwas häufiger durch Stuprumversuch (ohne Immissio), evtl. auch auf Grund des noch hier und da herrschenden Aberglaubens, daß ein Tripper durch den Coitus mit einem ganz unschuldigen, reinen Mädchen geheilt werden könne (!). Sie kann auch (und gerade seit dem Krieg wurde das öfter gesehen) durch Kohabitation mit gonorrhöekranken halbwüchsigen Knaben zustande kommen. In einzelnen Fällen erfolgt die Infektion bei der Geburt durch Genitalsekret der gonorrhöekranken Mutter. *Am häufigsten aber ist sie unzweifelhaft die Folge einer mittelbaren Übertragung,* während diese bei den Erwachsenen beiderlei Geschlechts bekanntlich eine sehr geringe Rolle spielt. Wir müssen annehmen, daß die Urethro - Genitalschleimhaut kleiner Mädchen besonders empfindlich gegen Gonokokken ist, so daß die Einimpfung evtl. auch sehr weniger oder nicht mehr sehr lebensfähiger Gonokokken genügt. So kommt die Genitalgonorrhöe zustande: durch Schlafen im gleichen Bett mit gonorrhöekranken Erwachsenen (Eltern, älteren Schwestern, Dienstmädchen usw.) oder durch gemeinsamen Gebrauch von Schwämmen, Thermometern, Handtüchern, Nachttöpfen usw. (Endemien in Kinderspitälern, Epidemien, die von Badeanstalten ausgehen). Vielleicht spielen hier wirklich auch Badewasser- und Klosettinfektionen eine Rolle. Oft gelingt es, die Infektionsquelle aufzudecken; manchmal bleiben unsere dahin gerichteten Bemühungen erfolglos. Wegen der ungünstigeren hygienischen Verhältnisse kommt die in großen Städten sehr häufige urogenitale Gonorrhöe der kleinen Mädchen in den ärmeren Schichten der Bevölkerung öfter vor als in den wohlhabenden (Zunahme seit dem Krieg!).

Symptome und Verlauf. Die Krankheit beginnt in ganz akuter Weise mit starkem Brennen an den Genitalien, Schmerzen beim Urinieren, Schwellung und Rötung und mit übelriechendem eitrigem Ausfluß aus der Vulva und Vagina. Meist bildet sich zuerst eine Vulvitis aus, die ganz der bei den Erwachsenen geschilderten entspricht. Die Entzündung breitet sich gern auf die Innenseiten der Oberschenkel, nach dem Anus, auf den Mons Veneris aus. Dabei fühlen sich die Kinder oft auch im allgemeinen nicht wohl, fiebern leicht, können auch manchmal kaum gehen. Dieses akute Stadium dauert meist nur wenige Tage bis etwa 2 Wochen. Etwas ältere Mädchen klagen gelegentlich aus Schamgefühl nicht, so daß die Erkrankung von den Müttern übersehen werden kann. Die Beschwerden lassen nach, die Entzündung besonders der Vulva geht zurück, und es bleibt dann wesentlich die Vaginitis und die wohl ausnahmslos zugleich vorhandene Urethritis bestehen. Die Affektion sollte daher besser Urethro-(Vulvo-)Vaginitis, am besten „*urogenitale Gonorrhöe der kleinen Mädchen*" heißen. Die Krankheit macht schließlich gar keine Beschwerden mehr oder nur geringes Jucken, dagegen weisen die steifen Flecke in der Wäsche oft noch darauf hin. In diesem Stadium kann die Infektion viele Wochen und Monate, evtl. auch Jahre bestehen, bzw. nach scheinbarer Heilung auch nach längerer Pause rezidivieren. *Komplikationen* sind verhältnismäßig selten — abgesehen von der in neuester Zeit sehr häufig festgestellten Mastdarmgonorrhöe. Bartholinitis, „Urethritis externa" und Cystitis kommen wohl nur in einzelnen Fällen zur Entwicklung. Über die Häufigkeit der Beteiligung des Cervicalkanals (Ursache von Rezidiven?) sind die Ansichten geteilt; jedenfalls sind Erscheinungen, die auf die Adnexe hinweisen, sehr selten. In einzelnen Fällen sind allerdings auch allgemeine und selbst tödliche Peritonitiden beobachtet worden. Allgemeininfektionen (speziell Arthritis) kommen vor. Auffallend ist, wie selten diese Kinder an einer Ophthalmoblennorrhöe erkranken.

Im Laufe der Zeit erlischt augenscheinlich auch bei den kleinen Mädchen, selbst ohne Behandlung, der Infektionsprozeß. Über die Häufigkeit späterer Folgeerscheinungen (Menstruationstörungen, Sterilität usw.) sind die Akten noch nicht geschlossen. Postgonorrhoische Entzündungen sind nicht selten.

Die **Diagnose** muß sich von vornherein auf den Nachweis der Gonokokken stützen, welcher in frischen Fällen meist leicht zu erbringen ist. In späterer Zeit muß (aus der Tiefe der Scheide entnommen) Vaginal-, ferner Urethral- und Rectalsekret (auch durch Spülung zu entnehmen) untersucht werden (stets Gramfärbung!). Dabei kann der Nachweis durch die Spärlichkeit der Gonokokken und die Beimischung anderer Bakterien erschwert sein. Differentialdiagnostisch kommen außer ekzematösen Reizungen (durch Masturbation, durch Würmer) und einem desquamativen Prozeß bei Neugeborenen noch andere bakterielle Infektionen (Staphylo- und Strepto- und grampositive Diplo-Kokken, Coli usw.) in Frage. Die genitale Gonorrhöe der Mädchen hat auch forensisch eine große Bedeutung (Aufheben der Präparate! Untersuchung des Hymen!). Auf der einen Seite kann sie den Verdacht eines Verbrechens stützen, auf der anderen Seite wird gelegentlich auch der Fehler gemacht, daß man sie mit Bestimmtheit auf ein solches zurückführen will, weil man nicht berücksichtigt, wie oft sie durch zufällige Ansteckung erworben wird.

Die **Prognose** ist im allgemeinen günstig, abgesehen von der langen Dauer des Prozesses.

Die **Therapie** ist außerordentlich schwierig und gibt nur in langer Zeit — und auch dann noch sehr unsichere — Resultate. Der evtl. Autoinfektionen wegen ist Schlafen in geschlossenen Beinkleidern zu empfehlen. Im Anfang wird man sich auf die Behandlung, die bei der Vulvitis der Erwachsenen angegeben ist, beschränken. Nach Ablauf der akutesten Entzündungserscheinungen macht man, am besten mit der gewöhnlichen Tripperspritze, mehrmals täglich Injektionen in die Vagina mit Argentum nitr. $\frac{1}{4}$—1%, Protargol 2—4% usw. und läßt die Flüssigkeit 5—10 Minuten in der Vagina. Dann kann man mit Protargolsalbe bestrichene Streifen einlegen oder Protargolstäbchen u. ä. einführen. Vor der Einspritzung kann man mit schwachen Lösungen ausspülen. In die Harnröhre kann bei etwas größeren Kindern mit einer Pravazspritze ohne oder mit abgestumpfter Kanüle mit den gleichen Lösungen wie in die Vagina injiziert und es können ebenfalls Stäbchen eingelegt werden. (Über die Behandlung der Mastdarmgonorrhöe s. S. 74.) Man hat auch Vaccinetherapie und die überheißen Bäder sehr empfohlen. Die erstere kann neben der lokalen verwendet werden, die letztere ist nicht nur unsicher, sondern auch zu angreifend. Die lokale Behandlung muß, auch wenn die Gonokokkenbefunde dauernd negativ sind, möglichst monatelang fortgesetzt und nach dem Aussetzen muß sehr häufig und lange kontrolliert werden (Provokation!). Im frischen Stadium ist stationäre Behandlung (geübtes Personal!) am besten. Später können dann verständige Mütter die schon gewöhnten Kinder selbst behandeln lernen.

Zur **Prophylaxe** ist die Untersuchung von Mädchen bei der Aufnahme in Hospitäler, Ferienheime usw. notwendig. Solange noch Gonokokken nachweisbar sind, sollen die Kinder die Schule usw. nicht besuchen.

Zehntes Kapitel.

Die ektogenen extragenitalen Gonorrhöen.

Die wichtigste der hierher gehörigen Erkrankungen ist:

Die gonorrhoische Conjunctivitis (Blennorrhöe).

Die durch Übertragung von Trippereiter hervorgerufene *Blennorrhöe der Conjunctiva* gehört zu den schwersten der durch die Gonokokken bedingten Erkrankungen.

Symptome und Verlauf der Conjunctivitis gonorrhoica bei Erwachsenen. Nach einer kurzen, 1—4 Tage betragenden, Inkubationszeit tritt, meist wenigstens zuerst nur an einem Auge, Injektion der Conjunctiva, Vermehrung der Tränenabsonderung und Juckgefühl auf; in rapider Weise steigern sich die Entzündungserscheinungen zum Höhestadium, welches oft am zweiten oder dritten Tage schon erreicht wird. Die Augenlider sind druckempfindlich, gerötet, geschwollen und gespannt — meist so stark, daß der Kranke absolut nicht imstande ist, das Auge zu öffnen; das obere Lid hängt weit über das untere herab, auch die umgebenden Hautpartien nehmen noch an der Schwellung teil. Wird die Augenspalte gewaltsam geöffnet, so quillt massenhaft seröses oder serös-hämorrhagisches, einzelne Flocken enthaltendes Sekret hervor. Die Conjunctiva palpebrarum ist tiefrot, die Oberfläche glatt, glänzend, manchmal mit Fibrinmassen bedeckt; die Übergangsfalte bildet infolge der Schwellung einen starken Wulst, die Conjunctiva bulbi ist ebenfalls stark infiltriert, chemotisch und umgibt die Cornea wie ein kreisförmiger Wall, der ihre äußeren Teile mehr oder weniger überragt. Bei besonders hochgradiger Entzündung treten auch Blutungen in der Conjunctiva bulbi auf. *Subjektiv* bestehen neben starker Lichtscheu außerordentlich heftige, in die Stirn ausstrahlende Schmerzen, und diese, sowie die Schlaflosigkeit, das in hochgradigen Fällen vorhandene Fieber und meist das Bewußtsein der Gefahr rufen einen Zustand schwersten Krankheitsgefühls und größter Niedergeschlagenheit hervor.

Nach 2—3 Tagen wird das Sekret rein eitrig, fließt aus der Augenspalte über die Wangen herunter, trocknet hier zu Borken ein und ruft Excoriationen der Haut hervor.

Von der allergrößten Bedeutung sind aber die Gefahren, die dem Auge durch *Beteiligung der Hornhaut* drohen. Diese Komplikation tritt oft schon bald nach Beginn der Eiterung, manchmal viel später auf und ist um so gefährlicher, je früher sie zur Entwicklung kommt. Maceration und Druck spielen dabei eine

Rolle. Die Hornhaut wird eitrig infiltriert, ulceriert, perforiert, Prolaps der Iris, der Linse, selbst des Glaskörpers tritt ein; dichte Leukome, vordere Synechien, Staphylome, Phthisis bulbi sind die Folgeerscheinungen, welche noch immer zu häufig Blindheit bedingen.

Sehen wir von diesen schweren Komplikationen ab, so kann bei richtiger Behandlung in den günstig verlaufenden Fällen unter allmählicher Abnahme der Schwellung und Sekretion in einigen Wochen vollständige Heilung erzielt werden, oder es resultiert (anscheinend nicht oft) eine chronische Entzündung der Conjunctiva, eine postgonorrhoische Conjunctivitis; öfters entwickelt sich ein granulöser trachomähnlicher Zustand der Schleimhaut, manchmal bleiben selbst größere papillomatöse Wucherungen zurück.

Auch von vornherein milder verlaufende Fälle kommen vor.

Die **Conjunctivitis gonorrhoica des Neugeborenen** ist im allgemeinen weniger intensiv, dagegen viel häufiger doppelseitig; die Hornhautprozesse sind aber leichter als bei den Erwachsenen.

Beide Formen können gelegentlich zu allgemeinen Komplikationen führen.

Ätiologie. Bei den Neugeborenen kommt die Infektion entweder unmittelbar bei der Geburt (sehr selten schon vorher!) mit den Gonokokken aus den Genitalsekreten der Mutter oder (Spätinfektionen im Wochenbett) durch mit den Lochien verunreinigte Utensilien, Finger, Badewasser usw. zustande. Bei älteren Kindern und bei Erwachsenen handelt es sich meist um Autoinfektionen, ebenfalls durch Finger, Wäschestücke usw. Es können sich aber natürlich auch Ärzte, Hebammen, Krankenwärter durch die bei Gelegenheit der Untersuchung Tripperkranker beschmutzten Finger infizieren. In anderen Fällen stammt das infizierende Material nicht von der erkrankten Genitalschleimhaut, sondern von einer gonorrhoischen Conjunctivitis, und hierbei sind einerseits auch wieder Ärzte und Pflegepersonal, andererseits Kranke, die mit Blennorrhöekranken zusammenliegen, in erster Linie gefährdet, ebenso auch Eltern und Geschwister von Kindern, welche an Blennorrhoea neonatorum leiden. Möglicherweise kann die Übertragung in solchen Fällen gelegentlich durch Fliegen vermittelt werden, jedenfalls konnten von Fliegen, die mit Trippereiter bestrichen waren, noch nach 13 Stunden Kulturen gewonnen werden. Ganz besonders ist aber die Gefahr hervorzuheben, daß von dem einen bei Erwachsenen zunächst erkrankten Auge das zweite gesunde infiziert, und damit der Ernst der Situation in sehr bedenklicher Weise erhöht wird.

Die Haftung der Gonokokken an der Conjunctiva oder auch nur ihr Import in dieselbe scheint bei den Neugeborenen viel leichter zu erfolgen als bei allen älteren Individuen; es muß dahingestellt bleiben, ob das an einer besonderen Widerstandslosigkeit des Epithels bei den Neugeborenen liegt oder daran, daß die Abwehr der Lider gegen Berührung bei diesen besonders schwach, die Infektion bei der Geburt besonders intensiv ist. Die Conjunctivalgonorrhöe der Erwachsenen ist jedenfalls auffallend selten.

Diagnose. Einmal ist die sog. arthritische oder metastatische Conjunctivitis (s. S. 84) streng von der durch Inokulation von außen entstehenden zu unterscheiden (viel geringere Eiterung, fast immer Fehlen der Gonokokken). Aber auch durch externe Infektion mit anderen Erregern können bei Erwachsenen und besonders bei Neugeborenen der Blennorrhöe ähnliche Prozesse entstehen (Pneumo-, Staphylokokken, Coli-, KOCH-WEEKS-Bacillen), die durch ihren Verlauf — sie sind meist nur im Beginn eitrig — und durch den sofort zu erhebenden bakteriologischen Befund verschieden sind. Hierzu kommt noch die Diphtherie, im weiteren Verlauf das Trachom und endlich bei den Neugeborenen die Reizung durch das CREDÉsche Verfahren.

Die **Prognose** ist stets zweifelhaft, abhängig in erster Linie von rechtzeitiger und sachgemäßer Behandlung, dann von der Widerstandsfähigkeit des Individuums. Namentlich bei schwächlichen Kindern ist die Gefahr sehr groß. Die Erwachsenenblennorrhöe galt früher als besonders schwer. Am meisten sind natürlich die Hornhautkomplikationen zu fürchten.

Therapie. Wenn die Verhältnisse nicht ganz besonders günstig liegen, gehören die Blennorrhöekranken in eine Klinik. Ist das eine Auge noch gesund, so muß man es bei älteren Kindern und Erwachsenen sofort, am besten durch einen Uhrglasverband vor der Infektion schützen. Bei Neugeborenen kann man in einzelnen Fällen durch tägliches Einträufeln von milden gonokokkentötenden Mitteln (s. u.) diesen Schutz erreichen. Das kranke Auge darf nie verbunden werden.

Die Behandlung soll möglichst dem Augenarzt anvertraut werden. Sie besteht in Spülungen der Conjunctiva mit lauwarmen Lösungen von Borsäure ($2^0/_0$), Hydrargyrum oxycyanatum (1 : 3000) oder ähnlichem, die alle $\frac{1}{2}$—2 Stunden, in den ersten Tagen auch während der Nacht, vorgenommen werden, in Einfetten der Lidränder (besonders beliebt ist Noviformsalbe), dann in Einträufelungen mit Protargol ($10^0/_0$) oder Syrgol (2—$5^0/_0$) oder Albargin ($1^0/_0$) mehrmals täglich, die auch in dem ersten serösen Stadium vorgenommen werden können und manchmal coupierend wirken, weiterhin evtl. in Bepinselung mit 1—$2^0/_0$ Argentum nitricum-Lösung, die aber im Anfang kontraindiziert ist, immer sehr vorsichtig vorgenommen werden und sofort von einer Spülung mit physiologischer Kochsalzlösung gefolgt sein muß. In neuester Zeit wird über sehr günstige Erfahrungen mit „protoplasmaaktivierenden" Einspritzungen (sterilisierte Milch, Aolan usw.) berichtet. Die Behandlung der Hornhautkomplikationen ist ausschließlich Sache des Augenarztes.

Die **Prophylaxe** besteht beim Erwachsenen in der äußersten Sauberkeit bei der Behandlung der genitalen Gonorrhöe.

Die Blennorrhöe der Neugeborenen führt noch immer in einer großen Anzahl von Fällen zur Erblindung. Die Infektion wird vermieden durch das für die Hebammen obligatorische CREDÉsche Verfahren: nach sorgfältiger Reinigung der Lider mit sterilem Verbandstoff oder Borlösung Einträufelung eines Tropfens eines Silberpräparates (statt des Argentum nitricum in 1—$2^0/_0$iger Lösung wird jetzt vielfach benutzt: $10^0/_0$ Protargol, $5^0/_0$ Sophol, $2^0/_0$ Syrgol usw.). Der auf die CREDÉsche Prophylaxe gelegentlich folgende „Silberkatarrh" hat keine Bedeutung.

Mastdarm- und Mundhöhlen-Gonorrhöe.

Die gonorrhoische Infektion des Rectums kommt bei *Männern* fast ausschließlich nach widernatürlichem Geschlechtsverkehr oder nach Durchbruch von Abscessen der Prostata und der Samenblasen vor (selbst durch Unsauberkeit bei der Prostatamassage!). Außerordentlich viel häufiger ist sie bei *Frauen*, wo sie, abgesehen ebenfalls von Perversitäten, durch Herabfließen des Sekrets von den Genitalien zum Anus und wohl besonders durch Einimpfung bei Gelegenheit der Reinigung nach der Defäkation entsteht. Auch nach Durchbruch von BARTHOLINIschen Abscessen soll sie sich entwickeln können. Sie ist nach den Statistiken bei der Genitalgonorrhöe der Frauen in etwa 10 bis selbst $40^0/_0$ vorhanden. Ebensooft findet sie sich nach neueren Angaben auch bei der urethrovaginalen Gonorrhöe der kleinen Mädchen (s. S. 70).

Klinisch kann man zwei Formen unterscheiden: die eine setzt mit akuten Symptomen ein: Eiterung, Schmerzen bei der Defäkation, Rötung um den Anus, die sich in ein Ekzem umwandeln kann. Dazu kommen Rhagaden oder wirkliche Ulcera am Analrand. Meist nach kurzer Zeit gehen die akuten Symptome zurück.

Viel häufiger aber entsteht die Erkrankung ganz schleichend und wird nur bei eigens darauf gerichteter Untersuchung, die bei keiner Frauen- und Mädchengonorrhöe unterlassen werden darf, entdeckt. Man entnimmt nach Ausspülung im Speculum, bzw. im Rectoskop, in dem man Rötung, Schwellung, Eiterung, Erosionen oder selbst Ulcerationen, im späteren Verlauf aber nur eitrigen Belag feststellt, oder auch aus dem Spülwasser Eiterpartikelchen und untersucht sie mikroskopisch. Trotz der zahllosen Bakterien im Rectum ist der Nachweis der Gonokokken bei akuten Fällen meist leicht; bei chronischen muß oft wiederholt untersucht werden.

Der **Verlauf** ist außerordentlich chronisch. Eine latente Rectalgonorrhöe kann bei Frauen noch lange nach Ausheilung der Genitalinfektion fortbestehen. Als *Komplikationen* können sich Fissuren, Ulcerationen, gonokokkenhaltige, mehr oder weniger Kondylom- oder hahnenkammartige Wucherungen am Analrand, „verandaartige" Geschwüre, Fisteln, paraproktitische Abscesse und lymphangitische Prozesse einstellen. Wieweit die chronischen Rectalgeschwüre mit Strikturbildung auf Rectalgonorrhöe zurückzuführen sind, steht noch dahin (s. S. 239). Im allgemeinen scheint sich der Prozeß auf die unteren Teile des Rectums (etwa bis 8 cm) zu beschränken. In einzelnen Fällen kann er sich aber auch hoch hinauf, bis an das S romanum, erstrecken.

Die **Diagnose** kann mit Sicherheit nur mikroskopisch gestellt werden. Bei älteren und schwereren Prozessen kommen Lues, Tuberkulose, Decubitalgeschwüre, selbst Carcinom in Frage.

Die **Prognose** ist im allgemeinen nicht ungünstig, da die schwereren Erscheinungen doch relativ selten sind; über die Dauer läßt sich allerdings nichts voraussagen.

Die **Behandlung** hat einmal die akuten Reizerscheinungen zu bekämpfen: Sitzbäder, Einpuderungen, Salben, Sorge für leichten Stuhlgang. Dann aber muß sie die Infektion direkt angreifen, was um so schwieriger ist, da man nicht weiß, wie hoch sie sich nach oben erstreckt. Spülungen mit milden Antigonorrhoicis (Protargol, Albargin, Ichthargan) in schwachen Lösungen, am besten kombiniert mit Einbringen von dünnen Salben (Protargol) oder auch Ichthyolinjektionen, Ichthyolsuppositorien, Argentumätzungen von Geschwüren im Speculum usw. Von Heilung kann natürlich nur nach oft und lange Zeit hindurch wiederholter mikroskopischer Kontrolle gesprochen werden.

Die erwähnten Komplikationen müssen nach allgemeinen chirurgischen Grundsätzen behandelt werden (Ätzungen, Pacquelin oder Galvanokauter, Spaltung von Abscessen und Fisteln usw.).

Prophylaktisch ist besonders auf die sorgfältigste desinfizierende Reinigung der Genitalien und der Damm- und Analgegend bei Frauen zu achten.

Sehr viel seltener kommt die **Stomatitis gonorrhoica** vor. Bei *Neugeborenen* entsteht sie in analoger Weise wie die gonorrhoische Conjunctivitis mit oder ohne diese. Sie stellt sich in oberflächlichen, scharf umschriebenen, stärker geröteten Herden mit weißlicher Epithellockerung, Belägen und Erosionen dar und heilt sehr schnell und leicht auch ohne Behandlung (evtl. Ursache einer sonst unerklärlichen metastatischen gonorrhoischen Arthritis!).

Bei *Erwachsenen* stellt eine Stomatitis gonorrhoica (nach perversem Verkehr, aber gelegentlich auch ohne solchen) ein ganz außergewöhnliches Vorkommnis dar (starke Rötung, Schwellung, Beläge usw.).

Bei Neugeborenen wird auch von **Rhinitis** und **Otitis media** von der Conjunctivitis aus berichtet (günstiger Verlauf).

Elftes Kapitel.

Ulcus gonorrhoicum.

Vereinzelte Male sind an den Genitalien oder in deren Nähe, ausgehend von einem Inguinalbubo oder einem Absceß (Bartholinitis), aber auch unabhängig davon Geschwüre beobachtet worden, die durch Gonokokkeninfektion hervorgerufen waren. Es sind in solchen Fällen die Gonokokken nicht nur im Sekret, sondern auch im Gewebe durch Färbung und durch die Kultur nachgewiesen worden, so daß an ihrer ätiologischen Bedeutung für diese Geschwürsbildungen kaum gezweifelt werden kann. Auch der mehrfach beobachtete Mißerfolg einer jeden Therapie, bis zu den gegen die Gonorrhöe wirksamen Mitteln, den Silberverbindungen, gegriffen wurde, spricht sehr in diesem Sinn. Die Geschwüre ähneln den serpiginösen Schankern, schreiten mit unterminierten Rändern in der Peripherie weiter, bluten leicht und können zu erheblichen Zerstörungen führen. Auch auf die Schleimhaut können sie übergreifen. So sind auch die Geschwüre bei Rectalgonorrhöe zu erklären.

Außerdem gibt es aber, augenscheinlich häufiger, besonders an den äußeren weiblichen Genitalien oberflächliche, sehr leicht blutende, gewiß oft mit Ulcera mollia verwechselte Geschwüre, welche ebenfalls durch die genannten Methoden als gonorrhoisch erwiesen sind und leicht durch Argentum-Tuschierung heilen.

Sehr viel seltener sind wirklich durch Gonokokken bedingte *Folliculitiden, Panaritien* usw. beobachtet worden.

Zwölftes Kapitel.

Die Entzündung der Lymphgefäße und der Lymphdrüsen.

Die Lymphgefäßentzündungen, welche beim Mann nicht selten sind und oben (s. S. 17) schon kurz erwähnt wurden, kommen bei der Frau nur ganz ausnahmsweise (an den großen Labien) zur Beobachtung. Beim Mann bilden sie mäßig derbe Stränge, die sich von der Gegend des Frenulums seitlich und nach oben und dann in der Mittellinie vom Sulcus coronarius nach der Symphyse ziehen und von roten Streifen an der Oberfläche begleitet sein können. Gonokokken sind in solchen Lymphangitiden gefunden worden. Dicht hinter der Glans bildet sich öfter ein derber voluminöser Knoten, der gelegentlich, namentlich wenn er mit der Haut verwachsen, und besonders wenn er oberflächlich erodiert ist, mit einem Primäraffekt verwechselt wird. Ein Lymphstauungsödem des Praeputiums, der Glans und der Penishaut ist manchmal die Folge. Die Beschwerden sind meist unbedeutend; der Verlauf bei antiphlogistischer Therapie (Umschläge usw.) günstig, Vereiterungen („Bubonuli gonorrhoici") außerordentlich selten. Wahrscheinlich kann auch eine unmittelbare Einimpfung der Gonokokken in die Lymphbahnen der Haut erfolgen und zu Lymphangitis (evtl. mit weiteren Komplikationen) Anlaß geben.

Über die Lymphangitis prostato-iliaca s. S. 51, über das Scrotalödem s. S. 56.

Die regionären, also inguinalen *Lymphdrüsen* können sich bei beiden Geschlechtern an der Gonorrhöe beteiligen, allerdings fast ausschließlich an der akuten (auch ohne nachweisbare Lymphangitis). Es kommen einmal leichte, mäßig schmerzhafte Schwellungen in den ganz frischen Stadien vor, welche meist schnell wieder zurückgehen. Sehr viel seltener sind „eigentliche Tripperbubonen" — ganz abgesehen natürlich von denen, welche mit einem gleichzeitig bestehenden Ulcus molle oder durum zusammenhängen — mit Übergang in Abscedierung. In solchen Abscessen sind Gonokokken in Reinkultur nachgewiesen worden. Sie können ganz wie gewöhnliche Lymphadenitiden verlaufen; sehr selten gehen sie in gonorrhoische Ulcera über; manchmal bilden sich umfangreiche langgestreckte, von der Symphyse fast bis zur Spina anterior superior reichende Infiltrate, welche die ganzen Inguinaldrüsen einschließen, so daß dieselben einzeln nicht durchgefühlt werden können („strumöse Bubonen", s. bei Lymphogranuloma inguinale, S. 420). Dabei ist an die Möglichkeit einer Doppelinfektion mit dieser Krankheit zu denken.

Die *Therapie* ist die gleiche wie bei den Bubonen des Ulcus molle: nach der Punktion bzw. Incision Argent. nitr.-Injektionen; evtl. vorher Gonokokkenvaccine.

Dreizehntes Kapitel.

Die gonorrhoische Entzündung der Blasenschleimhaut und der Nierenbecken.

Bei der Urethritis beider Geschlechter kommen **akute Blasenentzündungen** vor. Entweder finden sich dabei im Urin keinerlei Bakterien; dann handelt es sich wohl bloß um leichte fortgeleitete Entzündungen der untersten Blasenteile („Urethrocystitis", „Cystite du col"), oder es sind wirklich nur Gonokokken vorhanden („echte gonorrhoische Cystitis"), oder banale Bakterien wie bei den Cystitiden anderer Provenienz (Staphylo-, Streptokokken, Coli usw.). Die Blasenschleimhaut leistet den Gonokokken, mit denen sie ja oft in Berührung kommt, augenscheinlich großen Widerstand. Daher ist die rein gonorrhoische Cystitis sehr selten. Doch sind Gonokokken auch histologisch nachgewiesen worden. Dagegen sind die Sekundärinfektionen („paragonorrhoische" Cystitis) relativ häufig. Sie kommen vielleicht durch Einwachsen der Bakterien aus der Urethra oder (beim Mann) durch Regurgitieren des Sekrets aus der Urethra posterior oder durch Import mittels Katheter usw. zustande, welche nicht genügend desinfiziert sind oder Bakterien aus der Harnröhre in die Blase verschleppen. Die für die Entstehung der Cystitis meist notwendigen „Hilfsursachen" werden wohl durch vorübergehende Retentionen, selbst bei der akuten Urethritis, geliefert. Wenn auch einerseits eine bestimmte Gelegenheitsursache oft nicht nachweisbar ist, so schließt sich andererseits die Cystitis häufig genug einer forcierten Injektion oder der Einführung eines Instruments in die Blase oder in die hinteren Teile der Harnröhre an. Auch Erkältungen und körperliche Überanstrengungen werden angeschuldigt. Die akute Cystitis tritt gewöhnlich während des akuten Stadiums auf, gelegentlich aber auch bei einem chronischen Tripper, lange nach der Infektion. Die rein gonorrhoische Cystitis ist durch starke milchige Trübung und andauernd saure Reaktion des Urins ausgezeichnet. Gelegentlich kommen bei ihr stärkere Blutungen vor. Ihr Verlauf ist gewöhnlich akut, recht selten wird sie chronisch. Sonst bedarf sie keiner besonderen Schilderung.

Während bei den leichtesten Formen der paragonorrhoischen Cystitis die subjektiven Symptome sehr unbedeutend sind, und nur die diffuse Trübung des Urins (beim Manne auch nach Spülung der Anterior und nach kurzer Pause im Urinieren, resp. bei Entleerung der Blase mit dem Katheter) auf die Blasenbeteiligung hinweist, machen die schwereren Formen heftige Erscheinungen, welche denen der banalen Cystitiden und der Urethritis posterior acuta des Mannes ähneln.

Der *Schmerz* ist in der Regel nicht kontinuierlich, sondern tritt mit Intervallen in krampfartigen Anfällen auf, lokalisiert sich in der Blasengegend hinter der Symphyse, strahlt aber von hier in die Nierengegend, nach dem Damm und vor allem in die ganze Harnröhre aus. Er steigert sich bei der Harnentleerung und ganz besonders am Ende derselben zu seiner höchsten Intensität (*Dysurie*), was um so quälender ist, als meist ein mehr oder weniger hochgradiger, in den schwersten Fällen fast kontinuierlicher Harndrang besteht. Kaum haben die Kranken unter den größten Schmerzen wenige Tropfen Urin entleert, so macht sich schon wieder das Bedürfnis zum Urinieren geltend *(Strangurie)*. Zu den durch die Cystitis bedingten gesellen sich noch die Schmerzen hinzu, welche beim Urinieren durch den über die entzündete Harnröhrenschleimhaut fließenden Urin hervorgerufen werden. So befinden sich die Kranken wirklich in einem Dilemma: Die Urinentleerung ist sehr schmerzhaft, und sie möchten sie so selten wie möglich vornehmen, aber fort und fort kommt das unabweisbare Bedürfnis. In anderen Fällen ist der Drang weniger stark, alle halbe Stunde oder Stunde müssen die Kranken urinieren, jedesmal natürlich nur geringe Mengen. Dabei besteht gewöhnlich ein gewisser Grad von Inkontinenz: sowie das Bedürfnis kommt, muß es schleunigst befriedigt werden; ergibt sich die Gelegenheit hierzu nicht schnell genug, so kommt es oftmals vor, daß dem „imperiösen" Drange nicht länger widerstanden werden kann, und der Urin abläuft. Demgegenüber besteht in vielen Fällen *Urinretention, Ischurie:* die Kranken lassen zwar häufig Urin, aber stets nur geringe Quantitäten; sowie die Urinentleerung begonnen hat, stellt·sich ein Krampf des Blasenschließmuskels ein, und die Blase füllt sich mehr und mehr. Dieses Vorkommnis macht es dem Arzt zur Pflicht, sich in jedem Fall von akuter Cystitis durch *Perkussion* über den *Füllungszustand* der Blase zu orientieren, weil die häufige aber ungenügende Urinentleerung die Retention sonst leicht übersehen läßt. Nachts sind die Beschwerden meist geringer als am Tag.

Von der größten Wichtigkeit ist die *Beschaffenheit des Urins*. Er ist in der allerersten Zeit nur wenig getrübt. Bald aber zeigt er sehr erhebliche Veränderungen; unmittelbar nach der Entleerung erscheint er ganz trübe, bei stärkerer Blutbeimengung gelblich- oder grünlichbraun, selbst blutrot, und beim Stehen setzt sich ein rahmartiges „rotziges" *Sediment*, oft in sehr beträchtlicher Menge, ab. Es besteht im wesentlichen aus Eiterkörperchen, wenigen Blasenepithelien und selten ganz fehlenden, aber in den einzelnen Fällen in sehr verschiedener Menge vorhandenen roten Blutkörperchen und Bakterien (s. o.). Diese Blutungen werden durch die letzten krampfhaften Zusammenziehungen der Blasenmuskulatur hervorgerufen. Hieraus erklärt sich die sehr häufige Erscheinung, daß die Kranken im Höhestadium des Blasenkatarrhs am Schlusse jeder Miktion einige Tropfen oder auch größere Mengen anscheinend reinen Blutes entleeren („terminale Hämaturie", s. S. 18), wodurch sie in der Regel außerordentlich deprimiert werden. Bei Urinretention kommt es vor, daß das Wenige, was spontan entleert wird, fast reiner Eiter ist; denn der Urin sedimentiert bereits in der Blase und es wird wesentlich nur das in deren Fundus liegende Sediment ausgepreßt. Der filtrierte Urin enthält fast stets *Eiweiß*, oft nur in geringer, manchmal aber auch in selbst bei Abwesenheit von Blut auffallend großer Menge. Die bei akuter Cystitis gewöhnlich saure Reaktion geht, oft schon kurze Zeit nach der Entleerung, in ammoniakalische über. Selten schließt sich an die akute Cystitis eine chronische oder eine Bakteriurie an.

In den schweren Fällen von Cystitis ist stets *Fieber* vorhanden, und dieses, der quälende Harndrang, die heftigen Schmerzen und die durch sie bedingte

Schlaflosigkeit erklären zur Genüge die Erscheinungen schweren Krankseins bei solchen Patienten.

Verlauf. Die akutesten Symptome halten bei zweckmäßigem Verhalten der Kranken nicht lange an. Schon nach einigen Tagen, höchstens nach 1 bis 2 Wochen lassen die Schmerzen nach, der Harndrang nimmt ab, der Urin wird weniger trübe, die Blutungen haben in der Regel schon früher aufgehört, und beim Stehen des Urins fällt ein sehr viel geringeres, mehr wolkiges Sediment aus. In den günstig verlaufenden Fällen verschwinden im Laufe der nächstfolgenden Wochen auch diese Erscheinungen, es tritt völlige Heilung ein; manchmal bleibt allerdings, ohne daß irgendwelche Symptome vorhanden wären, eine ganz geringe Trübung des Urins und eine dieser entsprechende Bildung eines wolkigen Sedimentes noch längere Zeit bestehen — Fälle, die eigentlich schon die allergeringsten Grade der chronischen Cystitis darstellen.

Die **Diagnose** ist nur insofern schwierig, als bei einer akuten Urethritis posterior die gleichen subjektiven Symptome, starker Harndrang und auch Blutbeimengung zum Urin vorkommen. Die Entscheidung gibt hier die Zweigläserprobe. Bei akuter Urethritis posterior ist zwar, nachdem der Patient längere Zeit nicht uriniert hat, der zweite Urin durch Abfließen des Sekrets in die Blase ebenfalls, aber meist weniger trübe, als die erste Portion, und wenn der Kranke in kürzeren Intervallen uriniert, so kann der zweite Urin klar sein. Bei Cystitis ist dagegen der zweite Urin stets trübe, da der Eiter in der Blase selbst produziert wird; außerdem ist die Trübung überhaupt sehr viel stärker und in beiden Portionen annähernd gleich. Die zur Differentialdiagnose angegebene Dreigläserprobe (3. Glas am trübsten!) hat keine wesentliche Bedeutung. Die Unterscheidung ist aber überhaupt nicht sehr wichtig, da Bedeutung und Behandlung der akuten Urethritis posterior im wesentlichen die gleichen sind wie die der akuten Cystitis. Cystoskopische Untersuchung ist bei der akuten Cystitis überflüssig und schädlich.

Die **Prognose** ist im ganzen günstig; in der Regel gelingt es, die Hauptbeschwerden schnell zu beseitigen und in nicht allzu langer Zeit die völlige Heilung herbeizuführen. Zu beachten ist allerdings, daß oft für einige Zeit eine Neigung zu Rezidiven zurückbleibt, die sich dann gewöhnlich an irgendeine bestimmte Schädlichkeit, an eine Erkältung, einen Exceß in Baccho oder dgl. anschließen.

Therapie. Sehr wesentlich ist zunächst die Anordnung strengster Ruhe; im Stadium der Acme ist die Bettlage, am besten kombiniert mit heißen Umschlägen und Sitzbädern, meist unerläßlich. Sehr reizlose Diät wird verordnet, Fleisch am besten ganz verboten, als Getränk ist Milch besonders zu empfehlen. Ferner ist stets für Regelung der Stuhlentleerung zu sorgen. Ganz besonders haben sich die Patienten vor Erkältung zu hüten, da durch diese oft Verschlimmerungen, oder nach eben abgelaufener Cystitis Rezidive veranlaßt werden. Deshalb ist das Tragen einer wollenen Leibbinde zu empfehlen. Die eigentliche Behandlung sucht durch innerlich gegebene Mittel und durch Einbringung von Flüssigkeiten mittels eines Katheters auf die kranke Schleimhaut zu wirken.

Von den ersteren gibt man seit langer Zeit Natr. salicyl. 4—5 g pro die, das in vielen Fällen eine schnelle Besserung, besonders der subjektiven Symptome herbeiführt. Ähnlich wirkt das Salol (3—8 g pro die). Jetzt werden vielfach die modernen Harnantiseptica: Urotropin, Helmitol, Hexal, Neohexal usw. verschrieben. Außerdem verordnet man den altgebräuchlichen Tee aus *Folia Uvae ursi* (3 Eßlöffel auf 3 große Tassen kochenden Wassers, tagsüber zu trinken) und die bei der Behandlung des Trippers besprochenen *balsamischen Mittel.* Gelegentlich sind Narcotica, Morphium-Belladonna-Suppositorien usw. nicht zu entbehren (vgl. hierzu S. 33).

Sobald die heftigsten Erscheinungen der akuten Cystitis vorübergegangen, und die etwaigen Blutungen verschwunden sind, durchschnittlich also am Ende der ersten oder Anfang der zweiten Woche, oft aber auch von vornherein, läßt sich durch die *direkte Behandlung* auffallend schnell die Heilung, oder jedenfalls eine sehr erhebliche Besserung erzielen. Manchmal ist die Eingießung einer Lösung von Argentum nitric. (1,0 : 300,0) in die Blase mittels einer mit einem dünnen Nélaton-Katheter armierten Spritze zu empfehlen. Der Katheter wird, wie bei der Urethritis posterior, nur bis in den Anfangsteil der Posterior eingeführt; der Patient muß kurz vorher Urin lassen, zur Eingießung sind etwa 100 g der erwähnten Lösung zu verwenden, die eine bis einige Minuten in der Blase belassen werden; dann entweder Abfließen durch den Katheter oder Urinieren nach Herausnahme desselben. Die Flüssigkeit ist durch die Fällung von Chlorsilber völlig getrübt und erscheint weißgelblich. Etwa ebenso günstig wirkt auch die Einspritzung stärkerer Lösungen von Argentum nitr. ($\frac{1}{2}$—1%) mit dem Guyonschen Katheter.

Diese Applikationen werden am besten täglich oder jeden zweiten Tag wiederholt, meist ist schon nach der ersten oder zweiten ein ganz eklatanter Erfolg, subjektiv wie objektiv, zu verzeichnen, und nach 4—8 Malen ist oft die vollständige oder fast vollständige Heilung erzielt. Tritt diese zu langsam ein, so kann man zu der Behandlung wie bei der chronischen Cystitis übergehen. Man kann auch von vornherein mit geringem Druck Katheterspülungen der ganzen Harnröhre und Blase vornehmen, wenn stärkere Blutungen nicht vorhanden sind. Die Behandlung der vorderen Harnröhre braucht gewöhnlich nicht ausgesetzt zu werden.

Die **chronische Cystitis** entwickelt sich aus der akuten oder auch von vornherein in der Regel infolge unzweckmäßigen Verhaltens der Kranken oder ungeeigneter Behandlung. Sie beruht wohl meist auf Sekundärinfektion. Die Erscheinungen gleichen denen des letzten Stadiums des akuten Blasenkatarrhs, sind bezüglich ihrer Intensität aber sehr großen Schwankungen unterworfen. Die Schmerzen fehlen entweder ganz oder sind sehr unbedeutend, dagegen besteht gewöhnlich ein mehr oder weniger erheblicher Harndrang; auch die oben geschilderten Erscheinungen einer gewissen Inkontinenz sind nicht selten. Die Beschaffenheit des Urins ist sehr wechselnd, von minimalen Trübungen bis zu erheblichen Beimengungen von Eiter und Blasenepithelien. Blutungen fehlen in der Regel völlig. Der **Verlauf** erstreckt sich über Monate, und, bei Vorhandensein von anderen begünstigenden Momenten, besonders von Strikturen, über Jahre. In diesen letzteren Fällen kann die Affektion geradezu unheilbar sein. Manchmal geht die Krankheit allmählich in eine *Bakteriurie* über, bei der die Eiterkörperchen geschwunden und nur oder fast nur Reinkulturen von Bakterien (am häufigsten Staphylokokken oder Coli) im Urin vorhanden sind. Diese letztere Affektion ist zwar sehr schwer zu beseitigen, hat aber nur eine geringe Bedeutung.

Bei der **Diagnose** ist die Möglichkeit der Verwechslung mit *tieferen Leiden der Harnorgane*, mit Erkrankungen der Ureteren, der Nierenbecken und der Nieren (Tuberkulose, Steine, Neoplasmen), bei sehr flüchtiger Untersuchung auch mit *Phosphaturie* zu berücksichtigen; stets ist sorgfältige chemische wie mikroskopische Urinuntersuchung erforderlich. Hier muß oft von der Cystoskopie und dem Ureterenkatheterismus Gebrauch gemacht werden. In diesen Beziehungen ist auf die betreffenden Kapitel in den Lehrbüchern der internen Medizin und der Urologie zu verweisen.

Bei der **Behandlung** spielen neben den oben angegebenen Methoden Spülungen der Posterior und Blase besonders mit Argentum nitricum (1 : 4000 bis 1 : 1000), aber auch mit Hydrarg. oxycyanat. (1 : 8000—6000), mit Salicylsäure,

Einspritzungen von Jodoformöl u. ä. eine Rolle. Die interne Therapie und die Diät sind fortzusetzen.

Als fernere Unterstützung kann bei deutlich saurer Reaktion des Urins noch das Trinken von milden alkalischen Mineralwässern empfohlen werden.

Von der Blase kann sich der ursprünglich durch den Tripper hervorgerufene Entzündungsprozeß weiter auf die *Ureteren* und vor allem auf die *Nierenbecken* fortpflanzen.

Auch die **Pyelitis** beruht meist auf einer Sekundärinfektion (besonders Coli), wohl wesentlich durch antiperistaltische Bewegungen. Die Differentialdiagnose gegenüber der Cystitis ist oft schwer. Länger dauernde Temperatursteigerungen, evtl. wiederholte Schüttelfröste, Schmerzen, besonders auf Druck, in der Nierengegend, stärkere Albuminurie weisen auf die Nierenbecken hin. Der mikroskopische Befund ist unsicher. Der sichere Beweis kann manchmal erst durch den Ureterenkatheterismus erbracht werden, den man aber nur bei besonders chronischem Verlauf anwenden wird. Die **Prognose** ist meist günstig. Die **Therapie** ist die gleiche wie bei der Cystitis: viel indifferente Flüssigkeit, Hitze (Diathermie), (evtl. Ureterspülungen durch den Urologen). In neuester Zeit sind besonders Neosalvarsaninjektionen (mehrere Male à 0,15—0,3 intravenös in 2—4 tägigen Zwischenräumen) empfohlen worden.

Übergang auf die **Nieren** ist sehr selten. Doch muß hier wiederum erwähnt werden, daß manchmal, besonders bei Komplikationen (Urethritis posterior acuta, Epididymitis) stärkere Albuminurie auftritt, als dem Eitergehalt des Urins entspricht. Sie geht meist sehr schnell vorüber, wird teils auf das Fieber, teils auch auf den Harndrang zurückgeführt und hat keinerlei schlimme Bedeutung.

Nur zu erwähnen sind hier die schweren Erkrankungen der Blase, der Ureteren, Nierenbecken und Nieren (Cystitis, Ureteritis und Periureteritis, Pyelitis, Pyelonephritis, Pyelo- und Hydronephrose), wie sie bei den Strikturen schon kurz besprochen sind (s. S. 41). Die Blase kann auch von einer Spermatocystitis oder einer Pyosalpinx aus unmittelbar erkranken, ja perforiert werden. Von der Prostata, den Samenblasen und von den äußeren weiblichen Genitalien können entzündliche Prozesse den Ureteren entlanggehen und diese abknicken oder strikturieren, zu Para- und Epinephritis führen usw. Abgesehen von dem Epithel- und dem Lymphweg kann die Niere auch hämatogen erkranken — in Form einer Glomerulonephritis oder von Abscessen (bei Endocarditis ulcerosa usw.).

Vierzehntes Kapitel.

Die endogenen Fernerkrankungen bei Gonorrhöe.

Die Gonorrhöe ruft in verschiedener Weise auch fern vom Herde der ursprünglichen Invasion — abgesehen von den regionären auf dem Epithel- oder Lymphwege und den durch Autoinokulation entstehenden Komplikationen — Krankheitserscheinungen hervor. Das kann geschehen

1. durch Eindringen der Gonokokken in die Blutbahn und Ablagerung an den verschiedensten Stellen des Organismus;

2. durch Resorption der von den Gonokokken gebildeten resp. bei ihrem Untergang freiwerdenden Giftstoffe;

3. durch Sekundärinfektion von den primären Herden aus, wobei die sekundär infizierenden Mikroorganismen entweder allein oder zusammen mit den Gonokokken oder diesen folgend in die Blutbahn eindringen können.

Während die frühere Anschauung, daß der gonorrhoische Rheumatismus reflektorisch von der Harnröhre aus bedingt sein könne, wohl definitiv aufgegeben ist (Auftreten des Rheumatismus nach Conjunctival-Gonorrhöe!), scheint es doch auch Fälle von nicht oder nicht mehr gonorrhoischer Urethritis zu geben, welche sich in ähnlicher Weise [selbst mit dem hyperkeratotischen Exanthem (s. u.)] komplizieren.

Die Hauptbedeutung haben nach unseren heutigen Kenntnissen die hämatogenen Gonokokkeninfektionen („rein gonorrhoische Metastasen"). Die Gonokokken sind nicht nur im strömenden Blut (s. o.), sondern auch in Venenthromben und in den Gelenkexsudaten usw., besonders in frühen Stadien, vielfach nachgewiesen worden (mikroskopisch und kulturell), während sie in späteren öfters vermißt werden (Absterben der Gonokokken in abgeschlossenen Höhlen, vielleicht längeres Fortbestehen in der Synovialmembran). Sekundärinfektionen sind selten konstatiert worden. Die Giftstoffe der Gonokokken können, speziell bei einzelnen Nerven-, Haut- und Allgemein-Erscheinungen, eine freilich noch nicht beweisbare Rolle spielen; sie bedingen das gonorrhoische Fieber.

Die gonorrhoischen Fernkomplikationen lokalisieren sich mit ganz besonderer Vorliebe in Gelenken, Sehnenscheiden, Schleimbeuteln, Muskeln, Periost usw. Dieser Symptomenkomplex wird deswegen als *gonorrhoischer Rheumatismus* zusammengefaßt.

Die Metastasen entstehen meist in den ersten Wochen der akuten Gonorrhöe, manchmal aber auch erst später, ganz vereinzelt sind sie sogar schon vor der Manifestation der primären Gonorrhöe, ja auch ohne daß eine solche überhaupt gefunden wurde, beobachtet worden. Besonders wenn sie sich sehr akut entwickeln, kann der Ausfluß versiegen. Sie treten gern bei wiederholten Gonorrhöen desselben Individuums wiederholt und sogar in auffallend gleicher Form und Lokalisation und in demselben Zeitintervall nach der Infektion auf (Sensibilisierung?), manchmal auch bei Blutsverwandten, so daß die individuelle Disposition („rheumatische Veranlagung"?) eine Rolle bei ihnen zu spielen scheint. Aber auch gewisse Gonokokkenstämme haben wohl eine besondere Fähigkeit, solche Komplikationen zu bedingen (vgl. S. 13). Außerdem können der Übergang auf die Urethra posterior, Traumen, Überanstrengung, zu starke Belastung, Erkältungen und Durchnässungen, brüske mechanische Behandlung der primären Herde, wohl auch die Entbindung gelegentlich auslösend wirken.

Die metastatischen Gonorrhöen können sich an alle primären Lokalisationen des gonorrhoischen Prozesses anschließen: an genitale Gonorrhöe beider Geschlechter, besonders wohl bei Urethritis posterior, Prostatitis, Spermatocystitis, Uterus- und Tubengonorrhöe, ferner an die Gonorrhöe der Kinder, an Ophthalmoblennorrhöe. Sie sind relativ (im Verhältnis zu der ungeheuren Zahl der Gonorrhöen) seltene, absolut aber recht häufige Erkrankungen, die allerdings in ihrer Frequenz zeitlich und örtlich zu wechseln scheinen.

Wenn die gonorrhoischen Fernkomplikationen beim Mann häufiger beobachtet werden als bei der Frau, so liegt das wohl einmal an der größeren Häufigkeit der männlichen Gonorrhöe überhaupt, dann aber wohl daran, daß bei den Frauen die Diagnose öfter verfehlt wird; vielleicht spielen auch schwere Arbeit und häufigere Traumen bei den Männern eine Rolle.

Die **gonorrhoische Arthritis** ist die wichtigste und häufigste dieser Erkrankungsformen. In der Regel nicht vor der 3. Woche nach der Infektion treten plötzlich in einem Gelenke Schmerzen auf, entweder ohne objektiv nachweisbare Veränderungen oder mit deutlichem, wie die Punktionen ergeben haben, meistens im Anfang serösem, später auch eitrig-serösem, fibrinösem oder selbst eitrigem Erguß. Gewöhnlich ist dieser nicht sehr erheblich, gelegentlich aber recht stark. Die Haut über den erkrankten Gelenken ist oft nicht gerötet. Am häufigsten werden die *Kniegelenke* ergriffen, oft nur eines derselben, demnächst am häufigsten die *Hand-, Sprung-, Ellenbogen-, Schulter-, Hüftgelenke* und die *Gelenke der Finger* und *Zehen*, das *Kiefer-*, das *Sternoclaviculargelenk*, seltener die übrigen Gelenke, z. B. der Wirbelsäule (mit nachfolgender Versteifung), selbst die des Kehlkopfs oder auch die *Synchondrosen* (Rippen, Zungenbein). In einer großen Anzahl von Fällen erkrankt *nur* *ein* Gelenk, in vielen anderen einige wenige; die Erkrankung *vieler* Gelenke bildet eine seltene Ausnahme. *Die früher meist vertretene Anschauung, daß die Arthritis gonorrhoica ganz vorzugsweise monartikulär sei, ist jedenfalls nicht berechtigt.* Bei den Erkrankungen mehrerer Gelenke folgen diese sukzessive aufeinander, oft unter Fortbestehen des Krankheitsprozesses in den erstergriffenen. Manchmal sind zuerst zahlreiche Gelenke schmerzhaft, bald aber fixiert sich das Leiden in einem oder wenigen. Die Schmerzen sind meist recht erheblich und machen bei Befallensein der Gelenke der Unterextremität das Gehen oft unmöglich; in manchen Fällen allerdings ist selbst bei stärkerer Gelenkschwellung eine relativ geringe Schmerzhaftigkeit vorhanden. Während, abgesehen von anderen Allgemeinerscheinungen, Temperatursteigerungen (seltener) fehlen oder (häufiger) in mäßiger Intensität vorhanden sind, sind andere Fälle von erheblichem Fieber begleitet. Dieses Fieber der *gonorrhoischen Allgemeininfektion* zeigt häufig einen ausgesprochen intermittierenden Charakter. Bei

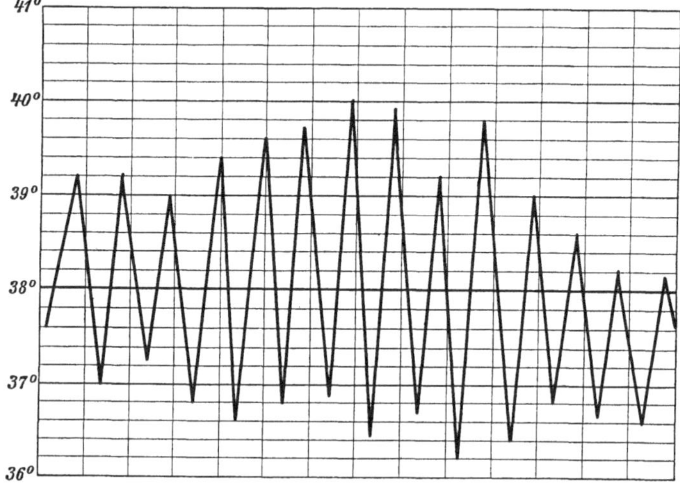

Abb. 16. Fieber bei gonorrhoischer Allgemeininfektion.

normalen Morgentemperaturen steigt die Körperwärme abends auf 39° und 40° und selbst darüber (s. d. Kurve). Es ist möglich, daß die Empfindlichkeit der Gonokokken (s. o. S. 8) gegen Wärme hierfür die Ursache abgibt. Die im Blute kreisenden Gonokokken, resp. deren Endotoxine rufen die Temperatursteigerung hervor; ist diese aber eingetreten, so werden die Gonokokken durch die erhöhte Wärme in ihren vitalen Eigenschaften und in der Bildung von Giftstoffen derartig gehemmt, daß die Ursache für das Fieber fortfällt. Die Temperatur sinkt auf die Norm zurück. Nun erholen sich die Gonokokken wieder, rufen wieder eine Temperatursteigerung hervor, und so geht das Spiel weiter.

Während die Gelenkerkrankung in einer Reihe von Fällen den Charakter einer Arthralgie, eines schmerzlosen Hydrops, einer *Synovitis* mit mehr oder weniger erheblichem serös-fibrinösem bis serös-eitrigem und selbst rein eitrigem (Mischinfektion?) Erguß in die Gelenkhöhle und intensiver Kapselschwellung ohne wesentliche weitere Veränderungen zeigt, treten in anderen Fällen schwere *Erkrankungen der Gelenkkapsel*, des Periosts, und selbst der Knochenenden und *phlegmoneartige peri-* und *parartikuläre Entzündungen* mit starkem entzündlichem Ödem der ganzen Gegend auf. Bei den letzterwähnten

Fällen ist der Erguß gering, die Schmerzen außerordentlich heftig, und die Prognose ist bezüglich der Wiederherstellung der Funktion am schlechtesten (knöcherne Ankylose). Aber auch nach den anderen Formen kommen, wenngleich selten, Subluxationen, Schlottergelenke, Contracturen usw. zustande. Zwischen den erwähnten Typen gibt es alle möglichen Zwischenstufen. Relativ früh können sich im Röntgenbild starke atrophische Veränderungen an den Knochen zeigen. Auffallend ist auch eine mitunter schnell eintretende Muskelatrophie und ein ebenfalls mit dem lokalen Befund nicht recht in Einklang zu bringender kachektischer Zustand.

Der **Verlauf** ist in manchen Fällen ein mehr akuter (es sind dies besonders die einfachen Synovitiden), indem nach einigen Wochen bereits alle Erscheinungen wieder verschwunden sind. In anderen Fällen erstreckt er sich über

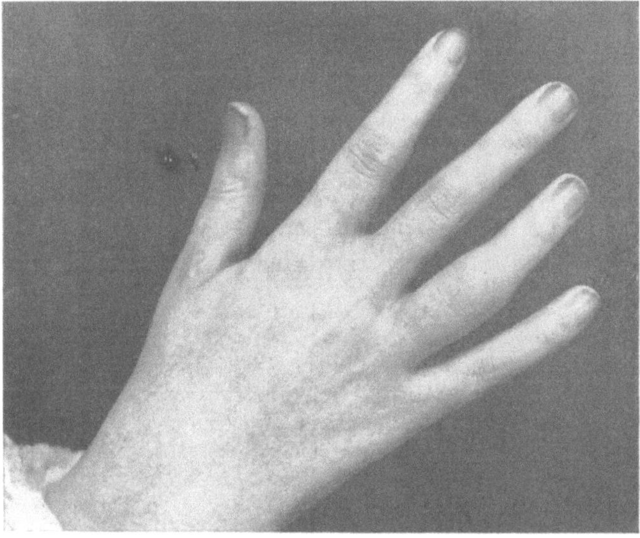

Abb. 17. Rheumatismus gonorrhoicus.

Monate, ja über Jahre und wechselt dann gewöhnlich zwischen Remissionen und Exazerbationen, manchmal entsprechend dem Verlauf der primären Gonorrhöe. Der *Ausgang* ist häufig vollständige Heilung, nicht sehr selten aber tritt Ankylosenbildung ein.

Zu dem Krankheitsbild des gonorrhoischen Rheumatismus gehört eine Anzahl von Komplikationen, die teils zusammen mit ihm, teils aber auch isoliert auftreten. Es sind dies Muskelrheumatismen oder wirkliche **Myositiden** mit Bildung derber schmerzhafter, gelegentlich sehr langsam in Resorption übergehender Infiltrate, **Sehnenscheidenentzündungen** besonders an den Finger- und Zehenstreckern, an den Peroneussehnen, Entzündungen der **Schleimbeutel** und des **Periosts** und des Perichondriums — all das besonders, aber keineswegs ausschließlich in der Nachbarschaft erkrankter Gelenke. Dabei spielt eine besondere Rolle eine Form der **Achillodynie** (Fersenschmerz, Talalgie, „Pied blennorrhagique"), die besonders bei Männern ein- oder doppelseitig auftritt und sehr störend wirkt (Entzündung der Schleimbeutel, des Periosts am Ansatz der Achillessehne, evtl. auch der Plantarfascie). Sehr viel seltener sind eigentlich gonorrhoische **Osteomyelitiden** beobachtet worden.

In sehr vereinzelten Fällen geht die gonorrhoische Arthritis ganz allmählich mit immer wiederholten Exacerbationen und immer neuen Lokalisationen in ein der *Arthritis deformans* ähnliches Krankheitsbild über. Sind dann zugleich die unten zu erwähnenden entzündlichen hyperkeratotischen Dermatosen vorhanden, so ähnelt das Bild dem der seltenen schweren *„Psoriasis arthritica"*.

Von besonderer Bedeutung sind die metastatischen Erscheinungen am **Auge,** die sich meist, aber nicht immer an eine Arthritis anschließen oder ihr auch vorausgehen können. Unter ihnen ist in erster Linie zu erwähnen die vielfach als **„arthritische** *oder auch* **metastatische Conjunctivitis"** oder *„rheumatische Ophthalmie"* bezeichnete. Sie ist streng zu scheiden von der durch ektogene Übertragung entstehenden Conjunctivitis. Neben einer milden und wenig charakteristischen, meist doppelseitigen palpebralen Form wird eine oft zuerst oder auch dauernd einseitige epibulbäre Entzündung beschrieben — mit Chemose und pericornealer und ciliarer Injektion und starker Rötung der Conjunctiva bulbi (Entzündung der Tenonschen Kapsel analog den Sehnenscheiden-Entzündungen?). Dabei können sich auch episkleritische und Hornhautinfiltrate entwickeln. Der Verlauf aller dieser Prozesse ist günstig. Lichtscheu und Tränenträufeln sind allerdings oft recht störend. Aber die Differenz gegenüber der ektogenen Augen-Gonorrhöe ist in jeder Beziehung evident. Gonokokken sind mit sehr seltenen Ausnahmen im Sekret nicht gefunden worden.

Es kommen ferner sehr akute, an sich nicht besonders charakteristische **Iritiden** mit pericornealer Injektion, fibrinöser oder hämorrhagischer oder auch eitriger Exsudation in die vordere Kammer, mit Synechien usw., eventuell auch Chorioiditis vor. Bei zeitiger Behandlung ist auch ihr Verlauf günstig.

Ferner sind *Erkrankungen des* **Nervensystems** bei gonorrhoischen Allgemeininfektionen beobachtet worden: *Neuralgien*, mit Fieber, am häufigsten im Ischiadicus (besonders bei Erkrankung der Gelenke), *Polyneuritis, Spinalmeningitis, Meningomyelitis* und *Paralysen der unteren Extremitäten*, die zum Teil freilich durch Fortschreiten chronisch entzündlicher Prozesse im Beckenzellgewebe bis zu den Nervenstämmen *(„Paraplegia urinaria")* bedingt waren. Dazu kommen noch Berichte über Läsionen von Gehirnnerven und selbst Psychosen (?).

Von besonderer Wichtigkeit sind die **Herzerkrankungen,** welche sich an die Gonorrhöe anschließen. Die *benignen Endokarditiden* komplizieren wie den akuten Gelenkrheumatismus so auch den gonorrhoischen, sind aber wesentlich seltener, betreffen wesentlich die Mitralis, machen geringe Beschwerden und verschwinden oft schnell wieder. In einer, freilich absolut recht geringen, Zahl von Fällen ist auch eine *maligne ulceröse Endokarditis*, besonders der Aortenklappen, beobachtet worden, welche, wie die vorliegenden Untersuchungen beweisen, durch reine Gonokokkeninfektionen bedingt werden kann. Das Krankheitsbild, das sich auf dieser Grundlage entwickelt, gleicht im wesentlichen dem der anderweitig bedingten ulcerösen Endokarditis, und auch Verlauf und Ausgang sind nicht weniger ungünstig (Gonokokkennachweis im Blut!). Myo- und Perikarditiden sind auch ohne Endokarditis festgestellt worden.

Hierher gehören ferner die sehr vereinzelten Fälle von *Pleuritis exsudativa* und *Thrombophlebitiden* (besonders der Saphena magna), die nicht in direkter Beziehung zu den lokalisierten gonorrhoischen Prozessen stehen.

Man hat neuerdings auch von (im eigentlichen Sinn) **gonorrhoischer Sepsis** gesprochen, die mit flüchtigen Arthritiden beginnt, dann das Endokard, besonders die Aortenklappen, ergreift, Exantheme (feinste Pusteln, Roseolen) hervorruft und unter allen möglichen inneren Symptomen toxischer und metastatischer Genese zum Tode führt. Abgesehen davon können sich aber auch, und zwar nicht bloß bei Strikturen und Prostatavereiterungen resp.

periprostatischen Thrombophlebitiden, staphylo- und streptogene pyämisch-septische Erkrankungen an die Gonorrhöe anschließen.

Hautkrankheiten sind bei der Gonorrhöe selten, aber nicht ganz exceptionell. Sie treten unter der Form von nicht infiltrierten, scarlatiniformen usw. Erythemen oder Urticaria oder manchmal auch ähnlich dem Erythema nodosum, bzw. exsudativum, ferner als vesiculöse, bullöse und hämorrhagische Eruptionen auf. In einzelnen dieser Exanthemformen, z. B. in den vesiculösen und in den sich selten zur Erweichung entwickelnden Erythema nodosum-artigen sind Gonokokken nachgewiesen worden. Auch vereinzelte Abscesse kommen — nicht nur in der Umgebung von Gelenken — vor. Sehr merkwürdig sind die im Anschluß an Tripper fast stets gleichzeitig mit schwereren Gelenkerkrankungen symmetrisch auftretenden *hyperkeratotischen Dermatosen*, die bei wiederholten Infektionen rezividieren können, besonders an Handtellern und Fußsohlen, in Form von disseminierten Hornkegeln oder mehr diffus, die sich aber auch an anderen Körperstellen entwickeln (augenscheinlich auf entzündlicher Basis), wo sie ein der Psoriasis rupioides auch mikroskopisch ähnliches Aussehen annehmen. Ferner finden sich, besonders zusammen mit der Arthritis gonorrhoica, der arthritischen Conjunctivitis usw., eigentümliche *circinäre Balanitiden*.

Die **Diagnose** der unter der Bezeichnung endogener Fernkomplikationen zusammengefaßten Erkrankungen ist keineswegs immer leicht. Man kann im allgemeinen sagen, daß noch viel zu wenig an die Gonorrhöe als Ursache zahlreicher rheumatischer und anderer Leiden gedacht wird. Aus manchen inneren und chirurgischen Kliniken wird berichtet, wie groß der Anteil der gonorrhoischen unter den Arthritiden ist. Es sollte also immer bei rheumatischen Erkrankungen (auch bei Frauen!) genau auf Gonorrhöe untersucht und auf negative Anamnesen kein Wert gelegt werden.

Beim akuten Gelenkrheumatismus sind die Entzündungserscheinungen intensiver, das Springen von einem Gelenk zum anderen, die Endokarditis häufiger, die Salicylpräparate, die bei der gonorrhoischen Arthritis meist versagen, haben oft guten Erfolg. Auch mit Gicht, Tuberkulose, Arthritis deformans, mit einer pseudogonorrhoischen Monarthritis kann eine Verwechslung vorkommen. Nicht selten muß man zwischen gonorrhoischen und syphilitischen Arthritiden entscheiden. Da hilft die WASSERMANNsche Reaktion und evtl. die Diagnose „ex juvantibus". Nach den neuesten Erfahrungen (auch der Breslauer Klinik) kann die Komplementbindung gerade bei den Fernkomplikationen jetzt schon zur Diagnose verwendet werden. Fieber-, Cuti- und selbst Herdreaktionen bei Anwendung der Gonokokken-Vaccinen sind keineswegs ausschlaggebend. Gelegentlich kann Punktion und bakteriologische einer-, WASSERMANNscho Untersuchung andererseits die Diagnose ermöglichen. Bei den Hauterscheinungen sind speziell die Arzneiexantheme (Balsamica!), bei den hyperkeratotischen Formen, die übrigens ähnlich auch bei nicht gonorrhoischen Gelenkprozessen vorzukommen scheinen, Arsenhyperkeratose und Psoriasis zu berücksichtigen.

Bei allen anderen Prozessen, die erwähnt wurden, kann (neben der Komplementbindung) bloß die Aufdeckung der Gonorrhöe oder, wenn sie nicht möglich ist, der Ausschluß jeder anderen Ätiologie zur Entscheidung führen.

Die **Prognose** ist bei den gewöhnlichen Formen der Arthritis im allgemeinen günstig. Die Gefahr der Ankylose droht besonders bei den paraartikulären, phlegmoneähnlichen Formen. Ungünstig sind auch die schweren der Arthritis deformans ähnlichen Fälle, sehr ungünstig natürlich auch die ulceröse Endokarditis, die multiple Neuritis und septisch-pyämische Zustände.

Therapie. Die inneren Mittel, welche beim akuten Gelenkrheumatismus meist prompt wirken, sind beim gonorrhoischen fast oder ganz erfolglos. Ein

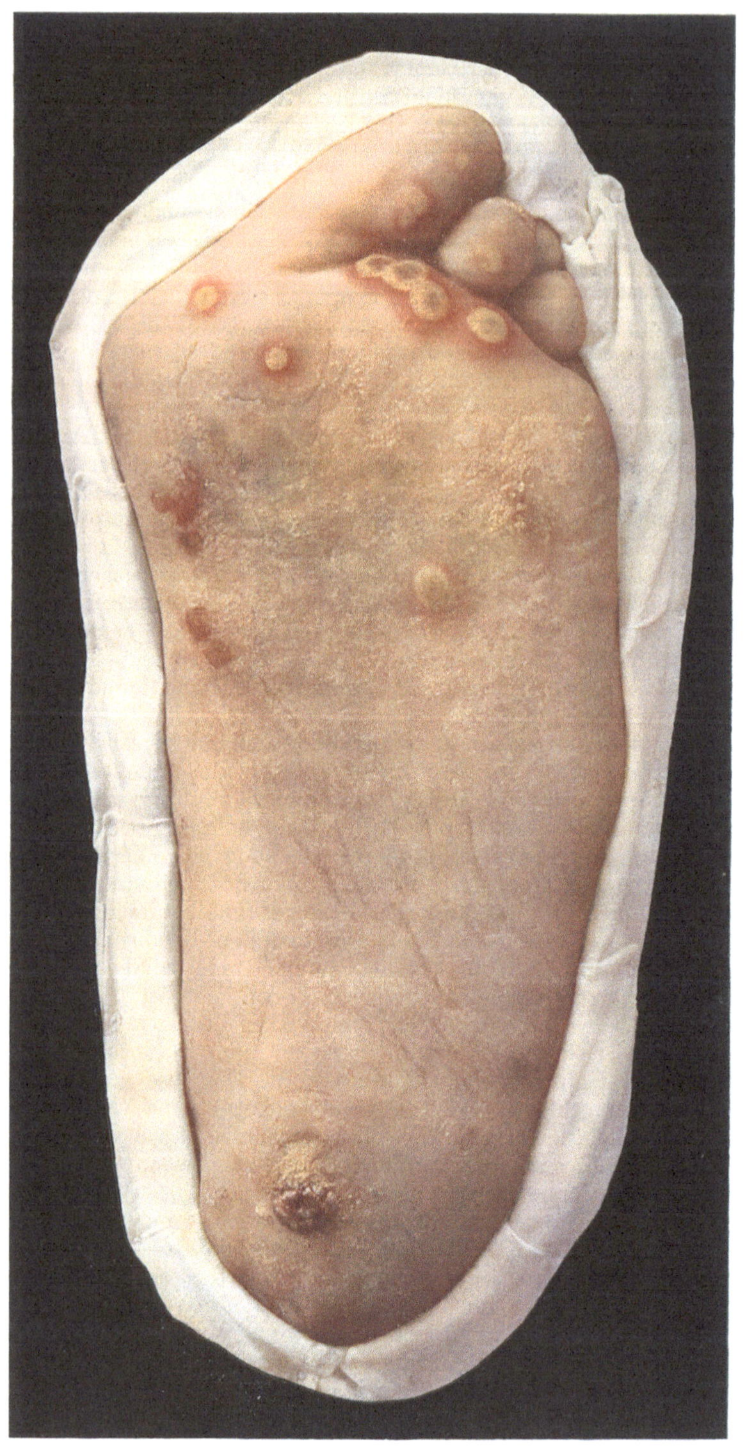

Abb. 18. Hyperkeratotisches, plantares, gonorrhoisches Exanthem. (Nach ARNING.)

Versuch kann mit Atophan resp. Novatophan (dreimal täglich 2 Tabletten à 0,5) oder auch mit JK gemacht werden. Sonst kann man palliativ schmerzstillende Mittel (Pyramidon, Phenacetin, Antipyrin, Aspirin usw.) verwenden.

Am meisten Gebrauch wird jetzt von den spezifischen (am besten Auto-) Gonokokkenvaccinen (sehr vorsichtige Anfangsdosierung), ferner von den sog. protoplasma-aktivierenden Mitteln, besonders von Terpentin und Milch, und von intravenösen Injektionen von Silber- und Farben-Präparaten gemacht (s. S. 23, 24).

Daneben ist aber die äußere Behandlung nicht zu vernachlässigen. Sorgfältigste Lagerung (Schienen), evtl. Extension, Einpinselung mit Jodtinktur, Jodvasogen u. ä., mit Ichthyol, feuchten und Watteverbänden, die aber nicht wirklich fixieren dürfen, Hitzebehandlung, Thermophor, elektrische Heizkissen, Heißluftkasten, Glühlampenapparate oder Diathermie, die BIERsche warme Stauung (bis 20 Stunden) sind viel verwendet und zu empfehlen. Von Injektionen in die Gelenke wird man meist absehen. In den späteren Stadien muß von Massage, Mechanotherapie, heißen Sand- und Moorbädern, Fangopackungen, Diathermie, Röntgenbestrahlungen (auch schon im akuten Stadium!), evtl. von Badekuren in Wiesbaden, Teplitz und ähnlichen Thermen Gebrauch gemacht werden. In neuester Zeit ist auch warm empfohlen worden, schon in ganz frischen Fällen heiße Bäder zu geben und in diesen aktive und (besonders vorsichtig) passive Bewegungen machen zu lassen, was auffallend schmerzlos vertragen wird. Jedenfalls soll mit den letzteren wegen der Gefahr der Versteifung möglichst früh begonnen werden. In sehr seltenen Fällen (bei Vereiterungen, bei Ankylosen usw.) wird man zu chirurgischen Eingriffen gezwungen sein.

Die anderen Fernkomplikationen müssen *neben der erwähnten Allgemeintherapie* nach allgemein-medizinischen bzw. spezialistischen Grundsätzen behandelt werden. Die örtliche Therapie der primären Gonorrhöe während der akuten Stadien der Komplikationen wird von vielen widerraten. Ich (J.) habe sie, in milder Form, jederzeit angewendet und keinesfalls einen Schaden davon gesehen.

Prophylaktisch können wir insofern etwas erreichen, als Individuen, die einmal an Tripper-Rheumatismus erkrankt waren, ganz besonders ermahnt werden müssen, sich vor einer weiteren Infektion zu hüten; ist diese doch erfolgt, so ist durch sorgfältigste Behandlung und strengste Schonung die möglichst schnelle Heilung des Trippers anzustreben; denn die Erfahrung zeigt, daß der Rheumatismus nicht wieder zum Ausbruch zu kommen braucht, wenn es gelingt, den Tripper früh genug zu beseitigen.

Der weiche Schanker und seine Komplikationen.

Erstes Kapitel.

Der weiche Schanker.

Der *weiche Schanker (Ulcus molle, Ulcus venerum,* Chancre mou, soft chancre etc.) ist eine durch den *Streptobacillus ulceris mollis* bedingte Infektionskrankheit des Menschen. Die Erkrankung ist auf die Infektionsgegend beschränkt und geht fast nie über die zu ihr gehörigen Lymphdrüsen und Lymphbahnen hinaus.

Sie stellt einen eitrig-destruierenden Prozeß dar, welcher — abgesehen von den Lymphsystem-Komplikationen — (fast) nur die Haut und die an sie angrenzenden Schleimhäute befällt und sich durch peripherisches Wachstum und durch Autoinokulation ausbreitet.

Der weiche Schanker hat mit der Syphilis und der Gonorrhöe nichts weiter gemein als die Entstehung durch den Geschlechtsverkehr. Aus natürlichen Gründen wird er oft zusammen mit den anderen venerischen Krankheiten erworben. Er ist — wenn der Ausdruck gestattet ist — die „venerischste"; denn er kommt sehr selten an anderen Stellen als an den Genitalorganen vor und wird, besonders im Gegensatz zur Syphilis, fast ausschließlich durch sexuelle Infektion erworben.

Sehr lange ist der weiche Schanker mit der Syphilis zusammengeworfen worden („Unitarismus", siehe historische Einleitung S. 2, 3). Das ist dadurch zu erklären, daß, wenn Syphilis und weicher Schanker an derselben Stelle inokuliert werden („Chancre mixte"), der harte Schanker sehr leicht übersehen wird, und dann auf einen weichen Schanker die Allgemeinerscheinungen der Syphilis zu folgen scheinen. Oft wurden auch die letzteren nicht beachtet, und dann schien der harte Schanker ebenso als eine lokale Krankheit abzulaufen wie der weiche.

Seitdem die Erreger der Syphilis und die des weichen Schankers entdeckt und anerkannt sind, ist diese Streitfrage definitiv erledigt.

Klinisches Bild und Verlauf. Am klarsten werden die typischen Erscheinungen und die Entwicklung der Krankheit bei den Autoinokulationen („Impfschankern"), welche in früherer Zeit sehr häufig zu diagnostischen, aber auch zu therapeutischen Zwecken angelegt wurden. An dem nach sorgfältiger Reinigung mit Alkohol und Äther und sterilem Wasser mit einer Nadel oder einer Lanzette angelegten Impfpunkt, in den eine Spur eines lebende virulente Streptobacillen enthaltenden Materials eingebracht wird, entsteht schon nach 12 bis etwa 48 Stunden (längere Inkubationszeiten sind wohl in der

Klinik meist nur vorgetäuscht, können aber auch mit der Zahl — oder
Virulenz — der übertragenen Bacillen zusammenhängen) ein roter Fleck
oder eine leicht erhabene weiche papulöse Erhebung, die außerordentlich
schnell in eine kleine Pustel übergeht, um welche sich die Rötung etwas
weiter ausdehnt. Im Gegensatz zum syphilitischen ist also der weiche
Schanker eine akute eitrige Entzündung. Ihre von vornherein destruktive

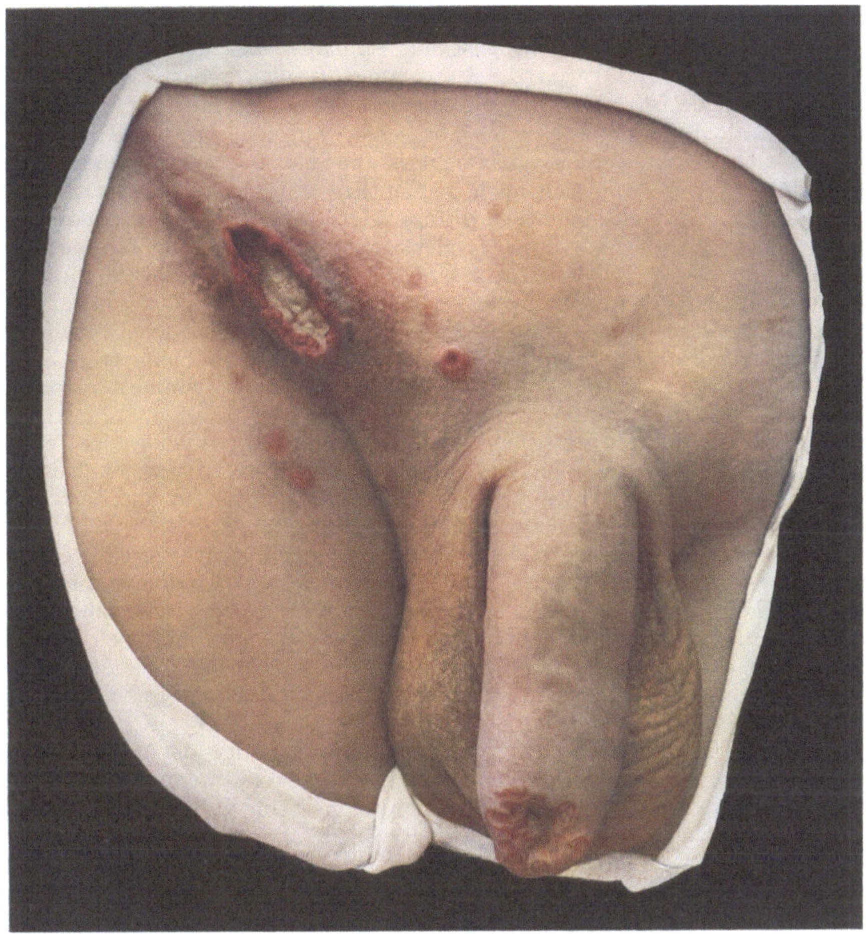

Abb. 19. Ulcera mollia am Praeputium. Schankröser Bubo.

Natur zeigt sich darin, daß, wenn man die Decke einer solchen Impfpustel
abhebt, schon ein, wenn auch ganz kleiner, in die Cutis hineinragender,
mit Eiter belegter Substanzverlust vorhanden ist. Wenn die Verdunstungs-
verhältnisse günstig sind, bildet sich aus der Pustel schnell eine eitrige Kruste,
welche aber meist bald abgestoßen wird. Es liegt dann das Schanker-
geschwür vor. Unter natürlichen Verhältnissen kommt die Pustel meist
gar nicht zur Beobachtung; man kann sie nur selten als Autoinokulation bei
schon bestehenden Geschwüren beobachten. Wir finden gewöhnlich bei der
ersten Untersuchung eines Schankerkranken ein einzelnes oder auch von

vornherein mehrere Geschwüre, die sich an die, oft mehrfachen, Inokulationsverletzungen anschließen.

Das typische Ulcus molle ist ein Substanzverlust mit scharf geschnittenen, oft leicht und oberflächlich unterminierten Rändern. Diese sind zackig oder setzen sich aus kleinsten Kreisbögen zusammen; der Grund ist im Anfang nicht stark vertieft, oft mäßig reichlich Eiter absondernd, leicht blutend, mit einem gelben bis graugelben, ziemlich fest anhaftenden speckigen oder weißgelben Belag bedeckt, durch den hindurch oder nach dessen Entfernung eine intensiv gerötete, leicht gekörnte Fläche zum Vorschein kommt. Umgeben ist dieses Geschwür von einem meist nur schmalen, intensiv geröteten Hof, der leicht erhaben und gegen die Umgebung ziemlich scharf abgesetzt ist. Das ganze Gebilde ist gewöhnlich nur mäßig entzündlich infiltriert, *nicht derb*. Doch kann die Konsistenz — ganz abgesehen von ungeeigneter Behandlung — auch relativ hart werden, so besonders am Sulcus coronarius und an der Urethralöffnung; es kann sich auch, namentlich unter dem Praeputium und an den kleinen Labien, eine mehr diffuse ödematöse Schwellung entwickeln. Der Geschwürsgrund sondert mehr oder weniger dünnen Eiter ab, der bei Luftzutritt zu einer gelben Kruste eintrocknet. Drückt man auf diese, so entleert sich der Eiter in einem oder in mehreren Tropfen.

Auf Berührung, Druck, Zerrung ist der weiche Schanker von vornherein stark empfindlich; dagegen bedingt er meist keine spontanen Schmerzen. Temperatursteigerungen und sonstige Störungen des Allgemeinbefindens fehlen bei komplikationslosem Verlauf.

Die *Form* des weichen Schankers ist sehr häufig rund (punktförmige Inokulation). Sie ist länglich, wenn ein Riß als Invasionsstelle gedient hat; sie richtet sich aber auch nach der Spaltbarkeitsrichtung der Haut und nach accidentellen Reizen, die den Schanker treffen.

Bei weiterer Ausbreitung wird er oft ausgesprochen „polycyclisch", oder er nimmt durch Autoinokulationen in die Umgebung und Konfluenz mit dem ursprünglichen Geschwür unregelmäßigere Formen an, bei denen aber doch die Entstehung aus ursprünglich runden Geschwüren manchmal noch deutlich zu erkennen ist. In anderen Fällen werden die Zacken (am Rand), welche zunächst noch vorhanden sind, schnell zerstört, so daß ein einheitlich aussehendes Ulcus resultiert.

Die *Zahl* der Schanker richtet sich einmal nach der der Inokulationspforten. Sind vor dem infizierenden Verkehr mehrere, wenn auch feinste, Substanzverluste vorhanden, oder entstehen solche beim Verkehr, so sind multiple simultane Schanker die Folge. Das ist z. B. bei Balanitis, Vulvitis, Herpes progenitalis, Scabieseffloreszenzen, spitzen Kondylomen bzw. bei relativer oder absoluter Phimose oder engem Introitus vaginae der Fall. Oft aber entsteht die Multiplizität der weichen Schanker durch sukzessive Autoinokulationen: Die Eitersekretion bedingt Maceration und Reizung im Präputialsack oder in der Vulva und damit neue Inokulationspforten. Man erkennt dann die kleinen „Tochtereffloreszenzen" neben dem oder den größeren „Muttergeschwüren", mit denen sie sich oft vereinigen. Bei den Autoinokulationen (auch in Form der „Abklatschgeschwüre") spielt natürlich Unsauberkeit und mangelnde Behandlung eine große Rolle. Gewiß ist die individuell verschiedene Verletzbarkeit der Haut von Bedeutung; auch Differenzen der Bacillenstämme können vielleicht eine Rolle spielen; im allgemeinen sind, wenn der Patient den Arzt nicht sehr bald aufsucht, Geschwüre in der Einzahl seltener als multiple.

Der weiche Schanker zeigt zunächst die Tendenz, in der Fläche wie in die Tiefe weiter fortzuschreiten. Diese Progredienz ist bei den verschiedenen

Patienten und an verschiedenen Hautstellen außerordentlich verschieden, und zwar sowohl, was die Schnelligkeit, als was die Intensität der Zerstörung betrifft. Im allgemeinen werden die Schanker der Haut tiefer als die der Schleimhaut. Von den weiter unten zu erwähnenden schweren Formen abgesehen, nehmen aber die weichen Schanker wirklich sehr erhebliche Dimensionen meist nicht an. Das liegt daran, daß nach einer gewissen — nicht nur von der Behandlung, sondern auch von individuellen Verhältnissen, von der Lokalisation, vielleicht auch von der Virulenz der Bacillen abhängigen — Zeit das *Stadium der Acme (Floritions- oder Destruktionsstadium)* aufhört. Man nimmt als die Dauer dieses Stadiums etwa 4—5 Wochen an. Es kann aber viel kürzer (auch ohne Therapie!) und es kann ohne besondere Atypie auch viel länger sein. Dann tritt das Geschwür in das Stadium der Reparation ein. Der Grund verliert seinen eitrigen Belag, bedeckt sich mit frischroten Granulationen, die gelegentlich auch stark über die Umgebung hervorwuchern können, von den sich anlegenden und sich abflachenden Rändern her beginnt die Epidermisierung, welche je nach der Größe der Geschwüre, der Heiltendenz des Organismus und der Behandlung in Tagen oder Wochen vollendet ist. Da durch den Schanker die bindegewebigen Teile der Haut stets nekrotisiert werden, so heilt er in allen Fällen, in denen der Papillarkörper zerstört wird, und das ist bei den etwas größeren Geschwüren ausnahmslos der Fall, mit *Narben* ab. Diese können aber bei flachen Schankern so unbedeutend sein, daß sie später der Wahrnehmung vollständig entgehen. Nach einigermaßen ausgedehnten Prozessen bleiben sie immer deutlich sichtbar. Sie sind oft depigmentiert oder von pigmentierten Rändern umgeben. Meist sind sie von keiner weiteren Bedeutung; am Orificium praeputii können sie zu einer Phimose, an dem der Urethra zu einer Strikturierung Anlaß geben.

Wie der Verlauf des Ulcus molle durch eine gleichzeitige oder vorangehende oder folgende *Mischinfektion mit Spirochaete pallida* modifiziert wird, soll beim syphilitischen Primäraffekt besprochen werden.

Abweichungen von dem typischen Bild stellen dar (abgesehen von den später zu schildernden schwersten Formen):

1. **Die Ulcera mollia elevata.** Bei ihnen zeigt sich schon im Beginn oder erst im weiteren Verlauf eine starke Wucherung von Granulationen aus dem Geschwürsgrund, so daß dann eine körnige, gelb belegte, etwas warzenförmige Erhebung die oft noch deutlich unterminierten Geschwürsränder überragt. Erst wenn sich die Fläche gereinigt hat, sinken die Granulationen zusammen, und die Überhäutung kann beginnen. Diese Abart findet sich besonders im Sulcus coronarius, am Orificium praeputii und in den Vulvarfalten.

2. **Die Ulcera mollia miliaria,** die man auch als „Follikularschanker" bezeichnet hat, weil man annahm, daß sie sich von den Haarbalgfollikeln aus entwickeln. Sie präsentieren sich als kleine gerötete, oft etwas zugespitzte und sich ziemlich derb anfühlende Knötchen, in deren Mitte sich eine ganz kleine, scharfrandige, verhältnismäßig recht tiefe Ulceration befindet, oder (bei geringerer Infiltration) als kleine runde scharfrandige Geschwüre mit etwas geröteter Umgebung ohne Neigung zu flächenhafter Vergrößerung. Sie kommen am häufigsten im Sulcus coronarius und an den großen Labien, gelegentlich auch an den Oberschenkeln vor, und können sich viele Tage in der geschilderten Form halten, aber auch früher oder später in gewöhnliche Schanker übergehen.

3. **Als dritte Abart hat man das Ulcus molle diphthericum aufgeführt,** das durch einen besonders festhaftenden weißlichen Belag ausgezeichnet ist. Jetzt wird man immer daran denken müssen, ob es sich da nicht um wirklich diphtherische Infektionen (von vornherein oder sekundär) handelt. (Man

findet allerdings abgesehen von Pseudodiphtherie- auch virulente Diphtheriebacillen in typischen oder besonders torpiden Ulcera mollia.)

Lokalisation. Wie bereits hervorgehoben, kommt der weiche Schanker fast
ausschließlich durch unmittelbare geschlechtliche Infektion zustande. Da er
(wenn er an den Genitalien erworben ist) sich zunächst nur an diesen entwickelt, und seine Erreger auf dem Blutwege, soweit wir wissen, (fast) nie in
andere Körperteile verschleppt werden, fehlt die Möglichkeit zu *extragenitalen
Infektionen* von hämatogen entstandenen Krankheitsherden aus, die bei der
Syphilis eine so große Rolle spielen. Solche kommen beim weichen Schanker
daher nur zustande: durch perversen Verkehr (Anus, Mundhöhle), durch Autoinokulationen von bestehenden Ulcera mollia auf den Finger (häufige Verletzungen!) oder durch den mit Bacillen beladenen Finger auf beliebige andere
Körperstellen beim Kratzen, durch Reibung von Kleidungsstücken usw. Sind
diese Autoinokulationen auf fern von den Genitalien gelegene Stellen schon auffallend selten, so sind solche von dem erkrankten Individuum auf ein anderes
auf nicht sexuellem Weg (evtl. durch Manipulationen mit den Fingern, im
ärztlichen Beruf usw.) ganz außergewöhnlich.

An den Genitalien entsteht der weiche Schanker natürlich am leichtesten
an den Partien, an denen teils durch mechanische Läsionen, teils durch die
macerierende Wirkung von sich ansammelnden Sekreten, teils auch durch prä-
existierende Krankheiten am häufigsten Kontinuitätstrennungen an der Oberhaut vorhanden sind, bzw. eintreten. Diese Stellen sind beim *Mann* der Sulcus
coronarius, an dem sich gern tiefgreifende, relativ derb infiltrierte Geschwüre entwickeln; ferner die Vorhautmündung, welche bei relativer oder voll ausgebildeter
Phimose intra coitum multipel einreißt, so daß dann mehrere radiär gestellte
Risse entstehen, die Spitze der Glans und das Frenulum. Wird ein Einriß des
letzteren infiziert, so wird es oft ganz zerstört, nachdem vorher ein lang
gestrecktes, schmales Geschwür seine Oberfläche überzogen hat. Gelangt aber
der Schanker bei intakten Bändchen unmittelbar daneben in der Eichelfurche
zur Entwicklung, so kommt es gern zu einer Durchbohrung desselben; es
kann dann noch nachträglich im ganzen nekrotisiert werden; oder es bleibt,
wenn der Geschwürsprozeß vorher abheilt, der freie Rand brückenartig erhalten.

Häufig wird auch das innere Präputialblatt und die Eichel ergriffen, seltener
die Haut des Penis. Der Schanker der Urethralmündung geht gewöhnlich von
einer der Commissuren der Harnröhrenlippen aus und kann schließlich die ganze
Harnröhrenmündung einnehmen. Diese erscheint dann erweitert, ihr Rand
nicht glatt, sondern angefressen, und beim Auseinanderklappen zeigt sich die
einige Millimeter in die Harnröhre hinein sich erstreckende Geschwürsfläche.
Noch seltener ist es, daß sich das Ulcus molle ohne Ergriffensein der Harnröhrenmündung in der Urethra, meist unweit vom Orificium, lokalisiert. Man
fühlt dann durch das Corpus cavernosum urethrae hindurch eine mehr oder
weniger deutliche Infiltration, welche auf Druck und beim Urinieren empfindlich
ist; man kann sich das Geschwür im Urethroskop zu Gesicht bringen, und es
entleert sich ein serös-hämorrhagisches mit einzelnen Bröckeln durchsetztes
Sekret (Nachweis der Streptobacillen!).

An den *weiblichen Genitalien* werden am häufigsten der Introitus vaginae,
die hintere Commissur der großen und die kleinen Schamlippen, ferner aber
auch die großen Labien selbst, der Urethralwulst, eventuell auch die Urethra
(von der vorderen Vaginalwand aus fühlbar) und die Hymenalreste betroffen.
Sehr selten ist die Vaginalschleimhaut Sitz von Schankern, häufiger wieder die
Portio und wohl auch die Cervicalschleimhaut.

In der Umgebung der Genitalien kommen „*paragenitale*" Ulcera mollia einmal durch unmittelbare Infektion, dann aber auch durch Autoinokulationen

zustande, so am Mons Veneris, in den Inguinalfurchen, an den inneren Seiten der Oberschenkel, am Scrotum. Prädisponierend wirken hier intertriginöse Ekzeme („Wolf") oder auch Follikulitiden, Kratzeffekte usw. Am Anus erfolgt die Infektion entweder unmittelbar oder (bei Frauen) durch das von den Genitalien her dorthin gelangte Sekret. Hier entwickelt sich der Schanker meist von radiären Rissen aus. Durch starke Schwellung der diese umrahmenden Haut entsteht ein kondylomähnlicher Wulst von manchmal beträchtlicher Höhe; erst beim Auseinanderklappen der flügel- oder buchartig aneinanderliegenden Hautfalten zeigt sich das deren innere Fläche einnehmende Geschwür.

Von *Komplikationen* sind hier außer den ausführlicher zu besprechenden, ans Lymphsystem gebundenen und den gangränösen usw. zu erwähnen: Die Balanoposthitis, die relative oder vollständige Phimose, die Paraphimose, Ödem der Labien und Ekzeme, bei denen Autoinokulationen eine besonders große Rolle spielen. Dadurch kann auch ein schwererer Verlauf der Schanker bedingt werden. Sehr selten scheint eine *Allgemeininfektion* mit dem Erythema nodosum ähnlichen Knoten zu sein, die aufbrechen können, und in denen Streptobacillen nachgewiesen sind.

Bakteriologie. Der *Erreger des Ulcus molle (Streptobacillus ulceris mollis*, Ducrey - Unna scher *Bacillus* usw.) ist ein feines kurzes Stäbchen (etwa 1,5 μ lang, 0,4 μ breit, manchmal lange und andererseits selbst kokkenähnliche Formen), oft mit etwas dunkler gefärbten abgerundeten Enden, bzw. mit fast ungefärbter oder auch verschmälerter Mitte („Schiffchenformen"). Im Sekret liegen die Bacillen unregelmäßig zerstreut extra-, vielfach auch in mehreren bis zahlreichen

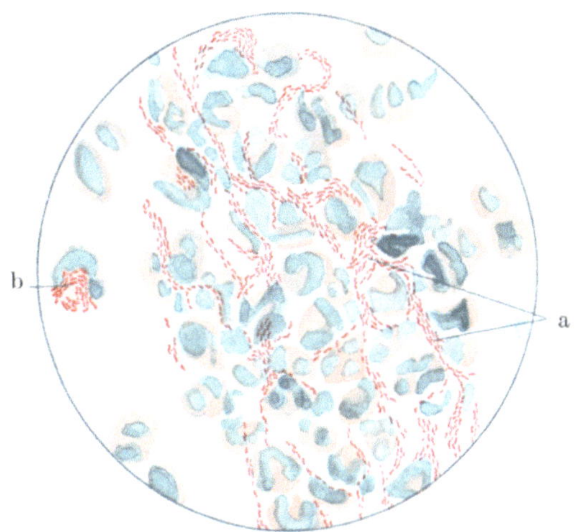

Abb. 20. Gewebspartikelchen von Ulcus molle. Färbung nach Unna-Pappenheim. a Bazillen in „Fischzügen"; b in einem Eiterkörperchen.

Exemplaren intraleukocytär, ohne die Eiterkörperchen aber vollständig auszufüllen. Im Gewebe bilden sie lange Ketten, von denen mehrere dicht beieinander parallel verlaufen („fischzugartig"). So kann man sie auch in den Trockenpräparaten finden, wenn man nach sorgfältiger Reinigung der Oberfläche am besten kleine Gewebspartikelchen mit Platinspatel, kleinem Löffel u. ä. besonders unter den unterminierten Rändern entnimmt (Vermeidung der sehr leicht eintretenden Blutung, evtl. nach Betupfung mit Novocain-Adrenalin) und vorsichtig ausstreicht. Der Streptobacillus färbt sich wie der Gonokokkus in basischen Anilinfarben, so besonders auch in rein wässeriger oder Löfflerscher Methylenblaulösung. Er ist wie der Gonokokkus gramnegativ. Die geeignetste Darstellungsmethode ist die Gramsche mit Nachfärbung nach Unna-Pappenheim mit Methylgrün-Pyronin (s. bei Gonorrhöe S. 6—8). Die Bacillen heben sich rot von den grünblauen Kernen ab. Auch für Schnitte ist diese Färbung sehr brauchbar. Die Gram-Vorfärbung ist notwendig, denn es finden sich in der Genitalgegend verschiedene grampositive Bakterien, welche bei einfacher Färbung mit den Streptobacillen leicht verwechselt werden können.

Der Streptobacillus ist schwer kultivierbar; er wächst besonders auf bestimmten Blutnährböden, vor allem im Kondenswasser, und bildet auch in diesem die charakteristischen Ketten. Mit Reinkulturen hat man typische Ulcera mollia erzeugt und die Bacillen aus diesen wieder gezüchtet. Dadurch, durch die Konstanz ihres Vorkommens in allen typischen weichen Schankern und durch ihre Feststellung auch in den Bubonen (s. u.) ist die Kette der Beweise für ihre spezifische Pathogenität geschlossen.

Von einem spontanen Vorkommen des Ulcus molle bei *Tieren* ist nichts bekannt. Experimentell haben sich Affen als sicher infizierbar erwiesen. Die Streptobacillen sind (wie man aus älteren Versuchen mit Eiterinokulationen schließen kann) bei mäßiger Verdünnung mit Blut, anderweitigem Eiter, Kochsalzlösung, Glycerin, Wasser noch überimpfbar, nicht aber bei stärkerer Verdünnung mit diesen Flüssigkeiten und bei Zusatz von chemisch differenten Stoffen (Sublimat, starke Säure), sowie bei kurzem Erwärmen auf 50 Grad. In dünner Schicht eingetrockneter Schankereiter soll seine Virulenz in 24 Stunden verlieren, in Krusten scheint sie länger erhalten zu bleiben.

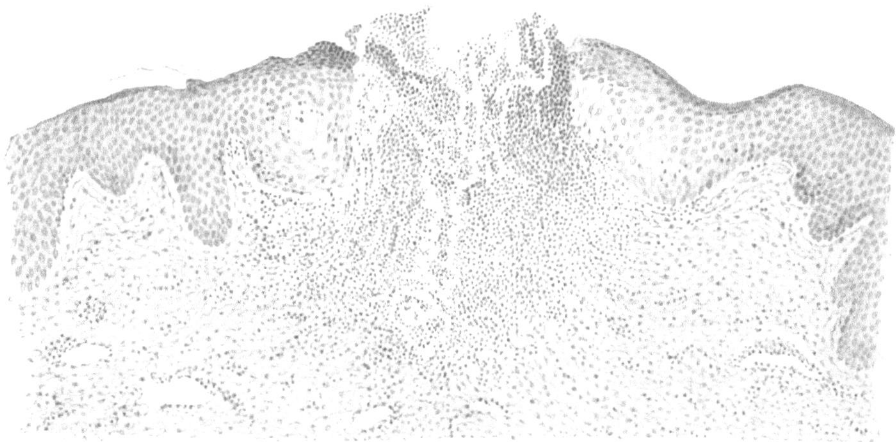

Abb. 21. Schnitt durch ein ganz frisches Ulcus molle. (Erklärung im Text.)

Neben den Streptobacillen finden sich in den Geschwüren natürlich mehr oder weniger reichlich andere Mikroben (besonders Staphylo- und Streptokokken, auch Pseudo-Diphtheriebacillen) usw., über deren pathogene Bedeutung aber nichts bekannt ist. (Über die Mischinfektion mit Spirochaeta pallida siehe S. 141.)

Histologie. Im Bereich der Geschwürsfläche fehlt, auch bei dem jungen Schanker, das Epithel und der Papillarkörper. Das erstere ist scharf abgeschnitten, oft eine kleine Strecke weit abgehoben (unterminiert), ödematös, verdickt, mit Rundzellen durchsetzt. Die nächstgelegenen Cutispapillen sind ebenfalls geschwollen und infiltriert. An der Geschwürsfläche findet sich eine aus dichtgedrängten Eiterkörperchen und deren Kerntrümmern gebildete Masse; an diese schließt sich nach unten und seitlich das Bindegewebe an, das zuerst von polynucleären Leukocyten und Plasmazellen, weiterhin ganz wesentlich von letzteren infiltriert ist. Dazu kommen vergrößerte Bindegewebszellen (Fibroblasten) und erweiterte Blut- und Lymphgefäße, deren Lumina in verschiedenem Maße mit polynucleären bzw. mit Lymphocyten gefüllt, deren Wände entzündlich infiltriert sind. In die dichte Infiltratmasse ragen seitlich (daher die Unterminierung) und in die Tiefe noch einzelne Spalten oft radiär hinein, welche das Bild an der Oberfläche im kleinen wiedergeben oder als in Nekrobiose befindliches Bindegewebe erscheinen. Nach der Peripherie und vor allem nach der Tiefe lassen sich die entzündeten, vor allem von Plasmazellen umscheideten Gefäße noch mehr oder weniger weit verfolgen (s. Abb. 21).

Die Streptobacillen finden sich in den obersten Schichten in analoger Anordnung wie in den Ausstrichpräparaten. In den noch nicht nekrotischen Partien, resp. an deren Grenze haben sie die charakteristische Fischzuganordnung.

Allgemeine Pathologie und Epidemiologie. Der weiche Schanker ist fast ausnahmslos eine auf die Invasionsstelle und ihr Lymphgebiet beschränkte Infektionskrankheit. Sein spontaner Ablauf zur Heilung beweist, daß auch ihm Immunitätserscheinungen nicht fremd sind. Diese werden auch durch das Vorkommen virulenter Bacillen nach der Reinigung des Geschwürs und durch cutane Allergieerscheinungen erwiesen: bei intradermaler Einbringung von abgetöteten Streptobacillen-Kulturen treten, namentlich bei Bubonen, anscheinend spezifische Reaktionserscheinungen auf. Doch gehen Autoinokulationen, wie wir aus früheren Erfahrungen wissen, lange Zeit an; ob schließlich, wie man aus alten Versuchen entnehmen könnte, die Empfänglichkeit, auch für fremde Bacillen, erlischt, muß dahingestellt bleiben. Auch über die Komplementbindungsreaktionen sind die Akten noch nicht geschlossen.

Das Ulcus molle kommt, wie erwähnt, fast ausschließlich durch unmittelbare Infektion beim Geschlechtsverkehr zustande. Nach neueren Untersuchungen sollen die Streptobacillen auch saprophytisch in den Genitalorganen von Männern und besonders von Frauen vorhanden sein, so daß die Infektion auch bei nicht nachweisbar an weichem Schanker leidenden Personen erworben werden könnte. Ob es sich bei „Streptobacillenträgern" um Personen handelt, die vor kürzerer oder längerer Zeit an Ulcus molle gelitten hatten, ob um solche, die auf Grund zufälliger Momente (Freisein von Läsionen) oder eigentlicher angeborener Immunität freibleiben, weiß man nicht. Von der letzteren ist jedenfalls nichts erwiesen.

Beim weiblichen Geschlecht ist der weiche Schanker vorzugsweise eine Krankheit der Prostituierten, und unter diesen sind die Unsauberen, ihre Körperpflege Vernachlässigenden besonders oft befallen. Frauen erkranken im allgemeinen viel seltener als Männer. Die Häufigkeit wechselt zeitlich und örtlich in ganz auffallender Weise. So war der weiche Schanker in und unmittelbar nach dem Krieg sehr häufig, während er jetzt in Deutschland fast überall sehr selten geworden ist. Im Verhältnis zur Syphilis und Gonorrhöe sind die Frequenzzahlen des Ulcus molle sehr verschieden (schwankend etwa zwischen $30^0/_0$ und mehr einerseits und $1^0/_0$ und weniger andererseits im Verhältnis zu allen venerischen Krankheiten). Auch die Schwere der Infektionen scheint sehr wechselnd zu sein. Von der Häufigkeit des Ulcus molle hängt natürlich bei gleichbleibender Frequenz der Syphilis auch die des Chancre mixte ab.

Diagnose. Am wichtigsten ist — aus prognostischen und therapeutischen Gründen — die Unterscheidung des weichen Schankers vom *syphilitischen Primäraffekt*. Rein klinisch ist sie keineswegs immer leicht. Abgesehen von der freilich oft täuschenden Anamnese (kurze Inkubationszeit!) sind die Hauptunterscheidungsmerkmale folgende: Der weiche Schanker ist von vornherein und während des ganzen Verlaufs ein Geschwür, der Primäraffekt eine entzündliche Neubildung, die mit einer Erosion beginnen kann. Auch wenn diese ulceriert, bleibt doch ein derber Wall erhalten, der mehr allmählich in den Geschwürsgrund abfällt, während beim weichen Schanker der Rand scharf geschnitten oder unterminiert und, ebenfalls im Gegensatz zu dem glattrandigen Primäraffekt, zackig oder polycyclisch ist. Beim weichen Schanker ist der Grund

und die Umgebung nur mäßig infiltriert, der typische Primäraffekt ist derb bis knorpelhart. Die Schmerzhaftigkeit ist beim weichen Schanker viel ausgesprochener als beim harten. Aber freilich nach allen diesen Richtungen kommen Ausnahmen vor. Der Primäraffekt kann im Anfang und längere Zeit hindurch wenig infiltriert, der weiche Schanker namentlich am Sulcus coronarius und an der Harnröhrenöffnung und ganz besonders nach unzweckmäßiger Behandlung (Ätzung mit Chlorzink, Argentum nitricum, Salpetersäure usw.) recht derb sein; auch durch das Praeputium hindurch fühlt er sich mehr oder weniger hart an. Beim Ulcus molle urethrae, das ebenfalls relativ hart erscheinen kann, wird neben der urethroskopischen Betrachtung die Untersuchung des Sekrets den Ausschlag geben müssen.

Auch von der Regel, daß der harte Schanker in der Ein-, der weiche in der Mehrzahl auftritt, gibt es aus verschiedenen Gründen zahlreiche Ausnahmen (siehe oben und bei Syphilis S. 147), so daß von ihrer diagnostischen Verwertung kaum die Rede sein kann.

Von Bedeutung sind die Verschiedenheiten der Entzündung der Lymphgefäße und vor allem der Lymphdrüsen, welche beim Ulcus molle nicht so regelmäßig auftritt wie beim Primäraffekt und viel mehr akut entzündlich ist (siehe S. 156).

Von der früher viel geübten *Autoinokulation* zu diagnostischen Zwecken wird man jetzt wohl absehen; nicht nur, daß sie nicht immer absolut unbedenklich ist (gelegentlich schwer zu beschränkendes Wachstum, Lymphdrüsenkomplikationen!) — sie gibt ja auch nicht die Möglichkeit, das Wichtigste bei der Diagnose des Ulcus molle zu erreichen, nämlich den Ausschluß einer syphilitischen Infektion. Denn wenn man von den einzelnen Fällen absieht, in denen die Feststellung eines Ulcus molle aus forensischen und ähnlichen Gründen von Wichtigkeit ist, so kommt es doch ganz vor allem darauf an, zu entscheiden, ob eine syphilitische Erkrankung vorliegt; daneben ist es verhältnismäßig unwichtig, ob auch ein sicheres Ulcus molle besteht. Immer wenn sich jemand mit Ulcus molle infiziert hat, liegt die Gefahr vor, daß er sich zugleich syphilitisch angesteckt hat. Denn die Träger und vor allem die Trägerinnen des Ulcus molle, bzw. auch nur der Streptobacillen sind in hohem Grade verdächtig, auch syphilitisch ansteckungsgefährlich zu sein. (Über das klinische Bild der Mischinfektion: ,,Chancre mixte'' siehe bei Syphilis S. 141.) Es muß also jeder auf Ulcus molle verdächtige oder als solches erkannte Krankheitsprozeß auf Spirochaeta pallida untersucht werden, und zwar von vornherein (vor der Behandlung) und im weiteren Verlauf nach kurzem Aussetzen derselben, bei negativem Ausfall durch Lymphdrüsen- und evtl. Grundpunktion (siehe bei Syphilis S. 125, 152), selbst wenn eine Induration ausbleibt.

Auch mit den *sekundären Erscheinungen der Syphilis* können Verwechslungen vorkommen, und zwar mit ulcerierten Haut- und Schleimhautpapeln und (speziell beim Ulcus molle elevatum) auch mit gewucherten Papeln (,,breiten Kondylomen''). Die genaue Untersuchung besonders des feinen unterminierten Randes, der den Papeln fehlt, während eine Infiltration an der Peripherie meist noch besteht, und des übrigen Körpers auf weitere Zeichen der Syphilis sowie die Anamnese führen oft zur Entscheidung. Die Untersuchung auf Pallidae, welche beim Chancre mixte in dessen ersten Stadien auch dann manchmal im Stich läßt, wenn sie sich weiterhin zeigen, oder erst der weitere Verlauf das Vorhandensein einer syphilitischen Infektion beweist, gibt bei weder lokal noch allgemein behandelten Papeln meist schnell ein positives Resultat. *Die* WASSER-MANN*sche Reaktion soll in jedem Fall von Ulcus molle sofort angestellt werden*; ist sie bei nachweisbar frischer Infektion mit Ulcus molle positiv, so beweist das mit großer Wahrscheinlichkeit, daß der Patient schon vorher eine Syphilis gehabt hat, was er oft genug nicht weiß oder nicht zu wissen angibt. Es kommt zwar, nach meiner Erfahrung (J.) in ganz seltenen Fällen, vor, daß auch das Ulcus molle (namentlich bei Komplikation mit einem Bubo) vorübergehend eine positive oder wenigstens angedeutet positive Wassermannreaktion bedingt. Mit Rücksicht darauf wird man in solchen Fällen, wenn auch die sorgsamste Untersuchung auf Spirochäten und auf eine Luesanamnese ein negatives Resultat ergibt, die antisyphilitische Behandlung noch nicht einleiten und die Blutuntersuchung einige Male mit verschiedenen Methoden wiederholen, zugleich aber auch immer wieder auf Spirochäten fahnden.

Fällt aber die erste Blutprobe negativ aus, so wird man sie mit Rücksicht auf die Möglichkeit eines Übersehens der Syphilis neben dem weichen Schanker von der 5.—6. Woche nach der Infektion oder bei nicht feststehendem Infektionstermin von der ersten Woche der Beobachtung an etwa wöchentlich wiederholen, und erst nach Ablauf von 12—13 Wochen (von dem sicheren oder wahrscheinlichen Infektionstermin an) die Beobachtung als abgeschlossen erklären. Dadurch, daß das oft nicht geschieht, kommt es auch jetzt noch immer wieder vor, daß kürzere oder längere Zeit nach einem ärztlich erkannten und behandelten Ulcus molle syphilitische Erscheinungen beobachtet werden. Bei der Wichtigkeit der antisyphilitischen Frühbehandlung (siehe S. 462) ist diese gründliche Kontrolle der Ulcus molle-Patienten sehr wichtig.

Selbst mit der *tertiären Syphilis* sind, wenngleich viel seltener, Verwechslungen möglich. Auch hier kann die WASSERMANNsche Reaktion und die Anamnese sowie die Untersuchung des übrigen Körpers die Diagnose nach der einen oder anderen Seite stützen. Die Veränderungen beim Gumma, beim serpigino-ulcerösen Syphilid und auch beim „indurierten Pseudoschanker" sind meist massiger als beim Ulcus molle; schließlich kann die „Diagnose ex juvantibus" (antisyphilitische Therapie) zur Entscheidung benutzt werden. Es kann sich auch bei schon bestehender Syphilis ein Ulcus molle in ein syphilitisches Früh- oder Spätprodukt umwandeln.

Außer der Syphilis können auch *gonorrhoische Erkrankungen* zu diagnostischen Schwierigkeiten Anlaß geben. Abgesehen von den Schankern des vorderen Teiles der Harnröhre, welche, namentlich beim Bestehen eines Harnröhrentrippers, mit periurethralen Infiltraten verwechselt werden können, ist es vor allem die Gonorrhöe der paraurethralen und präputialen Drüsengänge, welche dazu Anlaß gibt; am häufigsten sind wohl Irrtümer bei der Unterscheidung der miliaren Ulcera mollia und solcher Gänge; hiervor schützt besonders die feine, wie präformiert erscheinende Öffnung, aus der sich ein Tröpfchen gonokokkenhaltiges Sekret ausdrücken läßt (siehe S. 46). Auch die auf Gonorrhöe oder anderweitiger Endometritis beruhenden Geschwüre, ja selbst Carcinome der Portio können den hier lokalisierten Ulcera mollia ähnlich sehen. Differentialdiagnostisch wichtig sind ferner die namentlich, wenngleich selten, in der Vulva vorkommenden gonorrhoischen Geschwüre (leichter blutend, weniger belegt, nicht unterminiert; Gonokokkennachweis! s. S. 75).

Der *Herpes progenitalis* ist meist an der Gruppierung der Bläschen, Erosionen oder Krüstchen und an der Oberflächlichkeit der Substanzverluste, sowie an der mehr serösen Sekretion zu erkennen. Gelegentlich konfluieren die Efflorescenzen zu größeren Herden, belegen sich eitrig, werden durch Ätzmittel vertieft und können dann schwerer zu differenzieren sein. Doch entscheidet meist die Anamnese (wiederholte Erkrankungen an Herpes) und der weitere schnelle Verlauf zur Heilung die Frage (evtl. Impfung der Kaninchen-Cornea).

Die *Condylomata acuminata* können, wenn sie hochrot und feucht sind, mit den Ulcera mollia elevata verwechselt werden; sie erheben sich aber steil aus der normalen Haut. Die *Balanitis erosiva circinosa* ist viel oberflächlicher, die Herde größer, typisch polycyclisch. (Über die sich dabei entwickelnden Ulcerationen siehe S. 419.) Selten wird auch ein akutes *diphtherisches Ulcus* in Frage kommen. Schwierig kann die Unterscheidung des Ulcus molle von *mechanisch* oder durch *Maceration* bedingten *Erosionen* oder *Rhagaden* sein, wie sie am Präputialrand, im Sulcus coronarius, am Frenulum, sowie am Introitus vaginae häufig vorkommen. Sie belegen sich namentlich bei Balanitis oder Fluor gern eitrig, oder sie werden durch die Behandlung mit Ätzmitteln in Geschwüre umgewandelt, welche „*Pseudoulcera mollia*" darstellen können. Das gleiche gilt von *Pyodermien*, wie sie besonders bei Scabies häufig sind, im Sinne der Impetigo vulgaris oder follicularis, von denen die letztere den miliaren Ulcera mollia ähnelt. Sie heilen bei indifferenter bzw. Scabies-Therapie meist leicht ab.

Ferner gibt es, wenngleich nur selten, den Aphthen der Mundhöhle nahe-stehende oder auch vielleicht mit dem Erythema exsudativum multiforme verwandte Prozesse, die gelegentlich mit Fieber in recht akuter Weise auftreten und der typischen Ulceration entbehren. Verwechslungen können auch vor-kommen mit akzidentellen Vaccinepusteln, den allerdings noch wenig erforschten Primärläsionen des Lymphogranuloma inguinale, tuberkulösen und selbst carcinomatösen, diabetischen, typhösen, mercuriellen Geschwüren, dem chronischen elephantiastischen Ulcus der Vulva, und — an den Fingern — Panaritien.

Zu Irrtümern kann anscheinend auch das neuerdings als eigene Krankheit be-schriebene, wohl ziemlich seltene *Ulcus vulvae acutum* führen. Es tritt unter verschiedenen Formen auf: mit Fieber und gelblichen bis schwärzlichen Schorfen, die nach ihrer Ab-stoßung durch einen dünnen nekrotischen Belag ersetzt werden (gangränös), oder ohne Fieber torpidere seichte oder vertiefte, scharf begrenzte Ulcera oder auch kleinste, sich sehr schnell entwickelnde eitrige Geschwürchen („miliar"). Die Ulcerationen sind schmerz-haft, spärlich oder zahlreich, heilen mit Narben ab und können manchmal mit un-bedeutenden Lymphdrüsenschwellungen verbunden sein. Sie treten oft, aber keineswegs immer, bei Virgines (besonders Kindern) auf und rezidivieren gelegentlich. Sie sind nicht kontagiös. Ihr Verlauf ist günstig. Als ihre Erreger werden plumpe grampositive Stäbchen (DÖDERLEINs Scheidenbacillus, LIPSCHÜTZs „Bacillus crassus") angesehen, die sich zahl-reich im Geschwürssekret finden.

Häufig war im Krieg die künstliche Erzeugung von den Ulcera mollia ähnlichen Geschwüren durch alle möglichen Ätzprozeduren.

Die Frage, wieweit es notwendig ist, bei Ulcera mollia, bzw. bei Verdacht darauf die Laboratoriumsmethoden anzuwenden, ist in bezug auf die Spiro-chäten und die Seroreaktion schon besprochen. Da immer, wo an ein Ulcus molle gedacht wird, auch Lues in Erwägung gezogen werden muß, kann in dieser Beziehung gar nicht zuviel geschehen; meist geschieht nicht genug. Die Untersuchung auf Streptobacillen (Technik siehe oben) ist, wie schon ange-deutet, bei forensischen Fällen oder solchen, die es leicht werden können, unbedingt notwendig. Der Facharzt muß sie natürlich in größtem Umfang ausführen. Der Praktiker, für den diese Untersuchung unzweifelhaft nicht immer leicht durchzuführen ist, wird sie am besten an einer darin erfahrenen Stelle dann vornehmen lassen, wenn an der möglichst schnellen Aufklärung eines Ulcus viel gelegen ist, besonders auch bei unklaren Prozessen in der Harnröhre (dabei Materialentnahme im Urethroskop).

Die **Prognose** des weichen Schankers ist als gut zu bezeichnen. Wenn nicht eine der sehr seltenen schweren Formen (siehe S. 102) eintritt, heilt er nament-lich bei geeigneter Behandlung in kurzer Zeit (je nach der Ausdehnung und Lokalisation in einer bis mehreren Wochen) ab, ohne irgendwie erhebliche Stö-rungen zu veranlassen (evtl. eine meist nicht schwer zu behebende Strikturierung des Orificiums der Harnröhre). Auch die Beteiligung der Lymphgefäße und

Lymphdrüsen verschlechtert die Prognose quoad vitam kaum; die Krankheit kann dann allerdings entsprechend länger dauern. Das Hauptbedenken bei der Prognose ist die wiederholt betonte Möglichkeit, daß der weiche Schanker mit einer zunächst nicht erkennbaren syphilitischen Infektion kombiniert ist. Das muß auch den Patienten, die mit Ulcus molle in unsere Behandlung kommen, von vornherein gesagt werden, schon damit sie sich der oben angeführten Kontrolle auch nach der Heilung des Geschwürs nicht entziehen.

Therapie. Das Ziel der Behandlung des Ulcus molle ist die möglichst schnelle Beseitigung des gesamten Infektionsstoffes. Das könnte erreicht werden durch die vollständige Excision oder die Zerstörung durch Kauterisation. Die erstere ist nur bei isolierten günstig gelegenen kleinen Geschwüren leicht ausführbar, und selbst bei sorgfältiger Antisepsis — vorheriges Pinseln der ganzen zu excidierenden Stelle mit reiner Carbolsäure oder Jodtinktur, nachträgliches Jodoformieren — ist die Möglichkeit einer spezifischen Infektion der Wunde nicht auszuschließen, und dann ist das resultierende Ulcus natürlich größer, als das ursprüngliche war. Diese Bedenken bestehen auch gegenüber dem Abkappen des mit der Hakenpinzette angehobenen Geschwürs mit dem Messer nach Vereisung durch Chloräthyl. Auch das Ausbrennen mit Pacquelin, Galvanokauter, Heißluftkauter, Diathermie oder Kaltkauter ist höchstens bei *ganz* frischen Geschwüren und bei verzögerter Heilung (s. u.) zu empfehlen; es muß dann sehr gründlich geschehen, und die Brandwunde muß mit der ganzen Umgebung durch Jodoform vor einer Neuinfektion geschützt werden. Unangenehm ist es auch, daß sich die durch Ausbrennen gesetzten Substanzverluste nachträglich gern derb infiltrieren, so daß dann der Verdacht des Ulcus durum (Chancre mixte) auftaucht.

Ist also eine operative Behandlung im allgemeinen nicht anzuraten, so ist andererseits auch vor einem rein exspektativen Verhalten zu warnen, da die spontane Reinigung des Ulcus molle oft recht lange auf sich warten läßt. Es soll also alles geschehen, um die Geschwüre möglichst schnell in eine reine Granulationsfläche umzuwandeln.

Die sicherste und bequemste, wohl auch verbreitetste Methode hierzu ist die Ausätzung des Ulcus mit Acidum carbolicum (liquefactum oder in 40% spirituöser Lösung) mit nachträglicher Jodoformbehandlung. Am besten benützt man dazu feinst zugespitzte Hölzchen, die mit einer Spur Watte umwickelt werden. Man tuschiert zunächst den Grund und die Ränder ganz leicht; dadurch wird eine gewisse Anästhesie erzeugt; dann wischt man das Geschwür und besonders auch die unterminierten Ränder gründlich, aber ohne zu starken Druck aus. Überfließen in die Umgebung muß sorgfältig vermieden werden. Bei sehr empfindlichen Patienten kann man vorher mit einer 10%igen Novocainlösung (mit Zusatz von Suprarenin) betupfen. Dann wird das Geschwür vorsichtig mit etwas Jodoformpuder bestreut. Um nicht von einer Jodoformdermatitis überrascht zu werden, kann man vorher die Empfindlichkeit des Patienten gegen Jodoform prüfen, indem man einen Reizversuch macht: eine Spur Jodoform wird auf die leicht angeschabte Haut an einer beliebigen Stelle des Körpers aufgelegt und mit Gaze und Pflaster sorgfältigst abgedeckt. Ist nach 24 Stunden keine Entzündung eingetreten, so kann man getrost die Jodoformbehandlung vornehmen.

Man kann auch einen Brei von 5% Carbolwasser mit Jodoform anrühren und damit das Geschwür und seine Umgebung bestreichen. Statt dessen kann man die wohl etwas weniger wirksame 10%ige Jodoformvaseline benutzen, während Jodoformäther (ebenfalls 10%) zwar sehr gut überall eindringt, aber wenigstens momentan recht weh tut. Das Jodoform kann man durch Zusatz von etwas Kaffee oder Ol. ligni Sassafras (Safrol) oder einer Tonkabohne bzw. Cumarin desodorisieren (Jodoform. desodoratum) oder Jodoformogen benutzen.

Besser als dadurch vermeidet man den verräterischen Geruch des Jodoforms, wenn man jedes Verstreuen des Puders vermeidet (am sichersten Verbinden in völlig unbekleidetem Zustand) und einen Fleck mit Borvaseline, 2%iger Ichthyolzinkpaste u. ä. über das Geschwür und darüber noch einen impermeablen Stoff legt. Beim Mann genügt es, wenn das Praeputium über der Glans getragen wird, in dieses, nachdem die Ulcera bei zurückgezogenem Praeputium behandelt worden sind, einen Wattetampon zu legen und darüber einen Condom zu befestigen. Im anderen Falle wird ein Verband angelegt, und der Penis ebenfalls mit einem Condom oder mit der Klappe eines Suspensoriums bedeckt.

Ist wegen Idiosynkrasie gegen Jodoform dieses nicht zu benutzen oder (speziell bei Frauen) der Geruch nicht genügend zu verdecken, so kann man eines der Jodoformersatzmittel anwenden, von denen aber gerade beim Ulcus molle keines so günstig („spezifisch") wirkt, wie das Jodoform selbst. Man empfiehlt hierfür Kalomel, Europhen, Airol, Aristol, Xeroform, Vioform, Novojodin, Sozojodol, Boluphen usw. usw. Das ebenfalls für diesen Zweck gerühmte Isoform (Pulv. isoformii = I. aa mit Calc. phosphor.) kann nur kurz angewandt werden, da es ätzend wirkt.

Bei dem täglich vorzunehmenden Verbandwechsel geht man sehr vorsichtig vor, läßt in heißem Wasser, Kamillentee oder ähnlichem den Penis baden oder Sitzbäder nehmen oder löst den Verband und die Pulverreste mit Wasserstoffsuperoxyd ab; man ätzt täglich oder jeden zweiten Tag, jodoformiert 1—2 mal täglich, bis das Geschwür sich wirklich vollständig gereinigt hat.

Von anderen Ätzmitteln, die gegen das Ulcus molle angewendet werden, sind Höllenstein, Salpetersäure, Cuprum sulfuricum, Alum. ustum nicht zu empfehlen, weil sie nicht so gut eindringen, schmerzhafter sind, derbe reaktive Entzündungshöfe und häßlichere Narben bedingen.

Bei längerem Ausbleiben der Reinigung kann man am ehesten statt der Carbolsäure noch Jodtinktur oder auch $1—10\%$ige Pyrogallolvaseline oder 50% Chlorzinklösung benutzen (alle drei Methoden sehr schmerzhaft) oder feuchte Verbände mit Campherwein oder sehr heiße Bäder mit Kal. hypermanganicum versuchen.

Viel gerühmt wird die Applikation von strahlender Hitze: man hält einen flachen Pacquelinbrenner oder Galvanokauter möglichst dicht über das Geschwür und läßt kurze Zeit einwirken, ohne es zu berühren. Wenig praktisch, aber gut wirksam ist $1\frac{1}{2}$ Stunden lang dauernde Berieselung mit möglichst heißer Lösung von Kal. hypermanganicum. Am sichersten ist es wohl, wenn man bei verzögerter Heilung mit Pacquelin oder Galvanokauter gründlich ausbrennt. Sind die Geschwüre auf die eine oder die andere Weise zur Reinigung gekommen, so läßt man natürlich jede Kauterisierung fort, kann dann auch mit dem Jodoform aufhören und beschleunigt die Überhäutung durch Argentum nitricum-Perubalsam- („Schwarz-"), Protargolsalbe u. ä. Man muß aber die Heilung sorgfältig überwachen und, sowie sich wieder ein Belag zeigt, von neuem ätzen und jodoformieren. Daß und wie lange man auch an die Möglichkeit einer Doppelinfektion mit Spirochäten denken muß, wurde bereits betont.

Bei den obenerwähnten Abarten des Ulcus molle kommt man im ganzen mit den gleichen Behandlungsmethoden aus. Bei den Ulcera mollia elevata kann man, wenn sich die Reinigung verzögert, nach Ätzung mit Carbolsäure das ganze Gebilde mit dem Löffel auskratzen und dann wiederum ätzen und jodoformieren. Die miliaren Ulcera schlitzt man mit dem Messer oder mit dem Galvanokauter, um sie der Behandlung bis in die Tiefe zugänglicher zu machen.

Bei Geschwüren im Orificium urethrae muß die Ätzung besonders vorsichtig vorgenommen werden, oder man verzichtet auf sie und beschränkt sich auf Jodoformstäbchen (etwa 3 mm dick mit Butyr. Cacao oder Tragacanth usw.), fixiert sie mit einem Wattebausch, der vorgelegt und, wenn er nicht durch das Praeputium festgehalten werden kann, mit Pflasterstreifen fixiert wird. Sitzt das Ulcus in der Urethra selbst, so kann man es entweder nur mit Jodoformstäbchen behandeln oder, wenn das nicht ausreicht, muß man die Kauterisierung evtl. auch mit dem Galvanokauter im Urethroskop vornehmen.

Bei Geschwüren, welche das Frenulum durchbohrt, aber nicht vollständig zerstört haben, soll man dieses am besten mit Galvanokauter oder Pacquelin durch- und seine Reste abbrennen, damit man dann eine freie Geschwürsfläche zur Behandlung vor sich hat.

Finden sich Ulcera mollia unter einer Phimose, oder vermutet man sie unter dieser, so kann man, wenn das Praeputium früher gut reponierbar war, versuchen, durch mehrfach täglich wiederholte Spülungen des Präputialsackes mit heißer Sublimat- oder Kal. hypermanganicum-Lösung oder H_2O_2, durch Einspritzen von Jodoform-Glycerin und Einlegen von Jodoformgaze, sowie durch feuchte Verbände, heiße Bäder usw. den Rückgang der Entzündung und damit auch der Phimose zu erzielen. Man darf sich damit aber nicht lange aufhalten, weil sich evtl. schwerere Zerstörungsprozesse (siehe S. 102) unter der Phimose entwickeln können. Es ist daher, sobald die Entzündung stärker wird, besser, sofort das Praeputium dorsal zu spalten. Man kann dann die Circumcision gleich anschließen oder, was oft vorteilhafter ist, erst später, wenn alles geheilt ist, vornehmen. Sorgfältige Jodierung vor, Jodoformierung der ganzen Wundfläche nach der Operation sind ebenso notwendig, wie die sofortige Ätzung aller sichtbar werdenden Ulcera. Die Wunde wird durch Nähte geschlossen und mit einem trockenen Jodoformverband bedeckt; den Wundverlauf muß man täglich kontrollieren, und wo sich, was trotz aller Vorsicht oft geschieht, eine Ulcus molle- oder sonstige Infektion der Naht zeigt, muß diese bald getrennt und die Stelle gründlich behandelt werden.

Bei Paraphimose muß der Ring sofort gespalten und die Wunde, die sonst leicht schankrös wird, wie die Ulcera geätzt und jodoformiert werden.

Die Autoinokulationen muß man durch Verminderung von Maceration und Reizung bekämpfen. Bei Männern wird das Praeputium nach der Reinigung (siehe oben) und sorgfältiger Ätzung mit einem indifferenten Pulver (Dermatol, Bismutum subnitricum) oder mit einem Brei aus solchem oder einer Trockenpinselung geschützt. Bei den Frauen sollen außer der Verätzung der Ulcera Vaginalspülungen und Tamponaden vorgenommen werden.

Die Patienten sollen, zum mindesten solange die Ulcera mollia noch virulent sind, sich möglichst ruhig verhalten, längeres Gehen und sonstige körperliche Anstrengung vermeiden, um nach Möglichkeit das Eintreten von Komplikationen, speziell von Bubonen zu verhindern. Auch vor erotischen Erregungen und vor dem Genuß von Alkohol ist zu warnen; eine besondere Diät ist nicht notwendig.

Wieweit spezifische Vaccinen oder Sera oder protoplasmaaktivierende Injektionen (siehe unten S. 112) auch bei unkomplizierten Ulcera mollia von Vorteil sind, steht noch dahin.

Zweites Kapitel.

Der gangränöse, phagedänische und serpiginöse Schanker.

Wir fassen die unter diesen drei Bezeichnungen beschriebenen Prozesse in einem Kapitel zusammen, weil sie, wenigstens bisher, nicht wirklich scharf voneinander geschieden werden können. Immer handelt es sich dabei um Erkrankungen, bei denen die Zerstörung weit über das bei den gewöhnlichen Ulcera mollia Vorkommende hinausgeht.

Es ist unzweifelhaft, daß vielfach Geschwüre als „gangränöse Schanker" angesehen worden sind, bei denen das ursprüngliche Vorhandensein eines Ulcus molle oder überhaupt eines venerischen, d. h. durch sexuelle Ansteckung erworbenen Leidens nicht festgestellt, ja oft sogar unwahrscheinlich oder fast ausgeschlossen war. Als bewiesen können wir jetzt einen mit Ulcus molle in kausalem Zusammenhang stehenden Prozeß nur dann ansehen, wenn der Nachweis der Streptobacillen erbracht ist. Es gibt eine, anscheinend örtlich und zeitlich verschieden große, Anzahl von Fällen, in denen schwere Zerstörungen an den Genitalorganen und am Anus ohne jede Beziehung zum Ulcus molle vorkommen. Es sind das Ulcerationen, welche in allem Wesentlichen dem Typus der „fuso-spirillären Symbiose" entsprechen (analog der PLAUT-VINCENTschen Angina und dem „Hospitalbrand") und auch den gleichen mikroskopischen Befund aufweisen. Sie können sich auch auf der Basis einer *Balanitis erosiva circinosa* entwickeln, bzw. sie scheinen dieser ätiologisch nahe zu stehen (siehe S. 419). Wir kennen ferner gangränöse Prozesse, welche wie überall so auch an den Genitalorganen auf Grund einer allgemeinen Ursache, speziell des Diabetes, entstehen, so zwar, daß irgendeine an sich unbedeutende Affektion, eine Balanitis, ein Herpes u. ä. den äußeren Anlaß dazu gibt. Es können aber auch lokale Bedingungen für den Zerfall maßgebend sein, wie starke entzündliche Phimose oder Paraphimose, wobei die zirkulatorisch bedingte Gewebsschädigung an sich wenig virulente Bakterien zu stark zerstörender Wirkung befähigen kann. Natürlich können sich diese verschiedenen Umstände auch kombinieren, und Unsauberkeit und Vernachlässigung der Anfangszustände können bei den schweren Prozessen mitwirken. Endlich ist es sehr wahrscheinlich, daß noch unbekannte Infektionserreger solche gangränöse Prozesse hervorrufen können; denn wir sehen sie gar nicht übermäßig selten auch bei kräftigen, sich sauber haltenden Patienten, besonders Männern, ohne daß eines der angeführten Momente, auch nicht die Symbiose, nachzuweisen wäre. Hierher gehört wohl auch die „*Gangrène foudroyante*" der Geschlechtsorgane: unter hohem Fieber, akutester Schwellung des Penis, Entwicklung von mehreren gangränösen Herden, schnelle und hochgradige Zerstörung der Haut, auch des Scrotums, Abstoßung und Heilung mit hochgradiger Narbenbildung, evtl. aber auch Exitus (Streptokokken, Symbiose, Anaerobier?).

Es ist selbstverständlich, daß solche Prozesse, wie sie, ohne daß ein Ulcus molle vorhanden war, an den Genitalien auftreten, auch ein solches komplizieren können. Beweisbar ist dieser Zusammenhang aber nur dann, wenn Ulcera mollia vor dem Einsetzen der Komplikation beobachtet worden sind, oder wenn sie neben der letzteren noch bestehen, oder wenn sich einmal ein Bubo mit schankröser Umwandlung nachträglich entwickeln sollte; auch die Konfrontation kann gelegentlich das Vorausbestehen eines Ulcus molle wenigstens wahrscheinlich machen.

Das klinische Bild *des „gangränösen Schankers"* ist — mit mannigfachen

Varianten — im wesentlichen folgendes: Er kommt am häufigsten an den männlichen Genitalien vor, und zwar besonders am inneren Präputialblatt oder auf der Glans. Bei der entweder von Haus aus bestehenden oder sich unter der Entzündung entwickelnden absoluten oder relativen Phimose, bzw. Paraphimose tritt oft in akutester Weise unter reichlicher dünneitriger, mitunter sanguinolenter, fötide riechender Absonderung eine dunkelcyanotische Verfärbung ein, bei Phimose auf dem äußeren Vorhautblatt, bei Paraphimose an dem einschnürenden Ring; bald zeigen sich die bekannten schwarzen Flecke als Zeichen der eingetretenen Gangrän. Nicht selten wird bei Phimose der proximale Teil des Praeputiums gangränös, und nach dessen partieller Abstoßung erscheint die Glans in dem dadurch entstandenen Loch, „sie steckt die Nase aus dem Fenster". Hierdurch läßt die Spannung nach, die Gangrän schreitet nicht weiter fort, die Vorhaut hängt dann wie ein leeres Säckchen nach unten.

Bei Frauen kommen gangränöse Zerstörungen unter den gleichen Umständen besonders bei Schwellung der kleinen Labien infolge eines sich dort lokalisierenden Prozesses vor (auch bei Bartholinitis und, besonders bei kleinen Mädchen, bei akuten allgemeinen Infektionskrankheiten).

Sehr stark sind, solange die Gangrän fortschreitet, die Schmerzen; es besteht oft hohes Fieber, und das Allgemeinbefinden ist schwer gestört.

Die **Diagnose** hat alle oben angeführten Ursachen für gangränöse Prozesse zu berücksichtigen.

Die **Prognose** ist, abgesehen von der Grundkrankheit (Diabetes!), bei früh einsetzender zweckentsprechender Therapie nicht ungünstig, doch immer ernst (Sepsis!).

Die **Behandlung** muß alle Momente berücksichtigen (z. B. Diät, Insulin, Kräftigung des Herzens); auch intravenöse Injektionen von Chinin, von Kollargol, Argochrom, Jodjodkalilösung usw., intramuskuläre von Terpentin-Präparaten können versucht werden. Lokal ist die erste Indikation natürlich die Beseitigung der Spannung: Spaltung, evtl. auch gleich anschließende Circumcision bei Phimose (nur einige die Wundfläche verkleinernde Nähte!), Incision des paraphimotischen Ringes, dann langdauernde Sitzbäder oder Bäder nur des Penis in heißer Lösung von Kal. hypermanganicum, Berieselungen mit solcher oder protrahierte, bzw. selbst permanente Vollbäder, Einpuderung von Jodoform, evtl. darüber noch feuchte Umschläge oder Verbände, erfahrungsgemäß sehr vorteilhaft mit Campherwein. Unter einer solchen Behandlung geht die Reinigung oft erstaunlich schnell vor sich. Später müssen evtl. operative (auch plastische) Eingriffe folgen.

Von diesen unabhängig vom Ulcus molle vorkommenden oder dieses komplizierenden gangränösen Geschwüren sind prinzipiell diejenigen abzusondern, in welchen eine außergewöhnlich starke Zerstörung ohne jede ersichtliche Ursache sich an ein anscheinend „normales" Ulcus molle anschließt. Bei diesen an sich seltenen Fällen kommen augenscheinlich alle Übergänge vor: von einem ganz akuten gangränösen Zerfall (*„Ulcus molle gangraenosum" im engeren Sinne*) bis zu den langsamer, aber lange Zeit unaufhaltsam fortschreitenden Fällen, die man als *„Ulcera mollia serpiginosa"* bezeichnet. Zwischen diesen beiden Extremen stehen die Fälle, die als *„phagedänische Schanker"* beschrieben sind. Da aber die speziellere Ätiologie dieser ganzen Reihe noch unklar ist, ist es, wie erwähnt, in diesem ganzen Gebiet nicht möglich, wirklich scharfe Grenzen zu ziehen.

Bei dem **Ulcus molle gangraenosum** (s. s.) verwandelt sich zunächst der Grund des Schankergeschwürs in einen schwarzen oder grauen Schorf, und in rapider Weise schreitet die Gangrän von hier aus nach der Tiefe fort. Befand sich z. B. der

ursprüngliche Schanker auf der Eichel, so kann schon nach wenigen Tagen
ein großer Teil dieser in eine nekrotische, empfindungslose Masse umgewandelt sein, oder nach Abstoßung der nekrotischen Teile zeigt sich ein entsprechend tiefer Substanzverlust mit schmutzig-eitrigem Belage. Die an den
nekrotischen Schorf angrenzende Haut ist stark infiltriert und lividrot, es bestehen heftige Schmerzen und oft hohes Fieber, die Kranken sind schlaflos
und machen einen schwer kranken Eindruck. In ungünstigen Fällen schreitet
die Gangrän immer weiter fort, greift auf die Schwellkörper des Penis über,
und schließlich bleibt vom Glied manchmal nur ein kleiner Stummel, der die
Mündung der Harnröhre enthält, übrig. Zu der Gefahr dieser Verstümmelungen
treten noch die der Blutungen durch Arrosion der Arteria frenuli oder der
Corpora cavernosa und die der Sepsis.

Diese akuteste Form kommt wohl am seltensten zur Beobachtung; recht
außergewöhnlich sind aber auch die, welche man auch jetzt noch vielfach
als **„phagedänische Schanker"** bezeichnet. Bei ihnen ist der Zerfall nicht
so akut, führt nicht zur Bildung großer Schorfe, sondern vielmehr zu
einer meist zwar auch relativ akut sich entwickelnden, vor allem aber
immer weiter fortschreitenden Zerstörung. Grund und Ränder sind von
einer pulpösen, schmutzig-grünlichen bis schwärzlichen Masse bedeckt, die
Umgebung mehr oder weniger stark infiltriert und gerötet. Auch weißgraue
festhaftende diphtheroide Beläge können vorhanden sein. Der phagedänische
Schanker zeigt weniger Neigung, in die Tiefe fortzuschreiten, als der gangränöse;
die Zerstörung beschränkt sich meist auf die Haut, oder der Prozeß kriecht
unter dieser im Unterhautbindegewebe weiter, hebt sie ab und sie zerfällt
erst nachträglich. So wird bei Schankern, die vom Sulcus coronarius ihren
Ausgang genommen hatten, auf der einen Seite das Praeputium zerstört,
auf der anderen Seite wird die Haut von den Schwellkörpern des Penis abgelöst und schmilzt mehr und mehr ein, so daß schließlich der ganze Penis ent-
blößt werden kann (*„Chancre décorticant"*). Aber die Schwellkörper selbst
bleiben meist intakt; die feste, bindegewebige Hülle derselben setzt dem Krankheitsprozeß ein schwer übersteigbares Hindernis entgegen. Die Erkrankung
verliert allmählich ihren mehr akuten Charakter und geht ohne scharfe Grenzen
in die Form über, die man von alters her als **serpiginösen Schanker** bezeichnet.

Für ihn ist auf der einen Seite das stetige Weiterkriechen des Geschwürs-
prozesses, auf der anderen die Abheilung der zuerst ergriffenen Partien charakteristisch. Die Virulenz bleibt bei ihm monate- und jahrelang bestehen. Der
Schanker kriecht von den Genitalien auf den Mons Veneris, das Scrotum,
die Oberschenkel, den Bauch, die Nates, den Rücken und andererseits auf
die Rectalschleimhaut über. Besonders häufig geht der Prozeß von schankrösen Bubonen aus. Dabei sind große Partien unregelmäßig vernarbt; nur an
der Peripherie befindet sich eine nach außen mehr oder weniger regelmäßig
bogenförmig begrenzte, etwa einen oder einige Querfinger breite, geschwürige
Zone, die nach innen zu sich allmählich abflachend in den Narbensaum übergeht, nach außen die sich mit scharfem, ausgezacktem Rande absetzende Haut
unterminiert (Abb. 22). Experimentell ist bei einem solchen Schanker die
noch Jahre nach der Infektion bestehende Virulenz durch Inokulationen nachweisbar.

Auch mikroskopisch sind die Streptobacillen am Rande der Geschwüre,
wenn auch manchmal nur schwer, zu finden.

Die *Allgemeinerscheinungen* sind je nach der Akuität des Fortschreitens und
der Dauer des Prozesses noch recht verschieden. Hohes Fieber, namentlich
bei dem gangränösen Schanker, Appetit- und Schlaflosigkeit teils infolge
der oft sehr starken Schmerzen, teils infolge der seelischen Depression machen

alle diese Erkrankungsformen zu ernsten Leiden. Nach kürzerer oder längerer Zeit, selbst erst nach Monaten oder Jahren, kommt es zu vollständiger Ausheilung, wenn auch mit starken narbigen Zerstörungen.

Über die **Ätiologie** dieser außergewöhnlich schweren Formen des Ulcus molle sind wir noch sehr wenig im klaren. Wenn wir von den oben angeführten Momenten für die Gangrän absehen, bleibt uns nur übrig, die Momente anzuschuldigen, welche bei allen solchen atypischen Verlaufsweisen von

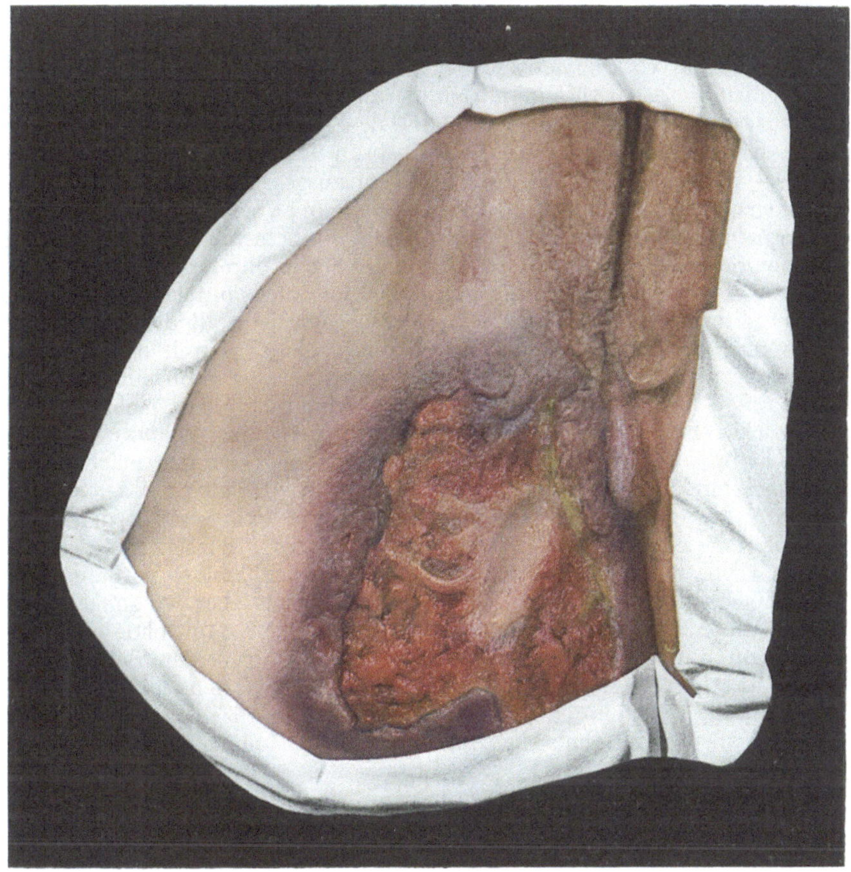

Abb. 22. Ulcus molle serpiginosum.

Infektionskrankheiten in Frage kommen: Besonderheiten des Terrains (der Konstitution, der Reaktionsart) des Organismus oder selbst einzelner Hautpartien oder außergewöhnlich virulente Erregerstämme.

Nach den bisher vorliegenden Erfahrungen scheint die erstere Möglichkeit die wesentlichste Rolle zu spielen. Dabei aber haben wir jetzt nur noch ausnahmsweise den Eindruck, daß kachektische Zustände irgendwelcher Art, Alkoholismus, Tuberkulose (früher Skorbut!) usw. zu den schweren Formen der Ulcera mollia disponieren. Es handelt sich also augenscheinlich mehr um eine „spezifische Schwäche" den Streptobacillen gegenüber. Andererseits ist der Nachweis, daß phagedänische oder serpiginöse Schanker von analogen Fällen stammen, noch kaum mit Sicherheit erbracht, wenngleich auch das gewiß nicht auszuschließen ist. Es liegen hier die Verhältnisse also ganz ähnlich wie bei der malignen Lues (s. S. 307).

Diagnostisch ist bei den gangränösen Formen in erster Linie festzustellen, ob es sich überhaupt um ein Ulcus molle handelt, in zweiter Linie, ob ein Grund aufzufinden ist, warum der Verlauf ein so außergewöhnlicher ist (Diabetes, Symbiose usw.). Ist eine Phimose vorhanden, so kann immer erst die Spaltung des Praeputiums Klarheit schaffen; bei sehr intensiver Schwellung, blauer Verfärbung, dünneitriger übelriechender Sekretion, schlechtem Allgemeinbefinden muß man stets an Gangrän denken. Man muß auch berücksichtigen, daß schwere gangränöse Zerstörungsprozesse in freilich noch selteneren Fällen auch beim Ulcus durum vorkommen (Versuch des dann allerdings sehr schwierigen Spirochätennachweises, Drüsenpunktion, Seroreaktion). Auch an schwere tuberkulöse Prozesse, die serpiginöse Form des Ulcus gonorrhoicum (S. 75), an das exotische Granuloma venereum und selbst an Carcinome muß gelegentlich gedacht, sie müssen evtl. durch Probeexcision ausgeschlossen werden.

Besonders aber ist bei den phagedänischen und vor allem bei den serpiginösen Formen die Gefahr einer Verwechslung mit tertiär-syphilitischen Geschwüren vorhanden. Diese unterscheiden sich schon durch die Beschaffenheit des Randes, der meist nicht so kontinuierlich und nicht unterminiert ist, und durch die geringere Schmerzhaftigkeit. Der negative Ausfall der Seroreaktion spricht, wenn auch nicht definitiv, gegen die Syphilis. Durch den Nachweis der Streptobacillen (evtl. durch die Cutireaktion mit Streptobacillen-Vaccine) wird die Frage ohne weiteres entschieden. Gelingt das aber nicht, so wird man in solchen Fällen doch immer, weil man die Syphilis nicht wirklich ausschließen kann, einen Versuch mit antisyphilitischer Therapie machen, und zwar sowohl mit Jodpräparaten als mit Salvarsan. Handelt es sich wirklich um Syphilis, so wird „ex juvantibus" die Diagnose bald klar werden.

Therapie. Bei der Behandlung der eigentlich gangränösen Prozesse (mit oder ohne Ulcus molle) ist, wenn Phimose oder Paraphimose vorhanden ist, zunächst die Spannung chirurgisch zu beheben. Sonst aber ist zunächst von allen mechanischen Eingriffen abzusehen. Man wendet dann ohne oder nach der Operation die oben angegebenen lokalen und allgemeinen Behandlungsmethoden an (hier wäre auch besonders an Vaccine [siehe oben] und an die unspezifische protoplasma-aktivierende Therapie, an intravenöse Chinininjektionen, aber auch ohne die Annahme einer Syphilis an Salvarsan zu denken).

Ist die Demarkierung vollendet, so tritt unter geeigneter Behandlung (siehe unten) je nach der Größe des Substanzverlustes früher oder später Vernarbung ein, oft natürlich mit geringerer oder größerer Verunstaltung. Gelegentlich ist bei Verengerung der Urethralmündung durch Narbenretraktion ihre Dilatation durch Einführung von Bougies oder durch nachträgliche Operationen nötig; ebenso macht die Deckung größerer Defekte oft später eine Plastik nötig.

Bei den phagedänischen und serpiginösen Schankern im oben erörterten Sinn kann eine energische lokale Therapie nicht entbehrt werden. Ausbrennen mit dem Thermo- oder Galvanokauter, mit sorgfältiger Aufsuchung aller Nischen und Spalten, Ätzung mit Carbolsäure oder mit starker Chlorzinklösung (50%), bei ausgedehnteren Prozessen in Allgemeinnarkose, bei Lokalisation nur am Penis auch mit Leitungsanästhesie, sind wohl die Hauptmittel. Vielfach wird vor solchen Kauterisierungen auch noch mit dem scharfen Löffel energisch ausgekratzt und möglichst alles kranke Gewebe abgetragen. Meist ist es notwendig, solche Eingriffe, evtl. mehrfach, zu wiederholen. Auch Versuche mit Diathermie, mit Höhensonne u. ä. können gemacht werden.

Besondere Sorgfalt ist auch den Verbänden zu widmen: neben Jodoform und Campherwein (s. oben) wird auch Aqua chlori recent. par. (häufig zu wechselnde Umschläge) und Pyrogallolsalbe empfohlen. Ist der Prozeß zum Stillstand gekommen, so wird natürlich alles geschehen müssen, um die Überhäutung möglichst zu beschleunigen. Neben den Verbänden mit den bekannten Salben, Schwarzsalbe, Protargol-, Scharlachrot-, Pellidol-, Combustin-Salben, Granugenolpaste usw. und Pudern (Jodoform, Europhen, Aristol, Boluphen usw.) kann man auch Hitze (Föhn), Höhensonne, Kohlenbogenlicht und Röntgenstrahlen anwenden, und man muß vielfach zwischen den verschiedenen Methoden wechseln, um immer wieder von neuem die Granulationsbildung und die Epithelisierung anzuregen. Schließlich können auch Transplantationen, BRAUNsche Hautpfropfungen und auch hier plastische Operationen in Frage kommen.

Besondere Vorsicht erheischen schließlich die manchmal eine plötzliche Lebensgefahr bedingenden Blutungen durch Arrosion von Arterien oder der Schwellkörper. Wenn der Versuch der Unterbindung nicht gelingt, wird man Liquor ferri sesquichlorati, Ferripyrin, Berieselung mit Eiswasser, Verschorfung, Koaguleninjektionen und -Bepuderungen u. ä. versuchen, bei Blutungen am Penis besonders auch Kompression am Damm und schließlich vorübergehende Umschnürung an der Peniswurzel mit Gummischlauch. Für alle solche Patienten ist strengste Bettruhe und sorgfältigste Überwachung notwendig, und daher ist meist die Aufnahme in ein Krankenhaus unabweislich.

Drittes Kapitel.

Die Entzündung der Lymphgefäße und Lymphdrüsen.

Im Verlauf des weichen Schankers kann es zu Erkrankungen der die Lymphe aus dem Erkrankungsgebiet abführenden Lymphgefäße und noch häufiger der zugehörigen Lymphdrüsen kommen. Die **Lymphangitis** zeigt sich bei Lokalisation des Schankers am Penis als eine akut auftretende mehr oder weniger schmerzhafte Schwellung besonders der oberflächlichen dorsalen Lymphgefäße, welche durch die oft gerötete und manchmal ödematöse Haut als glatte oder unregelmäßig knotige Stränge durchzufühlen sind. Wie bei allen Lymphangitiden am Penis können Glans und Praeputium durch Lymphstauung ödematös werden. Besonders bei zweckmäßigem Verhalten des Kranken geht die Entzündung in der Regel schnell zurück. Manchmal aber bildet sich an einer oder auch an mehreren Stellen (besonders im Sulcus coronarius und an der Wurzel des Penis) eine umfangreiche Infiltration, oder es entstehen mit dem verdickten Lymphgefäße verbundene Knoten, die dann schnell in Zerfall übergehen. Die Haut rötet sich stärker, es zeigt sich Fluktuation, der Absceß bricht durch und der Eiter entleert sich nach außen (*Bubonulus ulceris mollis*). Die Durchbruchsstellen werden häufig schankrös, d. h. sie stellen Geschwüre ganz vom Charakter des Ulcus molle dar (,,NISBETscher Schanker"). Bei anderweitiger Lokalisation des Ulcus treten entsprechend lokalisierte Lymphangitiden auf; sie sind aber bei der Frau viel seltener. Ausnahmsweise kommen Abscesse auch ohne nachweisbaren unmittelbaren Zusammenhang mit den größeren Lymphgefäßen vor.

Die **Diagnose** ist fast immer durch das Vorhandensein des Ulcus molle gegeben, die **Prognose** günstig.

Therapie. Beim Auftreten der Lymphangitis ist völlige Ruhe dringend zu empfehlen; auf den durch ein untergelegtes Polster hochgelagerten Penis sind am besten heiße Umschläge mit verdünntem Liqu. aluminii acetic. zu machen. Fluktuierende Bubonuli sind zu inzidieren und ebenso wie die spontan perforierten mit Carbolsäure und Jodoform zu behandeln; darüber feuchte Verbände mit Campherwein oder ähnlichem; evtl. kann man die gleichen allgemeinen Behandlungsmethoden wie beim Bubo versuchen (siehe unten).

Sehr viel häufiger und wichtiger sind die Erkrankungen der *Lymphdrüsen*, die **Bubonen des Ulcus molle.**

Bei dem fast ausschließlich auf die Genitalien beschränkten Vorkommen des weichen Schankers kommen in der Regel nur die Inguinaldrüsen in Betracht und auch von diesen wieder hauptsächlich die unmittelbar am Lig. Pouparti liegenden. Sehr viel seltener erkranken die Schenkeldrüsen (wohl aber bei den Analulcera). Bei den ungewöhnlichen Lokalisationen des Schankers an anderen Orten sind es natürlich die jedesmal entsprechenden Lymphdrüsen, welche ergriffen werden, so bei Schankern am Munde die Submaxillardrüsen, bei Schankern an der Hand die Cubital- oder Axillardrüsen. In sehr seltenen Fällen geht die Erkrankung von den Inguinaldrüsen auf die tieferen, bereits im Becken liegenden Lymphdrüsen, die Glandulae iliacae, über.

Die Drüsenerkrankung infolge des weichen Schankers tritt fast immer in akuter Weise auf und zwar mit oder viel häufiger ohne nachweisbare vorhergehende Entzündung der entsprechenden Lymphgefäße. Das gleiche Verhalten beobachten wir bekanntlich auch bei anderen Lymphadenitiden, die sich an periphere Infektionen (Panaritien, Furunkel usw.) anschließen. In manchen Fällen sind Schwellung und Schmerzen gering und gehen bei ruhigem Verhalten und geeigneter Behandlung des Ulcus ohne weiteres zurück. In vielen anderen Fällen aber vergrößern sich die Drüsen schnell und stark und unter heftigen Schmerzen, oft unter Fieberbewegungen, und je nachdem nur eine oder mehrere Drüsen sich beteiligen, erreicht die Geschwulst größere oder kleinere Dimensionen, bis zur Größe etwa einer halben Faust. Da bei dem durch den weichen Schanker hervorgerufenen Bubo nicht nur die Drüsen, sondern auch das diese umgebende Bindegewebe in Entzündung versetzt wird (Periadenitis), erscheinen auch die größeren, durch die Anschwellung mehrerer Drüsen entstandenen Bubonen als kompakte, nicht deutlich in einzelne Teile zerlegbare Tumoren *(,,Paketbildung'')*. Doch kann auch nur eine Drüse erkranken, oder es können mehrere längere Zeit isoliert zu palpieren sein. Es können die Inguinaldrüsen beider Seiten anschwellen, oder aber es ist nur eine Seite betroffen, und im letzteren Falle entspricht die erkrankte Seite meist, aber nicht immer, dem Sitze des Geschwürs. Das gekreuzte Auftreten erklärt sich aus den vielfachen Anastomosen der Lymphgefäße, durch welche gelegentlich die Bacillen auch einmal auf die dem Schanker entgegengesetzte Seite gelangen können. Die Haut über dem Bubo wird meist bald gerötet. Die Schmerzen sind im Beginn der Erkrankung spontan, noch mehr aber bei Berührungen heftig und behindern die Patienten beim Gehen und bei anderen Bewegungen in hohem Maße.

Im weiteren *Verlauf* kommt es bei geeigneter Behandlung nicht selten zur Rückbildung, bei den größer werdenden Bubonen aber oft zur eitrigen Einschmelzung und zum Durchbruch nach außen. Frühestens in der zweiten Woche nach dem Beginn der Entzündung, in vielen Fällen auch erst später, zeigt sich nach Verwachsung der Drüsenschwellung mit der sich mehr bläulichrot verfärbenden Haut auf dem am meisten sich vorwölbenden Punkt der Anschwellung Fluktuation, während die äußeren Partien noch hart sind. Wenn der Bubo nicht eröffnet wird, so schreitet die Erweichung weiter, bis schließlich die ganze Geschwulst in eine fluktuierende Masse umgewandelt ist. Mit dem Beginn der Fluktuation lassen in der Regel die Schmerzen, oft auch das Fieber sehr erheblich nach. An der stärkst erhabenen Stelle verdünnt sich die Haut mehr und mehr, und es kommt schließlich, manchmal nach vorheriger Bildung einer flachgewölbten Pustel, zum Durchbruch, bei welchem eine reichliche Menge dicken, rahmigen, oft mit Blut gemengten Eiters entleert wird. Hiermit haben die Beschwerden so gut wie ganz aufgehört.

Das weitere Schicksal des Bubo hängt natürlich sehr wesentlich von der Therapie und von anderen, wohl auch konstitutionellen Verhältnissen ab. In einer Reihe von Fällen tritt nach der Perforation verhältnismäßig schnell Vernarbung auf; in anderen entleert sich aus der fistulösen Öffnung noch lange Zeit hindurch mehr oder weniger reichlich Eiter, bis schließlich nach einer Reihe von Wochen und selbst von Monaten die Heilung, natürlich mit Hinterlassung einer eingezogenen Narbe, eintritt. In noch anderen Fällen dagegen vergrößert sich die Durchbruchsöffnung sofort in mehr oder weniger rapider Weise. Sie hat von vornherein das Aussehen eines Ulcus molle, das von innen her entstanden ist, oder sie wandelt sich nachträglich in ein solches um, dessen Grund natürlich sehr tief liegt und evtl. noch mit Drüsenresten belegt ist (s. Abb. 19). Dieser „*schankröse Bubo*" kann ganz in derselben Weise wie der Schanker gangränös und serpiginös werden und umfangreiche und tiefe Zerstörungen bedingen. Auf flachhandgroßen und größeren Stellen kann in den gangränösen Fällen Haut- und Unterhautbindegewebe vollständig zerstört, und die Muskeln können freigelegt sein wie in einem anatomischen Präparat.

In einzelnen Fällen kann sich der Bubo von vornherein in mehr schleichender Weise entwickeln, oder er geht mit oder ohne vorangegangene Perforation in ein chronisches, torpides Stadium über. Das Paket vergrößert sich noch, wird derber, unempfindlich, hier und da treten ohne akute Symptome kleinere Erweichungsherde auf, welche durchbrechen und multiple Fisteln bilden. Das ganze Bild erinnert sehr an tuberkulöse Lymphadenitiden. Diese „*strumösen Bubonen*" kommen auch bei anderen venerischen und nicht venerischen Erkrankungen und für sich allein vor. Man hat diese Form vielfach auf eine durch die akute Infektion bedingte Exazerbation einer von früher her bestehenden latenten Lymphdrüsentuberkulose zurückführen wollen. Es ist auch möglich, daß diese Erklärung für ganz vereinzelte Fälle zutrifft. Das Bild der strumösen Bubonen ähnelt aber vollständig dem des *Lymphogranuloma inguinale* (siehe S. 420), und es ist recht wahrscheinlich, daß es sich bei ihnen entweder gar nicht um ursprüngliche Ulcus molle-Infektionen handelt, oder daß eine Doppelerkrankung: Ulcus molle und Ulcus-molle-Bubo + Lymphogranuloma inguinale oder Ulcus molle und Lymphogranulom vorliegt.

Zu betonen ist endlich, daß beim Chancre mixte die Eigenschaften des Ulcus-molle- mit denen des syphilitischen Bubo sich kombinieren können. Es sind auf der einen Seite die einen, auf der anderen Seite die anderen ausgesprochen, oder nach Rückgang des Ulcus-molle-Bubo (mit oder ohne Incision) können verhärtete Drüsen zurückbleiben, resp. sich einstellen.

Von *Komplikationen* sind außer dem erwähnten Schankröswerden gelegentlich Thrombophlebitiden, selten stärkere Blutungen und Erysipele, sehr selten und wohl nur bei ganz vernachlässigten Fällen septische Infektionen zu erwähnen. Häufiger kommt bei sehr hochgradiger Zerstörung (oder Exstirpation) sämtlicher Drüsen durch die Erschwerung des Lymph- und vielleicht auch des Blutabflusses ein „stabiles Ödem" speziell der Genitalorgane mit nachfolgender Elephantiasis und evtl. chronischen Ulcerationen namentlich an den weiblichen Genitalien vor („*Ulcus chronicum elephantiasticum vulvae*" — siehe auch bei Syphilis S. 239).

Allgemeine Pathologie. Es ist unzweifelhaft, daß die erweichenden Bubonen, wie auch die Lymphangitis und die Bubonuli, durch unmittelbare Einwirkung der durch die Lymphgefäße transportierten Streptobacillen zustande kommen, während die unbedeutenden schnell zurückgehenden Schwellungen evtl. auch durch Resorption von Toxinen oder Endotoxinen bedingt sein könnten. Sind beim Durchbruch die Erreger noch voll virulent, und erfolgt keine antiseptische Behandlung, so ist die Perforationsstelle geradezu ein von innen entstandenes Ulcus molle. Der Bubo ist schon bei der Perforation schankrös. In anderen Fällen zeigt sich die schankröse Umwandlung erst nach einigen Tagen. (Die Erreger sind im Eiter abgestorben, gelangen aber aus dem restierenden Drüsengewebe von neuem in die Höhle?). Sind aber die Bacillen im Eiter schon weniger virulent geworden oder zugrunde gegangen, so verhält sich der Bubo wie ein gewöhnlicher Absceß (bei Staphylo- oder Streptokokkeninfektion) und heilt durch Granulationsbildung glatt aus. Die Streptobacillen scheinen danach im Lymphdrüsengewebe oft den Abwehrkräften des Organismus schneller zu erliegen. Dem entspricht, daß man in dem Eiter inzidierter Bubonen bald Streptobacillen, bald gar keine Bakterien findet, und daß man mit ihm bei Inokulationen und Kulturen bald positive, bald negative Resultate erhält. Dem entspricht auch, daß bei aseptischer Behandlung der Incisionen häufiger Schankröswerden beobachtet wurde, als bei antiseptischer. Die früher viel behauptete Misch- bzw. Sekundärinfektion mit Staphylo- und Streptokokken, sowie die exogene Infektion der Perforationsstelle vom Ulcus molle aus scheint sehr selten zu sein.

Der Bubo ist im allgemeinen beim männlichen Geschlecht häufiger als beim weiblichen; das mag wohl darin seinen Grund haben, daß intensive körperliche Anstrengungen und Bewegungen seine Entstehung begünstigen. Außerdem spielt natürlich die frühzeitige und sachgemäße Behandlung des Ulcus und das Verhalten des Patienten (Ruhe usw.) eine Rolle. Aus diesen Gründen sind die Lymphdrüsenerkrankungen in der Privatpraxis relativ seltener als in der poliklinischen. Besonders häufig sind die Bubonen nach Schankern des Frenulums. Auch zeitlich und örtlich scheint die Frequenz der Bubonen im Verhältnis zu der der Ulcera mollia zu wechseln (Virulenzverschiedenheiten?). Die Bubonen treten am häufigsten in den ersten Wochen nach dem Erscheinen des Schankers auf, doch können sie sich auch später, während der ganzen Zeit seines Bestehens, entwickeln, ja auch noch selbst Wochen nach vollständiger Heilung des Geschwürs; dann müssen wir annehmen, daß das Virus bereits vorher in die Lymphbahnen eingedrungen war, und daß in der Zeit, welche es zum Passieren derselben bis zu den Inguinaldrüsen brauchte, der Schanker verheilte, selbst ohne bemerkt worden zu sein. Es ist daher schwer zu entscheiden, ob es einen Bubo „d'emblée", d. h. ohne vorhergehendes Ulcus molle der Haut gibt, so wahrscheinlich das auch a priori erscheint. Es scheint nicht selten ein umgekehrtes Verhältnis zwischen der Intensität des Ulcus-molle-Prozesses und der Drüsenbeteiligung zu bestehen, und wenn sich der Bubo entwickelt, kann das Geschwür erhöhte Heiltendenz zeigen.

Die **anatomische Untersuchung** frühzeitig exstirpierter Bubonen ergibt, daß die Drüsen stark vergrößert sind, auf dem Durchschnitt graurötlich erscheinen, und daß bei noch fehlender Fluktuation doch bereits hier und da im Innern der Drüse in circumscripten Herden eitrige, nach den neueren Untersuchungen nekrotische, Einschmelzung eingetreten ist.

Die **Diagnose** macht im ganzen keine Schwierigkeiten. Die unbedeutenden sich schnell zurückbildenden Schwellungen haben gar nichts Charakteristisches; sie finden sich auch bei Gonorrhöe, beim Herpes progenitalis, bei allen möglichen nicht spezifischen Entzündungen der Genitalien und der Füße. Ganz ähnliche Erscheinungen wie die ausgebildeten Bubonen kann die Entzündung der Inguinaldrüsen z. B. infolge kleiner Verletzungen oder Pyodermien an den Genitalien oder an den Füßen machen. Ist von Lymphangitis und von Ulcus nichts zu konstatieren, so sind wir bezüglich der Unterscheidung zunächst ganz auf die Angaben des Kranken angewiesen. Weiterhin kann die bakteriologische Untersuchung des Eiters (Staphylo- bzw. Streptokokken oder, wenn es sich um Ulcus molle handelt, Sterilbleiben der gewöhnlichen Nährböden), evtl. auch Autoinokulation und Prüfung mit einer Streptobacillenvaccine auf cutane Allergie die Entscheidung ermöglichen.

Eine Verwechslung mit Hernien ist nicht möglich, höchstens könnte gelegentlich ein Netzbruch einen Bubo vortäuschen. Dagegen kann Epididymitis bei im Leistenkanal zurückgebliebenen Hoden (Kryptorchismus) ähnliche Erscheinungen hervorrufen: eine schmerzhafte harte Anschwellung in der Inguinalgegend, über welcher die Haut gerötet ist. Doch liegt die Geschwulst hier höher, oberhalb das Lig. Pouparti und das Vorhandensein nur eines Hodens im Hodensack beseitigt jeden Zweifel. Der aufgebrochene Bubo könnte mit ulcerierten carcinomatösen Drüsen verwechselt werden, doch ist hier ja stets das ursprüngliche Carcinom an den äußeren Genitalien, welches leicht vom weichen Schanker unterschieden werden kann, ein sicherer Wegweiser für die Diagnose. Die Unterscheidung von den syphilitischen Lymphdrüsenentzündungen ist leicht; sie wird bei der Syphilis besprochen (siehe S. 156, 157).

Gegenüber der Gonorrhöe, der Tuberkulose, der Aktinomykose usw. wird in seltenen Fällen die mikroskopische, resp. tierexperimentelle Untersuchung des Eiters und exzidierten Drüsengewebes zur Entscheidung nötig sein. Das Lymphogranuloma inguinale gibt meist ein recht charakteristisches Bild; es kann wohl auch durch die cutane Allergie gegen das aus seinem Eiter hergestellte Antigen erkannt werden (s. S. 420 ff.).

Auch leukämische und maligne lymphogranulomatöse Lymphdrüsenschwellungen sind gelegentlich schon für Bubonen gehalten worden (Blut- und Allgemeinuntersuchung!). Gelegentlich kann auch hier die cutane Allergie-Reaktion diagnostisch verwendet werden.

Die **Prognose** des Bubo ist im ganzen eine gute, abgesehen von jenen oben erwähnten schweren, glücklicherweise indes doch recht seltenen Fällen. Immerhin nimmt die Heilung oft eine längere Zeit in Anspruch, und es darf weiterhin nicht vergessen werden, daß bei nachlässiger Behandlung, allerdings außerordentlich selten, septische Infektion und selbst der Tod erfolgen kann.

Therapie. Es wurde bereits hervorgehoben, daß prophylaktisch schnelle und energische Behandlung der Ulcera mollia und möglichste Vermeidung aller größeren Anstrengungen während ihres Bestehens wesentlich ist für die, freilich keineswegs sichere, Vermeidung des Bubo. Die therapeutischen Indikationen sind natürlich sehr verschieden, je nach dem Stadium, in welchem der Bubo in Behandlung kommt. Bei eben beginnender Drüsenschwellung wird unser Bestreben darauf gerichtet sein müssen, die Zunahme der Entzündung, resp. die Vereiterung möglichst zu verhüten, und in der Tat gelingt dies auch in einer Reihe von Fällen durch vollkommene Ruhe und Anwendung von Jod (Einreibung einer Jodsalbe, Jod. pur. 0,2, Kal. jodat. 2,0, Vaselin flav., Lanolin ana ad 20,0 oder Einpinselung mit Tinct. jod., Tinct. Gall. ana part. aequ.) oder Ichthyol oder Hg-Pflaster oder -Salben. Sehr empfehlenswert ist auch die Anwendung feuchter Verbände (50% Spiritus, 1—2% Liqu. Alumin. acet.) unter einem komprimierenden Verbande mit Wattepolster und einfacher Binde oder übersponnener Gummibinde. Auch Hitzeapplikation (Thermophore, Diathermie usw.) und BIERsche Saugung, eventuell auch bald Röntgenbestrahlung sind zu versuchen. Unter dieser Behandlung geht eine ganze Anzahl Bubonen zurück. In den Fällen, in denen die Schwellung trotzdem zunimmt, hat man früher vielfach die Exstirpation der Drüsen vorgenommen. Davon ist man aber wohl allgemein zurückgekommen; denn bei diesem Eingriff muß man alle Drüsen entfernen — sonst kommen sehr leicht Rezidive — und dann sind die oben bereits erwähnten Folgeerscheinungen: stabiles Ödem und Elephantiasis zu fürchten. Auch parenchymatöse Einspritzungen in die Drüsen haben sich nicht sonderlich bewährt. Man wendet also die oben beschriebene Behandlung weiter an (zugleich auch die unten erwähnten „protoplasmaaktivierenden" Injektionen), bis, was meist nicht lange dauert, Fluktuation eintritt; dann macht man — besser als die einfache Punktion — eine kleine Incision auf der Höhe der Fluktuation, entleert den Eiter und spritzt in die Höhle einen bis einige Kubikzentimeter Argent. nitr. (1%) oder Jodoformglycerin (10%) ein, preßt wieder aus, wiederholt das einige Male, führt einen feinen Streifen Jodoformgaze ein und verbindet mit feuchtem Kompressionsverband. Das wird mit gründlichster Entfernung des angesammelten Sekrets täglich, später jeden 2.—4. Tag wiederholt, bis das Sekret serös geworden ist. Dann fährt man nur mit Kompressionsverbänden weiter fort. Man kann zugleich auch die BIERsche Saugung anwenden. Mit dieser Methode, die, wenn unbedingt notwendig, auch von vornherein oder wenigstens nach einigen Tagen ambulant angewendet werden kann, ist eine große Anzahl von Bubonen in relativ kurzer Zeit zu heilen. Kommen die Patienten schon mit ausgedehnter Fluktuation zur Behandlung, so muß man evtl. breiter inzidieren und nekrotische Drüsenreste aus der Höhle entfernen, sonst aber analog vorgehen. In solchen Fällen wird dann nach der Reinigung der Höhle die Verheilung mit Argentumsalben und ähnlichem befördert, evtl. auch sekundär genäht.

Bei allen Fällen, in denen die Rückbildung nach der Incision sich verzögert, oder die Drüsenschwellung noch fortschreitet, kann man von der Röntgenbestrahlung (Tiefenbestrahlung wie bei tuberkulösen Drüsen) manchmal mit großem Vorteil Gebrauch machen. Diese wirkt evtl. auch noch bei den strumösen Bubonen mit einer oder mehreren Fistelbildungen. Bei diesen wird man jetzt mit Rücksicht auf die Möglichkeit, daß ein Lymphogranuloma inguinale vorliegt, Tartarus stibiatus usw. intravenös injizieren (siehe S. 423). Gelingt die Heilung nach diesen Methoden nicht, so wird es doch nötig, die Fisteln zu spalten, die freigelegten eiternden Flächen gründlich zu säubern und dann in der vorher beschriebenen Weise mit Jodoform zu verbinden. Evtl. muß man sich in solchen Fällen selbst zur vollständigen Exstirpation des gesamten Pakets entschließen. Bei den schankrösen Bubonen wird die gleiche Behandlung wie bei den Ulcera mollia (Carbolätzung, Jodoform und Jodoformäther) mit meist sehr gutem Erfolg angewendet. Die gangränösen Bubonen sind ebenfalls mit Jodoform (doch ist hier wegen der Größe der resorbierenden Fläche die Gefahr der Intoxikation wohl zu berücksichtigen), mit Umschlägen von Campherwein, Aqua chlori und protrahierten warmen Bädern zu behandeln (siehe auch S. 106). In neuester Zeit hat man bei Bubonen von den schon bei der Gonorrhöetherapie erwähnten Injektionen besonders von Milch, Aolan, Terpentin (Olobinthin) umfassenden Gebrauch gemacht. Am ehesten sind diese Methoden bei den beginnenden Bubonen zu empfehlen — neben der oben beschriebenen Behandlung —, manchmal scheinen aber auch noch weiter fortgeschrittene, ja selbst schon leicht fluktuierende Bubonen unter einer solchen Therapie zurückzugehen. Auch Versuche mit Streptobacillenvaccine und mit Serum von mit Streptobacillen vorbehandelten Tieren (mit Zusatz von abgetöteten Typhusbacillen) haben Erfolge ergeben.

Dritter Abschnitt.

Syphilis.

Erstes Kapitel.

Allgemeine Pathologie.

*Die Syphilis ist eine chronische Infektionskrankheit, welche durch die Spiro-
chaeta (Spirochaete) pallida (Treponema pallidum) bedingt wird.*

Sie hat auf der einen Seite mit den akuten Exanthemen, auf der anderen
Seite mit den chronischen Granulationsgeschwülsten (speziell Lepra und Tuberkulose), endlich auch mit einzelnen Protozoenerkrankungen mannigfache Analogien, ist aber durch ihren „proteusartigen" Verlauf und die nach Form und
Lokalisation sehr große Mannigfaltigkeit ihrer Krankheitsprodukte besonders
charakterisiert. Sie ist eigenartig auch durch ihre Einwirkung auf das Blut,
den Liquor cerebrospinalis und manche Ex- und Transsudate, die sie im Sinne
der Seroreaktionen verändert. Sie ist ferner ausgezeichnet durch bestimmte
Änderungen der Reaktionsart der Haut und anderer Organe gegenüber den
Erregern (Allergie) und durch ihr Verhalten zu bestimmten Medikamenten.

Die *ektogene Infektion* mit der Spirochaeta pallida findet meist an der Haut
oder an den an sie grenzenden Schleimhäuten statt. In einer gewissen noch nicht
genauer zu bestimmenden Zahl von Fällen kommt sie wohl auch durch un-
mittelbares Eindringen der Syphiliserreger in die Blut- bzw. in die Lymphbahn
zustande („Syphilis d'emblée"). In jedem Falle führt, soweit wir wissen, der
Import von virulenten Spirochäten, wenn die Therapie nicht dazwischentritt,
und wenn das Individuum nicht bereits vorher syphilitisch infiziert ist, zu
einer Allgemeininfektion. Die Erscheinungen der Krankheit können sich an
sämtlichen Teilen des Körpers zeigen.

Neben der ektogenen Infektion spielt die *placentare* eine wichtige Rolle.
Man unterscheidet daher eine (sc. extrauterin) *akquirierte* und eine *kongenitale
Syphilis.*

Nach der extrauterinen Übertragung der Spirochäte auf Haut oder Schleimhaut bildet sich nach Ablauf einer bestimmten, der sog. *ersten, Inkubationszeit*
am Orte der Infektion eine Veränderung, der syphilitische *Primär- oder
Initialaffekt,* gewissermaßen die Keimstätte des Virus. Ob bzw. wie oft es
vorkommt, daß ein cutanes oder muköses Reaktionsprodukt klinisch oder
selbst mikroskopisch ausbleibt, und die Spirochäten ohne Veränderung der
Haut in die Lymphdrüsen oder ins Blut gelangen, muß noch dahingestellt
bleiben. Jedenfalls kann der Primäraffekt außerordentlich klein, und er kann
so verborgen lokalisiert sein, daß er der rein klinischen Beobachtung entgehen
muß (z. B. im Cervicalkanal). Gleichviel, ob die in den Körper eingedrungenen
Spirochäten zunächst zu einem Teil durch die „natürlichen Antikörper"

zerstört werden und erst dann bis zu einer gewissen Vegetationsgröße an-
wachsen, oder ob sie von vornherein sich bis zu dieser vermehren — jedenfalls regen sie nach den jetzt geltenden Vorstellungen den Organismus durch
ihre in diesen übergehenden Lebens- oder Zerfallsprodukte zur Bildung von
Antikörpern an, welche durch Zusammentreffen mit den Spirochäten, bzw.
ihren Protoplasmabestandteilen, die Reaktion des Organismus bedingen. Der
Primäraffekt selbst ist danach das erste sichtbare Resultat einer *„allergischen
Umstimmung"* des Körpers. Diese entwickelt sich nach Entstehen des Primäraffektes weiter, und schon nach kurzer Zeit (10—12 Tagen) tritt auf Neuimpfung von Pallidae meist kein typischer Primäraffekt mehr auf (s. u.), sondern
entweder nur eine „Papel", wie sie sonst erst im weiteren Verlauf der Krankheit (2. Periode) vorkommt, oder gar keine Reaktion.

Von der Inokulationsstelle aus dringen die Spirochäten in das *Lymphsystem*
ein, erzeugen manchmal in den abführenden Lymphgefäßen und dann vor
allem in den benachbarten Lymphdrüsen Veränderungen und gelangen von
dort, andererseits aber auch vom Primäraffekt aus in die allgemeine Zirkulation. Während die ersten im Blut erscheinenden Parasiten klinisch nachweisbare Krankheitserscheinungen noch nicht bedingen, treten solche nach
einiger Zeit auf, besonders deutlich und häufig an den fern von der Invasionsstelle liegenden Lymphdrüsen, an der Haut und den angrenzenden Schleimhäuten und (meist nur durch die Liquoruntersuchung feststellbar) an den
Meningen. Während in der ersten Periode die Symptome lokale, bzw. regionäre
(an die Invasionsgegend gebundene) waren, ist nunmehr die Syphilis, auch
klinisch unzweifelhaft, eine Krankheit des gesamten Organismus. Die Zeit,
welche vergeht vom Auftreten des Primäraffekts bis zu den anscheinend nur
selten fehlenden, ersten Allgemeinerscheinungen an der Haut, dem „ersten
Exanthem", bezeichnet man als *„zweite Inkubationszeit"*, die Zeit von der
Infektion bis zum Auftreten des ersten Exanthems als *„Gesamt-Inkubation"*.
In der zweiten Inkubationszeit entwickelt sich die „Immunität gegen den
Primäraffekt", die wir zur „spezifischen Anergie" oder „Infektionsimmunität"
rechnen können, d. h. die infizierten und Spirochäten in sich bergenden
Individuen reagieren auf eine neue Infektion von außen und auf die in
ihnen vorhandenen Erreger wenigstens zeitweise nicht in irgendwie manifester
Weise. Es entstehen in dieser Zeit auch die charakteristischen Blutveränderungen der Syphilis (Seroreaktion, WASSERMANNsche Reaktion usw.) und
ferner eine Anzahl von weiteren *„prodromalen"*, d. h. dem ersten Exanthem
vorangehenden Allgemeinerscheinungen.

Man sprach früher von *„Konstitutionellwerden"* der Syphilis; doch ist es
besser, diesen Ausdruck fallen zu lassen, da ja einerseits schon der Primäraffekt auf einer Umstimmung des Organismus beruht, und wir andererseits jetzt
unter konstitutionellen Erkrankungen solche verstehen, bei denen eine kongenitale oder akquirierte biochemische Anomalie des Organismus, nicht aber
eine Infektion, als ursächlich bedeutungsvoll angesehen werden muß.

Die lange Reihe der „Allgemeinerscheinungen" der Syphilis zeigt so große
Verschiedenheiten der einzelnen Krankheitsformen, daß eine weitere *Einteilung*
derselben aus didaktischen wie aus wissenschaftlichen Gründen von jeher wünschenswert erschien. So hat RICORD den *„primären"*, d. h. auf die Invasionsgegend beschränkten Symptomen die *„sekundären"* und die *„tertiären"* gegenüber-
gestellt. Diese Einteilung bewährt sich vom praktischen Standpunkt auch
jetzt noch.

Freilich ist es nicht möglich, eine scharfe Grenze zwischen diesen Stadien
zu ziehen und alle bei der Syphilis beobachteten Krankheitserscheinungen in
dieses Schema hineinzuzwängen. Wir müssen uns immer bewußt bleiben, daß

jede solche Einteilung nichts ist als ein Versuch, eine schematische Ordnung in das natürliche Geschehen zu bringen. Deswegen hat es auch kaum Wert, wenn man jetzt vorschlägt, die Einteilung zu ändern, z. B. die 2. Periode schon von dem Auftreten der WASSERMANNschen Reaktion an zu datieren. Denn auch diese gibt keinen scharfen Abschnitt und entwickelt sich nicht wirklich plötzlich. Die Generalisierung der Syphilis findet eben augenscheinlich sehr verschieden und bald mehr, bald weniger allmählich statt. Die Differenzen zwischen „sekundär" und „tertiär" sind speziell an den an Haut und Schleimhaut lokalisierten Symptomen festgestellt worden. Sie beruhen, soweit wir wissen, wesentlich darauf, daß unter der weiteren Einwirkung der syphilitischen Infektion die Reaktionsfähigkeit und -art des Organismus gegenüber den Spirochäten sich in mannigfaltiger Weise ändert, wie wir das auch von anderen Krankheiten her kennen. Zunächst entstehen relativ akut entzündliche Infiltrationsherde, in denen die am Orte der Erkrankung vorhandenen mehr oder weniger zahlreichen Spirochäten ganz oder zum größten Teil zugrunde gehen, womit der lokale Prozeß spontan zur Abheilung kommt, ohne zu einer tieferen Destruktion des Gewebes zu führen. Später ist die Reaktion eine ganz andere: die Spirochäten werden in ihrer Zahl am Ort der Erkrankung sehr vermindert, aber die wenigen restierenden, bzw. die Zerfallsprodukte der untergegangenen bedingen eine chronische granulierende Entzündung mit Zerstörung des Gewebes.

Aus den verschiedensten teils bekannten, teils unbekannten Gründen (s. u.), welche in der Beschaffenheit des Organismus und der Spirochäten und in äußeren Einwirkungen liegen können, erfolgt diese Änderung der Reaktionsart bei den verschiedenen Individuen in sehr verschiedener Art und Schnelligkeit. Die „sekundäre" geht früher oder später in die „tertiäre" über. Es ist daher fast notwendig, daß Übergänge zwischen beiden vorkommen. Ja, da diese Reaktionsänderungen die verschiedenen Organe und selbst die verschiedenen Teile des gleichen Organs, z. B. der Haut, in verschiedener Weise und Schnelligkeit betreffen, und da auch sie von äußeren, auch lokalen Einwirkungen abhängen, können selbst zu gleicher Zeit am gleichen Individuum sekundäre und tertiäre Produkte vorhanden sein. Es ist demnach auch verständlich, daß bei dem einen sekundäre Symptome noch spät, bei dem anderen tertiäre früh auftreten, so daß die Identifizierung dieser beiden Begriffe mit „Früh-" und „Spätsyphilis" nicht prinzipiell zu Recht besteht. Trotzdem ist es aber richtig, daß wir in den allermeisten Fällen an Haut, Schleimhaut, Knochen und — bei der anatomischen Untersuchung — oft auch an den inneren Organen die Diagnose auf sekundär oder tertiär stellen können. Sie entsprechen augenscheinlich den am häufigsten vorkommenden „Allergietypen".

Die Krankheitserscheinungen der 2. Periode können zwar an allen Organen und Körperstellen zur Entwicklung kommen; indes zeigen sie besonders in den ersten Zeitabschnitten dieser Periode doch eine Vorliebe für die bereits erwähnten Organe, nämlich für Haut, Schleimhaut und Meningen, während andere, besonders innere, Organe sich viel seltener erkrankt erweisen. Leichtere Affektionen in diesen können sich allerdings der Beobachtung entziehen oder falsch gedeutet werden. Da wir wissen, daß bei manchen Infektionskrankheiten die verschiedenen Organe und Organsysteme sich gegenüber den gleichen Parasiten sehr verschieden verhalten, so wäre es auch wohl möglich, daß in dieser Zeit die Spirochäten in vielen inneren Organen sich wirklich nicht halten oder nicht pathogen wirken können.

In den ersten Monaten zeigen die Erscheinungen der Syphilis einen wenigstens relativ regelmäßigen Ablauf, der sich in den meisten (unbehandelten!) Fällen wiederholt; man hat daher die Erscheinungen dieses Zeitabschnittes als

„fatale" bezeichnet, während später die Regelmäßigkeit mehr und mehr verschwindet, und die größten Differenzen im Verlauf der einzelnen Fälle vorhanden sind.

Nach den ersten *sekundären* Erscheinungen der sog. *Eruptionsperiode,* der „ersten Roseola" oder dem „ersten Exanthem", die sich manchmal unter Fieber einstellen, manifestieren sich die weiteren „sekundären Rezidive" bald früher, bald später, im allgemeinen innerhalb der ersten 2, seltener im 3. und 4. Jahr, noch seltener später (bis zum 10. Jahr) nach der Infektion, spärlich oder reichlich, bald mehr an der Haut, bald mehr oder nur an den Schleimhäuten. Sie können aber auch vollständig ausbleiben. Meningeale Veränderungen (Lumbalpunktion!) sind sehr häufig, darauf hinweisende klinische Symptome seltener. Die sekundären Läsionen stellen im ganzen oberflächliche Infiltrationszustände (nicht Granulationsprozesse im engeren Sinn) dar, welche meist ohne bleibende Veränderungen zu hinterlassen, abheilen *(„resolutiv")*. Sie haben die Neigung zu disseminierter und symmetrischer Lokalisation; aber auch wenn sie nur einzelne Körpergegenden befallen, ordnen sie sich meist nicht in bestimmter Weise zueinander an. Sie sind relativ spirochätenreich und daher, wenn die Horndecke fehlt oder pathologisch verändert, die Erkrankung also „offen" ist, hochgradig kontagiös. Sie reagieren nicht oder nur ausnahmsweise auf Jodpräparate. Die Haut ist in der sekundären Periode gegen die als Luetin (oder Pallidin) bezeichneten Produkte von Spirochätenkulturen oder aus spirochätenhaltigen Organen hergestellten Extrakte keineswegs regelmäßig reaktionsfähig. Die Seroreaktionen sind bei fehlender Behandlung mit seltenen Ausnahmen positiv, wenigstens wenn Erscheinungen vorhanden sind.

Die *tertiären* Krankheitsprodukte können beliebig lange nach der Infektion auftreten, sind aber auch schon in den ersten fünf Jahren häufig. Sie führen häufiger als die sekundären zu oft schweren Erkrankungen der inneren Organe. Sie treten meist in einer geringeren Zahl von Krankheitsherden, oft in der Einzahl auf, sind gewöhnlich nicht symmetrisch, haben aber eine ausgesprochene Neigung, an der Haut gewisse Gruppierungen zu bilden und sich unter zentraler Abheilung unregelmäßig peripherisch auszubreiten *(„serpiginös")*. Sie bedingen im Prinzip eine Zerstörung des Gewebes, in dem sie sich ansiedeln, heilen also mit einem Substanzverlust, einer Narbenbildung ab *(„destruktiv")*, indem das sie zusammensetzende Granulationsgewebe im ganzen degeneriert (Colliquations- oder Koagulationsnekrose — gummöse Erweichung oder Verkäsung) oder sich ohne solche grobe Zerstörung in schrumpfendes Bindegewebe umwandelt. In einzelnen Organen (z. B. Knochen) spielen dabei auch Wucherungeen eine große Rolle. Die Produkte der tertiären Syphilis stellen oft umfangreiche tumorartige Bildungen (Gummiknoten) und bald flache, bald tiefe Geschwüre dar. Bei ihrer Entstehung und bei ihrem Verlauf sind Erkrankungen der Blutgefäße sehr wichtig. Die tertiären Syphiliserscheinungen können zu sehr leichten (besonders an der Haut), sie können aber auch (an lebenswichtigen Organen) zu schwersten Veränderungen und oft zum Verlust des Organs (Auge), bzw. des Lebens (Leber, Herz usw.) führen. Sie können einmal, sie können aber auch mehrmals auftreten. Während des Bestehens „tertiärer" Erscheinungen ist die WASSERMANNsche Reaktion meist positiv, Ausnahmen aber kommen wesentlich häufiger vor, als in der zweiten Periode. Die Luetinreaktion ist sehr oft positiv. Die tertiären Produkte reagieren im Gegensatz zu den sekundären auf Jodpräparate meist in „spezifischer" Weise, aber auch, wie primäre und sekundäre Syphilis, auf die anderen „Specifica" (inkl. Quecksilber). Sie sind an Spirochäten sehr arm — das degenerierte Material ist oft anscheinend spirochätenfrei — und daher vermitteln sie nur ganz ausnahmsweise die Übertragung der Syphilis.

Während die sekundären Erscheinungen bei unbehandelter Syphilisinfektion vielleicht nur selten wirklich fehlen, so oft sie auch übersehen werden, sind tertiäre bloß bei einem Teil der Fälle zu konstatieren. Freilich werden bei den Sektionen oft syphilitische Erkrankungen gefunden, die im Leben nicht zur Kenntnis gekommen sind, und es ist sehr schwer, die Zahl der tertiär werdenden Fälle zu bestimmen, da viele solche Erkrankungen nicht erkannt, viele von anderen Ärzten als den Syphilidologen behandelt werden.

Jedenfalls aber kann man sagen, daß die äußeren tertiären Affektionen nur in einer Minderzahl von Fällen auftreten, und daß die Krankheit auch bei fehlender Behandlung in einem frühen Stadium anscheinend erlöschen kann. Wieweit das wirklich der Fall ist, können wir zur Zeit noch kaum entscheiden. Die WASSERMANNsche Reaktion, welche für viele als ein Beweis für das Bestehen syphilitischer Prozesse gilt, ist jedenfalls sehr oft noch positiv, wenn die Patienten sonst Jahre und selbst Jahrzehnte hindurch ganz gesund erscheinen. Die Differenzen zwischen den primären, sekundären und tertiären Erscheinungen sind, wie bereits betont, wohl wesentlich auf spezifische Änderungen in der Reaktionsart des Organismus zurückzuführen. Die bei den tertiären vorhandenen Spirochäten sind, wie ebenfalls erwähnt, soweit wir wissen, sehr spärlich; sie könnten freilich im ersten Anfang des Entstehens solcher Veränderungen reichlich sein und erst unter dem Einfluß der Reaktion dezimiert werden; der Allergiezustand wäre dann etwa analog dem der tuberkulösen Haut, die an Lupus erkrankt (spärliche Bacillen, hochgradige Zerstörung).

Die einzelnen Krankheitssymptome der sekundären wie der tertiären Syphilis sind durch mehr oder weniger lange *Latenzzeiten* voneinander getrennt. Der Begriff „Latenz" kann noch sehr verschieden gefaßt werden; man kann darunter alle diejenigen Fälle verstehen, bei welchen die einfache klinische Untersuchung keine syphilitischen Symptome ergibt; auch dabei kann das individuelle Urteil noch in weiten Grenzen variieren, je nachdem, ob man z. B. einzelne Lymphdrüsenschwellungen als solche Symptome auffaßt. Man kann aber als latent auch nur diejenigen bezeichnen, bei denen nicht bloß die klinische, sondern auch die Blut- und Liquoruntersuchung, evtl. auch nach Provokation (s. u.) und die Röntgendurchleuchtung des Thorax nichts von Syphilis entdecken läßt. Die Latenzperioden sowie die sie unterbrechenden syphilitischen Manifestationen, die — im Gegensatz zu den ersten Allgemeinerscheinungen sogenannten — „*Rezidive*" sind noch keineswegs sicher zu erklären. Auch wenn nach der eben erwähnten, weitverbreiteten Ansicht die positive Seroreaktion nicht nur das Vorhandensein von Spirochäten, sondern auch von spirochätären Prozessen bedeutet, und dadurch das Gebiet der im engeren Sinne so genannten Latenz natürlich sehr eingeengt wird, muß man doch fragen, warum das eine Mal so wenig aktive Prozesse vorhanden sind, daß sie sich der Beobachtung oft völlig entziehen, das andere Mal wiederholt mehr oder weniger aktive Prozesse auftreten. Man kann zur Erklärung dieses auch ganz ohne Behandlung außerordentlich mannigfaltigen Verhaltens sowohl wechselnde Allergiezustände des Organismus als auch Wandlungen in der Propagationsfähigkeit und der Virulenz der Spirochäten heranziehen, und beide Momente können natürlich in enger Beziehung zueinander stehen. Dabei können äußere Einflüsse der verschiedensten Art eine Rolle spielen: wie kräftigende und schwächende Momente, interkurrente Krankheiten, Behandlung usw. Sowohl durch örtliche als durch allgemeine Einwirkungen können syphilitische Prozesse „*provoziert*" werden. Dazu gehört auch die viel besprochene Provokation durch manche früher viel verwendete therapeutische Eingriffe (z. B. Schwefelbäder), das Manifestwerden latenter oder das Exazerbieren schon manifester Haut- und anderer Organveränderungen durch spezifische Medikamente (sog. JARISCH-HERXHEIMER*schen Reaktion*) und die Provokation der Seroreaktion (siehe die betreffenden Kapitel).

Die sog. Rezidiverscheinungen können ferner bedingt sein durch an Stellen früherer Erkrankungsherde liegen gebliebene Spirochäten, welche zu neuer Vegetation erwachen oder angeregt werden, oder auch dadurch, daß aus bestimmten Depots (als welche man besonders die Lymphdrüsen angesehen hat) Spirochäten wieder in die Zirkulation gelangen und an Prädilektions- oder Reiz- oder sensibilisierten Stellen abgelagert werden [während sie an desensibilisierten (immunisierten) nicht pathogen wirken können]. Man hat die Rezidive auch auf „Rezidivstämme" zurückgeführt: Den schon im primären Stadium sich bildenden Antikörpern hält ein Teil der Spirochäten stand; der „serumfeste Rezidivstamm" bedingt dann das erste Exanthem. Unter der Einwirkung von neugebildeten Antikörpern verliert der Rezidivstamm seine pathogenen Fähigkeiten, die aber bei „Durchbrechung der Immunität" auch wieder auftreten können.

Wie bereits erwähnt, sind die syphilitischen Krankheitserscheinungen nicht auf die bisher erwähnten primären, sekundären und tertiären beschränkt. Es gibt auch noch die seltene eigenartige *maligne*, es gibt die nicht nur durch ihre Entstehungsweise, sondern auch durch manche Besonderheiten ausgezeichnete *kongenitale Lues*. Noch andere Formen der Krankheit hat man lange Zeit als „*para-* oder *metasyphilitische*" bezeichnet und darunter all das verstanden, was nach der damals herrschenden Auffassung als nicht unmittelbar durch den Erreger der Syphilis bedingt anzusehen wäre. Es hat sich aber bei zunehmender Erkenntnis die Zahl dieser Affektionen sehr vermindert. Manches, wie nervöse und hysterische Symptome, wie narbige Veränderungen, wie amyloide Entartung, wie Kachexie und Marasmus, bedarf einer besonderen Namengebung kaum, da solche mittelbare und unmittelbare Folgeerscheinungen bei den verschiedensten Krankheiten auftreten. Wieweit die Syphilis bei der Arteriosklerose eine kausale Bedeutung hat, ist noch nicht sicher zu erweisen. Die Leukoplakie ist, wie wir später sehen werden, jedenfalls in vielen Fällen als eine wirklich syphilitische Affektion anzusehen. Das gilt uneingeschränkt für die beiden wichtigsten Vertreter der „Parasyphilis", die *Tabes* und die *Paralyse*. Wir wissen jetzt auf Grund des Nachweises von Spirochäten in dem erkrankten Zentralnervensystem, daß diese Prozesse als „im eigentlichen Sinne syphilitisch" aufgefaßt werden müssen. Daß sie sich pathologisch-anatomisch und der Therapie gegenüber anders verhalten als die sekundären und tertiären, das kann nicht gegen ihre unmittelbar spirochätäre Natur angeführt werden. Denn solche Differenzen bestehen ja auch zwischen „sekundär" und „tertiär". Die Seroreaktionen sind bei der Tabes oft, bei der Paralyse mit wenigen Ausnahmen positiv. Auch die Veränderungen im Liquor cerebrospinalis weisen auf Eigentümlichkeiten dieser Erkrankungsformen hin. Die Luetinreaktion ist oft, aber anscheinend nicht so häufig wie bei der tertiären Lues, vorhanden.

Man hat diese Gruppe auch als „*quartär*" den übrigen Syphilissymptomen gegenüberstellen wollen. Die Bezeichnung ist aber insofern nicht ganz glücklich, als der Tabes und der Paralyse tertiäre Erscheinungen meist nicht vorangehen; das Verhältnis ist also dem der tertiären zu den sekundären nicht analog. Wir wählen für jetzt statt „*Parasyphilis des Nervensystems*" den Ausdruck „*parenchymatöse Nervensyphilis*". Auch Tabes und Paralyse sind untereinander — wohl auch biologisch — noch recht verschieden. Jedenfalls ist aber daran festzuhalten, daß der syphilitische Krankheitsprozeß bei diesen Formen wesentlich von dem der sekundären und tertiären Prozesse abweicht, wenngleich auch hier Übergangsformen keineswegs ausgeschlossen und Kombinationen sogar nicht sehr selten sind. Zur Erklärung dieser Differenzen können wir bisher ebenfalls nur hypothetische Differenzen im „Terrain", in den Immunisierungsvorgängen, in der allgemeinen oder Organkonstitution oder auch solche der Spirochätenstämme heranziehen (siehe bei Nervensyphilis).

Auch manche andere unzweifelhaft syphilitische Erscheinungen, wie z. B. die Keratitis parenchymatosa bei kongenitaler Syphilis, unterscheiden sich von den typischen sekundären und tertiären Prozessen (u. a. durch die Resistenz gegen die spezifische Therapie). Das Gebiet solcher „atypischer" Reaktionsformen ist vielleicht noch recht groß.

Der außerordentlich mannigfaltige Verlauf der Syphilis wird durch die Mannigfaltigkeit der Formen (d. h. der Reaktionsprozesse), ihrer Lokalisationen und ihres zeitlichen Verhaltens bedingt. Für die Erklärung dieser Differenzen sind einmal maßgebend: kongenitale individuelle Eigentümlichkeiten der Reaktionsart, wie wir sie bei den verschiedensten Infektionskrankheiten annehmen müssen (sie bedingen speziell die verschiedene „Allergisierbarkeit" der einzelnen Kranken); ferner angeborene und erworbene „Loci minoris resistentiae" oder (anders ausgedrückt) besondere Affinitäten („Receptoren") in einzelnen Organen, Organsystemen oder Teilen solcher (manche Individuen bekommen immer wieder Roseolen, andere immer wieder palmare Syphilide usw.; die Syphilis kann bei Konsanguinen auffallend ähnlich verlaufen, auch wenn die Infektionsquelle eine verschiedene ist). Lokale Schädigungen können die Lokalisation bedingen, und zwar sowohl einmalige gröbere Traumen, als auch immer wiederholte Reizungen (*„Provokation"* z. B. in der Mundhöhle durch Rauchen oder cariöse Zähne) und übermäßige Anstrengung einzelner Organe (vgl. die „Aufbrauchtheorie" für Tabes und Paralyse). Eine gewisse Bedeutung hat (s. oben) augenscheinlich das Liegenbleiben von Spirochäten an Stellen, an denen sie einmal lokalisiert waren (Rezidive „in loco"). Das spielt eine Rolle bei den Primäraffekten („Chancre redux"), dann aber auch bei sekundären Prozessen (vielleicht bei den annulären Roseolen usw.). Die *Behandlung* hat unzweifelhaft einen Einfluß auf den Verlauf der Syphilis: sie kann das Auftreten sekundärer und tertiärer Syphilis verhindern; sie kann nach in neuester Zeit viel vertretenen, aber in ihrer Allgemeinheit noch ganz unbewiesenen Anschauungen vielleicht auch durch Änderung der natürlichen Immunisierungs- resp. Allergisierungsverhältnisse — *bei ungenügender Einwirkung* (?) — die Lokalisation und die Reaktionsart ungünstig beeinflussen (vgl. Neurorezidive, Tabes und Paralyse?). Endlich ist die Frage viel erörtert, wieweit die Eigenart der Spirochäten den differenten Verlauf der Syphilis bedingt, und zwar kann man sowohl in Erwägung ziehen, daß diese unter dem Einfluß der Reaktion des Organismus bzw. unter dem Einfluß der Medikamente ihre Eigenschaften ändern, wie auch daß sie von vornherein besondere Stammeseigentümlichkeiten besitzen (z. B. „neurotrope" Stämme). Über all das liegen neben klinischen Erfahrungen auch zahlreiche experimentelle Untersuchungen (z. B. auch über das verschiedene Verhalten von Spirochätenstämmen in bezug auf die Immunität bei Tieren) vor, die freilich zu definitiven Schlüssen noch nicht berechtigen. Sehr wahrscheinlich ist es aber, daß alle diese Momente sich im Einzelfall kombinieren können, und sehr wohl möglich, daß zugleich mit den in allen Breiten variierenden Differenzen der menschlichen Reaktionsart auch sehr verschiedene Qualitäten der Spirochäten eine Rolle spielen.

Von den syphilitischen Erkrankungsprozessen kommt die überwiegende Mehrzahl *durch die Reaktion des Organismus auf die Spirochäten in loco morbi* zustande. Die letzteren, bzw. deren Lebens- oder Zerfallsprodukte, wirken als Antigen, der Organismus reagiert durch die von ihm gebildeten Antikörper. Von solchen Antikörpern wissen wir allerdings zur Zeit noch wenig Positives.

Die *pathologischen* Prozesse, welche bei dieser Reaktion zustande kommen, sind, wie schon hervorgehoben, außerordentlich mannigfaltig. Sie sind im wesentlichen entzündlich, daneben auch „primär degenerativ" (speziell bei der Paralyse.) *Von der Eigenart dieser Vorgänge, von ihrer Lokalisation und von ihrem Verlauf hängt das pathologisch-anatomische und damit auch das klinische Bild ab.* Die syphilitischen Entzündungen sind nur relativ selten ausgesprochen akut; sie haben keine große Neigung weder zu eitriger Exsudation, noch zu eitriger Zerstörung (Abscedierung) — trotzdem das alles vorkommt. Vielmehr überwiegt die subakute bis chronische Entzündung mit oder ohne Granulationsbildung, in den früheren Stadien meist ohne, in den späteren mit Degeneration des Grundgewebes. Diese tritt (s. oben) in größeren Gewebspartien („en masse") als Colliquationsnekrose (gummöse Erweichung, Gummibildung) oder als Koagulationsnekrose (Verkäsung) auf. Es kann aber auch das Grundgewebe nurmehr molekulär zerstört werden, und es entwickelt sich dann an seiner Stelle aus dem syphilitischen Granulationsgewebe unmittelbar, d. h. ohne manifeste Nekrose, ein zunächst hyperplastisches, dann schrumpfendes Narbengewebe. Auch bei „miliaren" Gummen überwiegen oft die diffusen bindegewebigen Veränderungen.

Bei dem syphilitischen Entzündungsprozeß handelt es sich um Exsudation von weißen Blutzellen, in erster Linie von Lymphocyten, um Wucherung von fixen Zellen des Bindegewebes — Fibroblasten, Epithelioid-, Riesenzellen, besonders auch vom LANGHANSschen Typus mit randständigen Kernen — und um Ansiedlung von Plasmazellen. Besonders stark tritt bei vielen. syphilitischen Prozessen die Beteiligung der Blut- und der Lymphgefäße hervor, und zwar sowohl durch entzündliche Durchsetzung als durch Wucherung ihrer Wandungen bis zum Verschluß. Während alle bisher erwähnten Veränderungen bei allen Lokalisationen des syphilitischen Prozesses vorkommen, sind die Veränderungen der Parenchymzellen in den einzelnen Organen recht verschieden, aber auch bei ihnen handelt es sich um Degenerations- und um Wucherungsvorgänge. Zu diesem bunten Gemisch kommen dann noch Veränderungen des Pigmentgehaltes, spezielle Beteiligung der elastischen Fasern usw. Die Spirochäten selbst finden sich in sehr verschiedener (u. a. dem Allergiezustand entsprechender) Menge (s. u.).

Dieses mannigfach variierende pathologisch-anatomische Bild weist nichts wirklich für die Syphilis Spezifisches auf. Wie diese polymorphste Krankheit klinisch die ätiologisch verschiedensten Affektionen nachahmen kann, so kann sie es auch im makroskopischen und im mikroskopischen Präparat. Aber durch die immer wiederkehrende Kombination der einzelnen Komponenten, durch Besonderheiten der Lokalisation und des Verlaufs (welcher oft aus dem Nebeneinanderbestehen verschiedener Stadien erschlossen werden kann) ist doch in der überwiegenden Mehrzahl der Fälle klinisch und anatomisch die ätiologische Diagnose zu stellen und wird durch den Nachweis der Spirochäten, der charakteristischen Blut- bzw. Liquorveränderungen, durch den Erfolg der spezifischen Therapie und oft, sehr oft allerdings auch nicht, durch die Anamnese bestätigt.

Neben den durch die unmittelbare Anwesenheit der Spirochäten erklärlichen Erscheinungen kommen aber bei der Syphilis noch solche vor, bei denen *die Erreger fern von ihrer Ansiedelung wirksam sind.* Das sind Immunisierungsphänomene, auf die unten im Zusammenhang eingegangen wird, Veränderungen des Blutes in seinem biologischen und in seinem morphologischen Verhalten, Fieber und natürlich alle die Symptome, welche als Folgeerscheinungen von an sich unmittelbar durch Spirochätenwirkung bedingten Organveränderungen entstehen.

Dahin gehört die unendlich große Zahl der Symptome, welche im Anschluß an die Syphilis, besonders der inneren, Sinnesorgane usw., auftreten: Vom Ikterus bei der Lebersyphilis bis zu den Systemdegenerationen des Zentralnervensystems, von dem Ödem bei Herz- und Nierensyphilis bis zu den „trophischen" Erscheinungen an Haut und Knochen bei Nerven- oder bis zum Myxödem bei Schilddrüsenlues usw. usw.

Wieweit außer alledem noch Toxine und Endotoxine ohne lokale Anwesenheit der Spirochäten bei lokalisierten Prozessen eine Rolle spielen, ist im einzelnen nicht erwiesen. Wohl aber können sie zur Erklärung für manche Störungen des Allgemeinbefindens herangezogen werden.

Zweites Kapitel.

Die Ätiologie der Syphilis.

Seitdem die Bedeutung der Mikroparasiten für die Infektionskrankheiten erkannt war, war die Annahme eines organisierten Virus als Ursache der Syphilis fast allgemein akzeptiert. Nach mannigfachen vergeblichen Versuchen, die Erreger der Syphilis zu entdecken, ist das am 3. März 1905 dem leider zu früh verstorbenen Zoologen Fritz Schaudinn bei gemeinsamer Arbeit mit Erich Hoffmann gelungen. *Die Spirochaeta (Spirochaete) pallida (Treponema pallidum) ist jetzt als die Ursache der Syphilis und aller im eigentlichen Sinne syphilitischen Erkrankungen erwiesen;* ihre pathogene Bedeutung ist nicht mehr zweifelhaft.

Sie wurde zunächst in Ausstrichpräparaten von Primäraffekten, nässenden Papeln, von Milz- und Lymphdrüsensaft, dann auch in fern von der Infektionsstelle liegenden Roseolaflecken, Papeln und, in besonders großer Menge, in Haut und inneren Organen bei kongenitaler Lues gefunden. Sie konnte, was natürlich sehr wichtig war, auch im strömenden Blut und weiterhin im Liquor cerebrospinalis nachgewiesen werden. Alle diese Befunde wurden an lebenden Spirochäten und an Trockenpräparaten erhoben. Bald gelang es auch, diese Mikroorganismen in Gewebsstücken mit Silber zu imprägnieren und so in Schnitten der verschiedensten Efflorescenzen und Organe festzustellen. Dabei zeigten sich aufs deutlichste die Beziehungen der Spirochäten zu den histologischen Veränderungen, welche zusammen mit der oft enorm großen Zahl der Mikroben deren ätiologische Bedeutung noch sicherer bewiesen.

Zu diesen Befunden kamen die Ergebnisse der *experimentellen Forschung*. Schon längst hatte man versucht, die Syphilis auf Tiere zu übertragen. Sehr lange mußten alle diese Versuche, trotz der gegenteiligen Behauptung mancher Experimentatoren, als fehlgeschlagen, zum mindesten als nicht beweiskräftig bezeichnet werden. Da gelang es im Jahre 1903 Metschnikoff und Roux durch Übertragung von syphilitischen Sekreten *anthropoide Affen* (Schimpansen) zu infizieren und bei diesen Tieren ein der menschlichen Syphilis entsprechendes Krankheitsbild hervorzurufen, bei welchem sich nach einer ungefähr gleichen Inkubationszeit wie beim Menschen an der Infektionsstelle ein Primäraffekt und im weiteren Verlaufe Drüsenschwellungen und auch sekundäre Erscheinungen an der Haut einstellten. Weiterhin wurden positive Resultate auch bei *niederen Affen* (Makaken usw.) erzielt, wenn auch bei diesen die sichtbaren Krankheitserscheinungen sich im allgemeinen nur an der Infektionsstelle in Form eines Primäraffektes abspielten. Auch die regionären Lymphdrüsen sind manchmal palpabel. Daß es aber auch bei den niederen Affen zu einer Allgemeininfektion kommt, beweisen die in einzelnen Fällen beobachteten Sekundärerscheinungen auf der Haut und die positiven Impfergebnisse mit inneren

Organen, Knochenmark, Milz und Hoden. Auch bei den niederen Affen entwickelt sich der Primäraffekt stets erst nach einer längeren, durchschnittlich
drei Wochen betragenden Inkubationszeit. Die Erkrankung macht die Tiere,
wenn sie nicht behandelt werden, unfähig, auf eine später wiederholte zweite
Infektion überhaupt oder in typischer Weise zu reagieren — wenigstens soweit wir nach den bisherigen Untersuchungen urteilen können.

Bald ergab sich, daß die Syphilis auch auf andere Tiere übertragbar ist;
so wurde eine, zahlreiche Spirochäten enthaltende, Keratitis parenchymatosa
(oder auch ein „Hornhautsyphilom") beim *Kaninchen* durch Einbringen von
syphilitischem Material in die vordere Kammer erzeugt. Weiter gelang die Infektion derselben Tiere durch Impfung in die Scrotalhaut, in den Hoden, durch
intravenöse und intrakardiale Injektion des Virus. Allgemeinerscheinungen
an Hoden, Augen, Haut, Schleimhäuten, Veränderungen im Zentralnervensystem, im Liquor, in fern von der Inokulationsstelle liegenden Lymphdrüsen
usw. wurden auch bei cutaner Infektion beobachtet. Andererseits kann die
Infektion von vornherein ganz latent verlaufen.

Dagegen ist das Auftreten von typischen Tertiärerscheinungen und die
Übertragung auf die Descendenz (kongenitale Lues) bei Affen und Kaninchen
noch nicht absolut sicher erwiesen. Auch andere Tierspezies erwiesen sich als
mehr oder weniger empfänglich für die Pallidae, so Hunde, Ziegen, Meer-
schweinchen u. a. m. Die geeignetsten Tiere für experimentelle Arbeit bleiben
aber doch bisher Affen und Kaninchen. Bei den letzteren soll auch Infektion
durch den Coitus beobachtet worden sein.

Von einer spontanen Tiersyphilis wußten wir bisher nichts. Jetzt wird
von einer solchen bei den *Lamas* berichtet, welche auch schon experimentell
verwertet worden ist, in Europa aber nicht erzeugt werden konnte.

Bei Kaninchen kommt — augenscheinlich gar nicht sehr selten — eine Seuche vor,
welche speziell an den Genitalien, aber auch an anderen Stellen der Syphilis ähnliche Erscheinungen setzt *(originäre Kaninchensyphilis, Syphilis cuniculi)*. Auch sie wird durch
Spirochäten bedingt, welche der Pallida sehr ähnlich sind. Doch ist wohl sicher nachgewiesen,
daß diese Erkrankung nicht identisch mit der menschlichen Syphilis ist.

Daß die mit syphilitischen Produkten des Menschen auf Tiere (speziell auf
Affen und Kaninchen) übertragene Infektion wirklich die gleiche Erkrankung
ist wie die des Menschen, kann nicht mehr bezweifelt werden. Die Inkubation, „die Immunität gegen den Primäraffekt" (wenigstens nach genügend
langem Bestehen der Krankheit und gegenüber dem gleichen Spirochätenstamm), die Analogie der klinischen Erscheinungen, die Weiterimpfungen
von Tier zu Tier in langer Reihe, die gelungene Rückimpfung von niederen
auf anthropoide Affen, der Nachweis der Pallidae nicht nur in den Primäraffekten nach zahlreichen Tierpassagen, sondern auch in metastatischen
Herden der Tiersyphilis, die gelungenen Tierimpfungen mit Reinkulturen der
vom Menschen gewonnenen Spirochäten — all das spricht für die Identität.
Gelegentlich sind — und das schließt die Kette der Beweise — von den mit
menschlicher Syphilis infizierten Tieren durch unglückliche Zufälle auch Rück-
impfungen auf mit ihnen experimentierende Menschen zustande gekommen,
die wie „normale" Syphilis verliefen.

Die **Spirochaeta pallida** wird von den einen für ein tierisches, von den anderen
für ein pflanzliches Lebewesen gehalten; für die letztere Anschauung sind besonders der Teilungsmodus (Querteilung) und gewisse Wuchsformen verwertet
worden. In ihrem pathogenen und in ihrem chemotherapeutischen Verhalten
ähnelt die Pallida unzweifelhaft vielfach den Protozoen (Nagana, Schlafkrankheit). Sie zeichnet sich vor anderen Spirochäten, die in Genital- und Geschwürs-
sekreten häufig vorkommen, durch ihre schwerere Färbbarkeit und große

Feinheit aus. Die typischen Exemplare haben gewöhnlich 8—20, im lebenden Zustand stets steile Windungen, ihre Form ist daher korkzieherartig, die Enden sind spitz, mit Endfäden versehen, die besonders deutlich erst bei (z. B. LÖFFLER-scher) Geißelfärbung hervortreten. Die lebenden Spirochäten zeigen eine, nach dem Zeitpunkt der Entnahme und dem Medium, in dem sie sich befinden, sehr verschieden lebhafte Beweglichkeit. Sie rotieren um die eigene Achse und bewegen sich dadurch vorwärts, sie knicken sich oder führen seitliche Krümmungen aus. Sie winden sich zwischen weißen und roten Blutkörperchen hindurch oder heften sich mit einem Ende an einer Zelle fest und führen dann pendelnde, schnellende, peitschenartige Bewegungen aus.

Die Spirochäten, welche SCHAUDINN im lebenden Zustande — im gewöhnlichen Mikroskop — entdeckt hat, werden am besten im frischen Präparat bei

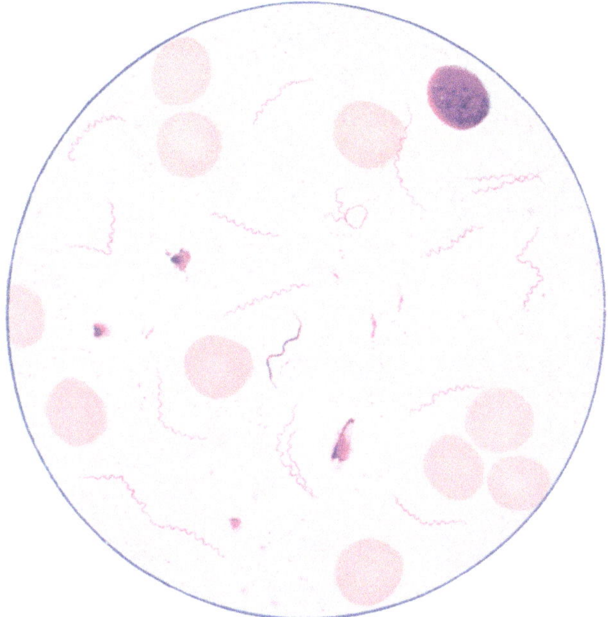

Abb. 23. Spirochaeta pallida im Ausstrichpräparat, Giemsafärbung. In der Mitte eine grobe Spirochäte (Spirochaeta refringens). (Vergr. 1000, Öl-Imm. Comp. Okul. 8. Zeiß.)

Dunkelfeldbeleuchtung untersucht. Sie finden sich bei dieser Untersuchungsmethode in größter Menge und sind dabei auch in ihrer charakteristischen Form und in ihren Bewegungen bei weitem am sichersten zu diagnostizieren. Sie erscheinen hellglänzend auf dunklem Grund und „ähneln am meisten einem schrauben- oder lockenartig gerollten Span, wie er von der Metallhobelschiene abgeschnitten wird, der von der Seite Licht erhält, so daß der gleiche Abschnitt jeder Windung glänzt, während die zwischen den glänzenden Stellen gelegenen Abschnitte der Windungen kaum zu sehen sind".

Prinzip und Methodik der Dunkelfeldbeleuchtung lassen sich in aller Kürze folgendermaßen darstellen:

Ähnlich wie die „Sonnenstäubchen" zur Wahrnehmung gelangen, wenn sie im dunklen Raum von einem Lichtstrahlenbündel getroffen werden, läßt sich auch bei mikroskopisch kleinen Gebilden die Sichtbarkeit dadurch verbessern, daß man sie unter dem Mikroskop auf dunklem Untergrund zum Aufleuchten bringt („Dunkelfeldbeleuchtung"). Die Methode ist dann von Vorteil, wenn es sich um Gebilde handelt, die in allen oder wenigstens in zwei

Dimensionen wesentlich kleiner als 1 μ sind, also sicherlich bei einem so dünnen Organismus wie der Spirochaete pallida, deren Dickendurchmesser selbst bei den dicksten Exemplaren kaum $^1/_4$ μ beträgt. Man benutzt besondere Dunkelfeldkondensoren, die das vom Spiegel des Mikroskops (Planspiegel!) reflektierte Licht mittels zentraler Blenden am direkten Zutritt zum Objektiv hindern und nur von der Seite her auf indirektem Wege, durch spiegelnde Flächen, in das mikroskopische Präparat hineinleiten. Lieber als die auf den Objekttisch aufzulegenden Platten- benutzt man jetzt Steckkondensoren, die nach Entfernung des ABBÉSchen Beleuchtungsapparats in dessen Schiebhülse eingeführt und mit ihrer oberen Fläche genau in die Ebene des Objekttisches eingestellt werden müssen (z. B. Paraboloidkondensor von ZEISS; Spiegelkondensor von LEITZ; für abwechselnde Untersuchung im Dunkel- und Hellfeld Wechselkondensor von ZEISS). Zur Anfertigung der Präparate sind meist Objektträger von bestimmter, auf den Kondensoren angegebener Stärke (im allgemeinen 1,0—1,2 mm) zu verwenden. Zwischen Objektträger und Kondensor ist eine blasenfreie homogene Verbindung durch einen Tropfen Wasser bzw. Cedernöl herzustellen. Wird, wie meist üblich, als Objektiv eine Immersionslinse benutzt, so muß eine

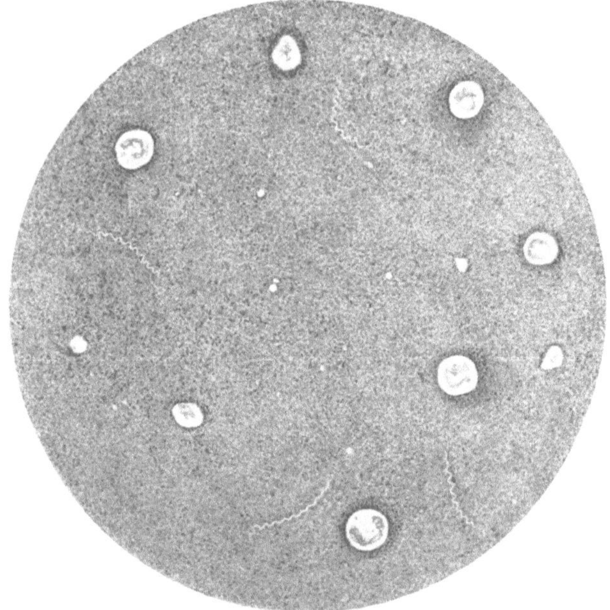

Abb. 24. Spirochaeta pallida im Ausstrichpräparat, BURRIsches Verfahren.
(Vergr. 1000, Öl-Imm. Comp. Okul. 8. Zeiß.)

Trichterblende eingelegt werden, falls nicht ein Sonderobjektiv zur Verfügung steht. Die Lichtquelle soll besonders intensiv sein (NERNSTlampe; kleine Kohlenbogenlampe mit selbsttätiger Regulierung; am bequemsten „Mikroskopierglühlampe" mit wassergefülltem Kochkölbchen als Linse, die man zugleich zur Hell- und nach Einschrauben einer besonders lichtstarken Glühbirne zur Dunkelfeldbeleuchtung benutzen kann; auch Gaslicht mit hängendem Glühstrumpf und Schusterkugel als Sammellinse).

Alle anderen Methoden sind weniger gut und sicher. Die Zahl der bei ihnen zur Darstellung kommenden Spirochäten ist kleiner, und die Form ist wesentlich weniger charakteristisch. Auch fehlt natürlich die die Diagnose erleichternde Bewegung.

Die zuerst viel benutzte *Giemsafärbung:* Dünne Ausstriche auf Deckgläschen werden einfach lufttrocken oder in absolutem Alkohol (10 Minuten) oder mit Osmiumdämpfen fixiert und mit einer frisch bereiteten Verdünnung von 10—15 Tropfen GIEMSAschen Farbgemisches in 10 ccm säurefreiem, destilliertem Wasser mindestens 1 Stunde (besser 2—12) gefärbt, abgespült, getrocknet, in Cedernöl eingelegt (auch Schnellfärbungen, z. B. mit Erwärmen, werden empfohlen). Spirochaete pallida zart violettrosa (s. Abb. 23).

Das BURRIsche *Tuschverfahren* besteht darin, daß eine Öse des zu untersuchenden Serums mit einer Öse Pelikantusche (GÜNTHER WAGNERs Tusche für bakteriologische Zwecke nach BURRI) und evtl. einer Öse Wasser auf dem gut gereinigten Objektträger gemischt und mit dem Rande eines geschliffenen Objektträgers möglichst rasch und gleichmäßig ausgestrichen wird. Nach dem Trocknen direkte Untersuchung mit Immersion ohne Deckglas. Mikroben ungefärbt auf dunklem Grund (s. Abb. 24).

Aus einer Reihe neuerer Darstellungsmethoden sei noch die von BECKER-FONTANA hervorgehoben: 1. Übergießen dünn ausgestrichener Präparate mit einer Lösung von 1 Eisessig, 20 Formalin in 100 Wasser: 1 Min.; ein- bis zweimaliges Erneuern der Lösung; Abspülen. 2. Beizen mit einer $1^0/_0$ Phenol enthaltenden $10^0/_0$ Tanninlösung über der Flamme bis zum Aufsteigen leichter Dämpfe: $^1/_2$ Min.; Abspülen. 3. In der Wärme Nachfärben mit ZIEHLschem Carbolfuchsin: $^1/_2 - ^3/_4$ Min.; Abspülen; Trocknen; Cedernöl.

Von besonderer Wichtigkeit ist *die sachgemäße Entnahme des Untersuchungsmaterials.* Bei Primäraffekten und Papeln, bei welchen am häufigsten Spirochäten gesucht werden müssen, kommt es vor allem darauf an, von Blut, Eiter und anderen Mikroben möglichst freien Saft zu erhalten. Man erzielt das dadurch, daß man die Oberfläche zunächst vorsichtig aber gründlich mit einem Watte- oder Gazebausch reinigt, der mit Kochsalz- oder Borsäurelösung, Benzin oder Äther getränkt sein kann. Wartet man nach der Reinigung genügend lange, befördert man die Exsudation durch weiteres Reiben mit dem Bausch oder mit einer Platinöse und drückt man zwischen zwei Fingern seitlich auf die zu untersuchende Efflorescenz, so erhält man bei der hier wirklich oft sehr nötigen Geduld das „*Reizserum*" in einem oder mehreren klaren oder fast klaren Tropfen (man darf aber nicht das bei etwas stärkerer Blutung aus dem Blut sich abscheidende Serum für Reizserum halten!). Man kann nach der Reinigung auch durch einen kleinen BIERschen Saugnapf das „Saugserum" an die Oberfläche befördern, oder man punktiert mit einer PRAVAZschen Kanüle und Spritze die peripherischen Partien des Grundes oder den infiltrierten Rand des Krankheitsherdes (*„Grundpunktion"*).

Besonders ist darauf zu achten, daß vor der Untersuchung keine desinfizierenden Flüssigkeiten, Pulver oder Salben angewendet werden; ist das schon geschehen, so muß man, wenn auch die Grundpunktion nicht gelingt, besonders sorgfältig reinigen und bei negativem Befund für 1—2 Tage öfter zu wechselnde Einlagen von mit physiologischer Kochsalzlösung oder einfach dünnem Salzwasser befeuchteten Watte- oder Gazebäuschchen machen lassen. Bei geschlossenen Efflorescenzen muß man (unter Anämisierung durch Kompression) die Hornschicht abschaben und dann das Serum zu exprimieren suchen. Man kann auch mit einem kleinen scharfen Löffel aus Primäraffekten oder Papeln Gewebspartikelchen abkratzen und deren Saft zur Untersuchung benutzen.

Für die *Lymphdrüsenpunktion* geht man am besten so vor, daß man mit einer etwas stärkeren Kanüle auf einer sehr fest schließenden Spritze in die gut fixierte Drüse eingeht, die Nadel nach verschiedenen Richtungen bis an die entgegengesetzte Kapselwand vorstößt und immer wieder, besonders aber an den Randpartien, aspiriert. Man kann auch zuerst einige Tropfen steriler physiologischer Kochsalzlösung injizieren und dann aspirieren. Die Flüssigkeit wird auf den Objektivträger entleert und wie die Sekretpräparate weiter behandelt. Man muß sich davon überzeugen, daß reichlich Lymphocyten vorhanden sind, und untersucht speziell weißliche Partikelchen (Drüsengewebe!).

Da die Entnahme des Materials ebenso wie die Untersuchung eine recht große Übung voraussetzt, ist es bei der großen Wichtigkeit der frühen Diagnose der Syphilis (s. u.) unzweifelhaft das beste, wenn alle Ärzte, welche diese Übung nicht besitzen, die auf Syphilis verdächtigen Patienten zum Zwecke der Diagnose an einen Facharzt oder an eine Klinik usw. überweisen. Es darf aber keine lokale Behandlung angewendet werden, oder es dürfen nur Kochsalzwassereinlagen gemacht werden, damit die Untersuchung nicht unnötig erschwert wird.

Ist die Überweisung nicht möglich, so muß das in der eben beschriebenen Weise entnommene Material übersandt werden. Dazu empfiehlt es sich, das Serum auf zwei Objektträger dünn auszustreichen und lufttrocken werden zu lassen. Daneben aber soll immer flüssiges Material zur Versendung gebracht werden: man beschickt zwei Objektträger mit je einem Tropfen des Serums, deckt Deckgläser darauf und schließt nach sorgfältiger Trocknung des Randes diesen mit Wachs vollständig ab. Oder man kann das Serum auch in eine Capillarpipette aufsaugen und diese vorsichtig in der Flamme oder ebenfalls mit Wachs schließen. Diese Präparate können dann oft noch mit Erfolg im Dunkelfeld untersucht, die Trockenausstriche gefärbt werden (s. o.).

Bei der Untersuchung ist auf die oben beschriebenen Charakteristica der Spirochaeta pallida zu achten. Sind nur typische Exemplare vorhanden, so ist die Diagnose auch für den nicht besonders Erfahrenen einfach. Sowie aber

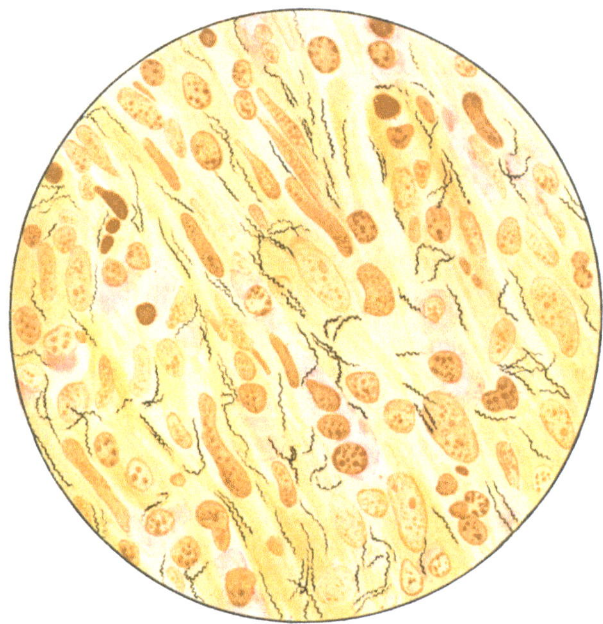

Abb. 25. Spirochaeta pallida im Primäraffekt. Silberimprägnation nach LEVADITI. (Vergr. 1000, Öl-Imm. Comp. Okul. 8. Zeiß.)

andere Spirochäten beigemischt sind, ist sie sehr viel schwieriger und unsicherer, so daß es gewiß richtig ist, nur bei Präparaten, die die Typen der Pallida rein enthalten, diese mit Bestimmtheit zu diagnostizieren. Denn es gibt nicht nur die *Spirochaeta pallidula,* den Erreger der *Framboesia tropica,* die ja in unseren Gegenden differentialdiagnostisch keine Rolle spielt, und die meist für eine von der Syphilis prinzipiell verschiedene Infektionskrankheit gehalten wird, und die *Kaninchenspirochäte,* sondern auch noch andere Spirochäten, welche der Pallida sehr ähneln können („Pseudopallidae"), so einzelne Exemplare der besonders an den Genitalien stark verbreiteten, gröberen und stärker färbbaren *Spirochaeta refringens* und *balanitidis* und ganz vor allem die in der Mundhöhle sehr häufige *Spirochaeta dentium (denticola),* welche trotz einzelner Unterschiede doch der Diagnose der Pallida bei Affektionen der Mundschleimhaut ganz besondere Schwierigkeiten bereitet (besonders sorgfältige und energische Reinigung!).

Die *Beziehungen der Spirochäten zu den Gewebsveränderungen* sind durch sehr zahlreiche Untersuchungen an mit Silber nach verschiedenen Methoden imprägnierten histologischen Präparaten aufgeklärt worden. Wir wissen, daß die

Pallidae an Stellen vorkommen können, an denen wir mit unseren Methoden keinerlei pathologische Prozesse nachzuweisen vermögen. Das gilt nicht nur für die Inkubationszeit; man hat es auch in inneren Organen und in Knochen (bei tierexperimenteller bzw. bei kongenitaler Syphilis) festgestellt. Meist aber sind, wo wir die Mikroben auffinden, auch Gewebsveränderungen vorhanden. Die Spirochäten bewegen sich in den interepithelialen Räumen wie in den Bindegewebslymphspalten vorwärts und gelangen in die Wandungen und in das Lumen der Blut- und der Lymphgefäße; sie werden von Zellen aufgenommen und finden sich außer- und innerhalb derselben in Degeneration, speziell in körnigem Zerfall begriffen, vor. Vielfach kann man beobachten, daß

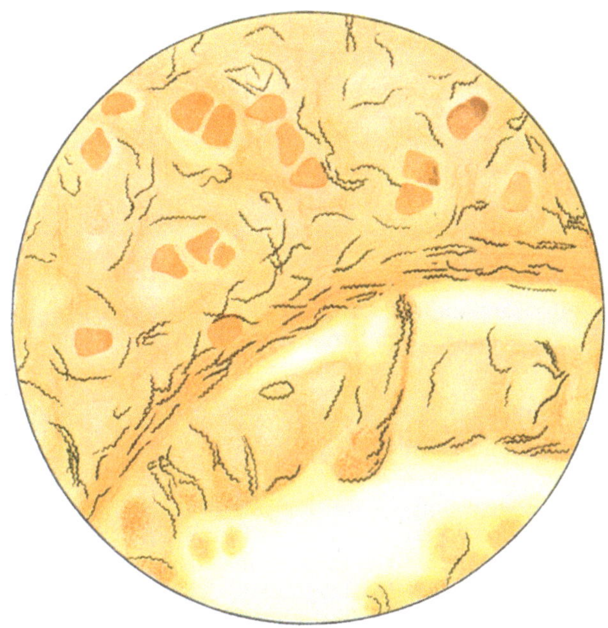

Abb. 26. Spirochaeta pallida in der Lunge (Pneumonia alba) bei kongenitaler Syphilis. Silberimprägnation nach LEVADITI. (Vergr. 1000, Öl-Imm. Comp. Okul. 8. Zeiß.)

sie in den jüngeren Partien erkrankten Gewebes — am Rand syphilitischer Efflorescenzen — reichlicher, in den augenscheinlich schon weiter entwickelten spärlicher oder gar nicht mehr vorhanden sind (s. Abb. 25, 26).

Im Primäraffekt und in den sekundären Krankheitsherden sind sie oft sehr zahlreich (namentlich in nässenden Papeln), in den tertiären sehr vereinzelt. Besonders massenhaft finden sie sich bei früher kongenitaler Syphilis und in manchen Stadien der Paralyse.

Die Ausbreitung der Syphilis geht per continuitatem und auf dem Lymph- und auf dem Blutweg vor sich. Es ist aber auch möglich, daß die Spirochäten durch ektogene Autoinokulation neue Efflorescenzen hervorrufen — im primären Stadium, ehe die „Immunität gegen den Primäraffekt" entstanden ist, so daß sukzessive Schanker entstehen („postinitial"), im sekundären Stadium bei den sog. „Abklatsch-Papeln".

Nach vielen vergeblichen Versuchen ist auch die *Züchtung* der Spirochaeta pallida gelungen, anfangs nur in Misch-, später in Reinkulturen. Übertragungen auf Tiere sind zwar vielfach mißlungen, dann aber doch positiv verlaufen; damit ist auch das dritte KOCHsche Postulat für den Beweis der ätiologischen Bedeutung pathogener Mikroorganismen für die Spirochaeta pallida erfüllt.

Von praktischer Bedeutung ist ferner die Frage, *wie sich die Spirochäten in der Außenwelt verhalten*. Bewegungsfähig können sie bis zu vielen Tagen bleiben, wenn sie im gut verschlossenen Präparat aufbewahrt werden. Kälte wird dabei besser als Wärme, Dunkelheit besser als Licht vertragen. Eintrocknen tötet sie ab. Ihre Infektionstüchtigkeit besteht aber augenscheinlich nicht solange wie ihre Beweglichkeit. Immerhin haben sie sich augenscheinlich noch nach 2—3 Tagen (Blut, bzw. kongenital-syphilitische Leber) als infektiös erwiesen. Sie halten sich im Serum länger übertragungsfähig als in physiologischer Kochsalzlösung; auch im Leitungswasser sind sie wenigstens nach 5 Minuten noch infektiös. Man kann also nicht auf Abtötung der Spirochäten durch Spülen von Gläsern usw. mit Leitungswasser rechnen. Infektionen an Leichen sind zweifellos vorgekommen, aber relativ selten. Inaktiviertes Serum (WASSERMANNsche Reaktion!) ist unbedenklich.

Den gewöhnlichen Antisepticis ausgesetzt verlieren die Spirochäten im allgemeinen schnell ihre Beweglichkeit und Virulenz — das ist für die persönliche Prophylaxe von Bedeutung.

Über das Vorkommen von agglutinierenden Substanzen sind die Akten noch nicht geschlossen; spirochäticide Antikörper scheinen (in der Spätlatenz) nachgewiesen zu sein.

Es ist ganz selbstverständlich, daß die *Entdeckung der Spirochäte* und die *Ermöglichung* der tierexperimentellen Erforschung der Krankheit für unsere Kenntnisse von der Wirkung des Syphiliserregers auf den menschlichen Organismus, aber auch für die Therapie von außerordentlich großer Bedeutung sind. Früher waren wir lediglich auf die klinische Beobachtung und auf die keineswegs immer in einwandfreier und eindeutiger Weise am Menschen gemachten (nach unseren heutigen Kenntnissen von der Schwere der Syphilis natürlich nicht erlaubten) Experimente angewiesen. Jetzt sind wir in der Lage, durch den Nachweis des pathogenen Agens und durch das Tierexperiment mittels genauer Fragestellung eine Antwort auf viele Fragen, die uns die Syphilis vorlegt, zu erhalten, wenngleich natürlich die Übertragung der Tierresultate auf die menschliche Pathologie immer nur mit großer Vorsicht erfolgen darf. Hierzu ist noch die Entdeckung der WASSERMANNschen *und der weiteren Seroreaktionen* gekommen, welche den Beweis für recht charakteristische biochemische Änderungen im Organismus liefern. Wir kommen auf diese später im Zusammenhang zu sprechen. Es muß hier ferner noch einmal erwähnt werden, daß man auch, analog dem Tuberkulin, Mallein, Trichophytin usw., die Produkte der Spirochäten teils aus spirochätenreichen fetalen Organen, teils aus Kulturen (Pallidin, *Luetin*), vor allem zu Prüfungen der cutanen Reaktionsfähigkeit der Individuen benutzt hat. Die dabei erzielten, theoretisch interessanten Resultate sind aber praktisch noch nicht recht oder nur selten verwertbar.

Es ist selbstverständlich, daß wir auch heute trotz aller Fortschritte keinen vollständigen Einblick in das außerordentlich mannigfaltige und komplizierte Geschehen bei der Syphilis haben. Hier sei nur auf die wesentlichen Ergebnisse in aller Kürze hingewiesen:

Die *Anwesenheit der Syphilisspirochäte* in allen nach unseren klinischen Beobachtungen als *hochgradig kontagiös angenommenen Sekreten und Geweben* ist erwiesen. Es ist aber auch gelungen, durch Übertragung tertiären Materials Syphilis beim Tier hervorzurufen und in den Tierprimäraffekten dann die Spirochäten nachzuweisen. Wenn auch hiermit der früher beinahe als Dogma geltende Satz von der Nichtübertragbarkeit der tertiären Syphilis widerlegt worden ist, so ist damit der große Unterschied, der in dieser Hinsicht zwischen den sekundären und tertiären Syphilisprodukten besteht, keineswegs beseitigt. Denn während die ersteren mehr oder weniger hochgradig kontagiös sind, kommt diese Eigenschaft, wie oben erwähnt, den tertiären Produkten offenbar nur in sehr geringem Grade zu. In ihnen sind nur spärliche Spirochäten gefunden worden, und zwar nicht in den degenerierten Massen, sondern in der Randzone des Infiltrats (sowohl mikroskopisch als tierexperimentell). Diese Befunde erklären also, daß in der Regel von den tertiären Herden aus eine Übertragung nicht stattfindet. Es kommt hinzu, daß auch die Lokalisation der Gummata meist der Übertragung nicht günstig ist, ganz im Gegensatz zu den überaus häufig an den Genitalien und am Mund lokalisierten sekundären Eruptionen. Es kommt ferner hinzu, daß die tertiären Prozesse oft sehr lange nicht „offen" sind; sind sie das aber, so stellen sie gewöhnlich so hochgradige Geschwüre dar, daß der Kontakt mit ihnen vermieden wird. Aber es ist nicht in Abrede zu stellen, daß besonders bei gummösen Erkrankungen der Genitalien eine Ansteckung gelegentlich einmal erfolgen kann, und derartige Fälle sind auch tatsächlich beobachtet worden. Vom praktischen Standpunkt müssen wir an der durch tausendfältige klinische Beobachtungen gestützten Anschauung, daß die *tertiäre Syphilis* unter den gewöhnlichen Bedingungen des menschlichen Lebens und Verkehrs in der Regel sehr wenig ansteckend ist, festhalten, daß sie also zwar im Prinzip *ansteckungsfähig,* aber nicht *ansteckungsgefährlich* ist.

Mit diesen neugewonnenen, auf sicherer Basis stehenden Kenntnissen stimmt das, was auf Grund der klinischen Beobachtung und der experimentellen Impfungen in früheren Zeiten festgestellt war, überein.

Bei der Durchseuchung des gesamten Körpers mit den Syphiliserregern muß *jeder lebende Teil des Körpers* unter Umständen diese enthalten und auf andere übertragen können. In der Praxis werden aber natürlich nur einzelne bestimmte Gewebe und Sekrete hier wesentlich in Betracht kommen.

Es ist ein selbstverständliches Postulat, daß das *Blut* die Spirochäten wenigstens zeitweise enthalten muß und dann ansteckend sein kann. Zwar schienen die in alter Zeit am Menschen in dieser Richtung angestellten Experimente das Gegenteil zu beweisen, da die mit einer Nadel oder Lanzette ausgeführten Impfungen negativ ausfielen. Als man aber größere Quantitäten Blut mit einer Wundfläche in Berührung brachte, oder solche mittels der PRAVAZschen Spritze unter die Haut injizierte, trat die Infektion ein, und somit war erwiesen, daß in jenen ersten Experimenten die geringe Quantität des Blutes schuld an dem negativen Erfolge war. Eine weitere Bestätigung gibt die *Übertragung der Syphilis durch die Transfusion.* Der Nachweis wenn auch spärlicher Spirochäten im fließenden und der positive Erfolg der Impfung von Tieren selbst mit dem, in völlig einwandfreier Weise der bloßgelegten Vene entnommenen, Blut haben endgültig die *Infektiosität* des Blutes festgelegt. Das ist im Primärstadium sowohl bei negativer wie bei positiver WASSERMANNscher Reaktion, und zwar schon 2 oder 3 Wochen nach der Infektion gelungen; ebenso bei manifester, seltener bei latenter sekundärer sowie bei frischer kongenitaler, gelegentlich auch bei maligner Lues und bei Paralyse, nur ganz ausnahmsweise im Tertiärstadium. Wenn trotzdem die sekundären Erscheinungen auf der Haut oft erst einige Wochen nach dem Primäraffekt erscheinen, so kann das einmal daran liegen, daß auch bei den metastatisch entstehenden Spirochätenherden eine gewisse Inkubationszeit notwendig ist, bis die Reaktion eintritt. Es kann aber auch sein, daß die ersten in das Blut eindringenden Spirochäten noch vernichtet werden, ohne daß es zu sichtbaren Reaktionserscheinungen kommt (s. auch oben bei „Rezidivstämmen"). Oder der Reaktionszustand in der Haut ist zunächst unter der Einwirkung des Primäraffekts „spezifisch-anergisch" und wird dann erst wieder so umgestaltet, daß eine Entzündung durch das Eindringen der Spirochäten hervorgerufen werden kann.

Die Exsudate und die *Zerfallsprodukte* aller syphilitischen Infiltrate während der Periode, an welche die Übertragbarkeit der Krankheit im wesentlichen gebunden ist, enthalten genügend Spirochäten und können sie übertragen. Es ist daher hochgradig kontagiös: sowohl das Sekret des *Initialaffektes* wie aller an den verschiedensten Körperstellen zum Ausbruch kommenden *sekundären Erscheinungen,* die ein solches liefern; vor allem sind dies die *nässenden Papeln* und die *Schleimhautaffektionen,* und sie sind es oft wohl auch dann, wenn sie erst sehr spät auftreten. Gewiß ist es dabei von großer Bedeutung, daß die Läsionen „offen", d. h. einer wirklich abschließenden Decke beraubt sind. Aber die Schleimhautefflorescenzen sind das eigentlich immer, und auch die Hautefflorescenzen besonders an den Genitalien werden es sehr leicht, evtl. erst während der Kohabitation. Es sind auch in schon wieder geschlossenen Primäraffekten und Papeln Spirochäten nachgewiesen worden, und auch aus solchen können sie durch eine Läsion wieder an die Oberfläche gelangen. Zusammenfassend kann man sagen: Bei jedem, welcher Pallidae in seinem Körper beherbergt, besteht im Prinzip die *Ansteckungsmöglichkeit;* von *Ansteckungsgefährlichkeit* können wir aber nur bei relativ frischer Syphilis sprechen, in den ersten Jahren nach der Infektion, in welcher immer kontagiöse Erscheinungen auftreten können, und bei den dem sekundären Typus entsprechenden Symptomen späterer Lues. Für die Übertragung von der Mutter aufs Kind spielt weder das Vorhandensein von klinischen Erscheinungen noch auch das Alter der Infektion eine ausschlaggebende Rolle.

Die *Produkte nichtsyphilitischer Krankheitserscheinungen* bei einem Syphilitischen sind in der Regel nicht infektiös, so der Eiter von Acne, Herpes, Condylomata acuminata, Scabiespusteln u. dgl.; doch ist die Möglichkeit des Eindringens der Spirochäten in ursprünglich nicht durch die Syphilis hervorgerufene Krankheitsherde nie auszuschließen, ja sie sind gelegentlich, z. B. bei Molluscum contagiosum und Herpes, wirklich gefunden worden, ebenso in Cantharidenblasen. Eine besondere Rolle hat diese Frage bei der Vaccination gespielt (s. S. 133).

Durch die *physiologischen Sekrete* und *Exkrete,* durch *Speichel, Schweiß* und *Harn* kann die Krankheit wohl *nicht übertragen* werden. Es scheint, daß das Syphilisgift das normale Drüsenepithel nicht passieren kann. Doch können dem Speichel von minimalen, der Beobachtung entgehenden Schleimhautefflorescenzen Spirochäten beigemischt werden; solche sind auch im Harn bei syphilitischer Nierenerkrankung, auf anscheinend gesunden Tonsillen, im Sekret des ebenfalls normal erscheinenden Uterus, sowie in der männlichen und weiblichen Urethra bei frischer Syphilis gefunden worden.

Einzelne Impfungen mit *Milch* von syphilitischen Frauen sind unzweifelhaft positiv verlaufen. Ebenso ist die Infektiosität des *Sperma* experimentell sicher erwiesen, doch bleibt es natürlich unentschieden, ob die Spirochäten in den Hoden, den Samenblasen oder an anderen Stellen des vom Sperma passierten Weges (z. B. in der Urethra) diesem beigemischt waren. Praktisch ist freilich diese Frage ohne Bedeutung, und jedenfalls wird durch das positive Ergebnis dieser Impfungen die schon nach verschiedenen klinischen Erfahrungen vermutete Übertragungsmöglichkeit durch das Sperma als sicher bestehend erwiesen. Als Argument für die Möglichkeit der paternen Übertragung der Syphilis auf die Nachkommenschaft dürfen diese Ergebnisse selbstverständlich nicht angesehen werden (s. S. 308).

Die viel erörterte Frage, ob auch in den Latenzstadien die Syphilis ansteckend sein kann, muß im Prinzip bejaht werden, gleichviel wie wir den Begriff der

Latenz fassen (s. ob.). Praktisch sind gewiß die Fälle mit manifesten Primär- und vor allem die mit übersehenen Sekundärerscheinungen am gefährlichsten. Aber in jedem Augenblick können in der sekundären Latenz, besonders bei fehlender Behandlung, kontagiöse Symptome auftreten, und sie können zur Übertragung führen, ehe sie entdeckt werden. Es können, wie erwähnt, aus Resten von Primär- und Sekundärerscheinungen Spirochäten wieder an die Außenwelt gelangen, sie können sich, ohne klinische Symptome zu zeigen, an bestimmten Stellen (Cervicalkanal, Urethra) aufhalten, von denen eine Infektion ausgehen kann. Bei der praktischen Beurteilung der Ansteckungsgefahr müssen wir uns also weniger auf die klinische und selbst serologische Latenz, als auf das Stadium der Erkrankung (und auf die vorangegangene Behandlung) stützen.

Drittes Kapitel.

Übertragung der Syphilis. Immunität.

Die **Ansteckung mit Syphilis** kann in zweifacher Weise vor sich gehen. Es können einmal die Spirochäten von einem Syphilitischen auf einen gesunden Menschen unmittelbar oder mittelbar *(akquirierte — sc. extra uterum — Syphilis)* oder sie können durch Placenta bzw. Nabelstrang auf den Fetus übertragen werden *(kongenitale Syphilis)* [1]), sei es, daß die Mutter schon vor der Konzeption an Syphilis erkrankt war, sei es, daß sie erst während der Gravidität infiziert wurde. Jedenfalls muß es nach unseren heutigen Kenntnissen als sehr wahrscheinlich angenommen werden, daß die Syphilis *nur* auf diesem Wege auf den Fetus übergehen kann, nicht durch das Ovulum oder das Spermatozoon, wie viele früher geglaubt haben („germinative Syphilis").

Die Besprechung der letzterwähnten Übertragungsweise soll in dem Kapitel über kongenitale Syphilis ihren Platz finden, während an dieser Stelle nur die *Entstehung der akquirierten Syphilis* besprochen wird.

Hier ist zunächst ein sehr wesentlicher Unterschied gegenüber dem Tripper (abgesehen von der Blennorrhoea conjunctivae) und dem weichen Schanker zu konstatieren. Denn während bei diesen Krankheiten das Kontagium mit spärlichen Ausnahmen sich nur an den Geschlechtsteilen und in ihrer Umgebung findet und vermehrt, bzw. an die Außenwelt abgegeben wird, und daher die Ansteckung fast nur bei Gelegenheit des *Geschlechtsverkehrs* stattfindet, kann bei der Syphilis an jeder *beliebigen Körperstelle* ein die Spirochäten enthaltender Krankheitsherd sich entwickeln, und es kann daher auch durch die verschiedensten anderweitigen, direkten und indirekten, Einwirkungen eine Übertragung stattfinden. Allerdings ist es auch bei der Syphilis aus leichtverständlichen Gründen der *Geschlechts*verkehr, durch den, wenigstens in zivilisierten Ländern, bei weitem am häufigsten die Ansteckung erfolgt; denn einmal sind die hochgradig infektiösen Krankheitsherde, Primäraffekt und sekundäre Erscheinungen, mit Vorliebe an den Geschlechtsteilen lokalisiert; dann findet bei dieser Gelegenheit eine länger dauernde unmittelbare körperliche Berührung statt, und schließlich wird durch die Zartheit der Bedeckungen dieser Teile und durch die beim Coitus vorliegenden mechanischen Verhältnisse die

---

[1]) Der Ausdruck „hereditäre" Syphilis ist zu vermeiden, da eine Infektionskrankheit nicht als vererbt, vom Standpunkt der modernen Vererbungslehre aus, bezeichnet werden darf; die Infektionserreger können auf die Descendenz übergehen, das ist aber nicht die Vererbung keimplasmatischer Eigenschaften. Auch eventuelle Degenerationserscheinungen bei den nichtinfizierten Descendenten syphilitischer Eltern, welche auf Keimschädigung zurückgeführt werden, sind nicht als Vererbung im engeren Sinne aufzufassen.

Entstehung von kleinen Einrissen und oberflächlichen Abhebungen der Hornschicht in hohem Grade begünstigt.

Diesem letzterwähnten Punkt wird vielfach eine zu große Bedeutung beigemessen; denn man nimmt meist an, daß die Spirochäten die unverletzte Hornschicht nicht durchdringen können. Doch sind leichtere Verletzungen so außerordentlich häufig, daß man immer mit ihnen rechnen muß; an den Schleimhäuten
ist es, wie man auch aus Tierversuchen schließen darf, wohl möglich, daß auch
ohne artefizielle Läsionen die Spirochäten eindringen, vor allem an den Tonsillen, an denen normalerweise durch die durchwandernden Lymphocyten Epithel-
lücken vorhanden sind. Man kann also nur ganz allgemein sagen: Die Infektionsmöglichkeit wird erleichtert: bei relativer oder absoluter Phimose (Circum-
cidierte sollen sich seltener infizieren), bei Neigung zu Balanitis und Herpes,
bei engem Introitus vaginae, bei Fluor usw. usw.

Nächst dem Geschlechtsverkehr sind es am häufigsten *Berührungen mit dem
Munde,* durch welche die Übertragung stattfindet, also abgesehen von der un-
natürlichen Ausübung des Geschlechtsaktes (hier kommen auch rectale Infektionen in Frage!) in erster Linie das *Küssen.* Denn dabei liegen die Verhältnisse
ganz ähnlich wie bei der Übertragung durch Geschlechtsverkehr; auch am und
im Munde lokalisieren sich mit besonderer Vorliebe sekundäre spirochätenreiche
Krankheitsprodukte, und andererseits wird durch die an den Lippen so häufigen
Rhagaden („aufgesprungene Lippen") die Möglichkeit der Haftung in hohem
Grade begünstigt. Zu erwähnen sind ferner die Fälle, bei denen die Spirochäten
durch das *Säugen* syphilitischer, eventuell mit Mundaffektionen behafteter
Kinder auf die Brustwarzen der Ammen übertragen werden, an denen ebenfalls durch die außerordentlich häufigen Risse die Infektion erleichtert ist;
natürlich kann von einer derartig infizierten Amme die Krankheit von dem an
der Brustwarze entstandenen Schanker wieder auf ein anderes, noch gesundes
Kind durch das Säugen übertragen werden. Ebenso können syphilitische Ammen
die Krankheit auf die von ihnen gestillten Kinder durch sekundäre Krankheitserscheinungen, Papeln, die sich an den Brustwarzen entwickeln, wohl auch durch
die Milch selbst (s. ob.), eventuell natürlich auch durch Mundpapeln usw.
übertragen. Nicht selten kann es auf diesem Wege zu einer umfangreichen
Verbreitung der Syphilis kommen, da wohl immer noch mancherorts die
Sitte herrscht, daß stillende Frauen andere Kinder an die Brust nehmen.
Aber auch bei *älteren Kindern* entwickelt sich der Initialaffekt infolge eines
infizierenden Kusses ganz besonders häufig am *Munde.* Die Übertragung auf
Kinder durch den Geschlechtsakt ist besonders in der Nachkriegszeit gar nicht
sehr selten vorgekommen, nicht nur durch Stuprum, welches in der Regel an
Mädchen, manchmal aber auch an Knaben ausgeübt wird, sondern auch durch
frühzeitigen sexuellen Verkehr von Kindern bzw. mutuelle Onanie usw. Von
einem infizierten Kinde wird die Syphilis sehr leicht auf im Alter nahestehende
Geschwister, sehr häufig auch auf andere Gespielen und auf Erwachsene
übertragen.

Auch bei der rituellen *Circumcision* ist die Syphilis dadurch verbreitet
worden, daß nach altem Mißbrauch der Beschneider das Blut aus der Operations-
wunde mit dem Munde aussaugte.

Dann wäre noch als nicht seltene Übertragungsart die *Infektion an den
Fingern* zu erwähnen, die natürlich bei weitem am häufigsten bei *Ärzten* (auch
bei Sektionen, s. ob.), *Zahnärzten* und *Hebammen* bei Gelegenheit der Untersuchung und Behandlung Syphilitischer vorkommt, und zwar besonders dann,
wenn die Syphilis des Betreffenden noch nicht erkannt ist, und daher ohne
besondere Vorsicht vorgegangen wird. In einzelnen Fällen entwickelt sich bei
Männern der syphilitische Primäraffekt in der Bartgegend von einer beim

Rasieren entstandenen Verletzung aus. Es handelt sich hier wohl seltener um eine unmittelbare Übertragung etwa vermittels eines beschmutzten Rasierpinsels, Handtuchs oder selbst Messers; häufiger ist es wahrscheinlich, daß durch einen Kuß auf die betreffende Gegend die beim Rasieren entstandene Wunde nachträglich infiziert wird.

Die vielfachen körperlichen Berührungen mit kleinen Kindern bei ihrer Pflege geben häufig die Veranlassung zur Übertragung in der einen oder in der anderen Richtung; ein geradezu typisches Vorkommnis ist die Ansteckung der Großmutter durch das kongenital-syphilitische uneheliche Kind der Tochter, das erstere in Pflege genommen hat. Die Verbreitung der Syphilis wird bei armen Leuten natürlich durch das enge Zusammenwohnen, durch das Zusammenschlafen von mehreren Kindern oder von Erwachsenen mit Kindern in einem Bett sehr begünstigt. In vielen Ländern, in denen die hygienischen Verhältnisse sehr ungünstig sind, wird die Syphilis in 50 und mehr Prozent aller Fälle auf extragenitalem Wege übertragen, so daß sie zu einer wahren Volkskrankheit wird. Solche Endemien sind in neuerer Zeit z. B. besonders in Dörfern in Rußland und Kleinasien beschrieben worden.

Der unmittelbaren Infektion mit Syphilis steht die *mittelbare* gegenüber, bei welcher die Spirochäten nicht durch Berührung von Person zu Person übertragen werden, sondern vermittels eines sie von dem einen zum anderen transportierenden Gegenstandes. Wenn auch diese Übertragung nicht so häufig vorkommt, wie Kranke, die einen Fehltritt verschweigen wollen, glauben machen möchten (man sagt auch jetzt noch manchmal „Omnis syphiliticus mendax“), so ist sie doch andererseits nicht selten. Es sind hier die Infektionen durch *nicht genügend gereinigte zahnärztliche oder ärztliche Instrumente* zu erwähnen (PRAVAZsche und Klistier-Spritzen, Tubenkatheter, Irrigatoren, selbst Höllensteinstifte, an deren Fassung die Spirochäten haften können).

Die Übertragung der Syphilis bei der *Vaccination* kam dadurch zustande, daß von einem syphilitischen Stammimpfling Gesunde geimpft wurden, und zwar ist anzunehmen, daß in diesen Fällen die Lymphe durch Blut oder durch Exsudat einer syphilitischen Efflorescenz, die sich an der Impfstelle entwickelt hatte, verunreinigt war. Denn die reine Lymphe eines Syphilitischen scheint nach einzelnen Versuchen Spirochäten nicht zu enthalten. Der Verlauf der *Vaccinations-* oder *Impfsyphilis* unterschied sich in nichts von dem gewöhnlichen Verlauf der beiden Krankheiten; es lagen die Verhältnisse hier ebenso, wie bei Übertragung des weichen Schankers und der Syphilis auf dieselbe Stelle. Jede der beiden Mikrobenarten ruft, im wesentlichen ungestört durch die andere, die ihr eigentümlichen Veränderungen an der Inokulationsstelle hervor. Die glücklicherweise nur recht selten auf diese Weise vorgekommenen Infektionen waren besonders deswegen um so bedauerlicher, als einmal gewöhnlich von vornherein die Krankheit auf eine ganze Reihe von Kindern übertragen wurde, und dann durch zu späte Erkenntnis der wahren Natur der Affektion die weitere Verbreitung auf andere Familienmitglieder oder Bedienstete in großem Umfange stattfinden konnte.

Die Übertragung der Syphilis durch das Impfen konnte natürlich nur bei Anwendung humanisierter Lymphe stattfinden. Die obligatorische Einführung der *animalen Vaccination* hat diese der Impfung anhaftende schwere Gefahr *vollständig und für immer beseitigt.*

Aus früheren Zeiten sind uns mehrfache, oft in großen Epidemien auftretende Syphilisinfektionen durch das damals in großem Maßstabe betriebene *Schröpfen* berichtet; es konnte sich hier entweder um Übertragung durch mit Blut verunreinigte Instrumente handeln, oder aber — und es ist dies nach den an einen bestimmten Bader geknüpften Epidemien wahrscheinlicher — es übertrug der

Schröpfende das syphilitische Gift auf seine Klienten, vielleicht durch Benetzung der Schröpfköpfe mit Speichel, dem das Sekret syphilitischer Mundaffektionen beigemischt war [1]).

Ähnlich verhält es sich mit den beim *Tätowieren* vorkommenden Infektionen, welche dadurch entstehen, daß der Tätowierende die Nadel, mit welcher die Zeichnung in die Haut des zu Tätowierenden „vorgestochen" wird, mit Speichel benetzt, damit der Farbstoff daran haftet; so wird das Sekret syphilitischer Mundaffektionen geradezu eingeimpft. Auch durch *gemeinschaftlichen Gebrauch von Löffeln, Gläsern, selbst des Telephons* usw. können Infektionen zustande kommen, für welche das oben über die Begünstigung der unmittelbaren Infektionen im Bereich des Mundes Gesagte gilt. Namentlich unter bestimmten Verhältnissen sind solche Ereignisse häufiger beobachtet worden; so sind sie z. B. früher in Norwegen beim Gebrauch desselben Löffels („*Päppeln*" der Kinder) nicht selten gewesen. Auch für Rußland ist die Häufigkeit derartiger Syphilisinfektionen nachgewiesen. Sehr selten, aber wohl konstatiert sind Übertragungen durch eine *Zahnbürste*; auch durch *Zigarren, Zigaretten* oder Pfeifen kommen sie zustande. Besonders sind hier noch die Infektionen bei *Glasbläsern* hervorzuheben, die gewöhnlich zu dreien an einer „Pfeife" arbeiten, welche, damit das Glas nicht abkühlt, schnell von Mund zu Mund wandern muß. Es sind auf diesem Wege zahlreiche Endemien in Glasbläsereien vorgekommen, bis man die Arbeiter durch zwangsweise Untersuchung und Separierung der Syphilitischen von den Nichtsyphilitischen davor zu schützen lernte. Auch Infektionen durch Blasinstrumente, Kinderspielsachen usw. sind möglich.

Gelegentlich kann auch der *menschliche Körper* der vermittelnde Teil sein; hier sind jene Fälle von indirekter Ansteckung zu erwähnen, in denen eine Frau kurz nacheinander mit zwei Männern verkehrt, von denen der zweite die vom ersten deponierten Spirochäten aufnimmt, während die Frau gesund bleibt (bzw. latent syphilitisch ist und daher nicht frisch infiziert wird), oder in denen eine Frau zwei Kinder an die Brust nimmt, und das zweite durch die vom ersten auf die Brustwarze deponierten Spirochäten sich ansteckt. Allerdings sind diese Fälle stets mit großer Vorsicht zu beurteilen, da Beobachtungsfehler sehr leicht unterlaufen können. Ähnlich liegen die Verhältnisse dann, wenn Ärzte nach einer Untersuchung an den Fingern haftende Spirochäten auf sich selbst an eine entfernt gelegene Körperstelle (z. B. Nasenschleimhaut, Conjunctiva usw.) oder evtl. auch auf andere überimpfen. Das gleiche kann natürlich auch außerhalb des ärztlichen Berufes geschehen. So sind wohl manche Primäraffekte an ganz absonderlichen Stellen zu erklären.

Es sind selbstverständlich hiermit noch keineswegs alle Arten der mittelbaren und unmittelbaren Syphilisübertragung erschöpft, sondern es ist nur eine Übersicht über ihre wichtigsten und häufigsten Formen gegeben. Ganz absonderliche indirekte Infektionen kommen durch außergewöhnliche Zufälle unter den allerverschiedensten Bedingungen vor. Es mag an dieser Stelle noch einmal daran erinnert werden, daß gerade die *nicht durch den Geschlechtsverkehr* vermittelten Ansteckungen in gewisser Hinsicht die gefährlichsten sind, weil bei ihnen die Krankheit sehr oft im Anfang nicht als Syphilis erkannt, oder überhaupt nicht an diese gedacht wird, und dann infolge des Mangels jeder Vorsicht eine weitere Verbreitung der Krankheit oft in ausgedehnter Weise stattfindet, und die Behandlung erst sehr spät einsetzt.

---

[1]) So herrschte in Brünn im Jahre 1577 eine von einem Badhaus ausgehende Syphilisepidemie, infolge deren innerhalb eines Zeitraumes von 2—3 Monaten mehrere hundert Menschen erkrankten.

Zur Haftung der syphilitischen Infektion ist aber nicht nur das Vorhandensein infektionstüchtiger Spirochäten und einer Invasionspforte nötig, sondern auch die *Empfänglichkeit des zu Infizierenden*. Es geht aus allen uns bekannten Tatsachen hervor, daß *jeder Mensch, der noch nicht syphilitisch infiziert worden ist, bei wirksamer Inokulation der Spirochäten auf Haut und angrenzende Schleimhaut* (gegebenenfalls auch bei solcher in Blut- und Lymphgefäße) *wirklich syphilitisch erkrankt.*

Die früher behauptete Unempfänglichkeit der Bevölkerung Islands hat sich als tatsächlich nicht bestehend erwiesen. Es sind nur äußere Umstände gewesen, welche die Ausbreitung der Krankheit auf der Insel verhindert haben. Und so wird es höchstwahrscheinlich auch bei anderen gelegentlich berichteten Ausnahmen von der Regel sein, daß alle Menschen — gleichviel welchen Alters und welcher Rasse — die Empfänglichkeit für Syphilis besitzen. In diesem Sinn spricht die Tatsache, daß die Syphilis mit der Zivilisation überall hingekommen ist, und daß sehr oft von einem hochgradig infektiösen Individuum alle infiziert werden, welche sich der Infektion aussetzen. (Auch bei Kaninchen scheint nach neuesten Untersuchungen die Empfänglichkeit wenigstens für *an Kaninchen schon angepaßte Syphilisstämme* ausnahmslos vorhanden zu sein.)

Die Frage, wieweit die syphilitische Infektion zu einer **Immunität** führt, ist schon in früher Zeit viel erörtert worden. Sie wird auch jetzt wieder (ganz besonders auf Grund von Tierversuchen) sehr lebhaft diskutiert, und gerade die Erfahrungen der letzten Zeit haben gelehrt, daß man sich auf diesem Gebiet vor zu bestimmten Aussagen sehr hüten muß.

Bei den Infektionskrankheiten können wir unter „*erworbener Immunität*" im strengen Sinne des Wortes nur den Zustand verstehen, in dem sich ein Organismus befindet, welcher eine Infektion durchgemacht hat und von dieser vollständig befreit ist — auch in dem Sinne, daß Erreger nirgends mehr in ihm vorhanden sind —, der aber (vorübergehend oder dauernd) unfähig ist, auf diese Erreger wieder mit Krankheitserscheinungen irgendwelcher Art zu reagieren.

Sehr nahe dieser Immunität steht ein Zustand, in welchem unter sonst gleichen Umständen auf die Einbringung von Krankheitserregern eine Reaktion erfolgt, welche mit ihrer Elimination oder Zerstörung einhergeht; diese Reaktion ist dann (meist) kurzdauernd, oft verfrüht (abgekürzte Inkubationszeit) und für den Organismus ohne wirklich schädliche Bedeutung. Sie ist im wesentlichen analog den Reaktionen auf unbelebte Produkte der Infektionserreger (Tuberkulin usw., *Luetin*). Man kann hier — im Gegensatz zu der erworbenen „anergischen Immunität" im ersten Fall — von einer „allergischen" sprechen[1]).

Sind aber im Organismus noch Krankheitserreger vorhanden, auf welche der Körper nicht reagiert, so handelt es sich nicht um eine absolute Immunität. Denn auch wenn Krankheitserscheinungen nicht vorhanden sind, so können doch solche bei einer Veränderung auch nur eines der hier in Frage kommenden Faktoren auftreten, und zwar als Folge der Erstinfektion. Man hat diesen Zustand als „*Halbimmunität*" oder „*Infektionsimmunität*" bezeichnet. In diesem Zustand der Latenz kann die erneute Einbringung der Krankheitserreger von außen ohne nachweisbare Reaktion ablaufen (wie im Falle 1 der Vollimmunität im engeren Sinne), oder es können die neu importierten Spirochäten zunächst anscheinend wirkungslos bleiben, weiterhin aber doch noch zu Erscheinungen führen; es können sich aber auch schnell steril werdende Reaktionsprozesse einstellen, wie im zweiten Fall (der allergischen Immunität), und je nach dem

---

[1]) In einem gewissen Sinn gehört auch die erworbene spezifische Vollimmunität zur Allergie, indem ein „Nichtreagieren" ja auch als ein „Andersreagieren" (besser: „Sichandersverhalten") aufgefaßt werden kann.

Allergiezustand verschiedene Reaktionsprozesse, d. h. im speziellen Fall der
Syphilis: entweder gehen die Spirochäten akut zugrunde, und die Reaktion auf
sie ist gleich einer Luetinreaktion (s. ob.), oder sie können sich kürzere oder
längere Zeit halten, und dann entwickeln sich papulöse bzw. tertiäre Efflorescenzen.
Daß der Latente auf die in seinem Körper vorhandenen Spirochäten anscheinend
nicht reagiert, auf die neu in die Haut eingebrachten aber gelegentlich reagieren
kann, das kann liegen: an der besonders großen Zahl der letzteren oder an ihrer
wenigstens für diesen Organismus quantitativ oder qualitativ verschiedenen
Virulenz (das Verhältnis der eigenen Spirochäten zum Organismus kann von
dem der fremden different sein) oder an der durch die Inokulation bedingten
Gewebsschädigung oder auch daran, daß die Haut bei einem solchen Menschen
frei von Spirochäten ist, daß diese nur anderswo vegetieren, und die Haut auch
gegen die eigenen sich nicht als reaktionsunfähig erweisen würde, wenn sie überhaupt in Berührung mit ihnen käme.

In jedem Fall handelt es sich hier um eine *Superinfektion*, d. h. um eine erneute Infektion bei Nochvorhandensein der Erreger der ersten Erkrankung.
Von diesen Erregern aber setzt man voraus, daß sie nicht einfach als Saprophyten vegetieren; vielmehr ist es zum mindesten sehr wahrscheinlich, daß ihre
Anwesenheit die Wirkung der neu eingebrachten Erreger zwar nicht zu verhindern braucht, aber doch in ihrem Ablauf wesentlich beeinflußt. Zu dieser
Infektionsimmunität mit Reaktionsprozessen auf die Neueinbringung von Erregern von außen stehen in engster Beziehung die Reaktionen, welche eintreten,
wenn im Organismus vorhandene „ruhende" Infektionserreger wieder Krankheitsprozesse hervorrufen. Diese Krankheitsprozesse — bei der Lues die
„Rezidiverscheinungen" — können im Prinzip zustande kommen (s. ob.):
entweder durch eine Veränderung der Reaktion des Organismus (weitere
Allergieentwicklung bzw. wechselnde Allergiephasen: der „passageren Immunität" folgt wieder eine Empfänglichkeit) oder durch Veränderungen der Spirochäten. Diese beiden Momente können aber natürlich in innigster Beziehung
zueinander stehen, indem die Spirochäten in ihrer Vegetationsstärke, in ihrer
evtl. qualitativ oder quantitativ wechselnden Virulenz von der Reaktion des
Organismus abhängig sind (Antikörperbildung), und umgekehrt: die Reaktionsart des Organismus von den Schwankungen im Verhalten der Spirochäten.
Dazu kommt, daß auch die einzelnen Organe oder Organteile und infolgedessen
auch die in ihnen lagernden Spirochäten auf einzelne äußere oder endogene
Einwirkungen sich ändern können und daß der wie immer bedingte Transport
der Spirochäten innerhalb des Körpers zu Änderungen in dem Verhältnis
„Spirochäte : Organismus" führen kann.

Bei alledem kommen natürlich auch therapeutische Einflüsse in Frage.

Durch diese Betrachtungsweise kommen wir also zu einer Verknüpfung der
allergischen Phänomene, auf die wir oben bei der allgemeinen Besprechung des
Verlaufs der Syphilis schon hingewiesen haben, mit Immunisierungserscheinungen.

Bei der Syphilisimmunität schien die Sachlage in älterer Zeit verhältnismäßig
einfach zu sein. Man nahm an, daß es eine Reinfektion nicht gäbe — wobei man
sich unter Reinfektion vorstellte: ein neues Eindringen des Virus in einen von
einer ersten Infektion vollständig befreiten Organismus und seine pathogene
Wirkung in diesem. Dabei würde es sich also um den ersten oben erwähnten
Fall der erworbenen Immunität im engsten Sinne handeln. Um eine Reinfektion
wirklich konstatieren zu können, schien notwendig, daß bei beiden Infektionen
eine Inkubationszeit, an deren Ende das Auftreten eines Primäraffektes und dann
— nach der „zweiten Inkubationszeit" — das erste Exanthem konstatiert wurde.
Diese Forderung war berechtigt, denn ohne diese beiden „Serien" der Symptome

konnte einer der beiden Schanker ein primäraffektähnlicher weicher sein, oder es konnte sich, wenn der zweite Schanker an der gleichen Stelle auftrat wie der erste, um einen sog. „Chancre redux", d. h. um ein Rezidiv in loco (wenn auch ausnahmsweise erst nach langer Zeit) handeln, oder wenn der zweite Schanker anders lokalisiert war als der erste, um einen sog. „indurierten Pseudoschanker", d. h. um eine schankerähnliche Rezidiverscheinung. Dazu kam noch die Möglichkeit einer „Superinfektion", d. h. einer Infektion mit neu importierten Erregern bei noch von der ersten Infektion im Körper vorhandenen. Dabei wurde vorausgesetzt, daß der Organismus auf diesen Neuimport in loco mit einem Schanker oder schankerähnlichen Gebilde reagieren könne, nicht aber mit einer syphilitischen Allgemeininfektion, speziell nicht mit einem „ersten Exanthem". Diese Fälle erkannte man also nicht als Ausnahmen von dem Gesetz von der Nichtreinfizierbarkeit der Syphilitiker an. Die Vertreter dieser absoluten Immunität waren sogar vielfach geneigt, die Möglichkeit einer Entstehung einer solchen Immunität (durch Übertragung von Antikörpern) ohne Überstehen der Krankheit anzunehmen — nämlich bei den angeblich syphilisfreien Müttern kongenitalsyphilitischer Kinder (nach dem COLLES-BAUMÈSschen Gesetz siehe S. 310) und bei den syphilisfreien Kindern syphilitischer Mütter (nach dem sog. PROFETAschen Gesetz, s. S. 310).

Man war also von dem Bestehen einer echten Immunität bei der Syphilis überzeugt, und man erklärte den Kranken, daß diese Immunität ebensowenig einen eigentlichen Überrest ihrer Krankheit bedeute, wie man einen Menschen, der durch Überstehung von Pocken gegen diese gefeit ist, deswegen etwa dauernd als mit Pockenvirus behaftet bezeichnen könne.

Die ganz vereinzelten Fälle, in denen doch alles für eine wirkliche Doppelinfektion zu sprechen schien, sah man als absonderliche Ausnahmen an, etwa wie wiederholte Erkrankungen an Masern usw.

Durch die neueren Ergebnisse der Syphilisforschung schien diese Lehre von der Immunität aller oder fast aller syphilitisch Gewesenen, auch der als „geheilt" Angesehenen gegen eine Neuinfektion widerlegt zu sein. Einmal ergab sich, daß außerordentlich viele solche anscheinend geheilte Syphilitiker noch positive Seroreaktionen gaben, viele auch Liquorreaktionen. Für alle diejenigen also — und das sind die allermeisten —, welche die Seroreaktion als einen Beweis für das Nochvorhandensein von Spirochäten im Organismus erachten, waren alle diese Syphilitiker nicht im eigentlichen Sinne geheilt. Dazu kam die Tatsache, daß man bei Autopsien anscheinend geheilter Syphilitiker doch öfters noch Zeichen der Erkrankung fand. Dazu kamen auch noch Tierversuche: es schien, als wenn syphilitische Affen solange nicht reinokulabel waren, wie Spirochäten noch in ihren inneren Organen nachweisbar waren. Wurden sie aber durch spezifische Behandlung von den Spirochäten befreit, so waren sie auch wieder imstande, auf eine Neuimpfung mit einem typischen Primäraffekt zu reagieren. Sie schienen also nur solange „immun" zu sein, wie sie infiziert waren.

Dazu kam ferner die Tatsache, daß in neuester Zeit wiederholte Primäraffekte bzw. diesen analoge Bildungen sehr viel häufiger geworden sind als früher, und zwar bei den mit Salvarsan behandelten Patienten.

Wir konnten uns also der vielleicht sehr optimistisch erscheinenden Schlußfolgerung kaum erwehren, daß wir jetzt wirkliche Sterilisierung der Syphilis sehr viel häufiger erreichen und *daher* die Reinfektionen so viel zahlreicher sind. Daraus schien sich also zu ergeben, daß die „Immunität gegen eine neue Infektion" früher nur darum so oft zu bestehen schien, weil die meisten Syphilitiker bei der damaligen Behandlung nicht wirklich spirochätenfrei geworden waren. Die Unmöglichkeit neuer Infektion schien auf dem Nochvorhandensein der alten zu beruhen, auch wenn diese noch so lange latent geblieben war.

Man war also Jahre hindurch der Überzeugung, daß es bei Syphilis nur eine Infektionsimmunität (und keine echte Immunität) gebe, und daß eine neue Infektion die restlose Heilung der ersten beweise.

Diese Überzeugung wurde auch dadurch gestützt, daß es nicht einwandfrei gelang, Antikörper bei Syphilitischen zu finden. Jetzt scheinen spirochäticide Antikörper im Serum spätlatenter Syphilis nachgewiesen zu sein. Auch die kritischere Beurteilung früherer Tierversuche und zahlreiche neue haben unsere anscheinend so gut begründeten Anschauungen über die Verhältnisse beim Menschen erschüttert. Manche Tatsachen lassen doch an die Möglichkeit denken, daß bei der tierischen und dementsprechend vielleicht auch bei der menschlichen Syphilis eine echte Immunität nach Ablauf der Krankheit vorkommt. Auf der anderen Seite wissen wir, daß Primäraffekte nach einer neuen Inokulation sich bei Tieren entwickeln können, welche sicher noch Spirochäten von der ersten in sich beherbergen. Durch neue Versuche ist ferner bewiesen, daß auch ohne Primäraffekte eine Allgemeininfektion bei Tieren entstehen kann, so daß also das Ausbleiben von Primäraffekten bei einer zweiten Infektion wiederum nicht beweist, daß die erste noch besteht.

Die Sachlage wird auch noch dadurch kompliziert, daß die verschiedenen Spirochätenstämme sich bei den gleichen Tieren verschieden verhalten können, so daß eine anscheinende Immunität gegen einen Stamm noch nicht eine solche gegen einen anderen notwendig macht.

Man wird sich also für jetzt damit begnügen müssen, die Tatsachen, die uns aus der menschlichen Pathologie bekannt sind, zusammenzufassen, und allgemeine Schlußfolgerungen zurückstellen, zumal da gerade auf diesem Gebiet Analogieschlüsse von Tieren auf Menschen sehr bedenklich sind. Diese *das Immunitätsproblem betreffenden Tatsachen* sind etwa die folgenden:

1. Menschen, welche eine Syphilisinfektion durchgemacht haben und nicht oder nicht zureichend behandelt worden sind, verhalten sich einer Neuinfektion gegenüber meist refraktär, d. h. sie akquirieren keinen neuen Primäraffekt; ob aber sonst die neu importierten Spirochäten irgendeinen Einfluß auf den Organismus ausüben, ist (für den Menschen) unbekannt.

2. Solche Menschen können aber auch auf eine Neuinfektion reagieren, und zwar je nach dem Stadium, in dem sie sich befinden, mit Krankheitsprodukten, welche mehr dem sekundären oder mehr dem tertiären Typus entsprechen — ohne weitere nachweisbare Folgen; das geht aus experimentellen Untersuchungen hervor.

3. Sie können ferner mit einem dem Primäraffekt ähnlichen Produkt reagieren, das von weiteren Erscheinungen gewöhnlich nicht nachweisbar gefolgt ist (Superinfektion); dabei scheint die Zahl der Spirochäten sehr schnell so zurückzugehen, daß ihr Nachweis kaum gelingt.

4. Bei Menschen, die eine erste, nach unseren jetzigen Anschauungen speziell mit Salvarsan gut behandelte, Syphilis durchgemacht haben, ist eine zweite Infektion nicht selten. Dabei kommen nicht nur Primäraffekte an anderer Stelle als der ersten, sondern auch regionäre Drüsen und frühe Exantheme zur Entwicklung, so daß der Eindruck entsteht, als wenn die erste Syphilis nichts von Immunität zurückgelassen hätte. Gewiß ist damit noch nicht bewiesen, daß die erste Syphilis wirklich restlos geheilt war. Doch spricht in diesem Sinne, daß im frühesten Stadium analog Behandelte fast immer viele Jahre serologisch und klinisch vollständig frei bleiben, normalen Liquor haben, gesunde Kinder bekommen. Die Möglichkeit, anscheinend zum zweitenmal infizierte Fälle bis zum Erscheinen der Sekundärerscheinungen zu beobachten,

ist jetzt dadurch sehr eingeschränkt, daß wir alle Patienten, welche mit spiro‹
chätenhaltigen, auf Primäraffekt verdächtigen Läsionen in unsere Beobachtung
kommen, sofort spezifisch behandeln.

5. In denjenigen Fällen, in denen man wirklich zwei vollständige Infektionen
annehmen muß, verläuft die zweite der ersten ganz analog (ich [J.] habe einige Male
den Eindruck gehabt, als wenn der zweite Primäraffekt besonders schwer wäre).

6. Die im Primärstadium wieder inokulierten Patienten reagieren darauf
meist gar nicht, wenn die Reinokulation längere Zeit nach der ersten Infektion,
nahe vor dem Ausbruch der Roseola, eintritt („Immunität gegen den Primär-
affekt‟); oder sie reagieren mit einem mehr oder weniger vollständig ausgebildeten Primäraffekt, wenn die neue (bzw. auch Auto-)Infektion vor Ablauf
von 10—12 (gelegentlich auch mehr) Tagen nach Auftreten des ersten Primäraffektes statthat („postinitiale Inokulation‟, „Chancre successif‟).

7. Bei bestehenden tertiären Erscheinungen (auf Grund von akquirierter oder
kongenitaler Lues) sind einzelne neue Infektionen beobachtet worden, die man
damit erklären kann, daß nur lokalisierte tertiäre Reaktionsfähigkeit auf liegen-
gebliebene Spirochäten bei sonst schon wieder vollständig normaler Krankheitsbereitschaft bestand.

8. Bei Tabes und Paralyse liegen einzelne ähnliche Beobachtungen vor, die
entweder analog erklärt werden können, oder bei denen man annehmen muß
(speziell bei Tabes), daß nicht mehr ein syphilitischer Prozeß, sondern nur
Resterscheinungen eines solchen vorhanden waren.

9. Die Annahme, daß es eine Immunität gegen Syphilis ohne vorangegangene
Infektion des Individuums gibt, ist nicht erwiesen. Die „Immunität‟ der Mütter
syphilitischer Kinder (COLLES-BAUMÈS Gesetz) beruht auf einer latent gebliebenen
Syphilis-Erkrankung dieser Frauen. Ebensowenig ist eine Immunität nichtsyphilitischer Kinder syphilitischer Frauen festgestellt (s. PROFETAS Gesetz).

10. Noch nie ist es gelungen, eine Immunität gegen Syphilis ohne syphilitische
Infektion zu erzeugen.

Neben allen diesen Momenten, bei welchen es sich wesentlich um die Frage
der Immunität des Gesamtorganismus handelt, ist bei einer ganzen Anzahl von
Punkten in der Syphilispathologie von *„Immunisierungsphänomenen‟* gesprochen
worden, deren Bedeutung vielfach noch strittig ist. In diesem Sinne möchte ich
erwähnen: die lokalen Immunisierungserscheinungen, welche sich bei syphilitischen Prozessen zeigen, teils in deren spontaner Involution, teils in der
zentralen Abheilung und dem peripherischen Fortschreiten (circinäre und serpiginöse Syphilide) oder in der Aussprengung von relativ unentwickelt bleibenden
Tochterefflorescenzen um größere Mutterherde („corymbiformes Syphilid‟). Auch
die rezidivierenden annulären Roseolen werden ähnlich erklärt. Hierher gehört
ferner die Tatsache, daß in späteren Zeiten nach der Infektion viel mehr vereinzelte Krankheitsherde auftreten, in früheren reichliche, disseminierte, und
daß am Orte des Primäraffekts, aber auch sekundärer Efflorescenzen Spirochäten anscheinend ohne jede Gewebsreaktion lange liegen bleiben, dann aber
mit oder ohne nachweisbare Gelegenheitsursache (Trauma?) wieder zu syphilitischen Prozessen an derselben Stelle Anlaß geben können.

Man hat auch das Auftreten lokalisierter „Monorezidive‟ nach unvoll-
kommener Behandlung (vgl. speziell Neurorezidive S. 263) auf eine fast, aber
nicht vollständige Heilung („Sterilisatio fere completa‟) und dann stärkere
Entwicklungsmöglichkeit einzelner restierender Spirochätenherde — bei der
nicht vollständig zur Entwicklung gekommenen Immunität — zurückführen
wollen, während bei ungehindertem Ablauf der Syphilis oder auch unvoll-
kommenerer Behandlung die Entwicklung solcher Monorezidive durch die
stärker entwickelte Immunität hintangehalten werde. Auch die Beobachtung,

daß bei fehlenden oder unbedeutenden bzw. durch die Behandlung unterdrückten Hauterscheinungen innere und besonders nervöse Erkrankungen besonders leicht auftreten sollen, hat man mit dem Fehlen der von der Haut ausgehenden Immunisierungserscheinungen zu erklären versucht.

Alle diese Fragen bedürfen noch eingehendsten Studiums.

Viertes Kapitel.

Der syphilitische Primäraffekt.

Die viel besprochene Frage, ob auch bei der akquirierten Syphilis der **Primäraffekt** (wie es selbstverständlich bei der kongenitalen der Fall ist) *fehlen* kann, ist jetzt als definitiv entschieden zu betrachten. Ganz abgesehen von den vielen Fällen, in denen, besonders beim weiblichen Geschlecht, der Primäraffekt von den Kranken nicht bemerkt oder selbst bei genauer Untersuchung nicht aufgefunden werden kann (Sitz im Cervicalkanal, evtl. sogar im Cavum uteri, daher Nachweis der Spirochäten im Cervicalsekret auch bei Fehlen aller Symptome möglich), kann man auch annehmen, daß außer den makroskopisch sichtbaren mikroskopisch kleine Primärläsionen existieren. Es gibt aber, wie jetzt wohl allgemein anerkannt ist, auch eine direkte Einimpfung ins Blut (wie sie bei Tieren experimentell erwiesen ist), wobei die Allgemeinerscheinungen anscheinend verfrüht auftreten können („Syphilis d'emblée"), aber nicht müssen. Auch eine Einimpfung in die Haut, Unterhaut oder Schleimhaut, ohne daß an der Invasionsstelle ja selbst in den zugehörigen Drüsen primäre Erscheinungen aufzufinden sind, ist sehr wohl möglich. Nachgewiesen sind solche Vorkommnisse sehr selten. Interessanterweise sind (auch von J.) gerade bei Ärzten frische sekundäre Erscheinungen ohne nachweisbaren Primäraffekt und ohne Reste von solchen, resp. auch ohne regionäre Drüsenschwellungen mehrfach beobachtet worden. Auch vom Magen sollen Infektionen ausgehen können; vom Mastdarm geschieht das gewiß nicht sehr selten. Vielleicht kommen aber Fälle ohne Primäraffekt an Haut und sichtbarer Schleimhaut überhaupt öfter vor, als wir annehmen, da die Zahl der Syphiliserkrankungen ohne nachgewiesenen Schanker doch tatsächlich selbst bei Männern eine recht große ist; auch neuere Tierversuche scheinen in diesem Sinn zu sprechen.

Trotz alledem beginnt aber die akquirierte Syphilis in den Fällen, in denen wir sie von früh an verfolgen können, meist mit nachweisbaren lokalen Erscheinungen.

Klinisches Bild und Verlauf des Primäraffekts. Nach der wie auch immer erfolgten Einimpfung von spirochätenhaltigem Material vergeht, wenn dieses frei von anderen pathogenen Keimen ist, zunächst eine gewisse Zeit, in welcher, abgesehen von der evtl. gröberen Inokulationsläsion (Trauma usw.) weder lokale noch allgemeine Veränderungen zu konstatieren sind, also eine *Inkubationsperiode,* wie wir sie auch bei der Mehrzahl der anderen Infektionskrankheiten beobachten. Die Dauer dieser Inkubationszeit schwankt in der Regel zwischen 14 Tagen und 4 Wochen und beträgt im Minimum etwa 10 Tage, im Maximum 6—7 Wochen; indes sind diese langen Inkubationsperioden selten. Ob in dieser Zeit zunächst die Mehrzahl der eingebrachten Spirochäten unter der Einwirkung der präformierten Antikörper zugrunde geht, und sich nur die widerstandsfähigsten halten und weiterhin vermehren, oder ob eine Vermehrung von vornherein statthat, ist, wie oben erwähnt, noch unsicher; jedenfalls bildet sich in dieser Zeit die Reaktionsfähigkeit des Körpers gegen die Spirochäten aus, als deren Resultat, manchmal auffallend plötzlich, am Ort der Inokulation die Veränderung entsteht, die das erste sichtbare Zeichen der Erkrankung darstellt und daher als *Primär-* oder *Initialaffekt* bezeichnet wird, oder nach der hervorstechendsten klinischen Eigentümlichkeit, der Induration des Gewebes, als *Sklerose* oder *Primär-* oder *Initialsklerose*; weniger zweckmäßig ist die allerdings sehr übliche Benennung „*harter Schanker*", Ulcus durum, *(*Hunter*scher Schanker)*, da diese doch eigentlich nur bei ulcerierten Sklerosen zutreffend ist (Schankergeschwüre).

Eine Abweichung von diesem Entwicklungsgang tritt dadurch ein, daß gleichzeitig mit den Spirochäten auf dieselbe Stelle die Bacillen des *weichen Schankers* eingeimpft werden. Die relative Häufigkeit dieser Fälle hängt naturgemäß von der ja örtlich und zeitlich sehr wechselnden Häufigkeit des Ulcus molle ab. Es entwickelt sich dann bereits nach der kurzen, 1—3 Tage betragenden Inkubationszeit des letzteren ein Geschwür, welches etwa 2—3 Wochen lediglich die Charaktere des Ulcus molle darbietet, ja unter günstigen Umständen — besonders bei geeigneter Behandlung — sogar mehr oder weniger vollständig verheilen kann. Erst nach Ablauf dieser oder einer noch längeren Zeit, der Inkubationszeit der Syphilis, tritt (bei noch bestehendem Geschwür) eine Veränderung des Grundes und der Ränder auf, die für den syphilitischen Primäraffekt charakteristische Induration (*Ulcus mixtum,* „*Chancre mixte*"), oder falls die Heilung schon eingetreten war, bildet sich nun an der Stelle des früheren Ulcus molle die syphilitische Sklerose. Es kann natürlich auch ein bereits bestehendes Ulcus molle nachträglich mit Spirochäten, ein schon mehr oder wenig entwickelter Primäraffekt mit Streptobacillen infiziert werden. Dadurch entstehen dann in der Chronologie und in der Form abweichende Geschwüre.

In anderen Fällen bildet eine makroskopisch sichtbare Erosion, eine Rhagade, ein Scabiesgang, ein Herpes, eine Pyodermie, ein spitzes Kondylom, ein Molluscum contagiosum (früher auch gelegentlich eine Vaccinepustel) die Eingangspforte, und deren Erscheinungen können sich mit denen des sich entwickelnden Primäraffektes kombinieren.

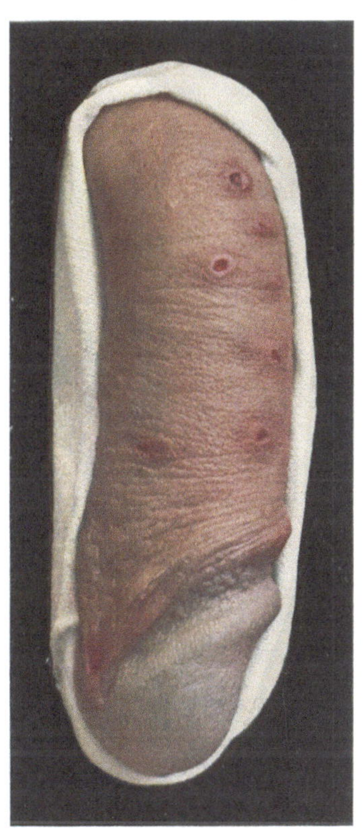

Abb. 27. Multiple kleinste Primäraffekte.

Wir wissen jetzt, daß der Beginn der Syphilis sich zunächst als eine ganz uncharakteristische Erosion oder ein kleiner Riß darstellen kann; dann ist die Diagnose nur durch den Spirochätennachweis möglich. Einigermaßen charakteristisch wird das Bild erst durch eine *Infiltration des Gewebes,* welche in vielen Fällen Knorpelhärte annimmt („Induratio"). Je nach der Mächtigkeit und der Form dieses Infiltrates tritt der Primäraffekt in sehr verschiedenen Gestalten auf, die noch weiter durch das Fehlen oder durch das Vorhandensein langsamer oder akuter verlaufender regressiver Veränderungen modifiziert werden können. In einer Reihe von Fällen erscheint der Primäraffekt als kleine linsen- oder erbsengroße, derbe *Papel,* welche rot oder lividrot gefärbt ist, ja es kommen ganz kleine stecknadelkopfgroße Primäraffekte vor *(Zwergschanker, „Chancre nain")* (s. Abb. 27). In anderen Fällen erreicht die Sklerose einen größeren Umfang und führt entweder zu flachen, plattenförmigen Verdickungen oder zu stärker hervorragenden, manchmal geradezu geschwulstartigen Bildungen *(Riesenschanker, „Chancre géant")*.

Anfänglich kann, wie erwähnt, nur eine Erosion vorhanden sein, oder es kann sich der Schanker aus einem Ulcus molle oder einer sonstigen Ulceration oder Erosion entwickeln; es braucht aber zunächst auch nur eine braunrote

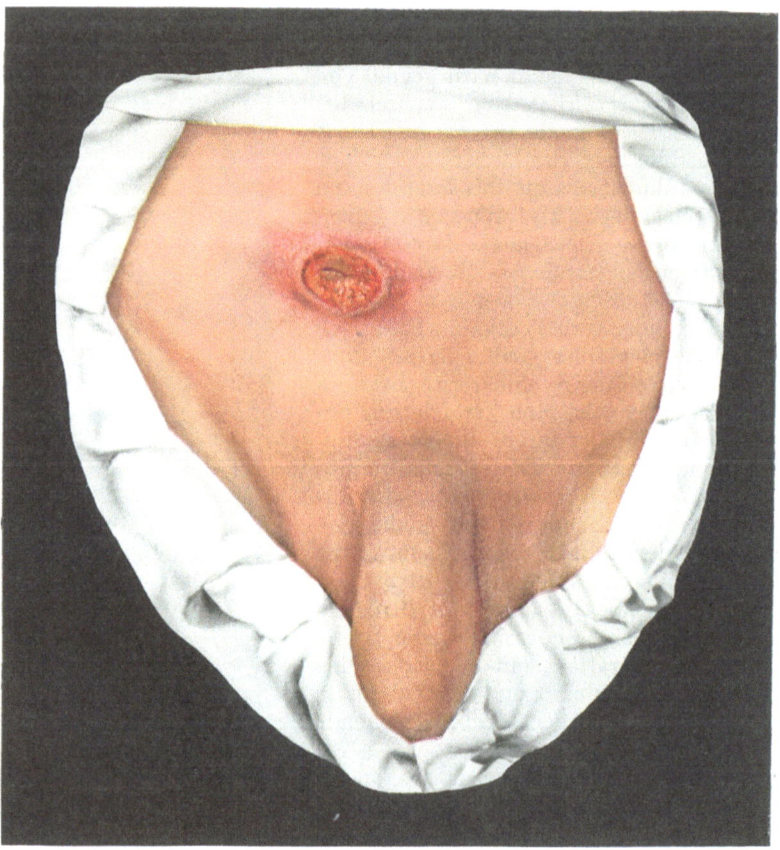

Abb. 28. Primäraffekt am Mons Veneris.

Verfärbung mit manchmal recht unbedeutender Infiltration zu bestehen; selbst während des ganzen weiteren Verlaufes kann jede weitere Veränderung fehlen („primäre Papel"). In der Mehrzahl der Fälle bildet sich dann zunächst eine Usur der Epidermis in Form einer *Erosion* der mittleren Partien der Sklerose aus. Die Form der Erosion ist oft eine regelmäßig runde. Die erodierte Fläche sondert ein spärliches Sekret ab, welches bei Gelegenheit zur Verdunstung zu einer dünnen braunroten Kruste eintrocknet. Wird diese entfernt, so zeigt sich eine rote, feuchtglänzende, wie lackiert aussehende oder braun- oder graurote oder granulierte, samtartig erscheinende Fläche. Namentlich an der Schleimhaut oder an ihr ähnlichen Hautpartien kommt auch ein diphtheroider Belag vor. In sehr vielen Fällen zeigt ein solcher erodierter Primäraffekt ein außerordentlich charakteristisches Bild: er gleicht einer *Kokarde,* indem die mittlere runde, gelblich belegte Scheibe von einem roten erodierten Rand konzentrisch umgeben ist. Sehr wichtig ist ferner für die Diagnose, daß der äußere erodierte Saum gegen die normale Umgebung nicht vertieft, eher manchmal etwas erhaben ist. Oft kann man über diesen erodierten Saum hinaus noch eine leichte wallartige Erhebung oder ohne solche eine gut abgesetzte, manchmal recht breite Verdichtung des Gewebes konstatieren. Nicht selten, besonders an einzelnen Lokalisationsstellen, bei sehr starkem Infiltrat, auch bei Mangel an Reinlichkeit und bei sonstiger Vernachlässigung (Mischinfektion) oder nach Anwendung stark ätzender Mittel entwickelt sich aus dieser Erosion eine wirkliche *Ulceration,* die ziemlich tief in das Gewebe der Sklerose hinein-reicht. Meist aber bleibt auch dann der Rand noch deutlich erhaben und senkt sich im Gegensatz zum weichen Schanker mehr allmählich in den meist belegten und unregelmäßigen, manchmal auch gleichmäßig konkav ausgehöhlten Grund hinein (s. Abb. 28). In besonders ungünstigen Fällen, bei schlechten lokalen Zirkulationsverhältnissen (Phimose, Paraphimose), bei Diabetes und besonders in manchen Fällen von sich weiterhin als „maligne" erweisender Syphilis kann der Primäraffekt einen „*gangränösen*" oder „*phagedänischen*" Charakter an-nehmen, soweit es sich nicht auch dabei um Mischinfektionen handelt (s. bei Ulcus molle S. 102 ff.).

Die Form der Sklerose wird sehr wesentlich durch ihre Lokalisation und die anatomischen Verhältnisse der Stelle, an der sie sich entwickelt, bedingt (Spalt-barkeitsrichtung der Haut, Vorhandensein von reichlichem, lockerem oder spär-lichem, festem Bindegewebe, Verlaufsrichtung der Gefäße). Die Lokalisation wiederum hängt zum Teil von den gleichen Verhältnissen, zum Teil von der Exponiertheit, der Lädierbarkeit der einzelnen Stellen (speziell beim geschlecht-lichen Verkehr) ab.

Lokalisation und verschiedene Formen der Sklerose. Von den, bei uns bei weitem häufigsten, genitalen Primäraffekten tritt beim Mann die große Mehr-zahl am inneren Präputialblatt, am Sulcus coronarius, am Frenulum und an der Vorhautmündung auf, während sie an den übrigen Teilen viel seltener sind, weil diese weniger leicht verletzt werden.

Am inneren Vorhautblatt haben die Sklerosen gewöhnlich plattenartige Gestalt; man hat, wenn man sie zwischen die Finger faßt und zusammenzudrücken versucht, das Gefühl, wie wenn ein dünnes Stückchen Karton in die Haut ein-gelassen wäre (*Pergamentschanker,* Chancre parcheminé). Wird die Vorhaut zurückgezogen, so umschließt sie wie ein Siegelring den Penis hinter der Eichel — die Sklerose erscheint dann wie der Stein im Ring.

Im *Sulcus coronarius* dagegen nimmt sie eine mehr geschwulstartige Form an, manchmal von kleinerer Ausdehnung und dann oft „wie ein Schwalben-nest unter dem Eichelrand hängend", in anderen Fällen aber den größeren Teil oder selbst die ganze Kranzfurche einnehmend, so daß die Eichel von einem starren Infiltrationsring umgeben ist. Die Vorhaut kann nur mit Mühe zurück-gezogen werden, und es tritt dann die Infiltration unter dem gespannten inneren Vorhautblatt hervor, ähnlich wie der Tarsalknorpel unter dem nach außen umgelegten oberen Augenlid. Durch die Spannung wird das Blut aus den an und für sich schon verengten Gefäßen herausgedrängt, und die Sklerose erscheint blutleer, gelblichweiß. Bei sehr starker Infiltration und relativ engem Prae-putium ist die Reposition der Vorhaut überhaupt nicht möglich, oder es kommt, wenn sie erzwungen wird, zu einer Paraphimose.

Entwickelt sich die Sklerose an oder unmittelbar neben dem *Frenulum,* so wird dieses in einen starren dicken Strang verwandelt. Auch die zu beiden Seiten von ihm liegenden Taschen sind Lieblingssitze der Primäraffekte.

Etwas anders erscheinen diese an der *Eicheloberfläche:* Hier fehlt meist eine stärkere Infiltration, es findet sich nur eine oberflächliche Erosion oder Ulceration, die sich mit einer dünnen Kruste bedeckt *(„Érosion chancreuse")*. Stärker infiltriert sind wieder die Primäraffekte der Harnröhrenmündung, die entweder nur eine oder beide Lippen einnehmen und sich manchmal eine kleine Strecke nach innen fortsetzen, so daß eine von außen leicht durchfühlbare längliche Infiltration entsteht. Durch die Verhärtung am Orificium sieht dieses oft klaffend aus; trotzdem kann eine stärkere Verengerung bestehen, und eine solche kann auch nach Heilung der Sklerose bei noch nicht völliger Resorption oder infolge der Narbenschrumpfung zurückbleiben. In anderen Fällen wieder kann durch umfangreichen Zerfall eine Erweiterung der Harnröhrenmündung resultieren.

Auch im Innern der *Harnröhre,* besonders nahe der Mündung, kommen, wenn auch selten, Primäraffekte vor, die als längliche oder rundliche Infiltrate durchzufühlen sind und im Urethroskop ein recht charakteristisches Bild geben.

Die *Vorhautmündung,* die ganz besonders häufig bei relativer oder bei absoluter Phimose ergriffen wird, verwandelt sich durch die Entwicklung einer Sklerose in eine enge starre Öffnung, wodurch natürlich das Zurückstreifen der Vorhaut über die Eichel unmöglich wird, oder es entstehen in beim Coitus eingetretenen Einrissen mehr oder weniger zahlreiche, radiär gestellte „rhagadiforme" Primäraffekte. Es kann dann nach der Heilung durch Narbenretraktion eine vollständige Phimose bestehen bleiben, auch wenn das Praeputium vorher gut reponierbar war. Am *äußeren Vorhautblatt* und an der *Haut des Penis* überhaupt kommen am häufigsten die plattenförmigen Sklerosen, wie am inneren Vorhautblatt, vor, sind aber an diesen Stellen oft tiefer infiltriert. Sie gewinnen dann manchmal eine besonders große Ausdehnung, so daß die ganze oder ein großer Teil der Haut des Penis ergriffen werden kann. Bei Primäraffekten am Orificium praeputii und besonders unter dem Praeputium kommt zu der Phimose und evtl. zur Paraphimose recht oft auch eine diffuse, starke Verdichtung und Verdickung der Vorhaut und der Penishaut *„Oedema indurativum"* (s. u.), namentlich wenn die Lymphgefäße des Penis stärker erkrankt sind. Relativ selten sind Sklerosen am *Scrotum,* relativ oft sind sie in der Gegend der Peniswurzel lokalisiert. Auch am *Mons Veneris* kann der Primäraffekt auftreten, wahrscheinlich bilden dann die hier häufigen follikulären Pusteln die Eingangspforte. Seltener sind die Primäraffekte wieder an der Innenfläche der Oberschenkel, nahe der Inguinalfurche und in der Unterbauchgegend, die offenbar ebenfalls der unmittelbaren Berührung bei Gelegenheit des Geschlechtsverkehrs ihren Ursprung verdanken *(„paragenitale Primäraffekte")*.

An den *weiblichen Genitalien* werden die meisten Sklerosen an den *Labien,* dann am *Frenulum* und *Praeputium clitoridis* und an der *Urethralmündung,* an den Hymenalresten und in der Fossa navicularis beobachtet, während Sklerosen der Vaginalschleimhaut nur außerordentlich selten gefunden werden, entweder weil sie wegen geringer Ausbildung der Infiltration und wegen der versteckten Lage in den Falten der Vaginalschleimhaut leicht übersehen werden, oder weil die Vaginalschleimhaut weniger zu Rissen und anderen Läsionen geneigt ist. Häufiger sind sie wieder an der Portio [und im Cervicalkanal (s. u.)].

Am charakteristischsten erscheint die Induration an den *Labien,* und zwar pflegt an den großen Labien sich nicht selten gleichzeitig eine Schwellung der ganzen Schamlippe einzustellen, während an den kleinen Labien mehr circumscripte oberflächliche Indurationen, ähnlich denen an der männlichen Glans, vorkommen. Die Schwellung der großen Labien nimmt manchmal, wie die der Präputial- und Penishaut, eine eigentümliche Beschaffenheit an, indem die Resistenz der geschwollenen Teile viel derber wird als beim

gewöhnlichen Ödem, und die Haut eine tiefbraunrote Farbe zeigt (*„induratives
oder sklerotisches Ödem"*, Oedème dur). In manchen Fällen ist inmitten der
geschwollenen Partie ein typischer Primäraffekt vorhanden, in anderen ist
von einem solchen nichts zu erkennen. Diese Schwellung beruht auf einer
weitausgedehnten, diffusen sklerosierenden Lymphangitis. Stets geht die
Rückbildung der Schwellung nur langsam vonstatten. (Übrigens kann sich
auch an sekundäre Eruptionen an den Genitalien, wenn auch selten, ein
Oedema indurativum anschließen.)

Aus leicht verständlichen Gründen sind die Sklerosen verhältnismäßig
häufig an der *hinteren Commissur* der großen Labien lokalisiert. In der *Fossa
navicularis* ist die Induration manchmal besonders schwer zu konstatieren.
Auch an der Öffnung der Harnröhre und in dieser kommen Primäraffekte vor.

Die Sklerosen an der *Vaginalportion* (daher immer Untersuchung mit dem
Speculum! s. Abb. 29) erscheinen entweder als scharfgeschnittene Geschwüre
mit eitrigem Belag oder als rote granulierte Erosionen, an denen durch
Druck mit einer Sonde leicht das Phänomen des Erblassens hervorgerufen
werden kann, ähnlich wie am Sulcus coronarius. Der Sitz des Primäraffektes
sind meist die Muttermundslippen, seltener die seitlichen Teile der Portio
vaginalis. Gleichzeitig mit dem Primäraffekt der Vaginalportion soll öfters eine Herpeseruption der äußeren
Genitalien auftreten.

*Primäraffekte werden bei Frauen viel häufiger vermißt
als bei Männern.* Das liegt natürlich an den anatomischen Differenzen der Genitalorgane. Besonders ist das
Vorkommen von Sklerosen nicht bloß an der Portio,
sondern auch im *Cervicalkanal* zu betonen, in dessen
Sekret nicht selten bei sonst fehlendem Primäraffekt
Spirochäten gefunden worden sind. Das gleiche gilt
auch für die weibliche Harnröhre. Dabei können
Form und Aussehen der Portio und des Orificium
externum, bzw. der Urethra vollständig normal er-

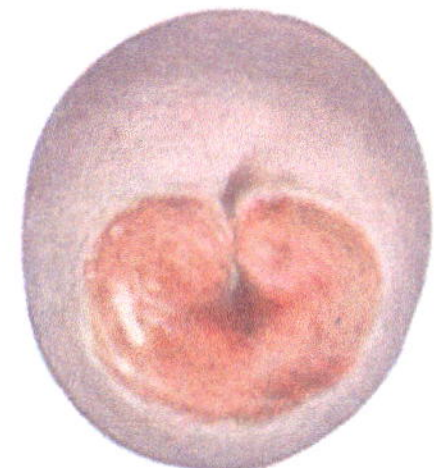

Abb. 29. Primäraffekt
der Portio vaginalis.

scheinen. Speziell hat sich ergeben, daß sich bei Frauen, welche mit frisch-
syphilitischen Männern Verkehr gehabt haben, manchmal ausschließlich im
Cervicalkanal Spirochäten nachweisen lassen. Da bei primären Läsionen der
Portio nur oder wesentlich die tiefgelegenen Lymphdrüsen anschwellen, kann
sich die Diagnose auch auf die Drüsenbeteiligung keineswegs immer stützen.
*Bei einer auf syphilitische Infektion verdächtigen Frau müssen also stets, wenn
sich sonst keine Läsionen finden, der Cervicalkanal und die Urethra gründlichst
auf Spirochäten untersucht werden* (zahlreiche, 6—8 Präparate nach sorgfältiger
Reinigung der Portio und leichter Reizung des Cervicalkanals und entsprechend
bei der Harnröhre), und zwar gerade wenn die Seroreaktionen noch negativ sind.

Bei Frauen sind aus natürlichen Gründen paragenitale Primäraffekte,
auch solche in der *Analgegend* häufig. Am Anus und selbst im Rectum
kommen sie bei perversem Verkehr bei beiden Geschlechtern gelegentlich zur
Beobachtung, am Analring in Form von derb infiltrierten Rhagaden.

Die *extragenitalen Sklerosen* bilden in zivilisierten Ländern etwa 5—10%
aller Sklerosen. Sie scheinen in und bald nach dem Krieg an Zahl nicht
bloß absolut, sondern auch relativ häufiger geworden zu sein; jetzt ist das
wohl nicht mehr der Fall. Daß sie unter ungünstigen hygienischen Verhältnissen viel öfter vorkommen, wurde oben bereits erwähnt. Da aber werden
sie meist nicht weiter beachtet. Sie treten am häufigsten am *Munde* auf, und
zwar besonders an den *Lippen* (s. Abb. 30 u. 31). Hauptsächlich nehmen
sie das Lippenrot ein und schließen sich an der Unterlippe meistens an

eine in der Mitte befindliche Rhagade an. An den anderen Stellen der Lippen und deren Umgebung erscheinen sie meist als unregelmäßig begrenzte oder auch als runde Erosionen oder Ulcerationen mit mäßig infiltrierter und geschwellter Umgebung. Manchmal indessen kommen auch umfangreiche Infiltrate und dadurch rüsselförmige Vorwölbungen der Lippen zustande.

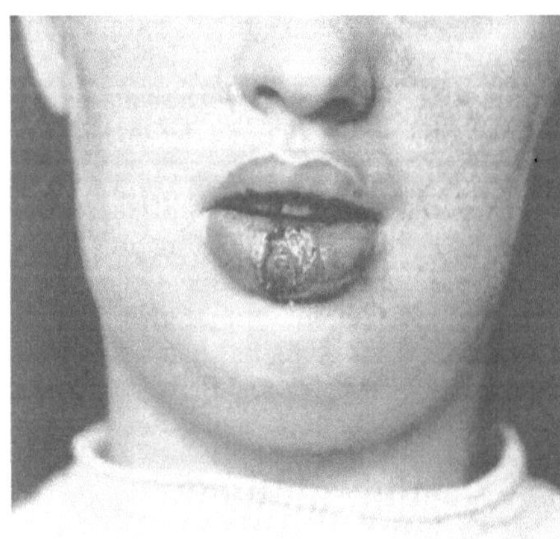

Abb. 30. Primäraffekt der Unterlippe.

Sehr viel seltener sind die Primäraffekte an der *Zunge,* am *Zahnfleisch,* häufiger, nach manchen Berichten, z. B. aus Rußland, sogar fast ebenso häufig wie die Lippenschanker, an den *Tonsillen,* wo sie aber oft übersehen, bzw. nicht erkannt werden. Die Infektion kommt an allen diesen Stellen oft durch Eßgeräte oder Perversitäten zustande (s. o.). An der Zunge und an den Tonsillen, an diesen meist einseitig, tritt der Primäraffekt entweder als Geschwür oder als Erosion mit infiltriertem Grunde, am Zahnfleisch meist als halbmondförmige Ulceration auf, an den Tonsillen manchmal sehr unbedeutend, manchmal mit starker allgemeiner Vergrößerung oder selbst mit tiefem Zerfall.

Auch an *Kinn, Wangen, Augenlidern und -winkeln* (s. Abb. 32), *Ohren* und *Nase,* speziell an der Nasenschleimhaut (Nasenbohren!), an den *Conjunctivae* ist, natürlich nur unter besonderen Verhältnissen, die Möglichkeit zur Entstehung des Primäraffektes gegeben. An den *Wangen* zeigt er sich öfter als ziemlich tiefes Geschwür mit wallartigem, infiltriertem Rand. Am *Kinn* ist gelegentlich eine enorme, geschwulstartige Entwicklung beobachtet — „Riesensklerose".

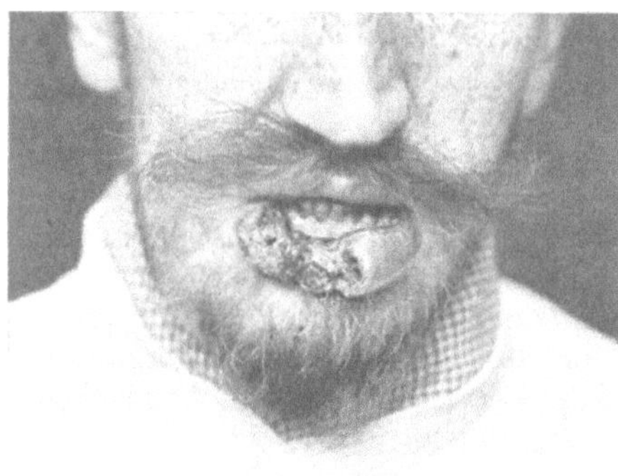

Abb. 31. Gangränös zerfallener Primäraffekt der Unterlippe.

Häufiger wieder sind die Primäraffekte an den *Händen,* besonders (bei Ärzten, Zahnärzten, Hebammen) an den *Fingern* (s. Abb. 33), wo sie sich gewöhnlich an eine bestehende kleine Wunde, einen „Nietnagel" u. dgl., anschließen und als nicht sehr charakteristische, recht torpide Geschwüre mit infiltrierter Umgebung oder wie schlecht heilende Panaritien erscheinen. Bei Frauen sind ferner die Primäraffekte an der *Brustwarze* (s. Abb. 34) nicht selten, die meist als rhagadiforme oder halbmondförmige oder vollständig zirkuläre, oft sehr tiefe und die Brustwarze manchmal fast völlig von ihrer Umgebung abtrennende Geschwüre auftreten, bei gleichzeitiger starker Infiltration der Warze und des Warzenhofes. In manchen Fällen zeigen die Schanker an der Brustwarze indes auch die gewöhnlichen Charaktere des an anderen Stellen der Haut lokalisierten Primäraffekts, besonders wenn sie auf dem Warzenhof, nicht unmittelbar an der Brustwarze selbst, lokalisiert sind; sie stellen dann runde oder ovale Infiltrate mit zentralen Erosionen dar.

Ausnahmsweise kommen auch an *anderen Stellen*, z. B. an den Armen, Sklerosen vor, die als platte Infiltrate mit zentralem oberflächlichen Substanzverlust erscheinen und sich gewöhnlich durch ihre regelmäßig runde, wie abgezirkelte Form auszeichnen; zumal ist der Substanzverlust meist geradezu kreisrund. Diese Eigentümlichkeit zeigt sich auch vielfach bei den Sklerosen der Haut des Penis und der äußeren Haut überhaupt und findet wohl darin ihre Erklärung, daß an diesen Stellen das von einem Punkt zentrifugal vorrückende syphilitische Infiltrat nach allen Richtungen hin die gleichen anatomischen Verhältnisse und daher auch die Möglichkeit einer überallhin

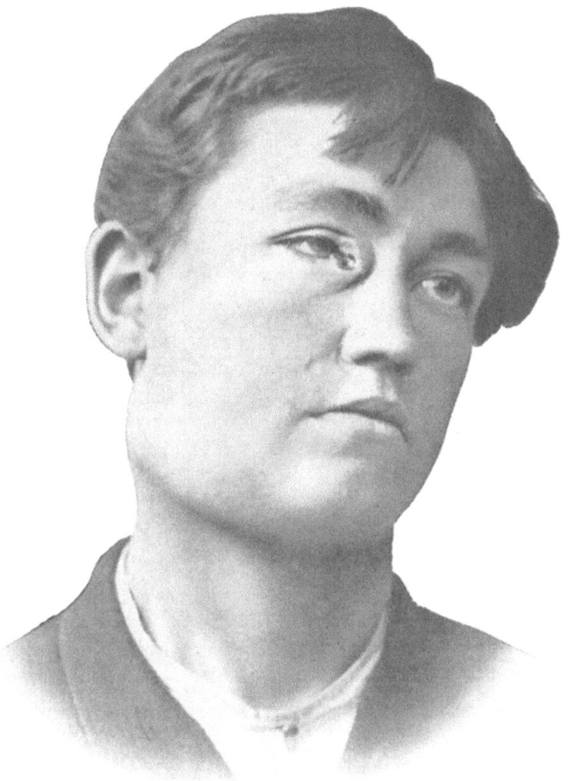

Abb. 32. Primäraffekt am inneren Augenwinkel.

gleichmäßigen Entwicklung findet, was natürlich z. B. im Sulcus coronarius und an anderen Orten nicht der Fall ist. Die Primäraffekte der äußeren Haut zeichnen sich meist durch eine dunkle, braunrote Färbung aus, die auch nach der Abheilung noch lange bestehen bleibt. Auch am *Nabel* sind Sklerosen beobachtet.

In der Mehrzahl der Fälle ist nur *ein* syphilitischer Primäraffekt vorhanden, *in einer allerdings nicht geringen Minderzahl* werden mehrere Sklerosen beobachtet — im Gegensatz zu dem der Regel nach in mehreren und nicht selten sogar in vielen Exemplaren auftretenden weichen Schanker.

Auf der einen Seite kommt es eben nicht selten vor, daß von vornherein die Spirochäten auf mehrere oder selbst viele Stellen gleichzeitig übertragen werden; dann entwickeln sich mehrere bis viele (20 und mehr) Primäraffekte. Letzteres ist allerdings selten, und es liegen dann immer besondere Umstände vor, z. B. zahlreiche Läsionen des Penis bei Scabies oder multiple Einrisse am Präputialring. Es können zu gleicher Zeit auch an verschiedenen Körperstellen Inokulationen stattfinden, und Primäraffekte sich entwickeln (z. B. an Mund und Genitalien bei Infektion von Mund- und Genitalpapeln aus).

Andererseits aber gibt es auch eine Multiplikation der Primäraffekte durch Autoinokulation, wenn z. B. bei ursprünglichem Schanker der Oberlippe ein Primäraffekt an der Unterlippe, von der einen Schamlippe aus ein solcher der anderen entsteht („Abklatsch", „Chancre successif", „postinitiale Autoinfektion").

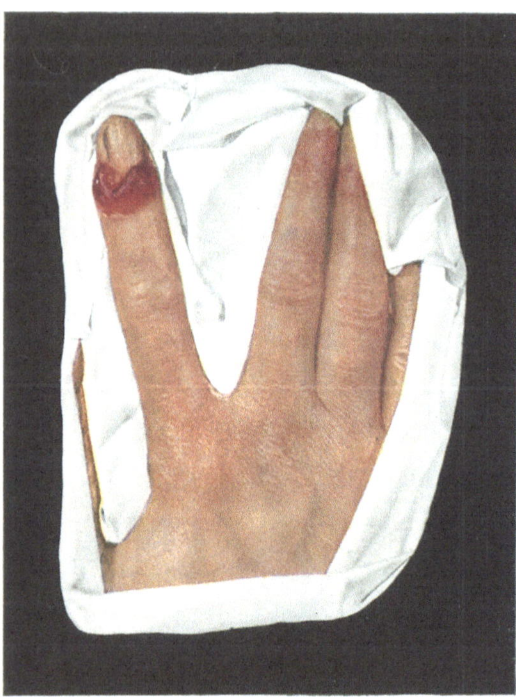

Abb. 33. Primäraffekt am Finger einer Hebamme.

Auch multiple solche Autoinokulationen können, z. B. im Präputialsack auftreten. Ja, es kann natürlich auch bei Bestehen eines Primäraffekts eine neue Infektion von außen stattfinden. Das alles ist möglich, weil in der ersten Zeit nach dem Entstehen des Primäraffekts die „Immunität" gegen diesen noch nicht entwickelt ist (s. o.); der oder die weiteren Schanker bleiben dann in ihrer Entwicklung hinter den ersten zurück. Nach 10—12 Tagen ist eine erfolgreiche Inokulation meist nicht mehr möglich.

Die Ursache für die Differenz in der Zahl der harten und weichen Schanker liegt aber nicht nur in der zeitlichen Beschränktheit der wiederholten Inokulationsmöglichkeit, sondern auch darin, daß der harte Schanker nicht wie der weiche durch akute Entzündung und durch reichlichere Sekretion zu zahlreichen neuen Invasionspforten in der nächsten Umgebung Anlaß gibt.

Die *subjektiven Erscheinungen* sind (leider!) in den meisten Fällen sehr unbedeutend oder fehlen ganz; auch deswegen werden die Primäraffekte oft übersehen oder nicht weiter beachtet. Abgesehen vom Chancre mixte machen nur die stark ulcerösen harten Schanker und die an besonders ungünstigen Stellen gelegenen stärkere Schmerzen: so die am Präputialring bei der Erektion, die am Orificium urethrae, am Anus, am Zahnfleisch, an der Zunge und besonders an den Tonsillen. Selbst auf Druck sind die meisten Sklerosen wenig empfindlich.

Der **weitere Verlauf** des Primäraffektes ist in den einzelnen Fällen außerordentlich verschieden; kleinere Infiltrate kommen selbstverständlich schneller zur Resorption als große; auch die Lokalisation, in allererster Linie aber die Behandlung ist von großem Einflusse. Ohne Therapie vergeht oft eine Reihe von Wochen, bis die Rückbildung eingetreten ist, so daß sehr oft bei dem

Auftreten der Allgemeinerscheinungen die Sklerose noch in voller Blüte steht oder wenigstens als derber Knoten zu konstatieren ist.

Unter Salvarsanbehandlung verheilen kleinere beginnende Primäraffekte außerordentlich schnell, aber auch größere ulcerierte überhäuten sich oft in auffallend kurzer Zeit, und zwar auch ohne örtliche Beeinflussung. In manchen, besonders in den mit Phimose oder Oedema indurativum komplizierten Fällen aber zeigt die Sklerose eine ganz außerordentliche Hartnäckigkeit, und es vergehen selbst bei zweckmäßiger Behandlung drei, vier und mehr Monate, bis sie ganz verschwunden ist. Die beginnende Rückbildung zeigt sich zunächst in

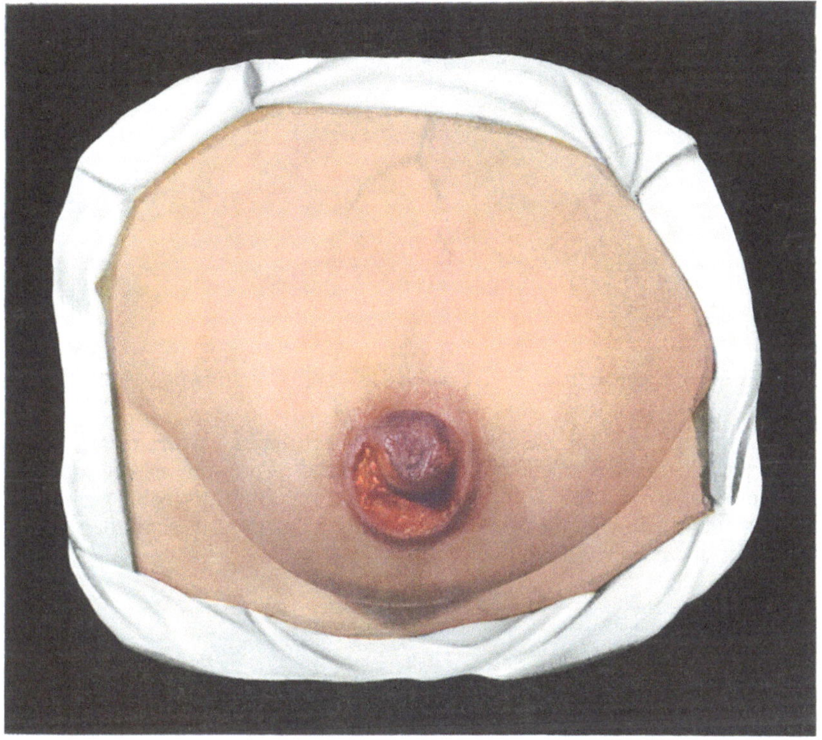

Abb. 34. Primäraffekt der Brustwarze.

einem Weicherwerden der Infiltration, die dann weiter auch an Umfang immer mehr abnimmt, während die etwa bestehende Ulceration sich überhäutet. Ein ganz geringer, oft nur für das Gefühl wahrnehmbarer Rest von Infiltration bleibt manchmal sehr lange Zeit zurück, und es kommt in einzelnen Fällen nach kurzer Zeit und, wenngleich recht selten, sogar erst nach Jahren von neuem zu einem Infiltrations- und eventuell auch Ulcerations-Prozeß, genau an demselben Orte und in derselben Form wie bei der ersten Sklerose, ohne daß eine neue Ansteckung stattgefunden hätte (,,Reinduration", ,,Chancre redux"). Diese Wiederverhärtung geht augenscheinlich von Spirochäten, die an der Stelle des Primäraffektes zurückgeblieben sind, aus. Solche hat man ja auch, wie oben erwähnt, an scheinbar ganz abgeheilten Primäraffekten mikroskopisch und durch das Tierexperiment nachweisen können.

Der syphilitische Primäraffekt hinterläßt oft nicht die geringste *Narbe,* so daß später keine Spur mehr von ihm zu erkennen ist. Befand er sich auf der äußeren Haut, so bleibt oft eine lange Zeit bestehende, starke Pigmentierung oder auch eine von Pigmentanhäufung umrandete Depigmentation zurück. Bei Ulcerationen kommt es aber natürlich auch zur Narbenbildung. Jedenfalls bilden sich verhältnismäßig sehr viel häufiger nach Abheilung von weichen Schankern persistierende Narben, als nach syphilitischen Primäraffekten;

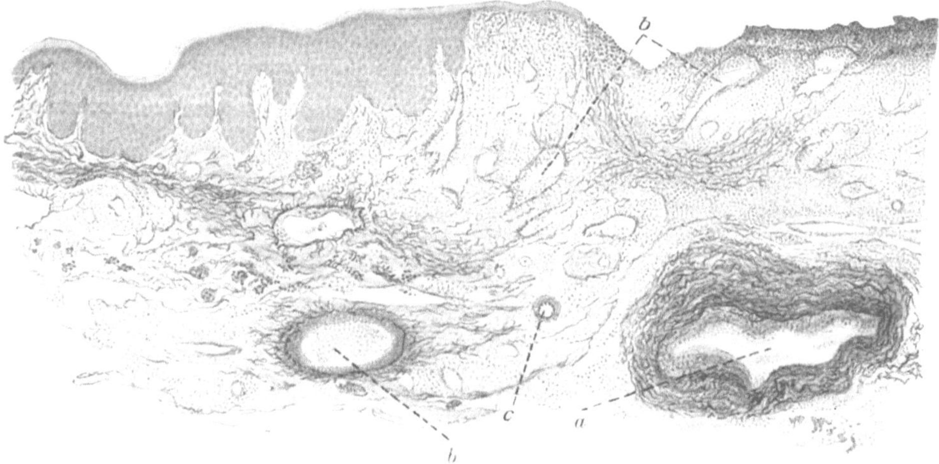

Abb. 35. Primäraffekt. Rand. Färbung auf elastische Fasern. a Vene, b Lymphgefäße, c Arterie.

das ist bei der an und für sich sehr viel destruktiveren Natur des Ulcus molle leicht erklärlich. Der retrospektive diagnostische Wert der so oft als wichtig erwähnten Narben an den Genitalien ist also für Syphilis sehr gering. Man kann aber nicht etwa umgekehrt aus einer Narbe darauf schließen, daß ein Primäraffekt nicht vorhanden war.

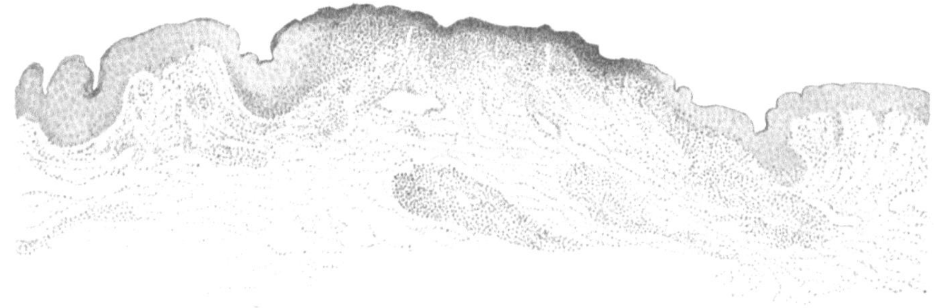

Abb. 36. Kleinster Primäraffekt.

Auch schnelle Verheilung der unbedeutendsten Primärsklerose, wie sie selbst spontanerweise vorkommt, schützt nicht vor der ganzen Schar der Gefahren, die den einmal syphilitisch Infizierten bedrohen, wenn er nicht frühzeitig energisch behandelt wird.

Von **Komplikationen** der Primäraffekte, die wir in eigentlich „*spezifische*" und in „*unspezifische*" einteilen können, haben wir die meisten schon erwähnt, resp. sie finden noch bei den Lymphsystemerkrankungen ihren Platz. Unter den ersteren kommen außer dem Oedema indurativum noch *regionäre Papeln* [durch Autoinokulation (s. o.)] oder durch Transport der Spirochäten auf dem

Lymphwege in Betracht. Unter den letzteren sind außer den Doppelinfektionen (Chancre mixte, Primäraffekt mit Gonorrhöe, Scabies, Condylomata acuminata, Balanitis erosiva circinosa usw. usw.) nur die gangränösen Prozesse, die Balanitis, Phimose und Paraphimose zu betonen. Für diese gilt im wesentlichen das gleiche, was für die analogen Komplikationen beim Ulcus molle gesagt ist (s. S. 102).

Die **histologische Untersuchung** des Primäraffektes ergibt, daß derselbe im wesentlichen eine dichte zellige Anhäufung im bindegewebigen Teil der Haut darstellt, welche je nach dem Entwicklungsstadium und der Lokalisation mehr oder weniger weit in die Tiefe des Gewebes reicht. Das Zellmaterial besteht aus lymphocytären Elementen, aus großen Bindegewebszellen (Fibroblasten) und ganz besonders aus außerordentlich zahlreichen, dicht beisammenliegenden Plasmazellen. Polymorphkernige Leukocyten spielen nur bei ulcerösen Primär-

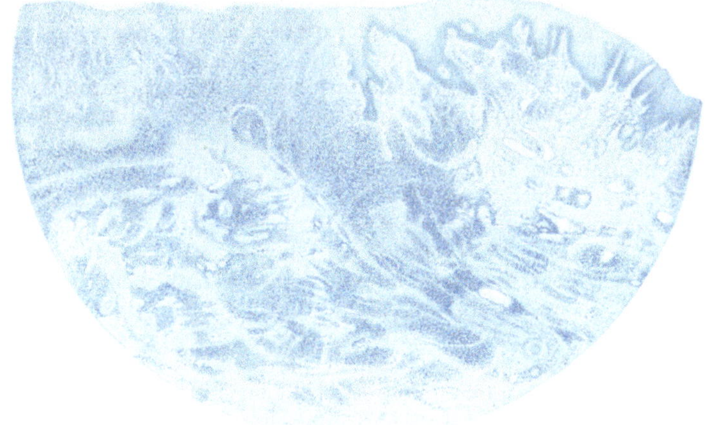

Abb. 37. Syphilitischer Primäraffekt. Infiltrat und noch erhaltene Epidermis gehen ohne jede Vertiefung des oberen Randes glatt ineinander über. (Vergr. 26, Obj. 1, Okul. 3, Zeiß.)

affekten und auch bei ihnen wesentlich nur in den oberflächlichen Schichten eine größere Rolle.

Die Zellansammlungen finden sich besonders in der Umgebung der Venen und der Lymphgefäße und schließen sich diesen, namentlich an den seitlichen und unteren Partien des zusammenhängenden dichten Infiltrates an, so daß perivasculäre Gefäßstränge wie Wurzeln in die Umgebung ausstrahlen. Die Wand der Venen und der Lymphgefäße ist zellig infiltriert, ihr Endothel gewuchert, so daß das Lumen verengert oder sogar vollständig verschlossen ist. Dagegen sind die Arterien trotz ihrer Lage in dem dichten Infiltrat ganz oder relativ frei (s. Abb. 35). In späteren Stadien des Primäraffekts können sich tuberkelähnliche Bildungen, selbst mit LANGHANSschen Riesenzellen, entwickeln. Wenig charakteristisch sind die Veränderungen des Epithels. Bei nicht eröffneten Sklerosen ist es im Zentrum von Zellen und Serum durchsetzt und verdünnt, die Retezapfen abgeplattet, an der Peripherie gewuchert. Bei erodierten Sklerosen liegt der Substanzverlust im Niveau (s. Abb. 36 u. 37) oder überragt es, und das auch in der weiteren Umgebung oft noch verbreiterte Rete verdünnt sich allmählich nach der Erosion hin, während es beim Ulcus molle am Rand des Geschwürs wie abgeschnitten ist. Auch bei ulcerierten Sklerosen geht das Epithel von dem wallartig erhabenen Saum oft allmählich in die Geschwürsfläche über. Die Spirochäten finden sich besonders reichlich in der Randzone des Infiltrats und im angrenzenden normalen Gewebe, in den Gefäßwänden, in der Umgebung und selbst im Innern der Gefäße und in der Epidermis. (Über den Nachweis der Spirochäten s. S. 123—126.)

Für die **Diagnose** ist ein Satz voranzustellen und besonders zu unterstreichen: *Bei jeder Läsion an den Genitalien muß an die Möglichkeit syphilitischer Infektion gedacht und sofort auf Spirochäten untersucht werden.* Denn die Primäraffekte können, besonders im Anfang, ganz uncharakteristisch aussehen, sie können aber auch die verschiedensten anderen Prozesse nachahmen, und es können sich Spirochäten als „Nebenbefund" nachweisen lassen bei an sich von der Syphilis verschiedenen Krankheiten (Ulcera mollia, Herpes, Condylomata acuminata usw.).

Am wichtigsten ist die Spirochätenuntersuchung beim Ulcus molle (siehe oben S. 95), weil die Männer, die sich der Infektion mit ihm ausgesetzt haben, zugleich verdächtig sind, Syphilis akquiriert zu haben. Die Trägerinnen des Ulcus molle sind meistens Prostituierte niederer Gattung, und diese wiederum sind sehr oft auch syphilitisch ansteckend.

Der Nachweis der Spirochaeta pallida in dem aus dem phimotischen Praeputium quellenden Sekret gelingt wegen der Unzahl der Mikroben meist auch nach gründlicher Reinigung nicht. Alle möglichen Affektionen (Ulcera mollia, Condylomata acuminata, einfache Balanitis usw.) können sich durch das Praeputium hindurch sehr derb anfühlen. So sind wir denn in solchen Fällen auf die Folgeerscheinungen, speziell auf die Erkrankungen der Lymphgefäße und Lymphdrüsen (s. u.) angewiesen. Die Punktion der letzteren gibt uns oft (wenn man nur lange genug sucht!) bei der ersten Untersuchung die Entscheidung. Bleibt aber auch sie erfolglos, so muß sofort aus diagnostischen Gründen die Eröffnung des Präputialsacks und die unmittelbare Untersuchung der evtl. vorhandenen Geschwüre auf Spirochäten vorgenommen werden.

Auch bei unklaren extragenitalen Affektionen soll man möglichst oft und möglichst früh, besonders bei Lymphdrüsenschwellungen, an Syphilis denken und nach Spirochäten suchen. Bei den im Bereich der Mund- und Rachenhöhle lokalisierten Läsionen wird allerdings die Diagnose durch die Häufigkeit der der Pallida ähnlichen Spirochäten erschwert (s. S. 126).

Die *Seroreaktionen* haben in der Primärperiode eine viel geringere Bedeutung als die Spirochätenuntersuchung. Es sollte möglichst jeder Primäraffekt vor Positivwerden der Seroreaktion durch den Spirochätenbefund diagnostiziert werden! Ist die Reaktion positiv, so gibt das natürlich eine Sicherung der Diagnose „Syphilis"; nur muß man dabei auch an die Möglichkeit denken, daß eine Lues schon vorangegangen sein kann; es kann sich dann um sekundäre oder selbst tertiäre Rezidive oder um nichtspezifische Affektionen bei einem Syphilitiker handeln. Immer wieder muß davor gewarnt werden, daß man aus der negativen Reaktion einen Schluß auf die nichtsyphilitische Natur eines Schankers zieht.

Die Seroreaktion soll auch bei positivem Spirochätenbefund immer vor Beginn der Behandlung und im Lauf derselben (s. S. 406) angestellt werden, um zu entscheiden, ob es sich um einen seronegativen oder seropositiven Primäraffekt handelt.

Bei der großen Wichtigkeit frühzeitiger Diagnose für die Allgemeinbehandlung und für die Prognose darf also die Spirochätenuntersuchung niemals vernachlässigt werden, selbst wenn klinisch die Läsion nicht verdächtig auf Lues erscheint. Man darf nicht warten, bis man die klinische Diagnose sicherstellen zu können glaubt; denn dadurch geht kostbare Zeit für die Behandlung verloren. Bei negativem Befund ist die Untersuchung noch mehrfach zu wiederholen, ehe man mit einer lokalen antiseptischen Behandlung, speziell beim Ulcus molle, beginnt. Sowie sich dann im weiteren Verlauf der Beobachtung ein Verdacht auf spezifische Umwandlung ergibt (Induration), muß mit der lokalen Behandlung wieder ausgesetzt (statt dessen Salzwassereinlage!) und von neuem untersucht werden (dann speziell Punktion der Randinfiltration und evtl. der Drüsen).

Auch bei anscheinend sicherer Diagnose auf Primäraffekt ist es notwendig, die Spirochätenuntersuchung vorzunehmen, um jeden Irrtum auszuschließen; denn es gibt den Primäraffekten sehr ähnliche Läsionen.

Bei der *klinischen Diagnose* ist vor allem zu berücksichtigen: die Induration, die auch bei ulcerierten Sklerosen über den Geschwürsrand hinausgeht, die zunächst glatte oberflächliche Erosion, weiterhin die charakteristische Beteiligung der Drüsen.

Im einzelnen kommen in Frage: *Ulcera mollia:* Kürze der Inkubationszeit — aber die Anamnese ist oft trügerisch —; von vornherein geschwüriger Zerfall und nicht erhabene scharf geschnittene unterminierte Ränder, akut entzündlicher Hof, charakteristischer Belag, Schmerzhaftigkeit. Entgegen der häufig zu stark betonten Regel kommt das Ulcus molle auch in der Einzahl, der Primäraffekt in der Mehrzahl vor.

Früher wurde vielfach die Autoinokulation zur Differentialdiagnose von Ulcus molle und durum benutzt (s. S. 96). Sie hat aber jetzt kaum noch eine Bedeutung. Man kann zwar ein Ulcus molle, in dem der Nachweis der Bacillen nicht geglückt ist, durch die Autoinokulierbarkeit und den Bacillenbefund im Impfgeschwür verifizieren; nie aber kann man durch den positiven Impferfolg ein Ulcus durum ausschließen, und ein negativer kann durch ein Pseudo-Ulcus molle bedingt sein. Da es uns jetzt vor allem auf eine schnelle Entscheidung der Frage: ,,Syphilis oder nicht?" ankommt, und da die Autoinokulationen manchmal doch nicht schnell und gut heilen, ist diese Methode nicht mehr zu empfehlen.

Besonders schwierig ist die Diagnose des nachträglich indurierten Ulcus molle *(Chancre mixte)* gegenüber dem reinen Ulcus molle. Der wesentlichste Unterschied ist die Härte, die Induration des Ulcus mixtum, die selbst bei starker entzündlicher Infiltration beim Ulcus molle doch in der Regel nicht in der Weise auftritt wie bei jenem. Aber freilich ist manchmal, namentlich im Anfang, bei einem syphilitischen Primäraffekt die charakteristische Induration so wenig ausgeprägt, andererseits kann auch bei einem einfachen Ulcus molle, zumal bei Lokalisation im Sulcus coronarius, an der Urethra oder nach energischen Ätzungen (besonders mit Argentum nitricum oder Chlorzink) gelegentlich eine so starke Entzündung der Umgebung vorhanden sein, daß nach der äußeren Erscheinung eine sichere Entscheidung nach der einen oder anderen Seite zunächst nicht gegeben werden kann. Die Regel von der Multiplizität des Ulcus mollia hat natürlich auch hier keine ausschlaggebende Bedeutung. Der Spirochätenbefund, speziell der von der Geschwürsfläche, ist beim Ulcus molle bzw. Chancre mixte schwieriger zu erheben als beim unkomplizierten Primäraffekt.

Einer Primärsklerose sehr ähneln kann in einzelnen Fällen auch die primäre Läsion des Lymphogranuloma inguinale.

Manchmal führt auch eine *einfache Balanitis* zu einer so starken Infiltration der Vorhaut, daß beim Zurückziehen derselben ein ähnliches Bild wie bei der Sklerose des Sulcus coronarius entsteht. Doch ist in diesen Fällen die Entzündung viel diffuser, über die ganze Vorhaut und Eichel ausgebreitet, und unter Anwendung eines indifferenten Streupulvers tritt in wenigen Tagen Heilung ein. Die *Balanitis erosiva circinosa* ist auch gegenüber den oberflächlichsten Primäraffekten durch ihre rein epidermidale Beschaffenheit charakterisiert. Die bei ihr auftretenden Ulcera (s. S. 418) können am ehesten mit gangränös werdenden Primäraffekten verwechselt werden. Selbst der *Herpes progenitalis* kann primäraffektähnlich derb infiltriert sein, tritt aber meist viel akuter auf, besteht aus kleinen Bläschen oder Erosionen oder polyzyklischen Substanzverlusten; er rezidiviert häufig. Auch die ihn begleitende Drüsenschwellung ist weniger derb und empfindlicher als bei der Lues. (Evtl. wird man jetzt auch die Impfung auf die Kaninchencornea vornehmen, um die herpetische Natur zu erweisen.)

Sehr derb infiltriert können *Scabies-Efflorescenzen* am Penis werden. Meist schützt das Jucken, die anderweitigen Lokalisationen der Milben und die schnelle Abheilung bei Krätzebehandlung vor einer Verwechslung. Doch darf auch die Möglichkeit einer Doppelinfektion mit Scabies und Syphilis nicht außer acht gelassen werden. Es können ferner *diphtherische* Ulcerationen (besonders bei Kindern) den Primäraffekt klinisch nachahmen (mikroskopische und kulturelle Untersuchung!). Sehr wichtig und schwierig kann die Differentialdiagnose gegenüber *Carcinomen* werden, besonders häufig bei extragenitalen Primäraffekten (Zunge, Tonsillen usw.), aber auch an den Genitalien. Meist verhindert die langsamere Entwicklung, die später einsetzende Drüsenbeteiligung, der unregelmäßigere Grund einen Irrtum. Man muß aber bei fehlendem Spirochätenbefund ohne Zeitverlust eine Probeexcision zum Zweck histologischer Untersuchung vornehmen. Mit der vielbeliebten Einleitung einer spezifischen Therapie zur Sicherung der Diagnose „ex juvantibus" verliert man evtl. kostbare Zeit für die Operation. In seltenen Fällen finden wir, besonders wieder im Bereich der Mundhöhle, *chancriforme Tuberkuloseherde,* bei denen, abgesehen von der Untersuchung auf Tuberkelbacillen (mikroskopisch und im Tierversuch) ebenfalls vor allem die histologische Kontrolle in Frage kommt. Außerhalb der Genitalien können auch *Furunkel* (besonders Lippe), *tiefe Trichophytie* („Sykosis parasitaria" — Pilzbefund!), schlecht heilende Panaritien und Rhagaden der Mamilla, Sporotrichose usw. zu Verwechslungen Anlaß geben. Solche sind ferner bei den bereits erwähnten *Reindurationen* in früherer oder späterer Zeit möglich. Selbst fern von der Stelle des ursprünglichen Primäraffekts (der ja auch nicht zur Kognition gekommen zu sein braucht) können Pseudoindurationen *(„Pseudochancre induré")* auftreten, die speziell als jetzt sog. „Monorezidive", besonders nach *relativ* energischer Behandlung erscheinen. Neben der Anamnese ist in allen solchen Fällen die Untersuchung auf Spirochäten von besonderer Wichtigkeit, da diese dabei im Gegensatz zu den meisten Primäraffekten wohl nicht oder nur sehr schwer nachweisbar sind. Auch fehlt meist die charakteristische Drüsenbeteiligung. Die WASSERMANNsche Reaktion kann in solchen Fällen negativ sein, ist aber wohl öfter positiv. Unter diesen Umständen ist es manchmal wirklich nicht möglich, zu einer Entscheidung zu kommen, da man ja mit Rücksicht auf die Bedeutung der Frühbehandlung, falls es sich um eine neue Infektion handeln kann, nicht zuwarten wird, ob sich eine Roseola einstellt. Man wird dann also therapeutisch so vorgehen, wie wenn eine frische und schon seropositive Lues vorläge.

Intraurethrale Primäraffekte können mit *intraurethralen Ulcera mollia* und mit gonorrhoischen Infiltraten verwechselt werden. Auch die derb infiltrierten *paraurethralen* und *präputialen Drüsengänge* sind schon für Primäraffekte gehalten worden, trotzdem die punktförmige Öffnung, die sie meist tragen, und aus der sich gonokokkenartiger Eiter exprimieren läßt, vor einem derartigen Irrtum schützen sollte. Sehr derbe und massige Infiltrate kann endlich auch die *gonorrhoische Lymphangitis,* besonders in der Gegend des Sulcus coronarius, setzen. Über ihnen ist aber die Haut meist nicht verändert, oft noch deutlich verschieblich. Ist das nicht der Fall, und tritt sogar eine Erosion auf der Höhe des Knotens ein, so kann nur die Spirochätenuntersuchung die Entscheidung geben.

(Auch ohne alle venerische Infektion kommen plötzlich entstehende, derbe Stränge bildende, ganz harmlose Venenthrombosen am Penis vor). Die *gonorrhoischen Ulcera* sind entweder sehr tief und groß oder sehr oberflächlich und besonders leicht blutend (Gonokokkenbefund!).

Bei der Differentialdiagnose der Primäraffekte kann uns die Beteiligung der *Lymphgefäße* und vor allem der *Lymphdrüsen* unterstützen. (Über die Charakteristica dieser s. folgendes Kapitel.) Gerade bei extragenitalem Sitz der Sklerosen ist das sehr wichtig; die Lymphdrüsenpunktion gibt auch hier manchmal schnell die Entscheidung. Bei den Infektionen im Bereich der Mundhöhle fallen die Unterkieferdrüsen oft weithin auf. Bei allen dubiösen Läsionen müssen die zugehörigen Drüsen untersucht werden.

Die **Prognose** ist (abgesehen von den erwähnten einzelnen Komplikationen bzw. Folgen) die der Syphilis überhaupt.

Fünftes Kapitel.

Die syphilitischen Erkrankungen der Lymphgefäße und Lymphdrüsen.

Dem Auftreten des Primäraffekts folgen zunächst die ebenfalls noch zur ersten Periode gehörenden Erkrankungen des dem betreffenden Gebiet zugehörigen *Lymphsystems.* Die Spirochäten gelangen an ihrem ursprünglichen Inokulationsherd aus den Gewebsspalten in die Lymphgefäße und weiter in die Lymphdrüsen und rufen hier ganz analoge Infiltrationen hervor wie an der Infektionsstelle. Befindet sich der Primäraffekt an den vorderen Teilen des Penis, so zeigt sich in vielen Fällen einige Tage nach seinem Auftreten oder auch etwas später eine meist nicht schmerzhafte Schwellung des zwischen den beiden Corpora cavernosa penis in der Subcutis liegenden *dorsalen Lymphgefäßes* des Penis, welches als ein harter, etwa stricknadeldicker oder auch wesentlich dickerer, meist glatter, seltener mehr oder weniger unregelmäßig knotig verdickter, gewöhnlich nicht druckempfindlicher Strang durch die nicht verfärbte Haut deutlich fühlbar und nicht mit ihr verwachsen ist: der sklerotische **„dorsale Lymphstrang"**. Man kann ihn nicht selten bis an die Symphyse selbst, ja bis an die oberflächlichen Lymphdrüsen verfolgen. Manchmal, speziell bei in der Gegend des Frenulums gelegenen Sklerosen, kann man auch konstatieren, wie er aus der Verbindung der beiden ebenfalls verdickten vom Frenulum das Praeputium resp. den Penis hinter dem Sulcus coronarius umkreisenden Lymphgefäße sich zusammensetzt. An Stellen, an denen der Primäraffekt leicht umgriffen werden kann, z. B. am Praeputium, fühlt man oft eine kürzere strangförmige Fortsetzung des Infiltrats, ein infiltriertes Lymphgefäß, sich in proximaler Richtung erstrecken. In selteneren Fällen zeigt die Lymphgefäßerkrankung mehr den Charakter einer akuten Lymphangitis; die Haut über dem Lymphstrang ist gerötet und empfindlich. Ebenso sieht man auch bei extragenitalen Sklerosen, besonders der Finger, manchmal strichförmige Rötungen nach den nächstgelegenen Lymphdrüsen hinziehen, entsprechend den entzündeten Lymphgefäßen. Am Penis kommt es nicht selten bei hochgradiger Lymphangitis zu einer ödematösen nicht entzündlichen, nicht schmerzhaften Schwellung der Glans und des Praeputiums (Lymphstauung!), welche zu Phimose und evtl. nachträglich zu einer elephantiasisähnlichen Verdickung der ganzen Penishaut führen kann (*Oedema indurativum oder scleroticum,* s. S. 144). Eine solche bildet sich, wie bereits erwähnt, besonders häufig als Resultat einer mehr diffusen Lymphangitis an den weiblichen Genitalien aus. Sehr außergewöhnlich ist die partielle langsame Erweichung und selbst der gummiähnliche Durchbruch von im Verlauf des Lymphstrangs liegenden Knoten (*„Bubonuli syphilitici"*, dabei muß man jetzt auch an die Möglichkeit einer Doppelinfektion mit Lymphogranuloma inguinale denken). Alle diese Veränderungen gehen, besonders unter der spezifischen Behandlung, meist spurlos, allerdings oft ziemlich verzögert, zurück. An den weiblichen Genitalien sind Veränderungen der großen Lymphgefäße sehr selten zu konstatieren.

Der Lymphgefäßerkrankung folgt sehr bald, oder es entsteht ohne sie, die **Lymphadenitis** *der nächstgelegenen Drüsen* (der *Bubo syphiliticus*), welche durchschnittlich vier bis fünf und mehr Wochen nach der Infektion, d. h. einige Tage bis selbst Wochen nach dem Manifestwerden des Primäraffekts, auftritt. Man hat diese Lymphdrüsenerkrankung als eine obligate Erscheinung der primären Syphilis aufgefaßt. Sie kann aber fehlen (z. B. bei maligner Syphilis) oder sich dem Nachweis entziehen, wenn die zum Primäraffekt gehörigen regionären Drüsen nicht leicht palpabel sind, wie die tiefgelegenen bei den Primäraffekten an der Portio bzw. im Cervicalkanal. Da der Primäraffekt am häufigsten an den Genitalien lokalisiert ist, kommen natürlich die *Inguinaldrüsen* hier in erster Linie in Betracht. Sie schwellen an, und zwar im Gegensatz zu der Drüsenschwellung beim weichen Schanker, in relativ langsamer, nicht akuter Weise. Dementsprechend sind sie selbst auf Druck nicht oder meist nur ganz im Anfang empfindlich; auch spontane Schmerzen sind, wenn überhaupt, nur im Beginn der Drüsenschwellung (durch Kapselspannung?) vorhanden („indolente Bubonen"). Es werden von der Schwellung makroskopisch-klinisch *nur* die Drüsen und *nicht* auch *das umgebende Bindegewebe* betroffen; sie lassen sich daher als derbe bohnen- bis kirschgroße, nicht selten noch wesentlich größere, isolierte, unter der unveränderten Haut verschiebliche länglichrunde Tumoren durchfühlen. Oft schwellen die beiderseitigen Inguinaldrüsen an, meist allerdings nicht in gleicher Stärke; in der Regel, aber keineswegs immer (ganz wie beim weichen Schanker), entspricht die stärker geschwollene Seite dem Sitz des Primäraffekts. Es vergrößern sich ferner gewöhnlich mehrere Drüsen, und zwar meist die sämtlichen als eigentliche Inguinaldrüsen bezeichneten, die in der Leistenbeuge auf der Fascia lata liegen *(panganglionäre Drüsenschwellung)*, so daß zwei, drei, vier und mehr Drüsen unter der frei verschieblichen Haut durchzufühlen sind *(„syphilitischer Rosenkranz", „Pleïade ganglionnaire")*. Die charakteristischen Erscheinungen faßt man unter der Bezeichnung: *„Primäre indolente Poly- und Skleradenitis"* zusammen.

Es bedarf kaum der Erwähnung, daß bei Kombination von weichem Schanker und syphilitischem Primäraffekt, *Chancre mixte*, die Verhältnisse anders liegen; es tritt dabei oft eine akute, in Vereiterung ausgehende Drüsenentzündung auf, die in Abhängigkeit vom weichen Schanker steht. (Auch das Vorhandensein von Bubonarben darf also nicht etwa gegen die retrospektive Diagnose: syphilitischer Schanker verwertet werden.) Sehr viel seltener ist es, daß auch ohne Vorhandensein von Ulcus molle die „syphilitischen Bubonen" akut entzündlich sind und selbst vereitern, und zwar auf Grund von Mischinfektionen mit banalen Eitererregern, wie sie bei allen möglichen Läsionen vorkommen. Selten ist auch eine ganz langsame chronische, nicht schmerzhafte Erweichung der Lymphdrüsenschwellungen, die vielleicht auf rein syphilitischer Grundlage zustande kommen kann. In anderen Fällen bilden sich, wie bei anderen genitalen Läsionen auch, große Pakete mit langsamer partieller Erweichung, sog. „strumöse Bubonen", bei denen man vielfach geglaubt hat, daß eine präexistente latente Drüsentuberkulose durch die Syphilis geweckt werde. Jetzt wird man dabei in erster Linie an ein Lymphogranuloma inguinale denken, welches sich natürlich auch einmal mit Lues kombinieren kann (s. bei Ulcus molle, S. 109 und bei Lymphogranuloma inguinale, S. 420).

Bei den extragenitalen Sklerosen sind es die ihrer Lokalisation entsprechenden Lymphdrüsen, die anschwellen, so bei Schankern am Mund die *Submaxillar-* und *Submentaldrüsen,* bei solchen an Hand und Fingern die *Cubital-* oder *Axillardrüsen* usf. Diese Drüsenanschwellungen zeigen verhältnismäßig viel häufiger einen subakuten oder akuten Charakter und nehmen oft erheblich größere Dimensionen an als die der Inguinaldrüsen. So ist es nichts Ungewöhnliches, daß bei Mundsklerosen und überhaupt bei Sklerosen im Bereiche des Gesichts die entsprechenden Submaxillardrüsen zu einem walnußgroßen und größeren brettharten, mit der Haut verlöteten, schmerzhaften Tumor werden (s. Abb. 30 u. 32), ja es kommt manchmal zu phlegmoneartigen diffusen Prozessen. Auch die stärker entzündlichen Erscheinungen dieser Drüsenschwellungen sind vielleicht auf hier besonders häufige Mischinfektionen zurückzuführen (eventuell auch präexistente Tuberkulose?). Sie gehen aber doch meist zurück, ohne zur Vereiterung zu kommen. Die starke Lymphadenitis ist für die Diagnose dieser Sklerosen von großer Wichtigkeit, ja auch nach der Heilung des Primäraffekts ist oft aus einem solchen noch bestehenden Drüsentumor nachträglich der Sitz des Primäraffekts, die *Eingangspforte der Spirochäten,* zu erkennen.

Auf die Bedeutung der *Lymphdrüsenpunktion* ist schon hingewiesen worden; sie kann bei den im Bereich der Mundhöhle gelegenen Sklerosen besonders wertvolle Dienste leisten, weil im Mund die Entscheidung, ob Pallidae vorhanden sind, viel schwieriger ist als anderswo (s. o.). —

Es sollen an dieser Stelle nun gleich die später infolge der Syphilis auftretenden Lymphdrüsenerkrankungen besprochen werden. Zunächst ist hier die **multiple Lymphdrüsenschwellung** zu nennen, die in der zweiten Inkubationszeit meist vor den ersten sonstigen Allgemeinerscheinungen (nicht aber vor der Seroreaktion!) erscheint, und die sicher darauf beruht, daß die Spirochäten durch das zirkulierende Blut in die Drüsen gelangen — abgesehen natürlich von denjenigen Drüsen, die etwa noch auf dem Wege von den erstergriffenen Lymphdrüsen zur Einmündungsstelle des Lymphstroms in die Blutbahn liegen, und die also bei der Passage der Spirochäten schon vor deren Generalisation erkranken können. Außerdem bilden sich auch Lymphdrüsenschwellungen im Anschluß an sekundäre Prozesse, z. B. in der Mundhöhle aus; doch ist das im allgemeinen weder besonders häufig, noch besonders auffällig. Solche Lymphadenitiden sind gewiß vielfach auf Mischinfektionen zurückzuführen.

Die Veränderungen bei der multiplen Lymphdrüsenerkrankung entsprechen im wesentlichen den vorher von den Inguinaldrüsen bzw. den „primären regionären" Drüsen überhaupt geschilderten, nur daß die Schwellung gewöhnlich eine wesentlich geringere ist (so daß die stärkste am Körper vorhandene Drüsenschwellung oft noch lange Zeit auf die Infektionspforte hinweist). Die Drüsen erscheinen als erbsen- bis etwa bohnengroße, gelegentlich auch größere, harte (*Skleradenitis*), unter der Haut und auf dem darunter liegenden Gewebe verschiebliche, meist völlig unempfindliche Tumoren. Wenn auch selbstverständlich alle Lymphdrüsen erkranken können, so werden doch von den von außen durchzufühlenden Drüsen einige Gruppen öfter und regelmäßiger befallen als andere, und im einzelnen Falle sind es kaum jemals alle, sondern gewöhnlich nur eine Anzahl von Drüsen, an denen die Veränderung nachweisbar ist. Am häufigsten schwellen die Submaxillar-, Cervical-, Subclavicular-, Occipital- und Nuchaldrüsen an, wobei natürlich von den im unmittelbaren Anschluß an den Primäraffekt auftretenden Drüsenschwellungen ganz abgesehen ist. Weiter wird auch an den Cubital-, Axillar-, Präauricular-, Mastoideal-(Postauricular-) und Paramamillardrüsen die Schwellung beobachtet.

Diese Drüsenschwellungen sind ebenfalls von *diagnostischer Wichtigkeit,* zumal sie ein Symptom darstellen, dem nicht die schnelle Vergänglichkeit der meisten anderen sekundären Syphiliserscheinungen anhaftet; denn gewöhnlich bleiben sie, wenigstens bei fehlender Behandlung, lange Zeit, oft mehrere Jahre, wenn auch unter allmählicher Abnahme bestehen. Andererseits ist allerdings insofern große Vorsicht geboten, als sie an und für sich nichts Charakteristisches darbieten und nicht von anderen chronischen, aus irgendwelcher Ursache entstandenen, Lymphadenitiden zu unterscheiden sind. Ganz besonders gilt dies von den Submaxillar- und Cervicaldrüsen, die bekanntlich sehr oft infolge von Entzündungen des Rachens, der Tonsillen und des Capillitiums anschwellen. Bedeutsamer für die Diagnose der Syphilis sind schon die Schwellungen der Cubitaldrüsen, die bei im rechten Winkel gebeugtem Arm für den von außen um die Tricepssehne herumgreifenden Finger dicht oberhalb des Epicondylus internus im Sulcus bicipitalis internus in der Ein- oder in der Mehrzahl leicht wahrnehmbar sind. Allerdings kommen oft bei Handarbeitern, die vielfachen Verletzungen an Händen und Vorderarmen ausgesetzt sind, ebenfalls Schwellungen dieser Drüsen vor. Am seltensten vergrößern sich infolge anderer Ursachen die Paramamillardrüsen, die beim Mann ein bis zwei Querfinger nach außen von der Mamilla fühlbar sind; diese sind daher am charakteristischsten, ja fast pathognomonisch für Syphilis; aber ihre Anschwellung tritt auch bei Lues verhältnismäßig selten auf, so daß nur in einer gewissen Anzahl von Fällen dieses diagnostische Hilfsmittel vorhanden ist. Bei Frauen sind wegen des stärkeren Panniculus adiposus die Paramamillardrüsen sehr viel seltener fühlbar als bei Männern. Von Bedeutung für die Diagnose der Syphilis ist stets das Auftreten *multipler Lymphdrüsenschwellungen im Verlauf weniger Wochen,* für die eine andere Ursache nicht gefunden werden kann. Es soll das immer zur Anstellung der Seroreaktion Anlaß geben, deren frühzeitiges Positivwerden die früher sehr stark betonte diagnostische Wichtigkeit der multiplen Drüsenschwellung natürlich in den Hintergrund gedrängt hat. Auch in diesen fern von der Invasionspforte liegenden Lymphdrüsen sind durch Punktion Spirochäten schon gefunden worden, was gelegentlich diagnostisch bedeutsam werden kann.

Der weitere **Verlauf** dieser Lymphdrüsenerkrankungen bietet wenig Bemerkenswertes. Es kommt nur sehr selten zu stärkeren Entzündungserscheinungen und zur Vereiterung, und zwar bei Mischinfektionen mit banalen Mikroorganismen (Staphylo- und Streptokokken). Gelegentlich tritt auch bei ihnen (besonders am Hals) eine langsame Erweichung ein. Das kann sowohl auf einer gummiartigen Umwandlung als auch auf einer in der betreffenden Drüse präexistenten Tuberkulose beruhen, die durch die Lues „geweckt" worden ist. Es ist sogar schon gelungen, in solchen Drüsen Spirochäten und Tuberkelbacillen zu gleicher Zeit zu finden.

Die **Differentialdiagnose** hat natürlich alle möglichen Lymphdrüsenaffektionen zu berücksichtigen: neben den bei pyogenen und sonstigen entzündlichen Läsionen an Haut und Schleimhaut vorkommenden akuten und subakuten Lymphadenitiden die Tuberkulose, das Lymphogranuloma malignum und inguinale die leukämischen und neoplastischen Erkrankungen. Die Untersuchung des ganzen Körpers, die Seroreaktion, die Blutkörperchenzählung und -Differenzierung, evtl. auch die histologische und tierexperimentelle Untersuchung einer exzidierten Drüse werden diagnostische Fehler wohl immer vermeiden lassen.

Histologisch finden sich bei der frühen (primären regionären und bei der multiplen) Lymphadenitis neben einer entzündlichen Schwellung der Kapsel und Trabekel Plasmazellen verschiedener Form, Zerfallserscheinungen, Desquamation und Zellauswanderung in die Sinus und Endo- und Periphlebitis bis zum Gefäßverschluß. Fast in allen Bestandteilen der erkrankten Drüsen (außer in den Keimzentren) sind in verschiedener Zahl Spirochäten nachzuweisen, die auch in die Venen übertreten.

In der **tertiären Periode** der Syphilis tritt in sehr seltenen Fällen eine Erkrankung einzelner oder mehrerer zu einer Gruppe gehörender Lymphdrüsen auf, bei denen gelegentlich in ziemlich kurzer Zeit oft erhebliche Schwellungen entstehen. Im weiteren Verlauf kann entweder Zerfall der Drüse und Durchbruch nach außen oder (bei spezifischer Behandlung) Resorption erfolgen. Sehr auffallend ist die trotz der manchmal relativ akuten Entwicklung bestehende Schmerzlosigkeit dieser tertiären Lymphdrüsenschwellungen. In einigen wenigen zur Sektion gekommenen Fällen hat sich die Entwicklung gummöser Infiltrate in den Lymphdrüsen nachweisen lassen. Auch im Körperinnern gelegene, die Bronchial-, Mesenterialdrüsen u. a. können erkranken. Durch Fortschreiten solcher Prozesse auf benachbarte Organe: Trachea, Oesophagus, Arterien usw. kann es zu schweren Folgeerscheinungen kommen. Von diesen Fällen gleichsam autochthon auftretender *gummöser Lymphadenitis* sind jene im ganzen ebenfalls seltenen tertiären Lymphdrüsenprozesse zu unterscheiden, die sich an tertiäre Affektionen benachbarter Organe anschließen; am häufigsten sind, wie es scheint, im Anschluß an viscerale Erkrankungen chronisch entzündliche Zustände der Drüsen gefunden worden. Gelegentlich aber kommen auch gummöse Erweichungen der von außen palpablen Lymphdrüsen vor (z. B. in inguine bei luetischer Knochenerkrankung der unteren Extremität).

Bei den gummösen Lymphadenitiden ist die *Differentialdiagnose* gegenüber der Tuberkulose besonders schwierig und wichtig (Seroreaktion, Tuberkulinprobe, Meerschweinchenversuch [wegen Tuberkulose], endlich auch „ex juvantibus"). Aber auch die verschiedenen anderen Lymphdrüsenerkrankungen (Lymphogranulomatose, Leukämien, Neoplasmen und Lymphogranuloma inguinale) müssen in Erwägung gezogen werden.

Sechstes Kapitel.

Die Krankheitserscheinungen der Prodromal- und der Eruptionsperiode (syphilitisches Fieber).

In der zweiten Inkubationszeit, zwischen dem Auftreten des Primäraffekts und des ersten Exanthems, entwickeln sich: die positive Seroreaktion, selten auch schon Liquorveränderungen und die „Immunität gegen den Primäraffekt". Außerdem machen sich aber in dieser Zeit, wenngleich sehr unregelmäßig, Erscheinungen allgemeiner Natur geltend, welche den Prodromalsymptomen akuter Infektionskrankheiten analog sind, und lokalisierte Krankheitsherde, die aber keine unmittelbare Beziehung zur Invasionsgegend haben: die bereits besprochene multiple Lymphdrüsenschwellung, in seltenen Fällen Periostitiden, besonders am Schädel, und *prodromale*, d. h. dem ersten Exanthem vorausgehende Papeln (fern vom Primäraffekt), an Stellen, die einer akuten oder chronischen Reizung unterliegen, oder auch ohne solche.

Schon in dieser Zeit kommen gelegentlich Temperatursteigerungen und anämische Symptome vor. Alle diese Erscheinungen steigern sich und werden viel häufiger in den Tagen, welche der Eruption des ersten Exanthems unmittelbar vorangehen, und zur Zeit der Eruption.

Die Angaben über die Häufigkeit des Auftretens fieberhafter Erscheinungen in dieser Zeit sind nicht übereinstimmend; sie schwanken von kleineren Zahlen bis zu 20% der Fälle. Sehr wahrscheinlich sind sie noch häufiger vorhanden, entgehen aber wegen der oft nur sehr kurzen Dauer leicht der Beobachtung.

Dieses *Eruptionsfieber* tritt in der Regel kurz vor dem Ausbruch des ersten allgemeinen Exanthems oder auch gleichzeitig mit demselben ein. „Sein Gang ist ein ausgezeichnet remittierender (pseudo-intermittierender) mit täglichem Rückgang der Eigenwärme bis zur Norm oder doch bis nahe zu derselben." Es erreicht in der Regel keine bedeutende Höhe, indes kommen manchmal doch Temperaturen von 40 und 41° vor. Starke Frostanfälle sind im ganzen selten. Die Dauer dieser Fiebererscheinungen ist gewöhnlich eine sehr kurze, nur einige Tage betragende, doch können sie sich auch über eine bis zwei und mehr Wochen ausdehnen (s. Abb. 38).

Diese Fieberbewegungen sind in derselben Weise, wie bei anderen Krankheiten, von einer Reihe weiterer Störungen begleitet, so von Kopfschmerzen, Abgeschlagenheit, schmerzhaften Empfindungen an verschiedenen Körperstellen, Schweißen; doch treten diese Erscheinungen oft weit stärker, als es der geringen Höhe des Fiebers entspricht, und andererseits häufig in überhaupt völlig fieberlosen Fällen auf, so daß wir sie im wesentlichen als durch die syphilitische Erkrankung unmittelbar bedingt ansehen müssen und dem Fieber nur einen sehr untergeordneten Anteil an ihnen zuschreiben können. Diese Symptome sollen weiter unten noch geschildert werden.

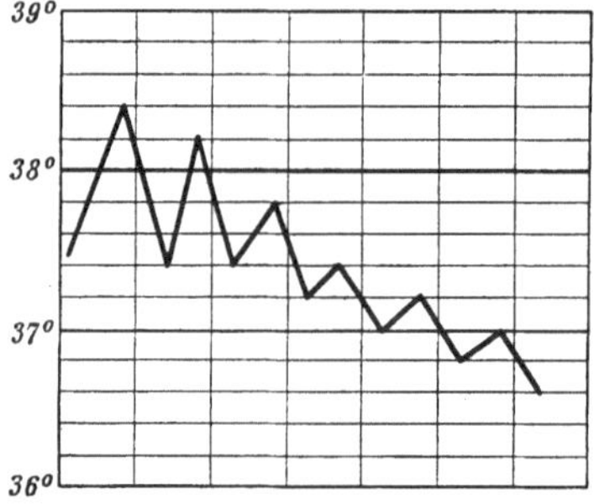

Abb. 38. Eruptionsfieber bei Syphilis.

Zunächst mögen, obwohl eigentlich nicht hierher gehörig, an dieser Stelle die *Fiebererscheinungen, welche im späteren Verlauf der Syphilis beobachtet werden,* ihre Erörterung finden. In der Regel entwickeln sich die weiteren Rezidive der Haut- und Schleimhautaffektionen ohne Fieber. Nur die pustulösen Exantheme und gewisse tertiäre Erkrankungen innerer Organe, besonders der Knochen und der Leber, sind öfters von Temperatursteigerungen begleitet, die im allgemeinen denselben Charakter zeigen wie das Eruptionsfieber. Ferner werden immer häufiger Fälle von *tertiärem syphilitischem Fieber* beschrieben, bei denen selbst bei genauester Untersuchung irgendeine Lokalerkrankung nicht nachweisbar ist, und deren Kurve große Ähnlichkeit mit derjenigen des Wechselfiebers haben kann. Die fehlenden oder im Verhältnis zur Höhe des Fiebers geringen Fröste, ferner eine gewisse Unregelmäßigkeit der einzelnen Anfälle, die bald in annähernd quotidianem, bald in tertianem Typus, bald ganz unregelmäßig auftreten, das Fehlen einer erheblichen Milzschwellung und der Plasmodien im Blut, sowie andererseits die positive Seroreaktion (diese allerdings nur mit gewissen Einschränkungen, siehe S. 343) ermöglichen die Diagnose. Ein weiteres, sicheres Unterscheidungsmerkmal ist die geringe Reaktion dieses tertiären syphilitischen Fiebers auf Chinin, während es durch Jodkalium meist prompt beseitigt wird. Eine besonders genaue Leberuntersuchung ergibt auch in diesen Fällen manchmal noch ein positives Resultat.

Dagegen ist das Fieber ein fast konstanter Begleiter auch der späteren Eruptionen in einer kleinen Reihe von Syphilisfällen, die man wegen ihres abnorm schweren Verlaufes als *maligne Syphilis* bezeichnet (siehe S. 306). —

Neben dem Fieber können in der Prodromal- und Eruptionsperiode Schmerzempfindungen an Knochen, Gelenken, Muskeln und Nerven auftreten, für die wir nur zum Teil eine lokale Ursache nachweisen, die aber zum anderen Teil auch toxisch bedingt sein können.

In erster Linie sind die *Kopfschmerzen (Cephalaea)* zu nennen, welche ein nicht seltenes Symptom der Eruptionsperiode darstellen und in sehr verschiedener Form erscheinen, bald sich über den ganzen Kopf ausbreiten, bald auf eine Hälfte oder auf den Hinterkopf beschränkt und von sehr verschiedener Intensität, manchmal unbedeutend sind, manchmal durch ihre Heftigkeit die Patienten geradezu zur Verzweiflung bringen. Sie zeigen in der Regel abends, nachdem die Patienten zu Bett gegangen sind, und nachts erhebliche Exazerbationen, während sie am Tage verschwinden oder jedenfalls an Heftigkeit abnehmen — eine Eigentümlichkeit, welche sie mit den übrigen Schmerzerscheinungen der Eruptionsperiode teilen, und wegen deren man sie gewöhnlich als *Dolores nocturni* bezeichnet. Es ist sehr wahrscheinlich, daß diese nächtliche Steigerung der Schmerzen oft durch die abendliche Temperaturerhöhung, aber auch durch die Bettwärme hervorgerufen wird; wenigstens wird berichtet, daß bei Kranken, die infolge ihres Berufes nachts arbeiten und am Tage schlafen, die Schmerzen dementsprechend das entgegengesetzte Verhalten zeigen.

In manchen Fällen lassen sich kleinere oder größere *periostale Schwellungen* der dicht unter der Haut gelegenen Knochen, vor allem des Stirnbeins und der Scheitelbeine nachweisen, die spontan, ganz besonders aber auf Druck, unter anderem durch die Kopfbedeckung, außerordentlich schmerzhaft sind.

In früherer Zeit war man geneigt, die Kopfschmerzen und viele andere Nervensymptome in der Prodromal- und Eruptionsperiode auf Periostitiden an der Innenfläche des Schädels zurückzuführen. Jetzt wissen wir, daß sie jedenfalls viel häufiger durch eine *Meningenbeteiligung* („Meningealirritation") bedingt sind; denn zahlreiche Untersuchungen haben ergeben, daß schon in dieser Zeit, also vor dem Auftreten des ersten Exanthems, nicht sehr selten Veränderungen des Liquor cerebrospinalis (Drucksteigerung, vor allem aber Lymphocytose, NONNE-APELTs Phase I und selbst WASSERMANNsche Reaktion) vorhanden sind, welche solche Beschwerden erklären. Diese letzteren fehlen allerdings sehr oft selbst bei schon pathologischem Liquor (s. S. 262 u. 348).

Auch an den übrigen Teilen des Skelets, ganz besonders an den dicht unter der Haut gelegenen Knochen, dem *Schulterblatt,* den *Vorderarmknochen,* den *Rippen* und den *Tibiae* treten Schmerzen auf, die man gemeinhin als *Dolores osteocopi* bezeichnet, teils ohne, teils mit nachweisbarer periostaler Schwellung und dementsprechend entweder auf einzelne Punkte beschränkt oder mehr vage, bald hier, bald dort sich lokalisierend.

In dieselbe Kategorie sind die *rheumatoiden Schmerzen in Gelenken, Muskeln* und *Sehnenscheiden* zu stellen, für welche gelegentlich auch ein Erguß in eine Gelenkhöhle oder Sehnenscheide als lokale Veranlassung aufgefunden wird. Sind die Intercostalmuskeln ergriffen, so treten die Schmerzen ganz unter dem Bilde der gewöhnlichen Pleurodynie auf, und es kann, besonders wenn durch die Schmerzhaftigkeit der Atembewegungen eine Art Dyspnoe erzeugt wird, leicht der Verdacht auf eine sich entwickelnde Pneumonie oder Pleuritis erweckt werden. Selbst pleuritisches Reiben ist in dieser Zeit schon konstatiert worden.

In anderen Fällen zeigen die Schmerzen mehr den Charakter einer *Neuralgie,* besonders häufig im Bereiche des Trigeminus und der Intercostalnerven. Man hat die Erscheinungen an denjenigen Nerven, welche durch enge Knochenkanäle oder auf längeren Strecken in unmittelbarer Nähe der Knochen verlaufen, früher nur auf Druck durch periostale Schwellungen zurückgeführt. Jetzt müssen wir, besonders bei allen Erkrankungen an den Gehirnnerven, auch hier daran denken, daß es sich um meningeale Reizzustände handelt, welche naturgemäß bei den normalerweise schon räumlich relativ beengten Nerven am ehesten zu klinischen Nervensymptomen führen können. Das bezieht sich auf die auch schon im Eruptionsstadium beobachteten Läsionen, die am häufigsten den Facialis, den Opticus, den Acusticus und die Augenmuskelnerven betreffen (vgl. das Kapitel über die syphilitischen Erkrankungen des Nervensystems S. 263).

Als seltenere Vorkommnisse sind ferner *Störungen der Sensibilität* der Hautnerven in ihren verschiedenen Qualitäten (Anästhesie, Analgesie, Herabsetzung des Temperatursinnes), teils partiell, teils universell oder fast universell auftretend, zu erwähnen, die, wie es scheint, hauptsächlich bei Frauen vorkommen. Auch an den Schleimhäuten sind Anästhesien konstatiert worden. Diese Erscheinungen entsprechen ganz dem Bilde der *Hysterie* (*„Hystérie secondaire"*) und können selbst bei Kranken beobachtet werden, die vorher derartige Symptome nie gehabt haben. Oder wir sehen bei Hysterischen unter dem Einfluß einer frischen Syphilis erhebliche Verschlimmerungen der nervösen Erscheinungen, selbst Lähmungen auftreten, oder aber bei Kranken, die früher hysterische Symptome dargeboten haben, treten diese von neuem auf. Daß hier durch die Syphilis die Hysterie hervorgerufen oder verschlimmert wird, beweist vor allem der Erfolg der Therapie. Als Störung allgemeiner, sicher wohl nervöser Natur ist ferner noch ein manchmal, am häufigsten bei Frauen, auftretender *Heißhunger, Bulimie,* zu erwähnen, öfters besteht gleichzeitig Polydipsie.

Schließlich sind aber noch zwei Erscheinungen zu nennen, die sehr häufig und daher auch diagnostisch von nicht geringer Bedeutung sind. Die erste ist eine besonders nachts auftretende *Steigerung der Schweißsekretion;* diese auch ohne Fieber sich einstellenden Schweiße begleiten in der Tat häufig die Eruption des ersten Exanthems. Und dann zeigt eine Anzahl von Kranken in dieser Periode der Syphilis eine gewisse *Irritabilität des Nervensystems,* eine Nervosität, die sich ganz besonders in *Schlaflosigkeit* äußert, welche auch ohne besonderen Grund, ohne irgendwie erhebliche Schmerzen, die Kranken befällt. Bei alledem sind manchmal neben der wiederholt erwähnten Meningealirritation natürlich psychische Momente, vor allem das Bewußtsein der syphilitischen Infektion, von Bedeutung.

Als Folge einer durch die Syphilis gesetzten allgemeinen Ernährungsstörung zeigt sich bei manchen Kranken ein *anämisches Aussehen;* in der Tat hat die Untersuchung des Blutes in solchen Fällen eine Verminderung der roten Blutkörperchen ergeben. Dagegen können diese Erscheinungen auch völlig fehlen, und hinter einer gesunden Gesichtsfarbe, einem frischen Teint ist oft genug zum Verderben des darauf Bauenden eine Syphilis versteckt.

Ferner ist noch als ein allerdings keineswegs konstantes Vorkommnis eine mäßige *Milzschwellung* anzuführen, welche ein weiteres Analogon zu den Erscheinungen der akuten Infektionskrankheiten bildet. Auch Ikterus und Albuminurie können schon in dieser Zeit auftreten.

Alle diese Erscheinungen und die in den folgenden Kapiteln ausführlich zu besprechenden Haut- und Schleimhauterkrankungen setzen das *Gesamtbild der Eruptionsperiode der Syphilis* zusammen. Dieses ist allerdings insofern ein sehr wechselndes, als zwar die Hauteruptionen recht konstant sind, von den anderen, hier geschilderten Erscheinungen aber in den einzelnen Fällen bald die einen, bald die anderen in sehr wechselnder Intensität vorkommen,

oder alle überhaupt völlig fehlen. Im allgemeinen treten diese Symptome bei
Männern in sehr viel schwächerem Grade auf als bei Frauen; bei den ersteren
geht die Eruption der Allgemeinerscheinungen der Syphilis oft in völlig „un-
bewußter" Weise vor sich, während bei Frauen öfter subjektive Erscheinungen
in geringerem oder (seltener) höherem Grade bis zum Gefühle schweren Krankseins vorhanden sind.

Wenn daher auch die konstantesten Erscheinungen der Eruptionsperiode,
die Drüsenschwellungen und die Exantheme, in *diagnostischer Hinsicht* die erste
Stelle einnehmen, so ist doch an einen anderen Umstand zu erinnern, der leider
oft genug übersehen wird. Gerade die *subjektiven Symptome,* die verschiedenartigen Schmerzempfindungen sind es häufig, welche die Kranken zum Arzt
führen, und welche *allein* diesem geklagt werden, sei es, daß die anderen Erscheinungen der Syphilis nicht bemerkt sind, oder daß die Kranken sie nicht
bemerkt haben wollen. Da es sich nach dem oben Gesagten in diesen Fällen
meist um weibliche Patienten handelt, so ist dies um so eher möglich, als bei
diesen selbst die primäre Genitalaffektion sehr oft unbemerkt bleibt; das etwa
bestehende Exanthem wird, da es keine Beschwerden hervorruft, leicht
übersehen. Oft genug werden derartige Kranke von Ärzten, die mit den
Erscheinungen der Eruptionsperiode nicht hinreichend vertraut sind, wochen-
lang mit Morphium, Bromkalium, Salicylpräparaten, allen möglichen Nervinis
oder mit Elektrizität behandelt, natürlich völlig erfolglos, während bei richtiger
Erkenntnis der Krankheitsursache die entsprechende antisyphilitische Therapie
die subjektiven Symptome in wenigen Tagen zu beseitigen vermag. Es
wird niemals einen Schaden bringen, wenn der Arzt in jedem Falle, in dem
über derartige, sonst nicht zu motivierende Schmerzempfindungen geklagt
wird, an Syphilis denkt und die Untersuchung darauf richtet (Seroreaktion!),
was ja leicht, ohne daß der Patient über die Bedeutung dieser Untersuchung
aufgeklärt wird, geschehen kann. So werden wenigstens solche diagnostische
und therapeutische Mißgriffe sicher vermieden.

Siebentes Kapitel.

Die syphilitischen Erkrankungen der Haut.

Wenn auch die syphilitischen Erscheinungen an der Haut für die allgemeine
Gesundheit die wenigst wichtigen Symptome der Lues sind, so stellen sie
doch im Verlauf der Krankheit und für die Diagnose, sowie für unsere
allgemein-pathologischen Anschauungen außerordentlich wichtige Phänomene dar.

Mit seltenen Ausnahmen (z. B. „trophische Störungen" bei Tabes usw.)
sind wohl alle bei der Syphilis an der Haut auftretenden Veränderungen
durch die unmittelbare Anwesenheit der Spirochäten „in loco morbi" hervorgerufen. Ihre Mannigfaltigkeit ist durch die zeitlich und individuell verschiedene Entwicklung der Allergie, die damit zusammenhängende Verschiedenheiten in der Spirochätenzahl, bestimmte individuelle Reaktionsarten (z. B.
„seborrhoischer" Status), weiterhin auch durch äußere Momente (Reizung,
Behandlung) bedingt. Ob dabei spezielle Eigenschaften der Spirochätenstämme
eine Bedeutung haben, muß noch dahingestellt bleiben.

Wie schon erwähnt, ist es gerade bei den syphilitischen Hauterkrankungen
meist leicht, *die sekundären von den tertiären zu unterscheiden.* Um es noch einmal
hervorzuheben: die ersteren sind im allgemeinen oberflächlicher, disseminiert

(in Exanthemform) oder regionär, meist symmetrisch; nur wenige haben eine ausgesprochene Gruppierung, sie heilen gewöhnlich ohne Narbenbildung ab, treten meist innerhalb der ersten 3—4 Jahre nach der Infektion auf und sind mehr oder weniger spirochätenreich und daher ansteckungsgefährlich.

In allen diesen Punkten verhalten sie sich umgekehrt wie die tertiären.

Gleichsam zwischen beiden stehen die später im Zusammenhang zu besprechenden „malignen" Formen.

Allen syphilitischen Hauterkrankungen ist gemeinsam, daß sie nur *wenig subjektive Erscheinungen* bedingen. Speziell Jucken kommt wesentlich nur bei Neurasthenikern und Alkoholikern, sowie bei einzelnen selteneren (lichenoiden) Formen vor. Schmerzen werden natürlich empfunden, sobald konsekutive Veränderungen, Erosionen, Risse, Ulcerationen sich an Stellen lokalisieren, welche mechanischer oder chemischer Reizung ausgesetzt sind.

Dagegen haben die papulösen Efflorescenzen, in wesentlich geringerem Grade die tuberösen der Tertiärperiode, noch weniger die Roseolen die Eigenschaft, auf Druck (z. B. mit einer stumpfen Sonde) ausgesprochen *hyperalgetisch* zu sein.

Sowohl in der sekundären wie in der tertiären Periode kommt, abgesehen von allen anderen Arten der Anordnung (circinär, serpiginös s. u.), die wir im einzelnen besprechen müssen, eine Art der *Gruppierung* vor, welche besonders charakteristisch für Syphilis ist (s. S. 139). Diese Anordnung besteht darin, daß um einen größeren, höher ausgebildeten Krankheitsherd meist während dessen Rückbildung zahlreiche kleinere in unregelmäßiger Gruppierung auftreten, welche auch bei fehlender Behandlung auf einem niedrigeren Entwicklungszustande beharren. Die Efflorescenzen sehen dann so aus, als wenn ein Sprenggeschoß aufschlägt und die stärkste und früheste Veränderung an der Aufschlagstelle hervorruft, während durch die im Umkreis sich verteilenden Sprengstücke kleinere und später auftretende Krankheitsherde verursacht werden: daher der Name „*Bombensyphilid*"; man spricht auch von *corymbiformer* oder *satellitenartiger* Anordnung. Manchmal ist die zentrale „Mutterefflorescenz" von einem ganz freien Saume umgeben, um dessen Peripherie sich die Tochterefflorescenzen gruppieren. Diese Gruppierung kommt schon bei den ersten Exanthemen vor, indem sich um eine papulöse Efflorescenz Roseolenflecke anordnen; am häufigsten ist sie bei der papulösen Lues (große zentrale papulöse, häufig auch papulokrustöse Efflorescenz mit ausgesprengten kleinen, planen oder acuminierten, lichenoiden Herden oder plane lichenoide Papel mit acuminierten Papelchen); viel seltener ist sie im tertiären Stadium: Gummata mit tuberösen Herden in der Umgebung. Es handelt sich bei dieser Anordnung augenscheinlich um eine Ausbreitung der Spirochäten von dem ursprünglichen Herd in die Peripherie und um eine lokale partielle Immunisierung von der zentralen Efflorescenz aus. Analoge Anordnung findet sich in wesentlich selteneren Fällen auch bei der Tuberkulose (Lupus und Lichen scrophulosorum), bei der Trichophytie, der Psoriasis und beim Lichen ruber (planus und follicularis).

Die Hautsyphilide der Frühperiode — sekundäre Hautsyphilis.

Die Früherscheinungen der Syphilis, soweit sie bei der klinischen Beobachtung manifest werden, spielen sich zum großen Teil an der Haut und den an sie angrenzenden Schleimhäuten ab. Sie treten zuerst meist am Ende der zweiten, bzw. der „gesamten" Inkubationszeit als „erstes Exanthem" auf; die Haut- und Schleimhautsyphilis kann damit abgeschlossen sein, ja es kann wohl auch dieses erste wie alle weiteren Ex- und Enantheme fehlen. In vielen Fällen aber entwickeln sich im weiteren Verlauf der Frühsyphilis ein- oder mehr- oder oftmals wiederum Veränderungen an diesen der Untersuchung am leichtesten zugänglichen Organen: Die Früh- oder sekundären „Rezidive" an Haut und Schleimhaut. Sie sind durch mehr oder weniger lange Latenzperioden voneinander getrennt. Sie können sich beim gleichen Individuum immer wieder in der gleichen oder ähnlichen Form oder Lokalisation zeigen, sie können aber auch in buntester Weise wechseln (individuell außerordentlich variierende Reaktionsart, äußere Momente wie akute und chronische Reizungen). Je weiter die Infektion zurückliegt, um so größer werden im allgemeinen die Latenzperioden, um so spärlicher, um so weniger disseminiert, um so weniger symmetrisch die Effflorescenzen. Doch sind nach allen Richtungen typische, gelegentlich auch spirochätenreiche „sekundäre" Krankheitsherde noch viele, selbst 8—10, Jahre nach der Infektion beobachtet worden. Beim Vorhandensein von Sekundärerscheinungen sind, mit seltenen Ausnahmen, die meist durch die Behandlung bedingt sind, die Seroreaktionen positiv; auch Liquorveränderungen sind häufig. Oft kommt gerade bei den frühen Exanthemen unter dem Einfluß der Specifica (am häufigsten bei den Salvarsanpräparaten) eine stärkere Rötung und Schwellung der Efflorescenzen *(„*JARISCH-HERXHEIMER*sche Reaktion"*) zustande; ja die Exantheme können sogar erst durch die Behandlung manifest werden.

In der Sekundärperiode sind die Hauterscheinungen ganz besonders mannigfaltig. Sie sind entweder *„monomorph"*, d. h. es ist nur eine Efflorescenzenart zu gleicher Zeit nachzuweisen, oder sie sind *„polymorph"*: mehrere Eruptionsformen sind zugleich vorhanden, sei es, daß die einen sich aus den anderen entwickeln, sei es, daß zu den einen buntgemischt oder an bestimmten Körpergegenden die anderen sich gleichzeitig oder später hinzugesellen. Für die Lokalisation und für die Art der Entwicklung sind, wie oben erwähnt, örtliche Reizungen, „Abklatsch", individuelle Eigentümlichkeiten maßgebend.

Die Exantheme können unter Allgemeinerscheinungen, besonders Fieber, auftreten, tun das aber oft bloß beim ersten Ausbruch (s. S. 160). Sie entwickeln sich entweder sehr schnell, in einem Schube, oder mehr allmählich im Laufe von mehreren bis vielen Tagen.

Man hat die sekundären Hautsyphilide in sehr verschiedener Weise *eingeteilt* und *benannt*. Alle Formen können sich nicht bloß miteinander kombinieren, sondern sind auch durch Übergangsformen verbunden, ebenso wie mit denjenigen der tertiären Periode. Es genügt, wenn wir die *fleck- und knötchenförmigen,* die *makulösen und papulösen* Syphilide unterscheiden. Bei den ersteren sind nur wenige, bei den letzteren wesentlich mehr Untergruppen aufzustellen.

Der frühere Gebrauch, die einzelnen Formen nach ihrer Ähnlichkeit mit nichtsyphilitischen Hautkrankheiten im Substantiv zu benennen (z. B. „Psoriasis", „Acne syphilitica" usw.) sollte aufgegeben, und die Form der Syphilide nur im Adjektiv beigefügt werden („makulöses, papulöses, psoriasiformes, acneiformes usw. Syphilid").

Histologisch sind alle sekundären Syphilide als Infiltrationen mit besonderem Anschluß an die Gefäße aufzufassen. Unter den Zellelementen spielen Lymphocyten, Plasmazellen und fibroblastische Elemente die Hauptrolle, doch kommen auch polynucleäre Leukocyten und Riesenzellen nach dem LANGHANSschen Typus nicht selten vor. Die Gefäßwandungen sind in mehr oder weniger hohem Grade beteiligt. Veränderungen der Epidermis, der Drüsen und Haare, des Pigments, der elastischen Fasern vervollständigen und variieren das histologische Bild. Durch eigentliche Granulations- und durch Degenerationsprozesse werden auch mikroskopisch die Übergänge zur Tertiärperiode repräsentiert.

1. Die makulösen, erythematösen (Flecken-)Syphilide ("Roseolae syphiliticae").

Bei den makulösen, erythematösen Syphiliden (bei denen die Bezeichnung „Roseolen" so allgemein gebräuchlich ist, daß wir an ihr notgedrungen festhalten müssen) unterscheiden wir die *„ersten"* und die *„rezidivierenden"* Roseolen.

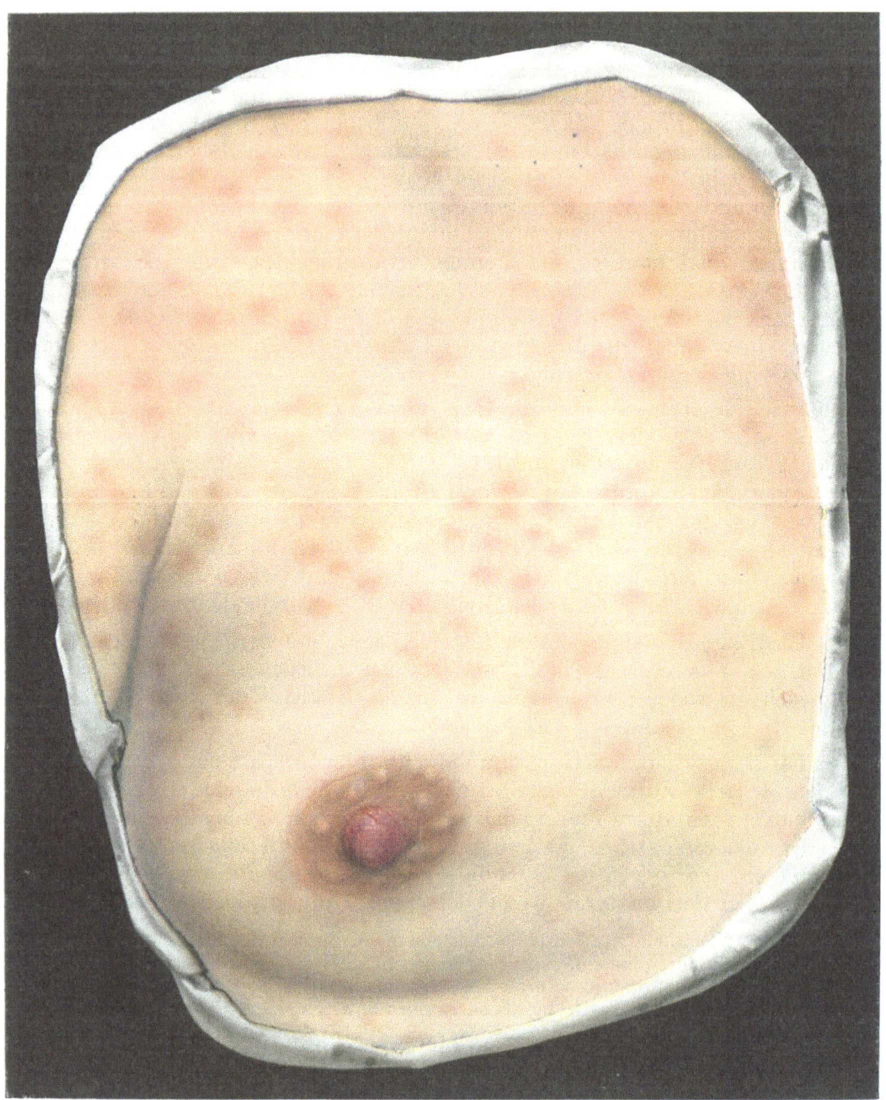

Abb. 39. Erste Roseola.

Das „erste Exanthem" der Syphilis tritt am häufigsten als Roseola auf, d. h. in blaßroten, scharf begrenzten Flecken von im allgemeinen rundlicher oder der Spaltungsrichtung der Haut entsprechend länglich ovaler Form, die keine oder nur eine ganz geringe Erhebung über die normale Hautoberfläche zeigen (makulöses und „makulo-papulöses" Exanthem). Selten ist eine etwas stärkere Exsudation vorhanden, die Flecken ähneln dann flachen Urticariaquaddeln (Roseola urticata, Roséole ortiée), sind aber stabiler als diese, breiten sich nicht peripherisch aus und jucken meist nicht.

Auf Druck verschwindet die Röte, indes erscheint, besonders wenn der Ausschlag schon einige Zeit bestanden hat, die Haut an der Stelle der Flecken manchmal leicht gelblich oder hellbräunlich gefärbt, ein Beweis dafür, daß es sich nicht lediglich um eine Hyperämie, sondern auch um eine geringe Infiltration und Exsudation handelt. Die *Größe* der Flecken ist außerordentlich wechselnd und schwankt zwischen den kleinsten Dimensionen und der Größe etwa eines Zehnpfennigstückes und darüber. Im allgemeinen sind im einzelnen Fall die Größenverhältnisse wenigstens annähernd die gleichen, so daß man von einer kleinfleckigen oder großfleckigen Roseola sprechen kann. Bezüglich der Reichlichkeit zeigen die einzelnen Eruptionen eine sehr große Verschiedenheit, indem in manchen Fällen die Flecken ganz vereinzelt, spärlich auftreten, während in anderen fast der ganze Körper in reichlichster Weise mit denselben überschüttet ist; natürlich kommen zwischen diesen beiden Extremen alle möglichen Abstufungen vor. Im ganzen pflegen bei den spärlichen Exanthemen die Flecken größer zu sein, während bei reichlicher Ausbildung mehr der kleinfleckige Typus zur Beobachtung gelangt; doch ist dies keineswegs als feste Regel hinzustellen.

Zu Konfluenzerscheinungen kommt es gewöhnlich nicht. An den im Bereich der Roseolaflecken liegenden *Follikeln* tritt manchmal eine etwas stärkere Hyperämie oder selbst eine geringe Infiltration ein, so daß diese als kleine intensiver rote Pünktchen oder Körnchen in dem Roseolafleck hervortreten (Roseola granulata). Diese kleinen perifollikulären Hyperämien überdauern gelegentlich die rascher verschwindenden eigentlichen Maculae; in solchen Fällen sieht man entsprechend dem vorhanden gewesenen Exanthem Gruppen von kleinen Pünktchen als die Reste der Flecken. In äußerst seltenen Fällen werden die Efflorescenzen *hämorrhagisch* — eine Erscheinung, die auch bei den papulösen Syphiliden und verhältnismäßig am häufigsten bei den pustulösen Syphiliden zur Beobachtung kommt. In Ausstrichen von ausgeschabten Partikelchen der Roseolaflecken sind Spirochäten nachgewiesen.

Die als **Rezidive** auftretenden Roseolen zeigen im allgemeinen eine spärlichere Ausbreitung als das erste Exanthem und dementsprechend auch gewöhnlich den großfleckigen Typus. Sie sind oft besonders blaß, etwas bläulich, sehen wie „verwaschen" aus. Sie haben ganz im Gegensatz zur ersten Roseola eine ausgesprochene Neigung zur Bildung von Ringen mit normalem blassem Zentrum und schmälerem oder breiterem roten Saum *(Roseola annularis)*. Es ist möglich, daß sich diese Roseolaringe entsprechend den Stellen der Roseolaflecken des ersten Exanthems aus Keimen. die in diesen zurückgeblieben sind, entwickeln — in Ringform, weil die schon einmal erkrankt gewesene Hautstelle noch „immun" ist. Es ist aber auch möglich, daß sich diese lokale „Anergie" einem hämatogenen Neuimport gegenüber manifestiert. Jedenfalls sprechen für solche Beziehungen besonders die Fälle, in denen die Roseolaringe Leukodermflecke oder Pigmentierungen, die von einem vorausgegangenen papulösen Syphilid herrühren, umschließen. Zugleich mit den annulären Flecken finden sich manchmal an der Beugeseite der Extremitäten, wo das erste Exanthem oft fehlt, gleichmäßig gefärbte Efflorescenzen (Fehlen der lokalen Immunisierungserscheinungen?). Oft bilden sich statt der Ringe durch Konfluenz arabeskenartige Figuren, Halb- und Viertelringe usw. aus, die miteinander zusammenhängen *(„Roseola figurata")*.

Die *Lokalisation* der ersten Roseola ist mehr oder weniger ausgesprochen symmetrisch, die reichlichste Entwicklung erfolgt fast stets am Rumpf; dieser ist gewöhnlich allein betroffen, wenn der Ausschlag spärlich ist; die Lieblings-lokalisationsstellen sind das Abdomen und die seitlichen unteren Partien des Thorax. Bei reichlichem Exanthem sind besonders auch die Beugeseiten der

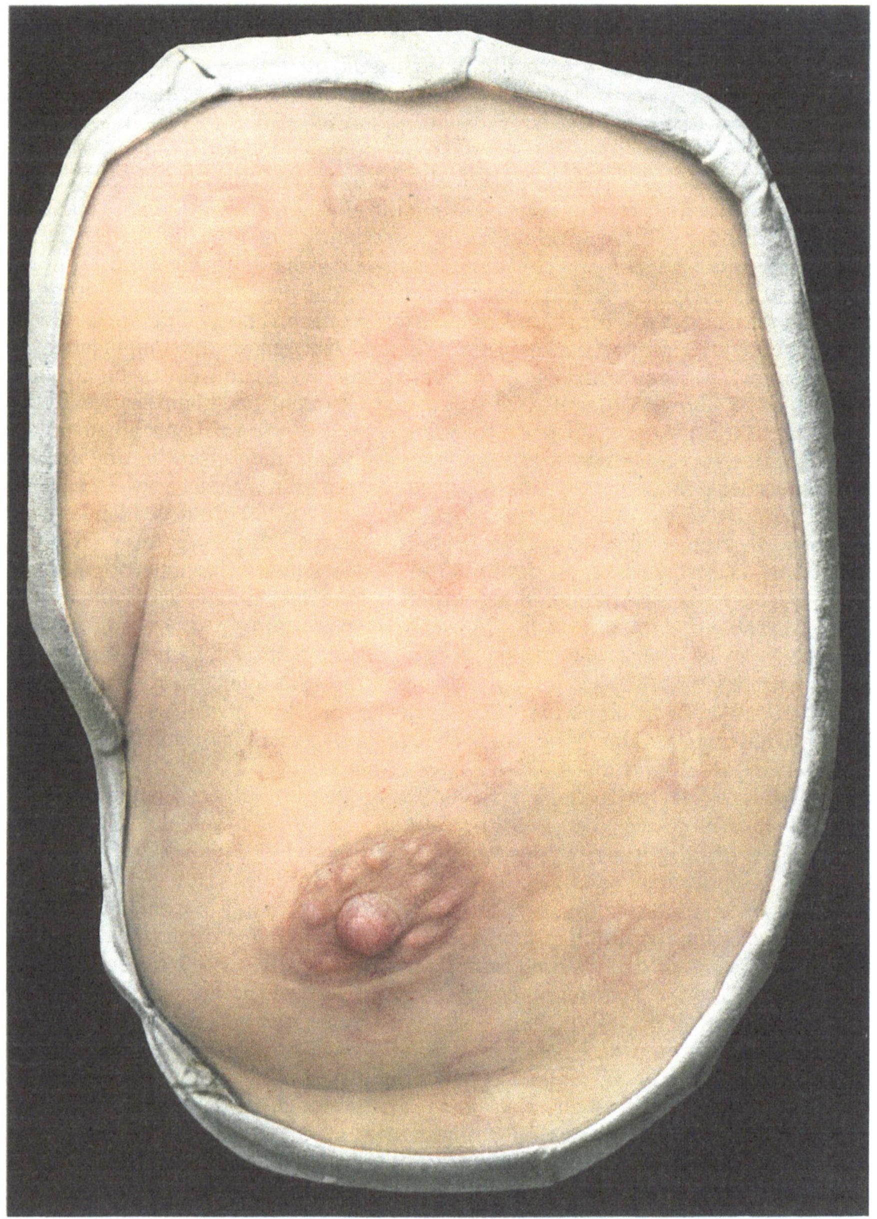

Abb. 40. Rezidivierende Roseola.

Extremitäten, viel seltener der Hals ergriffen, während das Gesicht und die Dorsalflächen der Hände und Füße sehr oft, aber keineswegs immer frei bleiben. Wesentlich häufiger als diese werden die Handteller und die

Fußsohlen befallen; hier sind Erscheinungsweise und Verlauf manchmal etwas abweichend, annähernd schon entsprechend den Erscheinungen des an diesen Stellen lokalisierten papulösen Syphilids, so daß hier besser auf die spätere Schilderung verwiesen wird. Sehr merkwürdig ist das gelegentlich beobachtete Freibleiben größerer Hautstrecken, z. B. des ganzen Bauches oder der Umgebung der primären Lymphdrüsenschwellung bei im übrigen reichlichem Exanthem (Immunisierungserscheinungen?).

Die *rezidivierenden Roseolen* lokalisieren sich besonders gern auch an den Extremitäten. Sie können in, selbst 8—10 mal wiederholten, Schüben während der ersten Jahre, ja auch noch 5—6 Jahre nach der Infektion auftreten; in einzelnen Fällen erschöpft sich die ganze manifeste sekundäre Syphilis in solchen makulösen Exanthemen. Je später diese Roseolen erscheinen, um so spärlicher ist im allgemeinen ihre Zahl, und um so größer sind die einzelnen Flecke. Ja, es werden auch noch in der Spätperiode, 5—10 und mehr Jahre nach der Infektion, in allerdings sehr spärlichen Fällen am Rumpf einzelne, seltener viele, nicht mehr symmetrisch lokalisierte, ringförmige runde, oblonge, halbmondförmige oder manchmal nicht ganz regelmäßig geformte Herde beobachtet, welche ein normales Zentrum und einen roten oder leicht bräunlichen, öfters leicht schuppenden Rand haben und ziemlich große Dimensionen annehmen können: *Roseola tardiva.* In manchen dieser Fälle weicht das Exanthem prompt der antisyphilitischen Therapie, in anderen zeigt es sich sehr hartnäckig — ganz im Gegensatz zu den gelegentlich ebenfalls ganz oberflächlichen, aber anders geformten leichtesten Fällen der tubero-serpiginösen Syphilis (s. S. 198).

Gleichzeitig mit der Roseola oder bald nach ihr können sich auch auf den *Schleimhäuten* völlig analoge, aber infolge der abweichenden anatomischen Bedingungen anders verlaufende Eruptionen bilden, die später geschildert werden.

Auf einen Punkt aber muß zur Vervollständigung des Krankheitsbildes hier noch einmal hingewiesen werden, wenn wir auch einiges aus späteren Kapiteln hierbei vorwegnehmen, auf die bereits erwähnte *Polymorphie* der syphilitischen Exantheme, die sich schon bei der ersten Eruption zeigen kann. Sie sind nämlich vielfach nicht einheitlichen Charakters, sondern aus verschiedenartigen Efflorescenzen zusammengesetzt, und oft lassen sich bestimmte lokale Gründe für diese Verschiedenartigkeit nachweisen. So finden wir sehr häufig bei einem im allgemeinen makulösen Ausschlage an einzelnen Stellen derbere Infiltrate, syphilitische *Papeln,* und zwar treten diese am häufigsten an den Genitalien und in der Umgebung derselben, in der Analfurche, am Nacken, in der Beuge des Ellbogengelenks, seltener in der Umgebung der Achsel auf. An diesen Stellen ist die Haut entweder besonders zart, oder sie ist durch das Aneinanderliegen zweier Hautflächen oder durch die Reibung der Kleidungsstücke, z. B. des Hemdkragens am Nacken, fortwährenden Irritationen ausgesetzt, welche das Auftreten stärkerer Infiltrationsvorgänge erklären. Auch an Stellen, auf welche ein Cantharidenpflaster od. dgl. gelegt war, oder die, z. B. wegen eines Bubo, verbunden waren, sieht man bei im übrigen makulösem Exanthem papulöse Efflorescenzen sich entwickeln. Aber selbst ohne erkennbare lokale Ursachen kommen häufig genug bei einem im wesentlichen makulösen Exanthem einzelne Papeln vor. In selteneren Fällen ist eine jede dieser vereinzelten Papeln von einem Roseolafleck von ungewöhnlicher Größe mit bogigen Begrenzungslinien umgeben, wie „eine Sonne, die durch eine Wolke scheint". Ferner treten gelegentlich auch bei einem makulösen Exanthem an einzelnen Stellen pustulöse Efflorescenzen auf, so an den Unterschenkeln, an denen die Haut überhaupt, vielleicht infolge der ungünstigeren Zirkulationsbedingungen, eine gewisse Vorliebe für pustulöse (und ulceröse) Eruptionen zeigt. Manchmal entstehen an den Genitalorganen leicht nässende Flecke.

Ganz besonders sind aber noch die Veränderungen der Efflorescenzen auf *stark behaarten Teilen* zu erwähnen. Hier treten an Stelle der roten Flecke, vielleicht unter der mechanischen Einwirkung des Kämmens, kleine nässende Herde auf, deren Sekret zu gelblichen oder infolge mechanischer Insulte blutigtingierten, die Haare manchmal büschelartig verklebenden Borken eintrocknet; nach deren mehr oder weniger schmerzhafter Entfernung bleibt eine seichte, leicht blutende Excoriation zurück. Am häufigsten sehen wir diese Erscheinung am behaarten Kopfe; diese als *impetiginöses Syphilid des Capillitium* („Impetigo syphilitica") bezeichnete Affektion findet sich häufig zugleich oder bald nach der ersten Roseola, überdauert sie und ist diagnostisch darum von großer Bedeutung (Spirochäten besonders leicht nachweisbar!), weil die Kranken durch das schmerzhafte Hängenbleiben des Kammes an den Borken beim Durchkämmen der Haare meist selbst auf die Affektion aufmerksam werden, während sie die Roseola sehr oft übersehen. Auch im weiteren Verlauf der sekundären Periode kommen solche impetiginöse Herde mit und ohne andere Exantheme vor.

Es muß hier auch noch hervorgehoben werden, daß in einzelnen schwereren Fällen schon das erste Exanthem ein papulöses oder selbst ein papulopustulöses ist.

Beschwerden werden durch die Roseola syphilitica, abgesehen von den zuletzt erwähnten Erscheinungen, nicht hervorgerufen. Nur die auf Flachhänden und Fußsohlen auftretenden Exantheme machen hiervon manchmal eine Ausnahme, indem sie Jucken bedingen.

Der *Verlauf* der Roseola syphilitica wird ebenso, wie der aller anderen syphilitischen Krankheitserscheinungen, in wesentlichster Weise durch die Therapie beeinflußt. Die Roseola gehört indes zu den auch ohne Behandlung in verhältnismäßig kurzer Zeit, im Laufe einer bis einiger Wochen bis vielleicht eines oder zweier Monate, von selbst heilenden Symptomen; natürlich tritt unter geeigneter Behandlung dieses Verschwinden sehr viel schneller, in der Regel im Laufe von wenigen bis 14 Tagen ein. Die einzelnen Flecken verlieren zunächst ihre etwas lebhaftere rote Farbe und bekommen ein mehr livides Kolorit. Dann blaßt die Röte völlig ab, und an der Stelle der Flecken zeigt die Haut manchmal eine hellgelbliche bis grau-braune nicht wegdrückbare Färbung. Später verliert sich auch diese; die Haut erscheint wieder völlig normal. Nur ganz ausnahmsweise tritt bei diesen Vorgängen eine ganz geringe oberflächliche Abschuppung auf.

In manchen Fällen bleibt indes nach der Resorption von Roseolaflecken — häufiger, um dies gleich vorweg zu bemerken, von Papeln — eine sehr eigentümliche Veränderung der Hautpigmentierung für längere Zeit zurück, die für die Diagnose der Syphilis von der größten Bedeutung ist, das *Leucoderma syphiliticum,* welches weiter unten geschildert werden soll.

Histologisch finden sich meist recht unbedeutende perivasculäre Infiltrate aus reichlicheren Lymphocyten, spärlicheren Plasmazellen, seltener polynucleären Leukocyten, leichtes Ödem und Vermehrung und Schwellung der Bindegewebszellen — manchmal besonders ausgesprochen an den Follikeln (s. Abb. 41).

Diagnose. Von den Hautaffektionen, die eine gewisse Ähnlichkeit mit der Roseola syphilitica zeigen, sind zunächst die Ausschläge bei verschiedenen *akuten Infektionskrankheiten* zu nennen. Eine Verwechslung mit *Scharlach* ist wohl kaum möglich, etwas eher noch eine solche mit *Masern*; doch schützt bei diesen die Berücksichtigung des starken Ergriffenseins des Gesichts sowie der katarrhalischen Schleimhautaffektionen vor einem solchen Irrtum. Auch die

Rubeolen und bei den späteren Roseolen das „*Megalerythema*" könnten gelegentlich in Frage kommen. Das Exanthem des *Abdominaltyphus* sowohl, wie dasjenige des *exanthematischen Typhus* zeigen an und für sich oft eine so große Ähnlichkeit mit der Roseola syphilitica, daß die Unterscheidung nur auf Grund des Exanthems unter Umständen unmöglich sein kann. Indessen wird in diesen Fällen bei Berücksichtigung der übrigen Erscheinungen und des Allgemeinzustandes ein Irrtum nicht vorkommen können (bakteriologische, serologische und histologische Untersuchung). Auch Verwechslungen mit den nach dem Gebrauch balsamischer, aber auch anderer Medikamente, ja auch nach Genußmitteln und Autointoxikationen (bei Magen-Darm-Katarrhen) auftretenden *Erythemen* und *Quaddeleruptionen* sind vorgekommen; indes jucken diese Ausschläge manchmal lebhaft und sind gewöhnlich von stärkeren Schwellungen begleitet.

Dann haben zwei sehr harmlose Hauterkrankungen eine gewisse Ähnlichkeit mit der Roseola, die *Pityriasis rosea* und die *Pityriasis versicolor*. Bei der ersteren wird ebenfalls besonders der Rumpf mit roten Flecken überschüttet, aber nach kurzer Zeit zeigt sich, besonders nach Kratzen, in deren Mitte eine feine Abschuppung, die bei der Roseola syphilitica fehlt. Es finden sich ferner manchmal

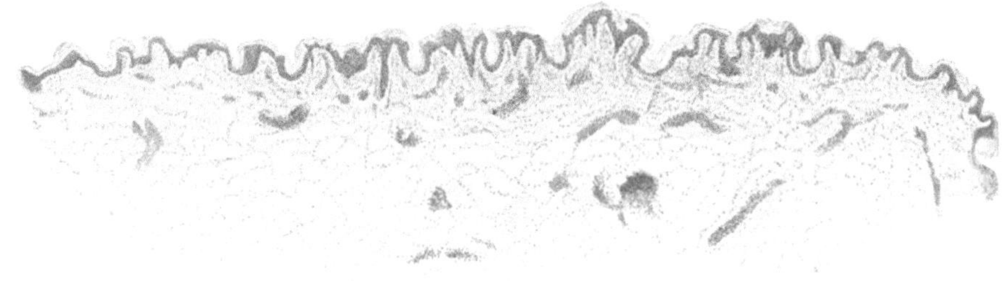

Abb. 41. Schnitt durch Roseola.

ein oder einige ältere Herde in Form größerer schuppender Kreise: „Plaque primaire". Und schließlich ist bei der Pityriasis rosea oft Jucken vorhanden, während das syphilitische Exanthem nicht juckt. Die Pityriasis versicolor tritt nicht selten in einzelnen rundlichen über den Rumpf zerstreuten Herden auf, so daß besonders, wenn diese auf Grund einer Hyperämie der Haut bei starkem Schwitzen mehr rot aussehen als gewöhnlich, eine gewisse Ähnlichkeit mit Roseola syphilitica vorhanden sein kann; aber diese Flecken weisen entweder ohne weiteres oder jedenfalls beim Kratzen, mit dem Fingernagel eine Abschuppung der obersten Hornschichten auf, und in den Schuppen sind die Pilze leicht nachzuweisen.

Dann sind noch die durch Filzläuse hervorgerufenen *Maculae caeruleae* zu erwähnen. Diese mattbläulichen Flecke sind stets um die Aufenthaltsorte der Phthirii gruppiert oder auf dem Wege zwischen denselben lokalisiert, so am Mons Veneris, an der Innenfläche der Oberschenkel, an den Nates, an den seitlichen Thoraxflächen, um die Achselhöhlen, und man wird an diesen Stellen nicht vergeblich nach den Pediculi, bzw. deren Eiern suchen. Natürlich ist insofern eine gewisse Vorsicht geboten, als gelegentlich gleichzeitig eine Roseola syphilitica und Maculae caeruleae bestehen. Eine gewisse Ähnlichkeit mit der rezidivierenden Roseola kann auch die seltene, in ihrer Genese noch nicht aufgeklärte, speziell auch mit späterer Syphilis in Zusammenhang gebrachte „*Livedo racemosa*" haben; diese ist aber meist an den Extremitäten lokalisiert, ist viel unregelmäßiger, oft ausgesprochen dendritisch geformt und sehr stabil.

Es darf ferner nicht unerwähnt bleiben, daß der Unerfahrene gelegentlich selbst rein vasomotorische Phänomene mit Roseolen verwechselt; das kommt seltener bei den Affekterythemen *(,,Erythema pudoris")* vor, die sich oft in unregelmäßigen großen Flecken über weite Strecken des Rumpfes ausbreiten; etwas häufiger ist der Irrtum bei der sog. *Kältemarmorierung,* welche einer rezidivierenden annulären Roseola ähneln kann. Aber während die erstere kurze Zeit nach dem Entkleiden durch die Gewöhnung an die Außentemperatur verschwindet, wird im Gegenteil die rezidivierende Roseola immer deutlicher.

In allen Fällen ist selbstverständlich die Berücksichtigung der *übrigen Erscheinungen der Syphilis* für die Diagnose sehr wichtig; gerade bei der ersten Roseola liegen die Verhältnisse insofern günstig, als sehr oft der Primäraffekt oder seine Reste noch vorhanden sind; ebenso erleichtern die regionären und multiplen Drüsenschwellungen, die impetiginösen Efflorescenzen am Capillitium, die Schleimhauterscheinungen und die oben geschilderten weiteren Symptome

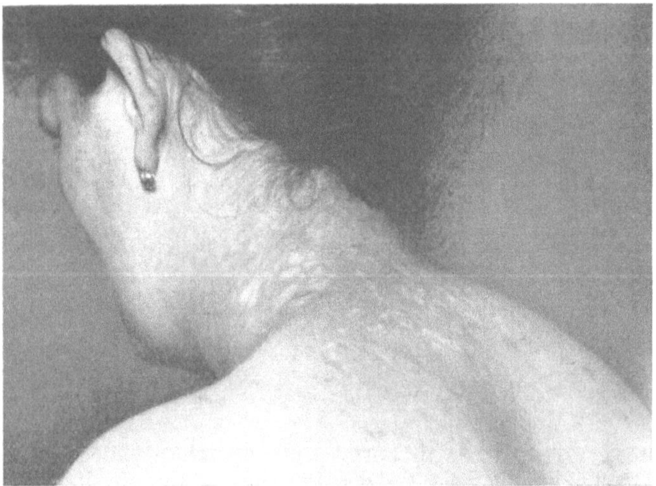

Abb. 42. Leucoderma syphiliticum nuchae.

der Eruptionsperiode, Kopfschmerzen, Schlaflosigkeit, Nachtschweiße usw. die Diagnose. Der Spirochäten-Nachweis ist in Roseolen für die Praxis zu mühsam; aber der in diesem Stadium der Syphilis so gut wie immer positive Ausfall der *Seroreaktionen* ist hier das wichtigste Hilfsmittel für die Diagnose, ebenso natürlich auch bei allen anderen Erscheinungen der sekundären Syphilis.

Prognostisch — die Prognose der Syphilis wird natürlich im Zusammenhang besprochen — ist die Roseola ein leider allzu harmloses Exanthem, denn sie und damit oft die ganzen Früherscheinungen werden vielfach vollständig übersehen. Die Flecke verschwinden, ohne irgendwelche dauernden Spuren zu hinterlassen.

Nur bleibt, wie bereits erwähnt, nicht selten nach der Roseola, besonders aber nach papulösen Exanthemen, eine eigentümliche Pigmentveränderung zurück, die dermatologisch zu den fleckigen Exanthemen gerechnet werden muß, das **Leucoderma syphiliticum,** früher, und in Frankreich auch jetzt noch oft, als eine Form der *Pigmentsyphilis* bezeichnet. Ist diese Erscheinung vollständig ausgebildet, so zeigen sich auf dunklem Grunde rundliche oder länglichrunde, ziemlich scharf begrenzte helle Flecke. Je nach ihrer Größe und Zahl ist das Krankheitsbild natürlich ein sehr wechselndes, indem manchmal nur einzelne wenige, weit voneinander entfernt stehende pigmentarme, aber nicht vollständig pigmentfreie Stellen auftreten, während sie andere Male so zahlreich und daher so dicht aneinandergedrängt sind, daß zwischen ihnen nur ein Netzwerk dünner brauner Streifen übrig bleibt, und so eine gewisse Ähnlichkeit mit einer grobmaschigen Spitze entsteht, indem die weißen Stellen den Lücken, das braune Netzwerk den Fäden der Spitze entsprechen. Irgendwelche anderweitige Veränderungen der Haut (außer der Pigmentabnahme), Abschuppung, Infiltration, atrophische, narbige oder subjektive Erscheinungen sind beim Leukoderm (im strengen Sinn) nicht vorhanden. Nur selten sind die Flecke ganz leicht und glatt atrophisch (Leukoatrophie). Finden sich zugleich mit den Herden mit ganz normaler Oberflächenstruktur stärker atrophische, so weist das entweder auf eine Kombination mit anderen narbenbildenden Prozessen (s. u.) oder auf das gleichzeitige Vorhandensein von Maculae atrophicae syphiliticae (s. S. 178) hin.

Das Leucoderma syphiliticum zeigt eine sehr bestimmte Vorliebe für gewisse Körperstellen, ganz besonders für den Hals (s. Abb. 42), und zwar hauptsächlich für dessen hintere und seitliche Partien; diese Teile sind in der großen Mehrzahl der Fälle allein ergriffen. Demnächst findet es sich an der vorderen und hinteren Wand der Achselhöhle, am Rumpf und zwar am häufigsten in der Hüftgegend, an den Genitalien, am seltensten an den Extremitäten. Es sind, wie sich schon aus dieser Zusammenstellung ergibt, die normal in der Regel am stärksten pigmentierten Hautstellen, die am häufigsten diese Pigmentveränderung aufweisen, soweit sie von syphilitischen Exanthemen befallen zu werden pflegen. Eine weitere zunächst noch nicht recht aufgeklärte Eigentümlichkeit des Leucoderma syphiliticum ist, daß es bei weitem am häufigsten bei Frauen und gerade bei ihnen meist am Halse vorkommt („Collier de Vénus", stärkere Belichtung!), während bei Männern relativ oft auch andere Teile ergriffen werden. Dementsprechend kommt auch das universelle, über den ganzen Körper verbreitete Leukoderm öfter bei Männern vor (speziell bei solchen, die durch Arbeiten an offenem Feuer oder durch Sonnenbäder am Rumpf dunkler pigmentiert sind); es gleicht in diesen Fällen die Anordnung der weißen Stellen vollständig derjenigen des vorausgegangenen Exanthems (s. Abb. 43).

Dieser letzterwähnte Umstand führt uns auf die Vermutung, daß die Entstehung des Leukoderms auf eine bei der Resorption der Roseolaflecken oder Papeln stattfindende Verminderung, aber nicht auf vollständiges Verschwinden, des Pigments zurückzuführen ist; die Frage, ob gleichzeitig in der Umgebung eine Zunahme des Pigments stattfindet, ist wohl zu verneinen. Auf der durch das Unbedecttragen bedingten dunkleren Färbung des Frauenhalses wird das Leukoderm besonders auffallend. Die Annahme einer solchen Entstehungsweise des Leukoderms wird durch die Beobachtung der Entwicklung des Leukoderm nach papulösen Ausschlägen bestätigt; denn hier können wir manchmal auf das genaueste verfolgen, wie in einem gewissen Stadium der peripherische Teil der Papel mit Hinterlassung eines weißen, die Grenze der früheren Papel oft noch überschreitenden Ringes resorbiert ist; im Zentrum schließt dieser Saum zunächst den noch nicht verschwundenen pigmentierten Papelrest ein, der dann allmählich noch von der Depigmentierung aufgezehrt wird.

Mit dieser Anschauung über die Entstehung des Leukoderm steht die *Zeit seines Auftretens* in vollstem Einklang. In der Regel sehen wir nämlich das Leukoderm im dritten und vierten Monat nach der Infektion erscheinen, also gerade zu der Zeit, zu der das erste Exanthem schon verschwunden ist. Nicht selten aber entwickelt es sich auch erst nach papulösen Eruptionen. Diese

Annahme der rein lokal bedingten Entstehung des Leukoderms wird auch dadurch gestützt, daß in analoger Weise nach anderen oberflächlichen Entzündungen auf stärker pigmentierter Haut Depigmentationen zurückbleiben. Man hat allerdings auch gemeint, speziell mit Rücksicht auf das beim Leukoderm anscheinend besonders häufige Vorhandensein von Liquorveränderungen, daß diese Pigmentanomalie mit nervösen Störungen in Beziehung steht. Die Anschauung, daß es sich nicht um einen Pigmentverlust, sondern um eine diffuse Pigmentvermehrung mit Aussparung der einzelnen Flecke handelt, ist gewiß nicht begründet. Das Leukoderm bleibt meist längere Zeit, mehrere

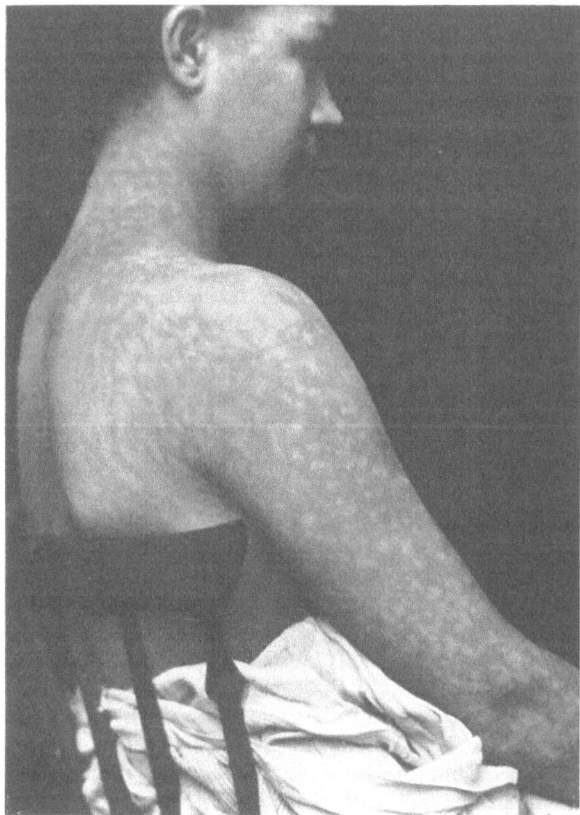

Abb. 43. Leucoderma syphiliticum generalisatum.

Monate und selbst 1—2 Jahre, sehr selten noch länger bestehen. Allmählich gleichen sich die Farbenunterschiede mehr und mehr aus, die Flecke werden unscheinbarer, verschwommener und schließlich wird fast immer eine vollständige Restitutio ad integrum erreicht.

Die *Therapie* hat wenig oder keinen Einfluß auf diese Rückbildung. Das Leukoderm ist ein ausgesprochenes Frühsymptom — es tritt immer erst nach dem ersten Exanthem (das natürlich oft übersehen wird) auf —, ob es sich wirklich erst in der Spätperiode entwickeln kann, muß dahingestellt bleiben.

Ihre Beständigkeit verleiht der an und für sich unbedeutenden, höchstens kosmetisch leicht störenden Erscheinung in *diagnostischer Hinsicht* große Wichtigkeit, da die anderen Erscheinungen der Syphilis in diesem Stadium gewöhnlich

in relativ kurzer Zeit verschwinden, ohne sichere Spuren ihres Daseins zu hinterlassen. Freilich kommt ein Pigmentverlust in runden Herden keineswegs bloß
bei der Syphilis vor. Aber doch ist die Anordnung und die Lokalisation der
entfärbten Stellen beim Leucoderma syphiliticum eine so charakteristische, daß
eine Verwechslung mit jenen anderen Zuständen fast ausgeschlossen ist. Bei
Vitiligo handelt es sich gewöhnlich um größere, meist wirklich ganz pigmentfreie, unregelmäßig lokalisierte und umrandete Herde. Bei der *Pityriasis versicolor* fehlt in der Regel die Entfärbung; die Schuppenbildung ist immer
leicht zu erweisen. Nur bei *Psoriasis* findet sich in seltenen Fällen eine
dem syphilitischen Leukoderm zum Verwechseln ähnelnde, ebenfalls gern am
Hals lokalisierte Pigmentveränderung, ohne daß Syphilis nachzuweisen ist.
Auch bei der „Parapsoriasis en gouttes" (= psoriasiformes und lichenoides
Exanthem oder Pityriasis lichenoides chronica; siehe Hautkrankheiten) sind
analoge Entfärbungen beobachtet worden, die bei der auch sonst syphilis-
ähnlichen Beschaffenheit dieser Dermatose gelegentlich zu Irrtümern Anlaß
geben können. Das kommt bei den hellen Stellen nicht in Frage, welche
die Pityriasis simplex faciei wesentlich im Gesicht bedingt.

Manchmal täuschen auch die nach Variola, Varicellen oder Acne, vor allem
auch nach Pediculi (besonders Pediculi capitis am Nacken) zurückgebliebenen
Narben ein Leukoderm vor; doch erkennt man bei genauer Untersuchung die
narbige Beschaffenheit der weißen Stellen, die beim Leukoderm nie vorhanden ist
(speziell ist auf die bei oberflächlich vernarbenden Prozessen oft deutlichen Erweiterungen der Follikelöffnungen zu achten!). Nach unseren heutigen Kenntnissen müssen wir die oben beschriebene Form des Leukoderm als recht charakteristisch für Syphilis, und zwar für ihr sekundäres Stadium ansehen, und wir werden
die Diagnose fast immer durch die weitere Untersuchung (Seroreaktionen usw.)
bestätigt finden. Nur auf das Leukoderm hin darf die Diagnose der Syphilis
allerdings nicht gestellt werden. Es ist ferner selbstverständlich, daß sein Fehlen
nicht das geringste gegen Syphilis beweist, da es nur in einem Teil der Fälle von
sekundärer Syphilis, und zwar hier wieder, wie schon erwähnt, viel häufiger
bei Frauen als bei Männern vorkommt. Nicht wenig wird die praktische Wichtigkeit dieses wertvollen diagnostischen Merkmals durch seine Vorliebe für den
Hals erhöht, da dieser doch ohne weiteres der Untersuchung zugänglich ist.

2. Die sekundären papulösen und pustulösen Syphilide.

Die papulösen Syphilide der Sekundärperiode sind sehr mannigfaltig. Sie
lassen sich aber alle auf die Grundform eines die Haut überragenden Knötchens
zurückführen. Sie gehen ohne scharfe Grenze in die papulo-pustulösen oder anscheinend rein pustulösen Syphilide über, und deswegen handeln wir auch diese
Formen in dem gleichen Kapitel ab. Sie sind über mehr oder weniger große
Flächen des Körpers disseminiert oder regionär lokalisiert und haben eine ausgesprochene Neigung zu Symmetrie. Gern kombinieren sie sich miteinander, mit
den Roseolen (besonders den rezidivierenden) und mit den analogen Schleimhautefflorescenzen beim gleichen Patienten. Subjektive Erscheinungen machen
nur wenige von ihnen; dagegen sind sie, wie erwähnt, meist sehr empfindlich
gegen den Druck mit einem stumpfen Instrument (Sonde), so daß das selbst
differentialdiagnostisch bis zu einem gewissen Grade verwertet werden kann.

Die häufigste und gleichsam reinste Form der disseminierten Exantheme
stellt das linsenförmige **„lentikuläre" papulöse Syphilid** (auch *„großpapulöses
Syphilid"* genannt) dar. Es besteht aus meist etwa linsen- bis fünfpfennigstück-
großen, gleichmäßig flach konvex gewölbten, in den oberen bis mittleren Schichten
der Haut liegenden derben Infiltratherden, welche das normale Hautniveau

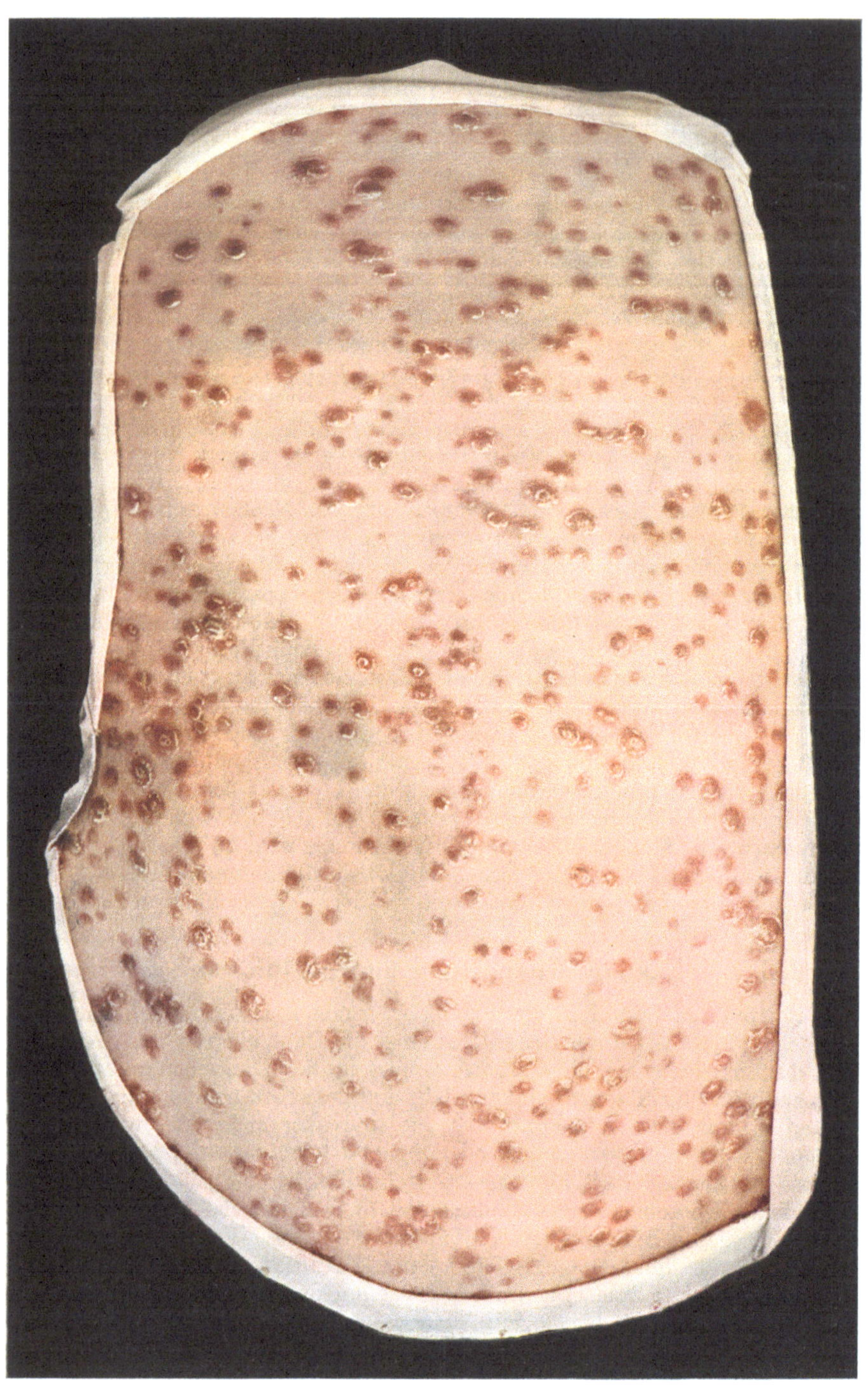

Abb. 44. Papulo-squamöses Syphilid.

ganz wenig, etwa nur einen Millimeter oder etwas mehr, überragen. Nur selten kommen bei den hierher gehörigen Exanthemen größere Dimensionen vor, ausnahmsweise in auch sonst oft schwereren Fällen umfangreiche plattenförmige und das Hautniveau erheblich überragende Infiltate von Talergröße und darüber. Solche finden sich besonders im Gesicht, aber auch an anderen Stellen; nach ihrer Resorption bleibt oft für längere Zeit eine auffällige Pigmentierung zurück. Die Farbe aller dieser Papeln ist anfänglich ziemlich hellrot. Das gibt manchmal zu Irrtümern Anlaß, denn man hat die Farbe der syphilitischen Efflorescenzen vielfach als charakteristisch dunkelrot — „kupfer- oder schinkenfarbig" — beschrieben. Diesen Ton aber nehmen sie erst nach kürzerem oder längerem Bestand an; bei ihrem weiteren Rückgang werden sie meist reinbraun. Sie können im Beginn von einem heller roten nicht infiltrierten Hof umgeben sein. Die Form der Papeln ist eine runde oder entsprechend den Spaltungsrichtungen der Haut mehr ovale; im allgemeinen herrschen indes die runden, oft wie abgezirkelten Formen vor. Manchmal stellt sich an einzelnen Efflorescenzen ein geringes Nässen des mittleren Teiles der Papel ein und führt zur Bildung einer zentralen, oft bräunlichroten Kruste *(papulo-krustöses Syphilid)*.

Das großpapulöse Syphilid findet sich oft in allgemeiner Ausbreitung über den ganzen Körper, andererseits kommen aber auch spärlichere Eruptionen, ganz besonders in den Fällen gemischter, polymorpher Exantheme vor. In diesen zeigen die Papeln eine ganz bestimmte Vorliebe für gewisse Punkte, so vor allem für die Haargrenze am Nacken, die Ellen-, Knie- und Handgelenkbeuge, die Nasolabialfurche, die Kinnfurche und überhaupt das Gesicht. Es sind dies zum Teil Stellen, die mechanischen Irritationen ausgesetzt sind, zum Teil sind es die Prädilektionssitze der Seborrhöe; diese vorausgehende „Läsion" der Haut erklärt die Vorliebe der Papeln für diese Stellen: „Syphilis und Reizung". Auch die Stirn und die vordere Haargrenze werden oft befallen; trotzdem ist die „Corona Veneris" ein sehr trügerisches diagnostisches Zeichen, da die Psoriasis vulgaris, das „seborrhoische Ekzem" und die Acne vulgaris hier mindestens ebenso häufig lokalisiert sind wie die Syphilis. In allen Fällen ist eine mehr oder weniger ausgesprochene *symmetrische Anordnung* der Efflorescenzen vorhanden — ganz abgesehen von der Neigung der syphilitischen Papeln, sich da zu entwickeln, wo zwei Hautflächen sich berühren, so in der Umgebung der Genitalien und des Afters usw., und wo auf Grund der besonderen lokalen Bedingungen eine eigentümliche Form der syphilitischen Papel, die *nässende Papel,* entsteht, die weiter unten ihre ausführliche Schilderung finden soll. *Subjektive Symptome* werden durch das papulöse Syphilid, auch hier wieder abgesehen von den zuletzt erwähnten Lokalisationen und manchen Papeln auf Flachhand und Fußsohle, nicht hervorgerufen.

Verlauf. Das großpapulöse Syphilid tritt (selten oder auch nur scheinbar) als erstes Allgemeinexanthem, oder es tritt, wie meist, als Rezidiv auf, und im ersterwähnten Falle zeigt es außer bei den gemischten Exanthemen fast stets eine universelle Verbreitung über den ganzen Körper, während bei rezidivierenden papulösen Exanthemen häufiger vereinzelte, hauptsächlich auf die erwähnten Lieblingssitze beschränkte Eruptionen auftreten. Erwähnt sind schon die *prodromalen Papeln,* sowohl die *regionären,* die manchmal in der Nähe des Primäraffekts, an den Genitalien oder in deren nächster Umgebung *vor* dem Ausbruch des ersten Allgemeinexanthems sich zeigen, als auch die spärlich disseminierten oder an besonderen Reizstellen lokalisierten.

Nach einiger Zeit beginnen die einzelnen Papeln *Rückbildungsvorgänge* einzugehen, die sich im wesentlichen durch eine mäßige Abschuppung dokumentieren *(papulo-squamöses Syphilid)* (s. Abb. 44). Am Rande der Knötchen bildet sich

dabei öfter ein feiner kreisrunder Schuppensaum, welcher sie wie eine Hals-
krause umgibt („Collerette"), eine Erscheinung, die bei den entsprechenden
Eruptionen auf den Flachhänden und Fußsohlen fast regelmäßig zur Ausbildung kommt, aber mit Unrecht als charakteristisch für Syphilis gilt.
Inzwischen nimmt die Papel an Höhe und Derbheit ab und verschwindet
schließlich ganz, und zwar mit Hinterlassung eines bläulich bis braun gefärbten, manchmal anfänglich leicht deprimierten Fleckens, der erst sehr
allmählich sein Pigment wieder verliert.   Nur unter bestimmten Bedingungen
tritt, wie schon oben bei der Besprechung des Leucoderma syphiliticum
erörtert ist, insofern der entgegengesetzte Ausgang ein, als die Haut, entsprechend dem Sitz der Papel, ihr Pigment verliert.   Wirkliche Narben
bilden sich nach der Resorption dieser sekundären Papeln niemals, so daß
nach Ausgleichung der zurückgebliebenen Pigmentunterschiede eine jede Spur
der Efflorescenzen verschwunden ist.   Nur sehr selten bleiben infolge eines
wohl durch individuelle Verhältnisse bedingten speziellen Verlusts elastischer
Elemente helle, leicht deprimierte atrophische, wie leicht gefältelt erscheinende
Flecke zurück (postsyphilitische makulöse Atrophie, bzw. Anetodermie, *Maculae
atrophicae postsyphiliticae,* „Vergetures arrondies").
Bei der **Diagnose** des großpapulösen und des papulosquamösen Syphilids
ist besonders seine Ähnlichkeit mit den frischen allgemeinen Eruptionen der
Psoriasis zu beachten.   Indes zeigen beide Exantheme doch eine Reihe markanter
Unterschiede, wenn auch die einzelnen Efflorescenzen an sich oft schwer aus-
einanderzuhalten sind.   Bei dem großpapulösen Syphilid sind diese wenigstens
annähernd gleich oder jedenfalls nicht so verschieden groß wie die der Psoriasis,
da wir bei letzterer Krankheit in den hier in Betracht kommenden Fällen
meist alle Entwicklungsstadien zwischen den eben erst entstandenen punkt-
förmigen und den ältesten, eine ihrem Alter entsprechende Größe zeigenden
Herden finden.   Die Ursache hierfür ist die gleichmäßigere, spätestens in
wenigen Wochen beendete Eruption des Syphilids, während bei der Psoriasis lange
Zeit hindurch immer noch frische Nachschübe zum Vorschein kommen können.
Die syphilitischen Papeln fühlen sich infolge der stärkeren Infiltration stets
härter an als psoriatische Efflorescenzen.   Weiterhin ist bei dem papulösen
Syphilid die Abschuppung niemals so stark, wie gewöhnlich bei der Psoriasis, bei
der sich in der Regel zusammenhängende, silberglänzende Schuppenlamellen
von den Efflorescenzen ablösen lassen.   Doch ist hierbei zu berücksichtigen, daß
auch bei ihr durch energisches Waschen und Baden, ja selbst durch starkes
Schwitzen die Schuppen abgelöst sein können, und daß andererseits ein im
Rückgang begriffenes papulöses Syphilid manchmal eine stärkere Abschuppung
zeigt.   Nimmt man aber den bekannten Kratzversuch, die „Nagelprobe", vor,
indem man mit Fingernagel oder Löffel vorsichtig abschabt, so zeigt sich bei der
Lues, daß das „Psoriasishäutchen" und die charakteristische Blutung aus dem
Papillarkörper fehlen.   Die Farbe ist bei den älteren syphilitischen Papeln eine
dunklere, mehr bräunlichrote.   Das Freibleiben der Palmae und Plantae hat
nicht die ihm vielfach zugeschriebene Bedeutung (s. u.).   Von Bedeutung
ist auch die Lokalisation, indem bei Psoriasis sehr häufig an den Streckseiten
der Ellenbogen und Kniegelenke die ältesten Herde sich finden, während das
papulöse Syphilid mehr die Beugen, ganz besonders die Ellen-, Knie- und
Handgelenkbeugen bevorzugt.   Auf den geringen und oft sogar trügerischen
Wert der sog. Corona veneris bezüglich der Diagnose ist schon oben hingewiesen worden.   Dagegen ist die Affektion der behaarten Kopfhaut sehr
wertvoll für die Diagnose; bei Syphilis finden sich dort nässende, krustöse
Herde, bei Psoriasis trockene Schuppenauflagerungen.   Die Psoriasis juckt nicht
selten, das lentikuläre Syphilid kaum je.   Die erstere ist bei *Sondendruck*

wenig, die letztere meist stark empfindlich. Die weitere Untersuchung bei dem letzteren ergibt meist das Vorhandensein weiterer syphilitischer Symptome, vor allem Drüsenschwellung und Schleimhautaffektionen („Plaques", s. u.); dazu kommt der positive Ausfall der WASSERMANNschen Reaktion und (sehr oft) der Spirochätenuntersuchung. Zu berücksichtigen ist auch die bei der Häufigkeit beider Krankheiten nicht seltene *Kombination von papulöser Lues und Psoriasis,* wobei nicht nur typische Efflorescenzen beider Krankheiten zugleich vorkommen, sondern sich selbst am gleichen Herde ihre Eigenschaften vermischen (gegenseitige Provokation!).

Bei den papulösen Syphiliden gibt es eine *große Anzahl von Abweichungen* von dem bisher beschriebenen Typus, welche gerade ihr Bild zu einem sehr mannigfaltigen machen. In erster Linie ist hier zu erwähnen: Die *Lokalisation*

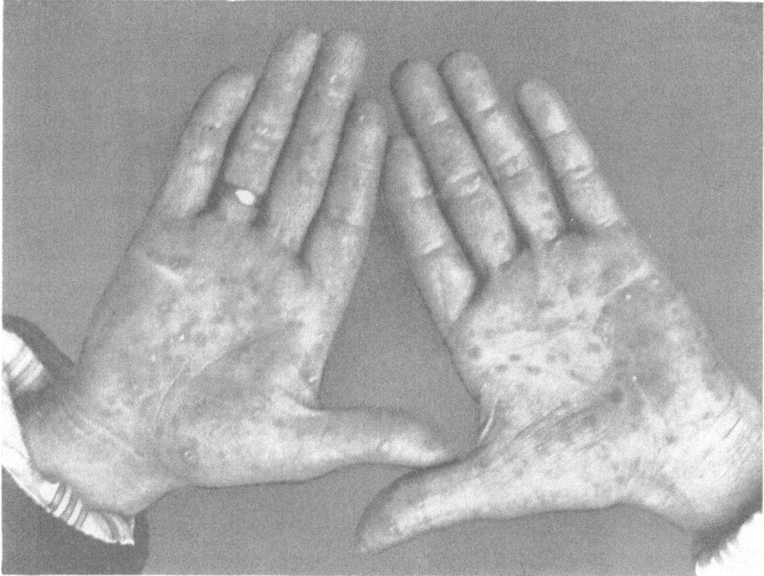

Abb. 45. Sekundäres palmares Syphilid.

des papulösen Syphilids auf Flachhänden und Fußsohlen, **das sekundäre, palmare und plantare Syphilid** (sehr ungeeignet auch als *Psoriasis palmaris* et *plantaris syphilitica* bezeichnet); ist die Psoriasisähnlichkeit, wie oft, recht groß, dann kann man dieses Exanthem als *psoriasiform* charakterisieren (s. Abb. 45). Jedenfalls muß man aber noch das *sekundär* betonen, da auch im tertiären Stadium psoriasisähnliche Formen an diesen Stellen vorkommen.

Der wesentlichste Unterschied der *sekundären papulösen Syphilide der Palmae und Plantae* von denen der übrigen Haut ist der, daß sie keine oder jedenfalls keine bedeutende Erhebung über das normale Hautniveau zeigen und oft nur dem zufühlenden Finger als feste, in der Haut liegende Knötchen resp. Plättchen wahrnehmbar sind. Die Ursache für diese Eigentümlichkeit ist wohl die Spannung und die erheblich größere Dicke der Hornschicht in diesen Gegenden. Es erscheinen daher die Efflorescenzen an diesen Stellen als rote, später rotbräunliche, nicht oder nur sehr wenig erhabene Flecke von etwa Linsengröße, manchmal auch von größeren Dimensionen und von meist regelmäßig runder Form. Sehr oft ist die Verdichtung des Gewebes eine

minimale. Manchmal sieht man eine gelbliche Verfärbung (Hornschichtver-
dickung) durchscheinen, während das Oberhautrelief noch ganz normal ist.
Im weiteren Verlauf bildet sich gewöhnlich eine zuerst minimale, dann größere
weißglänzende Schuppe auf jeder Efflorescenz, welche manchmal zunächst
nur die zentrale Partie einnimmt, so daß eine zierliche Kokardenbildung
mit weißlichem Zentrum und roter Peripherie zustande kommt. Nach Ablösung dieser Schuppen erscheinen die Flecken lebhaft rot, glatt, oft gar
nicht infiltriert, die normale Linienzeichnung der Haut fehlt, oder ist schwächer
ausgeprägt als normal, und am Rande bilden die Schuppenreste einen feinen
kreisrunden Saum. An den Stellen der tieferen Hautfurchen entwickeln sich,
wenn sie innerhalb einer solchen Efflorescenz liegen, gelegentlich tiefgehende
und schmerzhafte *Rhagaden,* die sich oft, besonders infolge immer wiederholter mechanischer Einwirkungen, als sehr hartnäckig erweisen. In einzelnen
Fällen bilden sich hühneraugenartige Verdickungen der Hornschicht *(clavi-
formes Syphilid, „Clavi syphilitici"*). Nach dem Ausfallen der zentralen Hornmassen zeigen in diesen Fällen die Efflorescenzen in ihrer Mitte kleine runde
grubige Vertiefungen. Wesentlich seltener kommt es zu hornartigen *(corni-
formes Syphilid, „Cornua syphilitica"*) oder zu warzenartig zerklüfteten
Bildungen *(„verruciformes Syphilid"*) — die letzteren besonders hochgradig an
den Fußsohlen. Manchmal wird durch diese palmaren und plantaren Syphilide,
entgegen dem sonstigen Verhalten der syphilitischen Exantheme, mehr oder
weniger lebhaftes Jucken hervorgerufen, öfter Schmerzen bei gewissen
Hantierungen und beim Gehen.

Das sekundäre palmare und plantare Syphilid ist eine sehr häufige Teil-
erscheinung des allgemeinen papulösen Syphilids und tritt, wie schon oben angedeutet, gelegentlich auch gleichzeitig mit einer Roseola syphilitica auf. Auch
im weiteren Verlauf der Syphilis kommt es nicht selten als Rezidiv, allein oder
mit gleichzeitigen Eruptionen auf dem übrigen Körper, vor.

Die Zahl der Efflorescenzen entspricht manchmal ihrer Entwicklung
auf dem übrigen Körper, doch sind sie nicht selten an Flachhänden und Fußsohlen (zumal an den ersteren) ganz besonders reichlich, während auf dem
übrigen Körper nur vereinzelte Efflorescenzen zum Ausbruch kommen oder
sie ganz fehlen.

Diagnose. Dem sekundären psoriasiformen Syphilid der Palmae und Plantae
wird meist auch jetzt noch eine große *diagnostische* Bedeutung zugeschrieben.
Es galt als ein geradezu pathognomonisches Zeichen für Syphilis. Gewiß wird
man in jedem Fall von papulösen und schuppenden Herden in dieser Lokalisation an die Möglichkeit der Syphilis denken müssen und namentlich, wenn
an allen vier Extremitäten symmetrisch Efflorescenzen vorhanden sind, wird
diese Annahme oft richtig sein. Aber man muß berücksichtigen, daß auch andere
Dermatosen in diesen Gegenden wegen deren anatomischer Eigenart ähnliche
Formen annehmen können. Zu erwähnen sind die bei *Urticaria* manchmal vorkommenden roten Flecke an Flachhänden und Fußsohlen, die aber nicht
schuppen, stark jucken und fast immer mit typischen Efflorescenzen am übrigen
Körper kombiniert sind. Beim *Erythema exsudativum multiforme* gibt es sehr
selten auch ausschließlich palmare Eruptionen, oft mit Bläschenbildung. Die
Psoriasis kommt keineswegs, wie man wohl meint, nur ausnahmsweise an
den Flachhänden und Fußsohlen vor; sie bedingt im Gegenteil nicht selten
gelblich durchscheinende Verdickungen und ringförmige Exfoliationen mit blassen
Zentren. Meist finden sich dabei allerdings die recht charakteristischen Nagel-
grübchen und typische Psoriasiseffloreszenzen. Oft werden diese an den
Handtellern wesentlich größer als die Syphilide.

Auch der *Lichen ruber* ist nicht sehr selten auf Flachhänden und Fußsohlen lokalisiert; gewöhnlich ist er durch das Vorhandensein typischer Efflorescenzen am übrigen Körper gut charakterisiert; manchmal aber fehlen diese oder sind wenig typisch, und die palmaren und plantaren Herde können durch periphere Exfoliation oder durch starke schwielenartige Hyperkeratose und durch gleichmäßige Disseminierung der gleich lokalisierten Lues sehr ähneln. Ringförmige Schuppen finden sich auch bei *Ekzemen* und nach *Pyodermien*, speziell bei *Scabies*, und bei der sog. *Exfoliatio* oder *Desquamatio areata palmarum*, bei der aber Entzündungserscheinungen ganz oder fast ganz fehlen, und die einzelnen Herde oft größer und unregelmäßig umrandet sind. Bei den stark verhornten Formen sind Verwechslungen mit *Warzen, Arsen-Hyperkeratosen, gonorrhoischen Exanthemen*, ja selbst mit traumatisch bedingten *Schwielen* möglich.

Weitere Formen, die sich durch ihre eigentümliche Gestaltung von dem gewöhnlichen lentikulären papulösen Syphilid unterscheiden, sind die **annulären, orbikulären, bzw. circinären papulösen Syphilide** (s. Abb. 46). Sie kommen nach der gewöhnlichen Annahme dadurch zustande, daß an einzelnen Papeln eine zentrale Abheilung eintritt, wodurch die Efflorescenzen Ringform annehmen. Das geschieht einmal bei solchen Efflorescenzen, welche eine mittlere oder tiefere Infiltration aufweisen; es kommen dann im Zentrum meist pigmentierte, an dem oft mehrere Millimeter breiten Rand derb infiltrierte Herde zustande *(annuläre oder orbikuläre papulöse Syphilide)*.

Noch viel eigenartiger ist die Form, die man gewöhnlich als *circinär* bezeichnet. Hier tritt die zentrale Rückbildung augenscheinlich sehr schnell ein, die Infil-

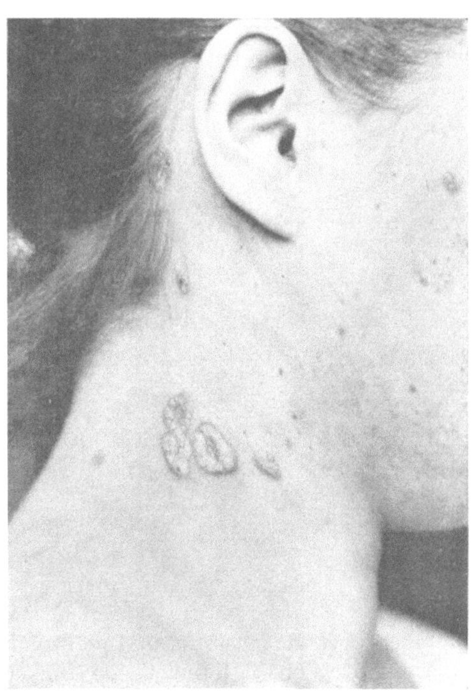

Abb. 46. Papulöses und annuläres Syphilid.

tration des Randes ist aber sehr oberflächlich, und dieser nur ganz schmal, so daß man mit dem palpierenden Finger eine schmale ringförmige ganz oberflächlich verhärtete Leiste konstatiert. Dabei ist die Farbe des Zentrums normal oder de- oder leicht hyperpigmentiert; der Rand ist oft recht hellrot; er kann sich weiterhin mit dünnen Schuppen oder feinen Krüstchen bedecken. Die Efflorescenzen sind durchschnittlich linsen- bis fünfpfennigstückgroß, nur selten erheblich größer. Beim Auftreten zahlreicher und benachbarter Ringe kommt es zu Konfluenz und so zur Bildung von achter-, treff- und girlandenförmigen Figuren nach den bekannten Gesetzen der Verschmelzung ringförmiger Efflorescenzen.

Das circinäre papulöse Syphilid zeigt eine sehr ausgesprochene Vorliebe für gewisse Gegenden; es tritt am häufigsten in der *Umgebung des Mundes* und der *Nase* auf, dann auch an den übrigen Teilen des *Gesichts* und am *Hals*, ferner an den *Genitalien* (besonders Scrotum), nur selten am übrigen Körper.

Diagnose. Auch dieses im ganzen nicht sehr häufige Exanthem ist recht charakteristisch für Syphilis, indem fast nur die circumscripte Form der Trichophytie *(Herpes tonsurans)*, einzelne Fälle von *Lichen ruber planus (annularis)* und die seltene *kleincircinäre Psoriasis* mit ihm verwechselt werden können. Doch zeigen die Efflorescenzen der erstgenannten Krankheit nicht die Prädilektion für die obenerwähnten Stellen, die Herde wachsen oft in kurzer Zeit zu größeren Dimensionen an, als sie bei dem circinären Syphilid überhaupt vorkommen, die entzündlichen Erscheinungen sind oft akuter, die Infiltration geringer, und schließlich wird natürlich der Nachweis der Pilze jeden Zweifel beheben. — Beim Lichen ruber planus bilden sich dem circinären Syphilid sehr ähnliche Ringe mit pigmentiertem Zentrum, und die Fälle, bei welchen nur einzelne derartige Efflorescenzen auf einem ganz umschriebenen Gebiet, z. B. an den Genitalien, bestehen, sind in der Tat von den syphilitischen manchmal nicht leicht zu unterscheiden; doch ist der Rand häufig wie aus kleinsten planen

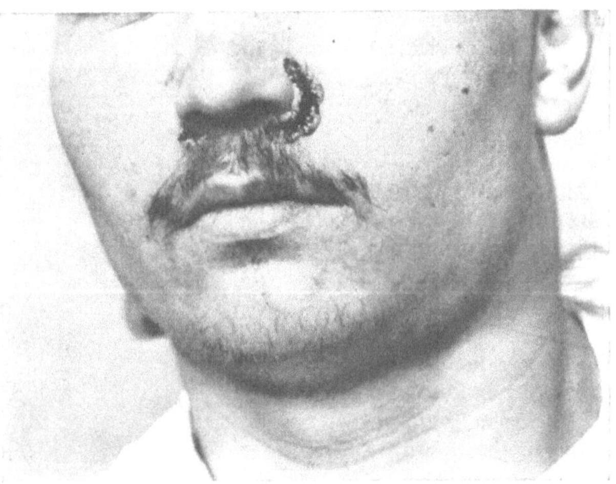

Abb. 47. Zerfallene papilläre Papel der Nasolabialfurche.

Knötchen zusammengesetzt und glänzend, oft (aber gerade bei diesen Formen keineswegs regelmäßig) findet sich Jucken, und neben den circinären bestehen vielfach noch die typischen isolierten Knötchen des Lichen planus (Seroreaktion!). Die kleincircinäre Psoriasis ist gar nicht infiltriert, sehr chronisch, und an den Rändern gelingt die typische Nagelprobe. Erwähnt sei endlich noch das *Granuloma annulare,* das aber durch die meist unregelmäßigere Konfiguration, die, besonders bei Druck, weiße Farbe, die vorzugsweise Lokalisation an Händen und Füßen genügend charakterisiert ist.

Eine seltene, aber für Syphilis fast pathognomonische Veränderung zeigen gelegentlich die namentlich bei „Seborrhoikern" in der *Nasolabialfurche,* sehr viel seltener in der *Kinn- und Ohrfurche* und an den *Mundwinkeln* lokalisierten Papeln, indem sie ihre glatte Oberfläche verlieren, sich mit kleinen papillären Erhebungen bedecken und sich in maulbeerförmige, an gewisse Warzen erinnernde Bildungen umwandeln oder auch ulcerieren können (s. Abb. 47). Ihre Oberfläche ist oft mit gelblichen fettigbröckligen Massen bedeckt. Diese als **papilläres Syphilid** *(Syphilide granuleuse)* bezeichnete Affektion darf nicht mit den manchmal auftretenden papillären Wucherungen bei pustulösen Efflorescenzen und bei tertiären syphilitischen Hautulcerationen, die man beide gewöhnlich als *framboesiforme Syphilide* bezeichnet, zusammengeworfen werden.

Schon aus der geringen Zahl der Örtlichkeiten, an welchen das papilläre Syphilid vorkommt, geht hervor, daß es stets nur in wenigen, oft nur in einem einzigen Exemplar vorhanden und schon dadurch recht charakteristisch ist. Immerhin muß man an *Warzen*, an die seltenen vegetierenden Formen der *Impetigo contagiosa* und — an den Mundwinkeln — an die leicht gewucherten Formen der *Faulecke* (Angulus infectiosus) denken.

Von großer diagnostischer Bedeutung sind die unter dem Namen „kleinpapulöse Syphilide" zusammengefaßten Exanthemformen. Wir verstehen darunter gewöhnlich nicht die kleineren lentikulären Papeln mit ihrer gleichmäßigen Wölbung, die einer Kugelkalotte entspricht, sondern zwei verschiedene Papelbildungen, von denen die eine dem Lichen ruber planus, die andere dem Lichen ruber acuminatus ähnelt, und die daher auch den gemeinsamen Namen: **Lichenoide Syphilide** erhalten haben (früher fälschlich „Lichen syphiliticus"). Man muß aber scharf zwischen den *planen* und den *acuminierten* oder *follikulären lichenoiden Syphiliden* unterscheiden, auch wenn sie sich gelegentlich kombinieren.

Das *plane lichenoide Syphilid* besteht aus disseminierten leicht erhabenen, an der Oberfläche auffallend glatten, oft glänzenden, vielfach polygonal umrandeten, manchmal ausgesprochen

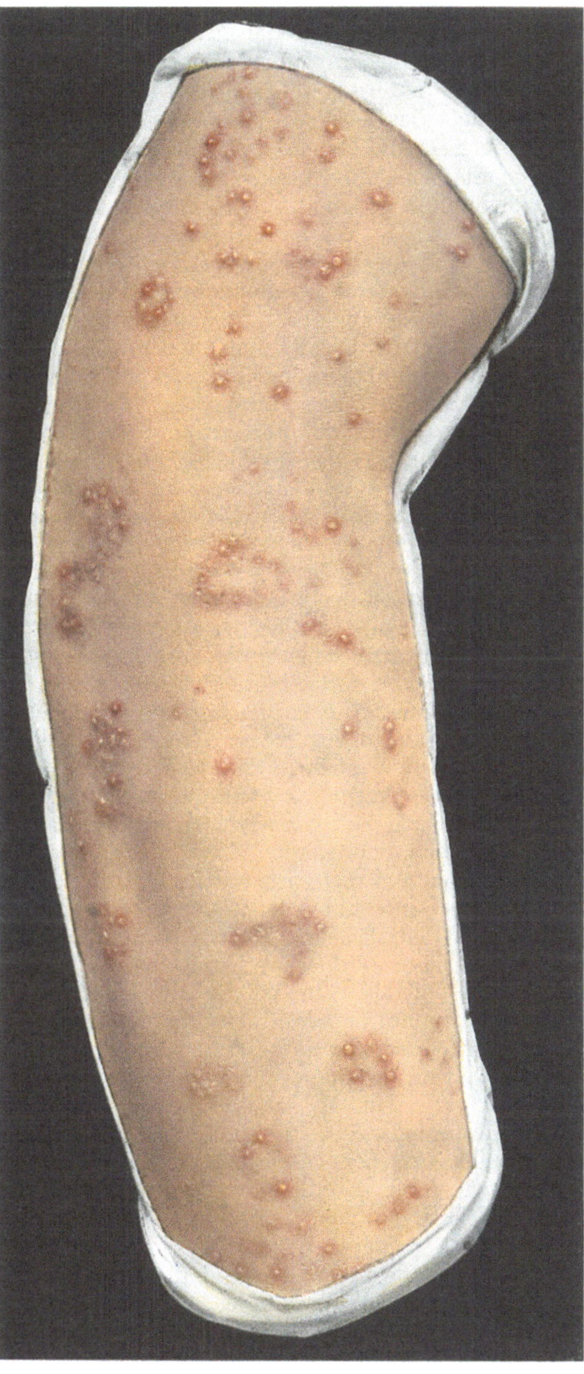

Abb. 48. Kleinpapulöses und -pustulöses, z. T. gruppiertes Syphilid.

hellroten ein bis wenige Millimeter im Durchmesser haltenden Efflorescenzen, die selbst eine kleine Delle in der Mitte tragen und jucken können. Diese lichenoiden Syphilide können gelegentlich dem Lichen ruber planus zum Verwechseln ähnlich sein. Zu beachten sind die bei dem letzteren häufigen weißlichen netzförmigen Streifchen an der Oberfläche. Die streifen-, spinnen-, oblatenförmigen Lichen-planus-Herde im *Mund* sind zwar für das geübte Auge recht charakteristisch, erhöhen aber für den Ungeübten die Gefahr einer Verwechslung. Das häufige Vorhandensein typischer lentikulärer oder anderer Knötchenformen und charakteristischer Schleimhautpapeln, die Anamnese und vor allem die WASSERMANNsche Reaktion werden in solchen Fällen den Ausschlag für Syphilis geben, während der Nachweis der Spirochäten nur schwer gelingt.

Dagegen sind die *acuminierten lichenoiden (miliaren, peripilären oder follikulären) Syphilide* durch kleine bis sehr kleine, stecknadelspitz- bis stecknadelkopf- bis hanfkorngroße, ganz wenig hervorragende und mehr oder weniger deutlich zugespitzte kegelförmige Knötchen ausgezeichnet. Sie sind von sehr blasser bis dunkelbrauner Farbe, können ein Schüppchen, ein Krüstchen oder eine kleinste Pustel tragen (s. Abb. 48); sie können sich infolge intrafollikulärer Hyperkeratose hart und in ihrer Gesamthaut rauh anfühlen, ja es können sich aus den Follikeln Hornsäulchen erheben, die wie kleinste Stacheln aussehen *(„spinulöses lichenoides Syphilid")*, wie auch beim lichenoiden *Tuberkulid* und *Trichophytid* („Lichen scrofulosorum" und „trichophyticus"). Sie haben eine ausgesprochene Neigung, in kleineren oder größeren bis fünfmarkstückgroßen unregelmäßigen Gruppen oder in Kreisform zu erscheinen. Die Knötchen stehen mehr oder weniger dicht, sind deutlich an die Haarfollikel gebunden, die Gruppen können zentral oft mit Pigmentierung oder auch mit kleinen grübchenartigen Närbchen abheilen und dann peripherisch in zierlichen Kreisen fortschreiten. Durch das Verschmelzen mehrerer Kreise entstehen die bekannten Konfluenzfiguren. In anderen Fällen sind die Knötchen dicht gedrängt auf diffus rotem Grund, so daß eine einheitliche Efflorescenz zu resultieren scheint, die sich aber durch die zahnradartige Umgrenzung und die körnige Oberfläche von den gewöhnlichen Papeln unterscheidet. Gar nicht selten erscheinen sie nur punktförmig in kleineren oder größeren Gruppen und werden dann viel übersehen; manchmal treten diese kleinsten Elemente in recht großen Herden auf und verleihen der Haut das Aussehen der sog. Gänsehaut *(Syphilide papuleuse ponctuée)*. Diese Form ist am häufigsten auf dem Rücken, an den Seitenwänden des Rumpfes und an den Extremitäten; sie befällt selten das Gesicht. Besonders gern finden sich die peripilären Syphilide auch in der corymbiformen Anordnung um größere, manchmal lentikulär-papulöse, bzw. papulo-krustöse, manchmal auch plane lichenoide Efflorescenzen ausgesprengt (s. o.).

Die verschiedenen Abarten des kleinpapulösen Syphilids sind gelegentlich kombiniert vorhanden, so daß wir an einzelnen Stellen gruppenförmige, an anderen kreisförmige Anordnung und an noch anderen die punktierte Form dieses Ausschlages sehen. Gelegentlich kommt es z. B. im Gesicht, besonders an der Nase durch Konfluieren der einzelnen Efflorescenzen zu einer so diffusen Entwicklung des Exanthems, daß man beinahe den Eindruck eines umschriebenen, trockenen Ekzems hat. Andere Male finden sich auch Kombinationen mit dem großpapulösen Syphilid, so daß z. B. das letztere das Gesicht befallen hat, während am übrigen Körper ein kleinpapulöser Ausschlag besteht. Dazu treten gelegentlich auch noch größere pustulöse Efflorescenzen, so daß die lichenoiden Syphilide außerordentlich mannigfaltige Krankheitsbilder darbieten.

Im ganzen und großen zeigt sich das kleinpapulöse Syphilid seltener in der universellen Ausbreitung, die bei den großpapulösen so häufig ist; dieses Verhalten entspricht dem Umstande, daß das erstere meist nicht ganz früh auftritt, dagegen öfter als späteres Rezidiv, gegen Ende des ersten Jahres nach der Infektion oder noch später.

Der *Verlauf* der peripilären Syphilide ist im allgemeinen ein recht langsamer; sie heilen manchmal mit kleinsten atrophischen Grübchen ab; auch das spricht ebenso wie die Gruppierung dafür, daß sie der Tertiärperiode schon relativ näher stehen.

Die Annahme, daß die lichenoiden Syphilide speziell bei sonst in ihrer Gesundheit schwerer geschädigten Individuen vorkommen, trifft jedenfalls oft nicht zu. Manchmal allerdings finden sie sich bei „Skrofulösen" mit typisch tuberkulösen Drüsenerkrankungen. Man hat deshalb und wegen der histologischen tuberkuloiden Struktur (s. u.) diese Form geradezu als Mischinfektionen zwischen Lues und Tuberkulose auffassen wollen. In diesem Sinn wäre auch die Tatsache zu verwerten, daß sie manchmal auf subcutane Tuberkulininjektion lokal reagieren und bei der Kontrastreaktion mit Moroscher Tuberkulinsalbe sich stärker röten als die normale Haut. Doch heilen sie auf spezifische Therapie, wenn auch etwas langsamer als andere Papeln, ab.

Die **Diagnose** des peripilären acuminierten lichenoiden Syphilids hat vor allem das lichenoide Tuberkulid *(Lichen scrofulosorum)* zu berücksichtigen. Dieses kommt allerdings hauptsächlich bei Kindern vor; weitere Erscheinungen der Tuberkulose (besonders große Lymphdrüsenschwellungen), die blassere Farbe, die geringere Derbheit, endlich das Fehlen anderer syphilitischer Symptome und der Wassermannschen Reaktion werden meist die Unterscheidung ermöglichen. Interessant ist, daß auch *histologisch* zwischen beiden Prozessen weitgehende Analogien vorhanden sind (s. u.). Auch mit dem *lichenoiden Trichophytid (Lichen trichophyticus)* kann Ähnlichkeit bestehen; doch klärt schon das Vorhandensein einer, fast stets tiefen, Trichophytie die Situation meist schnell auf (Trichophytin-Reaktion!).

Viel unähnlicher ist die *Keratosis follicularis (Lichen pilaris)* und die *Pityriasis rubra pilaris,* die nicht gruppenförmig angeordnet, ganz chronischer Natur und anders lokalisiert sind.

Die papulösen Syphilide können ferner in seltenen Fällen eigentümlich weiche bräunlichrote **lupoide Formen** annehmen, die gelegentlich auch größere Herde bilden und bei denen der Druck mit einer stumpfen Sonde das Epithel leicht durchstößt, so daß es zum Bluten kommt. Bei Glasdruck sieht man gelblichbräunliche Flecke durchleuchten, so daß die Efflorescenzen als *lupoide Papeln* bezeichnet werden können, wie auch das histologische Bild tuberkuloseähnlich, und selbst die lokale Tuberkulinreaktion positiv sein kann. Verwechslungen dieser recht seltenen und daher wenig bekannten Form mit disseminiertem Lupus kommen vor; doch sind gewöhnlich andere Erscheinungen der Lues vorhanden; die Lokalisation entspricht nicht der gewöhnlichen des Lupus; die Seroreaktion ist meist positiv; die spezifische Therapie wirkt auch hier heilend — so daß ein Irrtum bei der nötigen Vorsicht zu vermeiden ist.

Schon bei den bisher erwähnten Formen spielt die Lokalisation, wie mehrfach erwähnt, eine wesentliche Rolle bei der morphologischen Ausgestaltung der Efflorescenzen. Geradezu ausschlaggebend aber ist sie bei den **kondylomatösen Syphiliden** *(nässenden Papeln, Condylomata lata usw.).* Sie kommen an solchen Stellen zur Ausbildung, an denen durch *Berührung zweier Hautflächen* die Gelegenheit zur Ansammlung von Schweiß, Fluor und anderen Sekreten gegeben ist; neben der Reibung bei Bewegungen ist es im wesentlichen die Maceration durch solche Flüssigkeiten, welche diese Umwandlung bedingt.

Es tritt zunächst eine Abhebung der Hornschicht ein; die auf diese Weise erodierten Papeln erscheinen also nicht mehr trocken, sondern zeigen an ihrer Oberfläche eine geringe flüssige Absonderung; sie haben sich in *nässende Papeln (Papulae madidantes)* umgewandelt, welche, wenn sie stärker gewuchert sind, meist, allerdings recht ungeeignet, als *Condylomata lata, breite Kondylome* bezeichnet werden (besser *,,gewucherte oder vegetierende nässende Papeln''*) (s. Abb. 49). Im weiteren Verlaufe nimmt die ganze Oberfläche ein graues, leicht belegtes Aussehen an; es findet dann eine reichlichere Absonderung eines dünnflüssigen oder mehr eitrigen Sekrets statt. Dabei werden die Papeln oft größer, sowohl der Höhe wie der Breite nach, und besonders durch das Konfluieren benachbarter Efflorescenzen kommt es zur Bildung umfangreicher Herde, förmlicher *Papelbeete,* die größere Hautstrecken überziehen können und nach außen von konvexen Bogenlinien begrenzt werden, wie alle durch Verschmelzung runder Efflorescenzen entstandenen Herde. Manchmal, in besonders vernachlässigten

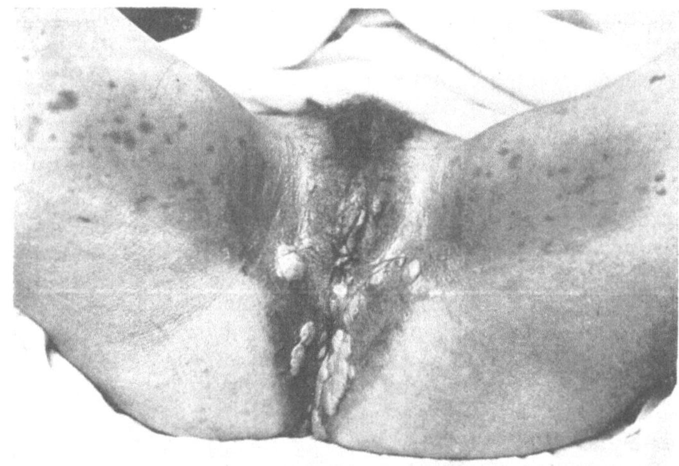

Abb. 49. Nässende Papeln.

Fällen, nehmen die nässenden Papeln ganz erhebliche Dimensionen an (bis 1 cm Höhe), und zeigen dann oft eine feinkörnige Beschaffenheit ihrer Oberfläche, ja sie können selbst pilzförmig überhängende Ränder haben.

Eine andere, geradezu entgegengesetzte Veränderung kann bei den Papeln durch *geschwürigen Zerfall* der zentralen Partien eintreten; auch dies pflegt ganz besonders bei Mangel an Pflege und Reinlichkeit vorzukommen. Es bildet sich zunächst in der Mitte der Papel ein bald oberflächlicheres, bald relativ tiefes, eitrig belegtes Geschwür, welches schließlich fast die ganze Papel zerstört, so daß von derselben nur noch ein schmaler erhabener Rand übrig bleibt.

Die nässenden Papeln haben in vielen Beziehungen eine gewisse Ähnlichkeit mit den Schleimhautsyphiliden, und es findet zwischen beiden in der Tat ein unmittelbarer Übergang an den Grenzgebieten zwischen Schleimhaut und Haut, besonders an den inneren Teilen der Vulva, aber auch an den Mundwinkeln statt, wo die syphilitischen Hautefflorescenzen oft schon vollständig den Typus der eigentlichen Schleimhautsyphilide zeigen. Ähnlich sind die Verhältnisse an der Glans und dem inneren Präputialblatt.

Die nässenden Papeln finden sich, wie nach dem oben Gesagten natürlich, am allerhäufigsten an den *Genitalien und in deren Umgebung,* ganz besonders

beim *weiblichen* Geschlecht, bei dem einmal die Berührungsflächen der Haut
größer sind, und andererseits durch die normalen und pathologischen Sekrete
der Geschlechtsorgane die Maceration außerordentlich begünstigt wird. Es
werden am häufigsten befallen die *kleinen* und *großen Labien,* die entsprechenden

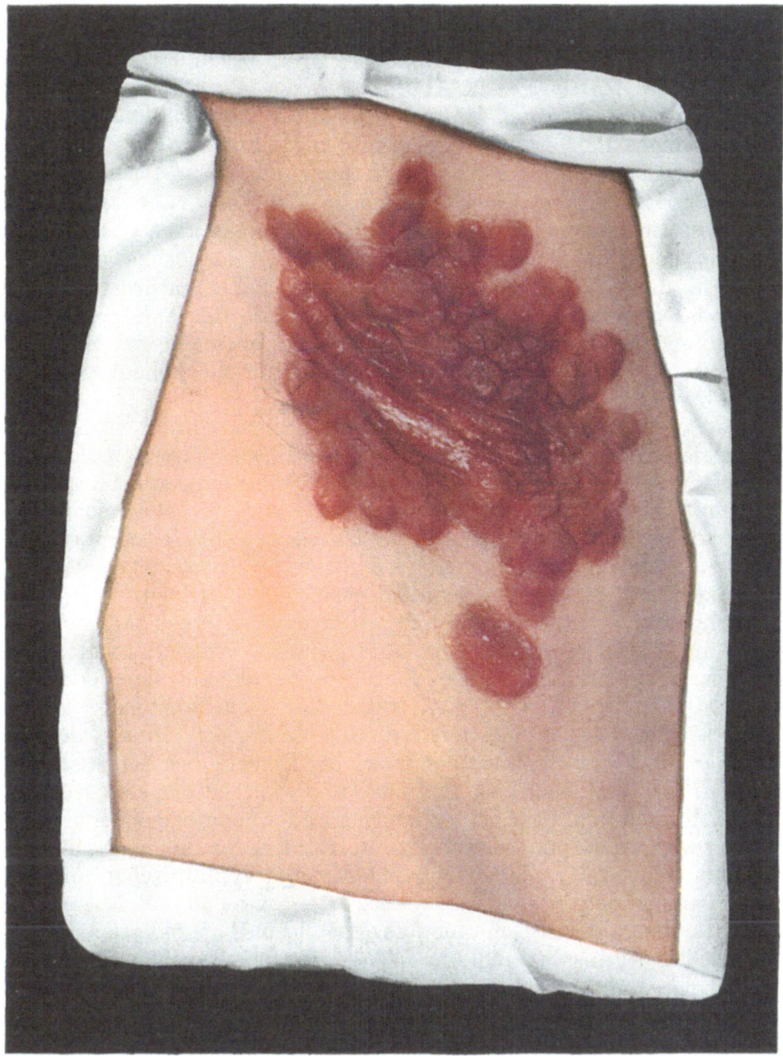

Abb. 50. Gewucherte nässende Papeln der Achselhöhle.

Flächen der Oberschenkel und die *Analfurche.* In vernachlässigten Fällen, besonders auch in der Gravidität, sind oft diese ganzen Teile von einer zusammenhängenden Papeleruption eingenommen, die sich dann noch bis auf die Inguinalfurchen erstrecken kann. An den *männlichen Genitalien,* die im ganzen seltener
befallen werden, treten die nässenden Papeln am häufigsten am *Scrotum,* an den
anliegenden Teilen der Oberschenkel und an der *unteren Fläche des Penis* auf.
Auch die Analgegend wird bei Männern nicht so häufig ergriffen wie bei Frauen.

Diese Differenz zwischen beiden Geschlechtern kann — abgesehen von der die Papelentwicklung begünstigenden Verunreinigung der Analgegend durch die Genitalsekrete — auch durch die Behaarung bei den Männern bedingt sein, welche eine so innige Berührung der Hautflächen nicht zuläßt.

An anderen Stellen sind es ganz dieselben Bedingungen, welche das Auftreten nässender Papeln bewirken; so sehen wir sie, wenn auch sehr viel seltener als an den oben besprochenen Stellen, zwischen den *Zehen (öfter sehr schmerzhafte Ulcerationen) und (seltener) zwischen den Fingern,* besonders bei Hyperidrosis, *am Nabel, in den Achselhöhlen* (s. Abb. 50), *in der Kinnfurche, an den Mundwinkeln, im äußeren Gehörgang, in der Furche hinter dem Ohr, unter Hängebrüsten* und bei fettleibigen Personen überhaupt in den *Hautfalten* auftreten. Besonders ist noch zu betonen, daß oft zwei bzw. mehrere Papeln an korrespondierenden Stellen zweier Hautflächen liegen, die sich bei der Berührung derselben genau decken. Diese Erscheinung, das *„Abklatschen"* der nässenden Papeln, ist leicht zu erklären; denn die korrespondierenden Stellen stehen ja unter gleichen Bedingungen, dann wirkt das Sekret der einen Papel natürlich macerierend und irritierend gerade auf die entsprechende Partie der anliegenden anderen Hautfläche, und so kommt es eben gerade da ebenfalls zur Bildung einer nässenden Papel. Man braucht also auf die immerhin mögliche Autoinokulation nicht zu rekurrieren.

Die nässenden Papeln rufen, wenn sie in geringer Anzahl vorhanden sind, an und für sich keine oder nur sehr unbedeutende *subjektive Symptome* hervor: geringe juckende, brennende oder schmerzhafte Empfindungen bei der Benetzung mit Urin und bei Reibung oder Zerrung oder Dehnung. Bei reichlicher Entwicklung und bei Ulceration dagegen werden sie gegen jede Berührung außerordentlich empfindlich und machen bei der gewöhnlichen Lokalisation an den Genitalien und am After dem Kranken heftige Schmerzen. Die in diesen Fällen abundante Sekretion veranlaßt einen höchst unangenehmen, fötiden und schon auf Entfernung wahrnehmbaren *Geruch,* der zwar nicht gerade für Syphilis charakteristisch ist, aber doch von vornherein den Verdacht auf solche Affektionen lenken muß, weil er bei diesen am häufigsten vorkommt.

Die nässenden Papeln gehören zu den *häufigsten Manifestationen* der sekundären Periode der Syphilis, besonders bei Frauen, bei denen sie in zahlreichen Fällen an den Genitalien und am After während der ersten Jahre nach der Infektion, besonders natürlich bei fehlender oder unzureichender Behandlung und Pflege, wiederholt und selbst sehr oft rezidivieren können, entweder als einzige Erscheinung oder gleichzeitig mit anderen syphilitischen Affektionen. Es gilt dies ganz besonders von den Prostituierten; wir sind daher berechtigt, die vielen Insulte, denen deren Genitalien ausgesetzt sind, als okkasionelle Ursache dafür anzusehen — in ganz analoger Weise, wie das Rauchen die zahlreichen Rezidive an der Mundschleimhaut bei Männern hervorruft. Das häufige Rezidivieren bei Frauen und die große *Kontagiosität* der nässenden Papeln — in dem Sekret sind die Spirochäten gewöhnlich sehr reichlich vorhanden — erklären zur Genüge die *Bedeutung dieser Efflorescenzen;* sie sind in der Tat die Hauptquelle für die geschlechtliche Weiterverbreitung der Syphilis, viel mehr als der syphilitische Primäraffekt, der ja bei jedem Individuum nur einmal und nur während relativ kurzer Zeit besteht.

Der weitere *Verlauf* der nässenden Papeln richtet sich fast noch mehr als der anderer Syphilissymptome nach der Pflege und der Behandlung; denn während bei mangelnder Reinlichkeit, bei der oft geradezu unglaublichen Vernachlässigung, die sich manche Kranke zuschulden kommen lassen, die Papeln eine ganz exzessive Ausbreitung und Entwicklung erlangen, genügt Sauberkeit und Anwendung einer indifferenten, die erkrankten Teile vor Irritationen schützenden Behandlung, um die Papelbildung in Schranken zu halten, und durch eine geeignete spezifische Therapie werden oft in sehr kurzer Zeit die umfangreichsten Eruptionen zur Resorption gebracht. Nach der Heilung bleiben manchmal zunächst pigmentierte, in anderen Fällen umgekehrt pigmentarme, helle Stellen, völlig entsprechend dem Leucoderma syphiliticum, zurück; aber nach einiger Zeit ist in der Regel jede Spur der Papel verschwunden. Nur bei der Heilung ulcerierter Papeln kommt es gelegentlich zur Bildung bleibender Narben. Seltener sind derbe blaßrote trockene, auf die Behandlung nicht mehr reagierende, sog. *„organisierte Papeln"*.

Die **Diagnose** der nässenden Papeln bereitet klinisch manchmal Schwierigkeiten. Wenn sie ganz im Beginn sind, können sie in der Tat mit banalen Erosionen, mit *Balanitis*, speziell mit der *Balanitis erosiva circinosa*, mit *Ekzem*- und *Herpes*efflorescenzen leicht verwechselt werden, wovor am schnellsten und sichersten die Spirochätenuntersuchung schützt. Besonders in den Fällen exzessiver Entwicklung und Bildung papillärer Wucherungen an der Oberfläche ist eine Verwechslung mit *Papillomen* („spitzen Kondylomen") möglich. Die bis zu einer so hochgradigen Entwicklung gediehenen Papillome, um die es sich hier handelt, zeigen aber doch in der Regel eine mehr geschwulstartige Form. In beiden Fällen, sowohl bei den nässenden Papeln wie bei den Papillomen, findet diese übermäßige Entwicklung gewöhnlich nur an den der Irritation am meisten ausgesetzten Stellen statt, während an geschützteren Orten, am Rande, die weniger entwickelten Efflorescenzen deutlich die Charaktere der einen oder der anderen Erkrankung erkennen lassen. Doch können selbst beginnende Papeln der Genitalien mit ganz jungen planen Papillomen verwechselt werden. Auch Kombinationen beider Formen kommen aus natürlichen Gründen nicht sehr selten zur Beobachtung. Gelegentlich werden auch trotz ihres charakteristischen Bildes *Mollusca contagiosa* mit syphilitischen Papeln verwechselt. Am Mund können *Verrucae vulgares* und die *„Faulecke"* (Angulus infectiosus) den rhagadiformen Syphiliden ähnlich sehen. Die nässenden Papeln ähneln auch dem *weichen Schanker*, und zwar die gewucherten den elevierten Formen desselben (dabei aber der feine unterminierte Saum), die ulcerierten den gewöhnlichen Ulcera mollia (es fehlt diesen der gewucherte Rand); bei mehr oder weniger vollständig zerfallenen Papeln kann auch die Ähnlichkeit mit gonorrhoischen Geschwüren groß sein. Am Anus können sowohl die letzteren, als auch die weichen Schanker wegen der in Furchen zwischen Erhebungen liegenden Ulcerationen an die Papeln erinnern. In allen diesen Fällen ist die Unterscheidung lediglich nach den klinischen Merkmalen bisweilen kaum möglich, und die Diagnose nur durch die mikroskopische Untersuchung des Sekrets zu stellen. Gelegentlich kommt gerade bei frischen, noch wenig charakteristischen Formen die Differentialdiagnose auch zum *Primäraffekt* („primäre Papel") in Frage. Meist entscheidet dann der übrige Befund. Sehr selten findet auch eine Verwechslung mit *Hämorrhoiden, fibromatösen Hautanhängern* am Anus, mit *Carcinomen* oder außergewöhnlichen Tumoren (z. B. der Schweißdrüsen) statt. Häufiger geben die manchmal recht stark infiltrierten *Scabies*efflorescenzen besonders am Penis und Scrotum und einzelne Formen von *Lichen Vidal* am Scrotum zu Irrtümern Anlaß. Im allgemeinen leichter zu verkennen, als die nässenden Papeln an den Genitalien, sind die an anderen Stellen auftretenden, da dann schon das Ungewohnte der Lokalisation eine Fehldiagnose begünstigt. So kommt es wohl vor, daß die Papeln zwischen den Zehen für einfache infolge der Maceration durch den Schweiß entstandene *Erosionen* gehalten werden. Hier ist vor allem auf die ganz scharfe, meist halbkreisförmige Begrenzung der Papeln gegen die normale Haut hinzuweisen, während jene Erosionen nicht in einer so circumscripten Form auftreten. Dagegen sind sehr scharf begrenzt die mykotischen Erkrankungen in den Interdigitalfalten (Pilznachweis!). Auch *intertriginöse Ekzeme* und *impetiginöse Efflorescenzen,* deren Grund selbst etwas vegetierend werden kann, können zu Verwechslungen Anlaß geben. Am ähnlichsten sehen den gewucherten Papeln die Efflorescenzen des *Pemphigus vegetans,* welche aber oft am Rande Pusteln aufweisen. Der bei den vegetierenden nässenden Syphiliden leicht zu erbringende Spirochätennachweis überhebt uns meist aller diagnostischen Schwierigkeiten (abgesehen von den Herden an den Lippen, an denen die Spirochaeta dentium zu Verwechslungen führen könnte). Wie bei den Primäraffekten muß von der mikroskopischen Untersuchung hier in der umfangreichsten Weise Gebrauch gemacht werden — auch bei nur im entferntesten verdächtigen Efflorescenzen. Dazu kommt natürlich die Blutuntersuchung und gegebenenfalls die histologische Untersuchung nach einer Probeexcision.

Die papulo-pustulösen, -krustösen und -ulcerösen Syphilide. Der wesentlichste Unterschied des *papulo-pustulösen Syphilids* von den bisher besprochenen papulösen Exanthemen besteht darin, daß die Efflorescenzen des ersteren ein *eitriges* Exsudat liefern, welches zunächst zur Bildung einer mit Eiter gefüllten Höhle, einer wirklich rein spirochätären *Pustel,* führt (s. Abb. 51). Dieses erste Stadium ist allerdings von nur kurzer Dauer, oft kommt es wohl auch gar nicht zur makroskopisch wahrnehmbaren Ausbildung einer Pustel. Wir beobachten jedenfalls viel häufiger das zweite Stadium, in welchem sich evtl. nach Platzen der Pusteldecke aus dem eintrocknenden Pustelinhalt eine *Kruste* gebildet hat, je nach der Beschaffenheit des Sekrets von gelber, gelbbrauner oder, auffallend häufig, bei Blutbeimischung von dunklerer bis braunschwarzer Farbe. Die Kruste ist von einem schmäleren oder breiteren, geringe oder stärkere Infiltration zeigenden, lebhaft roten, später mehr rotbraunen und schuppenden Hof umgeben. Nach ihrer Entfernung kommt entweder eine oberflächliche Erosion oder ein etwas tieferer Substanzverlust, ein wirkliches Geschwür, zum Vorschein. Bleibt die Stelle unbedeckt, so trocknet das Sekret schnell wieder zu einer Kruste ein *(pustulo-krustöse Syphilide).* Manchmal entwickeln sich auf dem Boden solcher Efflorescenzen, wie auch bei anderen erosiven Prozessen (Pemphigus, Impetigo vulgaris, Erythema exsudativum multiforme usw.) mehr oder weniger hochragende Granulationswucherungen *(framboesiformes Syphilid)* — ganz ähnlich den gelegentlich bei tertiären Geschwüren auftretenden Wucherungen. Die Heilung führt bei den oberflächlichen Formen zu einer vollständigen Restitution, evtl. mit lange anhaltender Pigmentierung oder auch Depigmentierung, während die tiefer greifenden pustulösen Syphilide mit Narbenbildung (oft mit dunkelpigmentierten Rändern) heilen.

Diese hier mehr allgemein charakterisierten papulo-pustulösen Syphilide zeigen sehr mannigfaltige Formen und werden dementsprechend vielfach in eine ganze Anzahl weiterer Untergruppen eingeteilt: acneiforme, herpetiforme, varicellen- und selbst variolaähnliche. Im ganzen dürfte es indes genügen, zwei Gruppen zu unterscheiden: die oberflächlichen und die tieferen pustulösen Syphilide; es entspricht — wenigstens der Hauptsache nach — auch der übrige klinische Befund bei diesen Ausschlägen einer solchen Einteilung, indem die oberflächlichen Formen leichte und frühe Erscheinungen darstellen, während die tiefgreifenden im allgemeinen als Zeichen einer schwereren Infektion gelten.

Zu den *oberflächlichen pustulösen* bzw. *impetiginösen Syphiliden („Impetigo syphilitica")* werden vielfach jene schon früher erwähnten krustösen (nicht eigentlich pustulösen) Ausschläge der behaarten Stellen, des Kopfes und der Bartgegend, gerechnet, die häufig bei den ersten allgemeinen Exanthemen auftreten, und bei denen offenbar nur die lokalen anatomischen Verhältnisse die Krustenbildung bedingen, während die gleichzeitig auf der übrigen Haut

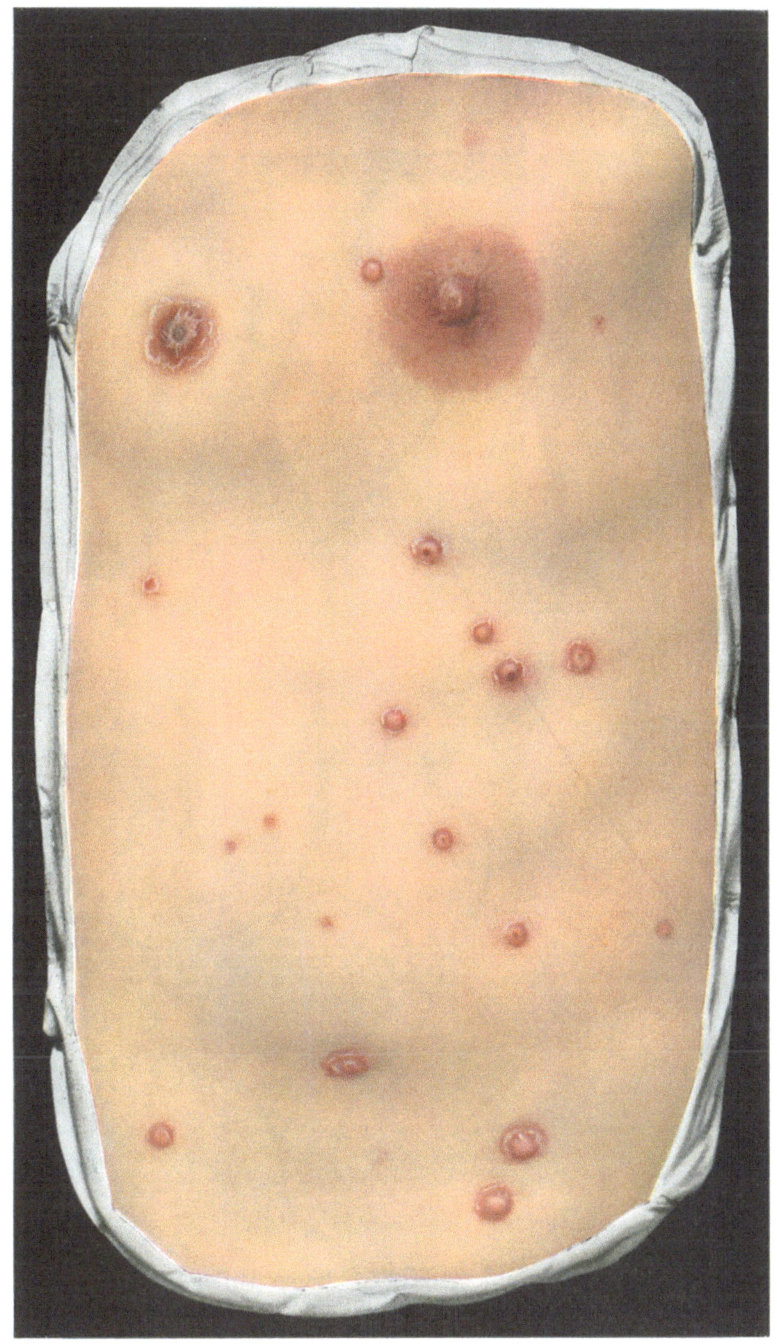

Abb. 51. Papulo-pustulöses Syphilid.

sich entwickelnden Efflorescenzen trocken sind, ganz ebenso wie z. B. akute
Ekzeme der behaarten Haut sehr oft von vornherein stark nässen. Im engeren
Sinn papulo-pustulöse bzw. krustöse Efflorescenzen treten bei im übrigen
papulösen Exanthemen gern am Nacken, an der Haargrenze, an der Stirn, an
den Nasolabialfurchen (s. Abb. 52), auch wohl auf der Brust, sehr viel seltener

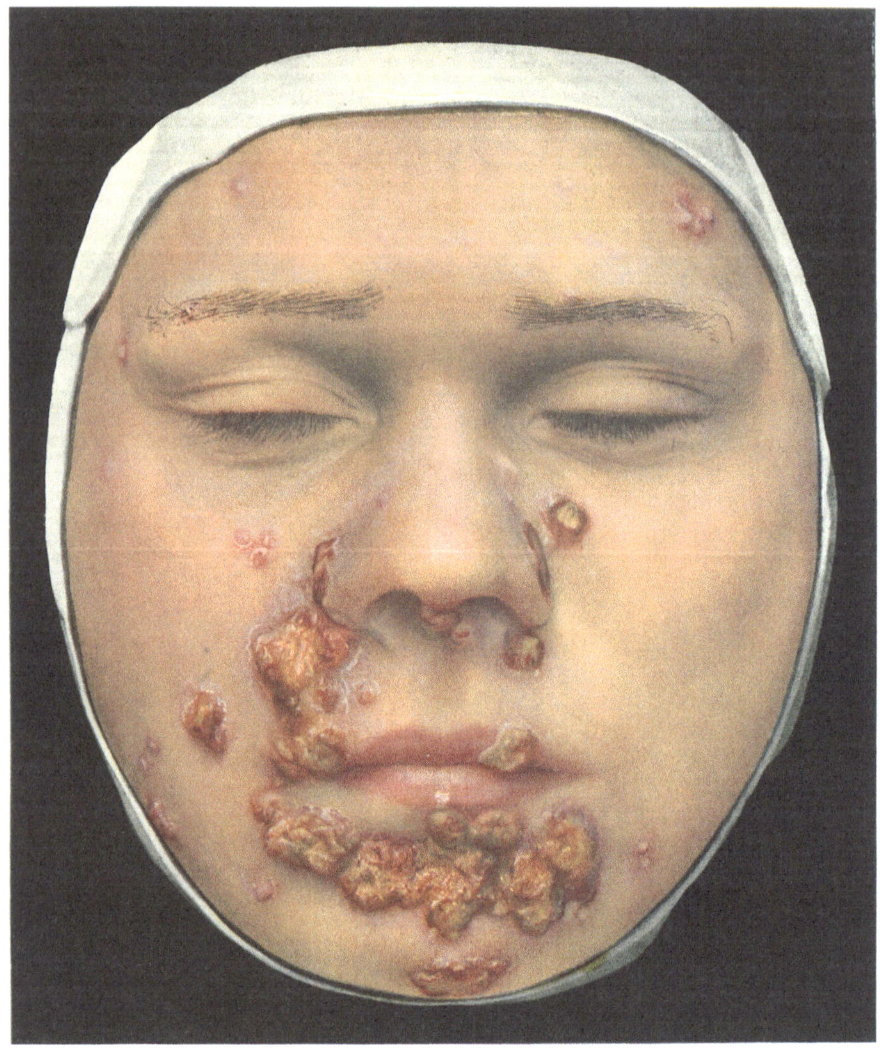

Abb. 52. Pustulös-krustöses Syphilid.

als disseminiertes Exanthem auf. In allen diesen Fällen ist ihr Erscheinen
keineswegs von ernster Bedeutung. Nur die übrigens relativ seltenen Fälle,
bei denen ausgebreitete pustulöse Exantheme oft in gruppierter Anordnung,
gelegentlich auch mit serpiginösem Charakter, vorhanden sind, sind schwerer
und Zeichen einer besonders hochgradigen Erkrankung.

Diese Fälle leiten unmittelbar zu den *tieferen pustulösen Syphiliden* über, die
vielfach als *„Ekthyma syphiliticum"* bezeichnet wurden *(„ekthymatöses Syphilid")*.

Bei diesen ist die Umgebung der ursprünglichen Pustel stark infiltriert, unter den sich später bildenden Krusten findet sich nicht eine Erosion, sondern eine Excoriation oder ein wirkliches Geschwür, und die Heilung erfolgt stets mit Narbenbildung.

Solche pustulöse Syphilide kommen oft an den unteren Extremitäten, besonders den Unterschenkeln, vor (s. Abb. 53), gleichzeitig mit einem weniger schweren Exanthem auf dem übrigen Körper; dann ist das Auftreten dieser Exanthemform oft ohne wesentliche Bedeutung. Zwar handelt es sich meist um sehr reichliche Eruptionen, aber weder müssen die befallenen Individuen kachektisch sein, noch nimmt die Syphilis bei ihnen im allgemeinen einen ungünstigeren Verlauf. Allerdings bedürfen die Efflorescenzen zu ihrer Heilung längerer Zeit als Flecke und Papeln. Hier sind es offenbar vor allem lokale Bedingungen, im wesentlichen wohl die ungünstigeren Zirkulationsverhältnisse der unteren Extremitäten (Varicen) und die leichte Verletzlichkeit der Haut, welche die größere Intensität der an diesen Stellen lokalisierten Krankheitsprozesse verschulden, wie statt der impetiginösen Pyodermien anderer Körpergegenden an den Unterschenkeln besonders gern ekthymatöse sich entwickeln.

Anders ist es bei den über den ganzen Körper zerstreut auftretenden tiefgreifenden pustulösen Syphiliden, die manchmal heruntergekommene Individuen befallen und schon Übergangsformen zur eigentlichen malignen Lues darstellen (s. S. 304). In solchen Fällen entstehen unmittelbar aus den pustulösen Formen wirkliche Geschwüre *(pustulo-ulceröses Syphilid)*.

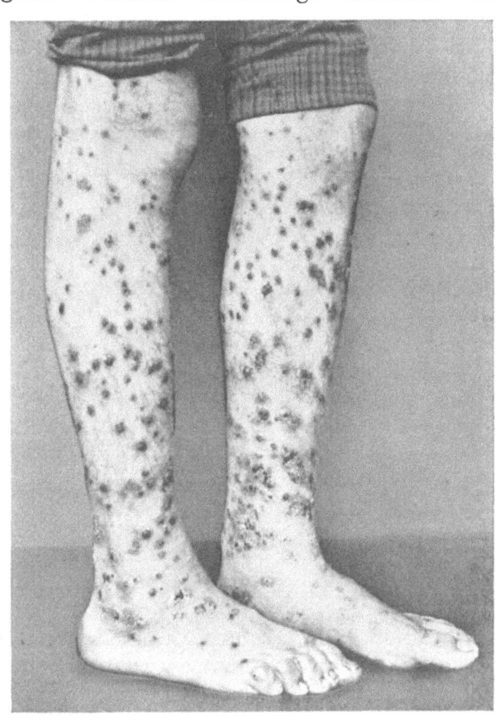

Abb. 53. Pustulöses Syphilid der Unterschenkel.

Bei den verschiedenen Formen der pustulösen Syphilide finden sich neben gewöhnlichen Krusten gelegentlich auch schon die austernschalenähnlich angeordneten *(„Syphilis rupioides* oder *ostracea“,* „Rupia syphilitica“), wie sie häufiger allerdings bei der Syphilis maligna vorkommen.

Die Zeit des Auftretens der pustulösen Syphilide ist, wie schon erwähnt, eine sehr verschiedene, indem einzelne Formen sich bereits bei dem ersten Exanthem entwickeln können, während andere zu den spätesten Erscheinungen der sekundären Periode gehören oder zwischen dieser und der tertiären Periode, in die sie unmittelbar überleiten, das Bindeglied bilden.

Die **Diagnose** der pustulösen Syphilide ist an und für sich nicht gerade leicht, da die Efflorescenzen keine für Syphilis sehr charakteristischen Erscheinungen darbieten. Nur das Auftreten in Gruppen gibt in manchen Fällen einen diagnostischen Fingerzeig. Es können Verwechslungen mit manchen *Acneformen* und mit *impetiginösen Ekzemen,* vor allem aber mit *Pyodermien* („Ekthyma simplex“)

bei Scabies, bei Pediculi capitis und besonders vestimentorum vorkommen. Bei sehr akuter Eruption und schweren Allgemeinstörungen (Fieber) ist selbst die Diagnose auf Varicellen, Variolois und Variola gelegentlich gestellt worden. Auch manche Arzneiexantheme (nach Jod und Brom) können gelegentlich diesen Formen ähneln. Das Hauptgewicht ist auf die sich zugleich oft findenden papulösen Efflorescenzen und auf die anderen Erscheinungen der Syphilis überhaupt zu legen. Entscheidend ist der, freilich gerade bei diesen Formen manchmal nicht leichte, Nachweis der Spirochäten in den Randpartien der Pusteln und die Sero-Reaktion.

Die **Prognose** ist, wie nach dem oben Gesagten ersichtlich, bei einigen Formen gut, bei anderen ernster. Doch werden auch diese schwereren Formen durch die moderne Therapie sehr günstig beeinflußt.

An die pustulösen schließen sich unmittelbar die bullösen oder **pemphigoiden Syphilide** *(„Pemphigus syphiliticus")* an; da diese aber bei akquirierter Syphilis ganz eminent selten, dagegen bei der kongenitalen Syphilis häufig sind, sollen sie erst bei der letzteren besprochen werden.

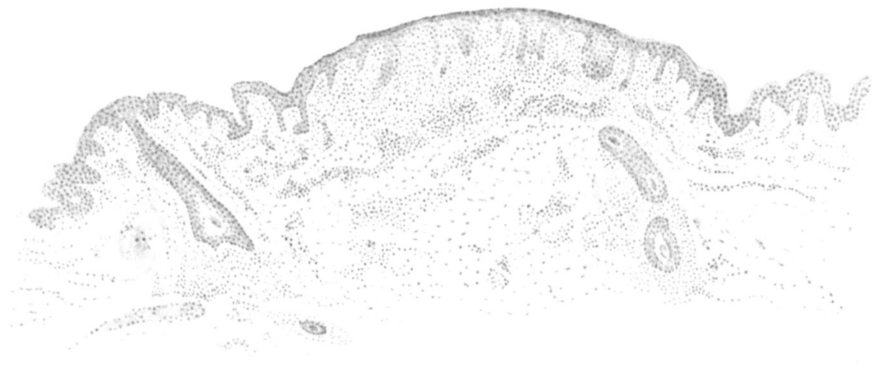

Abb. 54. Lentikuläres papulöses Syphilid.

Ganz aus dem Rahmen der anderen sekundärsyphilitischen Hauterscheinungen fallen die hier anhangsweise zu besprechenden **seltenen Formen** heraus, welche meist in der frühen sekundären Periode vorkommen und in ihren Erscheinungen dem *Erythema exsudativum multiforme* und dem *Erythema nodosum* ähneln. Es treten in den ersteren Fällen umfangreiche rote, leicht erhabene Efflorescenzen auf, die im weiteren Verlauf peripherisch fortschreiten, talergroß und größer werden und durch Konfluenz noch umfangreichere Dimensionen annehmen können. Auffallend häufig findet man bei diesen Erythemen Flecke am Hals und hinter den Ohren. — In den wesentlich häufiger beobachteten, wenngleich immerhin seltenen Fällen der zweiten Art („**nodöse Syphilide**") treten, ganz wie bei der entsprechenden nichtsyphilitischen Hautaffektion, kleinere oder größere tiefe, cutan-subcutan gelegene derbe Knoten auf; die Haut über diesen ist anfänglich hellrötlich, später dunkler lividrot gefärbt. Man hat früher gemeint, daß es sich in diesen Fällen nur um zufällige Kombinationen von Syphilis mit den genannten Hautaffektionen handelt; man könnte eine Bestätigung für diese Vermutung in dem Umstande finden, daß auch bei Syphilis diese Exantheme die sonst für sie charakteristische Lokalisation zeigen, indem die Efflorescenzen des multiformen Erythems die Streckseiten der Extremitäten, und die Erythemknoten ganz besonders die Unterschenkel bevorzugen. Aber der Verlauf der Fälle, der ohne spezifische Behandlung stets ein sehr viel langsamerer ist als bei den nichtsyphilitischen Formen, andererseits die deutliche Beeinflussung der Ausschläge durch die antisyphilitische Therapie beweisen, daß es sich doch um der Syphilis angehörige Exantheme handelt, die jenen vulgären Exanthemen eben nur ihrer Form nach sehr ähnlich sind. Beim nodösen Syphilid sind auch schon Spirochäten in Schnitten nachgewiesen worden. Im Anschluß an die Knoten sind manchmal kurze Stränge zu konstatieren, welche augenscheinlich Thrombophlebitiden darstellen. Neben den Frühfällen von nodösem Syphilid gibt es längere Zeit nach der Infektion zwar auch oft noch akut auftretende, aber schleichend verlaufende, bei denen einzelne Knoten in gummiähnlicher Weise erweichen und ulcerieren können, die aber reichlicher und ausgesprochener symmetrisch sind, als die eigentlichen Gummen. Prädisponierend wirken

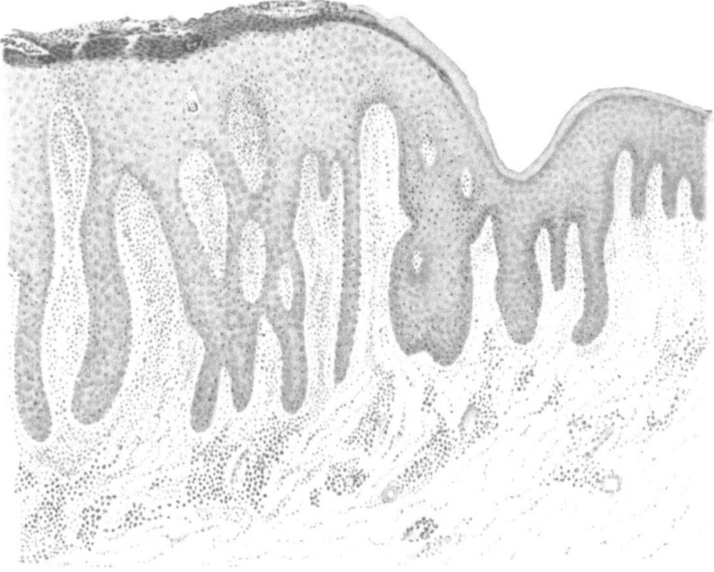

Abb. 55. Vegetierende Papel (Condyloma latum).

unzweifelhaft Varicen; anatomisch ist der Ausgang von den Venen des Unterhautzellgewebes und spezifische Entzündung der Wand nachgewiesen.

Die nodösen Syphilide können außer mit dem „idiopathischen" Erythema nodosum auch mit den analogen *Arzneiexanthemen* (besonders nach Jodkali), mit der Knotenbildung bei der *Gonorrhöe* (evtl. selbst beim *Ulcus molle*), der *Trichophytie* und vor allem mit dem *Erythema induratum* verwechselt werden (andere Zeichen von Syphilis und Blutuntersuchung!). Sie werden öfter bei Frauen und in Fällen mit auch sonst schwereren Erscheinungen, Fieber und erheblichen Störungen des Allgemeinbefindens beobachtet. Sie können gleichzeitig mit anderen Erscheinungen der Syphilis rezidivieren.

Histologisch schließen sich die *papulösen* Syphilide unmittelbar der Roseola an, bieten aber natürlich viel ausgesprochenere Veränderungen dar. Die verschiedenen klinischen Formen kommen durch die verschiedene Verteilung des Infiltrates, durch die Stärke der Gefäßbeteiligung, durch die mehr oder weniger starke Exsudation und durch die wechselnde Beteiligung von Epithel (Akanthose, Hyper- und Parakeratose), Drüsen, Pigment und elastischen Fasern, endlich aber durch die sich mit dem progredienten Prozeß vielfach schon kombinierenden Rückbildungsvorgängen zustande.

Die *lentikulären Syphilide* zeigen den einfachsten Bau: An der Peripherie und nach der Tiefe zu vasculäre Infiltration aus Lymphocyten, Plasmazellen und vermehrten und vergrößerten Bindegewebszellen; die Zellstränge verdichten sich nach dem Zentrum zu einer zusammenhängenden, Papillarkörper und evtl. die angrenzenden Teile der Cutis ausfüllenden Masse, welche die Reteleisten mehr oder weniger ausgleicht, während das Epithel an der Peripherie etwas verdickt erscheint. Leichtes Ödem und leukocytäre Durchsetzung der Epidermis und weiterhin parakeratotische Veränderungen, Pigmentverminderung und -Vermehrung vervollständigen das Bild. Gelegentlich finden sich Riesenzellen und Verlust der elastischen Fasern (s. Abb. 54).

Bei den *acuminierten papulösen Formen* tritt die Beteiligung des Haarfollikels in den Vordergrund: das an der Oberfläche nur einige Papillen erfüllende Infiltrat setzt sich am Follikel in größere Tiefe fort und bildet hier sehr gern mit der Basis nach oben gewendete unregelmäßig kegelförmige Figuren, in denen Riesenzellen vom LANGHANSschen Typus, epithelioide Zellen, ja selbst kleine Nekrosen häufig sind. Daraus resultiert das tuberkuloide (dem lichenoiden Tuberkulid manchmal außerordentlich ähnliche) Bild. Der Follikel wird durch hyper- und parakeratotische Einlagerungen erweitert, gelegentlich ist seine Wand lädiert.

Bei den *breiten Kondylomen* tritt zu der oft besonders starken und tief reichenden Infiltration, der sich reichliche Eiterkörperchen und auch Fibrinablagerungen zugesellen, die flächenhafte Verbreiterung des Epithels, welche sehr große Dimensionen annehmen und sich mit Wucherung der Retezapfen nach der Tiefe kombinieren kann. Dazu hochgradiges Ödem, Leukocytendurchsetzung des Rete und Verlust der Hornschicht (s. Abb. 55).

Bei den *papulo-pustulösen, -krustösen* und *-ulcerösen* Formen beherrschen neben der starken Infiltration — stellenweise mit nekrotischen Herden und Riesenzellen — die Veränderungen in Papillarkörper und Epithel das Bild: bald sind es mehr nur leichte Steigerungen des gewöhnlichen Papelbildes (mit kleinen Ansammlungen von Eiterkörperchen im Epithel, die dann, in die parakeratotisch werdende Hornschicht emporgehoben, ein psoriasisähnliches Bild ergeben), bald finden sich größere Bläschen oder Pusteln intra- und subepidermal und selbst an Stelle des zerstörten Papillarkörpers. Aus ihnen gehen dann die Krusten hervor, welche sich aus abwechselnden Lagen von degenerierten Exsudationszellen, parakeratotischen und normalen Hornlamellen zusammensetzen.

Die *nodösen Syphilide* sind durch die Beteiligung der Venen und des Unterhautzellgewebes (Phlebitis und Periphlebitis, Wucheratrophie, Granulationsgewebe mit Riesenzellen und Nekrose) ausgezeichnet.

Beim *Leukoderm* ist das Pigment im Rete stark vermindert, in der Cutis erhalten.

Die *Spirochäten* sind in allen Formen im Bindegewebe mehr oder weniger reichlich zu finden, in den älteren, speziell in den lichenoiden Syphiliden sehr spärlich; besonders groß ist ihre Zahl bei den breiten Kondylomen, bei denen sie auch das Epithel fischzugartig durchsetzen können.

Die tertiäre Syphilis der Haut.

Die tertiären Erscheinungen, welche die Syphilis an der Haut bedingt, stellen gleichsam das Prototyp der tertiären Syphilis überhaupt dar. Ihre wesentlichen allgemein-pathologischen Eigenschaften und ihre Differenzen gegenüber den sekundären Syphiliden wurden oben schon hervorgehoben: Sie sind im Prinzip nicht resolutiv sondern destruktiv, mit Narben abheilend, sie sind nicht symmetrisch, an Zahl spärlich, nicht „exanthematisch", haben ausgesprochene Neigung zu bestimmter Anordnung, sind sehr spirochätenarm und daher nicht oder nur ganz ausnahmsweise ansteckend; sie reagieren oft außerordentlich schnell und gut auf Jodpräparate. Sie können sich schon in den ersten Jahren nach der Infektion (besonders im 3. bis 6. Jahr) entwickeln, sind aber auch nach vielen Jahren (ja selbst Jahrzehnten) nicht sehr selten. Je frischer die Infektion ist, um so mehr besteht im allgemeinen die Neigung, in einer größeren Anzahl von Herden, bzw. Gruppen und mehr disseminiert als streng lokalisiert aufzutreten. Übergänge und Kombinationen zwischen den sekundären und tertiären Krankheitsprodukten kommen, wenn auch nicht sehr häufig, vor, was bei der gleichen Ätiologie und der allmählichen Entwicklung der Allergie ganz natürlich ist.

Die tertiären Hautsyphilide sind in ihrem Verlauf chronisch. Die Seroreaktion ist nicht sehr selten negativ, die Luetinreaktion meist positiv. Sie stellen zwar oft hochgradige Veränderungen der Haut, aber, solange sie auf diese beschränkt sind, nicht schwere Erkrankungen des Organismus dar. Sie bedingen an sich gewöhnlich keine oder nur sehr unbedeutende subjektive Erscheinungen (Spannung bei relativ schneller Entwicklung); selbst wenn sie ulceriert sind, zeichnen sie sich durch Schmerzlosigkeit aus. Doch können natürlich auch starke Beschwerden infolge ihrer Lokalisation auftreten (Genitalien, Mund, Hände). Sie sind oft die einzig nachweisbaren Symptome der Lues, können sich aber mit den verschiedensten anderen spezifischen Organerkrankungen kombinieren, relativ selten mit der parenchymatösen Syphilis des Zentralnervensystems, nicht selten mit Liquorveränderungen, ohne klinisch nachweisbare Nervenerscheinungen, und mit Aortitis. — *Begünstigt* wird das Auftreten tertiärer Haut- wie aller Späterscheinungen durch einmalige oder wiederholte Traumen bzw. chemische Reize (Provokation — als solche können selbst die restierenden Veränderungen nach lange zurückliegenden Quecksilbereinspritzungen wirken). Es kommen ferner in der Haut von primären und sekundären Herden zurückbleibende Spirochäten in Frage (Rezidive in loco) und die verschiedensten „konstitutionellen" Momente, ganz vor allem endlich fehlende oder unzureichende Behandlung im Frühstadium.

Auch die tertiäre Syphilis tritt auf der Haut nicht bloß in den allerverschiedensten Lokalisationen, sondern auch in recht mannigfachen Formen auf, wenngleich nicht so proteusartig wie die sekundäre. Man teilt sie am besten in zwei Hauptgruppen ein: die *tuberösen* und die eigentlich *gummösen* Formen. Der Begriff des „Gummiknotens", der zentral *erweichenden Granulationsgeschwulst*, kann nicht mit dem Begriff tertiär identifiziert werden. Denn gerade an der Haut gibt es sehr viele sonst nach allen Richtungen typisch tertiäre Prozesse, welche dieser Charakteristik nicht entsprechen, und zwar weder klinisch noch pathologisch-anatomisch.

Die *Grundform des tuberösen Syphilids* ist ein in die Haut bald oberflächlicher, bald tiefer eingelagertes circumscriptes Infiltrat, welches die ausgesprochene Neigung hat, spontan abzuheilen und sich in der Haut diskontinuierlich (in Einzelexemplaren) oder kontinuierlich (in Säumen) auszubreiten und auch zu einer ebenfalls spontan abheilenden Ulceration kommen kann, ohne daß ein Erweichungsstadium vorher nachzuweisen ist. Die *Haut- bzw. Unterhautgummata* sind Knoten, welche zentral, meist kolliquativ „gummös", seltener koagulationsnekrotisch degenerieren, durchbrechen und scharf geschnittene Geschwüre bilden. Das Verhältnis zwischen den beiden Hauptformen ist analog dem Verhältnis zwischen dem sich flächenhaft in der Haut ausbreitenden Lupus vulgaris und den en masse erweichenden Formen der kolliquativen Tuberkulose („Scrofuloderm"). Wir müssen ferner noch von den in der Haut, resp. in der Unterhaut beginnenden tertiären Syphilomen diejenigen unterscheiden, welche von unter der Haut liegenden Organen (Knochen, Muskeln, Testikeln usw.) ausgehen, aber die Haut in den tertiären Prozeß einbeziehen. In diesen Fällen entstehen meist gummöse Knoten, seltener tuberöse Syphilide.

Wie bei der gleichen Ätiologie der beiden Formenkreise natürlich ist, können sie sich am selben Menschen kombinieren — entweder in loco oder an verschiedenen Stellen des Körpers; oder es treten zu verschiedenen Zeiten die einen und die anderen auf. Auch Übergänge zwischen ihnen kommen vor. Sehr häufig aber findet sich beim selben Patienten doch nur die eine oder die andere Form. Das weist darauf hin, daß auch bei ihrer Ausgestaltung dieselben Momente maßgebend sind, welche oben für die Verschiedenheiten zwischen sekundären und tertiären Syphiliden angenommen wurden: Individuelle Eigenart der Allergieentwicklung, vielleicht auch Differenzen in den Spirochätenstämmen. Es ist auffallend, daß die tuberösen Formen jetzt im ganzen häufiger zu sein scheinen oder häufiger diagnostiziert werden, als die früher für ganz besonders charakteristisch gehaltenen gummösen. Jedenfalls besteht der Eindruck, daß das Unterhautzellgewebe mehr geneigt ist, mit den gummösen Prozessen zu reagieren, die eigentliche Cutis mit den tuberösen (ähnlich bei Tuberkulose).

a) Die tuberösen Syphilide.

Diese Form ist, wie erwähnt, jetzt bei uns die häufigste Form der tertiären Hautsyphilis. Von ihrer reinsten Gestaltung, den cutanen bis cutan-subcutanen Knoten, die sich sehr bald in einer Gruppe zusammenfinden, gibt es noch mannigfache Abweichungen; sie alle aber werden dadurch zusammengehalten, daß sich der ganze Prozeß in der Haut abspielt und flächenhaft, wenn auch mit vielen Unterbrechungen, in ihr weiterkriecht. Die einzelnen Efflorescenzen, wie die gesamte Affektion, haben einen chronischeren Verlauf als die ihnen ähnlichen sekundären Hautprozesse. Die Knoten sind auf *Sondendruck* weniger empfindlich als die frühen Papeln. Sehr oft sind diese Formen, soweit sie nicht ulceriert sind, sehr unscheinbar; sie werden, da sie keinerlei Beschwerden machen, (z. B. am Rücken) oft ganz übersehen oder als „harmlose" Hautkrankheiten nicht beachtet und stellen nicht selten nur Nebenbefunde dar, die aber diagnostisch von größter Bedeutung sind. Die Patienten sind meist, wenn man ihnen die Diagnose sagt, erstaunt, daß das die so sehr gefürchtete tertiäre Lues sein soll. Je nachdem, ob die einzelnen Efflorescenzen voneinander getrennt bleiben, oder ob sie zusammenhängende Säume bilden, unterscheiden wir die *reingruppierten* und die *serpiginösen tuberösen Syphilide.* Dazu kommen noch die *ulcerierenden Formen.* Daß zwischen diesen einander pathogenetisch besonders nahestehenden Formen Kombinationen und Übergänge häufig sind, ist ganz natürlich. Allen gemeinsam ist die bereits erwähnte diskontinuierliche oder kontinuierliche peripherische Ausbreitung, die zentral meist vollständige Abheilung, so daß zentrale Reste und Rezidive selten sind, was, wie ihre gesamte Entwicklung, auf — beim einzelnen Individuum wie selbst in den einzelnen Hautgegenden — sehr verschiedene lokale Immunisierungsvorgänge hinweist. Ganz besonders muß bei der Art ihres Wachstums betont werden, daß dieses nicht nach allen Richtungen hin gleichmäßig stattfindet. Sie bilden also keine Ringe, sondern unregelmäßige Figuren, bei denen aber das Fortschreiten in zusammenhängenden oder aus Einzelefflorescenzen bestehenden Kreisbogensegmenten meist deutlich hervortritt. Die Mannigfaltigkeit der Formen wird noch durch gelegentliche Konfluenz benachbarter Herde, durch Schuppen- und Borkenbildung, durch Hyper- und Depigmentierung und durch Wucherungsprozesse erhöht.

α) Die gruppierten tuberösen Syphilide[1]). Diese Form unterscheidet sich von den sekundären papulösen Ausschlägen nicht sowohl durch die Form der einzelnen Efflorescenzen, als durch ihre *Anordnung* und durch ihren *Verlauf.* Die tuberösen Efflorescenzen erscheinen in der Tat häufig ebenso wie die sekundären Papeln als durchschnittlich linsengroße und größere, derbe, die Haut überragende, hell- bis weiterhin rotbraune Knötchen, deren Oberfläche in der ersten Zeit ihres Bestehens glatt und glänzend erscheint, aber mehr oder weniger deutlich squamös oder auch krustös werden kann. In seltenen Fällen scheint die Infiltration klinisch ganz zu fehlen; dann könnte man an Roseolen denken; aber auch in diesen Fällen weist die eigenartige Gruppierung darauf hin, daß es sich um flachste tuberöse Herde handelt, denn es treten auch solche Formen niemals beliebig zerstreut, sondern zu mehreren oder sehr vielen in einzelnen

---

[1]) LESSER hat diese Formen als „*tertiäre Papeln*" bezeichnet. So berechtigt das nach der Form der Einzelefflorescenzen ist, so sehr scheint es mir doch Anlaß zu Mißverständnissen zu geben. Ich ziehe daher den Namen „tuberös" vor (J.).

Gruppen vereinigt auf — eine einzelne solche Efflorescenz kommt nur selten zur Beobachtung —, während die eigentliche „tardive Roseola" nicht diese charakteristische Anordnung hat (s. S. 169). In der Regel läßt sich das Fortschreiten der Eruption von einzelnen Stellen aus verfolgen, indem sich an diesen die ältesten, unter Umständen schon völlig involvierten Herde finden, während in zentrifugaler Anordnung nach allen oder nach mehreren Richtungen (mit Verschontbleiben anderer) oder auch nur an einem Teil der Peripherie sich jüngere oder jüngste Knötchen entwickeln, und zwar in bukettartiger, fächerförmiger und

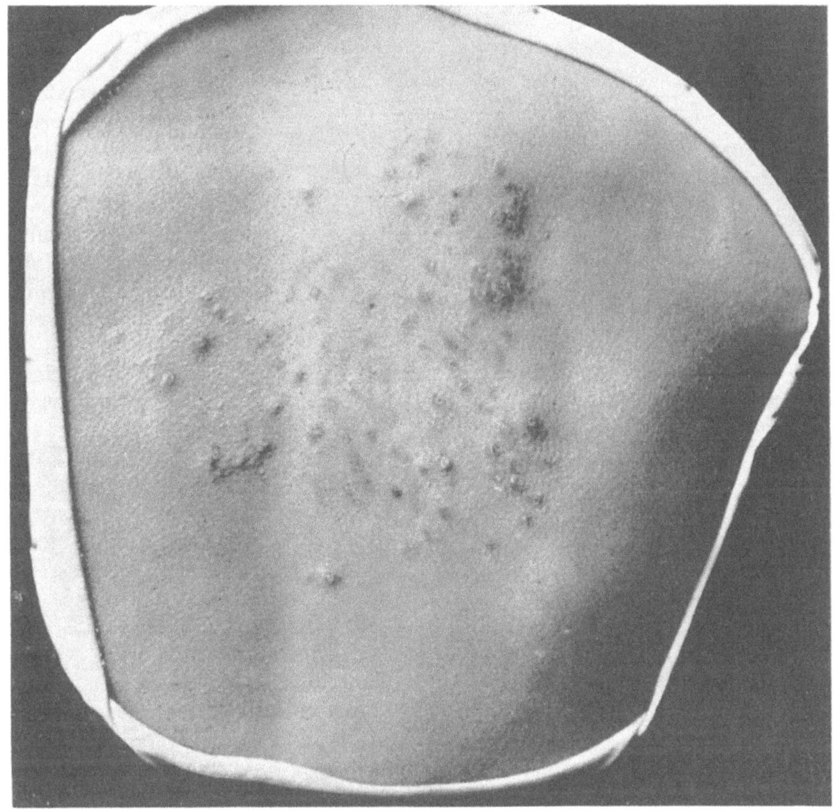

Abb. 56. Gruppiertes tubero-krustöses Spätsyphilid.

ähnlicher Anordnung (s. Abb. 56). Bei der Ungleichmäßigkeit des Fortschreitens fehlen also, wie oben erwähnt, im Gegensatz zu den sekundären Syphiliden, die „Ringformen". In dieser Weise können außerordentlich große Herde entstehen; es können auch benachbarte Gruppen, deren jede einzelne den gleichen Verlauf nimmt, miteinander zusammentreten, und dann werden, wie bei anderen zentral abheilenden und peripherisch fortschreitenden Dermatosen, wenn sie konfluieren, die einander treffenden peripherischen Efflorescenzen schnell ausgelöscht. Manchmal ist die Haut im Zentrum ganz normal, so daß man selbst daran denken könnte, daß die peripherischen Efflorescenzen sich wirklich in solchen Bögen aneinanderreihen, ohne Ausgang vom Zentrum.

Die einzelnen Efflorescenzen bilden sich mit oder ohne Schuppen-, seltener Borkenbildung zurück und erscheinen dann zunächst als dunkel- bis blaurote

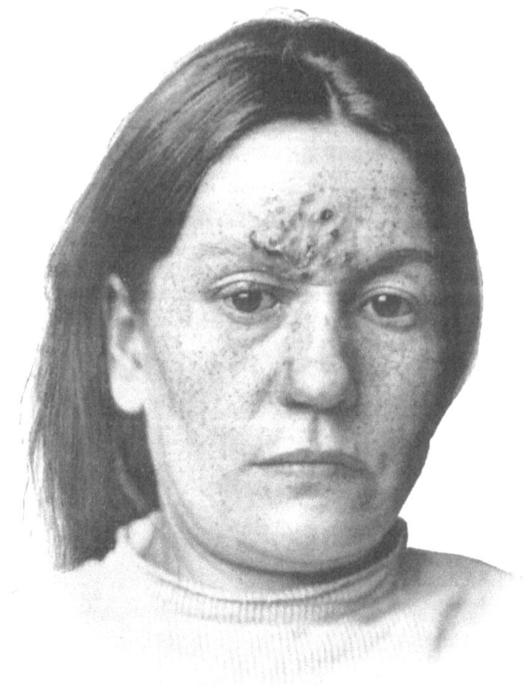

Abb. 57. Gruppiertes tuberös-ulceröses Syphilid
mit stellenweise serpiginösem Rand.

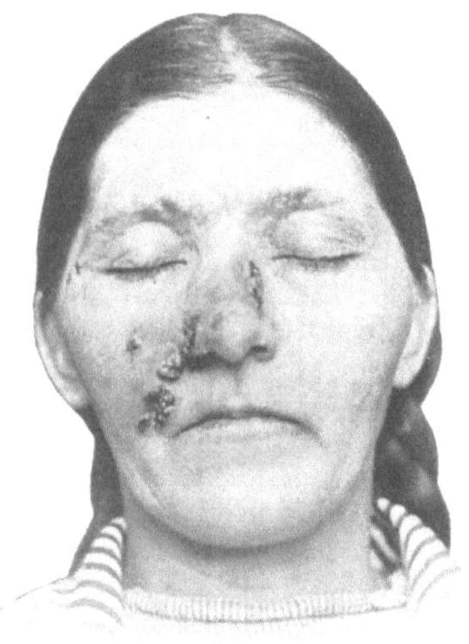

Abb. 58. Tubero-serpigino-ulceröses Syphilid.

Flecke; nach der Abblassung hinterlassen die leichtesten makroskopisch kaum eine Spur, die anderen eine Depigmentierung oder Hyperpigmentierung oder Weißfärbung im Zentrum mit braunem Saum, sehr viele leichte oder auch ausgesprochenere Atrophie, welche meist glatt, seltener „anetodermatisch", d. h. durch speziellen Verlust des elastischen Gewebes, weich und faltig ist. Auch durch die Art der Rückbildung unterscheiden sich also diese tertiären Efflorescenzen von den meisten sekundären Papeln.

β) **Die serpiginösen tuberösen Syphilide.** Die zweite Abart der tuberösen Syphilide kommt dadurch zustande, daß der Prozeß nicht durch Aussprengung einzelner isolierter Efflorescenzen an der Peripherie fortschreitet, sondern daß einzelne Efflorescenzen konfluieren und beim Abheilen im Zentrum die so entstandenen Säume kreisbogenförmig nach der normalen Haut zu sich vorschieben *(serpiginöse Syphilide)*. Sie erinnern in ihrer Form und Ausbreitungsart ganz an die entsprechenden Formen der Psoriasis vulgaris. Auch bei ihnen geht das Fortschreiten nicht nach allen Richtungen hin vor, sondern an verschiedenen Stellen des Randes kann der Prozeß ganz oder teilweise stillstehen und erlöschen. Hier und da finden sich in die Lücken des Saumes einzelne isolierte Efflorescenzen eingesprengt. Auch hier kommen durch Konfluenz benachbarter Herde sowie durch jahrelange Ausbreitung sehr große, gelegentlich eine ganze Extremität oder den ganzen Rücken einnehmende Herde zustande. Die Säume haben die Breite von 1 mm bis 1 cm, sind bald oberflächlich, bald tiefer infiltriert, blaß- bis dunkelrot und in späteren Stadien oft mit Schuppen und selbst Borken besetzt. In der von der Krankheit „abgeweideten" Partie ist die Haut oberflächlich atrophisch, doch nicht regelmäßig, sondern es finden sich innerhalb der Atrophie oft unregelmäßige, etwas stärker vertiefte Stellen oder Streifen normaler Haut; auch die Pigmentierung kann sehr mannigfaltig sein. Nur selten bilden sich in den bereits abgeheilten Partien neue Infiltrate, von welchen neue serpiginöse Säume ausgehen („zentrale Rezidive"). Gelegentlich kommen allerdings auch mehrere solche Säume in fast konzentrischer Anordnung vor. Außergewöhnlich ist eine gleichmäßige Narbenentwicklung über große Körperstrekken, wobei die ausgedehnte, ganz feine narbige Atrophie der Haut viel mehr in die Augen fällt, als der unbedeutende an ihrer Grenze sich gegen die normale Haut vorschiebende Infiltrationssaum, die sog. „*Liodermia syphilitica*".

Die gruppierten tuberösen und die tubero-serpiginösen Syphilide können wie erwähnt, trotz ihrer Gutartigkeit ganz späte Erscheinungen darstellen; sie kommen aber nicht selten schon in den ersten Jahren nach der Infektion vor; daß sie trotzdem „echte" Tertiärsymptome sind, wird durch ihre Spirochätenarmut und ihre prompte Reaktion auf Jodpräparate bezeugt.

γ) Die tubero-(serpigino-) ulcerösen Syphilide. Die dritte Form der tuberösen Syphilis ist charakterisiert durch den

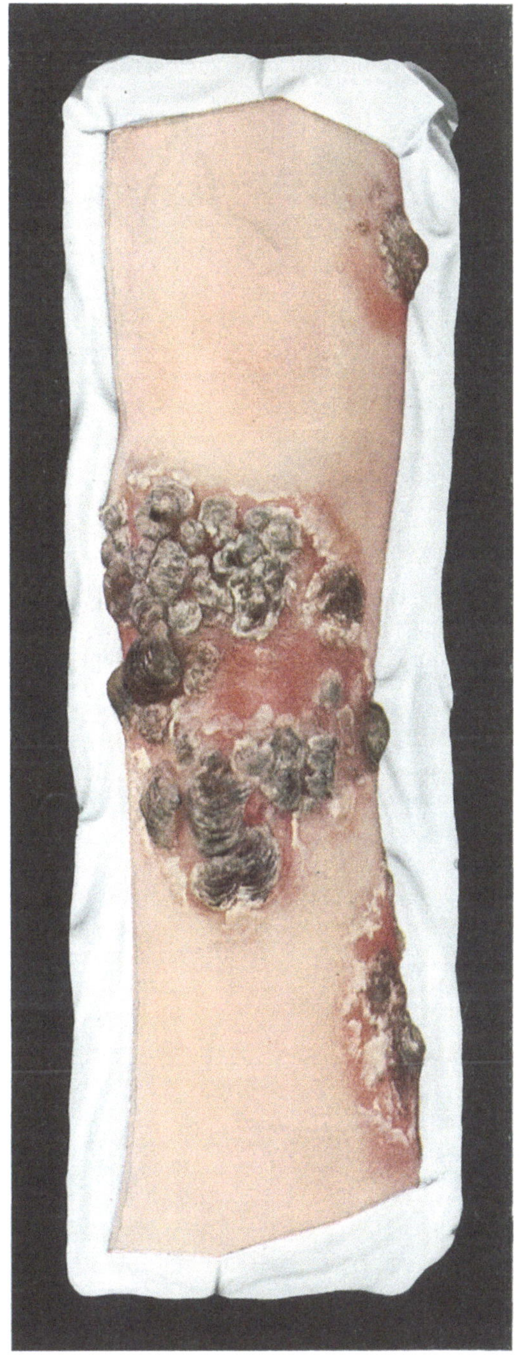

Abb. 59. Rupioides serpigino-ulceröses Syphilid.

ulcerösen Zerfall, der sowohl die gruppierten, als ganz besonders die serpiginösen Formen betrifft. Sie sind durch erosive Formen mit den beiden vorigen verknüpft. Statt der Resorption mit oder ohne narbenähnliche Atrophie zerfällt das Infiltrat und die darüberliegende Epidermis, und es kommt dadurch zu ulcerösen Einzelherden oder zu ulcerösen Säumen. Der äußere Rand ist scharf

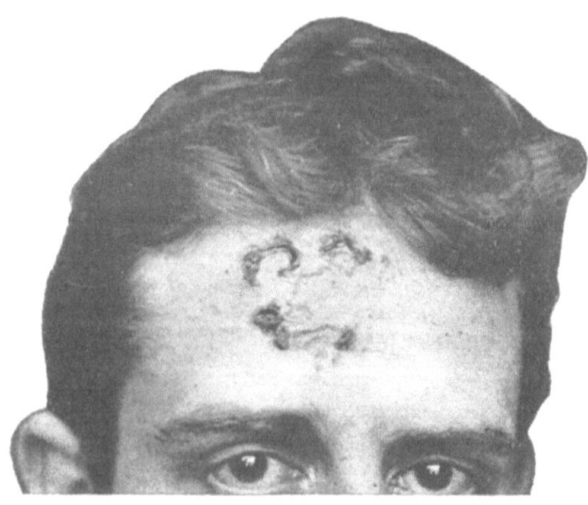

Abb. 60. Serpigino-ulceröses Syphilid.

geschnitten, fällt aber nicht so steil ab, wie bei den eigentlichen gummösen Geschwüren und ist nicht unterhöhlt; der innere Rand des Geschwürssaumes, der nach dem vernarbten Zentrum zu gerichtet ist, ist flacher, allmählich absinkend. Die Ulcera greifen mehr oder weniger in die Tiefe, je nach der Tiefe des Infiltrats, ihr Grund ist unregelmäßig höckerig, schmierig-eitrig belegt oder noch häufiger von dunklen Krusten bedeckt, welche die Ulcerationen ausfüllen und mehr oder weniger überragen (s. Abb. 58, 59 u. 60). An und für sich sind diese Krusten nicht charakteristisch, so daß man sie zur Sicherung der Diagnose entfernen muß. Sie können sich in austernschalenartiger („ostracea") Anordnung ausbilden und stellen dann eine Form der„ *Rupia* Rhypia) *syphilitica*" („Schmutzflechte") dar,

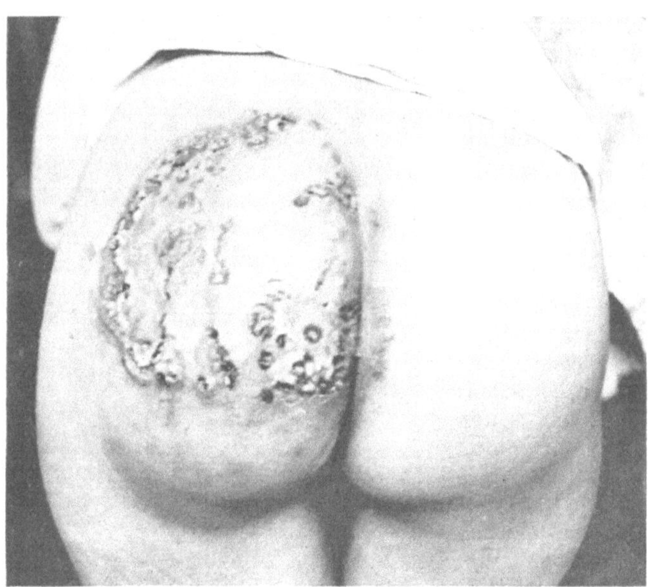

Abb. 61. Serpigino-ulceröses Syphilid mit gummiartigen Geschwüren.

ähnlich der Syphilis pustulo-ulcerosa und der malignen Syphilis (s. Abb. 59). Diese Ausbildung aufeinandergetürmter Krustenschichten, deren älteste und kleinste im Zentrum sitzt, muß durch eine regelmäßige, aber diskontinuierliche Entwicklung des Prozesses zustande kommen. Die Ulcerationen haben die Eigenschaft, spontan zu vernarben und sich peripherisch unregelmäßig auszubreiten, auch sie häufig so, daß an einer oder mehreren Partien des Randes der Prozeß erlischt (s. Abb. 60); dadurch kommen die als besonders charakteristisch geltenden *hufeisen- oder nierenförmigen Geschwüre* zustande, indem die Öffnung des Hufeisens oder der Hilus der nicht fortgeschrittenen Saumpartie entspricht. Am Rande ist dann meist noch der sich weiterentwickelnde Infiltrationsprozeß zu konstatieren, so daß man die drei Stadien der Gesamtentwicklung eines solchen Herdes: Infiltration, Ulceration und Vernarbung von der Peripherie nach dem Zentrum gleichzeitig vor sich hat (s. Abb. 60).

Die Abheilung geschieht in der Weise, daß die Eiterbildung nachläßt, die Krusten abgestoßen werden und frische Granulationen auftreten. Die Narbe

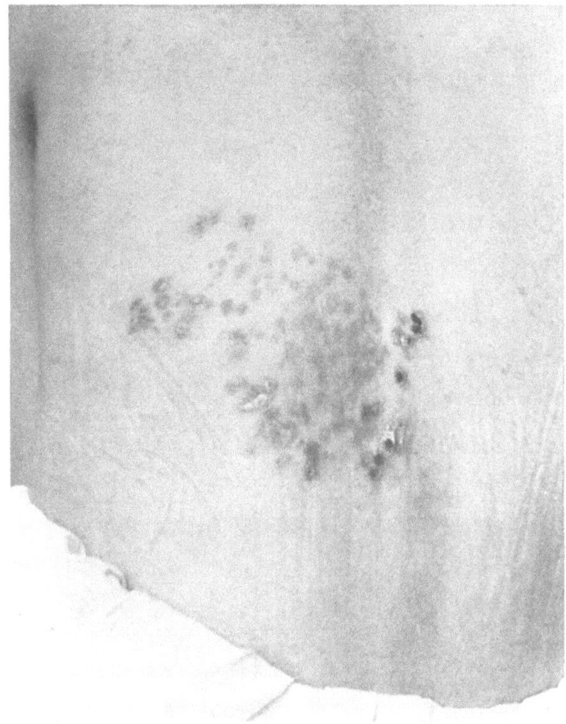

Abb. 62. Gruppiertes tubero-ulceröses Syphilid.

wird zum Teil von dem ulcerösen Saum umgeben; an anderen Stellen stößt sie — dem unregelmäßigen Fortschreiten des letzteren entsprechend — unmittelbar an die normale Haut an. Sie ist, je nach der Tiefe der Ulceration, flacher oder tiefer, glatter oder unregelmäßiger, oft durch abwechselnde Hyper- und Depigmentierung scheckig, namentlich in frischeren Herden hyperplastisch, keloidartig, oder es bilden sich in ihr hier und da wirkliche Keloide aus.

Das aus tuberösen Herden hervorgegangene ulceröse Syphilid hat im allgemeinen keine Neigung, in die Tiefe fortzuschreiten; es kommt daher selten zu Zerstörungen unter der Haut liegender Organe. Nur an den Teilen, die durch dünne Haut- bzw. Schleimhautduplikaturen gebildet werden, an den Nasenflügeln, Augenlidern, Ohrmuscheln, kleinen Labien, Praeputium usw. können auch durch diese Formen erhebliche Zerstörungen bedingt werden; sie führen ferner zu Ektropion, Symblepharon oder Verwachsung der Augenlider bis

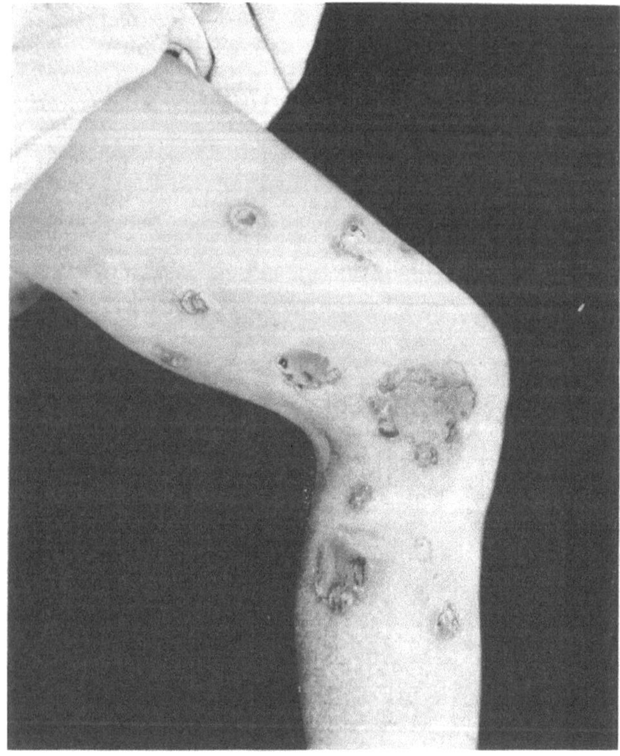

Abb. 63. Multiple isolierte und serpigino-ulceröse Syphilide.

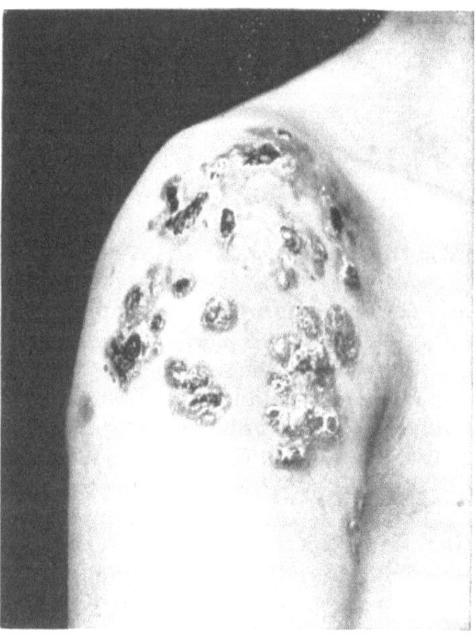

Abb. 64. Große Gruppe von tubero-ulcerösen und krustösen Syphiliden.

zum vollständigen Verschluß der Lidspalten, Ankyloblepharon; es können sich dann natürlich Trübungen, Perforationen der Cornea, vollständiger Verlust des Auges anschließen. An den Lippen kann eine sehr starke Verengerung der Mundöffnung (Mikrostomie) resultieren. All das kommt aber wohl nur bei vernachlässigten, nicht oder schlecht behandelten Kranken vor.

Speziell in den letzteren Fällen kann es zu einer *elephantiastischen* Verdickung eines Gliedes [gelegentlich auch des Gesichts, besonders der Lippen *(Makrocheilie)* und des Penis und Scrotums] kommen. Der gleiche hyperplastisch-schrumpfende Prozeß spielt auch eine Rolle an den Genitalorganen der Frau, bei welchen ein Teil der als *Ulcus vulvae chronicum elephantiasticum* bezeichneten Fälle wahrscheinlich auf serpigino-ulceröse (vielleicht auch auf eigentlich gummöse) Lues zurückzuführen ist. Gewebsverdichtung, -schrumpfung und -verdickung mit ganz torpiden Ulcerationen sind die wesentlichsten Charakteristica dieser Fälle, welche zu dem alten Krankheitsbegriff „*Esthiomène*" gehören. Sie kommen besonders bei alten Prostituierten vor, und Lymphstauung (Lymphdrüsenexstirpation oder -verödung, auch nach Lymphogranuloma inguinale) sowie Traumen spielen (neben Tuberkulose) hierbei eine wesentliche Rolle. Zu trennen sind von den tuberoulcerösen Formen die der malignen Lues, wenngleich bei dieser sich gelegentlich ebenfalls serpigino-ulceröse Formen finden.

Die Ausbreitung auch des tubero-ulcerösen Syphilids ist in den einzelnen Fällen sehr verschieden; manchmal treten nur einige wenige kleinere Herde auf, und daneben noch isolierte Efflorescenzen (s. Abb. 63), manchmal werden enorme Flächen, z. B. der große Teil einer Extremität von ihnen überzogen, oder mehrere einzelne Gruppen treten zu einer großen zusammen (s. Abb. 64). Gewiß kann das serpigino-ulceröse Syphilid auch einmal spontan vollständig abheilen. Oft aber breitet sich ohne spezifische Therapie der Prozeß immer weiter aus; es können auch neue Herde auftreten, die sich wiederum vergrößern, und schließlich können bei Fehlen der Behandlung sehr große Flächen des Körpers von Narben und fortschreitenden Ulcerationsrändern bedeckt sein. Dabei kann das Allgemeinbefinden lange Zeit auffallend gut sein; schließlich muß es aber doch leiden.

Im Anschluß an diese Schilderung der häufigsten Formen der tuberösen Syphilide müssen noch einzelne besondere kurz besprochen werden; so in erster Linie die Lokalisation an den Handtellern und Fußsohlen *(tertiäres psoriasiformes palmares und plantares Syphilid).* Die gruppierten Formen sind hier viel seltener als die serpiginösen (s. Abb. 65). Auch diese kommen in ihren verschiedenen Modifikationen schon relativ früh vor, können sich aber auch noch Jahrzehnte nach der Infektion einstellen. Die leichteren, zugleich oft auch früheren, Formen stellen serpiginös fortschreitende Infiltrate vor, die ohne deutliche Atrophie zurückgehen, und deren peripherischer mit Schuppen bedeckter, girlandenförmiger Rand allmählich die ganze Fläche umwandert und an der Beugeseite der Finger, bzw. Zehen gleichmäßig weiterkriecht, so daß, wenn diese zusammengelegt werden, die Interstitien gar nicht berücksichtigt erscheinen.

In anderen Fällen zeigt sich vor allem eine starke diffuse Verdickung der Hornschicht, so daß größere nach außen mit konvexen Bogenlinien begrenzte Partien mit dicken silberglänzenden und im weiteren Verlauf sich ablösenden und wiedererneuernden Epidermislamellen bedeckt sind *(Syphilis serpiginosa palmaris et plantaris cornea).* Nur am Rande dieser Epidermisanhäufungen ist ein serpiginös fortschreitendes braunrotes Infiltrat zu konstatieren. Gerade diese Form kann gelegentlich noch Jahrzehnte nach der Infektion auftreten. Recht selten kommt es auch hier zum ulcerösen Zerfall der Infiltrate. Die Affektion ist meist nur einseitig (im Gegensatz zu den psoriasiformen Syphiliden der Sekundärperiode) und betrifft häufiger die rechte als die linke Hand, so daß wir auch hier, wie bei so vielen syphilitischen Krankheitserscheinungen, den äußeren Schädlichkeiten einen oft die Lokalisation bestimmenden Einfluß zuschreiben müssen. Manchmal sieht man nur an mehreren Fingern oder Zehen, meist an der Beugeseite der letzten Phalanx, gelegentlich auch nur in einem Exemplar, kleine umschriebene, wenig infiltrierte Herde mit geringer Abschuppung und Rhagadenbildung, die sich selbst einer energischen Therapie gegenüber sehr hartnäckig erweisen. Sogar hauthornartige Bildungen können hierbei vorkommen.

Bei allen drei Abarten der tuberösen Syphilis, besonders aber bei der tubero-ulcerösen, kommt ferner eine diagnostisch besonders wichtige Form vor, die man als die *lupoide* bezeichnet hat. Es finden sich besonders in den „abgeweideten" Partien, manchmal auch am Rande, bräunlich- bis gelblichrote Flecke und Knötchen, welche auf Glasdruck etwas durchscheinend gelbbräunlich erscheinen und mit der stumpfen Sonde leicht

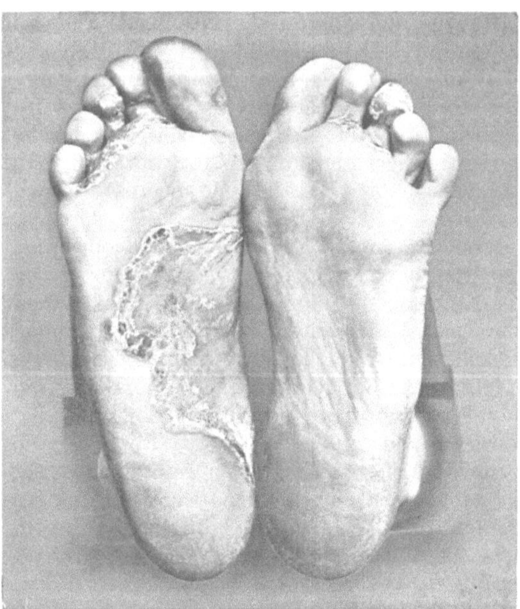

Abb. 65. Tertiäres plantares psoriasiformes tubero-serpiginöses Syphilid.

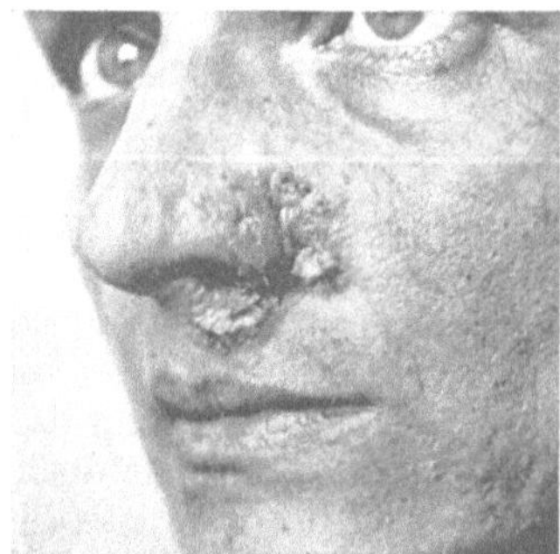

Abb. 66. Tuberöses framboesiformes Syphilid.

eingedrückt werden und bluten. Sie ähneln also in der Tat den Primäreffloreszenzen des Lupus vulgaris. Auch histologisch sind sie manchmal sehr tuberkuloid. Sie heilen auf die spezifische Behandlung oft sehr langsam. (Ganz stabil bleiben ähnlich aussehende, sich histologisch als kolloide Degenerationen im Narbengewebe erweisende Flecke, die ebenfalls manchmal mit Lupus vulgaris verwechselt werden.)

Selten sind serpiginöse Formen mit gummösen Erweichungen, welche ebenfalls entsprechenden Formen der Tuberkulose sehr ähnlich sind und besonders an den Extremitäten vorkommen.

Es müssen ferner die *verrukösen und framboesiformen,* diagnostisch besonders schwierigen Syphilide erwähnt werden. Bei den borkigen, nur erodierten Formen können sich die fortschreitenden Säume mit einer mehr oder weniger warzenähnlichen Hyperkeratose bedecken, oder es erheben sich aus dem erodierten oder exulcerierten Grund himbeerartige Wucherungen, welche sich mit Krusten bedecken und die umgebende Haut beträchtlich überragen können („*Framboesia syphilitica*" s. Abb. 66). Am häufigsten kommen diese vegetierenden Formen an behaarten Stellen, auf dem Kopf und im Bart und in den Nasolabialfalten, aber auch an den Unterschenkeln vor.

Endlich gibt es noch am besten hier einzuordnende Syphilide, welche sich mehr in der Tiefe der Cutis, ja selbst in der Unterhaut lokalisieren, die Haut nicht oder wenig hervorheben, bläulich- bis bräunlichrot verfärben, und derbe flache Knoten oder Platten bilden. Ihre Ränder ragen über die an der Oberfläche sichtbaren Veränderungen heraus und sind als derbe Einlagerungen zu fühlen. Sie können in der Mitte einsinken und sich peripherisch unregelmäßig ausbreiten. Neigung zur Erweichung besteht nicht. Es sind das „sklero-gummöse" Prozesse, wohl den tuberösen gleichzusetzen, aber tiefer und massiger als sie. Sie können an der Nase ein Rhinophyma vortäuschen; auch den „subcutanen Sarkoiden" sind sie ähnlich.

Hier wären auch die in neuester Zeit mehrfach, besonders an den Armen und Beinen, beobachteten, häufiger bei Framboesie vorkommenden „*Nodosités juxtaarticulaires*" zu erwähnen: sehr derbe, nicht entzündlich erscheinende Knoten von wechselnder Größe, die auf spezifische Behandlung, wenngleich langsam, zurückgehen können, und an deren syphilitischer Natur in einzelnen Fällen nicht zu zweifeln ist.

Die **Histologie** der tuberösen Syphilide ist je nach der Tiefe der Infiltration und der Neigung zum Zerfall noch recht verschieden. Namentlich bei oberflächlichen Formen und in frischeren Herden handelt es sich wesentlich um perivasculäre Infiltrate von lymphocytären und Plasmazellen mit Durchsetzung auch der Gefäßwände, bei den tieferen und auch bei den länger bestehenden, in den oberflächlicheren Schichten gelegenen um dichte und umfangreiche, vielfach auch schärfer umschriebene Zellansammlungen, denen sich epithelioide und oft auch LANGHANSsche Riesenzellen, gelegentlich, wie erwähnt, in tuberkelähnlicher Anordnung, beimischen. Typische gummöse cutane Degeneration ist selten, häufiger eine diffuse Nekrobiose. Jedenfalls sind in den höher entwickelten Formen auch Granulationsbildung, sowie Vermehrung und entzündliche Veränderungen der Gefäße (besonders Endophlebitis) und Sklerose des Bindegewebes stärker ausgebildet. Die Beteiligung der Epidermis (Akanthose, Parakeratose, manchmal stärkere Durchsetzung mit Eiterkörperchen) ist rein konsekutiv; bei den ulcerösen Formen nekrotische bis eitrige Zerstörung der Cutis.

Die **Diagnose der tuberösen Syphilide** in ihren verschiedenen Abarten hat je nach der Ausbildung des Prozesses sehr verschiedene Krankheitszustände zu berücksichtigen. Von den *Papeln* der zweiten Periode sind sie durch ihre Gruppierung, ihr meist asymmetrisches Auftreten, die Abheilung mit Atrophie, die geringere Ausbreitung, speziell von den circinären durch das Fehlen der scharf ausgebildeten Kreisform abzugrenzen. Die ähnlich gruppierten Papeln der sekundären Lues sind viel kleiner (siehe lichenoide Syphilide). Die oberflächlichen wenig infiltrierten Formen erinnern durch ihre Form und Ausbreitung an die *Psoriasis vulgaris*, doch ist die Infiltration meist deutlicher, die Schuppung fehlt oder, wenn sie vorhanden ist, gibt die Kratzprobe nicht das für Psoriasis typische Resultat („Psoriasishäutchen", papilläre Blutung). Atrophie oder Narbenbildung ist der Psoriasis fremd, ihre Lieblingslokalisationen sind bei der Syphilis nicht bevorzugt. Speziell die palmaren und plantaren Syphilide sind manchmal der auch in diesen Gegenden keineswegs sehr seltenen gyrierten Psoriasis ähnlich. Die derbere Infiltration fehlt ihnen oft; doch sind sie häufiger asymmetrisch als die Psoriasis, während gerade bei dieser Lokalisation der letzteren nicht sehr selten der übrige Körper frei ist. Auch mit *hyperkeratotischen Ekzemen,* mit *Lichen ruber planus* und mit *Dermatomykosen* (Trichophytie) dieser Gegenden kann eine Verwechslung stattfinden, so daß man wohl sagen kann, daß man zwar bei allen Erkrankungen der Palmae und der Plantae auf Lues fahnden muß, aber die Diagnose nicht einfach auf diese Lokalisation hin stellen darf (Blut- und mikroskopische Untersuchung, evtl. auch „Diagnose ex juvantibus").

Wenig charakteristisch sind manchmal diese Syphilide auch am Kopf, nament-
lich wenn längere Haare die charakteristische Gestalt verdecken, die oft beim
Ausrasieren sofort deutlich zutage tritt; hier werden vielfach fälschlich krustöse
Ekzeme oder Psoriasis diagnostiziert. Im Gesicht können diese Luesformen der
infiltrierten *Acne*, der *Rosacea* und dem *Lupus erythematodes* ähneln. Die genaue
Untersuchung, namentlich des Follikelapparates (erweiterte Follikel bei der
Rosacea, Comedonen und typische Acneknoten bei der Acne, charakteristische
intrafollikuläre Hyperkeratosen bei Lupus erythematodes, die ausgesprochenen
Teleangiektasien, die langsame Entwicklung bei diesen Krankheiten), erleichtern
die klinische Diagnose. Auch die sog. *Sycosis non parasitaria*, welche zuweilen zentral narbig abheilen kann, und die *Acne sclerotisans nuchae* können
gelegentlich an Lues denken lassen; doch läßt sich dabei wohl immer der Ausgang von den Follikeln nachweisen. Die oberflächlichen *Trichophytien* sind durch
akuteren Verlauf, typische kreisförmige Abgrenzung und Pilzbefunde, die „*seborrhoischen*" oder „*parasitären*" *Ekzeme* durch Lokalisation, feine Schuppung,
Fehlen der Infiltration charakterisiert. Am ehesten kann von dieser Gruppe
der Dermatosen noch der circumscripte „*Lichen Vidal*" durch derbe Infiltration
und die allerdings seltene serpiginöse Umrandung der tubero-serpiginösen Lues
ähneln (Jucken, Kratzeffekte!).

In einzelnen Fällen können ferner die *Basalzellenepitheliome*, besonders die
zentral abheilenden Formen an tubero-serpiginöse Syphilis erinnern; doch
ist der Rand dieser härter und eigentümlich durchscheinend, ihr geschwüriger
Grund meist fein gekörnt und blaßrot (evtl. histologische Untersuchung!). Am
allerschwierigsten ist oft die Differentialdiagnose gegenüber den verschiedenen
Formen des *Lupus vulgaris*. Schon der makulöse und makulo-papulöse Lupus
kann ähnlich gruppiert sein wie die tuberöse Lues. Vor allem erinnert seine serpiginöse und serpigino-ulceröse Form oft an die hier besprochenen Syphilide.
Meist führt die Anamnese, das häufigere Auftreten des Lupus in frühen Jahren,
sein viel langsamerer Verlauf, das Vorhandensein zentraler Reste und Rezidive,
seine Hauptlokalisation an Gesicht und Händen, ferner auch Glas- und Sondendruck (die Ausnahmen in bezug auf die letzteren Methoden sind erwähnt) zum
richtigen Resultat. Aber Täuschungen kommen gerade bei dieser Differentialdiagnose nicht selten vor, und daher sollte man auf die Blutuntersuchung nie
verzichten und bei starkem Verdacht auch bei negativem Ausfall der letzteren
die Probe „ex juvantibus" machen, d. h. Jod oder besser Salvarsan geben. Die
histologische Untersuchung führt wegen der nicht seltenen tuberkuloseähnlichen
Struktur dieser Syphilide keineswegs oft zu sichereren Resultaten als die klinische.
Brauchbarer, aber auch nicht unbedingt charakteristisch ist die Kontrastreaktion mit $50^0/_0$ Tuberkulin-Lanolin: die Einreibung bedingt an lupösen Stellen
oft, an syphilitischen nur ganz ausnahmsweise stärkere Entzündung als an
korrespondierenden Stellen normaler Haut. Mit der *Tuberculosis verrucosa*,
besonders in ihrer zentral abheilenden Form, können die verrukösen, framboesiformen und serpiginösen Syphilide Ähnlichkeit haben, doch heilen die ersteren
meist nicht so typisch und viel langsamer zentral ab. Noch häufiger entstehen Schwierigkeiten bei der senilen fungösen und serpigino-fungösen Tuberkulose. Bei den verschiedenen Formen der Tuberkulose kann natürlich der
Tierversuch, ja selbst die Kultur manchmal — allerdings in etwas längerer
Zeit — die Entscheidung ermöglichen. Die *Sporotrichose* und verwandte
Pilzerkrankungen ähneln mehr der eigentlichen gummösen Syphilis (s. u.).
Dagegen kann das *Ulcus molle serpiginosum* der serpigino-ulcerösen Form
auffallend gleichen (Lokalisation, Nachweis der Streptobacillen, Seroreaktion,
Diagnose ex juvantibus, Reaktion auf Streptobacillenvaccine bzw. Luetin).
Auf die Differentialdiagnose mit der *Framboesie*, der *Leishmaniose* und des

Granuloma venereum braucht hier ebensowenig eingegangen werden, wie auf die der *Lepra*. Sie kommt ja fast nur bei Patienten in Frage, welche aus Ländern kommen, in denen diese Krankheiten endemisch sind. Bei der Leishmaniose gelingt meist der Nachweis der Erreger, bei der Lepra ist das wenigstens bei ihren tuberösen Formen der Fall, bei den tuberkuloiden wird die Gesamtuntersuchung die Entscheidung meist bald ermöglichen (Anästhesie!).

Auch bei den tertiären Framboesieformen muß wie bei den sekundären an den *Pemphigus vegetans* erinnert werden (siehe S. 190), aber auch an die atypischen tuberösen und pemphigoiden *Brom- und Jodexantheme*, welche zwar chronisch verlaufen, aber doch meist pustulöse Efflorescenzen enthalten (Anamnese, Jod- und Bromnachweis im Urin).

Von besonderer Bedeutung ist die Tatsache, daß die tuberösen und die tubero-ulcerösen Syphilide einem *Primäraffekt* ähnlich sehen können, wie das auch bei der sekundären Syphilis hervorgehoben worden ist. Es kommen selbst in späten Stadien an der Stelle der ursprünglichen Infektion („*Chancre redux*"), aber auch an anderen Stellen skleroseähnliche Bildungen vor — sei es, daß sie wirklich von einer Superinfektion herrühren, sei es ohne daß eine solche in Frage steht. Das Fehlen der Drüsenerkrankung und des Spirochäten-nachweises, sowie die positive Seroreaktion schon bald nach dem Auftreten der Affektion machen eine Unterscheidung meist möglich. Auch eine eigentümlich glasige Beschaffenheit des körnigen Geschwürsgrundes, die geringere Härte, die stärkere Ulceration, evtl. das Fortschreiten in Bogenlinien können die Differentialdiagnose erleichtern.

Endlich sei hier auch noch darauf hingewiesen, daß die ganze Gruppe der tuberösen Syphilide selbst nach ihrem vollständigen Abheilen recht charakteristische Narben (kleine gruppierte oder große unregelmäßige serpiginös umrandete) hinterlassen, welche oft, wenigstens mit Wahrscheinlichkeit, eine „retrospektive" Diagnose gestatten.

Prognostisch sind diese Syphilisformen vor allem darum wichtig, weil sie beweisen, daß die Syphilis im Körper noch aktiv ist, und daß daher auch die Möglichkeit ernsterer Späterkrankungen besteht. Man kann sie in diesem Sinne als Warnungssignale betrachten, die zu einer energischen Behandlung auffordern. Als lokale Hautveränderungen haben sie insofern eine sehr günstige Prognose, als sie bei spezifischer Therapie schnell heilen — die nicht ulcerösen ohne irgendwie wesentliche Entstellungen zu hinterlassen, die geschwürigen natürlich mit ausgesprocheneren Narben, welche namentlich im Gesicht starke Verunstaltungen und selbst Funktionsstörungen bedingen können. Das letztere gilt natürlich auch für die auf die spezifische Therapie oft nicht oder kaum mehr reagierenden elephantiastischen Formen.

b) Das gummöse Syphilid.

Das gummöse Syphilid (Gummi[1]), schlechter *Gumma, gummöses Syphilid* oder, wegen des oft tumorartigen Aussehens, *tertiäres Syphilom)* ist ein meist im Unterhautzellgewebe, sehr viel seltener in der Haut sich entwickelnder Knoten von im Prinzip kugeliger Form, ziemlich scharfer Absetzung und derb-elastischer Konsistenz. Es erscheint bei oberflächlicher Lokalisation zuerst als ein meist runder, gleichmäßig vorgewölbter, aber sich nicht scharf abhebender, erbsen- bis walnußgroßer Knoten mit von vornherein oder bald roter oder rotbläulicher bis -bräunlicher Färbung.

---

[1]) Worauf eigentlich der Vergleich beruht, ist fraglich. (Ähnliche Konsistenz der Knoten oder ihres Inhalts oder Ähnlichkeit der Krusten mit dem zu einem „Gummi" eintrocknenden Harz der Kirsch- oder Mandelbäume?)

Geht es von der Unterhaut aus, so hat es, wenn es bemerkt wird, meist schon größere Dimensionen angenommen; die Haut zieht anfänglich unverändert über die Geschwulst hinweg und ist über ihr verschieblich, so daß sie oft nur zufällig entdeckt wird; erst später, beim Wachsen des Infiltrats, wird die Haut mit ihr verlötet und erscheint nun rot oder dunkel lividrot. An Stellen mit lockerem Unterhautbindegewebe, so an den Augenlidern, entsteht oft eine ödematöse Anschwellung der Umgebung. Im weiteren, gewöhnlich langsamen *Verlauf* tritt eine Erweichung der zentralen Partien und damit mehr oder weniger deutliche Fluktuation ein. Wird ein Gummi in diesem Stadium eröffnet, so entleert sich kein Eiter, sondern eine zähe, mehr schleimige Flüssigkeit. Wenn eine Behandlung nicht dazwischentritt, so kommt es spontan zur Eröffnung, und

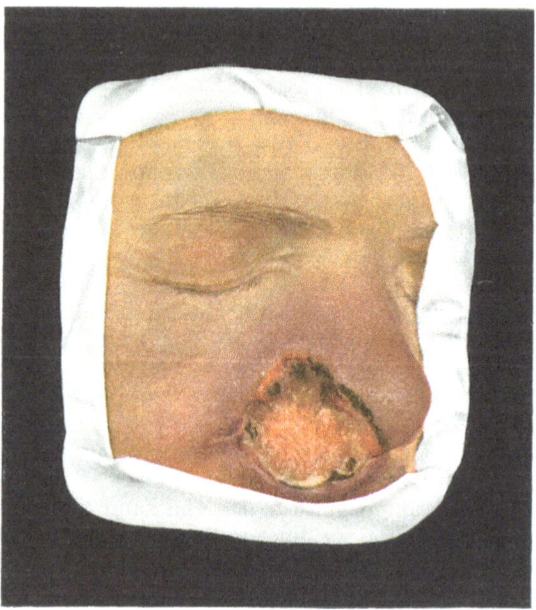

Abb. 67. Zerfallenes Gummi.

es bildet sich an der Perforationsstelle ein oft relativ schnell um sich greifendes Ulcus. Manchmal tritt vor dem Durchbruch noch ein pustelartiges Gebilde auf der Höhe der Geschwulst auf. Das Geschwür stellt gleichsam eine Höhle dar, in welche man durch die Perforationsöffnung hineinsieht; es sondert eine eiterähnliche oder zähe Flüssigkeit ab, die zu einer dicken, in die Haut eingelassenen und sie überragenden Kruste eintrocknen kann. Es zeichnet sich durch seine Tiefe und durch scharfe Ränder, sowie durch eine oft kreisrunde Form aus, so daß man es vielfach als „wie mit dem Locheisen ausgeschnitten" beschreibt. Doch sind diese Ränder, namentlich kurz nach der Perforation, mehr oder weniger weit unterhöhlt; sie sind blaurot und evtl. auch noch derb infiltriert und erhaben. Auf dem Grunde des Geschwürs sieht man oft eine an der Unterfläche festhaftende, schmutzig weißgelbe, faserige, völlig empfindungslose Masse, den nekrotisch gewordenen Teil, den „Kadaver" des Gummi. Größere Gummata oder durch Konfluenz mehrerer Gummiknoten entstandene, umfangreichere Infiltrate brechen oft an verschiedenen Stellen durch, so daß zunächst mehrere durch schmale Hautbrücken voneinander getrennte Geschwüre entstehen. Bald aber schmelzen diese Hautbrücken ein, und es entspricht der Substanzverlust nun der Größe des ursprünglichen Infiltrats. In nicht behandelten Fällen greifen die Zerstörungen der Fläche und auch der Tiefe nach weiter um sich und können so zu manchmal entsetzlichen ausgedehnten Zerstörungen führen (siehe Abb. 67 u. 68).

Die in selteneren Fällen auch spontan eintretende Heilung vollzieht sich durch Abstoßung des nekrotischen Materials, Granulationsbildung, Epidermisierung. Stets kann sie bei durchgebrochenen Gummata nur durch Vernarbung eintreten, und die der Tiefe der Geschwüre entsprechend entwickelten Narben sind glatt, blaß, von einem pigmentierten Saum umgeben. Nach der Heilung ausgedehnter

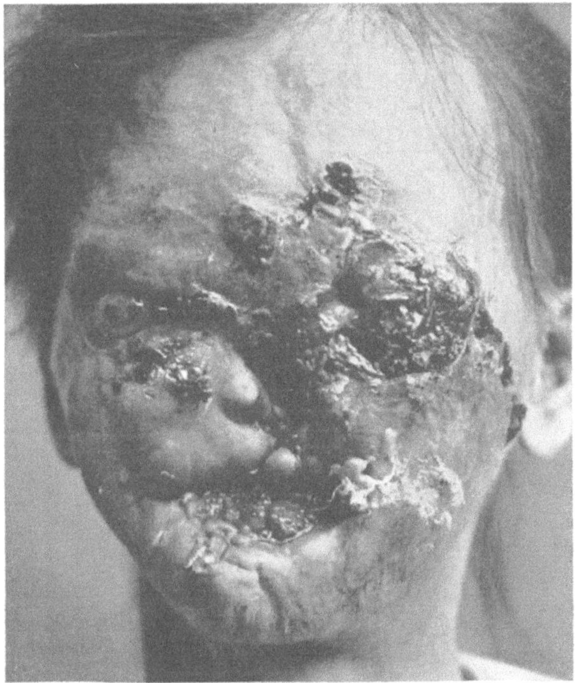

Abb. 68. Schwerste gummöse Zerstörung des Gesichts.

gummöser Prozesse sind sie natürlich entstellend und durch spätere Retraktion evtl. funktionsstörend. Wohl nur, wenn die Hautgummata frühzeitig (vor der Perforation) behandelt werden, können sie mit Hinterlassung einer leichten Eindellung oder selbst (makroskopisch) spurlos verheilen.

Die Hautgummata rufen in der Regel keine Schmerzen hervor; doch können sie, besonders in Fällen, in denen sie sich dicht über Knochen oder in der Nähe von Gelenken oder an sonst viel bewegten oder mechanischen oder chemischen Reizen ausgesetzten Stellen (Mundwinkel, Genitalien usw.) befinden, auch recht schmerzhaft sein.

Das gummöse Syphilid entwickelt sich außerordentlich selten in einer größeren Anzahl von Einzelherden über den Körper disseminiert; meist erscheinen nur wenige Knoten, die gelegentlich eine oder einige Gruppen bilden (s. Abb. 69). Oft kommt es auch zur Konfluenz mehrerer Gummata und dadurch zur Entwicklung größerer knolliger Geschwülste, bzw. durch multiplen

Durchbruch zu unregelmäßigen Geschwüren. Die Hautgummata können überall am Körper auftreten; sie zeigen aber eine Vorliebe für das Gesicht, und zwar besonders für Stirn, Nase und Lippen, ferner für die unteren Extremitäten, besonders für die Unterschenkel; an diesen entwickeln sie sich gern im Zusammenhang mit Varicen und können in sehr chronisch verlaufende Ulcerationen übergehen („Ulcus cruris syphiliticum").

Sehr selten ist die Entwicklung des gummösen Prozesses im Sinne einer wirklich gangränösen Zerstörung: in rapider Weise tritt Zerfall und Abstoßung umfangreicher Gewebspartien ein, oder eine „molekuläre" Zerstörung schreitet in einer nicht so foudroyanten Weise peripherisch weiter und kann schließlich große Dimensionen annehmen (*„Phagédénisme tertiaire"*). Die Ätiologie dieser Prozesse, welche von der malignen Lues zu sondern sind, und welche am ehesten noch im Gesicht und an den Genitalien vorkommt, ist ungeklärt (sekundäre Infektion?).

Die gummösen Prozesse können, auch wenn sie von der Haut ausgehen, tiefer liegende Organe, speziell Knochen und besonders Knorpel in Mitleidenschaft ziehen. Öfter ereignet es sich, daß in den unmittelbar unter der Haut liegenden Organen sich ein Gummi entwickelt und von dort aus in die Haut ein- und diese durchbricht. Am häufigsten ist das über Knochen (besonders am Schädel [siehe Abb. 70] und an der Nase), seltener über Gelenken, Muskeln, Testikeln, Lymphdrüsen der Fall. Es kommt zunächst zu einer (meist umfangreicheren) Vorwölbung der Haut, zu ihrer Verwachsung mit dem darunterliegenden Organ, zur Erweichung, blaurötlichen Verfärbung, schließlich zur Perforation. Auf dem Grund des so entstandenen scharf umrandeten Geschwürs liegt dann das mehr oder weniger zerstörte Gewebe des ursprünglich erkrankten Organs (rauher Knochen, Sequester, nekrotisierter Hoden usw.). Von der Durchbruchstelle kann der Prozeß in Haut und Unterhaut weiterkriechen, und zwar in der eigentlich gummösen oder seltener in der tubero-serpiginösen Form. Die Verheilung wird dann (auch bei spezifischer Therapie) oft durch die nekrotischen Massen in der Tiefe gestört; natürlich resultieren weiterhin adhärente Narben, die sich aber nach längerer Zeit noch lösen können.

Auch das Hautgummi kann schon in den ersten Jahren, kann aber auch erst Jahrzehnte nach der Infektion auftreten. Es kann einen anscheinend rein lokalen Prozeß darstellen, kann sich aber auch mit analogen Erkrankungen anderer

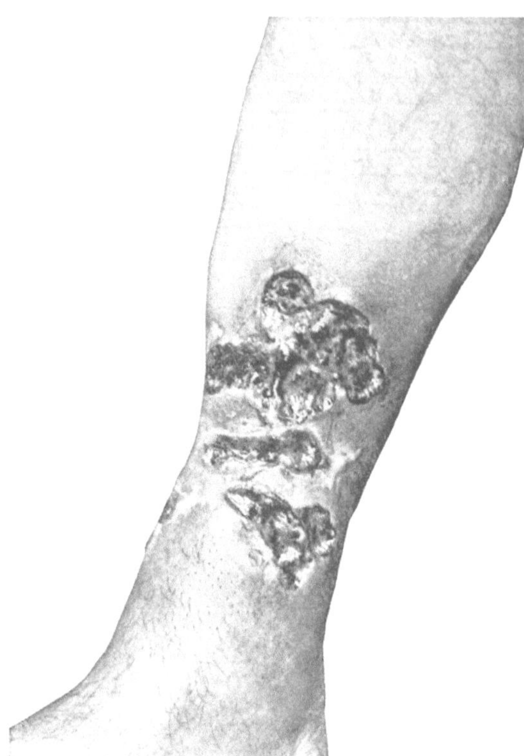

Abb. 69. Zerfallene Gummata.

Organe (selten mit der parenchymatösen Nervenlues) kombinieren. Bei multiplen ulcerierten Gummata, speziell auch bei solchen der Haut und der Knochen kann sich ein schwerer kachektischer Zustand, evtl. auch Amyloid ausbilden.

Histologie. Frische Gummata der Haut sehen (ebenso wie in den übrigen Organen) auf dem Durchschnitt grau bis graurötlich, etwas durchscheinend aus. Histologisch finden sich massenhafte Infiltrate aus lymphocytären Elementen und Plasmazellen, aus denen sich bald mehr oder weniger reichlich dicht beieinander liegende epithelioide und weiterhin auch Riesenzellen, meist nach dem LANGHANSschen Typus, abheben. Die Zellansammlungen finden sich zunächst vorwiegend perivasculär, besonders um die Venen. Die Gefäße weisen Veränderungen evtl. in allen Schichten ihrer Wand bis zum Verschluß und bis zu vollständiger Zerstörung auf. Im weiteren Verlaufe stellt sich im Zentrum der Herde eine Nekrobiose ein, bald in dichterer fibrinoider Weise, bald mehr erweichend (siehe Abb. 71). Dabei treten neben pyknotischem Kernmaterial polynucleäre Leukocyten in die Erscheinung. Die einzelnen Knötchen mit ihren zentralen Nekrosen konfluieren miteinander, oder

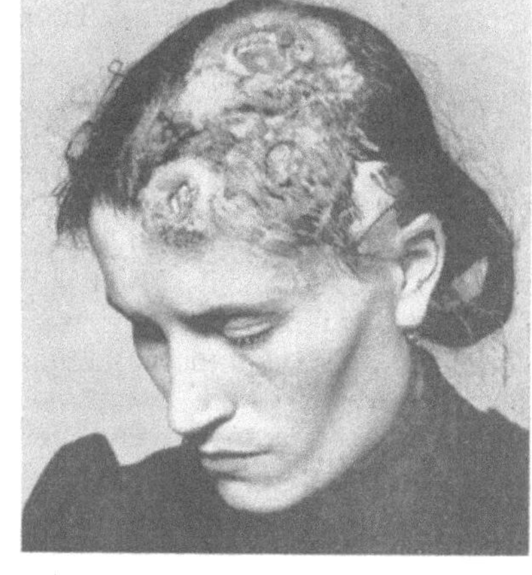

Abb. 70. Gummöse Haut-Knochengeschwüre.

es tritt in einem größer gewordenen Knoten eine massige Nekrose auf. Der Durchbruch hat nichts Charakteristisches. Die kollagenen Fasern gehen früh zugrunde; von den elastischen erhalten sich hier und da einzelne Streifen oder Herdchen oder Ringe, die von den untergegangenen Gefäßen herrühren. In der Umgebung, bzw. zwischen den einzelnen Herden kann das Bindegewebe bald hyperplasieren, später schrumpfen („Sclérogomme“). Die Reparationsprozesse führen zu einem Ersatz des gummös degenerierten Materials durch Granulations- und weiterhin evtl. überreichliches Narbengewebe. Die histologischen Bilder können denen der Tuberkulose sehr ähnlich sehen. Doch fehlt vielfach die charakteristische Anordnung, und die Gefäßveränderungen stehen mehr im Vordergrund.

Diagnose. Bei der Diagnose der gummösen Syphilide kommen vielfach die gleichen Erkrankungen in Frage, wie bei den tuberoulcerösen Syphiliden. Besonders sind zu erwähnen: das *Erythema nodosum,* das sich aber nicht weiter entwickelt und nicht zerfällt; auch die durch *Jod*medikation bedingte nodöse Form, die nach Aussetzen des Jod schnell zurückgeht; das *Erythema induratum,* das aber ebenfalls eine viel geringere Neigung zum Zerfall hat, gern symmetrisch auftritt, häufig rezidiviert und

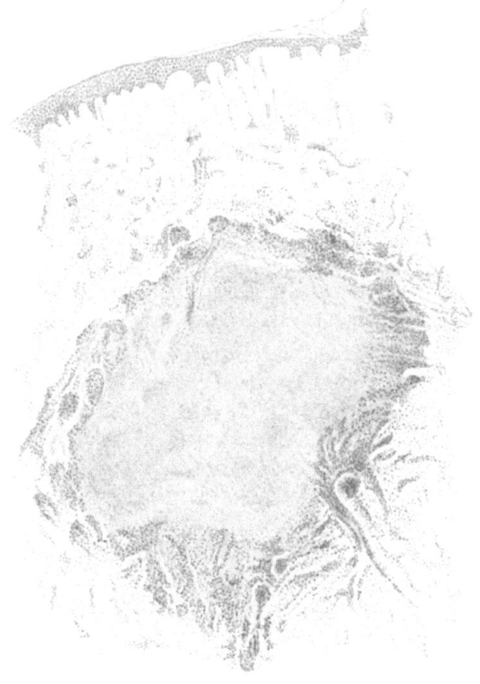

Abb. 71. Beginnender Gummiknoten in der Cutis.

sich manchmal mit anderen manifesten Zeichen der Tuberkulose kombiniert. Auch *Thrombophlebitiden* und vor allem variköse *Ulcera cruris* können zu

Verwechslungen Anlaß geben, zumal die gummösen Ulcera an den Unterschenkeln, wie erwähnt, sehr chronisch verlaufen und dann ganz die Charaktere der banalen Unterschenkelgeschwüre annehmen, ja selbst der spezifischen Therapie hartnäckigen Widerstand entgegensetzen können. Auch die Lokalisation (die spätsyphilitischen kommen öfter auch in den oberen Partien der Unterschenkel vor) und die Beteiligung des Knochens führen nicht immer zu einer sicheren Entscheidung. Von weiteren gummiähnlichen Erkrankungen sind zu nennen das *Spinalzellencarcinom, die Sarkome* und die *Mycosis fungoides.* Das erstere verläuft langsam, vegetiert und ulceriert viel unregelmäßiger, ist besonders am Rand derber; es kommt leichter zu Lymphdrüsenschwellung, die Schmerzhaftigkeit ist größer. Die wirklich malignen Sarkome sind häufiger multipel, zerfallen nicht, wie das Gummi, en masse, sie multiplizieren sich oft schnell und führen zu hochgradiger Kachexie. Die Lymphosarkome haben keine der der Gummata ähnliche Ulcerationstendenz. Bei der Mycosis fungoides ist das Bild meist viel mannigfaltiger, oberflächliche ekzematöse usw. Hautveränderungen sind gewöhnlich zugleich mit den ulcerierten, oft bizarr geformten Tumoren vorhanden oder ihnen wenigstens vorangegangen. Das Jucken fehlt nur selten.

Auch *Melanome* (meist dunkle Farbe), *metastatische Carcinome* und *Sarkome, cutane* und *subcutane Fibrome* (oder *Fibrosarkome*) und die sehr chronisch verlaufenden und oft erst spät einsetzenden *entzündlichen Knoten,* wie sie sich nach Einspritzungen speziell von öligen Flüssigkeiten, von Paraffin usw. entwickeln, können einem Gummiknoten ähnlich sehen. Das ist auch vom *Cysticercus cellulosae* betont worden, und es ist um so wichtiger, als ja auch cerebrale Symptome durch Einwanderung des Cysticercus ins Gehirn bedingt werden können. Bei alledem gibt die Excision meist sofortige Aufklärung.

Bei *leukämischen* und *lymphogranulomatösen* Tumoren wird die Untersuchung des Blutes, bzw. einer Drüse die Diagnose sichern. *Furunkel* und *Karbunkel* können nur bei außergewöhnlich torpidem Verlauf an Gummata denken lassen. Sehr ähnlich aber kann den gummösen Zerstörungen der seltene *chronische Rotz* werden. Hier kann die Entscheidung durch Mallein und die tierexperimentelle Untersuchung gefällt werden. Das *Rhinosklerom* ist durch seinen langsamen Verlauf, die knorpelige Härte, das Fehlen der Ulceration meist schon klinisch genügend charakterisiert.

Von der *Tuberkulose* ist außer dem schon erwähnten Erythema induratum das seltene, besonders das subcutane Sarkoid beginnenden gummösen Prozessen (siehe oben die sklerogummöse Form) ähnlich; aber es erweicht nicht und ist histologisch meist gut charakterisiert. Am häufigsten können Gummata mit der *kolliquativen Tuberkulose* (Skrofuloderm) verwechselt werden ("Gomme scrofulo-tuberculeuse"!). Hier wird das Alter des Patienten, die Untersuchung des ganzen Körpers, der langsamere Verlauf schon klinisch oft die Entscheidung geben (s. u.). Bei der WASSERMANNschen Reaktion ist, wie später noch betont werden wird, zu berücksichtigen, daß sie bei tertiärer Lues negativ ausfallen, und daß sie wegen früher überstandener Syphilis positiv sein kann, auch wenn ein ganz anders geartetes Hautleiden besteht. Die Tuberkulinreaktion, die Diagnose ex juvantibus, das Tierexperiment, die mikroskopische oder kulturelle Bacillenuntersuchung müssen evtl. herangezogen werden.

Von den *Pilzerkrankungen* kann gelegentlich eine tiefe *Trichophytie* ("Kerion Celsi", "Sycosis parasitaria"), wenn die Haarbeteiligung und die multiple follikuläre Eiterung nicht deutlich ist, ein Gummi vortäuschen. Hier wie bei der *Aktinomykose,* bei der in Deutschland allerdings sehr seltenen *Sporotrichose* (und den ihr nahestehenden Krankheiten), den tiefen Sproßpilzinfektionen wird neben einzelnen biologischen Reaktionen (Trichophytin, Sporotrichin) und neben dem klinischen Bild der mikroskopische und — bei der Sporotrichose ausschließlich — der kulturelle Pilznachweis immer den Ausschlag geben müssen. Besonders bei der Sporotrichose ist zu betonen, daß Jodpräparate auch bei ihr sehr gute Resultate ergeben. Macht man also den Versuch der Diagnose ex juvantibus mit Jod, so kann man leicht eine Sporotrichose für eine tertiäre Lues halten, was für den Patienten doch keineswegs gleichgültig ist.

Auch hier muß endlich noch an die Möglichkeit erinnert werden, daß ein Gumma ein *Ulcus molle* oder einen *Primäraffekt* nachahmen, und daß es auch nach seiner Abheilung, allerdings wesentlich weniger als die charakteristisch angeordneten Spuren der tuberösen Formen, die Diagnose „Spätlues" unterstützen kann.

Die **Prognose** ist bei den eigentlichen Gummata im wesentlichen die gleiche, wie bei den tuberösen Formen. Nur bei hochgradig vernachlässigten und bei den Fällen, in denen der Prozeß von unter der Haut liegenden Organen ausgeht, ist sie evtl. eine ernstere.

Die tertiären Hautprozesse können sich mit *anderen Hauterkrankungen* kombinieren, in sie übergehen, zu ihnen prädisponieren. Erwähnt wurden schon die Beziehungen zur Elephantiasis, zum Keloid, zum Ulcus cruris und vulvae elephantiasticum. Es können aber auch Carcinome auf noch florider oder häufiger auf schon abgeheilter tertiärer Syphilis sich entwickeln; hier kann nur frühzeitige histologische Untersuchung vor folgenschweren Irrtümern schützen. Es kann aber auch in bisher sehr seltenen Fällen zu lokaler Kombination von tertiärer Lues und Tuberkulose kommen, die klinisch natürlich nicht mit Sicherheit zu diagnostizieren ist. Der luetische Anteil heilt dann auf spezifische Therapie, der tuberkulöse kann nur durch den Nachweis der Bacillen (mikroskopisch wohl selten, recht sicher aber tierexperimentell) erwiesen werden.

Achtes Kapitel.
Erkrankungen der Haare und Nägel bei Syphilis.

Die Anhangsgebilde der Haut, Haare und Nägel, können unter der syphilitischen Infektion in zweierlei Weise leiden: einmal, indem sie, wie bei anderen Infektionskrankheiten, durch die allgemeine Ernährungsstörung, an welcher natürlich die Haut beteiligt ist, in uncharakteristischer Weise geschädigt werden, dann aber unmittelbar durch die Syphilis.

Die **Haare** können namentlich in der ersten Zeit des sekundären Stadiums und speziell bei schwerer Störung des Allgemeinbefindens an allen behaarten Stellen diffus ausfallen (Defluvium capillitii); am auffälligsten ist das natürlich am Kopf, an dem sie in ziemlich gleichmäßiger Weise schütter werden, nicht bloß die mittleren Teile derselben, wie bei der Alopecia praematura oder der Alopecia pityrodes. Der Grad, welchen die *syphilitische Alopecie* erreicht, ist in den einzelnen Fällen sehr verschieden, indem oft nur eine mäßige Lichtung der Haare eintritt, in anderen Fällen eine stärkere, aber nur in sehr seltenen Fällen eine vollständige oder fast vollständige Kahlheit zur Ausbildung gelangt. Die Kopfhaut selbst erscheint dabei normal, Beschwerden fehlen vollständig. Ein solcher Haarausfall tritt seltener auch an den Augenbrauen, dem Barte und den Körperhaaren auf.

Während diese *diffuse syphilitische Alopecie* ganz den nach anderen allgemeinen Infektionskrankheiten (Masern, Scharlach, Typhus usw.) auftretenden Alopecien entspricht und augenscheinlich ebenso wie diese auf der Einwirkung der Krankheit auf den Gesamtorganismus beruht, ist die multiple circumscripte Alopecie, die wegen der Kleinheit der Herde als *Alopecia areolaris* bezeichnet

wird, ein recht charakteristisches Symptom der Lues. Sie tritt in sehr zahlreichen, kleinen, rundlichen bis ovalen Herden auf. Diese sind nicht wirklich
haarlos, sondern nur haararm; sie werden durch ein Netzwerk normal dichter
Haare umgrenzt. Die befallenen Gegenden sehen so aus, „wie wenn die Motten
in sie gekommen wären". Nur in hochgradigen Fällen werden die normal
behaarten Streifen immer schmäler, so daß schließlich eine sehr starke Alopecie resultiert. Dabei bleibt es wohl zweifelhaft, wieweit die diffusen und die
circumscripten — in ihrem Wesen verschiedenen — Formen sich miteinander
kombinieren. Diese sekundärsyphilitische „areoläre" Alopecie ist besonders

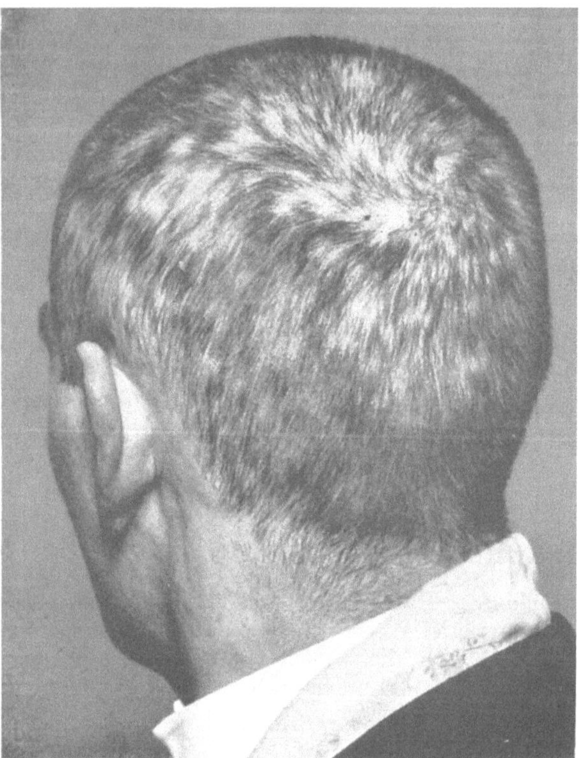

Abb. 72. Alopecia areolaris syphilitica.

an den seitlichen und hinteren Partien des Kopfes sehr auffallend und
charakteristisch (s. Abb. 72). Seltener wird die fleckweise Alopecie im Bart,
an den Augenbrauen und an den Cilien beobachtet, an den letzteren in der
Weise, daß Lücken mit kurzen oder dünnen Cilien in die normal langen ein-
gestreut sind.

Die areoläre Alopecie setzt immer erst nach der ersten Roseola ein, kann
aber auch erst im weiteren Verlauf der sekundären Periode auftreten; sie ist im
allgemeinen wie das Leukoderm eine frühe Erscheinung der Syphilis, kann sich
mit ihm kombinieren und ist ihm auch durch die nicht vollständige Haar-
losigkeit der betroffenen Stellen (nicht vollständiger Pigmentverlust beim
Leukoderm!), durch die maschenartige Anordnung, die meist vollständige Wieder-
ausgleichung, ohne und besonders mit Therapie, analog. Auch die Haare können
gelegentlich ihr Pigment verlieren. Es ist sehr wahrscheinlich, daß diese

Alopecie auf vorangegangenen Syphiliseffiorescenzen beruht, welche freilich, wie beim Leukoderm, meist nicht zur Beobachtung gekommen sind. In seltenen Fällen kann man konstatieren, wie die alopecischen Herde sich an makulöse oder papulöse (bzw. impetiginöse) Herde der Kopfhaut anschließen. Bemerkenswert ist, daß bei der syphilitischen Alopecie recht häufig, aber keineswegs konstant, Liquorveränderungen beobachtet worden sind. Über die Bedeutung dieser Kombination sind die Akten noch nicht geschlossen.

Die ausgesprochene syphilitische Alopecie ist eine keineswegs sehr häufige Erscheinung der Syphilis. Selbst bei schweren und durch starke Exantheme ausgezeichneten Fällen kann sie fehlen.

Die **Diagnose** kann bei der ersten Form nur aus sonstigen syphilitischen Erscheinungen gestellt werden. Die zweite Form ist so charakteristisch, daß sie oft schon auf den ersten Blick das Bestehen einer Syphilis sehr wahrscheinlich macht. Manchmal kommen die Patienten, ohne eine Ahnung von ihrer Infektion zu haben, nur wegen ihres Haarausfalles zum Arzt. Die Unterscheidung von der Alopecia areata ist wegen des Fehlens größerer, ganz kahler Stellen und der abgebrochenen und Keulenhaare sehr leicht. (Der mehrfach behauptete Zusammenhang der Alopecia areata mit der Syphilis ist bisher nicht erwiesen.) Auch von den anderen Alopecien unterscheidet sie sich teils durch die Lokalisation, teils durch die Art der Entwicklung, durch das Fehlen aller anderen Veränderungen der Haut (Schuppen, Krusten, Narben usw.) und durch die eigenartige Anordnung. Zu berücksichtigen sind noch die Formen, bei denen nach impetiginösen Efflorescenzen (Pyodermien) kleine, nicht narbige Alopecieherde auftreten (besonders bei Kindern „Pseudo-Alopecia areata postimpetiginosa"). Manchmal erinnert eine augenscheinlich für die Betreffenden normale büschelförmige Anordnung der Haare an diese Syphilisform.

Natürlich müssen von der areolären Alopecie diejenigen Fälle getrennt werden, in denen nach papulo-pustulösen und -krustösen Syphiliden wirklich narbig-atrophische Stellen auftreten und noch mehr die größeren, unregelmäßig begrenzten Narben der tertiären Formen. Gelegentlich kann wohl auch die Syphilis mittelbar dadurch einen Haarausfall bedingen oder begünstigen, daß sie eine schon vorher bestehende Seborrhöe manifest macht, bzw. verstärkt.

Die **Prognose** des nicht narbig oder atrophisch bedingten syphilitischen Haarausfalls ist günstig. Auch ohne Behandlung tritt namentlich bei jugendlichen Individuen nach kürzerer oder längerer Zeit eine Restitutio ad integrum ein — durch die Behandlung wird diese noch beschleunigt. Ob die allgemeine Prognose der mit starker Alopecie einhergehenden Fälle weniger günstig ist, steht noch dahin.

Von den durch Syphilis bedingten (recht seltenen) **Nagelerkrankungen** ist — abgesehen von dem am Nagelglied vorkommenden Primäraffekt — in erster Linie eine der sekundären Periode angehörige Affektion des *Nagelfalzes,* ganz besonders seiner seitlichen Teile zu erwähnen, welche sich in einer Verdickung und geringen Rötung zeigt (*Paronychia sicca* — analog auch an Nagelbett und -Matrix). Dabei stellt sich eine erhebliche *Verdickung der Hornschicht* ein, so daß sich eine kleine Schwiele am Falz entwickelt, deren Oberfläche gewöhnlich infolge des Abkratzens durch die Patienten kleine Absplitterungen zeigt. Weiterhin tritt gern eine *Abhebung der Nagelplatte* vom Nagelbett ein, und es erscheint die abgehobene Partie infolge des Eindringens von Luft unter dieselbe weißlich und nicht, wie unter normalen Verhältnissen, rosa. Diese Abhebung beginnt meist in der Nähe des vorderen Nagelrandes, schreitet von hier mit einer konvexen Linie nach der Matrix zu fort und kann schließlich zur Abhebung und zum Abfallen der ganzen Nagelplatte führen. Die Affektion tritt

nicht immer an allen, wohl aber an mehreren Nägeln auf, und zwar nicht gleichzeitig, sondern sukzessive den einen nach dem anderen ergreifend; sie befällt
sowohl die Finger- wie die Zehennägel. Beschwerden werden durch sie nur in
sehr unbedeutendem Maße hervorgerufen, abgesehen natürlich von der bei
völligem Abfall des Nagels bestehenden Empfindlichkeit des seiner Schutzdecke
beraubten Nagelbettes.

Einen höheren Grad der Paronychie stellen diejenigen Fälle dar, bei denen
die entzündliche Infiltration in *Eiterung* übergeht und sich am seitlichen oder
hinteren Nagelfalz unter der Epidermis eine kleine Eiteransammlung bildet,
ähnlich einem Panaritium superficiale. Weiter aber entwickelt sich eine scharf
geschnittene, oft halbmondförmige Ulceration *(,,Syphilis ulcerosa unguium")*,
die auf das Nagelbett übergreift und in der Regel zum Abfall der Nagelplatte
führt. Eine stark entzündliche Infiltration der Umgebung führt dabei oft
zu einer erheblichen Anschwellung des ganzen Nagelgliedes. Am häufigsten
entwickeln sich diese ulcerierenden Paronychien an den Zehennägeln, oft nur
an einer, in anderen Fällen auch an mehreren Zehen; dabei hat der Druck
des Schuhwerkes einen gewissen Einfluß. Wie nicht anders zu erwarten, ist
diese Affektion schmerzhaft, hindert beim Gehen und macht das Tragen von
Stiefeln unmöglich; auch an den Fingernägeln ist sie sehr störend.

Während die erstbeschriebenen trockenen Paronychien den frühen Allgemeinsymptomen angehören und bald nach dem ersten Exanthem oder noch während
seines Bestehens auftreten, kommen die ulcerierenden Paronychien im allgemeinen später vor, manchmal zwar auch noch in der sekundären Periode (gelegentlich mit pustulöser oder maligner Syphilis), meist aber erst mehrere bis
viele Jahre nach der Infektion. Nach den trockenen Paronychien erfolgt in der
Regel, selbst nach Abfall des Nagels, vollständiger Wiederersatz eines normalen Nagels, allerdings gewöhnlich erst nach längerer Zeit. Die ulcerierenden
Paronychien hinterlassen dagegen oft bleibende Störungen, indem der neue
Nagel verkleinert, selbst ganz rudimentär ist, und durch Verschiebung der
Wachstumsrichtung oft eine weitere Verunstaltung hervorgerufen wird.

Abgesehen von diesen Erscheinungen treten auch ohne wahrnehmbare Erkrankung der den Nagel umgebenden Weichteile *Veränderungen des Nagels
selbst auf (,,Scabrities unguium")*, Abbröckelungen am freien Rande, weiße
Flecken, longitudinal oder transversal verlaufende Furchen und Wülste, ferner
kleinste Grübchen oder eine *Hyperkeratosis subungalis*.

Die **Diagnose** ist bei allen auf Syphilis beruhenden Nagelaffektionen schwierig;
Ekzeme, Psoriasis, Trichophyton- und *Sproßpilzinfektionen* bedingen den
trockenen ähnliche Formen, Tuberkulose, chronische Panaritien, selbst Tu-
moren können den ulcerierten gleichen. Die nur den Nagel selbst betreffenden
Veränderungen kommen bei verschiedenen Haut- und Allgemeinerkrankungen
vor. Man muß also auch bei Nagelerkrankungen der verschiedensten Art an
Syphilis denken (allgemeine und Blutuntersuchung; siehe auch kongenitale
Syphilis).

Neuntes Kapitel.

Die syphilitischen Erkrankungen der Schleimhaut.

1. Die sekundären Schleimhauterkrankungen.

Die *sekundären syphilitischen Eruptionen der Schleimhäute* entsprechen zwar
vollständig den analogen Veränderungen der Haut; aber es ist selbstverständlich,
daß die ganz verschiedenen anatomischen und biologischen Verhältnisse des

Bodens, auf dem sie zur Entwicklung gelangen, die Ursache erheblicher Verschiedenheiten in ihrer Form und ihrem Ablauf werden.

Es lassen sich im wesentlichen zwei Typen der sekundären Schleimhautsyphilide unterscheiden:

1. die *erythematös-erosiven* und

2. die *papulösen* und *papulo-ulcerösen Syphilide.*

Die ersteren entsprechen den Roseolen auf der Haut und sind dementsprechend auch weniger mannigfaltig in ihrer Form als die zweiten, welche, wie die Papeln auf der Haut, recht vielgestaltig auftreten.

Das **erythematös-erosive Schleimhautsyphilid** zerfällt eigentlich wieder in zwei Unterabteilungen, die durch die beiden Beiworte bezeichnet sind. Die eine ist lediglich durch die Hyperämie der Schleimhaut bei vollständig normalem Epithel charakterisiert, bei der anderen gesellen sich leichte erosive Epithelläsionen hinzu. Da diese aber nur einen durch die Zartheit des Epithels

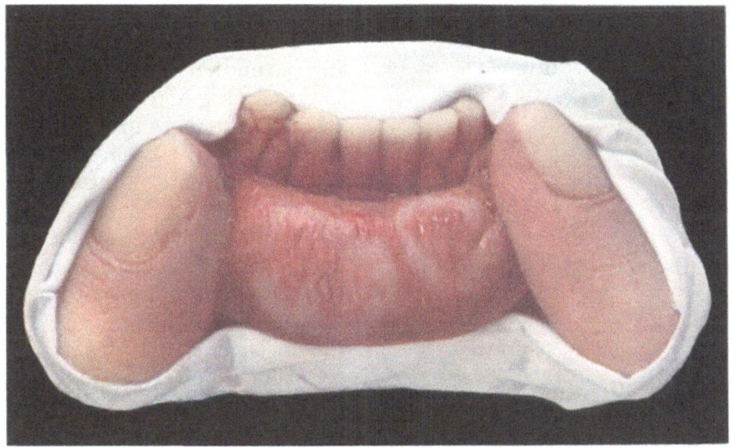

Abb. 73. Circinäre Schleimhautpapeln mit opakem Saum.

bedingten Folgezustand darstellen, ist es gerechtfertigt, die beiden Formen beieinander zu lassen.

Das *erythematöse Schleimhautsyphilid* erscheint in Gestalt runder, linsen- bis fünfpfennigstückgroßer roter Flecke oder umfangreicherer Rötungen, welche stets scharf gegen die normale Schleimhaut abgegrenzt sind. Die runden Herde konfluieren oft und zeigen dann bogige, nach außen konvexe Grenzlinien. Ihr Epithel ist entweder unverändert oder es erscheint leicht grau, wie nach einer ganz oberflächlichen Argentumätzung; es ist dann im Begriff, sich wenigstens partiell abzulösen. Ist dieses geschehen, sind die Efflorescenzen also erosiv geworden, so stellen diese Formen besonders lebhaft rote, durch den Verlust des Epithels ganz leicht vertiefte Herde dar, die bei Berührungen und Bewegungen in etwas höherem Grade empfindlich, an besonders exponierten Stellen sogar schmerzhaft sind.

Die **papulösen Schleimhautsyphilide** (vielfach als *Plaques muqueuses,* besser als *Schleimhautpapeln* bezeichnet) sind im Beginn rundliche, ziemlich scharf begrenzte Erhebungen mit einer meist unbedeutenden Infiltration. Auch sie sind zunächst intensiv rot; sehr schnell aber wird das Epithel infolge Durchsetzung mit Exsudat und weißen Blutkörperchen halb undurchsichtig; die Efflorescenzen nehmen dann eine grau- bis grauweißliche bis graubläuliche Farbe an (daher die Bezeichnung „*Plaques opalines*“; diese sind nicht identisch mit den Plaques muqueuses, sondern stellen nur ein Stadium der letzteren dar!). Oft ist dabei am Rande noch die einfache dunkelrote Verfärbung zu konstatieren, oder diese geht schnell zurück, und die ganze Efflorescenz sieht dann opak aus. Es kann sich weiterhin im Zentrum ein oberflächlicher Substanzverlust ausbilden. Den circinären Efflorescenzen auf der Haut entsprechen an der Schleimhaut ganz analoge Papeln (s. Abb. 73), die manchmal von außen nach innen alle Phasen des Prozesses erkennen lassen: Rötung, Schwellung, opake Verfärbung und eine Erosion um das abgeheilte Zentrum. Es kann aber auch jede Phase fehlen, so daß z. B. ein erodierter Fleck weiß oder rot umrandet ist usw. Durch Konfluenzerscheinungen können sich girlandenartige Figuren bilden. In anderen Fällen kommt es zu Excoriationen oder tieferen Ulcerationen, welche besonders durch die Lokalisation bedingt sind (so auch an

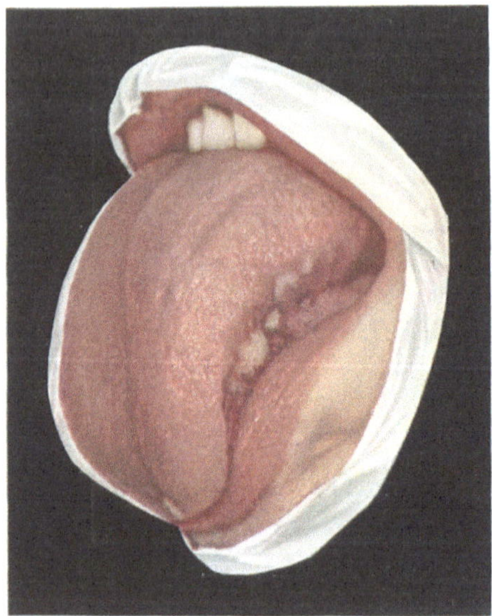

Abb. 74. Belegte Schleimhautpapeln.

der hinteren Rachenwand — vielleicht schon nach der tertiären Richtung hin?). Die opak getrübten oder erodierten Herde werden geschwürig, ihr Grund belegt sich eitrig oder mehr speckig und zeigt eine gelbliche oder dunklere schmutzige Färbung (s. Abb. 74). Nach der, oft nur schwer und unter Blutung gelingenden, Reinigung ist die Geschwürsfläche meist unregelmäßig, feiner oder gröber höckerig. Die Randrötung ist oft intensiver und weiter ausgedehnt und kann von der Ulceration noch durch einen opaken erhabenen Saum getrennt sein.

Bei dem *papulo-ulcerösen Schleimhautsyphilid* (ulcerierte Schleimhautpapeln) nimmt der mehr oder weniger tiefe Substanzverlust gern bestimmte Formen an, welche wiederum vor allem auf der Lokalisation beruhen. Ganz besonders häufig sind Rhagadenbildungen an Stellen, die bei Bewegungen sich immer wiederholende Dehnungen oder Zerrungen erleiden. Die papulo-ulcerösen Schleimhautsyphilide sind oft recht schmerzhaft, weil sie eben Irritationen ausgesetzt sind, welche ja auch im wesentlichen die Ursache ihres Zerfalls darstellen.

Weitere Umwandlungsformen der Schleimhautpapeln sind stärkere *Wucherungen*, die an der Oberfläche feiner oder gröber papillomatös sind, von roter oder (durch abnorme Verhornung bzw. Maceration) weißer Farbe und oft von derber Konsistenz; gelegentlich können sie auch in lange bestehende „organisierte Papeln“ (s. S. 189) übergehen (besonders an Zungengrund und Mundwinkeln).

Vorkommen und Verlauf. Die erythemato-erosiven Syphilide entwickeln sich oft mit oder bald nach dem ersten Exanthem und können sich während des Ablaufs der sekundären Periode wiederholen. Die Schleimhautpapeln treten wie die der Haut während der ganzen Sekundärzeit auf, manchmal beim gleichen Individuum mehrfach bis sehr oft und gern auch immer wieder in der gleichen Lokalisation („Provokationsstellen“). Nicht selten setzt sich die ganze Reihe der weiteren Erscheinungen der Syphilis nach der Roseola aus solchen Schleimhautefflorescenzen zusammen. Sie kommen in, jetzt wohl recht seltenen Fällen auch noch 6, 8 und mehr Jahre nach der Infektion (speziell im Mund und an den Genitalien) vor und können auch dann noch kontagiös sein („sekundäre Spät-syphilide").

Die erythematösen Syphilide verschwinden oft in kurzer Zeit von selbst; sie können aber in die papulösen übergehen. Bei den letzteren, besonders auch bei deren ulcerösen Abarten, ist der Bestand oft sehr viel länger, wenn nicht die spezifische Behandlung einsetzt.

Im allgemeinen heilen die sekundären Schleimhautsyphilide ab, ohne eine Spur zu hinterlassen; bei den chronischeren oder lokal rezidivierenden papulo-ulcerösen aber können weiße bis graue, meist leicht vertiefte, glatte Stellen zurückbleiben (sog. „Plaquesnarben"), besonders am Zungenrand und an den Tonsillen.

Die *subjektiven Symptome* hängen ganz von der Lokalisation und von dem Entwicklungsgrad (Ulceration!) ab; sehr häufig fehlen sie ganz (leider!). Das Allgemeinbefinden ist meist nur soweit gestört, wie es die Beschwerden oder die sonstigen Erscheinungen der Lues bedingen. Fieber tritt wohl nur auf, wenn die Schleimhautsyphilide besonders hochgradig entwickelt (im Rachen!) oder stark ulceriert sind (Mischinfektion?), oder auch in der Eruptionsperiode (s. oben S. 159).

Histologisch verhalten sich die sekundären Schleimhautsyphilide im wesent-lichen wie die der Haut. Auch ihr *Spirochätengehalt* ist der gleiche. Sie sind also hochgradig kontagiös. Da sie immer als „offen" anzusehen sind, sind sie mit den nässenden Genitalpapeln unzweifelhaft die Hauptüberträger der Syphilis, sowohl bei der genitalen als auch bei der extragenitalen Infektion.

An den Ostien des Körpers ist, wie erwähnt, eine scharfe Abgrenzung der Haut- und der Schleimhautsyphilide nicht möglich; die ersteren nehmen hier schon ganz die Charaktere der letzteren an und umgekehrt. Das gilt vor allem für die Genitalorgane und die Lippen.

Lokalisation. Von allen Schleimhäuten sind bei weitem am häufigsten die der *Mund- und Rachenhöhle* und die der *weiblichen Genitalorgane* ergriffen, bei den letzteren ganz besonders die Partien, an denen Haut und Schleimhaut ineinander übergehen. An den *männlichen Genitalien* spielen die eigentlichen Schleimhauterkrankungen eine viel geringere Rolle, im Gegensatz zu den den Schleimhautsyphiliden ähnlichen Affektionen der Glans und der Innenfläche des Praeputiums. Weiterhin werden auch die *Nasen-* und *Kehlkopf*schleim-haut, in seltenen Fällen auch die *Conjunctivae* (s. S. 276) ergriffen. Von den erythematösen und papulösen Affektionen der schon mehr *zu den inneren Organen gerechneten Schleimhäute* wissen wir wenig; sie entgehen gewiß meist der Beobachtung, weil sie keine oder keine sicher deutbaren Beschwerden machen und einer unmittelbaren Untersuchung nicht oder schwer zugänglich sind. So steht es wohl mit der *Tracheal-* und *Bronchialschleimhaut* und mit *Oesophagus, Magen* und *Darm.*

Eine akute bis subakute *Gastritis* mit den gewöhnlichen Zeichen einer solchen (mit Subacidität) kann mit den ersten Allgemeinsymptomen oder auch später auftreten; sie verschwindet mit der Allgemeinbehandlung und wird wohl auch meist nur „ex juvantibus" erkannt. Sie kann aber auch in eine chronische Form übergehen, die dann freilich meist schon zur Tertiärperiode gerechnet wird (s. u.).

Ähnliches läßt sich von den akuten *Enteritiden* sagen. Über den *Ikterus,* welcher vielfach auch mit syphilitischen Darmprozessen in Beziehung gebracht worden ist, wird erst bei den Lebererkrankungen gesprochen werden.

Auch die frühsyphilitischen Erkrankungen des *Mastdarms* (mit oder ohne Kombination mit Analpapeln) und der *Blasenschleimhaut* spielen praktisch keine

Rolle, wenngleich sie durch Recto- resp. Cystoskopie in einzelnen Fällen zur Kenntnis gebracht worden sind (Hyperämien und oberflächliche Ulcerationen). Klinisch bestehen uncharakteristische Zeichen des Katarrhs, eventuell mit Blutbeimengungen, und sehr verschieden starke Beschwerden.

Im Bereich der **Mund-** und **Rachenhöhle** werden die *Lippen* außerordentlich häufig betroffen. Auf ihnen finden sich alle oben beschriebenen Typen, am Lippenrot mehr in der Form der Hautefflorescenzen, an der Schleimhautseite in charakteristischer Ausbildung. Ulcerationen treten besonders gern an den *Mundwinkeln* auf; hier kommt es oft zur Bildung einer tief zwischen Ober- und Unterlippe einschneidenden und sich auf die Wangenschleimhaut fortsetzenden Rhagade, welche beim Sprechen und Essen heftig schmerzt. Sie ist manchmal außen von einem gewucherten papulösen bis framboesiformen Saum, weiter innen von einer weißlich-trüben Erhebung umrandet.

Ein weiterer Lieblingssitz der sekundären Syphilide ist die *Zungenschleimhaut,* und zwar kommen an der Zungenspitze und auf der Zungenoberfläche meist erosive oder papulöse Efflorescenzen, in der Mittellinie der Zunge gelegentlich auch Rhagaden vor. Auf dem Zungenrücken fehlen an den erosiven Efflorescenzen die Erhebungen der filiformen Papillen, sie sehen wie „rasiert" aus *(Plaques lisses)*. Im Gegensatz dazu nehmen die Papeln manchmal eine ganz eigentümliche Form an, indem sie infolge der starken Infiltration der Papillae filiformes wie mit Zuckerkügelchen bedeckte Plätzchen erscheinen *(Zuckerplätzchenpapel)*. Diese Papeln sind in der Regel derb und hartnäckig. Auch der äußere Zungenrand wird sehr häufig ergriffen; offenbar ist die Reibung an den Zähnen, besonders wenn sie cariös und mit spitzen Kanten versehen sind, die provokatorische Ursache für diese Lokalisation. Gerade hier kommt es auch oft zur Ulceration, zu Fissuren und durch Konfluenz der einzelnen Herde gelegentlich zur Bildung von Geschwüren, welche fast den ganzen Zungenrand einnehmen können und bei jeder Berührung mit den Zähnen die allerheftigsten Schmerzen hervorrufen. In diesen Fällen ist der Zustand der Patienten in der Tat ein qualvoller, das Essen fester Speisen ist unmöglich, das Sprechen außerordentlich schmerzhaft, und in der Regel, wie fast bei allen entzündlichen Affektionen an Zunge und Zahnfleisch, stellt sich *Salivation* ein, welche die Patienten um so mehr belästigt, als sie den Mund nicht vollständig schließen mögen, damit nicht die geschwollene Zunge von den Zähnen gedrückt werde.

Auch an der *Wangenschleimhaut,* besonders in der Gegend der letzten Backzähne, am *Zahnfleisch,* an den Umschlagstellen, am *Boden der Mundhöhle,* auf dem *harten Gaumen* sind Schleimhautpapeln in sehr verschiedenen Formen häufig.

Besonders gern erkranken die *Rachenorgane* an früher Schleimhautsyphilis, und zwar speziell die Begrenzung des Isthmus faucium, der hintere Rand des weichen Gaumens, die Gaumenbögen, die Tonsillen; hier wirken mechanische und chemische Reizung durch Speisen und Getränke und banale Entzündungen provozierend.

Am hinteren Gaumenrand, der Uvula und den Gaumenbögen, findet sich besonders zur Zeit des ersten Exanthems oft der erythematöse Typus in Gestalt einer schmalen, vom freien Rande sich etwa $\frac{1}{2}-1$ cm nach vorn erstreckenden und gegen die normale Gaumenschleimhaut scharf abgegrenzten Rötung. Ebenso oft kommt es zur Bildung papulöser Efflorescenzen, die gewöhnlich in einzelnen Herden auftreten, aber auch zu größeren, den ganzen Racheneingang umschließenden Papelbeeten konfluieren und sich dann auch weiter nach vorn über den ganzen weichen Gaumen erstrecken können. In diesen Fällen von großer Ausbreitung sind die Papeln manchmal sehr stark entwickelt, so daß sie ein zusammenhängendes, nur durch einzelne Furchen getrenntes, hohes, graues, samtartiges Polster auf der Schleimhaut bilden.

An den *Tonsillen* kommt noch eine weitere Veränderung hinzu, eine *Schwellung* des ganzen Organs, welche oft zu erheblicher Vergrößerung führt. Im übrigen erscheint dieses einfach gerötet, oder es zeigt sich darauf der charakteristische Belag der Schleimhautsyphilide, oder aber — und das ist gerade an den Tonsillen außerordentlich häufig — es kommt zur Bildung von Ulcerationen. Diese Geschwüre sind oft nur von kleinerem Umfange, nehmen gelegentlich aber auch die ganze Oberfläche ein, können eine erhebliche Tiefe erreichen, stark zerklüftet sein und manchmal zu einer mehr oder weniger vollständigen Zerstörung der Tonsille führen.

Alle diese Erscheinungen zusammen bilden den Symptomenkomplex der *Angina syphilitica,* welche sich dem Patienten durch mehr oder weniger heftige Schmerzen bemerkbar macht, die besonders beim Essen von trockenen Speisen, z. B. von Brot, und beim Genießen heißer Getränke, aber auch beim Sprechen und spontan auftreten und in die Ohren ausstrahlen können. Nur in seltenen Fällen ist eine auffallende Indolenz der Patienten zu verzeichnen.

Die Erkrankungen der Mundhöhle gehören zu den allerhäufigsten Erscheinungen der sekundären Periode. Sie können schon mit dem ersten Exanthem (besonders am weichen Gaumen) einsetzen und sich vielfach wiederholen — mit und ohne andere Sekundärsymptome. Besonders bei Männern kommen auf Grund des Tabakrauchens und -Kauens, des Genusses scharfer Speisen und Getränke, bei schlechtgepflegten Zähnen und bei fehlender oder unzureichender Behandlung immer wieder Mund- und Rachenpapeln zum Vorschein.

Bei der **Diagnose** *der sekundären Schleimhautaffektionen der Mund- und Rachenhöhle* sind zwei alle diese Erkrankungen überhaupt betreffenden Bemerkungen voranzuschicken: Einmal nämlich ist es in jedem Fall, der auf Syphilis verdächtig ist, außerordentlich wichtig, alle Schleimhäute einer sorgfältigen Besichtigung zu unterwerfen, und zwar bei bester Beleuchtung und mit Zuhilfenahme der Spiegeluntersuchung (Nase, Nasen-Rachenraum, Kehlkopf usw.), weil Schleimhautveränderungen, ohne subjektive Symptome zu machen, vorhanden sein können, welche die Diagnose sichern oder auch erst ermöglichen. Dann aber ist zu betonen, daß die Schleimhautläsionen weniger charakteristisch, in ihrer Eigenart weniger bekannt und weniger leicht erkennbar sind, als die an der Haut. Es wird daher nach beiden Richtungen gefehlt: es wird besonders bei Erkrankungen der Mund- und Rachenhöhle zu wenig an Syphilis gedacht, und es wird, besonders an den weiblichen Genitalien, zu häufig, zu schnell und zu sicher die Diagnose auf Syphilis gestellt. Immer ist die sorgfältigste Untersuchung des ganzen Körpers, die Anstellung der Seroreaktion und die Aufnahme der Anamnese sehr wichtig. Bei der Spirochätenuntersuchung, die in jedem zweifelhaften Fall notwendig ist, muß, wie schon erwähnt, die Reinigung besonders sorgfältig vorgenommen werden, da speziell in der Mundhöhle die „Doppelgänger" der Pallida eine große Rolle spielen (s. S. 126). Man muß versuchen, Präparate zu gewinnen, welche wirklich nur Pallidae enthalten, und darf auf vereinzelte Exemplare von als Pallidae imponierenden Mikroorganismen keinen ausschlaggebenden Wert legen. Die „Diagnose ex juvantibus" soll hier wie überhaupt nur verwendet werden, wenn nach einiger Zeit bei fehlender oder indifferenter Behandlung ein Rückgang nicht eingetreten ist.

Bei den *sekundären Erkrankungen der Mund- und Rachenhöhle* kommen zunächst fast alle Erkrankungen der gleichen Lokalisation in Frage.

Die *Aphthen* sind durch ihre auffallend kreisrunde Form, den weißen bis gelblichen, diphtheroiden Belag, durch den intensiv roten, schmalen Saum und durch ihr schnelles Verschwinden genügend charakterisiert. Die vielfach sog. „rezidivierenden Aphthen" werden nicht selten für syphilisverdächtig gehalten; davor schützt meist die Anamnese, da diese Eruptionen oft schon jahrelang immer wieder erschienen sind, und der schnelle Ablauf der einzelnen Efflorescenzen. Beim *Herpes* ist die Haut oft mitbeteiligt, die Efflorescenzen sind kleiner und heilen ebenfalls schneller (evtl. Impfung der Kaninchencornea!).

Die *Exfoliatio areata linguae* („flüchtige gutartige Plaques der Zungenschleimhaut", „Lingua geographica") ist durch die unregelmäßigen Formen, die meist sehr schnell, von Tag zu Tag, wechseln, die polyzyklischen Konturen, den schmalen grauen Randsaum, ihr vorzugsweises Vorkommen bei Lingua plicata genügend charakterisiert. Die Affektion dauert zwar meist Jahre, aber ihre Träger sind sich ihrer sehr oft nicht bewußt. Beim *Lichen ruber* liegt (s. oben) ein Irrtum wegen des oft gleichzeitigen Bestehens der Hauteruption, welche den lichenoiden Syphiliden ähnelt, besonders nahe. Doch sind bei ihm die Schleimhautefflorescenzen meist auffallend entzündungsfrei, weiß oder weißbläulich, oft in zierlichen Figuren oder in einem Maschenwerk angeordnet und besonders gern an der Wangenschleimhaut lokalisiert. Sie neigen meist nicht zu Erosion oder Ulceration. Schwierig kann auch die Differentialdiagnose gegenüber dem *Lupus erythematodes* der Mundschleimhaut sein. Er ist ohne gleichzeitige Erkrankung der Haut selten, ebenfalls viel chronischer als die Schleimhautpapeln; an den Lippen ist er durch feine radiäre Streifchen, an der Wangenschleimhaut durch weiße Stippchen und evtl. narbenähnliche Depressionen charakterisiert. Der *Lupus vulgaris* sieht Papeln kaum je ähnlich, eher die *ulcerösen Läsionen der Schleimhauttuberkulose*, welche durch ihre zackigen Ränder, die grauen bis gelblichen Knötchen der Ränder, die Schmerzhaftigkeit und das Vorkommen besonders bei schweren Phthisikern charakterisiert sind. Hier ist der Bacillennachweis meist leicht. An den Mundwinkeln kann die *Faulecke (Angulus infectiosus, Perlèche)*, die sich auf die Schleimhaut erstreckt, als syphilitisch gedeutet werden. Sie kommt besonders bei Kindern vor, und es fehlt ihr meist sowohl die papulöse Verdickung als der opake Schein. Nicht selten werden *Substanzverluste,* wie sie durch Traumen (beim Essen, bei Zahnoperationen usw.), durch Verbrennungen, durch Ätzungen zustande kommen, für Papeln gehalten; sie heilen aber bei Pflege und Schonung meist schnell. Wichtiger ist, daß es besonders an den Lippen in ihrem Wesen noch unerkannte, wenig charakteristische, sehr lange bestehende circumscripte Infiltrate mit Erosion und Ulceration gibt, die den Papeln ähnlich sehen. Das *Erythema exsudativum multiforme* macht akuter verlaufende, sich gern membranös oder blutig bedeckende, an den Lippen oft deutlich blasige Efflorescenzen; ähnlich einzelne *Arzneiexantheme* (Antipyrin, Phenacetin usw.) und selbst der *Pemphigus* (vulgaris und vegetans). Die *Leukoplakia (Leukokeratose)* wird im nächsten Abschnitt etwas genauer besprochen; sie ist ein viel chronischerer Prozeß mit oft stärkerer weißlicher Verdickung, bzw. Verhärtung mit unregelmäßigeren Formen; verwechselt wird sie am ehesten mit den obenerwähnten Plaquesnarben, die unbedeutender und leicht eingesunken sind. Die *mercurielle Stomatitis,* die sowohl bei medikamentöser Verwendung, als bei professioneller oder zufälliger Resorption von Hg vorkommt, kann zwar den ulcerösen Schleimhautpapeln ähneln; aber die diffuse Entzündung, der Fötor, die Salivation und die Schmerzen sind viel stärker; die Lokalisation betrifft vorzugsweise den Zahnfleischrand und die hinteren Teile der Wangenschleimhaut, speziell am letzten Molarzahn. Doch ist zu berücksichtigen, daß mercurielle Stomatitis und Schleimhautpapeln sich kombinieren können. Bei der *Wismutstomatitis* schützt meist der graublaue Saum am Zahnfleisch vor Irrtümern.

Bei der *Angina syphilitica* ist das wichtigste Unterscheidungsmerkmal gegenüber der *vulgären akuten wie chronischen Angina* das Aufhören der Rötung mit einer scharfen Grenzlinie nicht weit vom freien Rande des weichen Gaumens, während bei den nicht syphilitischen Formen die Hyperämie sich gewöhnlich weiter nach vorn erstreckt und allmählich in die normale Schleimhaut übergeht. Sehr charakteristisch für Syphilis ist die meist, wenn auch vielleicht nur an einzelnen Stellen vorhandene graue Trübung oder Erosion, bei den papulösen Formen auch die deutliche, scharf abgesetzte Erhebung. Bei der Angina follicularis sind die Eiterpfröpfe charakteristisch. Eine Verwechslung mit dem dicken, festen, weißgelben und von lebhaft entzündeten und geschwollenen Teilen umgebenen Belag der *Diphtherie* dürfte kaum möglich sein. Hierzu kommt, daß bei Angina syphilitica, auch bei den schweren Formen, gewöhnlich kein Fieber besteht. Bei zweifelhaften Fällen natürlich Abstrich und die anderen Diphtherie-Untersuchungsmethoden! Die *Angina Vincenti* ist (ebenso wie die entsprechenden Formen im Mund) durch den stärkeren pulpösen Belag, die oft tiefere Zerstörung, die starke Drüsenschwellung, das Fieber und den Fötor von den Schleimhautpapeln verschieden. Der mikroskopische Nachweis der PLAUT-VINCENTschen Symbiose (große, unregelmäßig gewellte Spirochäten, fusiforme Bacillen) stützt die Diagnose, wenn er sie auch nicht sichern kann, da der gleiche Befund auch bei ursprünglich anders bedingten Ulcerationen im Mund vorkommen kann. Auch die *Pharyngitis mercurialis* (Gaumen und Tonsillen) weist einen stärkeren, nekrotischen, diphtheroiden Belag mit blauroter Färbung der hyperämischen Umgebung auf und ist gern mit der Stomatitis verknüpft. Seltenere Tonsillarerkrankungen, wie die sehr chronisch verlaufende Infektion mit *Leptothrix*, werden ebenfalls gelegentlich mit Syphilis verwechselt.

Die *tuberkulösen* Erkrankungen der Rachenorgane werden viel eher für tertiäre Lues gehalten als für sekundäre; sonst gilt auch für sie das bei der Mundhöhle Gesagte.

Zu Irrtümern können auch die *primären* und die *tertiären Läsionen* in der Mund- und Rachenhöhle Anlaß geben. Für die Beurteilung der Erkrankung im ganzen, prognostisch und therapeutisch, ist natürlich die Unterscheidung der verschiedenen Stadien von Bedeutung. Der Primäraffekt ist an den Lippen so charakteristisch, daß er kaum je verkannt wird, wenn man überhaupt an ihn denkt. Eher macht der an den Tonsillen lokalisierte Schwierigkeiten. Er betrifft meist nur eine Tonsille, die Infiltration ist gewöhnlich sehr stark. Bei allen harten Schankern der Mundhöhle ist die Lymphdrüsenschwellung im Gegensatz zu den sekundären Läsionen besonders regelmäßig vorhanden und sehr massig; bei den Tonsillarschankern ist die Schwellung einer tiefen unter dem vorderen Rande des Sternocleidomastoideus gelegenen spindel- oder torpedoförmigen Drüse recht charakteristisch. Auch bei den tertiären Affektionen in Mund und Rachen fehlt meist die Drüsenbeteiligung, die Schwellung und die Ulceration sind oft noch hochgradiger, die letztere schärfer geschnitten. Auch die infiltrierten nicht ulcerösen tertiären Formen sind höher entwickelt und besonders an der Zunge lokalisiert.

Auf der **Nasenschleimhaut** kommen Erytheme bei nicht speziell darauf gerichteter Untersuchung kaum zur Kenntnis. Wichtiger sind die meist erodierten oder ulcerierten Papeln, welche einen chronischen Katarrh vortäuschen können; relativ am häufigsten finden sich im hinteren Winkel der vorderen Nasenöffnungen lokalisierte Papeln, die beim Abkratzen leicht bluten und sich deswegen mit dunklen Krusten bedecken. Wie von der Rachenschleimhaut, so kann sich auch von den hinteren Nasenpartien aus die syphilitische Entzündung auf die *Tubenschleimhaut* fortsetzen und dadurch Schmerzen und Schwerhörigkeit bedingen.

Auch im **Kehlkopf** kommen einfache Erytheme vor, welche weder subjektiv noch objektiv charakteristisch sind, sich längere Zeit hinziehen und mehrfach rezidivieren können. Charakteristischer sind die Papeln, welche sich am häufigsten an der Epiglottis, den aryepiglottischen Falten und den Stimmbändern entwickeln. Sie bilden graue Auflagerungen oder scharf abgesetzte weißliche Fleckchen bis Streifen auf der geröteten Schleimhaut, werden erodiert oder oberflächlich ulceriert, führen zu diffuser andauernder Schwellung der Epiglottis oder der Stimmbänder, deren freier Rand wie angefressen erscheinen kann. Sie machen die Symptome einer gewöhnlichen Laryngitis, Heiserkeit bis zu vollständiger Aphonie, während Schmerzen und Hustenreiz gering sind oder fast vollständig fehlen. Sie treten besonders gern und wiederholt bei Personen auf, welche ausgiebigen Gebrauch von ihren Stimmwerkzeugen machen müssen, wie Offiziere, Lehrer usw. Der Verlauf ist langwierig, manchmal selbst bei geeigneter Behandlung zögernd, weil die Kranken sich gewöhnlich nicht schonen können; doch tritt schließlich vollständige Heilung ohne bleibende Nachteile ein.

Die *Diagnose* ist nur bei der papulösen Form aus dem lokalen Befunde zu stellen; Epitheldefekte kommen auch bei der *banalen Laryngitis* vor. Die *Tuberkulose* des Kehlkopfs macht geringere diffuse Entzündung, ist viel chronischer und entwickelt sich langsamer. Die Entscheidung wird wohl immer durch den Nachweis anderer syphilitischer Erscheinungen (Seroreaktion) erbracht werden können; die *Therapie* wird sie dann meist bestätigen (evtl. natürlich die Möglichkeit tuberkulöser Erkrankung bei latenter Lues!).

Daß über die sekundäre Syphilis der **Trachea** und der **Bronchien** wenig Sicheres bekannt ist, wurde oben schon erwähnt. Hartnäckige Bronchitiden in der Sekundärperiode heilen manchmal bei spezifischer Therapie schnell.

An den **männlichen Genitalorganen** finden sich (s. oben) an der schleimhautähnlichen Bedeckung der Glans und des inneren Präputialblattes Efflorescenzen, welche in ihrem Typus ganz den eigentlichen Schleimhautsyphiliden entsprechen. Vor allem sind es runde, halbkreis- oder nierenförmige oder durch Konfluenz serpiginöse Erosionen, welche auf diesen Teilen gleichzeitig mit dem ersten Exanthem oder den ersten Rezidiven zur Beobachtung kommen. In der Regel sind die Eruptionen von den Erscheinungen einer gewöhnlichen Balanitis begleitet. Am Vorhautring, besonders bei relativer Enge desselben, treten die syphilitischen Herde oft als radiär gerichtete Fissuren auf, in anderen Fällen zeigen sie den Typus der nässenden Papeln.

Über die *Differentialdiagnose* dieser Efflorescenzen gegenüber Ulcus molle, den Balanitisformen usw. s. oben S. 189.

In neuerer Zeit wenig beachtet sind die sekundären Syphilide in der *Urethra*. Früher wurde vielfach von einem *,,syphilitischen Tripper"* gesprochen, und es wurden auch urethroskopisch Schleimhautveränderungen in der Frühperiode gefunden. Jetzt ist bewiesen, daß schon in der primären, dann aber auch in der sekundären Periode ohne oder mit geringen katarrhalischen Erscheinungen Pallidae in der Urethra nachgewiesen werden können, welche vielleicht für die Übertragung der Syphilis mit dem Sperma Bedeutung haben. Diesem Befund können urethroskopisch geringfügige, weißlich getrübte Flecke mit hyperämischem Hof entsprechen. Natürlich kann nur der Spirochätennachweis die syphilitische Natur katarrhalischer Urethralprozesse beweisen.

Die große Häufigkeit der Schleimhaut- bzw. der Haut-Schleimhaut-Efflorescenzen an den **weiblichen Genitalien** entspricht den häufigen Provokationen durch banale oder gonorrhoische Sekrete, durch die Traumen der Kohabitation (Prostituierte!), die mangelhafte Pflege, die Menstruation. Diese Affektionen haben an der Vulva, den kleinen Labien, der Klitoris und deren Praeputium ganz den Charakter der typischen Schleimhautsyphilide. Wesentlich seltener als an diesen Teilen sind sie in der Vagina zu konstatieren, häufiger wieder an der Vaginalportion des Uterus. Auch hier ist hervorzuheben, daß in der

anscheinend normalen Urethra und im Cervicalkanal bei sekundärer Syphilis
Spirochäten gefunden werden, welche es erklärlich machen, daß selbst bei
genauester klinischer Untersuchung (auch mit dem Speculum) Frauen gesund
gefunden werden, welche unzweifelhaft eine Syphilis übertragen haben.

Über die *Differentialdiagnose* sei auf S. 189 verwiesen. Die Papeln an der
Portio können nicht nur mit Primäraffekten, sondern auch mit banalen und
gonorrhoischen Erosionen, mit spitzen Kondylomen, ja selbst mit einem beginnenden Carcinom verwechselt werden. Auch hier ist auf den Spirochätennachweis und die Seroreaktion das größte Gewicht zu legen.

Der *Verlauf* aller dieser syphilitischen Läsionen ist bei spezifischer Therapie
schnell und günstig.

2. Die tertiären Schleimhauterkrankungen.

Für die tertiäre Syphilis der Schleimhaut gelten im wesentlichen die
gleichen Vorbemerkungen wie für die der Haut. Auch sie entspricht in ihrer
Form bis zu einem gewissen, für die verschiedenen Schleimhautgebiete freilich
wechselnden, Grad den analogen Erkrankungen der äußeren Decken. Doch
treten hier die flächenhaft sich ausbreitenden (tuberösen und serpiginösen)
Formen hinter den eigentlichen Gummata sehr zurück, und es überwiegen
bei weitem die geschwürigen Prozesse, da die gummösen Infiltrate gewöhnlich
nicht solange erhalten bleiben wie an der Haut, sondern meist rascher Zerfall
erfolgt. Die Krankheit kommt daher oft erst im geschwürigen Stadium zur
Beobachtung.

Infolge der besonderen anatomischen Verhältnisse und der größeren Lebens-
wichtigkeit der von den Schleimhäuten bekleideten Organe führen die tertiären
Schleimhautaffektionen viel häufiger zu *schweren Zerstörungen und Funktions-
behinderungen,* als die ulcerösen Prozesse der Haut. Zunächst kommt es infolge der geringen Dicke der Schleimhaut selbst und des sie von den darunterliegenden Organen trennenden Gewebes sehr häufig zum *Übergreifen des De-
struktionsprozesses* eben auf diese tieferen Teile, vor allem auf Perichondrium
und Periost, und durch deren Zerstörung zur Nekrose der entsprechenden Knorpel
und Knochen. Weiterhin führen diese Erkrankungen da, wo Schleimhautduplikaturen mit nur geringem Zwischengewebe zwei Hohlräume voneinander
trennen (Gaumen, Nasenscheidewand), sehr oft zu einer Perforation und zur
abnormen Verbindung zwischen den betreffenden Höhlen. Und schließlich entstehen auch wieder infolge der Zartheit der Schleimhäute nach der Ausheilung
der Ulcerationen viel häufiger als an der äußeren Haut *durch Narbenretraktion,
durch Verengerung* oder *Verschließung* wichtiger Kommunikationsöffnungen
schwere, gelegentlich sogar das Leben bedrohende Störungen.

Es ist kaum möglich, klinisch die eigentlichen Schleimhautaffektionen
von denen *der tieferen Teile,* der Submucosa, des Periostes usw., die erst beim
weiteren Fortschreiten auf die Schleimhaut übergreifen, zu unterscheiden;
denn die resultierenden Krankheitsbilder sind in der Tat dieselben, und nur die
genaue anatomische Untersuchung im Beginn der Erkrankung, die eben kaum
jemals möglich ist, würde eine sichere Differenzierung gestatten. Die folgenden
Schilderungen gelten daher auch für eine Reihe von Fällen, die, streng genommen,
in anderen Kapiteln, so in dem über die Syphilis der Knochen, angeführt werden
sollten.

Bei weitem am häufigsten wird die *Mund-, Rachen- und Nasenschleimhaut*
von tertiären Erkrankungen betroffen, auch der *Kehlkopf* noch relativ oft,
während die *Trachea,* die Bronchien und die übrigen Schleimhäute, *Conjunctiva,*

Urogenitalschleimhaut und die Schleimhaut der tieferen Teile des *Digestions-tractus* seltener erkranken. Nur der unterste Abschnitt des letzteren, das Rectum, macht hiervon eine Ausnahme, indem tertiärsyphilitische Erkrankungen an demselben häufiger vorkommen.

Die tertiären Erkrankungen der Mund-, Rachen-, Nasenhöhle, des Kehlkopfes und der Trachea.

Die tertiär-luetischen Prozesse an den *Lippen* sind schon oben (S. 205) erwähnt. Am *Zahnfleisch* („Epulis syphilitica") und an den Wangen sind sie selten. Am häufigsten werden von den Organen der Mund- und Rachenhöhle der *harte* und der *weiche Gaumen* und die von dem letzteren nach unten ziehenden Schleimhautfalten, die *Gaumenbögen,* ergriffen. Im ersten, wie schon bemerkt, nicht gerade häufig zur Beobachtung kommenden Stadium zeigt sich ein Infiltrat in der Schleimhaut; diese ist gerötet und starr, was sich am weichen Gaumen durch Fehlen der Beweglichkeit beim Intonieren und Schlucken kundgibt. Manchmal ist nur *ein* solches Infiltrat vorhanden, in anderen Fällen finden sich mehrere. Die *subjektiven Symptome* sind unbedeutend, und daher wird die Krankheit zunächst oft übersehen, oder ihr keine Bedeutung beigelegt. Besonders leicht kommt dies bei Entwicklung gummöser Infiltrate an der oberen Fläche des weichen Gaumens vor, deren Entdeckung nur durch die Rhinoscopia posterior möglich ist.

Das Ereignis, welches gewöhnlich die Aufmerksamkeit zuerst auf die Krankheit lenkt, ist der *Zerfall des Knotens,* die *Ulceration.* Durch diese wird ein tiefes, steilrandiges Geschwür mit eitrig oder nekrotisch belegtem Grunde gebildet, welches entweder noch von einem infiltrierten Rande, dem Reste des Knotens, umgeben ist, oder bei schnellem Zerfall unmittelbar in die normale Schleimhaut hineingeschnitten zu sein scheint und nur einen schmalen, hyperämischen und etwas geschwollenen Saum zeigt.

Die Ulceration schreitet in der Regel in kurzer Zeit weiter und so kommt es bei der geringen Dicke der hier in Betracht kommenden Teile bald zu umfangreichen Zerstörungen. Lag das gummöse Infiltrat nahe dem hinteren Rande des weichen Gaumens, so zeigt dieser nach dem Durchbruch einen geschwürigen Rand, der sich nach vorn ausdehnt, die Uvula zerstören und auf die Gaumenbögen übergreifen kann. Nach der Heilung bleibt ein entsprechender, einseitiger oder eine Seite mehr als die andere betreffender Defekt zurück. Durch Narbenretraktion kommt es sehr gewöhnlich zur Verziehung des weichen Gaumens nach der am stärksten erkrankten Seite. Lag der ursprüngliche Herd mehr nach vorn, so führt die Ulceration zur *Perforation* des weichen Gaumens und damit zu einer abnormen Kommunikation zwischen Mundhöhle und Nasenrachenraum. Bei frühzeitiger richtiger Behandlung kann es gelingen, eine vollständige Heilung zu erzielen, die Öffnung schließt sich, nur eine leichte narbige Einziehung bleibt an ihrer Stelle zurück, und mit dem Verschluß der Öffnung verschwinden natürlich alle Symptome der abnormen Kommunikation. In anderen Fällen, bei denen der Zerfall schon weiter vorgeschritten war, gelingt dies nicht; der geschwürige Prozeß heilt zwar, aber die Öffnung bleibt, und die Patienten haben dauernd die Erscheinungen des unvollständigen Abschlusses zwischen Mund- und Nasenhöhle: die Sprache hat einen nasalen Beiklang und beim Trinken läuft ein Teil der Flüssigkeit aus den Nasenlöchern wieder heraus. Die Intensität dieser Erscheinungen richtet sich natürlich nach der Größe der Kommunikationsöffnung und auch nach der Übung der Patienten, da diese wenigstens kleinere Öffnungen durch besondere Bewegungen des Gaumens und der Zunge für den Augenblick zu verschließen lernen.

Wird aber dem Ulcerationsprozeß nicht rechtzeitig durch geeignete Therapie Einhalt geboten, so schreitet er oft in unglaublich schneller Weise fort und richtet die ärgsten Verwüstungen an. Bei den perforierenden Geschwüren des weichen Gaumens kommt es durch Zerfressen der beiden Brücken, welche zunächst jederseits das Zäpfchen noch hielten, zum Verlust des letzteren; dasselbe Ereignis kann eintreten, wenn der hintere Gaumenrand den Ausgangspunkt des geschwürigen Prozesses bildete. Von diesem setzt sich andererseits die Ulceration auf die Epiglottis, den Kehlkopf oder die hintere Rachenwand fort oder vereinigt sich mit einem dort schon vorher bestehenden Geschwür und führt nach der Heilung zu den weiter unten zu besprechenden Narbenretraktionen.

Auch von den *Tonsillen* kann der gummöse Prozeß in einzelnen Fällen ausgehen und einige Zeit auf sie beschränkt bleiben. Selten ist die Lokalisation an der *hinteren Pharynxwand,* die zu einer Erkrankung der Halswirbelsäule und zu tödlichen Blutungen aus arrodierten Gefäßen führen kann.

Am *harten Gaumen* lokalisiert sich das Gummi besonders oft in der Mittellinie. Die Perforation tritt hier nicht so schnell ein. Greift die Ulceration auf das Periost über, oder ging die Erkrankung von diesem aus, so kommt es zwar zur Exfoliation von Knochenteilen, aber in günstigen Fällen nur zu einer oberflächlichen Nekrose und nicht zum vollständigen Durchbruch. Andere Male wird die knöcherne Gaumenplatte in geringerer oder größerer Ausdehnung zerstört.

In vernachlässigten Fällen greift der Prozeß immer weiter um sich: der weiche Gaumen, Teile des harten Gaumens, das knöcherne Nasengerüst gehen verloren, so daß Mund-, Nasen- und Rachenhöhle einen einzigen, von nekrotisch eitrig-belegten Wänden umschlossenen großen Hohlraum bilden (vgl. Abb. 68, S. 211). Auch nach oben, bis an die Basis cranii, kann der Zerfall sich erstrecken und Teile derselben zur Exfoliation bringen. Es bedarf kaum der Erwähnung, daß durch diese Vorgänge außerordentliche Entstellungen, hochgradigste Funktionsstörungen und schließlich, zumal bei Beteiligung der Schädelbasis, ernsteste Gefahren für das Leben bedingt werden.

Auch nach der Heilung können die Erkrankungen der hinteren Teile der Mund- und der Rachenhöhle noch schwere Störungen veranlassen, indem durch Narbenretraktion der weiche Gaumen oder die Gaumenbögen an die hintere Rachenwand herangezogen und an ihr fixiert werden, und so, im Gegensatz zu dem bisher Besprochenen, Verengerungen von normalen *Kommunikationsöffnungen* entstehen. Am häufigsten betrifft das die Verbindung des Nasenrachenraumes mit den unteren Rachenabschnitten: eine narbige Membran spannt sich als unmittelbare Fortsetzung des Gaumens zur hinteren Rachenwand hinüber, und nur durch eine enge Öffnung ist noch eine Verbindung zwischen Nasenhöhle, Mund und Rachen resp. Respirationsorganen vorhanden. Ja, es kann zum vollständigen Verschluß dieser Öffnung kommen und damit zu unangenehmen *Störungen der Respiration,* die natürlich nur noch durch den Mund stattfinden kann. Auch die Sprache erhält durch die veränderten Resonanzverhältnisse einen eigentümlichen Beiklang. — Sehr viel bedenklicher sind die Erscheinungen, die in glücklicherweise selteneren Fällen durch Verengerung der Öffnung zwischen Oesophagus und Kehlkopf einerseits und der Rachenhöhle andererseits hervorgerufen werden, und zwar durch Bildung einer Narbenmembran zwischen Zungenbasis und hinterer Rachenwand. Selbst wenn die Kommunikationsöffnung noch eine relativ große ist, entstehen hier bereits erhebliche Störungen der *Deglutition* und *Respiration,* und bei höheren Graden der Verengerung leidet die Ernährung der Kranken in höchstem Maße, da das Hinabschlucken fester Speisen wegen der Enge der Passage und der fortwährend

dabei auftretenden Erstickungsanfälle völlig unmöglich wird. Nur die recht-
zeitige sachgemäße operative Behandlung kann hier den üblen Ausgang verhüten.

Bei den *tertiären Erkrankungen der Zunge* sind drei verschiedene Formen zu
unterscheiden, die *oberflächliche tertiäre Glossitis,* die *tiefe schwielige Erkrankung
der Zunge* und die *gummöse Zungensyphilis.*

Bei der *oberflächlichen Glossitis* ist im wesentlichen nur die Schleimhaut
und das submuköse Bindegewebe erkrankt. Es bilden sich kleinere oder größere
bis etwa markstückgroße Herde, die in der Regel durch Verschwinden der filiformen Papillen glatt, wie „rasiert" aussehen. Hier und da, besonders am Rande,
finden sich weißgefärbte, leukoplakieartige (s. u.) Verdickungen der Schleimhaut. Der ganze Herd ist in geringem Grade, „kartenblattartig", induriert.
In anderen Fällen erinnert die Erkrankung durch zentrale, leicht atrophische
bis narbige Abheilung und unregelmäßiges, peripherisches Fortschreiten an die
tubero-serpiginösen Formen auf der Haut. Nennenswerte subjektive Symptome

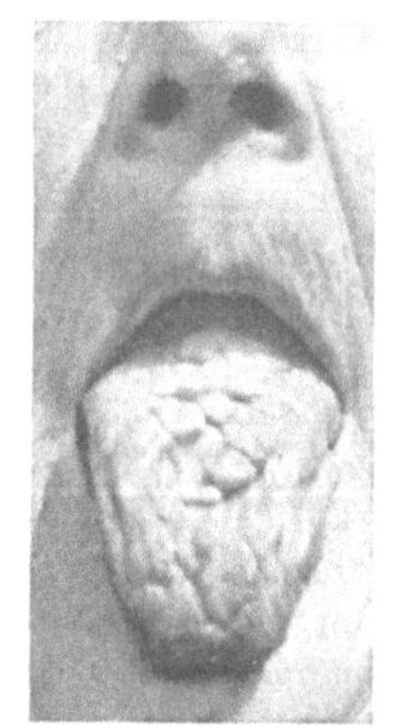

werden durch diese Erkrankungsform an sich nicht
hervorgerufen; indessen treten häufig schmerzhafte
Erosionen und oberflächliche Ulcerationen auf.

Bei der zweiten Form, der *Glossitis interstitialis*
oder *profunda (Glossite scléreuse),* sind größere Teile
der Zunge, z. B. die ganze vordere Hälfte (oder selbst
noch mehr) hart und verdickt, so daß eine allerdings
meist nur mäßige Vergrößerung des Organs resultiert.
Dabei wird die Zungenoberfläche in einer überaus
charakteristischen Weise verändert. Tiefe, teils longitudinal, teils quer verlaufende Furchen bilden bei
ausgebreiteter Erkrankung geradezu ein Netzwerk;
die tiefste Furche verläuft in der Regel in der Mitte
der Zunge; von ihr gehen nach den Seiten Querfurchen aus, welche dann wieder durch andere
Furchen durchschnitten werden. Dadurch bekommt
die ganze Zungenoberfläche ein gelapptes Aussehen
(„Langue mamelonnée", „hügelige Zunge") (siehe

Abb. 75. Glossitis interstitialis
im hypertrophischen Stadium.
(Nach Darier.)

Abb. 75). Oft treten weitere Veränderungen hinzu: Verschwinden der filiformen
Papillen an einigen Stellen, Verdickungen des Epithels mit Weißfärbung an
anderen (s. Abb. 76). Infolge von traumatischen Einwirkungen, besonders von
Verletzungen durch cariöse Zähne kommt es auch bei dieser Form oft zu
Erosionen und oberflächlichen Ulcerationen, die schmerzhaft sein und die
Kranken sehr belästigen können. Im Laufe der Zeit schrumpft die Zunge bald
mehr im ganzen, bald mehr in einzelnen Partien, verdichtet sich immer stärker,
wird schwerer beweglich („Cirrhosis linguae"). Diese tertiäre Zungenerkrankung
ist, wie nach ihrer anatomischen Grundlage nicht anders erwartet werden
kann, durch die Therapie auch darum am schwersten zu beeinflussen, weil sie
wegen ihres indolenten und torpiden Verlaufs meist erst spät zur Kenntnis
des Arztes kommt.

Die dritte Form, die *gummöse Zungensyphilis,* führt im Gegensatz zu den
beiden ersten, sehr chronisch verlaufenden in wesentlich kürzerer Zeit zu oft sehr
schweren Krankheitsbildern. An einer oder an mehreren, meist nahe beieinanderliegenden Stellen bilden sich Knoten in der Substanz der Zunge, die auch nach
der Oberfläche zu sich vergrößern, mit der Schleimhaut verschmelzen, wenn
nicht die Therapie dazwischentritt, nach außen durchbrechen und nun die
typischen Erscheinungen des ulcerierten Gummi darbieten: kreisrunde oder
(durch Konfluenz mehrerer Herde) sehr unregelmäßig geformte, tiefe Geschwüre

mit eitrig oder nekrotisch belegtem Grund und steilen Rändern. Die Geschwüre können große Dimensionen annehmen und Fälle, in denen die Hälfte der Zunge von Geschwüren eingenommen ist, sind nicht ganz selten. In auffälligem Kontrast zu diesen schweren Zerstörungen steht die leichte Heilbarkeit der gummösen Zungensyphilis; ja nach der Heilung selbst ziemlich ausgedehnter Geschwüre bleiben oft nur unbedeutende, manchmal überhaupt kaum bemerkbare Narben zurück. Daß manchmal Kombinationen dieser verschiedenen Formen vorkommen, z. B. der Glossitis interstitialis und gummosa, ist leicht verständlich. Die tertiäre Zungensyphilis ist bei Männern weit häufiger als bei Frauen. — Die späten Erkrankungen der Zunge wurden aus naheliegenden Gründen in

diesem Kapitel gemeinsam behandelt, obwohl bei Glossitis interstitialis und gummosa die Schleimhaut nur in konsekutiver Weise betroffen wird.

Die früher viel besprochene *glatte Atrophie des Zungengrundes* hat wohl nicht die ihr zugeschriebene Bedeutung eines sicheren Beweises für überstandene Syphilis.

Hier möge auch noch eine Veränderung der Mund- und Schleimhaut angeführt werden, über deren Beziehungen zur Syphilis die Akten allerdings noch nicht geschlossen sind. Es ist das die bereits mehrfach erwähnte **Leukoplakia** oder **Leukokeratosis mucosae oris**, früher vielfach ganz unzutreffend als Psoriasis oder Ichthyosis mucosae bezeichnet. Ihr analoge Veränderungen finden sich bei der Glossitis interstitialis, gelegentlich auch bei der gummösen. Bei der unkompli-

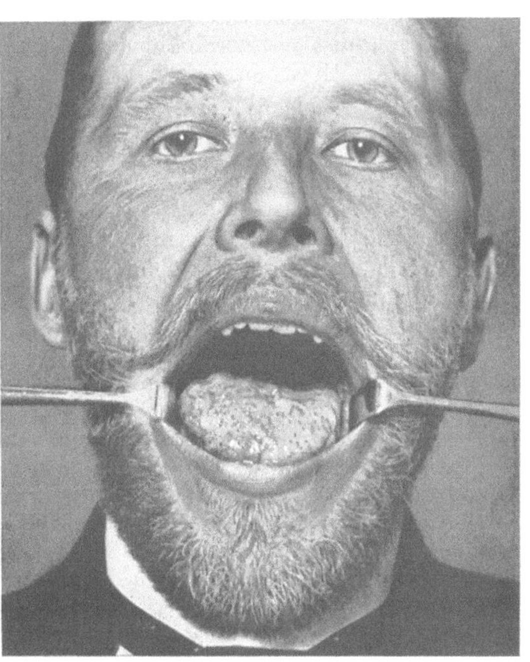

Abb. 76. Glossitis interstitialis diffusa mit leukoplakischen Veränderungen.

zierten Form bilden sich auf dem Lippenrot oder der Schleimhaut der Lippen oder auf der der Wangen vom Mundwinkel bis zu den letzten Zähnen oder auf der Zunge, besonders am Rücken und an den Rändern, oder an allen oder einigen dieser Stellen porzellanweiße oder weißbläuliche, glänzende, manchmal perlmutterartige Verdickungen, die oft durch Furchen in einzelne Platten oder Felder („pflastersteinartig") geteilt werden. In den leichtesten Graden sind sie nur an der Innenseite der Mundwinkel vorhanden; an den Zungenrändern ähneln sie den obenerwähnten „Plaquenarben", sind aber nicht vertieft. Sie fühlen sich in ausgebildetem Zustande manchmal hart an.

Die Krankheit kann Jahre und selbst viele Jahre lang ohne Beschwerden oder mit nur geringen Schmerzen beim Essen und Sprechen verlaufen. Sie bildet, namentlich in ihren geringeren Graden, oft nur einen zufälligen Nebenbefund und kann lange, ja bis ans Lebensende stabil bleiben. In anderen Fällen nimmt sie an In- und Extensität zu; es entwickeln sich aus den Furchen, namentlich an Stellen, die viel bewegt oder mechanisch lädiert werden, mehr oder weniger tief reichende schmerzhafte Risse, die sich bei sorgfältiger Behandlung noch wieder schließen können.

Histologisch findet sich neben der Wucherung des Epithels in die Höhe und einer Hyper- und Parakeratose auch eine Verlängerung der Epithelzapfen in die Tiefe, welche lange regelmäßig und scharf abgesetzt bleibt, und eine Infiltration des Bindegewebes mit lymphocytären und Plasmazellen.

Die Erkrankung nimmt in einer schwer zu beurteilenden, im ganzen aber relativ wohl nicht sehr großen, Zahl von Fällen ihren Ausgang in ein gewöhnlich spinocelluläres Carcinom — relativ am häufigsten an der Zunge. Der Verlauf dieser Carcinome ist zwar nicht besonders malign, wenn sie frühzeitig diagnostiziert und operiert werden; immerhin ist die Prognose natürlich sehr ernst.

Die Leukoplakia mucosae oris wird von den einen für eine syphilitische, bzw. „postsyphilitische" Erkrankung angesehen, von den anderen wird das geleugnet. Tatsächlich ist unzweifelhaft bei einer großen Anzahl von Leukoplakien eine Lues entweder anamnestisch nachzuweisen, oder es finden sich andere Zeichen der späten Lues, bzw. eine positive Seroreaktion. Die spezifische Therapie kann in frischeren Fällen ein günstiges Resultat ergeben; ihre Erfolglosigkeit in älteren kann einen Beweis gegen ihren syphilitischen Ursprung nicht erbringen, da es sich um Prozesse handeln könnte, welche in ihrem weiteren Ablauf nicht mehr virulent syphilitisch zu sein brauchen. Doch gibt es unzweifelhaft eine Anzahl von Leukoplakien (namentlich sind das die unbedeutenden Veränderungen an den Mundwinkeln), in welchen nichts von Syphilis aufzudecken ist; ja sie ist auch schon zusammen mit frischer Syphilis bei relativ jugendlichen Individuen gesehen worden. Die Erkrankung kommt ganz vorzugsweise bei Männern und zwar besonders bei solchen vor, die viel geraucht (oder auch Tabak gekaut) haben. Es spielen also neben der Syphilis gewiß noch andere ätiologische Momente eine Rolle, und es ist möglich, daß zu dem „Symptomenkomplex" Leukoplakie verschiedene Ursachen führen können. (Dafür spricht auch, daß die an den Genitalien, besonders bei Phimose und bei der Kraurosis vulvae, vorkommenden leukokeratotischen Zustände augenscheinlich keine kausale Beziehung zur Lues haben.) Die Bedeutung der Erkrankung der Mundhöhle liegt vor allem in ihren zum Carcinom prädisponierenden Eigenschaften („präcancerös"). Sie muß daher sehr sorgfältig beobachtet und behandelt, aber nicht geätzt oder unzureichend gebrannt werden, weil das die carcinomatöse Entartung befördern kann. Beim geringsten Verdacht auf eine solche muß histologisch untersucht und evtl. umfassend operiert werden. Die Tatsache, daß in manchen Statistiken speziell über Zungencarcinom ein sehr großer Prozentsatz von präexistenter Syphilis gefunden worden ist, steht wohl mit der syphilitischen Genese vieler Leukoplakiefälle in Zusammenhang.

Von besonderer Bedeutung sind die tertiärsyphilitischen Erkrankungen der **Nase.** Auch bei ihnen ist es oft kaum möglich, festzustellen, ob die Erkrankung von der Schleimhaut oder den darunterliegenden Teilen, Knorpel oder Knochen, ausgeht. Hier wird überdies oft durch die versteckte Lage der Erkrankung ihre Erkenntnis in hohem Grade erschwert. Als erstes Symptom stellt sich gewöhnlich eine *Behinderung des Luftdurchganges* ein (die Nase ist „verstopft") und dann eine eitrige Sekretion; oft ist dem Eiter Blut beigemischt. Das Sekret trocknet zu Borken ein, die durch Schnauben nach außen befördert werden. Ist der Knochen beteiligt, so wird das Sekret höchst übelriechend *(Kakosmia objectiva, Ozaena, Stinknase),* eine für die Patienten und ihre Umgebung äußerst fatale Erscheinung. Dazu gesellen sich manchmal dumpfe Kopfschmerzen.

Der Prozeß kann überall in der Nase mit mehr oder weniger umschriebenen Vorwölbungen beginnen (Muscheln, Nasenboden, Septum). Am häufigsten ist er zunächst am Septum narium lokalisiert, und zwar seltener an den vordersten Abschnitten desselben, häufiger im Bereich der knorpligen oder knöchernen Nasenscheidewand, gelegentlich auch an den seitlichen Partien der Nase. Manchmal zeigen die Geschwüre auf dem Septum die Form einer schmalen von vorn nach hinten verlaufenden Rinne. Ist das Periost zerstört, so stößt man mit der Sonde im Geschwürsgrunde auf den entblößten rauhen Knochen, der schon in weiterem Umfang nekrotisiert sein kann. Die wichtigste Folgeerscheinung ist auch hier die *Perforation,* die im Gebiete der knöchernen Scheidewand natürlich nur nach Exfoliation eines Knochenstückes zustande kommen kann. Während in der Regel die Patienten durch die oben geschilderten Symptome, Verstopfung der Nase, eitrige übelriechende Sekretion, schon vorher auf eine Erkrankung der Nasenhöhle aufmerksam gemacht werden, treten diese Erscheinungen manchmal ganz zurück — die Kranken haben keine Ahnung von ihrem Leiden; ganz unerwartet und zu ihrem großen Schrecken kommt bei einem Anfall von Niesen ein Knochen aus der Nase zum Vorschein. Die Perforationen betreffen nach dem schon oben Gesagten meist nicht die vordersten Abschnitte der Nasenscheidewand und machen, wenn sie nur kleine Dimensionen, etwa von Linsen- oder Fünfpfennigstückgröße, haben, gar keine weiteren Erscheinungen. Bei größeren Defekten behält zunächst der obere, durch die Nasenbeine gestützte Teil seine normale Lage, während der untere Teil durch Schrumpfung des Bindegewebes zwischen Knorpel und Knochen nach hinten gezogen wird; es bildet sich eine Einknickung am unteren Rande der Nasenbeine *(Nez en lorgnette, Stufennase).* Wird aber der Zerstörungsprozeß nicht zum Stillstand gebracht, so verlieren auch die noch vorhandenen Teile des knöchernen Nasengerüstes ihren Halt, die ganze Nase sinkt ein, während die Nasenspitze etwas nach oben gezogen wird; es bildet sich die gefürchtete *Sattelnase.* Sicher ist auch dabei die Narbenretraktion von Bedeutung für die Formveränderung. Selbst bei ausgedehnter Zerstörung des knöchernen Nasengerüstes und dementsprechender Deformierung kann aber die äußere Haut und selbst das Septum cutaneum noch erhalten sein. Geht auch dieses verloren, so sinkt natürlich die Nasenspitze nach unten. In den schlimmsten Fällen werden alle Teile der Nase zerstört, und an ihrer Stelle gähnt, wie am präparierten Schädel, eine große Öffnung, durch welche man, wie oben schon erwähnt, bei der gewöhnlich gleichzeitig bestehenden Zerstörung des Gaumens in einen aus Nasen-, Mund- und Rachenhöhle gebildeten Hohlraum hineinsieht, in dem vielfach nekrotische und eitrige Massen liegen. Durch *Erkrankung des Siebbeins* kann es endlich zur *Eröffnung der Schädelhöhle* und zur Entwicklung einer tödlichen Meningitis kommen. Die Zerstörung kann auch vom Nasenboden auf den harten Gaumen übergehen und dann entsteht das ebenfalls schon geschilderte Bild der Vorwölbung und Perforation nach der Mundhöhle zu. Der Prozeß kann sich gelegentlich auch nach oben außen entwickeln, so daß ein gummöser Knoten und dann ein Haut-Knochengeschwür an der Seite der knöchernen Nase zum Vorschein kommt. Auch die Nebenhöhlen können sich evtl. schon frühzeitig beteiligen.

Bei energischer Behandlung kann der Prozeß in jedem Stadium zur Heilung gebracht werden. Es resultieren dann evtl. nur unbedeutende Entstellungen.

Im **Kehlkopf** können sich Gummata an allen Teilen entwickeln, die nicht eigentlich gummösen Infiltrationsprozesse besonders an der Epiglottis, den Stimmbändern und der hinteren Wand. Es kann auch hier die Entscheidung, ob die Schleimhaut oder der Knorpel primär erkrankt ist, oft nicht gefällt werden. Jedenfalls wird der letztere sehr häufig zerstört. Die tertiären Erkrankungen am Kehlkopf führen, besonders wenn sie nicht zeitig genug erkannt werden, häufig zu schweren und unter Umständen lebensgefährlichen

Störungen. Am unbedenklichsten sind die Erkrankungen der *Epiglottis,* bei denen durch Ulceration, Freilegung und Nekrose des Knorpels Perforation oder mehr oder weniger vollständige Zerstörung zustande kommt. Aber selbst bei völligem Verlust des Kehldeckels braucht schließlich keine erhebliche Funktionsbehinderung zurückzubleiben, da die Kranken auch ohne ihn den Kehlkopf beim Schluckakt abzuschließen lernen. Bei den Erkrankungen der tieferen Teile, des *eigentlichen Phonationsapparates,* sind die Erscheinungen von viel größerer Bedeutung. Durch Entwicklung gummöser Infiltrate an den *Aryknorpeln, den falschen und wahren Stimmbändern* tritt zunächst stets *Heiserkeit* ein, die sich bis zur vollständigen *Aphonie* steigern kann. Auch die Beweglichkeit der Teile wird eingeschränkt, wie laryngoskopisch leicht nachgewiesen werden kann, und hierdurch wie durch die Schwellung wird gelegentlich auch bereits eine *Stenosenerscheinung,* eine *laryngeale Dyspnoe,* hervorgerufen. Der Prozeß kann sehr schleichend beginnen und macht zunächst oft außer der Heiserkeit keinerlei Beschwerden, oft selbst nicht einmal Husten. Im weiteren *Verlaufe* zerfallen die Infiltrate und die Ulcerationen können ebenso wie an anderen Organen durch Weitergreifen die hochgradigsten Zerstörungen anrichten. Die Knorpel werden teilweise oder ganz nekrotisch und werden durch Hustenstöße expektoriert; durch Einkeilung nekrotischer Knorpel in die Stimmritze oder durch starkes Ödem kann es auch zu tödlicher *Suffokation* kommen. Die *Stimmbänder* werden mehr oder weniger zerstört, und hiernach richtet sich natürlich der Grad, in welchem die Lautbildung beeinträchtigt ist. Es treten dann auch Schmerzen auf und zwar besonders durch den Druck des hinabgleitenden Bissens und durch die Mitbewegungen des Kehlkopfs beim Schlingakt. Diese Schmerzen können so arg sein, daß die Ernährung der Patienten dadurch beeinträchtigt wird. — Aber auch die nach der Heilung noch bestehenden Residuen der tertiären Kehlkopferkrankungen sind fast stets von ernster Bedeutung. Einmal wird selbst ein vernarbter Defekt oder eine vielleicht zurückbleibende Ankylose eines Krikoarytänoidealgelenks eine *bleibende Veränderung der Sprache* bedingen, dann aber droht hier die Gefahr der *nachträglichen Stenosierung* in noch viel höherem Grade, als bei der Erkrankung des Pharynx. Durch partielle Verwachsung der Stimmbänder oder durch Bildung brückenartiger Narben oder durch völlige Umwandlung des Kehlkopfs in ein enges starres Rohr kann es zu einer hochgradigen Verengerung des Kehlkopflumens kommen, die, abgesehen von den schweren Sprachstörungen, die Ursache erheblichster und geradezu das Leben bedrohender Atemnot werden kann.

Eine eigentümliche Erkrankung des Kehlkopfs ist hier noch zu erwähnen, die allerdings außer durch Syphilis noch durch eine Reihe anderer Erkrankungen bedingt sein kann, die Hypertrophie der unterhalb der Stimmritze gelegenen Schleimhautpartien, die dann als dicke Wülste im laryngoskopischen Bild sichtbar werden und bei starker Entwicklung ebenfalls erhebliche Dyspnoe verursachen können *(Laryngitis hypoglottica hypertrophica).*

Die tertiäre Syphilis der Trachea ist häufig mit der des Kehlkopfs kombiniert. Sie kommt aber auch isoliert in den tieferen Teilen vor und führt zu Gewebszerstörung, zu Exfoliation von Knorpeln, zu Perforationen in Mediastinum, Oesophagus oder große Gefäße, evtl. auch zu Verengerungen des Lumens. Die analogen Prozesse in den **Bronchien** bedingen evtl. Bronchiektasien. Alle Tracheal- und Bronchialstenosen sind auf Syphilis verdächtig. Außer der spezialistischen Untersuchung (Tracheo- und Bronchoskopie) ist daher stets die auf sonstige Syphiliszeichen notwendig. Die klinischen Symptome sind hauptsächlich; anfallsweiser Husten (gelegentliche Entleerung von Knorpel), dauernde Dyspnoe mit ihren Folgeerscheinungen, abgeschwächtes Atmen hinter der stenotischen Stelle, Suffokationsanfälle. Der Tod kann durch Perforation oder Erstickung (Verschluß durch Knorpelstücke) erfolgen. Nach Heilung der Geschwüre können verschieden schwere Stenoseerscheinungen zurückbleiben.

Bei der **Diagnose** *der spätsyphilitischen Erkrankungen der Mund- und Rachenhöhle, der Nase und des Kehlkopfs* kommt eine ganze Anzahl von chronischen Prozessen in Frage, und zwar sowohl infektiöse als neoplastische. Bei allen diesen Erkrankungen sind neben der klinischen Untersuchung des ganzen Körpers und einer sorgfältigen Anamnese die röntgenologischen, biologischen, mikroskopischen, kulturellen, tierexperimentellen Methoden und endlich auch die „Diagnose ex juvantibus" zu berücksichtigen, wie das oben bei den analogen Hauterkrankungen auseinandergesetzt ist. Im Vordergrund steht auch hier die *Tuberkulose* in ihren verschiedenen Formen. Der Lupus vulgaris kann in seltenen Fällen an der Zunge, sehr viel häufiger an den Lippen, am Zahnfleisch, am harten und weichen Gaumen Krankheitsherde bedingen, welche allerdings meist durch ihren chronischen Verlauf, durch das Auftreten der blaßroten, etwas durchscheinenden Granulationen und durch das Fehlen tiefer scharfgeschnittener Ulcerationen auch dann genügend charakterisiert sind, wenn einmal die Haut nicht zugleich ergriffen ist. Knochenzerstörungen sind bei ihm viel seltener als bei der Lues. Doch ist zu betonen, daß ausnahmsweise auch durch den Lupus der Rachengebilde so starke Vernarbungen zustande kommen können, wie sie vielfach als ganz charakteristisch für tertiäre Lues angesehen werden. Auch in der Nase kann er zu Perforationen und zu weitgehenden Zerstörungen Anlaß geben, namentlich in seiner „Vorax"-Form, welche zunächst an Lues denken lassen, während die typisch abgegriffene Form bei dieser kaum vorkommt. Im Kehlkopf sind die lupösen Formen außerordentlich chronisch und zu scharfgeschnittenen Ulcerationen weniger geneigt als die Lues. Die Tuberculosis colliquativa, welche ja dem Gummi sehr analog ist, kann sowohl an der Zunge, als auch an der Nase speziell in der Nähe der Wurzel kalte Abscesse mit, den gummösen ähnlichen, Perforationsformen bedingen. Die ulceröse miliare Tuberkulose (s. oben S. 224) ist leichter von der Lues zu unterscheiden als die chronischen Tuberkuloseformen. Doch ist zu betonen, daß es, abgesehen von diesen klassischen Typen noch ulceröse tuberkulöse Prozesse speziell in der Mund- und Rachenhöhle gibt, welche torpid verlaufen können und bei Menschen ohne, bzw. ohne schwere, Lungentuberkulose auftreten. Hier können oft nur die Laboratoriumsmethoden zur Entscheidung führen. Nicht zu vergessen ist endlich, daß sich Tuberkulose und tertiäre Lues auch in loco kombinieren können; bei scharfer Kritik ist allerdings die Zahl der Fälle, in denen man das als bewiesen ansehen kann, spärlich; die Entscheidung kann wohl nur der partielle Heilerfolg der spezifischen Therapie und der sichere Nachweis der Tuberkulose bei dem nicht beeinflußten, mehr oder weniger beträchtlichen Krankheitsrest geben.

Von geringerer praktischer Bedeutung ist für uns die *Lepra,* welche zu analogen Infiltrations- und Ulcerationsprozessen, freilich auch mit viel chronischerem Verlauf, führen kann; hier ist der Bacillennachweis meist sehr leicht. — Am ähnlichsten kann den spätsyphilitischen Zerstörungsprozessen an Mund und Nase der freilich sehr seltene chronische *Rotz* sehen, an welchen man immer denken muß, wenn bei solchen Prozessen die Antisyphilitica versagen. Man muß dann die Diagnose durch Mallein und vor allem durch die intraperitoneale Meerschweinchenimpfung (Orchitis!) sichern.

Ausnahmsweise können auch in diesen Gegenden *Mykosen (Aktinomykose, Sporotrichose, Blastomykose* usw.) syphiloide Bilder bedingen. Noch nicht ganz klar sind die Beziehungen der tertiären Syphilis, speziell der Rachenorgane zur *Diphtherie*; der auch bei der Syphilis anscheinend nicht selten mögliche Nachweis der Bacillen beweist nach allen neueren Erfahrungen ja keineswegs ihre pathogene Wirkung.

Das *Rhinosklerom* macht wie an der Haut, so auch an der Schleimhaut so harte Infiltrationen, wie die Syphilis das wohl nie tut. Bei lymphatischer Leukämie kommen schwere ulceröse Prozesse in der Mund- und Rachenhöhle vor. Die PLAUT-VINCENT*sche Symbiose* kann gelegentlich auch den tertiären Prozessen ähneln oder sich ihnen aufpflanzen.

Daß die tertiäre Syphilis in Mund- und Rachenhöhle auch mit der *primären* und *sekundären* verwechselt werden kann, wurde schon besprochen. Gerade darum ist es unrichtig, in solchen zweifelhaften Fällen nur Jod zu geben, weil dieses ja auf die Frühformen kaum einen Einfluß hat. Sehr selten sind die durch ihre Anästhesie ausgezeichneten, dem Ulcus perforans nahestehenden Mundhöhlen-Geschwüre bei *Tabes.*

Traumatische Läsionen können wie die sekundäre so gelegentlich auch einmal die tertiäre Syphilis vortäuschen; am Nasenseptum finden sich Perforationen, welche sowohl durch Verletzungen wie durch chemische Agentien (Arsen-, Chromgeschwür) hervorgerufen sein können. Nur erwähnt seien auch die Ulcera perforantia der Scheidewand der Nase, wie sie ohne spezifische Ursache vorkommen. Die größte Bedeutung in differentialdiagnostischer Beziehung haben neben der Tuberkulose die *Neoplasmen.* Die benignen oder relativ benignen (Fibrome, Fibrosarkome usw.) geben wohl nur selten zu Irrtümern Anlaß, eher die *Sarkome,* bei denen die histologische Untersuchung oft nicht zu entbehren ist, am häufigsten die *Carcinome,* und zwar ganz besonders in Mund-, Rachenhöhle und Kehlkopf. Bei dem noch von normaler Schleimhaut überzogenen Gummi kommt das viel weniger in Betracht, als bei den ulcerierten und bei den infiltrierenden Formen. Der schnellere Zerfall des Gummi, der beträchtlichere harte Tumorwall des Carcinoms, die höckerige Beschaffenheit seines Grundes, die größere Schmerzhaftigkeit, die oft frühzeitige Beteiligung und die Härte der Drüsen sind gute klinische Merkmale. Aber man darf nicht vergessen, daß selbst erfahrene Chirurgen und Syphilidologen sich gerade bei diesen Lokalisationen der Lues bzw. der Carcinome gelegentlich geirrt haben, und solche Irrtümer können nach beiden Richtungen verhängnisvoll sein: sie können zu umfangreichen und gefährlichen Operationen führen, die überflüssig sind, und sie können solche lange hinausschieben, wo sie möglichst früh nötig waren. Bei dem geringsten Zweifel an der luetischen Natur eines Knotens oder Geschwürs soll also die „Biopsie" vorgenommen werden, ehe kostbare Zeit durch spezifische Therapie („Diagnose ex juvantibus") verloren geht. Man muß zur histologischen Untersuchung geeignete Randpartien exzidieren und für richtige Schnittrichtung sorgen, damit keine Fehldiagnose (Schrägschnitte, atypische Epithelwucherung) gestellt wird. Wesentlich häufiger als mit Tuberkulose ist die Kombination der Lues mit Carcinom gerade in der Mundhöhle, vor allem an der Zunge, beobachtet worden. Der Tumor kann sich auf luetischen Narben bzw. leukokeratotischen Herden entwickeln; es kann aber auch ein progredienter tertiärer Prozeß in Carcinom übergehen. Man darf also speziell weder durch eine positive Seroreaktion, noch durch einen partiellen Heilerfolg die Möglichkeit eines Carcinoms aus dem Auge lassen und muß — nicht zu spät! — auch in solchen Fällen die mikroskopische Kontrolle vornehmen.

Gegenüber der *Leukoplakie* kommen differentialdiagnostisch zum Teil die gleichen Erkrankungen in Betracht wie bei den Schleimhautpapeln: Lichen ruber planus, Lupus erythematodes, Plaquesnarben (aber auch solche nach Traumen und Ätzungen). Bei der interstitiellen Glossitis muß selbst vor Verwechslungen mit der Lingua plicata (s. scrotalis) gewarnt werden. Die genuine Ozaena hat, wie jetzt allgemein anerkannt ist, mit der Lues nichts zu tun.

Die **Prognose** der hier abgehandelten spätsyphilitischen Prozesse richtet sich naturgemäß nach der Lokalisation und nach dem Stadium der Entwicklung, in dem die Diagnose gestellt und die in fast allen frischeren Fällen außerordentlich wirksame Therapie eingeleitet wird. Die Restitutio ad integrum im anatomischen Sinn kommt allerdings nicht in Frage. Aber selbst hochgradige Ulcerationen können in kurzer Zeit vernarben und relativ geringe Folgen hinterlassen. Die Funktionsstörungen, welche durch die tertiäre Syphilis in der Mund-, Rachenhöhle und im Kehlkopf, die Entstellungen, welche besonders an der Nase zustande kommen, und endlich die Gefahren selbst fürs Leben (Kehlkopf, Trachea, Pharnyx, Schädelbasis) gehen aus dem Gesagten zur Genüge hervor. Besonders widerstandsfähig gegen die Behandlung sind die Glossitiden und die Leukokeratose.

Die tertiäre Syphilis des Magen-Darm- und des Urogenital-Tractus.

Während wir von einer primären Lokalisation spätsyphilitischer Prozesse im *Oesophagus* (einzelnes Gummi, diffuse Infiltration) sehr wenig wissen, haben sich unsere Kenntnisse über die des *Magens* sehr vermehrt. In der *Frühperiode* sind dyspeptische Symptome nicht außergewöhnlich, aber ohne wesentliche Bedeutung. Noch immer kann man die **späte Magensyphilis** als selten bezeichnen, aber man muß unzweifelhaft bei den verschiedensten Magenerkrankungen viel mehr, als es geschieht, an sie denken und die Untersuchung auf sie richten.

Neben schwereren Dyspepsien und neben einer *chronischen Gastritis,* die keine besonderen Charakteristica aufweist, die aber selbst zu völliger Achylia gastrica führen kann, unterscheidet man die *Gummata* (syphilitische Magengeschwüre) und die *Cirrhose.* Die Gummata machen die Symptome eines Magenulcus, gelegentlich auch mehr die eines Carcinoms: scharf umschriebene Druckempfindlichkeit, manchmal auch in weiterer Ausdehnung, Blutbrechen oder okkulte Blutungen, dabei aber oft Subacidität und selbst Anacidität. Bei tumorartigen Geschwüren ist eine respiratorisch unverschiebliche Resistenz zu fühlen; evtl. können natürlich auch Erscheinungen von Pylorusstenose oder Verengerungen in der Mitte des Magens vorhanden sein, zuweilen wie bei allen visceralen Luesformen auch Fieber. Die *Diagnose* (gegen Ulcus, rotundum, Carcinom, nervöse Magenbeschwerden) ist natürlich schwierig, manchmal aber mit ziemlich großer Wahrscheinlichkeit aus den oben angegebenen Zeichen zu stellen und evtl. ex juvantibus zu verifizieren. Die *Prognose* hängt natürlich von der Frühzeitigkeit der Diagnose ab.

Die *syphilitische Magencirrhose* verläuft lange schleichend und uncharakteristisch; allmählich wird die Fähigkeit, normale Nahrungsmengen aufzunehmen, immer geringer; diese werden oft sehr schnell ausgebrochen, der Magen kann in seinen Konturen deutlich hervortreten, verkleinert erscheinen (auch röntgenologisch), sich derb anfühlen, vermag wenig Flüssigkeit aufzunehmen. Die Salzsäurewerte sind vermindert. Die *Diagnose* hat speziell das cirrhotische Magencarcinom zu berücksichtigen (bei der syphilitischen Schrumpfung soll der Appetit erhalten sein). Die *Prognose* ist bei vorgeschrittenen Fällen ernst, da das geschrumpfte Gewebe nicht wiederhergestellt werden kann. Die Magenerscheinungen bei *Tabes* werden bei dieser erwähnt.

Im **Darm** — hier noch vom Mastdarm abgesehen — kommen neben diffusen hyperplastischen Prozessen mit eventueller Schrumpfung gummöse Infiltrate vor (mit und ohne Beziehung zu den PEYERschen Plaques), welche in Ulceration und in Strikturbildung übergehen. Die Symptome dieser Erkrankungen sind nicht charakteristisch: Schmerzen, schwere Durchfälle mit Eiter, mit manifester oder okkulter Blutbeimischung, weiterhin hartnäckigste Verstopfung und alle Folgen der Darmstenose: Erweiterung über der bzw. über den

strikturierten Stellen (die Strikturen sind oft mehrfach), Darmsteifung, Erweiterung und Verdickung der Darmwand oberhalb der Striktur usw. Die *Diagnose* beruht vor allem darauf, daß überhaupt bei Darm-Tumoren, -Ulcera
und -Stenosen, auch bei den Symptomen des Ulcus duodeni die Syphilis mit
in Erwägung gezogen wird. Neben der Seroreaktion ist die bei den syphilitischen Prozessen vorkommende Milzschwellung zu beachten. Wenn die bekannten Prozesse anderer Ätiologie, wie typhöse, tuberkulöse, carcinomatöse,
mit mehr oder weniger großer Wahrscheinlichkeit auszuschließen sind, wird
man, selbst bei negativem Blutbefund, einen Versuch mit spezifischer Therapie
machen müssen. Die *Prognose* ist bei allen stark vorgeschrittenen Prozessen
ernst, auch operative Eingriffe geben wegen der Ausdehnung der narbigen
Prozesse keineswegs immer günstige Resultate.

Einer besonderen Besprechung bedarf die länger bekannte und mehr beachtete *Syphilis des Mastdarms*. Über ihre klinische und selbst anatomische
Abgrenzung sind die Ansichten freilich noch sehr geteilt. Man ist sich nicht
klar darüber, wieweit chronische gonorrhoische und banale, decubitale, auf
Stauung beruhende Prozesse von der Rectallues wirklich streng genug unterschieden worden sind, und man nimmt vielfach an, daß die tertiärsyphilitischen
Prozesse seltener sind, als man lange Zeit geglaubt hat. Man muß auch berücksichtigen, daß die Lues des Mastdarms durch mechanische (Häufigkeit der
Päderastie?) und chemische Läsionen und durch Zirkulationsstörungen uncharakteristisch verändert und kompliziert werden kann — etwa wie das Ulcus
cruris und die ähnlichen Prozesse der äußeren weiblichen Genitalien. Wie dem
auch sein mag — an dem Bestehen und an der Wichtigkeit luetischer Spät-
prozesse im Rectum kann nicht gezweifelt werden.

Die Mastdarmlues entwickelt sich — relativ oft bei Frauen — außerordentlich
schleichend mit uncharakteristischen Symptomen von Obstipation, abwechselnd
mit Diarrhöen, Tenesmen, Druck. Die Patienten beachten solche Zustände
oft lange nicht, die Ärzte deuten sie zuweilen als banale Verstopfung und
versäumen dann die genaue Rectaluntersuchung. Ganz allmählich wird die
Obstipation immer stärker, die Fäkalsäule schmäler, nach tagelanger Stuhl-
verhaltung erfolgen explosionsartig diarrhoische Entleerungen. Sekundäre
Ulcerationen vermehren die Schmerzen und bedingen jauchigen Ausfluß. Schließlich kommt es zu abscedierender Proktitis, zu Perforationen in die nächst-
liegenden Organe, zu Fistelbildungen, und der unendlich qualvolle Zustand
endet oft in akuterer oder chronischerer Weise mit Sepsis.

Die Untersuchung muß ganz vor allem möglichst frühzeitig mit dem Rectoskop
vorgenommen werden. Sie ergibt das Vorhandensein einer ringförmigen oder
länglichen Striktur meist 4—8 cm oberhalb des Anus, darüber scharf geschnittene
Ulcerationen mit nekrotischem Belag oder auch mehr banal aussehende Geschwüre, am Anus oft kondylom-ähnliche Wucherungen, im Rectum unterhalb
der Striktur unregelmäßige Knotenbildung.

Diagnostisch sind gonorrhoische und tuberkulöse Ulcerationen, die syphilitischen sehr ähneln können, ferner der Esthiomène verwandte Prozesse (s. u.),
vor allem aber das Carcinom zu berücksichtigen. Bei ihm ist der Sitz nicht
so charakteristisch, die Form nicht zirkulär, es führt relativ schnell zur Verdickung und Fixierung der Rectalwand, zu Drüsenmetastasen und Kachexie,
eventuell wird man im Rectoskop eine Probeexcision vornehmen.

Die *Prognose* ist immer um so ernster, je später die Diagnose gestellt, bzw.
vermutet und die spezifische Therapie eingeleitet wird.

Von den **Schleimhäuten des Urogenitaltractus** ist die *Urethra des Mannes* in
seltenen Fällen der Sitz von Gummata und Infiltrationen mit und ohne Striktur-
und Geschwürsbildung. Sie sind von außen in mehr oder weniger großer

Ausdehnung durchzufühlen und können ins Lumen der Urethra, aber auch nach außen durchbrechen oder zu Fisteln führen. (Analoge Prozesse kommen auch in den Corpora cavernosa vor.) Die urethroskopische, serologische, evtl. histologische Untersuchung wird die Unterscheidung von gonorrhoischen Strikturen und Harnröhrencarcinomen (Drüsenbeteiligung!) ermöglichen.

Auch in der *Blase* sind tertiäre Erscheinungen selten; sie sind klinisch außerordentlich schwer als solche zu erkennen: neben gummiartigen Bildungen und belegten Geschwüren starke diffuse Cystitis. Die Diagnose wird nur durch die Seroreaktion und den schnellen Erfolg der spezifischen Therapie gegenüber Tuberkulose und Tumoren zu sichern sein.

An den Schleimhäuten der *weiblichen Genitalorgane* finden sich in der Vulva Gummata und tuberöse bzw. serpigino-ulceröse Syphilide, die sich auch bis in die Scheide erstrecken können. An der Portio kommen Gummen und gummöse Geschwüre selten vor, im Uterus wissen wir über die klinischen Zeichen einer späten Endometritis und Metritis kaum etwas. Gelegentlich sind Blutungen und Menstruationsanomalien auf solche zurückgeführt worden.

Recht selten ist (am häufigsten noch bei Prostituierten) ein aus derber Bindegewebshyperplasie und -schrumpfung und sehr torpiden Geschwüren sich zusammensetzender Prozeß, der in ähnlicher Weise wie die oben besprochenen Rectalerkrankungen (und auch in Kombination mit ihnen) sich auf syphilitischer Basis (aber wohl auch ohne solche!) entwickeln, ebenfalls einen sehr chronischen, durch die Therapie wenig zu beeinflussenden Verlauf nehmen und zu sehr schweren Verunstaltungen führen kann. Die durch Exstirpation oder Verödung der inguinalen Lymphdrüsen (Bubonen!) bedingte Lymphstauung scheint dabei eine wesentliche pathogenetische Rolle zu spielen. Das Krankheitsbild wurde in der französischen Literatur als Esthiomène bezeichnet und oft als tuberkulös gedeutet. Wir nennen es besser (auch wegen seiner Analogie mit dem Ulcus cruris) *Ulcus chronicum (elephantiasticum) vulvae.* Bei diesen Zuständen muß immer auf Syphilis gefahndet und versuchsweise spezifisch behandelt werden. Man muß aber auch hier an Tuberkulose denken. Selbst mit der Kraurosis vulvae können Verwechslungen vorkommen.

Zehntes Kapitel.

Die syphilitischen Erkrankungen des Bewegungsapparates.

1. Die Erkrankungen der Knochen.

Von den Organen des Bewegungsapparates erkranken bei weitem am häufigsten die Knochen syphilitisch. Von den eigentlichen Knochenerkrankungen müssen zunächst jene Fälle ausgeschieden werden, in welchen durch das Fortschreiten einer Erkrankung von einem anderen Organ auf das Periost dieses zerstört und der von ihm bedeckte Knochen nekrotisch wird, da es sich hier nicht um eine ursprüngliche Knochenaffektion, sondern lediglich um ein Absterben des Knochens infolge der Unterbrechung der Blutzufuhr handelt. Von diesen Ereignissen, die am häufigsten an den von Schleimhäuten bedeckten Knochen, am Gaumen und an der Nase, vorkommen, ist schon oben die Rede gewesen.

Die eigentlichen Erkrankungen des Knochensystems lassen sich weiter in zwei Gruppen trennen, indem nämlich einmal der Prozeß vom *Periost,* das andere Mal von der *Knochensubstanz* selbst ausgeht. Aber freilich in beiden

Fällen kommt es im weiteren Verlaufe oft zu Veränderungen auch des anderen Teiles; ganz besonders gilt dies von der ursprünglich periostalen Erkrankung, die oft konsekutive Knochenaffektionen hervorruft. Man muß auch bei der Knochenlues die der *Frühperiode* von der „*tertiären*" abtrennen — etwa in dem gleichen Sinne wie an der Haut. Doch ist es aus natürlichen Gründen hier oft viel schwieriger, die beiden Stadien zu scheiden.

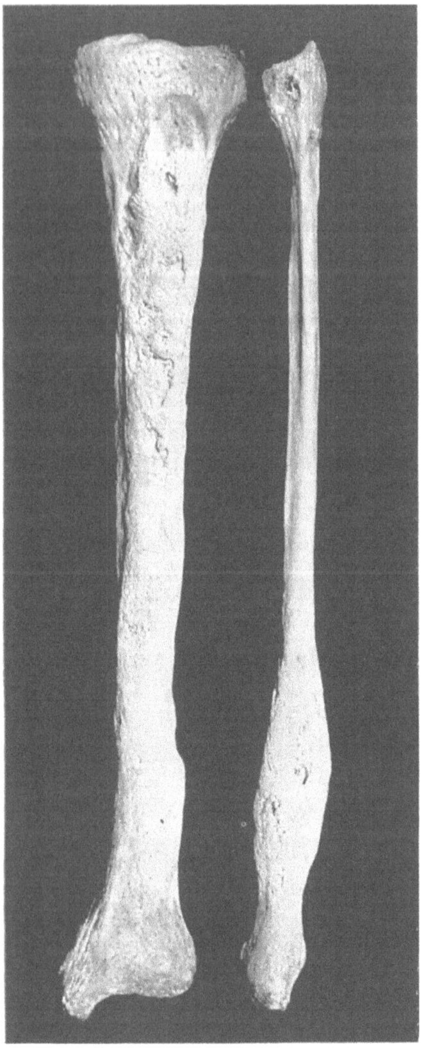

Die Knochen- und Gelenkerkrankungen bei kongenitaler Lues und bei Nervenleiden werden in den entsprechenden Kapiteln besprochen.

Die klinischen Erscheinungen der Knochensyphilis lassen sich nur auf *pathologisch-anatomischer* Grundlage verstehen. Daher seien einige allgemein orientierende Bemerkungen über diese vorangeschickt.

Die Periostitis syphilitica führt zur Entstehung kleinerer oder umfangreicherer, elastisch anzufühlender Schwellungen, welche durch einfache Infiltration oder durch Einlagerung eines gallertigen oder speckartig erscheinenden Gewebes, gewöhnlich auf der Innenseite des Periostes, zwischen diesem und dem Knochen und in der inneren Periostschicht gebildet werden. Gelegentlich erstrecken sich zapfenartige Verlängerungen in die erweiterten Knochenkanäle hinein. Diese syphilitischen Infiltrationszustände des Periostes können einen sehr verschiedenen Ausgang nehmen. Zum Teil (Frühperiode!) bilden sie sich mit und auch ohne Behandlung spurlos zurück. In einer Reihe von Fällen aber führt dieses Infiltrat zu einer *Resorption von Knochengewebe,* einer Usur, und dadurch zu einer etwa „trichterförmigen" Vertiefung des Knochens, ohne Eiterung und ohne Abstoßung eines Sequesters (*Caries sicca,* rarefizierende Periostitis). Gerade entgegengesetzt ist die Wirkung der periostalen Erkrankung in einer

Abb. 77. Periostitis ossificans.

weiteren Gruppe von Fällen, in denen eine *Neubildung von Knochenmasse,* eine Auflagerung von Osteophyten auf den Knochen und damit eine Verdickung desselben hervorgerufen wird *(Periostitis ossificans)* (s. Abb. 77). Und während bei den bisher besprochenen Verlaufsweisen das periostale Infiltrat schließlich zur Resorption gelangt, ohne zu erweichen, kommt es (naturgemäß besonders bei Spätfällen) auch zu seiner *Einschmelzung* und damit zu Zerstörung des Periostes in entsprechender Ausdehnung und zu den gewöhnlichen Folgen dieses Vorganges, nämlich zu *Nekrose* des darunterliegenden Knochens, soweit er seiner

Nahrungszufuhr beraubt ist *(Periostitis gummosa necrotisans)*. In diesen Fällen erfolgt bei fehlender Therapie fast stets ein Durchbruch nach außen durch die Haut oder Schleimhaut, und es bildet sich ein syphilitisches Geschwür, welches in seinen Erscheinungen den von der Haut oder Schleimhaut ausgehenden und erst später auf Periost und Knochen vordringenden Ulcerationen gleicht.

Diese Vorgänge kommen in den einzelnen Fällen außerordentlich häufig nebeneinander vor, und ganz besonders die rarefizierende und die ossifizierende Periostitis sind oft in der Weise kombiniert, daß entsprechend der Mitte des periostalen Infiltrats Usur, Vertiefung des Knochens, entsteht, während in der Peripherie durch Knochenauflagerungen eine Verdickung gebildet wird.

Ganz ähnlich gestalten sich die Verhältnisse bei den syphilitischen Erkrankungen des Knochens selbst, nur daß sie hier wegen der komplizierten anatomischen Grundlage und wohl auch wegen der unserer Beobachtung mehr entrückten Lokalisation nicht so übersichtlich sind wie bei den Periosterkrankungen. Auch hier kommt es durch einfache *Resorption* entweder zu einer Rarefizierung *(Osteoporose)*, durch welche die Knochen so brüchig werden können, daß sie gelegentlich bei einer ganz geringfügigen Anstrengung brechen *(Osteopsathyrosis, Spontanfraktur)*, oder umgekehrt zu einer *Hyperplasie des Knochengewebes,* zu einer Umwandlung der spongiösen Knochenteile in kompakte Knochensubstanz — ein Vorgang, welcher auch die infolge periostitischer Prozesse neugebildeten, anfänglich porösen, schwammartigen Knochenauflagerungen vielfach betrifft *(Eburnation)*. In anderen Fällen führt die Entwicklung der syphilitischen Infiltrate in der Knochensubstanz *(Ostitis gummosa)* zu einer Exfoliation eines mehr oder weniger umfangreichen Teiles derselben, zur eigentlichen *Caries syphilitica (necro-*

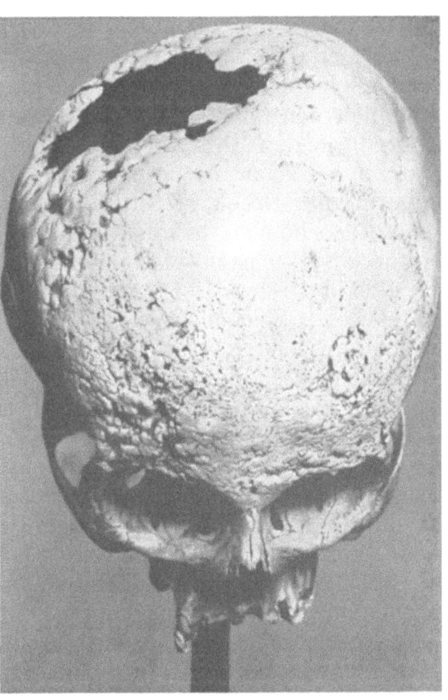

Abb. 78. Knochennekrose und Caries sicca.

tica) (s. Abb. 78). Die infolge dieses Vorganges abgestoßenen Sequester unterscheiden sich insofern von anderen Sequesterbildungen, als die nekrotischen Knochen infolge eines vorhergegangenen osteoporotischen Prozesses stets von erweiterten Kanälen durchzogen, „angefressen" sind. Und schließlich entstehen gelegentlich in der Marksubstanz ganz besonders der langen Röhrenknochen typische *Gummata,* die in jeder Hinsicht den Gummiknoten anderer Organe gleichen *(Osteomyelitis gummosa)*.

Ebenso wie bei den Erkrankungen des Periostes kommen auch an den Knochen die mannigfachsten Kombinationen der einzelnen Prozesse vor; so sehen wir die Caries oder die Entwicklung von Gummiknoten im Markraum mit Eburnation der Knochensubstanz an benachbarten Stellen. Die verschiedenen Formen der Knochenerkrankung kombinieren sich, wie erwähnt, auch mit den verschiedenen Periostitiden.

Symptome und Verlauf. Knochenerkrankungen können entgegen der früher weitverbreiteten Meinung sowohl in der sekundären wie in der Spätperiode auftreten, ja sie können sogar dem ersten Exanthem vorangehen („prodromal"). Die frühen Erscheinungen haben mehr die Tendenz zu spontaner Rückbildung, die späten führen, wie an allen anderen Teilen des Organismus, viel häufiger zu bleibenden Veränderungen. In der Frühperiode überwiegen, wenigstens im klinischen Bild, die periostalen Prozesse, später sind daneben auch die Knochen oft und schwer betroffen.

Die *frühen Periostitiden* befallen am häufigsten die dicht unter der Haut liegenden Knochen, in erster Linie die des *Schädels,* dann die *Tibiae,* die *Vorderarmknochen,* das *Sternum,* die *Schlüsselbeine,* die *Rippen*; es zeigen sich an diesen Stellen eine oder mehrere, selten zahlreiche Schwellungen, die meist nur klein sind, gelegentlich aber auch bis etwa fünfmarkstückgroß werden können. Die kleinsten sind nur durch das Gefühl zu konstatieren; dann ist die Schmerzempfindung des Kranken der beste Wegweiser für ihren Nachweis, da sie auf Druck meist außerordentlich empfindlich sind. Die umfangreicheren Periostitiden sind dagegen ohne weiteres sichtbar, zumal sie gewöhnlich von ödematöser Schwellung und manchmal auch von Rötung der darüber liegenden Haut begleitet sind. Die oft spontan bestehenden Schmerzen können in der Nacht exazerbieren *(Dolores osteocopi nocturni)*; sie werden durch den geringsten Druck, selbst durch die leiseste Berührung sehr gesteigert. Die Periostitiden können natürlich auch an Stellen lokalisiert sein, an denen wir sie nicht unmittelbar nachweisen können (Innenseite des Schädels usw.). Sie können ganz akut auftreten, sich aber gelegentlich auch mehr schleichend entwickeln, und (meist als Zeichen der Eruption) von Fieber begleitet sein. Sie gehen niemals in Erweichung über und führen auch nie zu erheblichen Veränderungen des Knochens, d. h. weder zu den massigen Auflagerungen der ossifizierenden Periostitis der späteren Stadien noch zur eigentlichen Caries. Dagegen können die frühzeitigen Periostitiden, wenn auch wohl nur ganz ausnahmsweise, oberflächlichen Schwund der Knochensubstanz (Caries sicca) und andererseits geringe Osteophytbildungen hervorrufen. In diesen letzteren Fällen läßt sich die Knochenauflagerung nach dem Verschwinden der ersten entzündlichen Symptome durch die Haut deutlich durchfühlen. Aber diese niemals sehr erheblichen Knochenauftreibungen gehen im weiteren Verlauf, besonders unter geeigneter Therapie, zurück und verschwinden schließlich in der Regel wieder völlig. Sehr viel weniger wissen wir von *Ostitiden* und *Osteomyelitiden in der Frühperiode.* Auf sie könnte man die vagen Knochenschmerzen zurückführen, die gelegentlich in der Eruptionsperiode und nach dem ersten Exanthem auftreten. Diese weichen der Behandlung meist schnell, erlöschen aber auch ohne solche; Knochenverdickungen bleiben (wenn nicht zugleich periostale Prozesse vorhanden sind) wohl nur in den späteren Stadien zurück.

Von viel größerer Bedeutung sind die der *weiteren Sekundär- und der Tertiärperiode angehörigen Erkrankungen des Periostes und der Knochen.* In einer Reihe von Fällen ist das am meisten hervortretende Symptom die Neubildung von Knochenmasse *(Periostitis ossificans),* die Bildung einer Knochenauftreibung, eines *Tophus*; das war schon den ersten Beobachtern der Syphilis bei der großen Epidemie am Ausgang des Mittelalters aufgefallen. Die Tophi entstehen am häufigsten an den Schädelknochen, an der Clavicula, am Sternum, an den Vorderarmknochen und an der vorderen Fläche der Tibia und bilden hier unregelmäßig höckerige, kleinere oder größere Hervorragungen, die oft zu mehreren auftreten; dadurch wird z. B. die sonst glatte vordere Tibiafläche ganz uneben. An der Clavicula und den Vorderarmknochen gleichen diese Knochenauftreibungen äußerlich oft völlig der Callusbildung nach einer Fraktur. In schwereren Fällen wird ein Knochen in größerer oder in seiner ganzen Ausdehnung betroffen und erheblich, bis zum doppelten der Norm, verdickt, oft unter gleichzeitiger Eburnation, sowohl des neugebildeten, wie des ursprünglichen Knochengewebes. Während in den ersterwähnten Fällen außer den anfänglich bestehenden heftigen (oft nachts exazerbierenden) Schmerzen weitere Erscheinungen fehlen, werden bei diesen exzessiven Knochenverdickungen meist erhebliche und dauernde Funktionsstörungen hervorgerufen, wenigstens wenn es sich um die Extremitäten handelt. Schon die Schwere des Knochens beeinträchtigt die Beweglichkeit und Gebrauchsfähigkeit des Gliedes; noch viel mehr werden diese durch die Beteiligung der Gelenkenden geschädigt, indem auch ohne eigentliche Gelenkerkrankung, lediglich durch die Formveränderung des verdickten Knochens die Beweglichkeit des Gelenkes verringert oder selbst völlig aufgehoben wird, sich also eine mehr oder weniger vollständige *Ankylose* bildet, was wohl am häufigsten am Ellenbogengelenk eintritt. Doch können natürlich nahe an den Gelenken liegende Periostitiden auch zu Veränderungen des Gelenkapparates selbst führen (s. u.). Am Schädel kommen diese diffusen, mit Eburnation bis zum völligen Verschwinden der Diploe einhergehenden Verdickungen ebenfalls vor.

Die neugebildeten Knochenmassen sind zwar bis zu einem gewissen Grade noch der Rückbildung fähig, doch erfolgt selbst bei energischer Behandlung, wenn sie nicht sehr früh einsetzt, keine vollständige Resorption, so daß die Knochenauftreibungen bleibende und daher diagnostisch wertvolle Merkmale der syphilitischen Erkrankung bilden. Anfänglich rufen in vielen Fällen auch diese ossifizierenden Periostitiden heftige Schmerzen hervor, während die zurückbleibenden Knochenauftreibungen nicht schmerzhaft oder nur unbedeutend druckempfindlich sind. Nicht selten kommt es zu Rezidiven in loco, die dann wieder von starken Schmerzen begleitet werden. In anderen Fällen verläuft der Prozeß von vornherein in sehr chronischer und daher wenig oder gar nicht schmerzhafter Weise.

Anders gestaltet sich der Verlauf der tiefen Knochenerkrankungen, der *Ostitis* und *Osteomyelitis gummosa*. Bei diesen ist zunächst der Schmerz, der oft außerordentlich intensiv, bohrend oder hämmernd ist, das einzige Symptom; bei reiner Osteomyelitis treten oft auch während des weiteren Verlaufes keine anderen Erscheinungen auf, so daß die sichere Diagnose überhaupt erst durch die Röntgenuntersuchungen oder bei der Sektion, bzw. ex juvantibus gestellt werden kann. Es kommt selbst vor, daß in solchen Fällen während des Lebens gar kein Verdacht einer Knochenaffektion bestand; es erscheint darnach die Vermutung begründet, daß die Gummata des Knochenmarks häufiger sind, als gewöhnlich angenommen wird.

Liegt aber das gummöse Infiltrat der Oberfläche nahe, so bildet sich nach einiger Zeit eine auch äußerlich wahrnehmbare Anschwellung, welche teils durch den gummösen Tumor selbst, teils durch die nur selten fehlende Knochenneubildung an den peripherischen Teilen des Erkrankungsherdes hervorgerufen wird. Setzt in diesem Stadium die spezifische Therapie ein, so erfolgt vollständige Resorption der Neubildung, allerdings gewöhnlich mit einer bleibenden Depression und Rarefizierung des Knochens, da dieser entsprechend dem Gummi in gewisser Ausdehnung zerstört ist, wie das Röntgenbild nachweist. Wird aber der Prozeß sich selbst überlassen, so kommt es schließlich zu umfangreicher Nekrose des Knochens und zum Durchbruch durch die bedeckenden Weichteile, bei weitem in der Mehrzahl der Fälle durch die Haut nach außen und so zur Bildung einer *Knochenfistel* oder eines mehr oder weniger umfangreichen Haut-Knochenulcus (s. Abb. 70 u. 79). Bei der Heilung tritt in diesen Fällen natürlich eine Verlötung der Narbe mit dem Knochen ein.

Am *Schädel* bewirken diese Prozesse oft ausgedehnte Exfoliationen der Knochen, die in manchen Fällen oberflächlich sind, in anderen mehr in die

Tiefe gehen und selbst die ganze Dicke des Schädeldaches betreffen können, so daß es zu einer *Perforation* und zur Freilegung der Dura kommen kann, an der dann die Gehirnpulsation deutlich zu sehen ist, ja sogar auch noch zur geschwürigen Zerstörung der letzteren. Die Sequester werden manchmal durch die an der Peripherie gebildeten Knochenverdickungen festgehalten und können nicht ohne Kunsthilfe zur Ablösung gelangen. Gelegentlich kann es sich auch ereignen, daß der Sequester nach innen gedrückt wird und durch Kompression des Gehirns bedenkliche Erscheinungen hervorruft. Natürlich kann sich auch eine Meningitis an den Durchbruch anschließen. Nach vollständiger Perforation des Schädeldaches tritt natürlich nie ein Verschluß der Öffnung durch Knochenmasse, sondern nur durch eine Narbenmembran ein, und bei umfangreichen Zerstörungen kann es durch die Retraktion dieser Narbe zu einer wesentlichen Verengerung des Schädelraumes kommen. Die häufigsten Veränderungen des

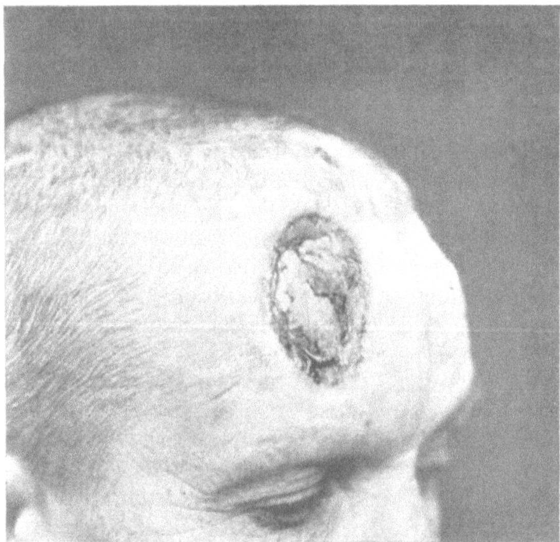

Abb. 79. Nekrose des Stirnbeins.

Gesichtsskelets sind oben (S. 229) schon besprochen. An den *Kieferknochen* (auch am Zwischenkiefer) kommen gelegentlich Gummen vor.

An den *Händen,* speziell an den *Metakarpalknochen* und den *Phalangen* sind die tertiären Affektionen bei der kongenitalen Syphilis wesentlich häufiger als bei der akquirierten. Es handelt sich hier meist um komplizierte Prozesse, um Knochenerkrankungen, gummöse Infiltrationen der Weichteile und oft noch um Beteiligung der Gelenke, und es kann gelegentlich auch eine ursprünglich von den Weichteilen ausgehende Erkrankung schließlich zu einer typischen *Dactylitis syphilitica* führen. Die Hand oder die Fingerglieder sind stark geschwollen, bis auf das Doppelte des normalen Volumens und noch mehr, und nach langem Bestande kommt es zur Ulceration, zur Exfoliation von Knochenteilen und damit zur Verkürzung einzelner Finger, oft zur Ankylosenbildung und so zu erheblichen Funktionsstörungen. An den Füßen sind ähnliche Erkrankungen ungleich seltener beobachtet worden. Nur ausnahmsweise aber und nur in ganz vernachlässigten Fällen führen diese Affektionen zu jenen schweren Verstümmelungen (Mutilationen), wie sie durch die *Lepra* öfter einmal entstehen, bei denen die Finger oder Zehen vollständig bis auf kleine

Stümpfe zerstört werden. Meist sind es die Nagelglieder, die erhalten bleiben, von denen dann verkümmerte und verkrümmte Nägel hervorwachsen *(lepra-ähnliche Syphilide)*. Ähnlich kann auch der mutilierende Lupus aussehen.

Von den übrigen Teilen des Skelets erkranken am häufigsten das *Sternum,* die *Clavicula* und die *Tibia,* während die Affektionen der anderen Knochen seltener zur Beobachtung kommen. Die Erscheinungen entsprechen ganz den oben geschilderten: die Haut wird durchbrochen, es bilden sich umfangreiche Geschwüre oder gelegentlich wohl auch Fisteln, größere oder kleinere Sequester werden ausgestoßen, und schließlich tritt meist unter peripherischer Knochen-neubildung und Entstehung einer stark eingezogenen, dem Knochen adhärenten Narbe Heilung ein. In seltenen Fällen kommt es auch zu Spontanfrakturen. Ausnahmsweise entwickelt sich nach jahrelangem Bestande derartiger Prozesse an den Extremitäten, besonders am Unterschenkel, eine ausgedehnte Hyper-plasie des Bindegewebes, d. h. eine *Elephantiasis.* Bei der *malignen Lues* (s. S. 306) treten besonders multiple Knochenerkrankungen auf. Sehr wichtig sind auch die keineswegs übermäßig seltenen Veränderungen der Wirbel, welche sich relativ oft mit anderen Lokalisationen der Knochen- oder Gelenksyphilis kombinieren. Die *Spondylitis syphilitica* befällt bald 1—2, bald mehrere Wirbel; sie scheint eine Prädilektion für die Halswirbelsäule zu haben. „Rheumatische" Beschwerden, Neuralgien, eine auffallende Kopfhaltung, Schmerzen bei be-stimmten Bewegungen weisen auf sie hin. Natürlich können je nach der Lage des Herdes entweder die vor der Wirbelsäule gelegenen Organe in Mitleidenschaft gezogen werden, so besonders der Rachen, oder es kommt zur *Kompression* und zu *schweren Erkrankungen des Rückenmarks* oder zu plötzlichem Tod durch Kompression des obersten Halsmarks und der Medulla oblongata. Auch die Nekrose umfangreicherer Teile eines Wirbels führt unter Umständen zu sehr bedenklichen Erscheinungen: Es kann eine tödliche Blutung erfolgen, es kann bei Nekrose der vorderen Teile der Halswirbel das Rückenmark freigelegt werden, so daß es vom Rachen aus sichtbar ist. Der Zusammenbruch der gummös zerstörten Wirbel bedingt eine Kyphose.

Die tertiären Knochenerkrankungen können zwar in allen Phasen der ter-tiären Periode auftreten, gehören aber doch im wesentlichen den späteren Jahren an und sind demgemäß 10, 15, ja 20 Jahre und noch länger nach der Infektion nicht selten. Die Prädilektion für die dicht unter der Haut gelegenen Knochen läßt auch hier an die Möglichkeit denken, daß *mechanische Insulte* bei ihrer Entstehung als okkasionelle Ursache eine gewisse Rolle spielen.

Gegen das alte Vorurteil, daß die Quecksilberbehandlung die Ursache der Knochenveränderungen bei Syphilis sei, braucht wohl nicht mehr angekämpft zu werden; am schlagendsten wird es durch die Tatsache widerlegt, daß, wie viele andere Späterscheinungen, so auch die an den Knochen sehr häufig bei Menschen vorkommen, welche von ihrer syphilitischen Infektion gar nichts wissen und daher auch nie eine Quecksilbertherapie erhalten haben. Unzweifel-haft aber ist, daß namentlich die schwere Knochenlues jetzt sehr viel seltener zur Beobachtung kommt, als in früherer Zeit (Folge der besseren Früh-behandlung ?).

Der *Verlauf* hängt zu einem großen Teil von der Therapie ab. Je zeitiger und je energischer diese einsetzt, um so weniger kommt es zu den schwereren Folgeerscheinungen. Nicht rechtzeitig erkannte Fälle ziehen sich außerordent-lich lange hin; namentlich, wenn sich Ulcerationen hinzugesellen, kann sich auch Amyloid entwickeln. Von Komplikationen sind Hirndruck, Meningitis, Blutungen, Rückenmarkserscheinungen, Gelenksymptome usw. schon erwähnt. Auch an den Gehirnnerven können sich Kompressionserscheinungen einstellen (siehe bei Nervensyphilis).

Die **Diagnose** ist bei den frühen Periostitiden nicht schwer; man muß bei jeder Periosterkrankung an Syphilis denken; neben der klinischen wird die serologische Untersuchung die Situation meist bald aufklären. Außer Traumen können auch gonorrhoische und ätiologisch unklare „rheumatische" Prozesse ein ähnliches Bild hervorrufen. Zu viel schwierigeren differentialdiagnostischen Erwägungen geben die späteren und schwereren Periost- und Knochenerkrankungen Anlaß. Am häufigsten kommt die *Tuberkulose* in Frage, welche auch an den Prädilektionsstellen der Lues, so z. B. am Schädel, gummiähnliche kalte Abscesse und Hautknochenulcera bedingen kann, die den gummösen manchmal sehr ähnlich sehen. Umgekehrt kann die Dactylitis syphilitica die häufigere Spina ventosa und es kann die viel zu wenig beachtete Wirbellues die Wirbeltuberkulose bis zur Entstehung eines Malum Pottii (meist ohne Senkungsabscesse) nachahmen. Neben der Anamnese (größere Häufigkeit der Lues bei Erwachsenen, abgesehen natürlich von der kongenitalen), dem übrigen klinischen Befund, können Sero- und Tuberkulinreaktionen, die histologische Untersuchung, der Meerschweinchenversuch und die „Juvantia" zur Entscheidung führen. Es kommen ferner akute und subakute und selbst chronische *Osteomyelitiden* (auch durch *Pilze,* wie Sporotrichon usw. bedingte), *Sarkome, Carcinome* (Metastasen) und die *Ostitis fibrosa* in Frage. In allen diesen Fällen wird neben den erwähnten Methoden die Röntgenuntersuchung oft sehr wesentliche Momente zur Diagnose beitragen: Bei der Periostitis ossificans stalaktitenartige Bildungen oder Auflagerungen von Knochenlamellen; bei der Ostitis neben der Auftreibung verwaschene oder unregelmäßige Struktur, Aufhellungen und verdichtete Stellen; bei der gummösen Periostitis Dellen mit einem dichten Wall, Lamellenbildung bei den Gummen des eigentlichen Knochens, Knochenneubildung neben scharf abgesetzten Aufhellungen, besonders dichte Stellen, welche sich als Sequester erweisen usw.

So wichtig aber auch die Röntgenuntersuchung bei allen auf Syphilis verdächtigen Knochenprozessen ist, so sehr muß man doch berücksichtigen, daß auch sie nur ein Glied in der Kette der diagnostischen Behelfe ist, und daß wie an der Haut so am Knochen manche Bilder auch den Erfahrenen täuschen können.

Die **Prognose** ist bei allen frischen und bei allen früh erkannten Spätprozessen günstig. Die Entstellungen, Funktionsstörungen und selbst lebensgefährlichen Zustände, die bei Vernachlässigung entstehen können, sind aus dem Vorstehenden genügend ersichtlich.

2. Die Erkrankungen der Gelenke, Sehnenscheiden und Schleimbeutel.

Die Gelenkaffektionen bei der akquirierten Syphilis sind keineswegs so selten, wie man vielfach annimmt. Auch bei ihnen sind die *sekundären* und die *tertiären,* die im Prinzip *resolutiven* und die zerstörenden Typen zu unterscheiden, wenngleich an den Gelenken diese Trennung oft noch schwerer ist als am Knochen.

Schon in der *Prodromal-* bzw. in der *Eruptionsperiode* kommen, wie oben (S. 161) erwähnt, *Arthralgien* vor, bei denen oft objektive Veränderungen vermißt werden. Manchmal aber finden sich schon in dieser Zeit, häufiger erst im sekundären Stadium mehr oder weniger starke Schwellungen und seröse Ergüsse; dabei kann die Haut über den Gelenken normal oder gerötet sein. Muskelatrophien fehlen meist. Die spontane Schmerzhaftigkeit ist sehr verschieden, ebenso die bei Bewegungen und bei Druck. Fieber kann vorhanden sein — in re- oder intermittierendem Typus. Die Ergüsse treten in einer größeren

Anzahl von Gelenken auf, sukzessive das eine nach dem anderen befallend, relativ oft in dem sonst nur selten erkrankenden Sternoclaviculargelenk, besonders aber in Knie-, Ellenbogen-, Schulter-, auch in Wirbel- und Fingergelenken. Gleichzeitig erfolgen öfters Ergüsse in die Sehnenscheiden.

Der *Verlauf* ist ein sehr wechselnder; bei spezifischer Behandlung tritt meist schnell Restitutio ad integrum ein. Wird aber die Diagnose nicht gestellt, so kann sich die Krankheit viele Wochen und Monate hinziehen, oder sie kann nach spontaner Heilung rezidivieren; es kann sich auch an dem einen oder anderen Gelenke ein chronischer Hydrops oder eine bleibende Veränderung des Gelenkapparats im Sinne der späteren syphilitischen Arthritis entwickeln.

Die *Diagnose* ist aus dem Gelenkbefund nicht sicher zu stellen. Verwechslungen können speziell mit dem *akuten* bzw. *subakuten Gelenkrheumatismus* vorkommen; dieser ist multipler, im ganzen schwerer; ferner Endokardbeteiligung, Erfolg der Salicylpräparate, die bei der Gelenklues wirkungslos sind.

Bei der *gonorrhoischen Arthritis* sind die Schmerzen und die Entzündungserscheinungen meist hochgradiger; doch ist zu berücksichtigen, daß Gonorrhöe und Lues oft zusammen vorkommen; die Gelenkerkrankung ist dann schwer zu rubrizieren, und nur zu oft wird die eine oder die andere Infektion übersehen. Auch akutere Formen der Gelenktuberkulose können zu Irrtümern Anlaß geben. Viel häufiger, als es meist geschieht, muß auch bei akuten Gelenkerkrankungen an Syphilis gedacht, der ganze Körper untersucht, und die Seroreaktion (evtl. auch im Gelenkerguß) angestellt werden.

Die *Prognose* ist bei den akuten Formen, besonders bei bald einsetzender Therapie, sehr günstig.

Ungleich hartnäckiger und oft folgenschwerer sind die Gelenkerkrankungen, welche den *späteren Phasen der Syphilis* angehören, gelegentlich allerdings auch schon relativ früh vorkommen — wie alle ,,Späterscheinungen" der Syphilis. Man muß bei ihnen prinzipiell die *eigentlichen Gelenkaffektionen*, welche von dem Gelenkapparat selbst ausgehen, von den *,,deuteropathischen"* unterscheiden, welche durch Übergreifen eines zunächst im Knochen lokalisierten Prozesses auf das Gelenk entstehen.

Aber es ist, zum mindesten vom rein klinischen Standpunkt, oft recht schwierig, diese Unterscheidung streng durchzuführen.

Man kann gewiß diejenigen Fälle abseits stellen, in welchen ein im Gelenkende des Knochens sich entwickelnder Gummiknochen in unzweideutiger Weise die Ursache der Gelenkaffektion wird. Es kann dann entweder, ohne daß die eigentliche luetische Erkrankung die Gelenke selbst ergreift, eine Entzündung der Synovialis sich hinzugesellen, oder aber nach Zerstörung des Knorpels und Knochens erfolgt der Durchbruch in die Gelenkhöhle, durch welchen dann die entsprechende Reaktion der Synovialmembran hervorgerufen wird. Der Umfang der durch die gummöse Neubildung im Knochen entstandenen Zerstörung ist natürlich sehr verschieden; darnach richten sich auch die Folgen: es kann zu sehr erheblichen Destruktionen der Gelenkenden und zu entsprechenden Deformierungen und Funktionsstörungen des Gelenks bis zur vollständigen Ankylosierung kommen, wozu in der Regel Narbenbildungen, Schrumpfung der Kapsel und der Bänder noch das ihrige beitragen. Andererseits kann sich auch gelegentlich ein Schlottergelenk ausbilden. Schließlich wird in einzelnen Fällen die Haut perforiert; es entsteht eine Fistel oder ein typisches gummöses Geschwür, ja gelegentlich selbst ein fortschreitendes tubero-serpiginöses Syphilid.

Die spätsyphilitischen Gelenkaffektionen sind in neuester Zeit unter der Bezeichnung ,,**Arthrolues tardiva**" zusammengefaßt worden. Sie können mono- oder oligo- oder polyartikulär, nicht selten auch symmetrisch sein; am häufigsten lokalisieren sie sich im Knie-, dann im Sprung-, Ellbogen- und Handgelenk; eine besondere Prädilektion scheinen sie für die Sternocostal- und besonders für die Sternoclaviculargelenke zu haben. Aber kein Gelenk bleibt prinzipiell verschont. Sie können akut, mit Fieber und Hautrötung, einsetzen; das Fieber kann sich sehr lange hinziehen, kann kontinuierlich, remittierend oder sehr unregelmäßig und recht hoch sein. Die Schmerzen sind sehr verschieden, manchmal sehr groß, besonders in der Nacht. Auch die Störung der Funktionsfähigkeit wechselt, ist aber besonders bei längerem Bestand sehr hochgradig. Die Bewegungen sind schmerzhaft, umschriebene Druckschmerzen sind öfter vorhanden. Die Formen der Gelenkveränderung sind außerordentlich mannigfaltig. Starker Hydrops, Kapselverdickung, periartikuläre Ergüsse, knorpelharte Schwellung des ganzen Gelenks, muskuläre Fixation, Reiben und Krachen, aber auch schwere Deformationen, Subluxationen — all das hat

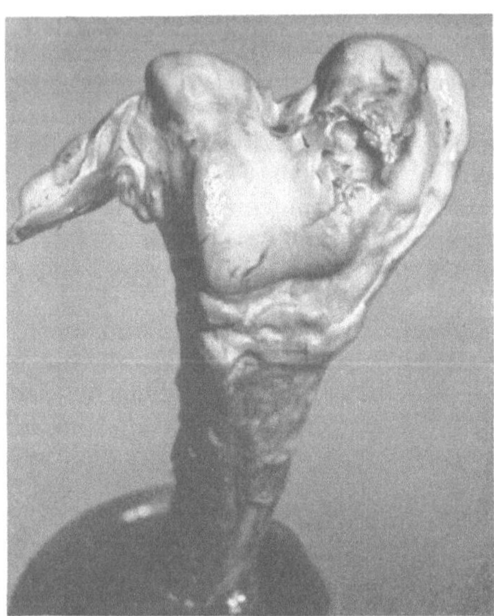
Abb. 80. Gelenklues. Ulceröse Zerstörung der Gelenkfläche.

Veranlassung gegeben, neben der Arthralgie und den akuten und subakuten fieberhaften Formen eine Arthritis sicca, eine solche vom Typus der Arthrititis deformans, Tuberkulose- (Tumor albus-), Tumorähnliche und endlich auch noch Mischformen aufzustellen. Muskel- und Knochenatrophien fehlen oder sind unbedeutend.

Die späten Gelenkerkrankungen können sich zugleich mit Knochenlues (auch fern von den erkrankten Gelenken) entwickeln. Auch mit den *juxtaartikulären Knotenbildungen* (siehe S. 207) sind Kombinationen beobachtet worden.

So wechselnd wie die klinischen sind auch die *anatomischen* Befunde: einfach hyperplastische Synovitiden mit zottigen Excrescenzen oder gummöse Veränderungen, die von der Synovialis oder auch vom Knochen (s. oben) ausgehen, schwere scharfumrandete Knorpeldefekte (s. Abb. 80) usw. Eiterungen beruhen wohl immer auf Mischinfektionen und sind augenscheinlich sehr selten.

Der *Verlauf* ist — wie bei der Differenz der klinischen und anatomischen Bilder natürlich — außerordentlich mannigfaltig, oft auch bei den fieberhaften Fällen sehr chronisch.

Manchmal treten schwere Deformationen, Subluxationen, Ankylosen verhältnismäßig schnell ein. Rezidive sind nicht sehr selten (auch nach Behandlung).

Die **Diagnose** hat mit großen Schwierigkeiten zu kämpfen. Bei jeder ätiologisch unklaren chronischen Gelenkaffektion muß an Lues gedacht werden, auch dann, wenn ein anderes, gut gekanntes Krankheitsbild (Arthritis deformans, Tumor albus) vorzuliegen scheint. Die Anamnese sowie die klinische Untersuchung auf andere Lueszeichen lassen, wie bei allen Späterscheinungen, oft im Stich. Die Seroreaktion im Blut ist nicht selten negativ. Kann man sie mit der Gelenkflüssigkeit anstellen, so kann sie in dieser auch bei negativem Blutbefund positiv sein, und dann beweist das die syphilitische Natur der Arthritis. Dagegen kann bei positivem Blut das Exsudat aus dem Gelenk auch bei einer ätiologisch nicht luetischen Erkrankung positiv sein. Man wird auch die Luetinreaktion, die röntgenologische Thorax- und die Liquoruntersuchung zu Hilfe nehmen. Die Beteiligung der obenerwähnten sonst selten erkrankenden Gelenke, nächtliche Schmerzhaftigkeit, Fieber, Druckpunkte, Versagen der antirheumatischen Therapie (Salicyl) sind diagnostische Anhaltspunkte. Der Erfolg der Specifica (evtl. nach anfänglicher Reaktion) gibt oft den Beweis für die Richtigkeit der Vermutung. Röntgenologisch sind Periostitiden, circumscripte Knorpelveränderungen, Gummen in den angrenzenden Knochen, das Fehlen der Knochenatrophie (im Gegensatz z. B. zur gonorrhoischen Arthritis), die Beteiligung nur eines Gelenkendes für Lues zu verwerten. Doch kann der Röntgenbefund auch ganz negativ sein. Von den Krankheiten, mit denen die spätluetischen Arthritiden am ehesten verwechselt werden, sind neben dem auch hier noch zu nennenden akuten Gelenkrheumatismus die Tuberkulose (auch in der Form des „Poncetschen Rheumatismus"), die Arthritis deformans, die Gicht und die gonorrhoische Arthritis die wichtigsten. Aber auch septische und traumatische Arthritiden, die Arthropathien bei Tabes (die von den eigentlich spätluetischen zu scheiden sind), die verschiedensten Arthralgien, Epicondylitis, Tumoren und andere seltene Gelenkerkrankungen können zu Irrtümern Anlaß geben.

Neben der genauesten klinischen und röntgenologischen Untersuchung müssen Tuberkulin, mikroskopische und evtl. kulturelle Kontrolle des Urogenitalapparats, Gonokokkenvaccine (evtl. lokale Reaktion!), Kulturen aus Blut und Gelenkflüssigkeit, Harnsäureuntersuchung herangezogen werden. In allen nicht sicher zu diagnostizierenden Fällen ist es notwendig, die „Diagnose ex juvantibus" zu versuchen, und zwar energisch und lange.

Die **Prognose** ist auch hier wieder in allererster Linie von der frühzeitigen Diagnose abhängig. Doch kann selbst in spät erkannten Fällen noch eine manchmal auffallend gute Rückbildung stattfinden. War aber den destruktiven und schrumpfenden Prozessen längere Zeit zur Entwicklung gegeben, so sind dauernde Störungen der Gelenkfunktion nicht zu verhindern. Daß das Allgemeinbefinden unter den Schmerzen und der Unbeweglichkeit — besonders auch bei den multiplen deformierenden Formen — schwer leiden kann, ist selbstverständlich.

In den **Sehnenscheiden** kommen seröse Ergüsse manchmal gleichzeitig mit der Polyarthritis der Frühperiode, relativ am häufigsten an den Streckern der Finger und Zehen und am Biceps vor. In anderen Fällen ist der Flüssigkeitserguß sehr gering, und bei Bewegungen fühlt und hört man, wie bei der gewöhnlichen Tendovaginitis, die eigentümliche weiche Crepitation. In den späten Phasen sind auch Gummiknoten beobachtet worden.

Analog sind (ebenfalls gelegentlich als lokale Komplikationen der Arthritiden) seröse Ergüsse oder in späteren Stadien Gummen mit evtl. Ulceration in den **Schleimbeuteln.**

3. Die Erkrankungen der Muskeln.

Die syphilitischen Muskelaffektionen sind unzweifelhaft wesentlich seltener als die der Knochen und Gelenke. Wie weit die im Anfang der syphilitischen Allgemeininfektionen auftretenden allgemeinen Schmerzen sowie die Schwere- und Schlaffheitsgefühle auf eine unmittelbare Wirkung der Spirochäten in den Muskeln zurückzuführen sind, muß dahingestellt bleiben. Wir unterscheiden die *Myositis syphilitica* und die *Gummen.*

Bei der ersteren, welche vorzugsweise in der Frühperiode auftritt, aber auch mit den letzteren kombiniert sein und in sie übergehen kann, tritt eine diffuse schmerzhafte Schwellung des erkrankten Muskels auf, die Haut ist meist nicht oder nur leicht gerötet, die Funktion in hohem Grad behindert. Die Schmerzen sind oft nicht stark, werden es aber bei Beteiligung des Periosts.

Während sich die frühen Formen spurlos zurückbilden können, kommt es vor allem bei den späteren zu einer Wucherung des interstitiellen Bindegewebes und zu Atrophie der Muskelsubstanz, zu einer schwieligen Entartung, die zu einer bleibenden, oft hochgradigen Contractur führt. Diese Myositis kann zwar alle Muskeln befallen, doch scheinen die langen Extremitätenmuskeln (Biceps, Triceps, Gastrocnemius), ferner der Sternocleidomastoideus Prädilektionsstellen zu bilden.

Wieweit die als Myositis des Sphincter ani aufgefaßten Erkrankungen wirklich als selbständige spezifische Muskelprozesse aufzufassen sind, ist schwer zu entscheiden.

Bei der *Diagnose* ist vor allem der gewöhnliche Muskelrheumatismus zu berücksichtigen; auch die Gonorrhöe kann in einzelnen Fällen ähnliche Myositiden bedingen. Beide Affektionen sind gewöhnlich schmerzhafter als die syphilitischen.

Eine als *„sekundärsyphilitische Contractur"* bezeichnete Affektion ist wohl weder eine Contractur noch eine Muskelerkrankung überhaupt, sondern nach neuerer Anschauung eine von periostitischen oder periartikulären Läsionen ausgelöste hysterische Affektion. Sie kommt vor allem am Oberarm vor und besteht in einer sich in wenigen Tagen entwickelnden Erschwerung der Bewegungen des Gliedes. Der, meist befallene, Biceps fühlt sich normal oder fast normal an; die Sehne ist straff gespannt; forcierte Bewegung, Beugung und Streckung, ist sehr schmerzhaft. Die Affektion sollte sehr rebellisch sein; es gelang aber, sie auf suggestivem Wege schnell zu heilen.

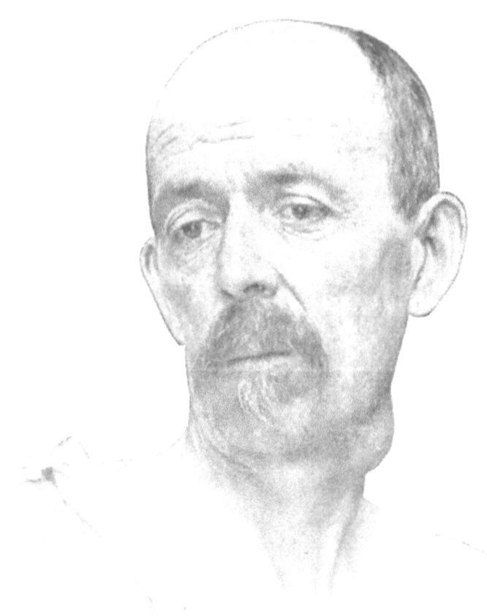

Abb. 81. Gummi des Sternocleidomastoideus.

Die eigentlichen *Muskelgummata* gehen vom interstitiellen Bindegewebe aus, zerstören die Muskelsubstanz und können sich zu beträchtlichen Knoten entwickeln. Stets sind bei erschlafftem Muskel die circumscripten, leicht beweglichen, mit der Haut zunächst nicht zusammenhängenden derben und indolenten Tumoren von außen durchzufühlen, welche die Tätigkeit des betroffenen Muskels in geringerem oder höherem Grade einschränken. Bei rechtzeitiger Behandlung tritt Resorption ein, natürlich mit Hinterlassung einer Muskelschwiele, welche aber für die Funktion des Muskels nicht hinderlich zu sein braucht. In anderen Fällen kommt es zur Erweichung des Gummiknotens und zum Durchbruch nach außen. Die Muskelgummata sind am häufigsten im Sternocleidomastoideus (s. Abb. 81), ferner in den Extremitätenmuskeln, und zwar meist in der Nähe der Knochenansätze, in den Zungenmuskeln (s. S. 230) meist in der Einzahl, seltener in mehreren Exemplaren beobachtet. Der Sitz im Sternocleidomastoideus ist so häufig, daß bei Vorhandensein einer Geschwulst in diesem Muskel es von vornherein wahrscheinlich ist, daß es sich um einen Gummiknoten handelt.

In den Glutäen kommen Gummen im Anschluß an intramuskuläre Hg-Injektionen vor. In den Kaumuskeln können sie Kieferklemmen bedingen. Von den Erkrankungen des Herzmuskels wird im nächsten Kapitel die Rede sein.

Die Unterscheidung nicht aufgebrochener Muskelgummata von anderen Geschwülsten, Fibromen, Sarkomen, von Cysticerken und Echinokokken, ferner von Aktinomykose, Sporotrichose und ganz vor allem von Tuberkulose kann, wenn nicht anderweitige sichere Zeichen der syphilitischen Erkrankung vorhanden sind, sehr schwer sein. Auch hier Untersuchung des ganzen Körpers, Sero- und Tuberkulinreaktion, Kultur, evtl. Biopsie und „Diagnose ex juvantibus".

Die von den syphilitischen Nervenerkrankungen abhängigen Muskelstörungen gehören natürlich in das Kapitel „Nervensyphilis".

Elftes Kapitel.

Die syphilitischen Erkrankungen des Zirkulationsapparates.

Die *Erkrankungen des* **Herzens** im *Frühstadium* der Syphilis, die nicht selten sind und wohl zu wenig beachtet werden, zeigen sich in gesteigerter Pulsfrequenz, Verstärkung des zweiten Tones, Arhythmie, systolischen Geräuschen, subjektiven Symptomen verschiedener Art in der Herzgegend, Erscheinungen von Insuffizienz, welche zum Teil auf die Allgemeinintoxikation, bei Frauen häufig gleichzeitig mit anderen nervösen Erscheinungen, zum Teil aber wohl auch auf degenerative und entzündliche Prozesse (trübe Schwellung, fettige Entartung, kleinzellige Infiltration) in der Herzmuskulatur zurückzuführen sind. Auch über Perikarditis wird berichtet. Diese Affektionen sind wichtig, da die Patienten dann vor allen körperlichen Anstrengungen bewahrt werden müssen. Sie gehen bei spezifischer Behandlung, aber auch ohne solche, meist schnell und spurlos zurück. Ob sich aus ihnen Späterscheinungen entwickeln können, steht dahin.

Im Spätstadium erkrankt das Herz in sehr verschiedener Weise. Am häufigsten handelt es sich wohl um Kombinationen mit der Syphilis der Gefäße, sei es der Aorta, sei es der Coronararterien, oder auch der einen und der anderen. Man hat die eigentlichen Herzerkrankungen in *interstitielle* (skleröse) und in *gummöse* geschieden. Besonders bei den ersteren ist die Provenienz von vasculären Prozessen aus sehr wahrscheinlich. Sie führen durch Verschluß der Gefäße zur Zerstörung der Muskulatur und zu mehr oder weniger ausgedehnter Schwielenbildung, zu Retraktion der Papillarmuskeln, auch zu schwieligen Verdickungen des Perikards und des Endokards (in Form von weißlichen oder gelblichen Flecken), ja selbst zu papillösen Excrescenzen der Klappen und zu Herzaneurysmen. Das anatomische Bild ist wenig charakteristisch.

Die recht seltenen *Gummata* waren meist in größerer Anzahl vorhanden, von den kleinsten Dimensionen bis zu erheblicher Größe und dementsprechend sichtbar: entweder nur auf dem Durchschnitt als kleine weiße oder gelbliche, an Tuberkel erinnernde Knötchen oder als nach innen oder außen die Oberfläche erheblich überragende Tumoren. Relativ am häufigsten sind sie in der Muskulatur des linken Ventrikels und des Septums der Ventrikel beobachtet worden. Infarkte (Verschluß der Coronararterien), Herzaneurysmen und (exsudative, fibröse, gummöse) Perikarditiden kommen auch dabei vor. Wie an den anderen Organen, so können auch am Herzen Gummiknoten zerfallen und nach innen oder außen durchbrechen.

Beide Erkrankungsformen können nebeneinander, können aber auch relativ isoliert auftreten. Gewiß müssen nach Resorption von Gummiknoten Schwielen zurückbleiben, so daß ein Teil der letzteren das Endstadium der ersteren darstellt.

Die *Symptome* dieser bisher nur relativ selten klinisch erkannten und genauer beobachteten Herzerkrankungen sind besonders anfänglich ziemlich unbestimmt. Die Kranken leiden an Palpitationen, Schwindel und zunächst mäßiger Dyspnoe, seltener treten Ödeme auf, gelegentlich machen sich noch andere Zeichen einer Zirkulationsstörung, wie leichte Cyanose, Rhythmusstörungen, Pulsus alternans, Extrasystolen, Bradykardie, ausstrahlende Schmerzen, Asthmaanfälle usw. bemerklich. Der Blutdruck ist meist erniedrigt. Am Herzen selbst ist objektiv entweder nichts Abnormes nachweisbar, oder es finden sich Veränderungen der Töne, Arhythmien und Vergrößerung der Dämpfung. Ziemlich plötzlich kann dann eine Verschlimmerung eintreten, Herzschwäche, Dyspnoe und Cyanose, Ödeme, Ascites können schnell die höchsten Grade erreichen, und manchmal nach wenigen Tagen oder selbst nur Stunden gehen die Kranken suffokatorisch zugrunde. Auch bei der Angina pectoris ohne Syphiliszeichen soll die Syphilis eine ziemlich große Rolle spielen.

Durch Erkrankung des Hisschen Bündels kommt es zu Reizleitungsstörungen; Herzblock, Adam-Stokes, plötzliche Ohnmachten werden beobachtet. Tritt dann der Tod nicht ganz foudroyant ein (die Kranken werden gelegentlich tot aufgefunden), so kann sich durch Selbstregulierung ein langsamerer Rhythmus einstellen.

Bei der Seltenheit der sicher syphilitischen interstitiellen Myokarditis und der Gummata ist es schwer, über den *Krankheitsverlauf* etwas Bestimmtes auszusagen. An den Klappen (Mitralis, Tricuspidalis) sind sichere syphilitische Veränderungen, abgesehen von der Aorteninsuffizienz (s. u.), jedenfalls bisher nur sehr selten konstatiert worden.

Die *Diagnose* kann ätiologisch nur auf Grund der Anamnese, der Untersuchung des ganzen Körpers auf syphilitische Symptome oder Residuen und auf Grund der Seroreaktion mit einiger Wahrscheinlichkeit gestellt werden. Man muß auch dann die Möglichkeit der spezifischen Natur eines Herzleidens erwägen, wenn all das im Stich läßt, ja selbst, wenn andere Ursachen vorhanden oder nicht ausgeschlossen zu sein scheinen, zumal solche doch auch neben der Syphilis ätiologisch wirksam sein können (Alkohol, Tabak, Überanstrengungen, andere Infektionen usw.). Die Differentialdiagnose gegenüber den gleich zu erwähnenden Erkrankungen der Aorta und der Coronargefäße hat praktisch natürlich keine große Bedeutung. Das wichtigste bei der Diagnose ist: an die Syphilis bei jeder Herzerkrankung zu denken und in allen zweifelhaften Fällen neben der allgemeinen und funktionellen Behandlung Specifica zu geben, und zwar nicht nur, wie es wohl meist geschieht, Jodpräparate, sondern auch Salvarsan und Bismut oder Quecksilber (s. Therapie). Bisher sind die „eigentlichen" syphilitischen Herzerkrankungen gewöhnlich erst auf dem Sektionstisch erkannt worden. Den plötzlichen Tod bei jugendlichen Individuen halten manche Autoren für meist durch Syphilis bedingt.

Prognostisch kann dementsprechend nur gesagt werden, daß bei frühzeitiger Behandlung die Aussichten vermutlich nicht ganz ungünstig wären.

Viel häufiger und dementsprechend viel wichtiger sind die *syphilitischen* **Arterienerkrankungen.** Dazu gehören natürlich nicht die seltenen Fälle, in denen Gummata sich in der Nachbarschaft der Arterien entwickeln und auf diese übergreifen. Außergewöhnlich sind auch umschriebene Gummibildungen in einzelnen größeren Gefäßen, welche zur Entwicklung von spindelförmigen, pulsierenden Geschwülsten führen und selbst mit vollständiger Obliteration des Gefäßes endigen können. Von größter Bedeutung und anscheinend die häufigste interne Späterkrankung aber sind die syphilitischen Prozesse an der *Aorta* und an den *peripherischen Arterien*, speziell denen des Gehirns.

Die **Aortitis** (*Mesaortitis syphilitica*, Aortitis productiva, syphilitische Aortensklerose) betrifft einmal die Aorta ascendens selbst (*Aortitis supracoronaria*); sie geht aber auch auf die Coronararterien (*Aortitis coronaria*) und auf die Aortenklappen *(Aortitis valvularis)* über, und sie führt zum *Aortenaneurysma*; natürlich gibt es vielfach Kombinationen dieser Formen. Die *Aortitis im engeren Sinne* (supracoronaria) bedingt von subjektiven Erscheinungen: Druck und andere unangenehme Sensationen, selbst Schmerz in der Brustbein- und Herzgegend, Herzklopfen, Schmerzen, die besonders in die linke obere Extremität (Druckempfindlichkeit am linken Brachialis), in den Kopf, in Brust und Rücken ausstrahlen, gelegentlich auch im Magen lokalisiert werden, Hustenreiz, Parästhesien im Rachen, Dyspnoe, eventuell in Anfällen, Schwindel, Seh- und Hörstörungen, Übelkeit, Aufstoßen. Die Beschwerden werden bei Bewegungen gesteigert oder treten nur bei solchen auf und können selbst der Angina pectoralis ähnlich werden.

Objektiv findet sich bei Perkussion und Auscultation oft nichts oder auffallend wenig. Am meisten wird vielfach auf den verstärkten und besonders auf den klingenden zweiten Aortenton Wert gelegt; auch systolische und diastolische Geräusche an der Aortenbasis (an die anderen Ostien fortgeleitet), Extrasystolen, Pulsus differens (Carotiden und Radialis) und selbst Dämpfung rechts und links vom Sternum hinter der 2. Rippe bis zum 3. Intercostalraum und absolute Dämpfung über dem Sternum werden manchmal relativ früh konstatiert. Dazu kommt dann eventuell verstärkte Pulsation im Jugulum, Vorbuchtung der Subclavia, Milzschwellung, Anämie, fahle Gesichtsfarbe, Abmagerung, Nierenbeteiligung. Am wichtigsten ist der *Röntgenbefund,* besonders auch bei der Durchleuchtung in verschiedener Stellung (im sagittalen und in beiden schrägen Durchmessern): spindelförmige oder lokalisierte Verbreiterung des Aortenbandes, mit der Herzaktion wechselnde Vertiefung des Schattens, stärkere Pulsation. Der Blutdruck ist oft nicht erhöht oder schwankend.

Bei Beteiligung der *Coronararterien* ist das Wesentliche der Symptomenkomplex der *Angina pectoris,* anfallsweise auftretendes schmerzhaftes Beklemmungsgefühl in der Herzgegend, sehr starke, besonders in den linken Arm ausstrahlende Schmerzen, ,,Vergehen'', Schweiß usw. Die Anfälle wiederholen sich in größeren oder kleineren bis sehr kleinen Intervallen; der Tod kann auch schon im ersten Anfall eintreten (siehe oben bei ,,Herz''). Zu diesen Anfällen können sich auch Zeichen von Asthma cardiale hinzugesellen.

Die **Aorteninsuffizienz** (syphilitische Stenose kommt wohl kaum vor) entwickelt sich durch das Übergreifen der Aortitis auf die Klappen oder auch (nur funktionell) durch die Erweiterung des Aortenrohrs. Man hat ihre Häufigkeit bei Aortitis auf ein bis zwei Drittel der Fälle geschätzt. Ihre Entwicklung im Verhältnis zur Aortitis ist sehr verschieden. Hauptbefunde: Verbreiterung der Herzdämpfung nach links, eventuell auch nach rechts, Spitzenstoß verbreitert, hoch und hebend, diastolisches, oft auch systolisches Geräusch über dem Aortenostium (beide können aber fehlen), erster Ton an der Spitze oft schwach, eventuell auch systolisches Geräusch an der Spitze, Radialpuls hoch, evtl. schnellend, starkes Pulsieren der Arterien, Vergrößerung der Pulsamplitude usw. Die Allgemeinerscheinungen hängen natürlich von der Kompensation ab, die oft schnell versagt. Röntgenologisch findet sich Dilatation und Hypertrophie des linken Ventrikels und ,,Vermehrung pulsatorischer Dehnung des ganzen Aortenrohrs''.

Weniger bekannt sind die klinischen Formen in der *Aorta descendens* (der

Intercostal-Neuralgie ähnliche Schmerzen, anscheinend von der Lunge, der Pleura, dem Oesophagus ausgehende Symptome).

Noch schwieriger diagnostizierbar ist die Erkrankung der *Aorta abdominalis* (besonders heftige Schmerzparoxysmen im Abdomen, welche in die unteren Extremitäten usw. ausstrahlen, auch von akuten wässerigen Diarrhöen begleitet sein können, Magenerscheinungen, die gleichzeitig vorhandenen Symptome der Aortitis thoracica usw.). Die physikalischen Erscheinungen sind im ganzen wohl noch sehr unsicher.

Der *Verlauf* der Aortitis syphilitica ist außerordentlich verschieden. Es ist unzweifelhaft, daß sie oft schon sehr lange besteht, wenn die ersten Erscheinungen sich subjektiv geltend machen. Manchmal ergibt sich aus der Anamnese, daß unbedeutende, vielfach auch von ärztlicher Seite als nervös angesehene, Leiden vorangegangen sind. Andere Male vergeht von den ersten anscheinend akut einsetzenden Beschwerden bis zu hochgradigen subjektiven und objektiven Symptomen relativ kurze Zeit. Große Schwankungen kommen auch ohne Therapie vor. Durch geeignetes Verhalten, speziell durch spezifische Behandlung, kann die Erkrankung in ihrem Verlauf sehr günstig beeinflußt werden. Auf Grund von Sektionsbefunden ist es wohl auch kaum zweifelhaft, daß die Aortitis sich spontan narbig zurückbilden kann, ohne daß Erscheinungen im Leben auf sie hinwiesen. Im ganzen ist der Verlauf der therapeutisch nicht früh beeinflußten schwereren Fälle relativ kurz (1—2 Jahre), natürlich aber von der Lokalisation, der Pflege, dem Alter, dem Zustand des Myokards in hohem Grad abhängig. Ein wirklich akuter Verlauf ist selten, bzw. er wird meist nur vorgetäuscht.

Das **Aorten-Aneurysma** betrifft vor allem die Ascendens, in zweiter Linie den Bogen (gelegentlich mit der Anonyma), selten die Descendens. Es entwickelt sich aus der Aortitis, wird aber jetzt viel seltener konstatiert als diese ($^1/_3$?); seine Anfangssymptome decken sich natürlich mit denen der ausgesprochenen Aortitis. Die Beschwerden (Dyspnoe, starke neuralgische Schmerzen usw.) bestehen oft, aber, selbst wenn die Diagnose schon sicher zu stellen ist, nicht immer. Neben den Allgemeinerscheinungen der schweren Kreislaufstörung konstatiert man Dämpfung, Pulsation, evtl. Schwirren oberhalb der Herzdämpfung, besonders rechts vom Sternum, evtl. links oben vorn oder hinten Dämpfung (durch Kompression der Lunge) mit abgeschwächtem Atmen. Über der Aneurysmadämpfung ein oder zwei Herztöne oder ein systolisches Geräusch; Pulsdifferenz zwischen beiden Seiten. Bei weiterer Entwicklung starke pulsierende Vorwölbung, Schluckbeschwerden, Heiserkeit (Lähmung des linken um den Aortenbogen verlaufenden Recurrens), Intercostalneuralgien, Stenose der Trachea oder der Bronchien, Pulsation des Kehlkopfs, Pupillendifferenzen, Usur des Sternums, der Rippen, der Wirbel usw. Manche Symptome werden auch auf mediastinale Veränderungen zurückgeführt.

Die *Röntgenuntersuchung* ergibt als „Kardinalsymptom" „die in allen Durchleuchtungsrichtungen nachgewiesene absolute Zusammengehörigkeit des Schattens mit der Aorta".

Der *Verlauf* ist außerordentlich wechselnd; bei spezifischer Behandlung, aber auch ohne solche, kann wenigstens zeitweise Stillstand eintreten. Der Tod erfolgt durch Herzinsuffizienz, durch Perforation in die verschiedenen Organe der Nachbarschaft (in etwa $40^0/_0$ der Fälle), durch Embolien, durch Bronchopneumonien usw.

Außerordentlich viel seltener und in seiner syphilitischen Ätiologie weniger sicher als das Aneurysma der Aorta thoracica ist das der Abdominalis (heftige periodische Schmerzen in Bauch und Rücken, evtl. palpabler pulsierender

Tumor, systolisches Geräusch, im Verlauf Embolien und besonders Thrombosen, selbst Ruptur).

Syphilitische Aneurysmen sind auch an der Subclavia, der Carotis, der Poplitea, an Gehirn- und Rückenmarksgefäßen usw. beobachtet worden.

Vorkommen. Die syphilitischen Aortenerkrankungen machen ihre klinischen Erscheinungen im allgemeinen erst recht spät nach der Infektion (nach 18 bis 20 und mehr Jahren); Ausnahmen kommen natürlich auch von dieser Regel wohl nicht sehr selten vor (Auftreten von klinischen Symptomen oder wenigstens von röntgenologisch nachweisbaren Veränderungen schon in der Frühperiode). Das meist betroffene Alter ist das 40. bis 50. Lebensjahr. Relativ oft findet sich Kombination mit anderen Erscheinungen der späten Syphilis, besonders mit Tabes (speziell auch mit den „Formes frustes") und Paralyse, bei denen die Gefäßveränderungen gutartiger und oft latent zu verlaufen scheinen. Sehr wichtig ist natürlich auch das Zusammenvorkommen mit Arteriosklerose.

Die Aortitis syphilitica ist unzweifelhaft eine der häufigsten Erscheinungen der Spätsyphilis; das ist erst erkannt worden, seit die pathologischen Anatomen viel mehr auf sie achten, und seit uns für die klinische Diagnose Röntgen- und Blutuntersuchung zur Verfügung stehen. Man kann daher auch kaum beweisen, daß sie seit einiger Zeit wirklich häufiger geworden ist. Von den ausgebildeten Aneurysmen wird sogar angegeben, daß sie in den letzten Jahren (wegen der besseren Behandlung?) seltener seien. Die Aortitis syphilitica nimmt jedenfalls unter den Herz- und Gefäßerkrankungen überhaupt auch zahlenmäßig einen sehr wesentlichen Platz ein (vielleicht $^1/_5$). Wir finden sie sehr oft bei nicht oder schlecht behandelter Syphilis und als von den Patienten gar nicht bemerkten Nebenbefund bei sonstigen spätsyphilitischen Symptomen (z. B. der Leber, der Haut und ganz besonders des Zentralnervensystems). Wie weit andere Momente eine unterstützende Rolle spielen, ist schwer zu entscheiden (s. oben bei Herz; größere Häufigkeit bei Männern!).

Anatomie. Die *Aortitis* beginnt wenig oberhalb der Aortenklappe und reicht mit relativ scharfer Absetzung sehr verschieden weit herab, lokalisiert sich, wie erwähnt, vorzugsweise an Ascendens und Bogen, kommt aber auch herdweise vor, ja sie soll nach einzelnen Autoren im Prinzip total sein. Neben Erweiterung und Verdickung, stellenweise Verdünnung der Aorta sind Unregelmäßigkeiten an der Innenfläche, Runzelungen, Vertiefungen, Furchen, Höcker, Ausstülpungen der Wand nach außen und scheckige Färbung vorhanden. Werden die Öffnungen der Coronararterien befallen, so werden sie verdickt und verengt; die Folgen für den Herzmuskel sind Erweichungen und Schwielen. Auch die Abgangsstellen der großen Hals- und der Intercostalarterien können betroffen sein; die Aortenklappen sind zunächst wulstig, werden unbeweglich und schließlich oft geschrumpft. Histologisch finden sich: diffuse perivasculäre Infiltration, Granulationsherde oder selbst größere Gummen mit Riesenzellen und zentraler Nekrose in der Media, aber auch in der Adventitia, Zerstörung der Elastica und der Muskeln, entzündliche, nekrobiotische und reparatorische Veränderungen; auch in der Intima sind besonders bindegewebige Verdickungen vorhanden; dazu kommen die Verödungsprozesse, welche speziell auf die syphilitischen Veränderungen der Vasa vasorum zurückgeführt werden. Es können ferner Schwielenbildungen, Geschwüre, Verkalkungen eine mehr oder weniger große Rolle spielen. Gelegentlich sind auch Spirochäten nachgewiesen worden. Kombinationen mit athero-sklerotischen Veränderungen sind häufig und erschweren die Differentialdiagnose (bei den letzteren Hauptbeteiligung der Intima, starke Verkalkung usw.).

Aus dieser schweren Schädigung der Gefäßwand entwickelt sich das Aneurysma, bei dem man noch das wahre und das falsche unterschied. Die sackförmigen Aneurysmen können sehr groß werden, eine relativ enge Öffnung haben, sich mit Thromben füllen. Diffuse Aortenerweiterungen sind natürlich häufig.

Diagnose. Bei der Feststellung der syphilitischen Aortenerkrankungen ist auf der einen Seite der Nachweis der Syphilis, auf der anderen der der anatomischen und funktionellen Veränderungen zu erbringen. In bezug auf den ersten Punkt ist, wie bei allen Spätaffektionen, die Anamnese (auch der Familie) und die genaue Untersuchung auf andere spezifische Erscheinungen oder Residuen solcher (dazu gehört auch die genaue Nerven-, die Liquor- und evtl. auch die Luetinuntersuchung) sowie die Blutreaktion von größter Bedeutung. Man darf aber selbst dann die Möglichkeit oder gelegentlich die Wahrscheinlichkeit einer Aortensyphilis nicht leugnen, wenn alle diese Indizien fehlen; die Seroreaktionen sind sogar relativ oft (bis etwa 40%, beim Aneurysma anscheinend wesentlich seltener, bis nur 10%) negativ. Andererseits darf auch der positive Luesbefund nicht dazu führen, die Diagnose Aortenlues bei an sich nicht sicheren Erscheinungen mit Bestimmtheit zu stellen. Eine gewisse Unterstützung, aber natürlich nicht mehr, gibt die Abwesenheit anderer ätiologisch heranzuziehender Momente. Doch darf man auch wieder nicht bei Vorhandensein solcher die Annahme einer syphilitischen Erkrankung fallen lassen; denn oft genug sind ja die verschiedenen in Frage kommenden Ursachen zu gleicher Zeit vorhanden und wirksam, so neben der Syphilis die noch immer sehr zweifelhaften Faktoren, die zu Arteriosklerose führen sollen, oder auch ein Gelenkrheumatismus.

Es ergibt sich also die Notwendigkeit, bei allen auch nur im geringsten verdächtigen Klagen auf Aortensyphilis zu fahnden, ganz besonders bei relativ jugendlichen Menschen, und sich nicht zu schnell auch bei anscheinend normalem Herzbefund mit der Annahme einer Neurose zufrieden zu geben. Ein zweiter klingender Ton bei niedrigem Blutdruck unter 50 Jahren kann wohl schon als verdächtig gelten. Man muß jetzt bei allen Syphilitischen in etwas späteren Stadien zur Kontrolle des Standes ihrer Syphilis auch die Aorta genau untersuchen.

Erhärtet wird die Diagnose durch den physikalischen Befund. Dieser ist natürlich am einfachsten und sichersten bei der Aorteninsuffizienz und beim Aneurysma.

Bei der Aortitis (mit oder ohne Coronararterienbeteiligung) gibt die Röntgenuntersuchung oft den Ausschlag. Die Momente, auf die bei ihr besonders zu achten ist, sind oben angegeben. Doch muß betont werden, daß zur richtigen Beurteilung gerade in den Anfangsfällen große Übung notwendig ist, und daß auch für den Erfahrensten nicht selten Zweifel bestehen bleiben.

Die Krankheiten, welche differentialdiagnostisch am meisten in Frage kommen, sind schon mehrfach genannt: vor allem Hypertension, Arteriosklerose und Neurosen. Bei den letzteren fehlen die eigentlichen organischen bzw. röntgenologisch festzustellenden Veränderungen, bei den ersteren ist das Herz öfter vergrößert, der Aortenbogen springt knopfartig vor, die Aorta ist gleichmäßig verbreitert, hochstehend, die Schattenvertiefung gleichbleibend (s. ob.). Man muß aber nicht nur an die Sicherstellung der Diagnose denken, sondern auch berücksichtigen, daß es vor allem darauf ankommt, möglichst früh einzugreifen, und daß wir gegen die Syphilis wirklich kausal wirkende Mittel besitzen, nicht aber gegen die Arteriosklerose. Es ist deswegen zweifellos richtig, Syphilis lieber zu häufig als zu selten anzunehmen und sich therapeutisch entsprechend zu verhalten.

Gegenüber dem Aneurysma können Mediastinal- und Lungentumoren selbst röntgenologisch diagnostische Schwierigkeiten bedingen.

Die syphilitische Ätiologie ist bei der Aortitis thoracica und beim Aneurysma in der überwiegenden Mehrzahl, nach manchen fast ausnahmslos, gegeben, bei der Aorteninsuffizienz werden etwa $\frac{3}{4}$ der Fälle für spezifisch gehalten. Wie weit die Aortitis auch durch andere Infektionen zustande kommt, darüber sind die Akten noch nicht geschlossen.

Die **Prognose** ist immer ernst; sie ist in allererster Linie von der Frühzeitigkeit der Diagnose abhängig. Es ist aber naturgemäß sehr schwierig, zu bestimmen, wie weit die Veränderungen schon fortgeschritten, wie weit sie einer Rückbildung noch fähig sind, wie weit sie, selbst wenn der spirochätäre Prozeß beseitigt wird, doch zu ernsteren Störungen führen können. Besonders schwer ist die Prognose der Aorteninsuffizienz (namentlich auch wegen der schlechten Blutversorgung des Myokards durch die oft erkrankten Coronargefäße). Dabei ist natürlich der Kräftezustand des Herzens von größter Bedeutung. Andererseits sind die Aussichten selbst beim Aneurysma im Beginn keineswegs mehr so ungünstig wie früher. Und relativ noch günstiger sind sie bei der Aortitis ohne Aneurysma.

Sicherlich beruhen aber (abgesehen von den spezifischen Nerven-Erkrankungen) die meisten durch die Syphilis bedingten Todesfälle auf der Lues der Aorta (inklusive des Herzens).

Von sehr großer Bedeutung ist ferner die **spätsyphilitische Erkrankung der mittleren und kleinen Arterien.** Die kleinsten sind ja auch bei den Gummen beteiligt.

Die Arteriitis syphilitica hat eine ganz besondere Prädilektion für die Arterien des *Gehirns* und vor allem der Hirnbasis. Sie führt zu Verengerung oder zu völliger Obliteration und damit zu Funktionsstörungen und schließlich zu Nekrose in den von den Gefäßen versorgten Organen. Natürlich hängen die Symptome nach Art und Bedeutung von dem Ort, an dem sich die Gefäßerkrankung entwickelt, von den speziellen anatomischen Verhältnissen des erkrankten Organs, von dessen Wichtigkeit, von der Möglichkeit der Entwicklung eines ausreichenden Kollateralkreislaufs ab.

Die klinischen Folgeerscheinungen der (am häufigsten vorkommenden) Erkrankung der Hirnarterien müssen bei der Syphilis des Zentralnervensystems besprochen werden.

Die Arteriitis ist im Prinzip gewiß einer Rückbildung fähig, welche bei einer früh genug einsetzenden Behandlung zu einer mehr oder weniger vollständigen Restitution des veränderten Gefäßgewebes führen kann. Die Schwielen und Narben, welche zurückbleiben, und damit auch die dauernden Ausfallserscheinungen sind von der Ausdehnung des arteriitischen Prozesses und der Ausbildung des Kollateralkreislaufes abhängig. Sehr viel seltener als die syphilitischen Erkrankungen der Gehirnarterien sind die in den anderen Organen, speziell an den Extremitäten.

Anatomie. Die erkrankten Gefäße sind derb, hart, zylindrisch abgerundet, weiß oder gelblich glänzend. Während die normalen Hirnarterien in der Leiche zusammensinken und als platte Bänder erscheinen, bewahren die syphilitischen auch im blutleeren Zustand infolge der Starrheit der Wandungen ihre zylindrische Form.

Mikroskopisch findet sich bei frischen Fällen eine lymphocytäre Infiltration der Adventitia; die Intima wird durch ein unreifes Bindegewebe stark verdickt, in welchem auch einzelne Leukocyten und bei schweren Fällen auch Riesenzellen und Nekrosen sich finden. Dadurch und durch Thrombose werden die Gefäße verschlossen. Die Media ist relativ widerstandsfähig. Dazu kommt die Vermehrung der Lagen der Elastica, welche teils auf der Aufspaltung durch die gummöse Infiltration teils auf Bildung einer neuen Grenzmembran beruht. Die Häufigkeit der Aneurysmabildung wird verschieden beurteilt.

Diagnose und **Prognose** sind natürlich ganz von der Lokalisation, der Progredienz des Prozesses und der Frühzeitigkeit der Therapie abhängig.

In einzelnen Fällen scheint die *Periarteriitis nodosa* mit der Syphilis zusammenzuhängen. Auch bei der RAYNAUDschen *Krankheit* und anderen Formen von Spontangangrän muß man an sie denken (peripherische syphilitische Gefäßveränderungen). Sehr selten ist die primäre *Sklerose der Pulmonararterie*, welche von einzelnen Autoren als fast immer syphilogen angesehen wird.

Endlich bedarf die Frage, wie weit die Syphilis für die *Hypertension* (ohne sonstige nachweisbare Ursache speziell bei ganz normaler Niere) besonders im jugendlichen Alter und für die *Präsklerose* bzw. *Arteriosklerose* mitverantwortlich zu machen ist, weiterer Klärung.

Die syphilitischen Erkrankungen der Venen wurden früher als außerordentlich selten vorkommend angesehen; neuere Untersuchungen haben aber ergeben, daß ihr Vorkommen wohl doch kein so seltenes ist. Auf die Bedeutung der Venenerkrankung für die nodösen Syphilide und die Gummata ist schon früher hingewiesen worden. Die Syphilis der großen inneren Venen scheint extrem selten zu sein. An dieser Stelle ist nur diejenige Form, bei der die Venenerkrankung am reinsten auftritt, anzuführen, die *strangförmige Phlebitis.* Es bilden sich harte, zylindrische, unter der Haut verschiebliche Stränge, die fast immer eine Anzahl knotiger Verdickungen zeigen. Im Beginn kann die Haut über den Strängen gerötet sein. Bewegung und Druck steigern den gewöhnlich auch spontan bestehenden Schmerz. Nach den bisherigen Erfahrungen werden die großen subcutanen Venenstämme der Extremitäten relativ oft ergriffen, am häufigsten die Vena saphena magna, seltener die Saphena parva, noch seltener die Armvenen. In der Mehrzahl der Fälle ist die Krankheit doppelseitig, häufig ist sie multipel: es werden mehrere Venen gleichzeitig oder nacheinander ergriffen. Gewöhnlich sind größere Abschnitte der Venen erkrankt, so kann z. B. die ganze Saphena magna vom Fuß bis zur Leiste befallen sein. Erhebliches Ödem ist selten. Die Zeit des Auftretens ist vor allem, aber keineswegs ausschließlich, die Eruptionsperiode. Rezidive kommen vor. Unter antisyphilitischer Behandlung tritt meist rasche Heilung ein, und die thrombosierten Gefäße werden nach den bisherigen Beobachtungen stets wieder durchgängig. Selten bleibt Sklerose der Gefäßwand zurück. Schwere körperliche Arbeit scheint prädisponierend zu wirken; wohl aus diesem Grunde wird die Erkrankung bei Männern wesentlich häufiger als bei Frauen beobachtet.

Die *histologische* Untersuchung zeigt, daß eine bedeutende Verdickung der Venenwand besteht, welche hauptsächlich die Media und Intima betrifft. An die Wandentzündung schließt sich eine sich über kleinere oder größere Abschnitte des Gefäßes ausdehnende, das Lumen ganz oder größtenteils erfüllende Thrombose an. Bemerkenswert ist das Vorhandensein sehr zahlreicher Riesenzellen, die meist in den peripherischen Abschnitten der Thromben, selten auch in den innersten Schichten der Media liegen. Bei der Entstehung spielen die Vasa vasorum, wie gewiß bei vielen embolisch entstehenden tiefliegenden Infektionskrankheiten der Haut, eine hervorragende Rolle.

Syphilitische Prozesse kommen, wie erwähnt, ausnahmsweise auch in anderen Venen, so z. B. in der *Vena cava inferior,* der *iliaca* usw. mit den entsprechenden Folgeerscheinungen vor. Auch phlebitische Knoten an den Unterschenkeln sind als Späterscheinungen beschrieben worden. Zweifelhaft ist, ob die sehr seltene *Phlebitis migrans* Beziehungen zur Syphilis hat.

Zwölftes Kapitel.

Die syphilitischen Erkrankungen des Nervensystems.

A. Die Erkrankungen der peripherischen Nerven.

Die *peripherischen Nerven* erkranken am häufigsten infolge einer syphilitischen Affektion eines benachbarten Organs. In allererster Linie handelt es sich dabei um meningitische Prozesse, welche die Gehirnnerven in Mitleidenschaft ziehen. Diese Erkrankungsformen werden besser bei der Syphilis des Zentralnervensystems mit abgehandelt.

Es kann aber natürlich zu Druck auf die Nerven mit allen seinen Folgezuständen und selbst zu Infiltration des Nerven durch syphilitische (speziell gummöse) Prozesse an Knochen und Lymphdrüsen auch am übrigen Körper kommen. Das sind außergewöhnliche Vorkommnisse, die sich in nichts von den analogen bei Tuberkulose, Tumoren usw. unterscheiden.

Auch die syphilitischen Erkrankungen, die wirklich *primär im Nerven* selbst auftreten, sind sehr selten. Es sind einige Fälle einer multiplen extramedullären *Wurzelneuritis* beobachtet worden, bei denen mehrere Nervenwurzeln spindelförmige, durch ein syphilitisches Infiltrat im Nerven bedingte Anschwellungen aufwiesen. Die Symptome während des Lebens bestanden in schleichend auftretenden progressiven Lähmungen verschiedener Hirnnerven, Neuralgien, Gürtelschmerz, Hyperästhesien im Bereich der Spinalnerven oder, bei Ergriffensein der vorderen Wurzeln, in entsprechenden Lähmungen.

Im Frühstadium ist sehr selten eine *Polyneuritis*, manchmal unter dem Bild einer akuten LANDRY*schen Paralyse*, beschrieben worden. Dabei ist es gelegentlich zweifelhaft gewesen, wieweit die Syphilis, wie weit die Specifica (Quecksilber, evtl. Arsen) die Ursache der Polyneuritis waren.

Bei den *neuralgischen Schmerzen,* welche schon in der Prodromal- und Eruptionsperiode auftreten, kann es sich um vorübergehende Neuritiden, es kann sich um zentrale Reizerscheinungen, um toxische Wirkungen oder auch um Druck von Periostitiden auf die Nerven handeln. Besonders werden wohl (neben den Gehirnnerven) die Intercostalnerven, die der oberen Extremitäten, der Ischiadicus, der Occipitalis betroffen. Abgesehen von den Lähmungen der Gehirnnerven sind auch an denen der Extremitäten solche Erscheinungen beobachtet worden (z. B. Peroneus).

Bei der *Diagnose* sind, wenn die Syphilis nicht klar zutage liegt, alle möglichen anderen Ursachen zu berücksichtigen (Infektionen, Intoxikationen).

Die *Prognose* richtet sich wesentlich nach dem Grundprozeß und nach dem Zeitpunkt der Diagnose. Die Frühprozesse weichen der spezifischen Therapie schnell und vollständig; aber auch bei den späteren sind die Erfolge oft noch günstig.

B. Funktionelle Erkrankungen des Nervensystems bei Syphilis.

Mannigfaltige **neurasthenische** Erscheinungen sind bei Syphilitikern sehr häufig, und zwar in den verschiedenen Stadien, auch in der Latenz und selbst wenn viele Jahre keine Erscheinungen aufgetreten sind, und man auch nach genauer objektiver Untersuchung an eine Heilung der Syphilis glauben könnte. Sie sind zum Teil unzweifelhaft psychisch bedingt und finden sich oft bei Patienten, die schon vor der Infektion Zeichen von Neurasthenie aufgewiesen haben; sie können aber auch bei solchen auftreten, die bislang ganz nervengesund erschienen. Sehr häufig haben sie eine ausgesprochen hypochondrische Färbung, viele Syphilitiker werden von ihrer „*Syphilidophobie*" mehr geplagt, manche sogar mehr geschädigt als durch die Syphilis selbst. Es ist selbstverständlich, daß auch „hysterische" Symptome der verschiedensten Art sehr häufig sind (so z. B. Anästhesien schon im Frühstadium), auf der einen Seite bei ausgesprochen „hysterischer Konstitution", auf der anderen anscheinend erst durch die Syphilis ausgelöst.

Sehr viel schwieriger ist es zu entscheiden, ob in einem Teil der Fälle von Neurasthenie bei Syphilis organische Veränderungen etwa im Sinne einer Gefäßerkrankung (schlechtere Blutversorgung) oder auch einer Beeinflussung durch Syphilistoxine vorhanden sind. Die nervösen Reizerscheinungen (s. u.), besonders der Frühperiode, die früher wegen des anscheinenden Fehlens eines anatomischen Substrats vielfach als funktionell bedingt angesehen wurden, werden jetzt sehr oft durch die Liquoruntersuchung als meningeale erwiesen.

Die Differentialdiagnose der Neurasthenie gegenüber der (beginnenden) Paralyse ist besonders zu berücksichtigen.

Als *syphilitische* **Epilepsie** im eigentlichen Sinne wird man am ehesten nur solche Fälle auffassen, in denen ohne nachweisbare anatomische Veränderung das typische Bild der Epilepsie durch Syphilis ausgelöst wird. Die epileptiformen Anfälle bei Paralyse oder sonstiger nachweisbarer meningealer und cerebraler Lues, aber auch die durch eventuellen Druck periostaler Prozesse an der Innenseite des Schädels bedingten gehören daher nicht hierher. Sie spielen auch bei der kongenitalen Lues eine Rolle. Es ist also nicht immer möglich, aus der Zeit des Auftretens einen Schluß zu ziehen — die in früher Jugend auftretende Epilepsie kann kongenital syphilitisch sein; die Epilepsie bei akquirierter Lues erscheint natürlich meist erst später. Man wird also an die sog. *sekundäre Epilepsie* denken, wenn in der Frühperiode, auch schon unmittelbar im Anschluß an das erste Exanthem, epileptiforme Krämpfe auftreten und unter der Behandlung verschwinden.

Psychopathische Veranlagung und Alkoholismus sollen dabei eine wesentliche Rolle spielen.

Weder das spontane Verschwinden mit Ablauf der sekundären Symptome, noch der anscheinende Erfolg spezifischer Therapie beweist allerdings die epileptische Natur im engeren Sinne, da syphilitische organische Veränderungen ja kaum auszuschließen sind. Auch in der Spätperiode sind „parasyphilitische" Epilepsien beschrieben worden. Was sonst zur Unterscheidung von genuiner und syphilitischer Epilepsie angeführt worden ist, ist wohl noch nicht verwertbar. Man wird in jedem dubiösen Fall auf Zeichen von Lues (Liquor) und auf epileptische Belastung fahnden müssen. Die *Prognose* der frühsyphilitischen Fälle gilt als günstig. Die ganze Frage ist wegen der Seltenheit der Fälle noch recht ungeklärt.

Auch **Chorea** ist nicht nur bei Paralyse und Hirnlues, sondern auch anscheinend unabhängig von sonstigen organischen Nervensystemen beobachtet und mit Syphilis in Beziehung gebracht worden (siehe auch kongenitale Syphilis).

Bei den *syphilitischen* **Psychosen** im engeren Sinn müssen natürlich die psychischen Erscheinungen der Paralyse hier außer Betracht bleiben, ebenso auch die Psychosen, welche bei Syphilitikern schon vor der Infektion vorhanden waren oder offensichtlich ohne Beziehung zu ihr auftreten. Daß Geisteskrankheiten in mehr oder weniger unmittelbaren kausalen Zusammenhang mit der Syphilis gebracht werden können, wird von den Psychiatern vielfach angenommen. Sie haben aber kaum besondere Charakteristica oder fallen gerade durch ihr atypisches Verhalten auf. Am meisten scheint noch die *Amentia*, die akute Verwirrtheit, anerkannt zu sein, wenn andere Infektionen, Vergiftungen usw. auszuschließen sind. Das manisch-depressive Irresein, auch konstitutionelle Verstimmungen und (seltener) chronische manische und hypomanische Zustände, halluzinatorisch-paranoische Erkrankungen mit und ohne katatonische Erscheinungen, der Korsakoffsche Symptomenkomplex sind als luetisch aufgefaßt und gelegentlich schon durch histologische Befunde belegt worden, die allerdings im Gegensatz zu den Ausfallserscheinungen bei syphilitischen Herderkrankungen (Seelenblindheit usw.) nicht bestimmt lokalisiert waren. Es kommt als Ausgangszustand der verschiedenen Formen oft die *Demenz* hinzu, die im allgemeinen weniger vollständig, oft mehr partiell ist als bei der Paralyse. Die *Diagnose* ist immer schwer. Denn es gibt augenscheinlich keine für Syphilis charakteristische Psychose, und diejenigen Krankheitsbilder, welche man als syphilitisch anzusprechen geneigt war, ähneln allen möglichen anderen Psychosen. Die *Prognose* hängt sowohl von der Form der

Erkrankung, als von der Zeit ihres Auftretens, als von der Frage ab, ob die spezifische Therapie, wie das öfter der Fall ist, einen günstigen Einfluß auszuüben vermag.

Nichtsyphilitische Psychosen scheinen durch die Syphilis eine besondere Verschlimmerung nicht zu erfahren.

C. Organische Erkrankungen des Zentralnervensystems.

Durch die Entdeckung der Spirochaeta pallida, speziell auch im Nervensystem bei Tabes und Paralyse, und der Seroreaktionen, durch die ausgedehnte Verwertung der Liquoruntersuchung, durch vielseitige pathologisch-anatomische und klinische Forschungen und durch Tierversuche sind unsere Kenntnisse von der cerebrospinalen Syphilis sehr vermehrt worden. Doch wird dieses ganze Gebiet zur Zeit so vielfach bearbeitet, daß eine kurze, auf die zahlreichen schwebenden Fragen nicht ausführlicher eingehende Darstellung sehr schwierig ist. Sie soll im folgenden in möglichst objektiver Weise versucht werden, wobei auch hier betont werden muß, daß eine eingehende Schilderung der einzelnen Krankheitsbilder dem Zweck dieses Lehrbuches fernliegt.

Die frühere Einteilung in die *„eigentliche" Syphilis des Zentralnervensystems* und die *„Para- oder Metasyphilis"* fällt jetzt dahin, nachdem Tabes und Paralyse als unmittelbare Wirkung der im Nervensystem vorhandenen Erreger nachgewiesen sind. Auch die Bezeichnung der letzterwähnten beiden Erkrankungen als *„syphilogen"* trifft nicht zu, denn sie sind nicht mehr und nicht weniger „syphilogen" als alle durch die Spirochäte bedingten Nervenleiden. Trotzdem bleibt es richtig, sie abseits zu stellen — aus Gründen, die noch zu erörtern sind. Wir bezeichnen sie vorläufig vielleicht am besten als *„parenchymatöse Syphilis des Zentralnervensystems"* (vgl. S. 118).

Wir teilen das umfangreiche Material zur Zeit wohl am besten folgendermaßen ein:

I. *Vorzugsweise meningeale Prozesse der Frühperiode*[1]),
II. *Meningeale Prozesse der Spätperiode* mit oder ohne (wesentliche) Beteiligung der Nervensubstanz,
   a) *Gehirn (Meningo-Encephalitis)*,
   b) *Rückenmark (Meningo-Myelitis)*,
III. *Arteriitische Prozesse*,
IV. *Gummata in Gehirn und Rückenmark*,
V. *Parenchymatöse Syphilis des Zentralnervensystems — Tabes und Paralyse*.

Bei der speziellen Ätiologie der cerebrospinalen Lues mussen wir die V. Gruppe abseits stellen. Für die ersten vier Gruppen ist es schwer, besondere ätiologische Verhältnisse aufzufinden, zum mindesten sind die Ansichten darüber sehr geteilt. Weder Traumen, noch hereditäre Belastung scheinen bei ihnen eine größere, öfter nachweisbare Bedeutung zu haben. Eher trifft das wohl für den Alkoholismus und für übermäßige geistige (und körperliche?) Anstrengungen zu. Doch ist zu bedenken, wie weit solche Momente nur prädisponierend oder provozierend, bzw. einen schon bestehenden Prozeß verschlimmernd wirken. Sicher ist nach den neueren Erfahrungen in gewissem Sinn die antisyphilitische Behandlung und zwar ganz besonders die unzureichende Salvarsanzufuhr speziell bei den meningealen Frühprozessen von Einfluß, worauf verschiedentlich noch zurückzukommen sein wird. Die ätiologische Einheitlichkeit aller syphilitischen Nervenerkrankungen und die engen anatomischen und physiologischen Beziehungen

---

[1]) Der Ausdruck *„Liquor-Lues"* ist meines Erachtens zu vermeiden, da der syphilitische Prozeß in den Meningen und nicht im Liquor lokalisiert ist.

der von ihnen befallenen Gewebe bedingen es, daß sich die verschiedenen Prozesse vielfach miteinander kombinieren und ineinander übergehen, was sich sowohl in den anatomischen wie in den klinischen Bildern manifestiert.

Die Unterscheidung in Früh- und Späterscheinungen ist bei der cerebrospinalen bzw. meningealen Lues besonders schwer und oft nur künstlich zu machen. Die Häufigkeit der Früherkrankungen ist lange sehr unterschätzt worden. Jetzt nehmen manche an, daß vielleicht die Hälfte aller Nervenerscheinungen überhaupt schon in die ersten anderthalb Jahre nach der Infektion fällt.

Vielfach hat man auch Symptome, die auf das *vegetative Nervensystem* hinweisen, mit der Lues in Zusammenhang gebracht; solche spielen zum Teil eine Rolle bei den längst bekannten, mehr oder weniger gut abgegrenzten Erkrankungen des Zentralnervensystems (sekretorische, vasomotorische Störungen usw.), zum Teil stehen sie auch in Beziehung zu den endokrinen Störungen (s. S. 292), wie Haar-, Pigmentanomalien, basedowoide Symptome, Raynaud, Sklerodermie. Ein besonderes Kapitel der *„Syphilis des vegetativen Nervensystems"* kann freilich noch nicht geschrieben werden.

Die *Untersuchungsmethoden* bei der cerebrospinalen Lues sind einmal die auf sonstige Symptome bzw. Residuen der Syphilis, eine besonders sorgfältige Anamnese, deren negativer Ausfall aber nie von der genauesten objektiven Untersuchung zurückhalten darf, dann die speziellen Methoden der Neurologie und endlich die auf Seroreaktionen im Blut und auf Liquorveränderungen. Die letzteren werden unten im Zusammenhang kurz geschildert.

I. Vorzugsweise meningeale Prozesse der Frühperiode.

Die Kenntnis von „*meningealen Reizerscheinungen*" in der Frühperiode ist zwar keineswegs neuen Datums, aber erst in letzter Zeit haben sich unsere Kenntnisse auf diesem Gebiet wesentlich erweitert und vertieft. Den Anlaß dazu gaben einerseits die jetzt systematisch durchgeführten Liquoruntersuchungen, andererseits die bei der Salvarsanbehandlung auftretenden „Neuro- bzw. Meningorezidive". In bezug auf die *Liquorveränderungen* sei hier nur hervorgehoben, daß sie schon vor dem Positivwerden der Wassermannschen Reaktion im Blut eintreten können, allerdings nicht häufig und nicht hochgradig. Dagegen sind sie nach Auftreten der Seroreaktion im Blut und speziell in der vollentwickelten Sekundärperiode sehr oft vorhanden und sehr ausgesprochen. Wir können drei Gruppen von Fällen unterscheiden, bei denen wir eine meningeale Syphilis diagnostizieren oder an sie denken:

1. Solche, bei denen die Veränderungen des Liquors ohne klinische subjektive oder objektive Erscheinungen bestehen (*latente Meningitis luetica*),

2. solche, bei denen sie mit klinischen Symptomen verbunden sind, und

3. solche, bei denen sie trotz vorhandener klinischer Symptome fehlen.

Die letzte Gruppe ist die kleinste (und bei ihr ist, wenn neurologisch objektiv nichts zu finden ist, gewiß oft die Frage berechtigt, ob es sich nicht um rein funktionelle Störungen handelt), die erste die größte (vielleicht $^3/_4$ aller drei Gruppen). Freilich kommt es auch bei dieser noch sehr darauf an, wie genau nach objektiven Nervensymptomen geforscht wird. Denn besondere augen- und ohrenärztliche Untersuchungen haben ergeben, daß klinisch latente irritative Prozesse an der Retina und Chorioidea, zentrale Skotome, leichte Pupillenanomalien, nervöse Schwerhörigkeit schon in der Frühperiode relativ oft vorkommen. Die klinisch sich am häufigsten und deutlichsten manifestierenden Symptome sind in dieser Zeit: manchmal nachts sich verstärkende Kopfschmerzen oder Kopfdruck, evtl. auch Klopfempfindlichkeit, Schwindelgefühl,

Übelkeit, Brechneigung, Schlaflosigkeit usw., sind also recht banaler Natur. Dazu können sich aber einerseits ausgesprochene Erscheinungen subakuter bis wirklich akuter, nicht selten fieberhafter *Meningitis* gesellen, auf der anderen Seite klinisch manifeste Erkrankungen, besonders der *Gehirnnerven*, und zwar in erster Linie des Opticus (Amblyopie, Stauungspapille, Neuritis N. optici), des Acusticus (speziell des Cochlearis), ferner der Augenmuskelnerven (Abducens), des Facialis (peripherisch), des Trigeminus, des Vagus. Neben den Störungen des Sehens und Hörens können epileptiforme Krampferscheinungen, halbseitige Lähmungen oder Paraplegien oder Paresen, besonders der unteren Extremitäten usw. auftreten. Die Liquorveränderungen entsprechen in ihrem Grade keineswegs immer den klinischen Befunden. Auch Spiroäten sind im Liquor nachgewiesen worden.

Es sind das die Symptomenbilder, welche seit der Salvarsanära speziell als **Neuro- resp. als Meningorezidive** viel beachtet worden sind. Diese Bezeichnungen besagen an sich nichts weiter, als daß es sich um syphilitische Erscheinungen an den (Gehirn-)Nerven und an den Meningen handelt. Aber man verbindet jetzt vielfach mit ihnen die Vorstellung, daß diese Prozesse mit der Salvarsanbehandlung in einem engeren Zusammenhang stehen. Das ist auch unzweifelhaft oft der Fall. Sie sind zwar jederzeit gelegentlich beobachtet worden, sie kommen auch jetzt bei nicht, bzw. nur mit Quecksilber, neuestens auch bei nur mit Bismut behandelten Fällen vor. Sie sind aber in der ersten Zeit nach der Einführung des Salvarsans, als von diesem (ohne Kombination!) nur eine oder wenige Injektionen gegeben wurden, relativ recht häufig gewesen. Sie scheinen auch bei der kombinierten Behandlung (mit Hg, aber auch mit Bi) seltener zu sein, selbst wenn nur relativ wenig Salvarsan verabreicht wird, als bei unzureichender reiner Salvarsanbehandlung („Anbehandlung"). Man nimmt an, daß in diesen Fällen durch das Salvarsan eine fast, aber nicht wirklich vollständige Abtötung der Spirochäten zustande kommt, daß diese in den Meningen, speziell da, wo das Salvarsan schlechter herankommt, zurückbleiben (in denen sie ja, wie die Liquorbefunde lehren, gewiß oft vorhanden sind), daß sie dann — wegen der vollständigeren Sterilisierung und Immunisierung des übrigen Körpers — hier auswachsen und bald mehr circumscripte, bald mehr diffuse Prozesse bedingen (Monorezidive S. 139). Diese meningealen Entzündungen führen natürlich besonders dann zu klinischen Erscheinungen, wenn sie wegen Raumbeengung, z. B. in Knochenkanälen, eine Kompression auf die Gehirnnerven ausüben können. Daher stehen klinisch die schon erwähnten Opticus- usw. Erscheinungen oft im Vordergrund.

Solche Erkrankungen können während der ganzen Sekundärperiode auftreten, und zwar besonders in Fällen, in denen das Salvarsan erst bei positiver Seroreaktion gegeben wurde. Am häufigsten sind sie dann, wenn kurze oder längere Zeit nach Beginn der sekundären Erscheinungen die Salvarsanbehandlung aufgenommen worden ist, und zwar einige Wochen bis Monate nach der Beendigung einer Kur, welche vorzeitig abgebrochen oder an sich zu schwach war.

In der Tertiärperiode kommen diese Erscheinungen nach Salvarsanbehandlung kaum vor. Sie scheinen in den letzten Jahren wesentlich seltener zu sein als im Beginn der Salvarsanära (bessere, mehr kombinierte Behandlung?).

Während die Neurorezidive sich entwickeln, ist die Seroreaktion im Blut häufig negativ; im Liquor aber finden sich die bei meningealer Lues vorhandenen Veränderungen oft sehr stark ausgeprägt (hohe Zellzahlen!). Je nach der Lokalisation und nach der Intensität der Entzündung ist das klinische Bild noch recht verschieden. Bald setzen sie mehr allmählich mit allgemeinen meningitischen Reizerscheinungen, bald sehr plötzlich ein, bald tritt die Erkrankung eines Gehirnnerven anscheinend isoliert auf, bald sind mehrere zugleich oder sukzessiv beteiligt. Bei fehlender spezifischer Behandlung bzw. Wiederbehandlung können diese Affektionen sich in sehr verschiedenem Tempo progredient entwickeln. Wie weit sie einer spontanen Rückbildung fähig sind, ist wohl noch zweifelhaft. Auf spezifische (auch Salvarsan-)Behandlung reagieren sie im allgemeinen gut.

Wie erwähnt, ist die meningeale Frühlues in der überwiegenden Mehrzahl der Fälle klinisch latent; die Liquorveränderungen gehen unzweifelhaft mit und ohne Behandlung sehr häufig vollständig zurück; denn sie sind bei Untersuchungen älterer Fälle sehr viel seltener zu finden. Bei einer Anzahl der Patienten, die noch recht verschieden geschätzt wird, bleibt der Liquor pathologisch, selbst bei der gewöhnlich geübten Behandlung. Ob gerade diese Fälle mit persistierenden, klinisch latenten Liquorbefunden eine (speziell bezüglich Tabes und Paralyse) ungünstige Prognose geben, steht noch dahin (s. u.).

Sehr viel seltener als die rein oder wesentlich meningealen Prozesse sind die mit *encephalitischen* Erscheinungen einhergehenden, bei denen cerebrale Herdsymptome (Neuritis optica, Pupillensymptome, Schluckstörungen usw.) sich zu den allgemeinen (Koma, Erregungs- und Depressionszustände, tonische und klonische Krämpfe usw., Fieber, Nackensteifigkeit) hinzugesellen.

Ob ein Meningorezidiv zu späteren Nervenerkrankungen prädisponiert, ist unentschieden, nach dem bisher vorliegenden Material aber nicht wahrscheinlich (wenngleich gelegentlich Paralyse darnach beobachtet worden ist).

Von den hier beschriebenen Prozessen sind noch zu unterscheiden: ganz akut einsetzende Erscheinungen an den Meningen oder an den Gehirnnerven, welche im Beginn der Salvarsantherapie scheinbar plötzlich auftreten und meist schnell zurückgehen; es sind das als „JARISCH-HERXHEIMER*sche Reaktionen*" aufzufassende Steigerungen bis dahin latenter Veränderungen.

Anatomisch handelt es sich augenscheinlich um sehr verschieden hochgradige Entzündungsprozesse der Meningen (Leptomeningitis mit und ohne Knötchen usw.) mit meist mehr lymphocytärer, gelegentlich auch leukocytärer Infiltration, Fortsetzung der Meningitis an Nerven und Gefäßen, evtl. mit Degenerationserscheinungen an der Nervensubstanz.

Bei der **Diagnose** ist es vor allem wichtig, überhaupt an Syphilis zu denken; denn die Patienten wissen oft entweder von ihrer Infektion nichts oder sind, gerade wenn sie behandelt sind, überzeugt, daß solche Symptome nicht mit ihr zusammenhängen, und verleugnen sie daher, manchmal selbst wenn sie danach gefragt werden. Auch darum ist es so wichtig, die Patienten immer wieder zu ermahnen, bei jeder Gesundheitsstörung ihrem Arzt Mitteilung von ihrer Lues zu machen. Nie darf in solchen Fällen die Liquorentnahme vernachlässigt werden (die auch therapeutisch günstig wirken kann).

Differentialdiagnostisch kommen außer allen anderen meningealen Prozessen (selbst den akuten epidemischen und den tuberkulösen) gelegentlich auch die Salvarsanschädigungen des Gehirns (Purpura cerebri, siehe bei Therapie) in Frage.

Die **Prognose** ist, wenn die Patienten früh zur Beobachtung kommen, die Diagnose bald gestellt, und die spezifische Therapie vorsichtig — wegen der eventuellen Reaktionserscheinungen — aufgenommen, aber energisch fortgesetzt wird, meist eine günstige. Selbst hochgradige Schädigungen der Gehirnnerven können sich noch vollständig zurückbilden. In zu spät behandelten Fällen können allerdings naturgemäß irreparable Störungen zurückbleiben. Gelegentlich sind auch wiederholte Meningorezidive beobachtet worden.

II. Meningeale Prozesse der Spätperiode.

Wie alle Erscheinungen, die früher als ausgesprochene Spätsymptome angesehen worden sind, so können auch die hier zu besprechenden Meningitiden relativ sehr früh auftreten. Sie sind nicht sowohl wegen der einzelnen

Symptome als vielmehr im Gesamtbild von den „eigentlichen" frühen Meningitiden zu unterscheiden.

Alle drei Meningen, und zwar sowohl am Gehirn als am Rückenmark, können beteiligt sein. Diffuse und circumscripte, sklerosierende und gummöse Prozesse kombinieren sich untereinander und mit Gefäß- und Knochenprozessen und wirken in der verschiedensten Weise auf das Zentralnervensystem selbst ein. Wir unterscheiden

a) bei den **Meningitiden des Gehirns** solche der *Basis* und solche der *Konvexität;* auch hier wieder sind Kombinationen häufig. Bei der *Basal-Meningitis* sind vorhanden: oft außerordentlich heftige, manchmal besonders nächtliche Kopfschmerzen, Übelkeit, Erbrechen, Schwindel, Bewußtseinsverluste, Schlaflosigkeit oder auch Somnolenz, psychische Symptome, Delirien, maniakalische Zustände, Krämpfe, Druckempfindlichkeit der Schädelknochen, Stauungspapille, Opticusatrophie oder -Neuritis, die Pupillensymptome (besonders die absolute Mydriasis, aber auch die reflektorische Pupillenstarre), die verschiedenen Formen der Lähmung, besonders des Oculomotorius und der anderen Augenmuskelnerven, Trigeminus- und Acusticussymptome, Facialislähmung, Diabetes insipidus (Akromegalie, siehe bei Hypophyse, S. 292 und mellitus usw.). Besonders betont wird der wechselvolle Verlauf.

Bei der *Konvexitäts-Meningitis* spielen neben den Kopfschmerzen die psychischen Symptome, allgemeine (oder besonders Jacksonsche) Krämpfe, Paresen, Paralysen, Sensibilitätsstörungen, oft in einem circumscripten Gebiet, die wichtigste Rolle; dazu kommen auch spinale Erscheinungen.

Pathologisch-anatomisch handelt es sich um Infiltrationen in den Meningen, die sich besonders an die Gefäße an- und die Nerven umschließen, welche auch ihrerseits zellig durchsetzt werden. Der Prozeß breitet sich mehr oder weniger in die Substanz des Gehirns aus. Daneben kommen auch eigentliche Gummata zur Entwicklung. An der Basis stellt die Gegend zwischen den Pedunculi und am Chiasma die Lieblingslokalisation dar. Schwerere Zerstörungen der Hirnsubstanz finden sich besonders am Hirnstamm, wo Endarterien vorhanden sind.

Die **Diagnose** ist ätiologisch nur auf Grund der Aufdeckung der Syphilis, besonders auch durch die Liquoruntersuchung zu stellen. Neben den Meningitiden anderer Provenienz wird man speziell an die Differentialdiagnose gegenüber der Paralyse und der Encephalitis lethargica denken müssen.

Die **Prognose** ist gerade bei diesen Prozessen bei rechtzeitiger und energischer Therapie *relativ* günstig.

b) **Meningo-Myelitis.** Im Rückenmark kommt es infolge seines kleinen Querschnittes, infolge des Nahebeieinanderliegens der anatomisch und funktionell verschiedenen Anteile auf sehr beschränktem Raum noch sehr viel häufiger als bei der Gehirnsyphilis zu kombinierten Erkrankungen, zu einem Übergreifen des ursprünglich den einen Teil ergreifenden Krankheitsprozesses auf den anderen. Die selbstverständliche Folge hiervon ist das Auftreten sehr mannigfaltiger klinischer Bilder. Neben den Allgemeinerscheinungen (Spontan- und Druckschmerzen der Wirbelsäule, Steifheit, „Spinalirritation") treten die lokalisierten in den Vordergrund, welche dem Ort des Prozesses entsprechen. Als Hauptsymptome sind zu erwähnen: Störungen der Sensibilität in allen oder in einzelnen Qualitäten, Schmerzen und Parästhesien (in radikulärer Anordnung), Lähmungen bzw. spastische Paresen (bei relativ geringer Muskelspannung in der Ruhe), besonders Paraparesen der Beine, gesteigerte Reflexe, Blasen- und Mastdarmlähmungen und Herabsetzung der geschlechtlichen Erregbarkeit bis zur Impotenz.

Als einigermaßen abgegrenzte Symptomenkomplexe sind solche zu erwähnen, welche mehr oder weniger unter dem klinischen Bild der *Myelitis transversa,* der BROWN-SEQUARD*schen Halbseitenläsion*, der *spastischen Spinalparalyse* (Degeneration der Hinter- und Seitenstränge bzw. unvollkommene Querschnittsmyelitis), der LANDRY*schen Paralyse*, der *spinalen Muskelatrophie*, der *amyotrophischen Lateralsklerose*, der *Poliomyelitis anterior*, der *Syringomyelie* (auch anatomisch *Höhlenbildung* mit Spirochäten schon konstatiert), der Tumoren, der *Sclérose en plaques* und der *Pseudotabes syphilitica* auftreten. Die letztere unterscheidet sich von der Tabes vor allem durch das Schwanken der Symptome und das Hinzutreten von der eigentlichen Tabes fremden Erscheinungen. Tumoren können natürlich ähnliche Krankheitsbilder hervorrufen.

Endlich kann ein eigenartiges Krankheitsbild auch noch durch die „*Pachymeningitis cervicalis hypertrophica*" bedingt werden: Starke in die Arme ausstrahlende Schmerzen am Nacken und Hinterkopf mit sensiblen und motorischen Ausfallserscheinungen an den oberen Extremitäten [atrophische Lähmungen der Hand- und Fingermuskeln („Predigerhand")], weiterhin spastische Paresen der unteren Extremitäten usw.

Auch Kombinationen mit den verschiedenen Formen der Hirnlues kommen natürlich vor, und ebenso können Rückenmarkssymptome verschiedensten Grades und verschiedenster Lokalisation die Folgen der Spondylitis syphilitica sein (s. S. 245).

Der *Verlauf* ist außerordentlich wechselnd, im allgemeinen chronisch intermittierend, manchmal klinisch anscheinend sehr akut. Auch die syphilitischen Rückenmarkserkrankungen können schon sehr frühzeitig auftreten.

Pathologisch-anatomisch handelt es sich um die gleichen Prozesse wie bei der Meningitis des Gehirns; auch hier setzt sich der die Meningen durchsetzende Prozeß in das Rückenmark selbst fort, das natürlich auch durch die Kompression und Erkrankung der Gefäße geschädigt wird.

Die **Diagnose** beruht auf Anamnese, sonstigen syphilitischen Erscheinungen und ganz vor allem auf der Liquoruntersuchung. Die verschiedenen in Frage kommenden Krankheitsbilder sind oben erwähnt (evtl. auch Salvarsan-Schädigung!). Bei allen Rückenmarkserkrankungen, außer den ausgesprochen traumatischen, muß an Lues gedacht werden.

Die **Prognose** hängt auch hier in erster Linie von der Frühzeitigkeit der Diagnose und der Therapie ab. In manchen Fällen wird eine wirkliche vollständige Heilung erzielt, in anderen bleiben natürlich gewisse Defekte zurück. So kann z. B. die Lähmung der unteren Extremitäten vollständig verschwinden, dabei aber hält sich die Blasen- und Mastdarmschwäche oder die Impotenz. Mit der Behandlung muß lange Zeit fortgefahren werden, denn manchmal tritt die Besserung erst spät ein oder nimmt noch lange Zeit hindurch zu.

III. Die arteriitischen Prozesse.

Das Krankheitsbild setzt sich auch bei der cerebrospinalen Gefäßlues aus den an Intensität sehr schwankenden Allgemeinerscheinungen (Schwindel, Kopfdruck, Schlaflosigkeit, Apathie oder Reizbarkeit, aber auch schwerere psychische Symptome in sehr verschiedener Form) und aus motorischen und sensorischen Herdsymptomen zusammen. Die letzteren können ohne alle Vorboten auftreten. Die apoplektiformen Anfälle verlaufen vielfach ohne Bewußtseinsverlust; vorübergehende und sich wiederholende oder von vornherein bestehen bleibende Hemiplegien mit oder ohne Aphasie, epileptiforme Krämpfe, bulbäre und Ponssymptome, plötzlicher Tod sind wohl die häufigsten Erscheinungen des naturgemäß sehr mannigfaltigen Krankheitsbildes. Auch der Verlauf ist sehr variabel, indem immer neue Krankheitserscheinungen auf Grund des Fortschreitens der arteriitischen Prozesse sich entwickeln können.

Pathologisch-anatomisch sind die Gefäßveränderungen schon oben (S. 257) geschildert. Am häufigsten erkranken die Arterien der Hirnbasis. Die Verengerung der Gefäße führt mit oder ohne Thrombose zum vollständigen Verschluß. Dessen Folgen hängen natürlich ganz von der Bedeutung ab, welche das betroffene Gefäß für die Zirkulation des entsprechenden Gewebsabschnittes hat. Sind ausreichende Kollateralen vorhanden, so bewirkt der Verschluß wohl zunächst eine Ernährungs- und damit auch eine Funktionsstörung, aber schnell kann die Zirkulation wieder hergestellt, und damit die Störung ausgeglichen werden. Ist das verschlossene Gefäß aber eine Endarterie, so tritt schließlich fettiger Zerfall, Erweichung und weiterhin Cysten- oder Schwielenbildung ein. Während die Arterien der Hirnhäute durch zahlreiche Kollateralen untereinander zusammenhängen, sind die Arterien des Hirnstammes wirkliche Endarterien.

Daher kommen vielfach in der Rinde nur vorübergehende Störungen, in den anderen Hirnteilen aber Erweichungen usw. zustande. Gleiche Erscheinungen können durch Kompression der Arterien bei Knochen- und meningealen Prozessen bedingt werden. Es kann aber die Gehirnsyphilis auch unter den Erscheinungen von Embolien und Blutungen auftreten, das erstere durch Losreißung von Thrombenmassen, das letztere durch Bersten eines durch die syphilitische Gefäßerkrankung hervorgerufenen Aneurysmas oder auch in solchen Fällen, in denen Arteriosklerose mit Syphilis kombiniert (evtl. durch sie mitbedingt?) ist. Auch intraventrikuläre Hämorrhagien sind beobachtet worden.

Die **Diagnose** ist natürlich speziell gegenüber den arteriosklerotischen Veränderungen schwierig. Das häufig jugendliche Alter, das Fehlen anderer Zeichen von Arteriosklerose und anderer für die Gehirnerkrankung verwertbarer ätiologischer Momente, die Flüchtigkeit der ersten Lähmungserscheinungen geben Anhaltspunkte. Negative Resultate der Blut- und Liquoruntersuchung dürfen gerade hier nicht von der Diagnose bzw. von der Vermutung eines syphilitischen Prozesses zurückhalten. Selbstverständlich ist die Unterscheidung von den anderen meningealen und cerebralen Prozessen syphilitischer Natur, auch der Paralyse, schon wegen der häufigen Kombinationen sehr schwer.

Die **Prognose** ist bei den arteriitischen Formen wohl besonders ernst, weil sie oft spät diagnostiziert werden, und die Gefäßveränderungen daher schon sehr weit fortgeschritten sein können, wenn die Behandlung beginnt.

IV. Die Gummata in Gehirn und Rückenmark.

Wenn sich isolierte Gummata im Gehirn, bzw. viel seltener im Rückenmark, entwickeln, so machen sie im wesentlichen die gleichen Symptome wie die Neoplasmen, d. h. neben den Erscheinungen des Hirndrucks hängt das klinische Bild vor allem von der außerordentlich mannigfaltigen Lokalisation des gummösen Prozesses ab. Hier kommt tatsächlich alles vor, was die Hirntumoren charakterisiert: Psychische Störungen verschiedener (schizophrenoider, katatonischer usw.) Form, Lähmungen, pallido-striäre Symptome, Parkinson-, pseudobulbäre, Rigiditäts-, Wilson-ähnliche usw. Erscheinungen, wie sie auch bei Tabes und Paralyse beobachtet werden, Kleinhirnerkrankungen. Häufig sind die Hirngummata mit den meningealen und arteriitischen Erscheinungen kombiniert. Der Verlauf ist oft sehr chronisch.

Anatomisch finden sich die nach allen Richtungen typisch gebauten Gummata besonders in den peripherischen Teilen des Gehirns, an der Konvexität, unter der Pia, welche dicht infiltriert ist. Im Zentrum tritt gewöhnlich Erweichung oder auch Koagulationsnekrose ein. Selbst bei günstigem Verlauf entsteht natürlich eine Schwiele. Auch unmittelbar nekrotisierende Formen sind bei Hirnsyphilis beschrieben.

Die **Diagnose** ist gegenüber den Tumoren sehr schwer, zumal Blut und Liquor keineswegs immer positiv reagieren (in etwa 60—80 % Blut positiv), andererseits auch an Tumoren bei Syphilitischen gedacht werden muß. Man wird auch auf Luetin und oft auf die Diagnose ex juvantibus rekurrieren, darf die Behandlungsversuche aber nicht zu lange fortsetzen, damit nicht evtl. der Versuch eines operativen Eingreifens immer aussichtsloser wird.

Die **Prognose** hängt von Lokalisation und früher Therapie ab.

Zusammenfassend sei bezüglich der cerebrospinalen Lues noch einmal hervorgehoben, daß ihr Krankheitsbild ein außerordentlich buntes ist. Neben den Allgemeinerscheinungen der meningealen Reizung, des Hirndrucks, der Neurasthenie und den Psychosen kommen alle möglichen Herdsymptome und alle möglichen Störungen von seiten der Hirnnerven vor; auch der Diabetes insipidus und selbst mellitus gehören hierher. Gerade das atypische Verhalten der klinischen Bilder und der häufig auffallende Wechsel im Verlauf sind besonders wichtig. Für die Praxis heißt das, um es immer wieder zu betonen: bei jeder Erkrankung des Zentralnervensystems ist an die Syphilis zu denken; man darf sich weder bei der Diagnose einer Neurasthenie, noch einer Hysterie, noch bei der einer nichtsyphilitischen organischen Erkrankung, selbst wenn eine solche nahezuliegen scheint (Arteriosklerose, Apoplexien bei Herzfehlern usw.) beruhigen, sondern muß immer mit allen unseren Mitteln die Syphilis nach Möglichkeit feststellen bzw. ausschließen und die Therapie in erster Linie nach dieser Richtung lenken. Denn diese schädigt, wenn sie mit Berücksichtigung der individuellen Toleranz und mit sorgfältiger Beobachtung durchgeführt wird, die Patienten meist nicht oder nur vorübergehend. Es muß aufs energischste betont werden, daß bei sehr vielen der differentialdiagnostisch in Frage stehenden Prozesse (Tuberkulose, Tumoren usw.) die Aussichten so ungünstig sind, daß die Chancen antisyphilitischer Therapie bei weitem die besten sind. Selbst wenn sie oft nicht zum Resultat führt, so ist das unwesentlich gegenüber dem ungeheuren Vorteil, der einem einzelnen Patienten evtl. aus solchen therapeutischen Versuchen erwächst.

V. Parenchymatöse Syphilis des Zentralnervensystems.

Der Streit, ob Tabes oder Paralyse syphilitische Erkrankungen sind, ist definitiv erledigt. Wir können heute den Satz als allgemein angenommen ansehen, daß es *keine Tabes oder Paralyse gibt, welche nicht durch Syphilis bedingt ist.* Diese zuerst auf Grund von statistischen Erfahrungen wahrscheinlich gemachte Annahme ist als richtig bewiesen: durch die Resultate der Sero- und Liquorreaktionen und durch den mikroskopischen und tierexperimentellen Nachweis der Spirochäten im Nervensystem.

Trotzdem besteht die Anschauung weiter zu Recht (s. S. 118), daß beide Krankheiten von den anderen syphilitischen Veränderungen des Zentralnervensystems verschieden sind, und zwar vor allem wegen der Differenz in den pathologisch-anatomischen Befunden (Vorhandensein primär-degenerativer Prozesse neben den entzündlichen, wenigstens bei der Paralyse), wegen der Verschiedenheit in den Liquorbefunden und wegen der leider noch immer sehr ausgesprochenen Differenz in der Wirkung der Specifica, die ja doch auch nichts anderes ist, als eine „biologische Reaktion". Es ist aber auf diesem Gebiet noch alles im Fluß. Manche neuere Ergebnisse lassen es zweifelhaft erscheinen, ob Tabes und Paralyse wirklich in dem bisher angenommenen Maß zusammengehören, und ob es demgemäß richtig ist, ihre Pathogenese als eine im wesentlichen einheitliche aufzufassen.

Jedenfalls werden wir das eine festhalten können, daß beide Krankheiten die charakteristischsten Äußerungen der Spirochäten im Zentralnervensystem darstellen, und da es bei ihnen speziell das Nervengewebe selbst ist, welches eigenartige Veränderungen aufweist, werden wir sie zunächst als *parenchymatöse Formen der Nervensyphilis* zusammen belassen können. Der Name „Para-, Post- oder Metalues" ist aufzugeben, weil Tabes und Paralyse ebenso unzweifelhaft syphilitische Veränderungen „im eigentlichen Sinne" sind wie die anderen syphilitischen Manifestationen im Zentralnervensystem. Ja man kann sie sogar als die „*eigentliche Nervensyphilis*" bezeichnen, weil sie die am meisten spezialisierten Reaktionen des zentralen Nervensystems auf die Spirochäten sind, und weil die anderen spezifischen Nervenerkrankungen das Nervengewebe ja nur konsekutiv betreffen.

Die Differenzen dieser Gruppe von Nervenerkrankungen, von den in den vorigen Abschnitten beschriebenen, können im Prinzip beruhen: in Differenzen der Spirochäten, in Differenzen der Reaktionsweise des Organismus, in Differenzen infolge der verschiedenen Angriffspunkte der Spirochäten und endlich auch darin, daß, speziell bei der Paralyse, die Giftstoffe der Spirochäten eine besondere Rolle spielen.

Differenzen der bei der parenchymatösen Nervenlues vorhandenen Spirochäten in bezug auf die Tierpathogenität sind wohl noch nicht mit Sicherheit nachgewiesen. Das Fehlen bzw. die Seltenheit der Tabes und Paralyse bei unzivilisierten Völkern kann nicht bestimmt auf einigermaßen konstante Spirochätendifferenzen zurückgeführt werden, denn Europäer, die sich in den Tropen infizieren, können tabisch oder paralytisch erkranken. Eine Zunahme dieser Erkrankungen in solchen Ländern als Folge der Einführung der Behandlung ist mehrfach behauptet, aber wohl auch noch nicht bewiesen worden.

Man hat die Existenz eines „*Virus nerveux*" vor allem aus der Tatsache erschlossen, daß in einer Anzahl von Fällen Infektionen aus der gleichen Quelle zu einer auffallend großen Zahl von Tabes- und Paralyseerkrankungen geführt haben, und daß in der Familie (besonders bei nichtkonsanguinen Ehegatten) die gleichen Erkrankungen häufiger vorkommen, als es an sich vorauszusetzen wäre. Dem stehen aber auch zahlreiche, anscheinend entgegengesetzte Erfahrungen gegenüber: sowohl in dem Sinn, daß in einer Familie bei gleicher Infektionsquelle neben Tabes und Paralyse, oder sogar mehr als sie, andere syphilitische Formen auftreten, als auch insofern, als konsanguine Individuen, die sich an verschiedenen Quellen infiziert haben, ebenfalls nicht selten in auffallender Übereinstimmung an Tabes und Paralyse erkranken. Das letztere ist (wenn es kein Zufall ist) unzweifelhaft am ehesten auf eine hereditäre Disposition zurückzuführen; denn daß das spezielle Milieu dergleichen bedingen könnte, ist nach dem vorliegenden Material unwahrscheinlich. Ausscheiden müssen natürlich die Fälle, in denen Konsanguine (Eltern und kongenitalluetische oder von den Eltern durch Kontakt angesteckte Kinder) an Tabes oder Paralyse erkranken, weil dabei ja sowohl die hereditäre Disposition als der gleiche Spirochätenstamm in Frage kommen.

Die Tatsachen sprechen also dafür, daß beide Momente eine Rolle spielen können. Man könnte sehr wohl daran denken, daß die Fragestellung: „Virus nerveux (spezielle Neurotropie einzelner Spirochätenstämme) oder spezielle Disposition einzelner Individuen resp. Keimplasmen für die parenchymatöse Syphilis?" in dieser Form nicht berechtigt ist, sondern daß es gibt: die verschiedensten Abstufungen der Spirochätenstämme vom „normalen" bis zum ausgesprochen „neurotropen", und auf der anderen Seite alle möglichen Varianten von geringster bis hochgradigster hereditärer oder akquirierter Disposition zur parenchymatösen Nervenlues. Dann würden alle erwähnten Tatsachen durch die unendlich verschiedenen Kombinationsmöglichkeiten der kausalen Momente erklärlich sein. Hinzu kommt noch die auch durch neuere Tierversuche nahegelegte Frage, wie weit durch die Behandlung (Salvarsan in ungenügenden Mengen?) eine Neurotropie von Spirochäten bedingt sein kann. Ja es könnte durch Vegetation der Spirochäten in einem Individuum diesen eine Neurotropie für andere Individuen angezüchtet werden. Man hat auch daran gedacht, daß die Spirochäten im Laufe der Zeit speziell durch die Behandlung eine biologische Veränderung erlitten hätten; infolge dessen könnten sie nur geringere Hauterscheinungen und damit eher parenchymatöse Nervenlues hervorrufen (s. u.). Diese Veränderung der Spirochäten sei begrenzt vererbbar, könne aber auch wieder schwinden.

Was die Differenzen im Verhalten des Organismus betrifft, so können wir die „tabischparalytische Reaktion" im Prinzip als eine vierte Variante in der Allergieentwicklung auffassen. Wie die tertiäre Reaktion sich von der primären und sekundären, so würde sich die der parenchymatösen Syphilis von allen drei anderen unterscheiden. Im Verhältnis zur tertiären Syphilis wären die allergischen Erscheinungen an sich unbedeutend. In dieser Richtung würde auch der reichliche Spirochätengehalt bei der Paralyse und die histologische Struktur sprechen können. Daß sich diese eigenartige Reaktion entwickelt, könnte einerseits, wie erwähnt, auf hereditäre Momente, eine angeborene Minderwertigkeit des Zentralnervensystems, bzw. der Meningen, andererseits auch auf exogene Momente zurückzuführen sein, welche die „Condition" bedingen, wie Alkoholismus, geistige Überanstrengung usw. — Umstände, welche als Hilfsursachen für Tabes und Paralyse angeführt werden, über deren Bedeutung die Ansichten aber noch sehr verschieden und vielfach recht negativ sind. Unter diesen das Entstehen der parenchymatösen Syphilis befördernden Momenten wird auch die Therapie angeführt. Die einen meinen, daß fehlende

Behandlung überhaupt das Auftreten dieser Formen begünstige, die anderen, daß es speziell unvollständige Behandlung sei, die sie nicht nur nicht verhindere, sondern sogar provoziere. Durch diese sollten die Erscheinungen an der Haut und damit die von ihnen ausgehenden Immunisierungserscheinungen unterdrückt, und so der Prozeß gleichsam „auf die inneren Organe gelenkt" werden. Man stützt sich dabei auf die Angabe, daß Tabes und Paralyse besonders bei Luesfällen vorkommen sollen, bei denen die frühen Hauterscheinungen sehr unbedeutend waren, und daß sie sehr selten mit späten Hautsyphiliden kombiniert sind. Doch gibt es davon zahlreiche Ausnahmen; man könnte diese Erfahrungen auch auf eine ursprüngliche oder erworbene starke Neuro- und geringe Dermotropie der betreffenden Spirochäten bzw. auf eine verschiedene individuelle Disposition der verschiedenen Organe zurückführen — und schließlich würde bei der Annahme einer solchen fehlenden Immunisierung von der Haut aus noch immer nicht erklärt sein, warum dann gerade so eigenartige Erscheinungen am Zentralnervensystem zustande kämen. Es wird dabei auch nicht genügend berücksichtigt, wieviele nicht und unvollkommen Behandelte Spätsyphilis an Haut und anderen Organen bekommen; auch diese haben gewiß zu einem großen Teil nur wenig Früherscheinungen an der Haut gehabt. Auch bei typischer Spätsyphilis z. B. der Leber sind tertiäre Hauterscheinungen keineswegs häufig.

In dritter Linie konnte an die Bedeutung der Angriffsstellen der Spirochäten gedacht werden. Daß bestimmte Gewebe und Organe zu den Syphiliserregern gewisse besondere Affinitäten haben, ist eine wegen der individuellen Lokalisation der syphilitischen Veränderungen überhaupt unentbehrliche Annahme; es läßt sich nicht leugnen, daß die einzelnen Gewebsarten und Organe eine Vorliebe für bestimmte Reaktionsarten besitzen (vgl. Aortitis, Keratitis parenchymatosa, Knochenlues usw.). So wäre es denn auch möglich, daß, wenn die Spirochäten sich speziell an bestimmten Punkten ansiedeln bzw. verankert bleiben, dort die eigenartige Reaktion entsteht, die zu dem tabischen bzw. paralytischen Prozeß führt. In diesem Sinn würden vielleicht die Befunde über die beginnenden Veränderungen (in den Wurzelnerven) bei der Tabes zu deuten sein. Natürlich können einerseits angeborene bzw. hereditäre Eigentümlichkeiten bestimmter Organe oder Organteile, andererseits auch äußere Einflüsse für diese spezielle Empfänglichkeit und Reaktionsart maßgebend sein.

Die große Zahl der bei der Paralyse gefundenen Spirochäten ließ ferner an die Möglichkeit denken, daß die bei deren Untergang freiwerdenden Giftstoffe eine besondere Bedeutung für die Entstehung und Eigenart der paralytischen Veränderungen haben.

Auch die Auffassung, daß Tabes und Paralyse auf einem Eindringen des Liquors durch die geschädigten Meningen in die Nervensubstanz beruhen, gehört zu den für die Erklärung der Tabes und Paralyse aufgestellten und nicht genügend gestützten Annahmen.

Ungelöst ist endlich auch die Frage nach den engeren Beziehungen der parenchymatösen Nervenlues zur Frühlues. Die Persistenz der meningealen Veränderungen der Sekundärperiode und deren Bedeutung für den späten Prozeß ist vielfach angenommen, aber aus natürlichen Gründen noch nicht bewiesen worden.

Der Fülle hypothetischer Betrachtungen entspricht die Unsicherheit unserer *tatsächlichen Kenntnisse über die speziellen ätiologischen Verhältnisse von Tabes und Paralyse,* über die hier summarisch folgendes berichtet sei.

1. Die Häufigkeit von Tabes und Paralyse — absolut genommen — ergibt sich aus zahlreichen Statistiken (z. B. 1922 in deutschen Irrenanstalten ein Zugang von 4205 männlichen Paralytikern). Die Frage, eine wie häufige Folge der Syphilis Tabes und Paralyse sind, wird sehr verschieden beantwortet; es kommt dabei gewiß sehr auf das Material an (Behandlung und andere äußere Momente). Vielfachen Angaben entspricht es, wenn man die Zahl der Tabiker auf $3^0/_0$, die der Paralytiker auf $5^0/_0$ (cerebro-spinale Lues auf etwa $3^0/_0$) aller Syphilitiker schätzt; andere nehmen wesentlich höhere Zahlen an. Die Tabes und Paralyse sind Späterscheinungen; sie treten meist 10—15—20 Jahre nach der Infektion auf; doch können sie sich auch sehr früh (2—3 Jahre) und noch sehr spät entwickeln. In je höherem Alter die Syphilis akquiriert wird, um so kürzer scheint nach einzelnen Angaben das Intervall zwischen Frühperiode und Auftreten dieser Erkrankungen („Inkubationszeit") zu sein.

2. Dementsprechend kommen sie bei akquirierter Syphilis am häufigsten im 30. bis 50. Lebensjahr vor, bei Frauen früher als bei Männern.

3. Bei der durch akquirierte Syphilis bedingten Tabes und Paralyse wird das Verhältnis der Frauen zu den Männern etwa wie 1:2,5 oder wie 2:3 angegeben.

4. Bestimmte Rassen (Ungarn, Juden) sollen besonders disponiert sein. Bei den unzivilisierten Völkern sind nach den Berichten vieler, aber nicht aller, Autoren Tabes und Paralyse auffallend selten. Die Behauptung, daß das auf dem Fehlen der Behandlung beruht, ist nicht bewiesen; es können manche andere Momente dabei eine Rolle spielen, und selbst in den Kulturländern sind sehr viele Tabiker und Paralytiker bis zum Ausbruch dieser Erkrankungen unbehandelt.

5. Der Einfluß der Behandlung für den einzelnen Kranken ist noch zweifelhaft; doch ist es sicher, daß auch eine nach unseren heutigen Ansichten ausreichende und selbst gute Behandlung nicht *immer* geschützt hat, sehr wahrscheinlich aber, daß wirklich energische, besonders frühe moderne (Salvarsan-) Behandlung die Zahl der Erkrankungen herabsetzt. Die Behauptung, daß nach Salvarsanbehandlung — speziell nach einer nach unseren heutigen Anschauungen ungenügenden Salvarsanzufuhr — Tabes und Paralyse häufiger auftreten, ist nicht erwiesen. Die aus mehreren Statistiken sich ergebende Tatsache, daß positive Liquorbefunde bei schlechter Salvarsanbehandlung häufiger sind, als bei fehlender, kann noch keineswegs in diesem Sinn verwertet werden. Auch die kürzere Inkubationszeit dieser Erkrankungen durch „Anbehandlung" kann nicht als festgestellt gelten. Darüber ob seit der Salvarsanära die parenchymatöse Nervenlues zu- oder abgenommen hat oder gleichgeblieben ist, sind die Ansichten geteilt. Statistisch bewiesen ist in dieser Beziehung nichts; verschiedene Zusammenstellungen sprechen für Abnahme. Es wird aber dabei manchmal vergessen, daß diese Krankheiten, wie andere auch, Fluktuationen in ihrer Frequenz aufweisen, die noch nicht erklärt werden können.

Auch die mehrfach behauptete Änderung des Charakters der Syphilis in eine mehr neurotrope Form kann nicht als erwiesen gelten.

6. Sehr verschieden beurteilt wird, wie erwähnt, die Bedeutung von akzidentellen Schädigungen, wie Alkoholismus, geistige oder körperliche Überanstrengungen, Exzesse, Traumen (die Kriegserfahrungen sprechen wohl gegen die Bedeutung der letzteren, sonst hätte die parenchymatöse Nervenlues gewaltig zunehmen müssen); gering ist im allgemeinen die Bewertung neuropathischer Belastung.

7. Viel behauptet (s. o.), aber ebenfalls nicht bewiesen ist, daß die der Tabes und Paralyse vorangehenden Frühsyphiliserscheinungen meist ganz besonders unbedeutend sind; sie sind das sehr oft auch bei der Spätsyphilis der Haut und anderer Organe. Als auffallend wird ferner betont, daß tertiäre Erscheinungen an Haut, Schleimhaut und Knochen bei Tabikern und Paralytikern selten beobachtet werden, während solche am Zentralnervensystem bzw. an den Meningen und spätsyphilitische Erkrankungen anderer innerer Organe (ganz besonders Aortitis) nicht selten sind.

8. Unentschieden ist auch die Frage, ob sich die an Tabes und Paralyse Erkrankenden speziell aus denjenigen rekrutieren, welche Liquorveränderungen auch in der späteren Sekundär-Periode, bzw. überhaupt behalten, oder bei denen die frühen Liquorveränderungen besonders stark oder eigenartig waren. Sicher ist, daß die Krankheiten in manchen Fällen aufgetreten sind, in denen der Liquor ganz normal gefunden worden war. Man hat selbst (wiederum noch ohne zureichenden Grund) geglaubt, daß gerade die, welche in der Frühperiode einen normalen Liquor behalten haben, die Tabes- und Paralysekandidaten sind, weil sie mit den Meningen nicht reagiert, sich in ihnen nicht immunisiert haben.

In einzelnen bisher sehr seltenen Fällen von Tabes und Paralyse scheinen *Re- bzw. Superinfektionen* erfolgt zu sein (s. S. 139).

Bei Ehegatten und Kindern von Tabikern und Paralytikern werden syphilitische Erkrankungen bzw. positive Sero-Reaktionen in einer je nach dem Material natürlich wechselnden Zahl gefunden. Sie sind wohl meist auf vor dem Ausbruch der Nervenerkrankung erfolgte Kontakt- bzw. placentare Infektion zurückzuführen. Von unmittelbaren Kontagionen durch die an parenchymatöser Nervenlues Leidenden ist nichts Sicheres bekannt.

Tabes dorsalis.

Das klassische **Krankheitsbild** der Tabes setzt sich zusammen aus den Kardinalsymptomen, als welche man die lanzinierenden (blitzartigen) Schmerzen besonders in den Beinen, das Gürtelgefühl, die Krisen (vor allem Magen, Darm, Larynx, Blase, Herz usw., evtl. mit Fieber), das Fehlen der Patellar- und Achillessehnenreflexe, evtl. nach anfänglicher Steigerung, und die reflektorische Pupillenstarre (ARGYLL-ROBERTSON), das ROMBERGsche Phänomen (Schwanken bei Schluß der Augen und Füße) und die Ataxie (schleudernder Gang, Knie-Hacken-, Finger-Nasen-Versuch!) bezeichnen kann. Dazu kommen Opticusatrophie und analoge Prozesse am Acusticus (tabische Taubheit bzw. Nystagmus und Schwindel), Anisokorie, Miosis, Entrundung der Pupillen, Lähmung der Augenmuskeln, besonders des Oculomotorius und Abducens, der Kehlkopfmuskeln (Posticus, Recurrens), Hypotonie (übermäßige Beweglichkeit der Glieder), Hyperästhesien bei Berührung und Schmerz, Analgesien vor allem an den unteren Extremitäten, gürtelförmige Hyp-, An- und (seltener) Hyperästhesien besonders an der Brust, Störungen der Tiefenempfindung im Bewegungsapparat, an den Achillessehnen, an den peripherischen Nerven (Ulnaris), Kältehyperästhesie, Parästhesien an den Extremitäten (besonders Vertaubung an den Sohlen, lokalisierter Pruritus), Doppel- und Nachempfindungen, Störungen der Blase (Retention und Inkontinenz, Balkenblase) und der Sexualsphäre (manchmal nach Reizerscheinungen Impotenz), schmerzlose Osteo-Arthropathien: rarefizierende und Wucherungsprozesse, welche von der Knochen- und Gelenklues zu trennen sind und als trophisch aufgefaßt werden, mit mannigfacher Lokalisation: Knie-, Sprung-, Hüftgelenke, auch Wirbelsäule, Spontanfrakturen, dabei auch fieberhafte Arthritiden, Ulcus perforans (besonders an der Volarseite der Zehen und den Sohlen, aber auch im Mund, wohl auch in Kehlkopf, Magen und Blase), Zahnausfall, Muskelatrophien mit Lähmung und Entartungsreaktion, Sekretionsstörungen (Salivation, Hypersekretion des Magens, selbst Mammasekretion mit Krisen). All das gehört noch zum eigentlichen Bild der Tabes. Es wären ferner noch die Psychosen, die Kombination mit Paralyse (Tabo-Paralyse), vielfache motorische Phänomene, evtl. auf Grund von Hirnlues, Zosteren, Migräne, dann außerhalb des Nervensystems die recht häufigen, besonders langsam verlaufenden Aortenerkrankungen, basedowähnliche Symptome, Leukoplakie, Erythromelalgie, Blutungen in inneren Organen (Magen, Darm, Uterus, Hämaturie), Sugillationen (Verlängerung der Gerinnungszeit!) zu erwähnen. Neben den vollausgebildeten Formen gibt es zahlreiche *unvollständige,* rudimentäre, die als solche bestehen bleiben („Tabes benigna"). Man hat auch die Fälle, in denen sensible Reiz-, aber noch keine Ausfallserscheinungen bestehen, als *Prätabes* von der „Tabes incipiens" abgesondert. Vielfach wird angenommen, daß die Tabes im Lauf der Zeit leichter geworden ist (häufigere Diagnose der unvollständigen Formen?).

Der *Verlauf* ist sehr wechselvoll. Recht häufig werden die ersten Symptome (Sensibilitäts-, Blasen-, besonders Pupillenstörungen) lange nicht beachtet und nur gelegentlich einer Untersuchung oder zufällig entdeckt. Bald allmählich, bald ganz akut können sich andere Symptome hinzugesellen.

Es kann aber auch, selbst ohne Behandlung, Stillstand für Jahre erfolgen und es können sich selbst nach längeren Remissionen neue Erscheinungen einstellen. Der gewöhnlichen, mehr lumbodorsal beginnenden Form steht die cervicale gegenüber.

Die ganze Dauer der Krankheit ist oft auf viele Jahre zu berechnen. Das Allgemeinbefinden leidet manchmal auffallend wenig, manchmal schnell und schwer. Das Leben kann sehr lange, schließlich in einem jammervollen Zustand, erhalten bleiben, bis ihm eine interkurrente Erkrankung oder eine indirekte Folge (Cystitis, Decubitus usw.) oder eine Aortitis usw. ein Ende setzen. Die *Therapie* kann nach neueren Erfahrungen (Salvarsan, Bismut, wohl auch Malaria) den Verlauf augenscheinlich günstiger gestalten, wenngleich die einzelnen Fälle sich ihr gegenüber noch sehr verschieden verhalten — vor allem wohl auch nach dem Zeitpunkt des Beginns der Behandlung. Besonders die subjektiven Symptome, auch die Ataxie, können sehr günstig beeinflußt werden, ohne daß man das immer ohne weiteres als psychisch bedingt auffassen kann. Selbst objektive Ausfallserscheinungen (Fehlen der Reflexe usw.) können nach einzelnen Beobachtungen noch beseitigt werden.

Über die allgemeinen ätiologischen Verhältnisse *der Tabes* siehe oben.

Die *Seroreaktion im Blut* ist in etwa 60—80% der Fälle positiv. Im *Liquor* ist sie es — wenn man die Auswertungsmethode benutzt (s. S. 347) — in etwa 80%; Nonne-Apelt ist meist positiv, ebenso die Lymphocytose. Ein vollständig negativer Liquor weist wohl auf eine Stabilisierung des Prozesses hin (vgl. S. 349). Dabei können aber z. B. Krisen immer noch auftreten, die nicht als Zeichen der Aktivität angesehen zu werden brauchen.

Pathologische Anatomie. Der klassische Befund wird durch die graue Degeneration (Sklerose) der Hinterstränge dargestellt; das spezifische Nervengewebe wird allmählich durch Neuroglia ersetzt. Dabei findet sich auch eine Atrophie der hinteren Wurzeln und der Hinterhörner. Die Bedeutung der meningealen Entzündungen und der Veränderungen der Wurzeln sowie der Spinalganglien wird noch sehr verschieden gewertet. Besonders ein Granulationsgewebe am Nervus radicularis wird neuerdings als Ursprungsherd der Degeneration angesehen. Andere halten an der primären Systemerkrankung fest oder wollen Gefäßveränderungen in den Vordergrund stellen. Die Pathogenese ist also noch außerordentlich strittig. Über die für das Verständnis der Tabes unerläßliche anatomische Lokalisation im einzelnen sind die Spezialwerke einzusehen (Erkrankung der Kerne der Augenmuskelnnerven, der Optici usw.).

Spirochäten sind in geringer Zahl im Subarachnoidealraum, im Granulationsgewebe an den Wurzelnerven, in den Hintersträngen und im Opticus gefunden worden.

Die **Diagnose** ist in ausgesprochenen Fällen sehr leicht (siehe die Kardinalsymptome); im Frühstadium aber kann sie recht schwer sein; sie wird bei den ersten subjektiven Erscheinungen (lancinierende Schmerzen, Magenkrisen) vor allem darum nicht gestellt, weil man oft nicht an Tabes denkt, wohl aber an Ulcus ventriculi, Gallensteine usw., und deswegen die Untersuchung nicht auf die objektiv nachweisbaren Symptome ausdehnt, von denen man das eine oder das andere dann meist schon nachweisen könnte. Immer muß auch der Augenhintergrund und neben dem Blut der Liquor nachgesehen werden, wenn nur der geringste Verdacht auf Tabes vorhanden ist — namentlich jetzt, da wir der Krankheit nicht mehr so machtlos gegenüberstehen wie früher.

In erster Linie sind besonders bei Syphilidophoben neurasthenische Erscheinungen differentialdiagnostisch von Bedeutung. Man muß ferner die Tabes in Frage ziehen bei den verschiedensten als Neuritiden (Ischias!) imponierenden Erkrankungen. Von anderen Nervenerkrankungen können in differentialdiagnostische Erwägung kommen: die hereditäre Ataxie, die multiple Sklerose, die Syringomyelie, Tumoren, endlich auch die Rückenmarkssyphilis (s. o.), welche als „Pseudotabes" auftreten kann. Hier sind aber oft Erscheinungen vorhanden, welche der Tabes trotz der Fülle ihrer Symptome fehlen (z. B. eine totale Pupillenstarre), und typische Tabeserscheinungen können vermißt werden.

Die **Prognose** ist im einzelnen Fall außerordentlich schwer zu beurteilen. Von der absolut ungünstigen Vorhersage, die wohl früher mit der Diagnose Tabes verknüpft war, sind wir jetzt auf Grund unserer Kenntnisse von den zahlreichen unvollkommen bleibenden Fällen, den langdauernden Remissionen und auch auf Grund der therapeutischen Erfolge zurückgekommen. Die liquornegativen Fälle zeichnen sich anscheinend durch besondere Stabilität aus. Daß aber die Tabes, selbst wenn es sich nur um ganz vereinzelte Symptome handelt, eine ernste Krankheit ist, bedarf nicht der Betonung.

Progressive Paralyse (Dementia paralytica).

Die Erkrankung beginnt vielfach mit als neurasthenisch imponierenden Reiz- und Ermüdungserscheinungen (eventuell nach einem epilepti- oder apoplektiformen oder einem Ohnmachtsanfall), zu denen sich früher oder später die ausgesprochenen psychischen Symptome gesellen. Oft sehr zeitig fallen Hemmungen auf moralischem und gesellschaftlichem Gebiet auf, die „Persönlichkeit" ändert sich. Weiterhin stellen sich die mannigfachsten Störungen ein: Gedächtnisschwäche, Unorientiertheit, Mangel an logischem Denken, an Dispositionsfähigkeit usw. Es kann sich dann eine der in der Psychiatrie vielfach unterschiedenen vier Formen ausbilden: die expansive (Größenwahn), die depressive (hypochondrische und melancholische Ideen), die demente (einfache Verblödung) und die agitierte (maniakalische Zustände, Delirien), ferner katatonische Zustände und der Korsakoffsche Symptomenkomplex. Dazu kommen die diagnostisch sehr wichtigen Störungen in der Sprache (Silbenstolpern, undeutliche Artikulation) und in der Schrift (Unregelmäßigkeit, Auslassungen, Unsauberkeit), die Ungeschicklichkeit in den Bewegungen und von rein somatischen Symptomen: die mehr oder weniger ausgesprochene reflektorische (viel seltener absolute) Pupillenstarre, Entrundung, Augenmuskellähmungen, Opticusatrophie, Veränderungen der Patellar- und Achillessehnenreflexe (Verstärkung, Differenzen zwischen den einen und den anderen, bzw. zwischen beiden Seiten), besonders aber früher oder später die *„paralytischen Anfälle"*, halbseitige oder allgemeine Krämpfe, apoplektische Insulte mit mehr oder weniger ausgesprochener Bewußtseinsstörung, die meist schnell vorübergehen, mit oder ohne Fieber; die Kranken erholen sich danach oft sehr gut, doch können auch Verschlechterungen des Allgemeinbefindens zurückbleiben. Die Pausen zwischen den, bei den einzelnen Patienten sich oft in gleicher Form wiederholenden, Attacken können sehr verschieden lang sein; beim „Status paralyticus" tritt zwischen ihnen keine Erholung mehr ein. Im Stadium der Demenz besteht Urininkontinenz oder -Retention, der Stuhl wird unwillkürlich entleert, die Hilflosigkeit ist eine vollkommene.

Der *Verlauf* ist sehr verschieden; die Dauer der Krankheit wird im allgemeinen auf 2—5 Jahre angegeben; auch davon kommen Ausnahmen nach beiden Seiten, galoppierende und stationäre Formen, vor. Besonders zu betonen sind die nicht seltenen (in etwa $10—20^0/_0$ der Fälle), spontan auftretenden, mehr oder weniger vollständigen, kürzere oder auch längere Zeit anhaltenden Remissionen, deren Zahl, Dauer und Stärke durch die moderne (Malaria-) Therapie sehr günstig beeinflußt wird. Auch der Charakter der Paralyse scheint sich geändert zu haben, indem die einfach dementen Formen häufiger geworden sind.

Die Paralyse kann sich mit Tabes (s. o.), mit (anscheinend oft besonders leicht verlaufender) Aortitis, mit spätsyphilitischen Erscheinungen im Gehirn und in anderen Organen kombinieren.

Die *Seroreaktionen* im Blut sind in etwa $90—95^0/_0$ (und mehr!) — abgesehen von viel behandelten Fällen — positiv. Im *Liquor* ist neben der meist stark positiven

WASSERMANNschen Reaktion Lymphocytose, Globulinreaktion usw. vorhanden. Die Kolloidreaktionen (Goldsol usw., s. S. 348) geben als besonders charakteristisch geltende Kurven.

Pathologische Anatomie. Neben der Atrophie, besonders der Rinde des Großhirns, der Verdickung des Schädeldachs, der fleckigen Trübung und Verdickung der Pia, der Ventrikelerweiterung finden sich diffus ausgebreitete Infiltrationen der Gefäßwände, besonders in der Rinde, mit Lymphocyten und vor allem mit Plasmazellen, Degeneration der Ganglienzellen und der Markscheiden, Verwischung der Schichten der Großhirnrinde, Gliawucherungen, miliare Nekrosen und Abscesse, Degenerationsprozesse (auch im Rückenmark). Zu makro- und mikroskopischer Diagnose der Paralyse sind die Hämosiderinablagerungen in der Rinde (besonders Stirn- und Schläfenhirn) benutzt worden.

Die *Spirochäten* sind bei der Paralyse in großer Zahl bald mehr diffus, bald mehr herdweise nachgewiesen, besonders in frühen Stadien und nach Anfällen, nicht nur in der Rinde, sondern auch in anderen Teilen des Gehirns, speziell auch in den Ganglienzellen, in der Sehbahn usw. Auch im Blut sind sie durch das Tierexperiment nachgewiesen worden.

Die **Diagnose** ist in ausgesprochenen Fällen leicht, im Anfang kann sie sehr schwer sein. Man muß viel öfter an die Paralyse denken, als es vielfach geschieht, um sie schon beim „ersten Wetterleuchten" zu erkennen, was nicht nur wegen der Therapie, sondern auch wegen der sozialen Schädigungen wichtig ist, welche die Paralytiker ihren Familien zufügen können. Neben der genauen somatischen Untersuchung ist die Lumbalpunktion unerläßlich (evtl. auch Hirnpunktion). Differentialdiagnostisch kommen neben Neurasthenie die Hirnsyphilis (besonders auch manche arteriitische Formen) und die verschiedensten Psychosen in Frage.

Die **Prognose** galt bis vor kurzem als absolut infaust. Heilungen waren zum mindesten ganz außergewöhnlich. Jetzt ist durch die Neuerungen in der Therapie die Situation speziell bei frischeren Erkrankungen nicht mehr ganz so traurig, Remissionen bis zur Arbeitsfähigkeit sind nicht selten; doch muß man in bezug auf definitive Heilungen mit dem Urteil noch sehr zurückhalten.

Dreizehntes Kapitel.

Die syphilitischen Erkrankungen des Auges und des Ohres.

A. Auge.

Am Auge kommen in allen seinen Abschnitten und in allen Stadien der Syphilis spezifische Erkrankungen vor. **Primäraffekte** sind sehr selten; sie finden sich an der Lidhaut, besonders am Rande, am inneren Augenwinkel, noch seltener an der Conjunctiva, der Plica semilunaris und der Karunkel. (Disposition durch Blepharitis, Conjunctivitis usw., Ansteckung durch Anhusten, Auslecken (!), bei Ärzten durch den mit Spirochäten infizierten Finger usw.) Die Diagnose (gegenüber Chalazion, Hordeolum usw.) ist durch den Spirochätennachweis zu erhärten (präaurikulare usw. Lymphadenitis.)

Sekundäre Exantheme in ihren verschiedenen Formen lokalisieren sich natürlich auch an der **Lidhaut,** am Rande der Lider gewöhnlich mit leichtem geschwürigen Zerfall; etwas häufiger führen oberflächlich oder tiefer liegende **serpigino-ulzeröse Syphilide** und **Gummata** besonders am unteren Lid zu schweren Zerstörungen. Sie können manchmal nur durch Berücksichtigung aller Umstände von den Primäraffekten unterschieden werden (fehlende oder geringe Beteiligung der Lymphdrüsen, fehlende Spirochäten). Auch eine teils akutere, teils ganz chronische chalazionähnliche **Tarsitis** wird beschrieben (Unterscheidung von Tumoren, Dakryocystitis, Chalazion).

In der **Orbita** kommen (manchmal doppelseitig) Periostitiden vor, besonders am oberen Rande, evtl. mit Chemose der angrenzenden Conjunctiva und in der

Tiefe der Orbita mit Exophthalmus, mit totaler oder externer Ophthalmoplegie, seltener mit Lähmung eines Augenmuskels, mit Mitaffektion des Trigeminus, mit Neuritis oder Atrophie des Opticus und mit starken Kopfschmerzen. Der Verlauf ist bei fehlender rechtzeitiger Diagnose und Therapie schwer (Durchbruch in die angrenzenden Höhlen oder in das Schädelinnere, sekundäre Infektion, Thrombosen). Differentialdiagnostisch kommen vor allem Tuberkulose, Tumoren, weiterhin auch Phlegmonen in Frage.

An der **Conjunctiva** werden im ganzen recht selten neben einfacher Entzündung und Hämorrhagien (entsprechend den Roseolen), Chemosis, Papeln (mit und ohne Exanthem am Körper) beobachtet, besonders an der Karunkel und an der Plica semilunaris, und zwar in Form von einzelnen oder zahlreicheren grau- bis grüngelblichen Knötchen, ausnahmsweise mit Neigung zu Ulceration und mit Beteiligung der Cornea; ferner eine dem Trachom etwas ähnliche *„Conjunctivitis granulosa syphilitica"* und sehr selten Gummata. Auch die syphilitischen Erkrankungen der **Tränendrüse** und der tränenableitenden Wege mit Affektion der Nase oder Kieferhöhle oder Periostitis sind wohl meist tertiär (Blennorrhöe des Sackes akzidentell).

An der **Cornea** ist die *Keratitis parenchymatosa* auch bei akquirierter Syphilis, wenngleich sehr selten beobachtet worden (siehe kongenitale Syphilis), und zwar sowohl in der sekundären als in der tertiären Periode; sie soll sich von der bei kongenitaler Syphilis auftretenden, durch die häufigere Einseitigkeit, die oft ausbleibende Vascularisation, die geringen Reizerscheinungen, den milderen, durch die Therapie besser zu beeinflussenden Verlauf unterscheiden. Speziell in. der Kindheit akquirierte Syphilis, vorausgehende andere syphilitische Augenerkrankungen und evtl. akquirierte Syphilis bei Kongenitalsyphilitischen sollen dazu disponieren. Dazu kommen seltene eigenartige Fälle der sekundären *Keratitis punctata pustuliformis profunda* mit starken Entzündungserscheinungen und Schmerzen (mit und ohne Iritis) und eigentliche Gummata. Sehr außergewöhnlich sind die syphilitischen Erkrankungen der **Sklera.**

Besonders häufig ist aber die **Iritis.** Sie macht fast die Hälfte aller syphilitischen Augenleiden aus, und nach einzelnen Angaben soll etwa die Hälfte aller Iritiden syphilitisch sein. Über ihre Frequenz bei der Syphilis schwanken die Angaben (von etwa $1-6\%$, bei Negern häufiger als bei Weißen). In letzter Zeit ist sie (durch die moderne Frühbehandlung?) unzweifelhaft seltener geworden. Meist tritt die Iritis im ersten Jahr oder sogar in den ersten Monaten der Infektion auf, oft zusammen mit anderen sekundären Symptomen (speziell mit kleinpapulösen Formen und bei papulösen Exanthemen im höheren Alter). In der eigentlichen Spätperiode ist sie sehr selten. Gelegentlich schließt sie sich an eine Salvarsaninjektion („Iridorezidiv") oder auch an Hg-Behandlung an. Sie ist sehr viel häufiger einseitig als doppelseitig $(^3/_4 : {}^1/_4)$; in den letzteren Fällen erkranken die beiden Augen fast nie gleichzeitig, sondern das eine nach dem anderen. Gewisse Gelegenheitsursachen, angestrengte Arbeit bei Licht, vielleicht auch Erkältung, scheinen die Erkrankung zu begünstigen. Außer flüchtiger roseolenartiger Injektion kommt sie am häufigsten als diffuse, fibrinöse Form vor.

Die *Symptome* weichen nicht wesentlich von denen der nicht spezifischen Iritis ab, nur ist im ganzen der Verlauf — oft nach recht akutem Einsetzen — langsamer, weniger stürmisch. Unter tiefer episkleraler und meist auch conjunctivaler Injektion tritt eine Farbenveränderung der Iris auf; sie erscheint hyperämisch, ödematös, matt, glanzlos, die radiäre Zeichnung ist undeutlich geworden; das Kammerwasser ist getrübt. Gleichzeitig nimmt die Beweglichkeit ab. Die Pupille ist eng, reagiert träge oder gar nicht mehr, hauptsächlich infolge der schnell sich bildenden *Synechien* des Pupillarrandes an der vorderen

Kapsel. Diese Adhäsionen bewirken, solange sie noch nicht zirkulär sind, eine längliche oder ganz unregelmäßige Form der Pupille nach Atropineinträufelung. Auch an der hinteren Cornealfläche, auf der Descemetschen Membran, bilden sich oft kleine punktförmige Auflagerungen (Niederschläge aus dem getrübten Kammerwasser) und bei höheren Intensitätsgraden entwickelt sich eine stärkere *Cornealtrübung. Hypopyon* kommt nur relativ selten vor. *Subjektiv* bestehen meist mehr oder weniger heftige Augen- bzw. Kopfschmerzen, die anfallsweise unter starkem Tränenträufeln, besonders nachts, exazerbieren; nur manchmal steht die Intensität der objektiven Veränderungen in gar keinem Verhältnis zu der Geringfügigkeit der Beschwerden, was von vornherein für die syphilitische Natur der Iritis spricht. Stets besteht *Lichtscheu* und *Herabsetzung des Sehvermögens,* welche letztere zum Teil durch die im Pupillargebiete abgelagerten Exsudate, in etwa der Hälfte der Fälle aber durch *Glaskörpertrübungen* bedingt ist — ein Zeichen dafür, daß der Entzündungsprozeß auf das Corpus ciliare resp. auf die Chorioidea übergegangen ist.

Als weitere Form der Iritis ist die *papulöse* zu nennen, welche früher zu Unrecht als gummöse aufgefaßt wurde. Man meinte, daß sie eine wirklich tertiäre Affektion in der Frühperiode darstelle. Eigentliche späte Gummata kommen zwar in der Iris vor, sind aber recht selten. Die Irispapeln treten bei der Iritis syphilitica neben den diffusen Erscheinungen auf, und zwar in der Ein- oder in der Mehrzahl; sie sind grau- bis gelbrot, später gelb; sie sitzen meist im Sphinctergebiet, oft von einem roten Hof umgeben, sind minimal bis erbsengroß, ragen in die vordere Kammer hinein und lassen oft eine lokale Depigmentierung, Pigmentierung oder Atrophie zurück (die aber von den „trophischen" Pigment- und Stromaatrophien bei Tabes zu unterscheiden sind). Sie führen nur sehr selten durch rapides Wachstum zu bedenklichen Erscheinungen. Komplikationen der syphilitischen Iritis sind Drucksteigerung, Stichelung oder hauchartige Trübung der Cornea, staubförmige Glaskörpertrübungen, peripherische Chorioiditis, selten auch Retinitis, Ringskotome oder Beteiligung des Opticus.

Oft sind, wie überhaupt bei Lues II, Liquorveränderungen vorhanden.

Der *Verlauf* der sich selbst überlassenen syphilitischen Iritis kann sehr schwer sein. Die Adhäsionen des Pupillarrandes mehren sich, das plastische Exsudat überzieht schließlich die ganze Pupillaröffnung *(Occlusio pupillae),* und durch Fortschreiten der Entzündung auf den Ciliarkörper und die Chorioidea *(Irido-Cyclitis* und *-Chorioiditis)* kann es schließlich zur *Atrophie des Bulbus* und damit zum irreparablen Verlust des Auges kommen. Aber glücklicherweise ist die Therapie nicht nur imstande, diesen ungünstigen Ausgang hintanzuhalten, sondern wenigstens in den rechtzeitig in Behandlung kommenden Fällen fast stets auch die *volle Integrität des Auges wiederherzustellen.*

Die *Diagnose* ist bei der papulösen Form einfach; hier kommt vor allem die *tuberkulöse Iritis* in Frage (torpider als die luetische; Tuberkulinreaktion!). In den nichtpapulösen Fällen ist dagegen aus den Symptomen die syphilitische Natur der Erkrankung nicht zu erkennen, sondern nur aus gleichzeitig bestehenden sonstigen Syphilissymptomen und aus der Anamnese. Vor allem ist bei jeder Iritis die Wassermannsche Reaktion anzustellen, die bei Syphilis der Iris fast immer positiv ausfällt. Neben der rheumatischen und der gichtischen ist auch an die gonorrhoische Iritis zu denken.

Die *Prognose* ist, abgesehen von den vernachlässigten Fällen, als im allgemeinen günstig zu bezeichnen; sie wird durch den Umstand getrübt, daß der Erkrankung des einen Auges die des anderen folgen kann, und daß nach einmal überstandener Iritis eine Neigung zu Rezidiven zurückbleiben soll, was aber für die gründlich mit Salvarsan behandelten Fällen wohl kaum zutrifft.

Nach einzelnen Angaben in der Literatur sollen Patienten, die eine Iritis durchgemacht haben, eine besondere Neigung für syphilitische Erkrankungen des Nervensystems haben. Jedenfalls wird man sie stets einer besonders sorgfältigen Nachkontrolle unterziehen müssen.

Die „Syphilome" des Ciliarkörpers sind recht schwere, in ihrer Zugehörigkeit zur sekundären bzw. tertiären Periode noch zweifelhafte, manchmal sehr akut einsetzende, mit exsudativer Iritis und Hornhauttrübungen, evtl. Glaukom einhergehende Prozesse, die erst erkannt werden, wenn sie sich als Knoten in die Iris oder in die Sklera vorwölben und evtl. durchbrechen. Wohl weil sie meist erst spät behandelt werden, bedingen sie schwerere Zerstörungen (Augenschrumpfung).

Während diese Lokalisation sehr selten vorkommt, ist nach der Iritis die **Chorioiditis** die häufigste spezifische Erkrankung des Auges. Sie tritt, wie erwähnt, auch im Anschluß an die Iritis auf und ist oft mit Retinaveränderungen kombiniert (daher *Chorioretinitis*). Bei den disseminierten Formen ist der Zusammenhang mit akquirierter Lues in vielen Fällen bestritten (Tuberkulose!). Sie können sich bald mehr peripherisch, bald mehr um die Papille lokalisieren und gehen mit gelbrötlichen Verfärbungen oder mit Pigmentverschiebungen einher. Die diffuse Chorioretinitis führt zu Exsudation und damit Verdeckung besonders der Papille und der Macula, zu intensiver staubförmiger Trübung der hinteren Teile des Glaskörpers, dann auch zu circumscripten kleinen hellen Herden, besonders in der Macula und zu pigmentierten Fleckchen in der Peripherie. Komplikationen mit Iritis und Opticuserkrankung kommen vor.

Die klinischen Symptome sind je nach Grad und Lokalisation sehr verschieden: Flimmern, Herabsetzung des Akkommodationsvermögens, Hemeralopie, Blendungserscheinungen und Störungen besonders des zentralen Sehvermögens, Verkleinerungen und Verschiebungen des Gesichtsbildes (Mikropsie und Metamorphopsie), schließlich selbst schwerste Sehstörungen.

Die Chorioiditis tritt in der Sekundärperiode auf. (Von Späterscheinungen ist noch wenig Sicheres bekannt: Gummata der Chorioidea unter dem Bild der Episcleritis). Rezidive scheinen nicht selten zu sein.

Die *Diagnose* ist rein morphologisch kaum zu stellen (besonders ist, wie gesagt, die Unterscheidung von der Tuberkulose schwierig). Die Seroreaktion ist fast immer positiv.

Die *Prognose* hängt wesentlich von der Frühzeitigkeit der Diagnose bzw. der Therapie ab.

Die auf die **Retina** beschränkten Prozesse können sich ebenfalls an Iritis anschließen. Es handelt sich um Thrombosen der Zentralvene, Embolien der Arteria centralis retinae, Arteriitiden mit Blutungen, Retinitis proliferans mit ihren Folgeerscheinungen.

Das **Glaukom** scheint nur sekundär nach Iritis, Netzhautblutungen usw., aber auch bei Tabes vorzukommen; nach manchen Autoren ist relativ häufig bei Glaukom Syphilis zu konstatieren.

Erkrankungen des **Opticus** sind bei Syphilis recht häufig. Sie kommen als Hyperämie oder Ödem der Papille im Frühstadium ohne oder mit geringer Funktionsstörung vor, und zwar bei positivem Liquorbefund recht häufig (auch als einziges klinisch nachweisbares Symptom), ja selbst schon im seronegativen Primärstadium, ferner auch als JARISCH-HERXHEIMERsche Reaktion.

Die echte *Stauungspapille* in reiner Form scheint bei der Syphilis auch der des Gehirns nicht häufig zu sein. Sie braucht im Beginn keinerlei weitere Symptome zu bedingen, geht aber mit mehr oder weniger ausgesprochenen Druckerscheinungen einher. Sie ist meist doppelseitig (einseitig bei Orbitalgummen!).

Die *Neuritis N. optici* findet sich mit normalem *("retrobulbäre Neuritis")* oder mit pathologischem Spiegelbefund; sie bedingt peripherische oder zentrale Gesichtsfeldbeschränkungen und zentrales oder parazentrales Skotom. Es kann sich um entzündliche Affektionen mit ausschließlichem oder vorwiegendem Sitz am Sehnerveneintritt oder am Chiasma oder weiter zentralwärts handeln. Auch bei tabischen und paralytischen Symptomenbildern kommen Papillitiden vor. In der Frühperiode sind sie bei den Meningitiden (vgl. auch Neurorezidive) nicht selten. In der Spätperiode schließen sie sich an die basale Meningitis und an Knochenprozesse, speziell auch der Orbita, an. Der Liquor ist oft positiv, so daß auch daraus die Häufigkeit zentraler Prozesse hervorgeht.

Für die *Diagnose* sind die genaueste Hintergrund- und Gesichtsfelduntersuchung, der allgemeine und der Nervenbefund, die Blut- und die Liquorreaktionen von größter Bedeutung. Bei jeder auf Syphilis verdächtigen Erkrankung des Zentralnervensystems müssen die Augen aufs sorgfältigste geprüft werden.

Die *Prognose* ist bis zu einem gewissen Grad von der Frühzeitigkeit der Diagnose und Therapie abhängig, immer natürlich ernst.

Die *Atrophie des Opticus* mit mehr oder weniger abgeblaßter Papille — die Funktion braucht damit nicht übereinzustimmen, im Beginn kann die Abblassung fehlen — kommt bei spezifischen Erkrankungen des Bulbus, der Orbita (einseitig!), der Basis cerebri, bei Druck von Gummen auf den zentralen optischen Leitungsapparat, endlich und vor allem als *„genuine Opticusatrophie"* bei Tabes und Paralyse vor. Bei Tabes stellt sie sich in etwa 15% der Fälle ein, oft schon im präataktischen Stadium (besonders häufig bei juveniler Tabes). Sie ist fast immer doppelseitig; die Abblassung beginnt oft temporal, die Gesichtsfeldstörungen sind nicht charakteristisch. Der totalen Farbenblindheit geht eine progressive Rotgrünblindheit voraus. Störungen der Dunkeladaptation sind sehr häufig. Die Erblindung erfolgt durchschnittlich in 2—3 Jahren; doch kann auch langer Stillstand einmal vorkommen.

Die Genese der Opticusatrophie ist noch zweifelhaft. Spirochäten sind in der peripheren Sehbahn wiederholt gefunden worden.

Die *Diagnose* beruht auf dem ophthalmoskopischen Befund und der übrigen Augen- und Allgemein-Untersuchung. Die *Prognose* ist auch bei spezifischer Therapie (deren angebliche schädliche Wirkung aber nie bewiesen ist) bisher noch als sehr ungünstig zu bezeichnen.

Augenmuskellähmungen sind bei Syphilis recht häufig und umgekehrt: sie haben sehr häufig eine syphilitische Ätiologie. Ihre Pathogenese ist noch sehr verschieden: nucleär, infra- und selbst supranucleär, spezifische Erkrankungen der Basis cerebri, der Orbita, Tabes und Paralyse. Sie betreffen am häufigsten den Oculomotorius im ganzen oder einzelne seiner Teile bzw. Muskeln, dann den Abducens und den Trochlearis (sehr selten isoliert). Die doppelseitige Ophthalmoplegia totalis weist meist auf einen basalen Prozeß hin, die einseitige auf einen orbitalen oder nucleären. Auch Herde im Pons können ähnliche Erscheinungen hervorrufen. Daneben gibt es auch die Ophthalmoplegia externa (die alle äußeren Augenmuskeln betrifft), die interna (Sphincter iridis und Ciliarmuskeln), isolierte Ptosis usw. Die Symptome richten sich natürlich ganz nach den gelähmten Muskeln: Doppelbilder, Schwindel, Veränderungen der Kopfhaltung, Strabismus, Blicklähmungen usw.

Die Augenmuskellähmungen kommen besonders in der Spätperiode vor. Sie sind aber auch der Frühlues nicht fremd (speziell Neurorezidive). Sie treten bei allen Formen der Syphilis des Zentralnervensystems, vor allem auch bei Tabes und Paralyse auf; besonders die chronisch-progressive Ophthalmoplegie ist häufig tabisch. Namentlich die letztere ist oft nur vorübergehender Natur.

Von besonderer Bedeutung für die Syphilis sind die *Pupillensymptome.*
Man unterscheidet 1. die isolierte reflektorische Pupillenstarre (das ARGYLL-
ROBERTSONsche Phänomen), bei welcher die Verbindung zwischen Opticus und
Oculomotorius gestört ist. Zunächst ist die Lichtreaktion geschwächt, dann
treten noch wurmförmige Zuckungen auf, bis die Reaktion vollständig verschwindet. Oft ist zugleich Myosis und Anisokorie vorhanden (die letztere
kann auch angeboren sein). Die reflektorische Pupillenstarre bzw. -trägheit
ist meist doppelseitig; sie ist oft ein Anfangssymptom der Tabes oder Paralyse.
Sie kann aber auch als rudimentäres oder spontan abgelaufenes Monosymptom,
gelegentlich selbst bei normalem (bzw. wieder normal gewordenem?) Liquor
vorkommen, besonders bei älteren Luetikern, vielleicht auch ohne Lues bei
anderen Nervenerkrankungen, bei Alkoholismus, nach Traumen („Pseudo-
reflektorische P."?) und Diabetes. Spezifische Therapie hat wohl kaum je Einfluß auf sie. Sie ist prognostisch immer ernst; doch muß man bei ihrer Wertung
stets den ganzen übrigen Status berücksichtigen (besonders auch den Liquor).

2. Die absolute Pupillenstarre bzw. -trägheit betrifft neben der Licht-
auch die Akkommodationsreaktion; sie ist meist doppelseitig und mit Mydriasis
verknüpft; auch sie kann allmählich entstehen. Sie beruht auf einer Erkrankung
im Kern oder im Oculomotoriusstamm. Sie kommt bei Tabes, Paralyse und bei
gummösen Prozessen vor; auch sie ist fast immer syphilitischer Natur.

Neben der Anisokorie sind auch *Entrundungen der Pupille* auf Lues verdächtig, aber nicht pathognomonisch.

B. Ohr.

An der **Ohrmuschel** kommen Primäraffekte (durch Küsse, Ohrlöcher-
stechen usw.), makulöse und papulöse Efflorescenzen, tertiäre Syphilide vor,
die nichts Absonderliches aufweisen. (Knorpelbeteiligung!)

Im **äußeren Gehörgang** (und selbst auf dem **Trommelfell**) finden sich ihn mehr
oder weniger verlegende nässende Papeln mit übelriechendem Sekret, auch mit
Granulationsbildung oder Ulceration, und tertiäre Veränderungen mit Beteiligung des Knochens, dabei Gehörstörungen infolge der Schwellung. Differentialdiagnostisch kommen Furunkel, Tuberkulose und Carcinom in Frage.

Im **Mittelohr** stellt sich im Anschluß an sekundäre und tertiäre Affektionen
der Nase und des Nasenrachenraums Tubenverschluß ein — mit den bekannten
Folgeerscheinungen: Einsenkung bis Atrophie des Trommelfells, Lagever-
änderung der Gehörknöchelchen, Hyperämie und Flüssigkeitsansammlung in
der Paukenhöhle, Verschlechterung des Gehörs. Auch ein unter den gewöhnlichen Symptomen verlaufender *Tubenkatarrh* kann sich an die genannten
Erkrankungen anschließen.

Bei den weiteren Affektionen des Mittelohrs unterscheidet man 1. eine
primäre, die äußerst selten zu sein scheint, und bei der eine rote, breite,
dem Hammergriff entsprechende Infiltrationszone als charakteristisch angegeben wird (schmerzloser Verlauf, evtl. Beteiligung des ganzen Hammers
und auch der anderen Gehörknöchelchen, mehr bräunlichrote Verfärbung des
Trommelfells, fadenziehendes Sekret und selbst Abseeßbildung und Periostitis
des Processus mastoideus).

2. Die viel häufigere sekundäre, d. h. sich an Erkrankungen der Tube usw.
anschließende Entzündung und Eiterung des Mittelohrs, welche den analogen
Erkrankungen ohne Syphilis anscheinend im wesentlichen gleicht, oft subakut
bis chronisch verläuft und zu Schwerhörigkeit, zu den bekannten Trommel-
fellveränderungen und selbst zu Perforationen führen kann. Die Affektion
ist meist doppelseitig. Sie kommt entsprechend ihrer Entstehung im Anschluß

an die verschiedenen Erkrankungen im Rachen und in der Nase im sekundären wie im tertiären Stadium vor. Dabei sind Labyrinthsymptome nicht selten; auch der Warzenfortsatz, der isoliert sehr selten erkrankt, kann sich an der Otitis media beteiligen. Die Diagnose ist nur durch andere Syphiliszeichen (Seroreaktion!) zu stellen; die Prognose von der (natürlich auch lokalen) Behandlung abhängig.

Die syphilitischen Erkrankungen des inneren Ohres spielen jetzt auch bei der akquirierten Syphilis eine viel größere Rolle als früher. Sie treten schon im sekundären Stadium auf; genauere Untersuchung hat sehr oft Funktionsabweichungen (Verkürzung der Knochenleitung usw.) schon vor und zur Zeit der Roseola, ja selbst im seronegativen, Primärstadium ergeben. Speziell sind im Anschluß an unvollkommene Salvarsanbehandlung die sog. Neurorezidive am Ohr viel beobachtet worden (s. S. 263), als mehr oder weniger isolierte Symptome einer Frühmeningitis. Soweit man die schwereren Erscheinungen am inneren Ohr nicht mit der Salvarsanbehandlung in Beziehung setzen kann, sind sie in der Spätperiode häufiger. Sie betreffen entweder den Acusticus im ganzen oder einen seiner Zweige. Sie entwickeln sich akut und können schnell zu Vertaubung führen, wenn sie, wie oft, doppelseitig sind. Bei der Cochlearis-Erkrankung überwiegen die Geräusche und die Hörstörung, bei der des Vestibularis die Gleichgewichtsstörungen, Schwindel, Übelkeiten, Nystagmus nach der gesunden Seite (ähnlich dem MENIÈREschen Symptomenkomplex). Selten ist zugleich auch eine Facialislähmung gesehen worden.

Schnell vorübergehende Störungen treten — als JARISCH-HERXHEIMERsche Reaktion — besonders nach ersten Salvarsaninjektionen auf.

Pathogenetisch kommen außer den meist zu konstatierenden meningealen Veränderungen solche im Knochen, im Nervengewebe und an den Gefäßen in Frage. Im Labyrinth und im Acusticus sind entzündliche Infiltrationen und Blutungen gefunden worden.

Die *Diagnose* auf die spezielle Lokalisation der Erkrankung geschieht durch die modernen Methoden der Otiatrie, auf die hier nicht eingegangen werden kann. Die syphilitische Natur des Prozesses ist in der oft besprochenen Weise festzustellen (Blut, Liquor, Nervensystem usw.).

Die *Prognose* ist bei den schon länger bestehenden Erkrankungen ungünstig, sonst — namentlich auch bei den Neurorezidiven bei schnell einsetzender Therapie — nicht schlecht, aber in bezug auf die vollständige Wiederherstellung immer mit Vorsicht zu stellen.

Die bei Tabes vorkommende Schwerhörigkeit wird analog der Opticusatrophie aufgefaßt.

Vierzehntes Kapitel.

Die syphilitischen Erkrankungen der Lungen, der Leber und der anderen Drüsen.

Während die früher bereits besprochenen, von der Schleimhaut ausgehenden syphilitischen Affektionen der Luftwege teilweise schon im sekundären Stadium zur Entwicklung gelangen, ist die Erkrankung des *Lungenparenchyms*, die **Lungensyphilis**, meist eine *späte Erscheinung*, die einige bis viele (im Durchschnitt etwa 11) Jahre nach der Infektion auftritt. Doch sind in neuerer Zeit gelegentlich auch in der Frühperiode Lungenerkrankungen mit blutigem Sputum, Dyspnoe usw. beobachtet worden, welche röntgenologisch als bohnen- bis markstückgroße Schatten in größerem Abstand vom Hilus beschrieben werden. Häufiger ist die günstig verlaufende *Pleuritis* (trocken oder auch exsudativ) im Zusammenhang mit dem ersten Exanthem oder etwas später. Bei der besser studierten, aber doch recht seltenen *Spätlues* lassen sich anatomisch hauptsächlich zwei Formen voneinander unterscheiden (abgesehen von der Pneumonia alba der kongenitalen Syphilis). In der wohl größeren Reihe von Fällen folgt das syphilitische Infiltrat (auch mit miliaren Gummen durchsetzt) den Bronchialverzweigungen. Es kommt so zur Bildung von Strängen, bzw. *multiplen peribronchitischen Herden (chronische interstitielle, evtl. bronchiektatische Form* „Bronchialsklerose“), die sich im ferneren Verlauf in feste, weitverästelte Schwielen umwandeln und durch unmittelbare Dilatation und Zerstörung der Bronchien, durch stellenweise Verdickung des elastischen Gewebes, durch Verödung von Lungengewebe und durch die nachträglich erfolgende Retraktion eine Verminderung der funktionsfähigen Teile bewirken. Sie können auch zu Bronchiektasien verschiedener Form und Ausdehnung führen, für welche die Syphilis nach manchen Autoren sogar eine recht bedeutende Rolle spielt. Liegen die Herde dicht unter der Pleura, so bedingen sie, eventuell schon von der Oberfläche der Lunge aus sichtbare, Einziehungen und Lappenbildungen. Weiterhin kommt es auch zur Bildung von pleuritischen Schwarten. Käsige Einlagerungen können dabei fehlen. In anderen Fällen wiegen die *circumscripten, geschwulstartigen Veränderungen* vor, die sich in Form oft multipel auftretender *Gummata* von den kleinsten Knoten bis zu walnußgroßen und größeren Herden in der Nähe von Bronchien oder Gefäßen in das manchmal mit kleinen pneumonischen Herden durchsetzte Lungengewebe eingebettet finden. Die weitere Entwicklung kann hier dieselbe sein wie an allen Gummiknoten: es tritt Zerfall im Zentrum, Erweichung oder Resorption ein, es können sich selbst Kavernen ausbilden; stets aber bleiben bindegewebige Schwielen zurück, die manchmal im Innern noch einzelne käsige Massen einschließen und durch eingesprengte Kohlenpartikelchen schwarz oder grau gefärbt oder gefleckt, aber auch auffallend frei von solchen erscheinen können. Selbstverständlich handelt es sich in diesen beiden Formen lediglich um eine Verschiedenheit der Lokalisation und Ausbreitung des Krankheitsprozesses und ebenso selbstverständlich ist auch ihr Nebeneinandervorkommen.

Die **Symptome** der Lungensyphilis entsprechen im ganzen und großen denjenigen anderer chronischer Lungenaffektionen. Objektiv sind Dämpfungen, Differenzen der Atemgeräusche, Rasseln, Husten, schleimiger bis eitrig-blutiger, ja selbst fötider Auswurf mit elastischen Fasern nachweisbar. Die Häufigkeit der Hämoptoe wird verschieden beurteilt. Die syphilitische Erkrankung kann sich in allen Teilen der Lunge entwickeln; in den Spitzen sowohl wie in den mittleren und unteren Teilen. Die gummöse Form lokalisiert sich relativ oft in dem mittleren und unteren Abschnitt der rechten Lunge und in der Nähe des Hilus. Doch ist der Sitz einer Lungenerkrankung nur dann für die Differentialdiagnose gegenüber der Tuberkulose heranzuziehen — und auch das nur in sehr vorsichtiger Weise —, wenn die Lungenspitzen frei sind. Mehrfach hat man auf die relative Geringfügigkeit der Dyspnoe und des Hustens, auf das Fehlen des hektischen Fiebers und der Kachexie, auch auf die Einseitigkeit des Prozesses besonderen Wert in differentialdiagnostischer Hinsicht gelegt. Für manche Fälle trifft das in der Tat zu, und das Mißverhältnis zwischen gutem Allgemeinzustand und erheblicher Erkrankung der Lunge muß immer den Verdacht auf Lungensyphilis wachrufen; aber andererseits darf nicht vergessen werden, daß auch bei Lungensyphilis starke Beschwerden, Dyspnoe bis zu Erstickungsanfällen, langandauerndes intermittierendes oder remittierendes Fieber (dieses selbst ohne sonstige hochgradige Erscheinungen), Schweiße und Kachexie auftreten können. Der *Verlauf* ist außerordentlich verschieden und kann ausnahmsweise selbst dem einer galoppierenden

Phthise ähneln. Nicht selten machen lobuläre oder lobäre Pneumonien dem Leben ein Ende.

Bei der **Diagnose** der Lungensyphilis sind ferner folgende Punkte von Wichtigkeit. Zunächst kann schon das Auftreten einer chronischen Lungenaffektion bei einem nicht hereditär belasteten, nicht den Habitus phthisicus zeigenden, sondern kräftig gebauten Menschen einen gewissen Verdacht erwecken, der allerdings erst durch den Befund anderer syphilitischer Erscheinungen (Aorta, Liquor usw.), vor allem durch die positive WASSERMANNsche Reaktion und durch die Anamnese eine relative Bekräftigung erhält. Von besonderer Bedeutung scheinen in dieser Hinsicht gleichzeitig bestehende *Erkrankungen anderer Teile des Respirationsapparates* zu sein, Stenosenerscheinungen infolge von Tracheal- oder Larynxstrikturen, Ulcerationen des Larynx usw. Meist wird die Diagnose erst durch den Erfolg *einer antisyphilitischen Therapie* gesichert. — Von großer Bedeutung ist selbstverständlich das *Fehlen der Tuberkelbacillen* im Auswurf; indessen darf nicht vergessen werden, daß Tuberkulose und Syphilis nach manchen neueren Beobachtungen nicht sehr selten auch zusammen in der Lunge vorkommen (Lungentuberkulöse sind in Deutschland in etwa $3-4^0/_0$ seropositiv); dann ist die Diagnose des syphilitischen Anteils selbst nach einer spezifischen Kur, die immer vorsichtig (am besten vielleicht zunächst mit Bismut) zu versuchen ist, sehr schwer. Gewisse, wohl aber ebenfalls nur unsichere, Anhaltspunkte gibt auch die *Röntgendurchleuchtung,* welche bei der gummösen Form rundliche bis ovale, scharf umschriebene oft recht dichte, verschieden große, besonders breit am Hilus aufsitzende Schatten zeigt, bei der interstitiellen Form Verdichtungen entlang den Bronchien im sonst normalen Lungengewebe. Selbst *histologisch* ist die Differentialdiagnose keineswegs immer leicht, da sich tuberkuloide Bildungen auch bei der Lungenlues finden. Doch ist diese im allgemeinen stärker vascularisiert, und die Gefäße sind bei ihr mehr oder weniger charakteristisch verändert. Sonst kommen noch Tumoren und Echinokokken diagnostisch in Frage. Die **Prognose** der Lungensyphilis ist — die richtige, vor allem frühzeitige Behandlung vorausgesetzt — relativ günstig. Sie hängt meist vom „Scharfblick des Arztes" ab; denn während die sich selbst überlassene Erkrankung oft tödlich endet, können durch die spezifische Therapie sogar in verzweifelt erscheinenden Fällen auffallende Besserungen oder sogar Heilungen erzielt werden.

Über die Frage, wie weit Tuberkulose und Lues in der Lunge sich gegenseitig beeinflussen, sind die Ansichten noch sehr geteilt. Frische luetische Infektion scheint aktivierend zu wirken; ältere soll die Neigung der Tuberkulose zur Sklerosierung erhöhen. Natürlich kommt noch die Möglichkeit einer Schädigung durch die spezifische Therapie hinzu.

Die **Pleura** erkrankt gewiß am häufigsten bei später Lungenlues. Die positive Seroreaktion im Exsudat beweist natürlich, wenn sie auch im Blut vorhanden ist, nicht die syphilitische Natur der Pleuraerkrankung. Diese kann sich aber auch isoliert oder im Anschluß an eine **Mediastinitis** entwickeln. Die letztere kann auf syphilitischer Basis anscheinend unmittelbar oder zusammen mit spezifischen Affektionen der Trachea, der Bronchien, besonders auch der Aorta, der Lungen und Pleuren entstehen und bald mehr durch Kompression der Vena cava superior, von der sie manchmal ausgehen soll, zu Stauungs-, bald mehr zu Erscheinungen von respiratorischer oder Oesophaguskompression führen (Cyanose, Ödeme, Venenerweiterungen in den oberen zwei Dritteln des Thorax und am Hals; bei Kompression einer Vena brachiocephalica halbseitig am Thorax, Gesicht und Arm). Die bald diffuse, bald mehr um Aorta oder Hilus lokalisierte Mediastinitis kommt naturgemäß am ehesten im Spätstadium vor (Röntgenuntersuchung, Sonderung von dem eventuell zugleich bestehenden Aneurysma!). —

Die *Syphilis der* **Leber** galt jederzeit als eine der häufigen Formen der visceralen Lues. In neuester Zeit ist sie wegen ihrer besonderen Beziehungen zur Salvarsanbehandlung wieder in den Vordergrund getreten.

Man hat jetzt auch im großen Umfang die verschiedensten Leberprüfungen bei Syphilitischen aller Stadien mit und ohne Behandlung angewendet, vor allem um festzustellen, wie weit die verschiedenen Funktionen der Leber beeinträchtigt werden, auch wenn manifeste klinische Erscheinungen nicht vorhanden sind. Diese Untersuchungen haben zu definitiven Resultaten wohl noch nicht geführt; doch ergibt sich im allgemeinen der Eindruck, daß viel öfter als die Klinik darauf hinweist, Störungen vorhanden sind (Erhöhung des Bilirubinspiegels, Urobilinogenurie und Urobilinurie, alimentäre Glykosurie und Galaktosurie, proteopexische Funktion). Vielfach ist auch betont worden, daß die durch die Syphilis bedingte Leberschädigung zu einer häufigeren Erkrankung Syphilitischer an anderen Lebererkrankungen führt (speziell zu den infektiösen Prozessen, die im Krieg so häufig waren, zu WEILscher Krankheit usw.).

Wir teilen auch die spezifischen Lebererkrankungen am besten in frühe und späte ein — wobei an die unscharfe Abgrenzung beider Symptomengruppen immer wieder erinnert werden muß. Die kongenital-syphilitischen Affektionen bleiben hier noch außer Betracht.

In der *Frühperiode* tritt, gelegentlich schon vor dem ersten Exanthem, ja vor dem Positivwerden der Seroreaktion, ein *Ikterus* auf, in leichtester Form (evtl. auch nur Urobilin im Harn) oder auch schwerer. Er wird von den einen auf Gallenstauung (Kompression durch geschwollene Lymphdrüsen, syphilitische Efflorescenzen in den Gallengängen?), von den anderen, gewiß mit Recht, auf infektiös-toxische Schädigung der Leberzellen zurückgeführt. Die Symptome sind im allgemeinen die des gewöhnlichen katarrhalischen Ikterus; manchmal sind, namentlich im Anfang, Magenerscheinungen nicht oder nur in sehr geringem Maß vorhanden. Jucken scheint selten zu sein, doch ist häufig Milztumor vorhanden, die Faeces bleiben gefärbt, Bilirubin fehlt im Urin, dagegen ist Urobilinogen und Urobilin vorhanden. Die Leber kann geschwollen und schmerzhaft sein. Manchmal sind zugleich erste oder spätere Exanthemformen vorhanden.

Mit diesem Ikterus wird vielfach der Ikterus bei Salvarsanbehandlung identifiziert, indem er teils als JARISCH-HERXHEIMERsche Reaktion einer latent schon vorhanden gewesenen Lebererkrankung („Früh-Salvarsan-Ikterus"), teils als ein Hepato-Monorezidiv (analog den Neurorezidiven: „Spätsalvarsan-Ikterus") aufgefaßt wird (vgl. hierzu Therapie S. 387 u. 389). Andere halten wenigstens einen Teil der unter oder nach Salvarsan auftretenden Ikterusfälle für wirklich toxisch-*infektiös* oder bringen ihn mit infektiösen Lebererkrankungen in Zusammenhang.

Der *Verlauf* des syphilitischen Ikterus ist im allgemeinen günstig; auf spezifische Therapie verschwindet er meist schnell, ohne solche bleibt er lange bestehen und kann evtl. sogar in Leberatrophie oder in Cirrhose übergehen. Die *Diagnose* hat am meisten den Icterus catarrhalis zu berücksichtigen. Milztumor, Seroreaktion, Gefärbtbleiben der Faeces, Beschleunigung der Senkungsgeschwindigkeit der roten Blutkörperchen spricht für luetische Leberaffektion. Die *Prognose* ist, abgesehen von den eben erwähnten seltenen schweren Ausgängen, günstig.

Außerordentlich viel seltener ist die *akute gelbe* Leberatrophie als Folge der Syphilis (oder auch der Salvarsanbehandlung s. S. 387), ebenfalls fast immer in der Frühperiode.

Wenn man den Ikterus als Folge einer spezifischen Leberschädigung auffaßt, ist es natürlich, daß er auch, wie erwähnt, in die *Atrophie* übergehen kann, die aber auch ohne oder mit nur ganz leichtem Ikterus auftreten kann. Die Symptome gleichen denen der anders bedingten Formen: Verkleinerung der Leber, Milzschwellung, Fieber, nervöse Reiz- und Lähmungserscheinungen, Leberschmerzen, multiple Hämorrhagien, schwerste Störung des Allgemeinbefindens, Nachweis von Leucin und Tyrosin im Urin (auch beim syphilitischen Ikterus schon gelungen). Der Verlauf ist oft sehr akut.

Auch der *pathologisch-anatomische* Befund ist der bei der nicht spezifischen akuten gelben Leberatrophie bekannte Degenerationsprozeß (trübe Schwellung, fettige Infiltration, vollständiger Zerfall), evtl. Entwicklung von Regenerationserscheinungen, von Cirrhose.

Die *Diagnose* ist bei ausgesprochenem Krankheitsbild leicht und durch die Leberverkleinerung und den Leucin- und Tyrosinnachweis gesichert. Stets ist bei Verdacht auf akute gelbe Leberatrophie die Seroreaktion anzustellen. Die WEILsche Krankheit ist schon durch den Fiebertypus charakterisiert, der Cholelithiasis fehlen die anderen Symptome der Atrophie.

Die *Prognose* galt bei den ausgesprochenen Fällen bisher als ganz infaust. Doch sind in den letzten Jahren mehr subakute Fälle mit Ausgang in Heilung (mit Schrumpfung s. oben) beobachtet worden (Einfluß der spezifischen Therapie?).

In der *Spätperiode der Syphilis* tritt die Lebererkrankung (relativ häufig, etwa in 8% aller Fälle von visceraler Spätlues) als eine mehr oder weniger diffuse Wucherung des interstitiellen Bindegewebes *(Hepatitis interstitialis cirrhotica)* oder in Form von einzelnen Gummata auf *(Hepatitis gummosa).* Auch diese beiden Formen sind oft miteinander kombiniert.

Bei der *interstitiellen Hepatitis* führt die Bindegewebswucherung und die ihr folgende Schrumpfung zur Zerstörung des Parenchyms. Arteriitische und phlebitische Prozesse können komplizierend vorhanden sein. Die Bindegewebswucherung kann sich mehr diffus über die Leber verbreiten und dann ähnelt das Bild dem der alkoholischen Cirrhose mit körniger Oberfläche. Dem Alkohol wird von manchen Autoren bei allen Formen der Leberlues eine große Bedeutung beigemessen; wie weit auch ohne ihn die „echte" Cirrhose zustande kommen kann, ist wohl nicht sicher erwiesen. Häufig ist aber der Prozeß auf einen Lappen beschränkt (besonders den linken) und nicht wirklich gleichmäßig. Dann entstehen feste unregelmäßige Bindegewebszüge, in denen auch verkäste Massen liegen können (Kombination mit der gummösen Form) und an der Oberfläche Furchen. Dazu kommen perihepatitische Prozesse mit Verwachsungen am Zwerchfell, am Pylorus usw. Die Leber kann dabei im ganzen vergrößert oder verkleinert sein.

Die *Lebergummen* sind meist multipel, oft walnußgroß und größer; tritt nach der Verkäsung Resorption ein, so entsteht ein besonders mißbildetes, tiefgefurchtes Organ *(Hepar lobatum),* selbst mit anscheinender Abtrennung einzelner Lappen. Die Gummata haben eine ausgesprochene Vorliebe für die Oberfläche, besonders für die Umgebung des Aufhängebandes (mechanische Einflüsse können also auch bei dieser Lokalisation von Bedeutung sein). Sie sind in späteren Stadien in eine Bindegewebsschwiele eingebettet, oft mit einer narbigen Einziehung der Oberfläche; doch kommen sie auch ganz unabhängig von solchen Einziehungen im Innern des Organs vor. Auch hier finden sich häufig gleichzeitig Adhäsionen des Leberüberzuges.

Die *Hauptsymptome* der diffusen syphilitischen Leberaffektionen unterscheiden sich nicht wesentlich von denen der gewöhnlichen Cirrhose. Die Leber ist glatt oder mehr oder weniger höckerig, derb, vergrößert und später verkleinert, oder zum Teil hyper-, zum Teil atrophisch, oft nicht sehr empfindlich, der Rand scharf, aber oft verdickt und unregelmäßig. Es treten zunächst leichte Störungen der Magen- und Darmfunktion, Schmerzen (selbst kolikartig) und Druckempfindlichkeit in der Lebergegend auf, manchmal periodisch wechselndes Reiben über der Leber, Unverschieblichkeit bei der Atmung (Perihepatitis), Beschwerden in der Brust, dann aber vor allem die Folgen der Behinderung des Pfortaderkreislaufes, Caput medusae (seltener als bei der Cirrhose), Diarrhöen, Ascites und Milzschwellung, ferner gelegentlich plötzliche heftige Magen- und Darmblutungen, öfter auch okkultes Blut im Stuhl oder Haut- und andere Blutungen und Albuminurie und Urobilinurie. Der Ikterus ist keineswegs häufig, oder er ist sehr unbedeutend, doch kann er durch Verlegung größerer Gallengänge infolge der durch Narbenretraktion bewirkten Verziehungen einzelner Teile des Organs auch sehr hochgradig sein. Relativ häufig ist bei der Lebersyphilis eventuell jahrelangdauerndes, gelegentlich hohes Fieber von sehr verschiedenem Typus, auch mit Schüttelfrösten und Nachtschweißen, vorhanden (dabei langsamer Puls und relativ gutes Allgemeinbefinden), selbst ohne daß sonstige Symptome auf die Erkrankung hinweisen; daher muß immer bei nicht klarem, länger dauerndem Fieber die Sero-Reaktion angestellt und eine genaue Leberuntersuchung (Funktionsprüfung!) vorgenommen werden. Auf Antipyretica reagiert dieses Fieber nicht oder wenig, sehr gut aber auf Specifica. Der *Verlauf* ist außerordentlich wechselnd, oft sehr chronisch, aber durch mannigfache Zwischenfälle unterbrochen. Wird dem Prozeß nicht durch spezifische Behandlung Einhalt getan, so steigern sich die Krankheitserscheinungen; die zuerst oft fetten Kranken magern mehr und mehr ab, der Ascites erreicht die höchsten Grade, durch Kompression der Vena cava inferior und der Iliaca tritt Ödem der unteren Extremitäten und der Genitalien hinzu, und schließlich erliegen die Kranken infolge von Herzinsuffizienz, Bronchitis, Bronchopneumonie usw.

Auch die *biliäre hypertrophische Cirrhose* und der *Diabète bronzé* werden in einzelnen Fällen mit der Syphilis in Zusammenhang gebracht.

Circumscripte Gummibildungen der Leber können völlig symptomlos verlaufen, so daß in diesen Fällen erst bei der Sektion das Vorhandensein von Lebersyphilis konstatiert wird. Manchmal kann man die Gummata als weichere oder später derbere Knoten durchfühlen. Die Schmerzen können sehr stark, kolikartig, Fieber und Ikterus (selten — eventuell durch Kompression) vorhanden sein. Ascites stellt sich oft erst spät ein. Sonst gleichen die Symptome, je ausgedehnter der gummöse Prozeß ist, um so mehr denen der interstitiellen Formen. Die Sero-Reaktionen sind in der Mehrzahl der Fälle positiv. Ihr positiver Ausfall in der Ascitesflüssigkeit beweist auch hier nur bei negativem Blutbefund die syphilitische Natur des Prozesses. Die Spätformen der Lebersyphilis kommen oft erst viele Jahre nach der Infektion zur Entwicklung. Wie weit Alkohol, Malaria, andere Erkrankungen, z. B. Cholecystitis, die Entstehung begünstigen, muß dahingestellt bleiben. Kombinationen mit sonstigen Formen der Spätlues (z. B. Aortitis) scheinen nicht selten, solche mit Nervenlues recht außergewöhnlich zu sein.

Die *Diagnose* ist oft außerordentlich schwierig. Die gleichmäßige interstitielle Form ist der *alkoholischen Cirrhose* sehr ähnlich (eventuell Unterscheidung histologisch möglich: bei der Lues Beteiligung der Gefäße mit Plasmazellen- und Lymphocyten-Umscheidung usw.). Der Alkoholiker kann zugleich latent syphilitisch, der Syphilitiker zugleich Alkoholiker sein. Deswegen ist es prinzipiell richtig, immer den Versuch einer spezifischen Therapie zu machen. Perihepatitische Symptome, stärkere Schmerzen, Fieber und große Knoten sprechen für Lues, gegen *Carcinom* der Milztumor und der Rückgang einzelner Tumoren. Noch viel schwerer kann die Differentialdiagnose in späteren Stadien sein, wenn der Ascites die Untersuchung des Abdomens erschwert, bis die Punktion die Entscheidung ermöglicht. Verwechslungen können vorkommen: mit *Herzerkrankungen*, mit *Ulcus ventriculi oder duodeni*, mit *Malaria, Ruhr, Sepsis, Typhus, Tuberkulose*, besonders auch Peritonitis (speziell bei den lange fiebernden Kranken), mit *Magen- oder Darm- bzw. Leber-Tumoren*, Leberabscessen, *Cholecystitis, Wanderniere* usw.; es kann auch die Unterscheidung von *Leberabscessen*, von *Echinokokkus* in Frage kommen (evtl. auch Röntgen-Untersuchung!). In frischeren Fällen kann die, versuchsweise möglichst oft anzuwendende, antisyphilitische Therapie (wobei Salvarsan nur mit besonderer Vorsicht zu benutzen ist) das sicherste Unterscheidungsmittel gegenüber den anderen therapeutisch nicht zu beeinflussenden Affektionen sein (oft schneller Rückgang auch des Ascites und besonders des Fiebers auf Jod).

Die *Prognose* hängt ganz von der Frühzeitigkeit der Behandlung ab; in allen stark fortgeschrittenen Fällen (Ascites usw.) ist sie natürlich sehr ernst.

Das *Amyloid* und die bei Syphilitikern nicht seltene *Fettleber* bedingen keine besonderen Erscheinungen.

Syphilitische Erkrankungen **der anderen zum Digestionstrakt gehörenden drüsigen Organe sind selten.** Interstitielle Schwielenbildung und Gummata sind, auffallenderweise relativ oft doppelseitig, in der *Parotis* (Trockenheit des Mundes, danach auch Kiefergelenkankylose) und in den *Sublingualdrüsen* beobachtet worden.

Wichtiger, aber ebenfalls selten sind Erkrankungen des **Pankreas.** Wie weit eine vorübergehende Glykosurie in der Frühperiode auf solche zurückzuführen ist, steht noch dahin. In der Spätperiode (sehr selten früher) finden sich auch bei der akquirierten Syphilis (vgl. kongenitale Syphilis S. 330) die etwas häufigeren interstitiellen und die gummösen Formen, gelegentlich auch beide kombiniert, manchmal zusammen mit Leber- oder Magenlues. Hauptsitz der Veränderungen ist der Pankreaskopf. Auch Verwachsungen mit der Umgebung kommen vor. Die interstitielle Form kann zu einer abnormen Verkleinerung des Organs führen. Histologisch verhält sich die Pankreaslues wie in den anderen parenchymatösen Organen.

Die Erkrankung kann lange Zeit symptomlos bleiben oder nur vage Magenerscheinungen, Erbrechen, Druckgefühl, Mattigkeit usw. bedingen; auch die gelegentlich heftigen Schmerzanfälle in der Oberbauchgegend sind nicht charakteristisch; die Palpation kann manchmal eine starke Druckempfindlichkeit oder einen harten, länglichen, höckerigen Tumor ergeben. Die Funktion des Pankreas bleibt oft ungestört. In anderen Fällen finden sich Glykosurie (die LANGERHANSschen Inseln können zerstört, können aber auch partiell regeneriert werden) und die bekannten widerwärtig riechenden diarrhoischen Fettstühle mit ungenügender Verdauung der Muskeln. Auch Ikterus (durch Druck auf den Choledochus) und Ascites kommen vor.

Der *Verlauf* ist je nach der Ausdehnung des Prozesses sehr verschieden. Schreitet dieser über die ganze Drüse fort, so kommt es zu immer stärkerem Verfall und zum Exitus.

Die *Diagnose* ist, solange die chemischen Prüfungen versagen, sehr schwer. Sie kann natürlich immer zunächst nur die Erkrankung des Pankreas ergeben (gegenüber Cholelithiasis, Magen-Duodenalerkrankungen, gastrischen Krisen); deren syphilitische Natur muß durch Anamnese, Status (relativ lange gutes Allgemeinbefinden gegenüber Carcinom), andere Symptome der Lues, Blutreaktion wahrscheinlich gemacht, evtl. durch den therapeutischen Erfolg erhärtet werden. Davon ist auch hier die *Prognose* im wesentlichen abhängig.

Der **Diabetes mellitus** ist vielfach mit Syphilis in Zusammenhang gebracht worden — teils auf Grund von Pankreaserkrankungen, teils bei Nervenläsionen. Abgesehen aber von einzelnen relativ seltenen Fällen und von der bei frischer Syphilis gefundenen Hyperglykämie scheinen solche Beziehungen doch bisher nicht oft nachweisbar gewesen zu sein.

Die **Milz** weist in einer noch sehr verschieden beurteilten Zahl der Fälle in der *Frühperiode* einen akuten, geringen, mäßig konsistenten Tumor auf, der meist keinerlei subjektive Symptome bedingt.

Sie wird ferner bei Magenschrumpfung, bei Ikterus, bei Leberlues vergrößert eventuell auch geschrumpft gefunden. Als mehr oder weniger isolierte Erkrankungen kommen in der Spätperiode interstitielle und gummöse Prozesse vor, die miteinander und mit einer Perisplenitis kombiniert sein können (Schmerzen!). Sie führen zu einer mäßigen bis sehr starken Vergrößerung und Verdichtung bzw. zu strahligen Narben. Beschwerden fehlen oder es treten anfallsweise Schmerzen in der Milzgegend auf. Manchmal scheint eine Anämie (mit Lymphocytose) auf der Milzerkrankung zu beruhen. Pathologisch-anatomisch werden Milzveränderungen (auch Amyloid) häufiger gefunden als klinisch.

Die *Diagnose* auf Lues kann nur bei sonstigen Zeichen der Infektion gestellt werden. Andererseits kann ein Milztumor die Diagnose eines anderen spezifischen Organleidens gelegentlich unterstützen. Man muß an die Unterscheidung von Amyloid, akuten Infektionen, Leukämie, Cirrhose denken.

Die *Prognose* ist, wenn es sich um eine Erkrankung ausschließlich der Milz handelt, bei früher Behandlung günstig.

Eine besondere Erwähnung verdient die *splenomegalische Form der Lebercirrhose,* die vielfach zur BANTIschen Krankheit gerechnet worden ist (auch als „Pseudo-Banti" bezeichnet), weil sie durch einen sehr mächtigen derben Milztumor charakterisiert ist. Daneben besteht hochgradige Anämie und Leukopenie, Druckgefühl links im Abdomen, Mattigkeit. Dazu kommen nach kürzerer oder längerer Zeit die Erscheinungen der Lebercirrhose, vor allem die der Pfortaderstauung, und Ikterus.

Die *Pathogenese* ist noch ungeklärt (spezifische Phlebitis der Vena lienalis?). Bei der Diagnose können Verwechslungen mit Leukämie durch die Blutuntersuchung leicht vermieden werden. Ein Versuch mit spezifischer Therapie ist jedenfalls auch bei negativem Ausfall der Seroreaktion beim BANTIschen Symptomenkomplex zu machen. Die *Prognose* scheint dann nicht ganz ungünstig zu sein.

Von einzelnen Autoren werden fast alle Fälle der BANTIschen Erkrankung zur Syphilis gerechnet. Eine spezifische Ätiologie wird mehr oder weniger zugegeben bei der *„Anaemia splenica"* der Erwachsenen (mit Vorherrschen der Splenomegalie), bei der *„hämolytischen Splenomegalie",* der *„Anaemia perniciosa splenomegalica".*
Neben der Beteiligung des Peritoneums an der Syphilis der Abdominal-Organe (Perihepatitis usw.) hat man auch an eine *allgemeine spezifische Peritonitis* gedacht.

Die syphilitischen Erkrankungen der Nieren. Schon in der ersten Zeit der Infektion mit oder selbst vor der Entstehung des ersten Exanthems kommen in nicht seltenen Fällen geringe und vorübergehende Albuminurien vor, mit spärlichen hyalinen oder körnigen Zylindern, ohne weitere Erscheinungen. Sie sind als der leichteste Grad der spezifischen Schädigung des Nierenparenchyms aufzufassen, haben prognostisch wohl keine ernstere Bedeutung und verschwinden bei der Therapie, bei der natürlich jede zu starke Belastung der Nieren vermieden werden muß.

Sehr viel seltener und sehr viel wichtiger sind die schweren in der sekundären Periode, meist schon sehr früh, auftretenden Nephrosen mit oft enormem Eiweißgehalt (bis 4%!), reichlich Leukocyten, seltener auch Erythrocyten, massenhaft Epithelien, verschiedenen Zylindern und reichlich doppeltbrechenden Elementen. Die Urinmenge ist verringert. Blässe, Ödeme, Kopfschmerzen,

Atembeschwerden, Mattigkeit entwickeln sich schnell und oft sehr hochgradig. Der Blutdruck erscheint normal, das Herz ist meist nicht vergrößert.

Der *Verlauf* ist sehr verschieden; es kann Exitus eintreten.

Pathologisch-anatomisch handelt es sich um die große weiße Niere mit der bekannten lipoiden Degeneration der Harnkanälchen. Gelegentlich sind Spirochäten im Harn nachgewiesen worden.

Bei der *Diagnose* ist in erster Linie zu berücksichtigen, daß nicht etwa eine medikamentöse Nierenschädigung durch schon vorangegangene spezifische Behandlung vorliegt. Besonders das Quecksilber kann schwerere Veränderungen bedingen, welche sich durch das Fehlen von doppeltbrechenden Substanzen von der syphilitischen unterscheiden sollen.

Die *Prognose* ist bei zeitiger und vorsichtiger spezifischer Therapie meist als günstig zu bezeichnen.

Die *syphilitische Frühnephrose* kann, soweit wir es beurteilen können, selten in ein chronisches Stadium übergehen; sie kann aber auch von vornherein subakut bis chronisch sein. Es können außer der parenchymatösen Erkrankung auch früh schon interstitielle Formen und weiterhin die Erscheinungen der Nierensklerose auftreten. Dabei ist gewiß die Frage, welche Rolle die Syphilis bei der Arteriosklerose spielt, von Bedeutung. Drucksteigerung und Herzhypertrophie entwickeln sich sehr verschieden schnell. Man hat auch noch eine benigne und eine maligne Nierensklerose unterschieden; bei der ersteren treten die Herz-, bei der letzteren die Nierenerscheinungen in den Vordergrund. Daß man bei schwerer Spätlues besonders in höherem Alter, bei Aortitis usw. auch Nierenveränderungen relativ oft findet, ist natürlich.

Die *Diagnose* muß neben der Eigenart des Nierenprozesses vor allem die syphilitische Ätiologie feststellen. Neben der Anamnese und der positiven Seroreaktion wird auch das jugendliche Alter und das Fehlen anderer Ursachen für Nierenerkrankung (bzw. Arteriosklerose), nach manchen Autoren auch ein relativ hoher Eiweißgehalt, von Bedeutung sein.

Die *Prognose* ist im allgemeinen ungünstig; einzelne Prozesse können sich, wenn die Herzkraft sich gut erhält, sehr lange hinziehen.

In recht seltenen Fällen entwickeln sich *Gummata* in der Nierensubstanz, so daß hier ein Zweifel über die Zugehörigkeit der Erkrankung zur Syphilis nicht entstehen kann. Sie können multipel sein, sehr verschiedenen Umfang haben, große Partien des Nierengewebes, auch die Kapsel zerstören oder schwartig verändern; sie sind meist doppelseitig und gelegentlich mit gummösen Erkrankungen anderer Organe kombiniert. Bei Abheilung führen sie zu unregelmäßiger Vernarbung. Es ist wohl nur sehr selten möglich, aus höckeriger Geschwulstbildung, aus dem intermittierenden Auftreten der Albuminurie bzw. Hämaturie, den Schmerzen, dem Vorkommen plötzlich auftretender und rasch wieder verschwindender Trübungen des Urins mit nekrotischem Material und etwas Blut (Durchbruch erweichter Gummata in das Nierenbecken?) mit Wahrscheinlichkeit die gummöse Erkrankung zu diagnostizieren. Es kann aber auch wegen Beteiligung des übrigen Nierenparenchyms dauernde Albuminurie vorhanden sein. Eine einigermaßen sichere Entscheidung wird in vivo meist nur der Erfolg der spezifischen Behandlung ermöglichen. Am meisten werden die Tuberkulose (Cystoskopie, Ureterenkatheterismus) und die malignen Tumoren (starke Hämaturien) differentialdiagnostisch in Frage kommen. Stets wird es geraten sein, bei den Erscheinungen einer chronischen Nierenaffektion auch ohne nachweisbare Syphilis an die Möglichkeit eines Zusammenhanges beider Erkrankungen zu denken, und manchmal wenigstens wird durch eine dementsprechende, selbstverständlich besonders vorsichtige Behandlung (am besten Jod- und kleine Salvarsandosen) eine Besserung oder sogar vielleicht eine Heilung erzielt werden können.

Die *Amyloidniere* kann sich aus einer sehr langdauernden syphilitischen Nephrose entwickeln, sie kann aber auch bei sonstiger schwerer Syphilis auftreten — meist kombiniert mit Amyloid in anderen Organen. Die Erkrankung kann lange bestehen, evtl. in die Amyloidschrumpfniere übergehen.

Syphilitische Erkrankungen des *Nierenbeckens und der Ureteren* sind augenscheinlich außerordentlich selten und klinisch kaum zu diagnostizieren.

Die syphilitischen Erkrankungen des Hodens (Orchitis, Sarcocele syphilitica) sind infolge der leicht zugänglichen Lage des Organs unserer Erkenntnis auch während des Lebens bedeutend leichter zugänglich als die zuletzt besprochenen Affektionen. Sie sind wohl (fast?) ausschließlich der tertiären Periode eigentümlich. Aus der Kontagiosität des Spermas (vgl. S. 130) in der Frühperiode kann man nicht erschließen, daß diese aus dem Hodengewebe stammen; eher könnte man das auf Grund von manchen Tierexperimenten annehmen.

Auch am Hoden müssen wir die *interstitielle fibröse* und die *gummöse* Form unterscheiden. Die erstere ist nicht selten doppelseitig; sie führt zunächst zu einer beträchtlichen glatten, gleichmäßigen, diffusen, harten, schmerzlosen Schwellung und dann zu einer schwieligen Schrumpfung, so daß das Organ schließlich oft kaum noch die Größe einer Kirsche hat. Auf dem Durchschnitt erscheint der ganze Hoden in eine Schwiele umgewandelt, oder man findet hier und da noch normales Gewebe eingesprengt.

Die *Gummata* treten meist in der Form von mehreren kugeligen Knoten auf, die wachsen, konfluieren und dadurch eine beträchtliche Vergrößerung des Hodens bedingen, die uneben höckerig und sehr, bis geradezu knorpelhart ist. Die einzelnen Gummata können auch spontan vernarben. In vielen Fällen kommt es weiterhin zu Infiltration der Hodenhüllen, der Scrotalhaut, der Epididymis. Die Haut wird dann vorgewölbt, blaurot, Fluktuation kann fühlbar werden — kurz es entwickelt sich das Bild eines Hoden-Hautgummis. Nach Durchbruch entstehen in der Ein- oder auch in der Mehrzahl evtl. miteinander konfluierende scharf geschnittene Geschwüre mit unterminierten Rändern, die sich tief einsenken („kraterförmig"); der Exsudation können nekrotische Fetzen beigemischt, auf dem Grund können feste koagulationsnekrotische Massen sichtbar sein. Bei üppiger Granulationswucherung kommt das Bild des „Fungus testis benignus" zustande.

Beide Formen können sich miteinander kombinieren, bei beiden kann sich eine manchmal beträchtliche Hydrocele entwickeln, oder es treten Verdickungen und Verwachsungen der Albuginea und der Tunica vaginalis propria ein. Der Verlauf ist im allgemeinen sehr torpid und, mit seltenen Ausnahmen, fieber- und schmerzlos. Meist kommen nur durch das Gewicht des Hodens und beim Durchbruch unangenehme bis schmerzhafte Sensationen zustande.

Die Entwicklung der Erkrankung kann wohl in jedem Stadium durch die spezifische Behandlung aufgehalten werden. Erfolgt diese nicht, so kann auch bei der gummösen Form eine vollständige Zerstörung des Hodens eintreten. Nachweisbare funktionelle Störungen fehlen, solange nur ein Hoden betroffen ist. Sind dagegen beide Seiten in höherem Grade erkrankt, was häufiger bei den mehr interstitiellen Formen vorzukommen scheint, speziell auch bei Einbeziehung des Nebenhodens in den gummösen Prozeß, so tritt Azoospermie ein. Es kann dann weiterhin die Libido und die Potenz erlöschen, ja es sind sogar (bei vollständiger Zerstörung des innersekretorischen Anteils?) Erscheinungen wie bei Kastrierten: Veränderung der Stimme, Rundung der Körperformen und Atrophie des Penis beobachtet worden.

Die Hodenlues tritt sowohl in den früheren als in den spätesten Zeiten der tertiären Lues auf. Wie weit Traumen, vorangegangene gonorrhoische

Entzündungen, Exzesse in Venere eine prädisponierende oder provozierende Bedeutung haben, kann wohl nicht mit Bestimmtheit gesagt werden, so wahrscheinlich es auch auf Grund von einzelnen Beobachtungen und von Analogien erscheint.

Die *Diagnose* ist gegenüber der Gonorrhöe (sehr selten Orchitis!), dem Mumps (ganz akuter Verlauf, meist Parotitis) leicht; auch die seltenen akuten Infektionen (Coli, Staphylo- und Streptokokken) werden kaum Schwierigkeiten bedingen. Bei der Tuberkulose ist meist zunächst eine Epididymitis vorhanden; bei vorgeschrittenen Prozessen, bei denen die Syphilis den Nebenhoden, die Tuberkulose den Hoden mitergriffen haben kann, ist die Entscheidung schwieriger. Doch wird die häufig konstatierbare Mitbeteiligung der Prostata und der Samenblasen bei der Tuberkulose meist zur Entscheidung führen. Die Tuberkulose entwickelt sich öfter als die Syphilis relativ akut, sie ist auch im weiteren Verlauf schmerzhafter. Ist der Prozeß erweicht oder durchgebrochen, so kann man mikroskopisch, kulturell oder tierexperimentell Bacillen nachweisen. Besonders wichtig ist die Unterscheidung von den Tumoren, besonders den Sarkomen und den Carcinomen. Form und Beschaffenheit der Hodengeschwulst ergeben, namentlich gegenüber der gummösen Hodenlues, zunächst kaum sichere Differenzen. Doch wachsen die Neoplasmen schneller und (namentlich das Sarkom) zu beträchtlicherer Größe. Sie sind gewöhnlich schmerzhafter; die Inguinaldrüsen, welche bei der Lues ganz oder fast frei bleiben, sind besonders beim Carcinom früh ergriffen. Immer ist natürlich auf Seroreaktion, Anamnese, und andere Zeichen der Syphilis zu prüfen. Bei dem, sehr oft berechtigten, diagnostischen Zweifel wird eine energische antisyphilitische Kur vorzunehmen sein, bei starkem Verdacht auf malignen Tumor wird man mit einer Probeexcision oder einer probatorischen Incision nicht zu lange zögern, um die Chancen der Radikaloperation nicht zu verschlechtern.

Die *Prognose* quoad Erhaltung der Funktion ist auch hier ganz von der Frühzeitigkeit der Therapie abhängig.

Sehr viel seltener als die Orchitis ist die, unabhängig von ihr auftretende, **Epididymitis syphilitica**, welche auch schon in der frühen Sekundärperiode, gern doppelseitig, besonders am Kopf auftritt, und zwar in Form von harten, wenig empfindlichen, selten stark schmerzhaften Schwellungen. Unter energischer Therapie werden sie schnell resorbiert. Im Spätstadium finden sich noch seltener einzelne, meist kleine Knoten, die Verdichtungen und damit Azoospermie (bei Doppelseitigkeit) zurücklassen können. Sehr außergewöhnlich ist eine akut beginnende tertiäre Epididymitis.

Die *Diagnose* hat besonders Gonorrhöe (akuterer Verlauf) und Tuberkulose (schnellere Erweichung) zu berücksichtigen.

Die syphilitischen Erkrankungen in den *Samenwegen* und in der *Prostata* sind, selten mit Sicherheit zu konstatierende, Raritäten. (Große Tumoren, Hämospermie, schmerzhafte Ejakulation, Pollakisurie, interstitielle Wucherungen.)

Daß die Syphilis auch ohne nachweisbare Erkrankungen der Genitalerkrankungen zu *Azoospermie* oder zu Deformationen der Spermatozoen Anlaß geben kann, ist nicht sicher erwiesen.

Die **Syphilis der Ovarien** (Vergrößerung, Schmerzhaftigkeit) ist sehr selten mit Sicherheit konstatiert worden (Spirochäten auch bei Erwachsenen nachgewiesen); vielleicht bedingt sie besonders im Sekundärstadium Menorrhagien, Metrorrhagien und Ovarialschmerzen. Tertiäre Veränderungen sind gelegentlich bei Operationen gefunden worden (evtl. vorzeitiges Klimakterium?). Auch von *Tubenveränderungen bei Syphilis* ist verschwindend wenig bekannt.

An der weiblichen **Mamma** sind — abgesehen von den Primäraffekten (s. S. 146) — papulöse Efflorescenzen (bei Stillenden oft nässend) häufig; auch

eine (ein- oder doppelseitige) Mastitis ist im sekundären Stadium in Form
einer meist wenig empfindlichen derben fieberlosen Infiltration (mit schneller
Heilung unter spezifischer Behandlung) beschrieben.

Wichtiger sind die tertiären Prozesse, welche oft ein-, seltener doppelseitig in Form von kleineren oder größeren Knoten tiefer oder oberflächlicher
lokalisiert sind, erweichen, durchbrechen und charakteristische gummöse Ulcera
bilden können. Gegenüber dem ulcerierten Carcinom ist das Fehlen der Achsel-
drüsenschwellung bei der Syphilis wichtig. Bei Knoten in der Mamma ist die
Differentialdiagnose gegenüber benignen und malignen Tumoren klinisch nicht
zu stellen; sie müssen also auch bei nachgewiesener Lues histologisch untersucht werden.

Von den **Drüsen mit innerer Sekretion** sind die Genitaldrüsen und das Pankreas schon erwähnt.

Die *Schilddrüse* kann in der sekundären Periode anschwellen; doch geht
diese Anschwellung meist bald zurück und hinterläßt gewöhnlich keine Störungen. Vielleicht sind manche nervöse Erscheinungen darauf zurückzuführen.
Wichtiger, aber sicher auch viel seltener sind die Späterscheinungen in Form
diffuser oder circumscripter interstitieller Prozesse oder auch in Form von
Gummen bzw. Kombinationen beider. Bekannt sind: partielle oder totale,
sehr derbe, eventuell druckempfindliche Schwellungen und Kompressionen der
Nachbarorgane, aber auch Fortsetzung des Prozesses in diese (oder auch von
diesen aus), ferner in die Haut und Veränderungen der letzteren im Sinn einer
diffusen Infiltration oder auch eines tuberösen Syphilids. Der Prozeß braucht
nicht zu Ausfallserscheinungen zu führen. In anderen Fällen kommt es zu
myxödematösen und anderen Erscheinungen des *Hypothyreoidismus.* In welchem
Umfang Beziehungen der syphilitischen Schilddrüsenerkrankungen zum *Basedow*
und zur *Sklerodermie* bestehen, ist noch nicht sichergestellt. In einzelnen Fällen
scheinen sie vorhanden zu sein (Differentialdiagnose: Struma, Carcinom, Tuberkulose, Blutuntersuchung, spezifische und Opotherapie).

Die ebenfalls interstitiellen und gummösen Erkrankungen der *Nebennieren*
können evtl. schon früh zur ADDISONschen Erkrankung oder auch zu einzelnen
Symptomen derselben (Asthenie, Pigmentierungen) führen. Sie können aber auch
klinisch unbemerkt verlaufen. Von klinischen Erscheinungen bei *Thymus-, Para-
thyreoidea-, Epiphysenveränderungen* wissen wir bei der akquirierten Syphilis
nichts Sicheres.   Auch die pluriglandulären Komplexe sind bisher wohl
wesentlich bei der kongenitalen Lues von etwas größerer Bedeutung (s. S. 331).

Im Vordergrund des Interesses stehen zur Zeit die syphilitischen Erkrankungen der *Hypophyse.* Auch sie sind unzweifelhaft häufiger bei der kongenitalen
Syphilis. Bei der akquirierten kommen sie in der Früh- und in der Spätperiode
vor und können durch meningeale oder Knochenerkrankungen (evtl. auch
nur durch Druck) bedingt sein, aber auch unmittelbar in der Hypophyse, und
zwar in deren verschiedenen Teilen entstehen (interstitielle und gummöse Form).
Die Symptome, welche auf eine Läsion der Hypophysenfunktionen hinweisen,
können also mit denen der syphilitischen Hirn- bzw. Meningenerkrankung
(Kopfschmerzen, Sehstörungen, bitemporale Hemianopsie usw.) kombiniert sein
oder auch isoliert auftreten. Sie können aber andererseits mit anderen endokrinen Störungen sich vereinigen. Es handelt sich bei der akquirierten Syphilis
einmal um den *Diabetes insipidus,* dann um die *hypophysäre Kachexie,* evtl.
aber auch um die *Dystrophia adiposo-genitalis* und um *Akromegalie.* Die erst-
erwähnte Krankheit ist schon seit längerer Zeit bei Syphilis — auch bei
sekundärer — beobachtet worden. Jetzt ist wohl allgemein anerkannt, daß sie
in einer Anzahl von Fällen auf eine syphilitische Erkrankung der Hypophyse
(Pars intermedia und Neurohypophyse) oder auf eine Beeinflussung derselben

durch einen syphilitischen Prozeß in der Nachbarschaft zurückzuführen ist. Immer ist also beim Diabetes insipidus auf Syphilis mit allen Methoden zu fahnden, und in jedem Fall der Versuch einer spezifischen Therapie zu machen.

Die *hypophysäre Kachexie* wird auf Syphilis des Vorderlappens zurückgeführt. Sie erscheint ganz besonders mit Veränderungen der anderen endokrinen Drüsen kombiniert (polyglanduläre Insuffizienz!). Neben der Kachexie spielen in dem Krankheitsbilde Schlafsucht, Bradykardie, Hauterscheinungen (Verlust der Haare und der Zähne, Pigmentierungen, myxödematöse Schwellung), genitale Symptome (Aufhebung der Libido und der Menses), Rückbildung der Genitalorgane und selbst der sekundären Geschlechtscharaktere (Eunuchoidismus), psychische und latente Tetaniesymptome die wesentlichste Rolle.

Zum Zweck der *Diagnose* muß neben der Untersuchung auf Lues (Blut- und Liquoruntersuchung) natürlich auch die röntgenologische des Schädels vorgenommen werden.

Die *Prognose* wird von der Frühzeitigkeit der Diagnose und der Behandlung (spezifisch und organotherapeutisch) abhängen.

Während es sich bei diesen Formen um klinisch und anatomisch sichere Tatsachen handelt, ist es noch sehr unsicher bestellt mit dem Nachweis, daß die Syphilis durch Beeinflussung der endokrinen Organe auch zu angioneurotischen Störungen, zu Erregbarkeitssteigerungen im Vagus und Sympathicus, zu Erythromelie, Akrodermatitis, Raynaud usw. Anlaß geben kann.

Hier wären noch anzuschließen die Beziehungen, welche die Syphilis zu Erkrankungen des **Blutes** bzw. der **blutbildenden Organe** hat. Anämische Zustände finden sich natürlich als Begleiterscheinungen der verschiedensten Formen und Lokalisationen der sekundären und der tertiären Lues (die Angaben über Poly- und Mononukleose, Oligochromie, Poikilocytose usw. wechseln). Kaum bezweifelt wird jetzt wohl die ätiologische Bedeutung auch der akquirierten Syphilis für die *paroxysmale (Kälte-) Hämoglobinurie*. Sowohl die Häufigkeit der Anamnese als manche therapeutischen Erfolge sprechen selbst dann noch in diesem Sinn, wenn man an die von einzelnen angenommenen Fehlerquellen der Blutuntersuchung gerade wegen der der Hämoglobinurie zugrunde liegenden Blutveränderungen glaubt. Nicht klargestellt ist die Rolle, welche die Syphilis bei den *Leukämien*, den „pseudoleukämischen Anämien", bei der MIKULICZschen *Krankheit*, bei der *Lymphogranulomatose*, bei der *perniziösen Anämie*, bei der *Polycythämie*, eventuell auch beim *hämolytischen Ikterus* spielt (vgl. bei kongenitaler Lues S. 331). Das Material reicht wohl bei keiner dieser Erkrankungen aus, um solche Beziehungen mit Sicherheit behaupten zu können. Doch wird man auch bei ihnen immer an die Möglichkeit einer ätiologischen Bedeutung der Syphilis denken müssen.

Die Veränderungen des morphologischen Bildes, der chemischen Zusammensetzung und der biologischen Funktionen des Blutes bei Syphilis der verschiedenen Stadien und Lokalisationen sind sehr vielfach untersucht worden. Doch haben sich praktisch verwertbare Resultate dabei noch nicht ergeben. Zu berücksichtigen sind auch die durch die *spezifische Behandlung* bedingten Blutveränderungen (s. Therapie).

Fünfzehntes Kapitel.

Der Verlauf der Syphilis.

Die Anfangsperiode der Syphilis von der Infektion bis zum ersten Exanthem galt bisher als eine relativ gesetzmäßig ablaufende (s. S. 113, 140, 159). Man kann diese Auffassung auch jetzt noch für eine sehr große Anzahl von Fällen aufrecht erhalten. Aber man muß doch die Möglichkeit berücksichtigen, daß der Primäraffekt nicht nur selbst bei genauer klinischer Untersuchung verborgen bleiben (Cervicalkanal!), sondern daß er auch wirklich fehlen kann.

Es wechselt in weitem Ausmaß die erste und die zweite Inkubationszeit, das Tempo der Entwicklung, die Größe, die Beschaffenheit, die Zahl der Primäraffekte, die Beteiligung des Lymphgefäß- und -Drüsensystems, welches wenigstens klinisch freibleiben kann. Die Seroreaktion tritt bald vor, bald nach dem Durchschnittstermin von 6 Wochen, bald mehr plötzlich, bald mehr allmählich ein. Die Prodromal- und Eruptionserscheinungen inklusive des ersten Exanthems sind sehr verschieden ausgebildet, das letztere kann auch fehlen.

Viel größer und wichtiger aber als im ersten Stadium sind die Variationen im weiteren Ablauf der Erkrankung, deren „proteusartige" Natur schon mehrfach betont wurde. Eine Gesamtdarstellung dieses Verlaufs zu geben, ist sehr schwer, und zwar nicht bloß wegen der Mannigfaltigkeit der Symptome, sondern auch wegen des außerordentlich chronischen und in unregelmäßigster Weise intermittierenden Charakters der Krankheit, vor allem aber auch, weil wir unbehandelte Fälle gar nicht vom Anfang bis zum Ende sehen. Die früheren Berichte über die Syphilis ohne spezifische Therapie sind schon darum unvollständig, weil damals die internen Lokalisationen der Syphilis zum großen Teil unbekannt waren. Wir müssen uns also die verschiedenen Verlaufsweisen mühsam konstruieren: aus den Anfangsstadien bis weit in die sekundäre Periode hinein, die auch jetzt noch allzuoft unbehandelt zur Beobachtung kommen, aus den freilich immer unzuverlässigen und sehr oft ganz negativen Angaben der Patienten, die mit Späterscheinungen zu uns kommen, und aus den noch sehr verschiedenen Entwicklungsformen, die wir unter unserer Behandlung eintreten sehen, wobei auch zu berücksichtigen ist, wie außerordentlich verschieden die Behandlungsmethoden besonders gerade in den letzten Jahrzehnten gewesen sind. Dazu kommt noch, daß die wichtigsten Späterkrankungen der Lues, nämlich die visceralen, eingeschlossen diejenigen des Zentralnervensystems, sehr oft nicht von *den* Ärzten beobachtet werden, welche die Früherscheinungen gesehen und behandelt haben, und daß bei den Sektionen syphilitisch Gewesener die Anamnesen vielfach fehlen oder unzureichend sind.

Die folgende Schilderung verschiedener Verlaufsweisen ist also mit größter Skepsis zu beurteilen, und der Leser muß immer dessen eingedenk bleiben, daß sie sich in buntester Weise kombinieren können.

In erster Linie muß betont werden, daß keine irgendwie sichere Beziehung besteht zwischen der In- und Extensität der ersten und der späteren Krankheitserscheinungen. Man könnte sowohl eine Übereinstimmung in der Schwere beider voraussetzen, als auch eine umgekehrte Proportion, und gerade zu der Annahme der letzteren scheinen gewisse noch zu erwähnende Erfahrungen am Menschen und manche Tierversuche Anlaß zu geben. Aber wirklich bewiesen ist für die menschliche Syphilis in dieser Beziehung noch nichts.

In vielen Fällen zeigt die Syphilis zunächst anscheinend einen äußerst *benignen Charakter*. Nach der Heilung des ersten Ausbruches der Allgemeinerscheinungen hört jede weitere Manifestation von Symptomen auf; die Krankheit scheint völlig erloschen, das „Gift" aus dem Körper eliminiert zu sein. Trotzdem können selbst nach Jahrzehnten scheinbar völliger Gesundheit noch Späterscheinungen zur Entwicklung kommen. Immerhin ist es als wahrscheinlich anzusehen, daß vielleicht nicht ganz selten und manchmal sogar ohne jede antisyphilitische Behandlung dieses frühzeitige Erlöschen der Syphilis eintritt. (Über die Frage der „Heilung der Syphilis" s. bei Prognose.) Sehr oft ist freilich, wie wir jetzt wissen, bei solchen Menschen die Seroreaktion oder der Liquor oder beide noch positiv, und man könnte wohl sagen, daß sie, selbst wenn sie spät sterben, ein Rezidiv ihrer Syphilis nur nicht mehr erlebt haben (!). Aber auch wenn alle Untersuchungen negativ ausfallen, sind weitere leichtere oder schwere Erscheinungen niemals mit Sicherheit auszuschließen. Zweifelhaft ist auch, ob eine syphilitische Infektion jemals *nur* lokale Erscheinungen, Primäraffekt und Drüsenschwellung, hervorruft, ob sie sozusagen „abortiv" verläuft, wobei natürlich von dem durch eine energische Therapie herbeigeführten Abortivverlauf abgesehen ist. Daß die sichtbaren Allgemeinerscheinungen in einzelnen Fällen so unbedeutend sind, daß sie auch bei relativ genauer Beobachtung leicht übersehen werden können, kann nicht in Abrede gestellt werden, ja die Möglichkeit ist zuzugeben, daß sie ganz fehlen können. Jedenfalls ist es in allen den Fällen, in denen nach dem Primäraffekt lange Zeit hindurch keine Erscheinungen aufgetreten sind, die WASSERMANNsche Reaktion aber positiv ist, zum mindesten außerordentlich wahrscheinlich, daß die Spirochäten im Körper zurückgeblieben sind und gelegentlich zu (anscheinend ersten?) Allgemeinerscheinungen führen können. Das kann übrigens selbst dann der Fall sein, wenn die WASSERMANNsche Reaktion kürzere oder längere Zeit (speziell unter dem Einfluß der Behandlung) negativ war. Hierher gehört auch die nach der Ansicht vieler Autoren bewiesene Erfahrung (s. oben), daß gerade in denjenigen Fällen, in denen der Frühverlauf der Lues besonders mild ist, die schwersten Späterscheinungen (Tabes und Paralyse), aber auch tertiäre Hautsyphilis usw. besonders gern eintreten.

Häufiger vielleicht als die Fälle mit leichtem Verlauf der Frühperiode, mit Fehlen von Späterscheinungen oder ohne Konstatierung solcher sind wohl diejenigen, welche sich — bei fehlender Behandlung — in folgender vielfach als „normal" bezeichneter Weise verhalten.

Nachdem die zuerst aufgetretenen Allgemeinerscheinungen abgeheilt sind, entwickelt sich nach kürzerer oder längerer Zeit scheinbarer Gesundheit ein „Rezidiv", und zwar sehr häufig eine neue Haut- oder Schleimhauteruption, eine „rezidivierende" Roseola, ein papulöses Exanthem, Affektionen in Mund und Rachen oder nässende Papeln an Genitalien oder Anus. Solche Eruptionen wiederholen sich im Laufe der ersten zwei oder drei Jahre nach der Infektion in allerdings sehr mannigfaltiger Weise, sowohl was die Häufigkeit als auch was die Lokalisation der „Rezidive" angeht; nur zum Teil läßt sich das durch bestimmte individuelle Verhältnisse („loci minoris resistentiae", Provokationen: Rauchen, Anginen, Fluor usw. s. oben) erklären. In dem einen Fall treten überhaupt nur einige wenige Rezidive auf, die durch längere freie Intervalle, „*Latenzperioden*", getrennt sind, in dem anderen häufen sich die Rückfälle so, daß sie eine fast ununterbrochene Folge bilden. In dem einen Fall sehen wir hauptsächlich die Haut ergriffen, immer wieder treten frische Exantheme, manchmal nur Roseolen auf, in dem anderen erkranken die Schleimhäute in hervorragendem Maße, und zwar macht sich dabei, wohl eben wegen der Provokationsverhältnisse, ein sehr wesentlicher Unterschied zwischen beiden Geschlechtern geltend; bei Männern wird am häufigsten die Mund- und Rachenschleimhaut ergriffen, bei Frauen, ganz besonders bei Prostituierten, sind die nässenden Papeln der Genitalien der Haupttypus der sich stets wiederholenden Rezidive. Hiermit sind natürlich nur die Hauptzüge angegeben, und es versteht sich von selbst, daß auch bei Frauen Affektionen der Mundschleimhaut als Rezidive auftreten, daß die verschiedenartigsten Kombinationen dieser Erkrankungsformen vorkommen, und daß auch die selteneren Lokalisationen und Formen der sekundären Syphiliserscheinungen als Rezidive beobachtet werden. — Häufig läßt sich eine dem zeitlichen Ablauf entsprechende *graduelle Extensitätsabnahme* der Erscheinungen konstatieren; jedes folgende Rezidiv ist weniger ausgebreitet als das vorhergehende; aber die einzelnen Krankheitsherde sind größer, oft auch tiefer infiltriert und schon mehr oder weniger deutlich gruppiert. Auf der anderen Seite können schwere Rezidive unbedeutenden Anfangssymptomen folgen. In manchen Fällen treten nach Abschluß der sekundären Periode einige bis viele Jahre nach der Infektion leichte tertiäre Erscheinungen, am häufigsten umschriebene tuberöse und tubero-serpiginöse Syphilide auf; aber damit scheint die Reihe der Krankheitserscheinungen geschlossen; der Kranke erfreut sich von nun an einer ungestörten Gesundheit. Daß unter diesen Fällen auch sehr zahlreiche solche sind, bei welchen die Liquoruntersuchung in der Frühperiode Veränderungen ergeben hat oder hätte, ohne daß klinisch Nervenerscheinungen in den Vordergrund getreten sind, läßt sich aus den Statistiken über die Liquoruntersuchungen in der Frühperiode erschließen. Auch die meningealen Erkrankungen gehen eben sehr oft mit und ohne Behandlung vollständig zurück. Das gleiche gilt wohl für die noch nicht nachweisbaren Veränderungen anderer innerer Organe.

Der gemeinsame typische Charakter der soeben geschilderten Gruppen ist der, daß nach einer gewissen, durchschnittlich einige Jahre betragenden Zeit und nach einer wechselnden Anzahl von Rezidiven die Krankheit erloschen erscheint, und zwar ohne anscheinend irgendwelchen bleibenden Schaden an der Gesundheit zu hinterlassen. Aber wir müssen doch auch bei diesen in der Praxis der Syphilidologen häufigen Fälle beachten, daß wir noch keineswegs genügend darüber orientiert sind, wie weit bei ihnen später internsyphilitische Erscheinungen, speziell die sehr häufigen Aortitiden und Tabes und Paralyse auftreten. Ja wir müssen aus statistischen Gründen annehmen, daß das recht oft geschieht. Ganz besonders muß man dabei berücksichtigen, daß die Internisten mit immer größerer Bestimmtheit gezeigt haben, eine wie große Rolle die Syphilis in der Ätiologie der Herz- und Gefäßerkrankungen spielt.

Diesen Verlaufsweisen steht eine weitere gegenüber, bei der früher oder später schwere *tertiäre Erscheinungen,* ulceröse Syphilide oder Erkrankungen aus der großen Reihe der tertiärsyphilitischen Affektionen innerer Organe auftreten. Auch hier sind die einzelnen Fälle wieder außerordentlich verschieden, sowohl nach der Lokalisation, wie nach der Ausbreitung und Intensität und ferner nach der Dauer des Krankheitsprozesses, auch hier kommen einerseits Fälle vor, bei denen nur *ein* bald heilendes Symptom, und ihnen stehen andere, wie es scheint (wegen der Behandlung?) wesentlich seltenere gegenüber, bei denen entweder die Erkrankung sich ununterbrochen durch eine lange Reihe von Jahren hinzieht, oder nach dem Abheilen der einzelnen Affektionen immer und immer wieder neue Krankheitserscheinungen an demselben oder an anderen Orten auftreten. Bei diesen letzteren Fällen sind die einzelnen Krankheitsausbrüche auch wieder durch kürzere oder längere, oft jahre- und manchmal jahrzehntelange freie Intervalle, Latenzperioden, geschieden. — Dabei sind die einzelnen Krankheitsbilder voneinander noch außerordentlich verschieden, vielleicht in noch höherem Grade als bei den zuerst geschilderten Verlaufsweisen der Syphilis, und zwar infolge der größeren Mannigfaltigkeit der tertiären Syphiliserscheinungen im Vergleich mit den unter sich viel ähnlicheren sekundären Symptomen. Aber auch hier finden wir oft den *gleichartigen Charakter der einzelnen Krankheitserscheinungen an sich,* während die *Vielgestaltigkeit der Krankheitsbilder* vielmehr durch die Art des Auftretens und vor allem durch die, man möchte fast sagen, mehr zufällige oder jedenfalls von anderen, nicht eigentlich im Wesen der Krankheit liegenden, meistenteils aber uns unbekannten Momenten abhängige *Lokalisation* der Krankheitsprozesse bedingt wird. Hierzu kommt, daß die parenchymatöse Syphilis des Zentralnervensystems, wie es scheint, ohne kausale Beziehung zu den tertiären Symptomen auftritt, und daß die Aortitis sehr oft ohne, oft aber neben den anderen Späterscheinungen gewiß sehr oft lange Zeit oder auch bis zum Lebensende latent besteht.

Über die *Zeit,* in welcher sich die tertiären Veränderungen zeigen, lassen sich im allgemeinen nur annähernde Angaben machen. In den „normal" verlaufenden Fällen kommen sie in typischer Weise gewöhnlich nicht vor dem zweiten Jahre nach der Infektion vor. Vom dritten bis etwa zum zehnten Jahre ist dann die Hauptfrequenz des ersten Auftretens der tertiären Syphilis zu verzeichnen (etwa die Hälfte aller als tertiär zu bezeichnenden Haut-, Schleimhaut- und Knochensymptome fällt schon ungefähr in die ersten sechs Jahre nach der Infektion), während sich nach der anderen Seite hin eine bestimmte Grenze nicht ziehen läßt; 20—30 Jahre und selbst noch länger nach der Infektion hat man das erste Auftreten tertiärer Symptome noch beobachtet. Auch für die Tabes und Paralyse lassen sich bestimmte Angaben über ihre „Inkubationszeit" — von der Infektion bis zum Ausbruch der Nervenkrankheit — nur schwer machen, teils weil der Infektionstermin unbekannt, teils weil der Erkrankungs- beginn schwer zu fixieren ist (s. bei Tabes und Paralyse S. 270).

Wir sind auch sehr wenig darüber unterrichtet, von welchen Umständen die Zeitdauer bis zum Auftreten der Späterscheinungen im einzelnen Fall bedingt ist (Alter, Art der Behandlung usw.?). —

Man hat alle Fälle von Syphilis, welche nicht dem Schema der „benignen Syphilis" entsprechen, als *„Syphilis gravis"* bezeichnet. Aber dieser Ausdruck umfaßt (auch wenn man von der unten zu beschreibenden „Syphilis maligna" absieht) so verschiedene Dinge, daß man auf ihn wohl besser verzichtet. Mehr und mehr kommt man doch zu der Anschauung, daß jede nicht bzw. nicht genügend behandelte Syphilis früher oder später schwer werden kann und unendlich oft wird. Man hat eine Syphilis als „gravis" rubriziert, wenn sich früh oder überhaupt tertiäre Erscheinungen einstellen. Aber es gibt viele tertiäre Erscheinungen, wenigstens an der Haut (vielleicht auch an anderen Organen), welche an sich sehr leichte Erkrankungen darstellen, und selbst die schwereren Formen leisten der Therapie oft sehr geringen Widerstand. Auf der anderen Seite aber sind an sich leichte, wenig ex- und intensive Prozesse, nur durch ihre Lokalisation (Herz, Gehirn, Auge usw.) und durch die evtl. zu späte Diagnose und Therapie sehr ernst. Immer sind natürlich als schwer zu be- zeichnen: die Erkrankungen des Zentralnervensystems, späte Aorten-, Leber- erkrankungen usw. Andererseits kann aber augenscheinlich ein vielleicht nicht unbeträchtlicher Teil gewiß „schwerer" Erkrankungen, wie z. B. die Aortitis, auch spontan sich zurückbilden, wie manche Sektionsbefunde lehren.

Einen sehr großen Teil der Spätfälle machen diejenigen aus, die man als *„unvermittelte Spätsyphilis", Syphilis occulta, Syphilis ignorée* (= „Syphilis ohne Frühanamnese") bezeichnet, d. h. die Fälle, welche mit Späterscheinungen aller Art zur Beobachtung kommen, ohne daß anamnestisch irgend etwas von Früherscheinungen zu erweisen ist, und die meist tatsächlich (gelegentlich wohl auch nur angeblich) nie eine spezifische Behandlung durchgemacht haben.

Zu diesen Fällen gehören einmal diejenigen Patienten, welche Frühsym- ptome nicht bemerkt haben (Frauen mit Cervical-Infektion!), oder denen sie vollständig aus der Erinnerung geschwunden sind, weil sie sehr unbedeutend waren, und weil sie sich überhaupt nicht um sie gekümmert haben — in mehr oder weniger vollständiger Unkenntnis der Unscheinbarkeit syphilitischer Früh- symptome oder der Bedeutung der Syphilis überhaupt. Es gehören ferner hierher diejenigen, welche von einer syphilitischen, oder wenigstens von einer venerischen Infektion wissen, sie aber verleugnen. Doch darf man nicht verkennen, daß der Satz *„Omnis* syphiliticus mendax" stark übertreibt, und daß früher mit ihm manches erklärt wurde, was nicht in die medizinischen

Anschauungen paßte, jetzt aber sehr wohl verständlich erscheint (Syphilis ohne Primäraffekt auch bei Männern). Endlich muß auch hier wieder der Möglichkeit gedacht werden, daß die gesamte Frühsyphilis wirklich latent verlaufen kann (etwa wie die Tuberkulose). Ob und evtl. wie oft das beim Menschen vorkommt, wissen wir allerdings noch absolut nicht.

Die Zahl der Fälle der Spätsyphilis ohne Frühanamnese hängt natürlich in hohem Maß von der Sorgfalt und Geschicklichkeit in der Aufnahme der Krankengeschichte, sie hängt ferner sehr deutlich von dem Krankenmaterial ab. Daher kommt es, daß sie bei den Männern der Privatpraxis relativ am seltensten sind; denn diese beobachten sich am besten, weil sie am meisten Bescheid wissen; es folgen dann die Männer der Hospitalklientel und die Frauen der Privat- und endlich die Frauen der Hospitalpraxis. Natürlich sind auch der allgemeine Bildungszustand und die speziellen Kenntnisse von den venerischen Krankheiten der in Frage kommenden Volksschichten von Bedeutung. In den großen Städten sind sehr viel weitere Kreise aufgeklärt als in kleinen und auf dem Land. Die Statistiken gaben daher über die Häufigkeit dieser Fälle recht verschiedene Resultate: man kann als Minimum etwa $10^0/_0$, als Maximum $60^0/_0$ und mehr aller Spätfälle ansehen.

Sehr schwierig ist auch die Frage zu beantworten, eine wie große Anzahl der Infizierten überhaupt an späten Erscheinungen, sei es vom tertiären Typus, sei es von dem der parenchymatöser Nervenlues, erkrankt. Einen wirklich sicheren Aufschluß könnte nur eine Statistik geben, welche *alle* syphilitisch Infizierten erfaßt und durch Jahrzehnte ihr Schicksal verfolgt. Während man meist nur die an Spätformen Erkrankten zusammenstellte und mit den Frühsyphilitischen zahlenmäßig verglich, hat man bei einzelnen Kategorien von Infizierten (Offiziere, Lebensversicherte, Prostituierte, Patienten von Kliniken), die Verlaufsweisen bei allen als syphilitisch Bekannten durch lange Zeit zu eruieren versucht und dabei wertvolle Anhaltspunkte für manche Fragen (Behandlungseffekte, Häufigkeit an Tabes und Paralyse) erhalten, aber keine allgemein maßgebenden Resultate (wegen der Ungleichmäßigkeit des Nachweises in bezug auf die Behandlung usw.).

Wir wissen, daß in dem Material der Dermatologen die Frühfälle außerordentlich viel häufiger sind als die „dermatologischen Späterkrankungen" (an Haut, Schleimhaut, Knochen usw.); die Zahlen variieren allerdings auch hier in großen Breiten. Das liegt zum Teil daran, daß die Syphiliskranken bald mehr, bald weniger häufig auch mit ihren nicht an der Haut lokalisierten Leiden die dermatologischen Kliniken und die Fachärzte aufsuchen (das ist auch in verschiedenen Ländern recht verschieden), daß sie in der Frühperiode sehr verschieden behandelt werden, daß in dem einen Material die Früherscheinungen häufiger, in dem andern seltener vernachlässigt werden. Endlich wird auch die Diagnose „Spätlues" keineswegs überall in gleicher Weise gestellt. Manche sehen alle internen Erkrankungen als „tertiär" an, andere rechnen manche tuberöse Lues noch zur sekundären usw. Jedenfalls aber entgeht ein sehr großer Teil der Späterkrankungen der Kenntnis der Dermato-Syphilidologen. Es hat also keine große Bedeutung, solche Zahlen zu zitieren; die einen geben $5-10^0/_0$, die anderen $20-30^0/_0$ Späterscheinungen im Verhältnis zur Gesamtsyphilis an.

Seitdem auch besonders in den inneren Kliniken vielmehr auf die Syphilis geachtet, die WASSERMANNsche Reaktion in größtem Umfange verwertet wird, und die Häufigkeit, speziell der Aortitis, erkannt ist, kann man nicht mehr davon sprechen, daß die späte Syphilis so viel seltener ist als die frühe. Freilich fehlt uns noch immer eine genauere Kenntnis von der Häufigkeit der Syphilis in der Bevölkerung überhaupt. Wenn wir aber auf der einen Seite sehen, daß die Zahl auf Grund von allerdings zum Teil sehr hypothetischen Erwägungen auf $10-20^0/_0$ und mehr angegeben wird, und auf der anderen Seite hören, daß in manchen inneren Kliniken die Zahl der syphilitischen Erkrankungen bis $8-10^0/_0$ beträgt, wenn wir ferner die Spätsyphilitischen in den Nerven- und psychiatrischen, den Augen-, Ohren-, chirurgischen und Hautkliniken hinzunehmen, so ergibt sich aus alledem, daß ein viel größerer Prozentsatz der Syphilitiker an Späterscheinungen erkrankt, als noch bis vor kurzem angenommen wurde.

Dabei handelt es sich allerdings um ein Material, von dessen Behandlung wir nichts wissen, und das unzweifelhaft zum großen Teil sehr unzureichend behandelt worden ist. Wir können ferner annehmen, daß noch immer eine ganze Anzahl von syphilitischen Erkrankungen der Diagnose entgeht, endlich, daß bei alledem der Einfluß unerkannt bleibt, den die Syphilis auf die Entwicklung anderer Krankheiten hat (Arteriosklerose, Nierenerkrankungen usw.).

Wir müssen uns also, bis wir statistische Angaben auf viel breiteren und sichereren Grundlagen als bisher besitzen, damit bescheiden, zu sagen, daß jedenfalls ein großer Teil der Syphiliskranken zum mindesten bei fehlender oder unzureichender Behandlung im weiteren Verlauf mehr oder weniger schwere Späterscheinungen aufweist.

Für den verschiedenen Verlauf kommen, ganz abgesehen von der Behandlung, die verschiedensten Momente in Betracht (vgl. S. 119), und zwar auf der einen Seite Eigenschaften, welche im erkrankten Organismus liegen — seien es angeborene, seien es im Laufe des Lebens vor oder auch erst nach der Syphilisinfektion erworbene —, auf der anderen Seite vielleicht auch qualitative und quantitative Virulenzdifferenzen der Spirochäten. Die Reaktionsweise des Organismus und die Eigenart der Spirochäten können sich in der mannigfaltigsten Weise kombinieren. Von den Differenzen der Spirochäten wissen wir beim Menschen bisher nur sehr wenig (vgl. neurotrope Stämme bei Nervensyphilis).

Die Gründe für das verschiedene Verhalten des Organismus gegenüber den Spirochäten sind uns sicher zum größten Teil noch unbekannt. Bei den verschiedenen Infektionskrankheiten sind die Allergiesierungserscheinungen außerordentlich wechselnd. Dem entspricht, daß bald mehr Sensibilisierungs-, bald mehr Desensibilisierungs- (Immunisierungs-)Phänomene ausgesprochen sind. Diese können sowohl allgemeiner als auch lokaler Natur sein. Es ist selbstverständlich, daß solche konstitutionelle Differenzen sich nicht nur bei der unbehandelten, sondern auch bei der behandelten Syphilis geltend machen, wenngleich sie gewiß durch energische Therapie mehr oder weniger ausgeglichen werden können. Ganz besonders der abortive Verlauf, d. h. das Fehlen von weiteren Früh- und Späterscheinungen durch viele Jahre in jetzt schon sehr zahlreichen früh und gründlich behandelten Fällen beweist, wie sehr die Therapie den durch die Konstitution bedingten Verlauf der Syphilis modifizieren kann.

Von den Momenten, denen wir neben den Imponderabilien der ererbten oder erworbenen Konstitution eine Bedeutung mit größerer oder geringerer Sicherheit zuschreiben können, seien folgende erwähnt:

Es entspricht unseren allgemeinen Anschauungen, anzunehmen, daß ein kräftiger Mensch einer Infektion gegenüber sich widerstandsfähiger erweist. Ganz allgemein ist das wohl auch richtig. Aber es kommen zahlreiche Ausnahmen nach beiden Richtungen vor: Starke Individuen, die auffallend schwer, schwache, die auffallend leicht erkranken, ohne daß wir eine Ursache dafür auffinden. Das gleiche sehen wir ja bei zahlreichen anderen Infektionskrankheiten.

Unzweifelhaft haben *Verschiedenheiten des Alters* und *des Geschlechts* und dann gewisse andere *physiologische* und *pathologische* Umstände eine Bedeutung für den Verlauf der Syphilis. Die oben geschilderten Verlaufsweisen haben zunächst nur Gültigkeit für diejenigen Altersklassen, in denen aus selbstverständlichen Gründen die weitaus größte Zahl der Infektionen vorkommt, nämlich für die Jahre von der vollen Ausbildung der Geschlechtsreife bis etwa zum 40. Lebensjahre, während sowohl die sehr früh, als auch die im höheren Alter entstandene Syphilis manche Abweichungen zeigt. Während man von vornherein annehmen sollte, daß *die in der Kindheit akquirierte* infolge der Zartheit des kindlichen Organismus einen besonders schweren Verlauf zeigen müßte, ergibt die Erfahrung, daß oft gerade das Gegenteil der Fall ist — abgesehen von ganz kleinen Kindern, bei denen die Krankheit manchmal fast ebenso schwer ist, wie bei der kongenitalen Syphilis. Die Erscheinungen sind auffallend milde, und obwohl häufig die Behandlung eine äußerst mangelhafte ist oder ganz fehlt, scheint die Krankheit rasch zu erlöschen, ohne, soweit es verfolgt werden konnte, schwere Formen anzunehmen. In manchen Fällen treten indessen auch bei der im Kindesalter erworbenen Syphilis Späterscheinungen auf und werden oft die Veranlassung, daß der Fall als Syphilis congenita tarda aufgefaßt wird. Wir können im allgemeinen annehmen, daß der kindliche, energisch wachsende Organismus besser geeignet ist, die Spirochäten zu eliminieren als der Körper des Erwachsenen, bei dem die Wachstumsenergie der Gewebe schon eine geringere geworden ist. Ganz mit dieser Auffassung im Einklange steht die Tatsache, daß die im *höheren Alter erworbene Syphilis* manchmal einen schwereren Verlauf zeigt als die in den früheren und mittleren Jahren beginnende; denn durch die senilen Veränderungen ist die Reaktionsfähigkeit der Gewebe mehr oder weniger herabgesetzt. Was das Alter der Erkrankten betrifft, so hat man Fälle von syphilitischer Infektion bei 70- und 80jährigen Greisen gesehen, die durch den Geschlechtsverkehr oder (besonders bei alten Frauen) durch zufällige Übertragungen (Pflegekinder!) entstanden war. Der Verlauf der Krankheit ist gelegentlich ein langsamerer, sowohl die Inkubationsperiode bis zum Auftreten des Primäraffektes, als auch die sog. zweite Inkubation bis zum Auftreten der Allgemeinerscheinungen dauern länger, als unter den für die Syphilis gewöhnlichen Verhältnissen. Eine besondere Vorliebe zeigt das höhere Alter für ausgebreitete papulöse Exantheme, die öfter mit Iritiden kompliziert sind, welche doch als schwerere sekundäre Erscheinungen gelten müssen. Die maligne Syphilis (s. S. 304) scheint dagegen nur ganz ausnahmsweise im höheren Alter vorzukommen. Auch der Einfluß der Behandlung ist bei den spät erworbenen Syphiliserkrankungen mehr zögernd, die Heilung läßt länger auf sich warten, als in jüngeren Jahren — das galt wenigstens für die Zeit vor der Salvarsaneinführung. Tabes und Paralyse treten anscheinend um so schneller nach der Infektion auf, in je höherem Alter diese erworben wird. Bei Frauen kommt ein auffallend benigner Verlauf der Syphilis anscheinend etwas häufiger vor als bei Männern; dagegen leiden sie häufiger und schwerer an den Allgemeinerscheinungen der Frühlues.

Der *Gravidität* ist vielfach ein ungünstiger Einfluß auf den Verlauf der Syphilis zugeschrieben worden; doch ist dies wohl nur insofern richtig, als infolge der während derselben statthabenden Fluxion zu den Genitalien die Lokalaffekte an diesen eine stärkere Entwicklung zeigen und schwerer heilen als sonst. Ja man hat sogar gemeint, daß Frauen, die geboren haben, weniger zu Tabes und Paralyse neigen (?). Viel erörtert wurde der Einfluß der *Tuberkulose* auf den Syphilisprozeß (s. S. 283). Die Rezidive gelten bei Phthisikern und auch bei skrofulösen Individuen für durchschnittlich häufiger als bei gesunden, fast noch mehr wird freilich umgekehrt ein ungünstiger Einfluß der Syphilis auf die Lungentuberkulose angegeben, die im Anschluß an die syphilitische Infektion gelegentlich rapide Fortschritte unter auffallender Verschlechterung des

Allgemeinbefindens zeigt. Diesen Kranken gegenüber befindet sich der Arzt oft in einem schwierigen Dilemma, indem es einerseits gilt, der Syphilis möglichst rasch entgegenzutreten, andererseits energische antisyphilitische Kuren, vor allem Quecksilber, in geringerem Umfang Salvarsaninjektionen, bei vorgeschrittener Phthise schlecht vertragen werden. Beginnende oder nicht aktive Lungentuberkulose wird allerdings durch Lues und (vorsichtige) Luestherapie oft auffallend wenig beeinflußt und umgekehrt. Zu berücksichtigen sind ferner auch die örtlichen Kombinationen von syphilitischen und tuberkulösen Prozessen. An der Lunge sind sie sehr oft vermutet worden, im ganzen aber natürlich schwer zu beweisen (s. S. 283). Sehr selten sind bisher lokal kombinierte syphilitische und tuberkulöse (lupöse) Prozesse an der Haut beobachtet worden. Auch bei ihnen sind wir bei der Feststellung der Syphilis wesentlich auf die Diagnose ex juvantibus angewiesen, auf die wir uns aber bei sehr schnell eintretendem Erfolg recht wohl verlassen können, da die viel behauptete Wirkung der Specifica gegen tuberkulöse Prozesse sehr wenig deutlich ist. Bei der Diagnose sind die lupoiden Formen der Lues besonders zu berücksichtigen, Tuberkulin- und Tierversuche heranzuziehen; die histologische Untersuchung gibt oft wenig brauchbare Resultate. Am häufigsten sind wohl Tuberkulose und Lues in den Lymphdrüsen kombiniert; hier kann vielleicht (s. S. 156, 158) schon die primäre Lues, häufiger noch die frühsekundäre eine latente Tuberkulose „wecken". Man findet dann gelegentlich Tuberkelbacillen (Tierversuch, Antiforminpräparat) und Spirochäten zugleich. Das klinische Bild entspricht im wesentlichen dem der Tuberkulose. Auch dem *Alkoholismus* und dem *Diabetes mellitus* kommt ein ungünstiger Einfluß auf den Verlauf der Syphilis zu. Das gleiche wurde von der *Malaria* behauptet. Es kann natürlich für schwere, chronische Malaria richtig sein, trotzdem jetzt ja manche meinen, daß Malaria auf den weiteren Verlauf der Syphilis günstig wirkt, indem sie speziell der parenchymatösen Nervenlues vorbeugen soll.

Aus natürlichen Gründen kombinieren sich auch *Hautkrankheiten* (Scabies, Psoriasis, Ekzeme usw.) mit der Lues und daraus ergeben sich manchmal schwer differenzierbare Krankheitsbilder. Immer wieder erhält man den Eindruck, als wenn diese Dermatosen provozierend auf die Lues wirkten. In geringerem Umfang ist wohl auch das Umgekehrte der Fall. Besonders viel ist eine solche Wechselwirkung für den „Status seborrhoicus" angenommen worden, auf den die Eigentümlichkeit gewisser Syphilide (circinäre, serpiginöse, papilläre) zurückgeführt wird.

Spezielle Beziehungen bestehen zwischen *Syphilis und Carcinom*: syphilitische Ulcerationen können sich in Carcinom umwandeln (am häufigsten an der Zunge, wo auch die mit der Lues in einem unleugbaren Zusammenhang stehende Leukoplakie relativ oft in Carcinom übergeht); Narbencarcinome kommen auf syphilitischen wie auf allen anderen Narben vor. Die Lues gibt besonders an den Unterschenkeln zu *elephantiastischen* Zuständen Anlaß, welche an sich zum Teil nicht mehr spezifischer Natur sind; das gleiche gilt für die *Ulcera cruris*, die in allerdings wohl nicht häufigen Fällen ursprünglich rein gummös doch allmählich alle Charakteristica der varikösen Ulcera cruris annehmen können und dann auch auf die spezifische Therapie nicht mehr reagieren (ganz ähnlich am Rectum und an den Genitalorganen conf. S. 238, 239). Es ist hier auch zu erwähnen, daß akute fieberhafte Erkrankungen schon in der Inkubationszeit das Auftreten der Sekundärsymptome verzögern, ja auf lange Zeit verhindern können, daß unter ihrem Einfluß die verschiedensten Syphilide sich schnell zurückbilden, daß unter dem lokalen Einfluß eines Erysipels ein tertiäres Geschwür auffallend schnell verheilen kann. Ja selbst starke Remissionen der Paralyse sind nach Pneumonie usw. beobachtet worden.

Darauf sind auch wichtige therapeutische Methoden begründet worden (Malaria s. S. 399). Einmalige Traumen und oft wiederholte Reizungen können provokatorisch sowohl auf sekundäre wie auf tertiäre Syphilis wirken (Lokalisation der Papeln, Knochen- und Hodenprozesse usw.).

Für den Syphilisverlauf kommen dann noch ererbte allgemeine, aber auch Organdispositionen in Betracht (z. B. Blutsverwandte bekommen Tabes evtl. Paralyse, auch wenn sie mit Spirochäten aus verschiedener Quelle infiziert sind, s. S. 269). Aber über die zahlenmäßige Bedeutung auch dieses Momentes können wir noch keine Auskunft geben.

Die Frage, ob *ein Verhältnis besteht zwischen Intensität und Häufigkeit der Früherscheinungen und dem Auftreten von Spätsymptomen* ist schon erwähnt worden. Man hat (s. S. 119), behauptet, daß die Kranken, die an tertiärer Lues, und besonders die, welche an Tabes und Paralyse erkranken, eine besonders leichte Frühlues durchgemacht haben. Man hat dieses, wie mehrfach erwähnt, und die weitere Erfahrung, daß tertiäre Symptome an der Haut mit Tabes und Paralyse selten kombiniert sind, damit erklären wollen, daß in solchen Fällen die von der Haut ausgehenden Immunisierungsprozesse zu gering sind, um die inneren Organe zu schützen. Es ist aber auch schon betont worden, daß das vorhandene Material nicht ausreicht, um solche Anschauungen wirklich zu beweisen. Es kommt als die Entscheidung erschwerend hinzu, daß die Fälle, in denen die Früherscheinungen unbedeutend waren oder gar nicht beachtet wurden, oft zugleich auch die sind, welche entweder gar nicht oder nur sehr unzureichend behandelt worden sind, während die Patienten mit wiederholten und schwereren Frühsymptomen im Durchschnitt auch eine reichlichere Behandlung durchgemacht haben. Mit der frühen Salvarsanbehandlung unterdrückt man viele Früherscheinungen, auch wenn sie nach unseren jetzigen Anschauungen nur unvollkommen durchgeführt wird, und doch sind Tertiärsymptome bei Salvarsanbehandelten bisher nur relativ selten beobachtet worden. Auch das häufigere Auftreten der parenchymatösen Nervenlues nach „Anbehandlung" mit Salvarsan im Gegensatz zu vollständig fehlender Behandlung ist bisher unbewiesen. Eine Verkürzung der Inkubationszeit zwischen der Infektion und manchen Späterscheinungen bei unzureichender Therapie im Vergleich zu vollständig fehlender erhellt wohl aus einzelnen Statistiken.

Für die tertiäre Lues scheint das Fehlen jeder spezifischen Behandlung (es handelt sich bei dem hier verwerteten Material meist noch um Quecksilbertherapie) die Häufigkeit zu vermehren. Das geht aus einzelnen Zusammenstellungen hervor, bei denen versucht wurde, nicht nur *die* Fälle in Betracht zu ziehen, welche tertiär geworden, sondern auch die, welche freigeblieben sind (Prostituiertenstatistik usw. s. S. 298). Auch für die parenchymatöse Nervensyphilis liegen solche Angaben vor, nach denen die mit Quecksilber und noch mehr die mit Salvarsan (selbst sehr unvollständig) behandelten Prostituierten in bezug auf tabische Symptome viel besser dastehen als die nichtbehandelten.

In dem Sinn, daß die Behandlung eine Bedeutung für die Frequenz der Spätsyphilis hat, sprechen ferner Beobachtungen, welche man an einzelnen fern von der Kultur liegenden Orten — *Marshallinseln,* einige Gegenden im Innern *Rußlands,* in *Kleinasien* usw. — gemacht hat. Die Zahl der Fälle von tertiärer Syphilis bei diesen so gut wie vollständig mit Syphilis durchseuchten, völlig unbehandelten Bevölkerungen ist eine außerordentlich hohe. Damit kommen wir zu der vieldiskutierten und schwer zu entscheidenden Frage, *wieweit die Syphilis in ihrem Verlauf von zeitlichen und örtlichen Verhältnissen abhängig ist.*

Die bisherige Schilderung der Syphilis entspricht dem, was wir unter den allgemeinen Kulturzuständen in den meisten Teilen Europas und in den Ländern mit entsprechendem Kulturzustand sehen.

Von den Ursachen, welche die Modifikationen des Syphilisverlaufs bedingen können, scheinen zunächst *Rassenunterschiede* sowie *klimatische Bedingungen* eine untergeordnete Rolle zu spielen; denn bei sonst gleichen Verhältnissen sehen wir in den verschiedensten geographischen Lagen und bei den verschiedensten Volksstämmen die Krankheit im ganzen denselben Verlauf nehmen. Von der einschneidendsten Bedeutung ist dagegen der *Kulturzustand* eines Volkes und die damit notwendigerweise zusammenhängenden *hygienischen Verhältnisse,* vor allem aber das Maß und die Art der *ärztlichen Behandlung.* Daß diese einen sehr wesentlichen Einfluß auf den Krankheitsverlauf hat, darauf haben wir ja schon früher mehrfach hingewiesen. Wie weit das Fehlen oder die Seltenheit von Tabes und Paralyse bei nicht oder relativ nicht zivilisierten Völkern auf Differenzen in der Rasse oder in der Lebens- oder in der Behandlungsweise oder in den Spirochäten zurückzuführen ist, steht dahin (s. S. 269, 270).

Einem weiteren Punkt ist noch Bedeutung beigemessen worden, nämlich der bei einem Volksstamm, der schon seit langer Zeit und in ausgedehntem Maße von der Syphilis heimgesucht ist, allmählich eintretenden *Abschwächung der Empfindlichkeit* gegen die Spirochäten, während im umgekehrten Falle die Reaktion auf die syphilitische Infektion um so stärker eintreten soll. Mit anderen Worten: je länger die Syphilis in einem Lande schon besteht, je mehr ein Volk mit Syphilis *durchseucht* ist, um so mehr verläuft sie in der Art, wie wir sie von den zivilisierten Ländern her kennen, während sie mehr akute schwerer zerstörende Formen annimmt, wenn sie in eine bis dahin syphilisfreie Gegend importiert wird. Von „schwerer" und „leichter" Lues können wir allerdings dabei kaum sprechen, denn die Schwere der Syphilis hängt, wie oben betont, nicht von den Haut- und Schleimhauterkrankungen, sondern von der Häufigkeit der Tabes, Paralyse, Aortitis usw. ab.

Wir werden vielleicht annehmen können, daß die Änderung des Verlaufs der Syphilis in zivilisierten und daher schon lange „syphilisierten" Ländern auf eine Veränderung der Reaktionsweise des Menschen zurückzuführen ist; denn die „neuen Menschen" reagieren vielleicht anders auf die „alten", d. h. schon lange auf den Menschen vegetierenden Spirochäten. Es würde sich dabei also um eine Veränderung der Reaktionsweise gegenüber den Spirochäten, eine Art von partieller Immunisierung handeln.

Die Geschichte einiger anderer Infektionskrankheiten bietet uns lehrreiche Beispiele hierfür; so traten die *Masern* auf abgelegenen Orten (Island, Faröer), welche gelegentlich mehr als ein Jahrhundert von ihnen verschont wurden, in furchtbarer, bei uns unbekannter Verbreitung und Heftigkeit auf; ein noch näher liegendes Beispiel liefert die der Syphilis in vieler Hinsicht ähnliche *Lepra,* die z. B. unter den Bewohnern der Sandwichinseln, wohin diese Krankheit in der ersten Hälfte des 19. Jahrhunderts importiert wurde, die schrecklichsten Verheerungen anrichtete und in einer viel akuteren und schwereren Weise verlief, als in Ländern, in denen sie seit langer Zeit heimisch ist. Ähnliches ist in neuerer Zeit bei der *Tuberkulose* beobachtet worden.

Auch die Geschichte der Syphilis liefert uns eine Reihe der klassischsten Beispiele für dieses Verhalten. Vielfach wird über den ganz besonders schweren Verlauf der Syphilis bei Volksstämmen berichtet, die bis zu ihrer Berührung mit der Kultur von dieser Krankheit frei waren. Es ist traurig, aber unabänderlich, daß für diese Völker die Syphilis und zwar eine schwere Syphilis eines der ersten Geschenke der Zivilisation ist. Hier wären auch die mit dem Namen der *„endemischen Syphiloide"* (recht ungeeignet, besser „endemische Syphilis") bezeichneten umschränkten Syphilisendemien zu erwähnen, die an den verschiedensten Orten beobachtet sind, stets aber vom allgemeinen

Verkehr abgelegene und daher auch in kultureller Hinsicht auf mehr oder weniger tiefer Stufe stehende Gegenden betrafen. Diese Umstände bewirkten, daß jene Gegenden bis dahin mehr oder weniger von der Syphilis verschont waren, denn diese folgt auch heute noch dem Verkehr; je abgeschlossener ein Ort ist, desto geringer ist (freilich auch nur im allgemeinen) die Ausbreitung der Syphilis. Fast überall läßt sich für diese Endemien ein zunächst die ausgebreitete Importation der syphilitischen Giftes bedingender Umstand, die Invasion von Truppen, von Arbeitern, das längere Verweilen einer Schiffsmannschaft an einem Küstenorte u. dgl. mehr nachweisen. Aber nicht nur, daß die Zahl der Syphilisfälle im Verhältnis zur Gesamtbevölkerung des betroffenen Ortes eine ganz ungewöhnlich hohe ist, auch der einzelne Fall verläuft oft in unserem Sinne abnorm, in einer außerordentlich großen Anzahl von Fällen kommt es zur Ausbildung der schwersten tertiären Erscheinungen, dagegen fehlen (genitale und extragenitale) Primäraffekte und deren Reste fast vollständig; ebenso nach vielen Berichten Tabes und Paralyse und vielfach auch die gewöhnliche kongenitale Lues.

Als bekannteste dieser „endemischen Syphiloide" nennen wir hier die als *Sibbens* bezeichnete Krankheit, die im 17. Jahrhundert in Schottland der Invasion Cromwells folgte, die *Radesyge* in Norwegen und Schweden, das *jütländische Syphiloid,* die Ditmarsische *Krankheit* in Holstein, die *Falkadina* und die als *Skerljevo* und als *Male di Breno* bezeichneten Endemien, die in einzelnen Gebieten der Küste des adriatischen Meeres und der angrenzenden Binnenländer ihren Sitz hatten. In allen diesen Fällen kamen allerdings als begünstigende Momente die *Unbekanntschaft mit der Krankheit,* die daraus folgende Sorglosigkeit bezüglich der weiteren Verbreitung und der *Mangel einer ärztlichen Behandlung* hinzu. Sowie von den Behörden die entsprechenden Maßregeln ergriffen, die Kranken in Spitälern untergebracht und in geeigneter Weise behandelt wurden, pflegten die Endemien zu erlöschen.

Diese umschriebenen Endemien werfen vielleicht auch ein Licht auf jene große *Syphilispandemie,* die am Ende des 15. Jahrhunderts ganz Europa und die mit europäischer Kultur damals in Verbindung stehenden Länder überzog.

Auch hier anscheinend eine relative oder absolute Syphilisfreiheit; auch hier schnelle und außerordentlich starke Verbreitung der Krankheit in kurzer Zeit (durch die großen Kriegszüge), auch hier Fehlen jeder rationellen Behandlung und Unbekanntschaft mit der Krankheit, auch hier endlich in wenigen Dezennien Änderung des Charakters der Krankheit durch Durchseuchung und relativ geeignete Behandlung (?).

Sechzehntes Kapitel.

Die maligne Syphilis.

Die *maligne Syphilis* wurde oft als „*galoppierende*" bezeichnet, weil man der Meinung war, daß ihre auffallendste Eigentümlichkeit das frühzeitige Auftreten tertiärer Erscheinungen sei. Wir ziehen den jetzt meist gebrauchten Ausdruck „maligne Syphilis" vor, weil wir die für sie typischsten Symptome nicht für frühe tertiäre Erscheinungen halten. „Galoppierend" wären diejenigen Fälle von Syphilis, bei denen sich sehr früh typische tertiäre Prozesse einstellen, bei welchen also die Syphilis ihren normalen Verlauf besonders schnell durchmacht, wie das ja tatsächlich vorkommt. („Syphilis tertiaria praecox"). *Das Charakteristische der malignen Lues liegt vielmehr in dem frühen Auftreten zahlreicher, die Haut mehr oder weniger zerstörende Geschwüre und in der schweren Beeinträchtigung des Allgemeinbefindens.* Die Malignität dieser Syphilisform zeigt sich in manchen Fällen durch einen besonders stark, gelegentlich selbst gangränös zerfallenden *Primäraffekt* an, während sich in anderen Fällen dieser in ganz normalen Formen hält, ebenso wie andererseits gangränöse Primäraffekte von einer ganz normalen Syphilis gefolgt sein können. Auch das erste Exanthem kann noch leicht sein, und erst weiterhin bei den ersten oder selbst

bei etwas späteren Rezidiven tritt der maligne Charakter der Krankheit
hervor. Sehr oft aber ist schon das erste Exanthem ein papulopustulöses oder
wesentlich pustulöses resp. pustulo-krustöses, und dessen Efflorescenzen gehen
zu einem mehr oder weniger großen Teil in ulceröse über, so daß unregelmäßig
über den Körper disseminierte Geschwüre vorliegen. Diese breiten sich schnell
aus, sie sind oft von einem blauroten oder pustulösen Saum umgeben. Sie
bedecken sich mit braunroten bis fast schwarzen, oft austernschalenartig über-
einander getürmten Krusten (eine Form der früher sog. Rupia syphilitica,
vgl. S. 193). Sie haben kreis- oder unregelmäßig geformte, meist nicht wirklich

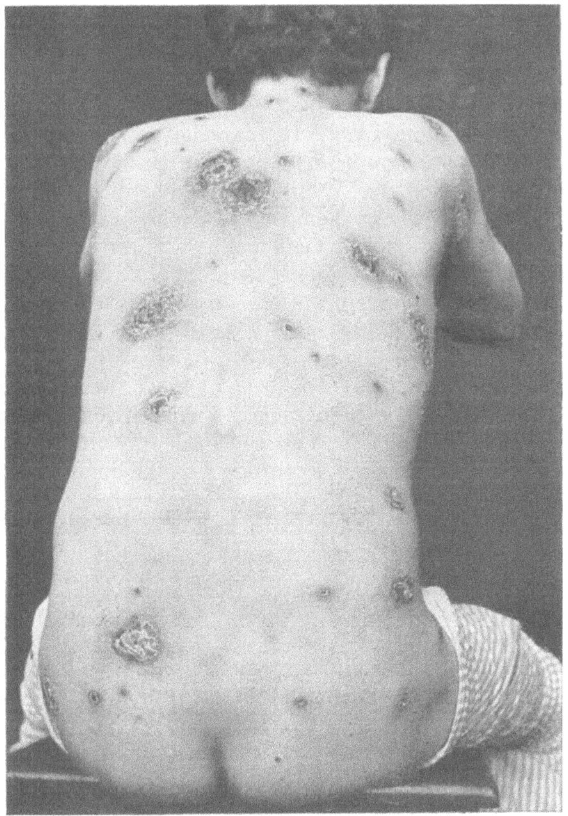

Abb. 82. Maligne Syphilis.

serpiginöse Ränder und sehr verschiedene Größe. Nach Abnahme der Krusten
zeigt sich ein deutlich vertiefter, aber gewöhnlich nicht bis in die Subcutis
reichender, unregelmäßig höckriger, schmierig-eitrig belegter Grund. Eine
Neigung zu zentraler Abheilung bei dem peripherischen Fortschreiten besteht
in dieser Zeit meist nicht. Die einzelnen Geschwüre vernarben und überhäuten
sich sehr verschieden schnell; es bleiben oft flache, depigmentierte Narben mit
pigmentierten Säumen zurück. Zwischen den mehr oder weniger zahlreichen
größeren Geschwüren finden sich vielfach einzelne papulöse und pustulöse bzw.
einfach krustöse Efflorescenzen, die sich auch als solche zurückbilden können.
Auch „nodöse Syphilide‟ werden gelegentlich beobachtet (s. S. 194). Dagegen
ist das Auftreten typischer Hautgummata und tuberöser Herde in der ersten

Zeit der malignen Syphilis selten. Bei ihr findet im Gegensatz zu den Gummata der Zerfall akut und in der Fläche statt; kaum entstanden, gehen die Herde oft ohne ein „formatives Zwischenstadium gleich in das regressive Stadium" über. Die Geschwüre der malignen Lues sind namentlich auf Berührung sehr empfindlich.

Neben den Hauterscheinungen sind die konstantesten Symptome der malignen Syphilis *Temperatursteigerungen,* welche sich schon bei den ersten Ausbrüchen der Krankheit zeigen, einen remittierenden oder intermittierenden Typus haben, oft sehr lange Zeit anhalten und bei jeder neuen Eruption exazerbieren. Dazu kommt ein schweres Darniederliegen der allgemeinen Gesundheit, das sich bis zu wirklicher Kachexie steigern kann, Gewichtsverlust, Anämie, graue Gesichtsfarbe. Auffallend gering oder geradezu fehlend sind manchmal die *Lymphdrüsenschwellungen.*

Geteilt sind die Ansichten über das Verhalten der *Schleimhäute* und der *inneren Organe* bei der malignen Lues. In manchen Fällen ist, abgesehen von den eben erwähnten Allgemeinsymptomen, nur die Haut befallen. In anderen sind die Schleimhäute, speziell der Mund- und Rachenhöhle, ergriffen — bald mehr in der Form gewöhnlicher Erytheme und Papeln, bald mit stark ulcerösen Prozessen, welche wegen ihrer relativen Flachheit, ihrer großen Empfindlichkeit, ihrer akuten Symptome doch nicht dem Typus der tertiären Syphilis entsprechen., Starke Kopfschmerzen weisen auf eine Beteiligung des Zentralnervensystems resp. der Meningen hin, können aber gelegentlich auf die manchmal auch an anderen Stellen nachweisbaren multiplen Periostitiden oder auch auf toxische Einwirkungen zurückgeführt werden. Herderkrankungen im Zentralnervensystem fehlen meist, ebenso Affektionen der anderen inneren Organe. Appetitlosigkeit, in anderen Fällen Boulimie, Darmkatarrhe beruhen wohl nicht auf lokalisierten syphilitischen Läsionen.

Der **Verlauf** der malignen Syphilis ist, wenn nicht eine wirksame Therapie (Kalomelinjektionen, Salvarsan!) dazwischen kommt, der, daß in dem ersten oder den ersten etwa zwei Jahren immer wieder neue Erscheinungen maligner Natur auftreten, ohne oder mit nur geringfügigen Pausen. Allmählich aber zeigt sich doch eine Abnahme der Intensität der Krankheit. Die Rezidive folgen sich langsamer, die Ausbreitung und oft auch die Intensität der Eruptionen wird geringer; nachdem z. B. anfänglich ausgebreitete ulceröse Exantheme bestanden hatten, erscheinen weiterhin nur an wenigen Stellen gruppierte tuberöse Herde oder auch einzelne Gummata, und es ist wohl nicht zu bezweifeln, daß auch bei der malignen Syphilis schließlich die Krankheit vollständig erlöschen kann. Andererseits kommen aber Fälle vor, bei denen durch eine lange Reihe von Jahren immer und immer wieder Rezidive auftreten, allerdings in der späteren Zeit gewöhnlich in circumscripter Weise, an den früher ergriffenen Stellen oder in unmittelbarer Nähe derselben. In anderen Fällen wieder führen fortwährende Rezidive von Affektionen innerer Organe oder der Knochen zu jahrelangem Siechtum, zu amyloider Degeneration und zum Tode.

Es gibt, worauf früher schon hingewiesen wurde, neben den eben beschriebenen typischen Fällen solche mit milderem Verlauf, mit spärlicheren Geschwüren (speziell z. B. auch nur an den Unterschenkeln) mit selteneren Rezidiven, mit geringerer Beteiligung des Allgemeinbefindens, kurz Fälle, welche den Übergang von maligner zu „normaler" Syphilis darstellen. Zu unterscheiden ist von der Syphilis maligna die sog. *Syphilis gravis* (s. S. 297), bei welcher die Schwere der Syphilis durch die Lokalisation ihrer an sich nicht außergewöhnlich hochgradigen Produkte an Stellen mit besonders wichtigen Funktionen (Herz, Gehirn, Lunge usw.) bedingt ist.

Die **Diagnose** ist bei den typischen Fällen meist auf den ersten Blick wegen des Nebeneinanderbestehens von zahlreichen Geschwüren, speziell mit austernschalenartigen Krusten, und von Papeln und Pusteln zu stellen. Die gewöhnlichen *Pyodermien* (Ekthyma und Rupia simplex) bedingen kaum so hochgradige Veränderungen, nur bei den eben erwähnten geschwürigen Prozessen an den Unterschenkeln kann die Unterscheidung von dem einfachen Ekthyma schwieriger sein. Gelegentlich können *Bromo-* und *Jododerme*, schwere Pyodermien nach *Pediculi vestimentorum*, die als *Acne conglobata* u. ä. bezeichneten vielfach stark ulcerösen Prozesse oder selbst ein *Pemphigus vegetans* an die maligne Lues erinnern; doch schützt eine genaue Untersuchung, das Auffinden typischer Papeln, die Anamnese meist vor diagnostischen Irrtümern. Immer ist natürlich der Spirochätennachweis zu versuchen und die WASSERMANNsche Reaktion anzustellen. Aber Spirochäten sind sehr oft nicht nachzuweisen. Die Blutreaktion ist mehrfach negativ gefunden worden.

Die **Prognose** ist wesentlich ernster als bei den gewöhnlichen Fällen. Es liegt zunächst auf der Hand, daß bei den schnell sich wiederholenden schweren Rezidiven, die oft von lange Zeit anhaltendem Fieber begleitet sind, eine ungünstige Einwirkung auf den Körper nicht ausbleibt, daß die Kranken erheblich herunterkommen, anämisch werden, ja unter Umständen stellt sich schließlich eine schwere Kachexie ein. Aber abgesehen hiervon macht auch die bei der malignen Syphilis nach manchen Autoren gelegentlich bestehende Gefahr der Erkrankung der inneren Organe die Krankheit bedenklicher. Als ein weiteres, die Prognose ganz vor allem verschlechterndes Moment war der Widerstand, den die maligne Syphilis früher oft der therapeutischen Beeinflussung entgegensetzte, zu erwähnen; allerdings haben die modernen Fortschritte die Situation sehr wesentlich gebessert (Salvarsan!), so daß auch hier alles von der Frühzeitigkeit der Diagnose und der Therapie abhängt.

Wenig befriedigend sind unsere Kenntnisse über die **Ätiologie** der malignen Syphilis. Es ist zunächst versucht worden, die Ursache dieses eigentümlichen Auftretens der Syphilis in gewissen *Konstitutionsanomalien* der von der Krankheit betroffenen zu finden. Man hat kachektische Zustände, Alkoholismus, die durch *Schwangerschaft* und durch *Stillen des Kindes* bedingten Veränderungen und die im vorgeschrittenen Alter eintretende Abnahme der Widerstandsfähigkeit des Organismus, gelegentlich auch Akquisition der Syphilis in den Tropen, angeschuldigt. Bei Hungersnot sind der malignen Lues sich annähernde Zustände häufiger gesehen worden. Aber die genauere Betrachtung der bis jetzt vorliegenden Beobachtungen ergibt, daß alle diese Annahmen nicht oder nur gelegentlich zutreffen. Die maligne Syphilis befällt weder mit Vorliebe Greise, noch schwangere oder stillende Frauen, noch Potatoren, noch aus irgendwelchen anderen Ursachen kachektische Individuen, sondern sie ist meist in jüngeren Jahren, in dem für Syphilis „normalem“ Alter, und bei sonst wenigstens im Beginne der Erkrankung völlig gesunden, oft sogar robusten Menschen beobachtet worden. Auch die Hypothese einer besonders starken Virulenz des syphilitischen Giftes hat nicht erwiesen werden können, denn in den wenigen bisher bekannt gewordenen Fällen, bei denen sich entweder die Quelle der Infektion feststellen ließ, oder andererseits ein an maligner Syphilis Leidender die Krankheit auf einen anderen übertrug, zeigte die Syphilis bei dem Infizierenden, bzw. bei dem Infizierten ganz die gewöhnlichen Erscheinungen.

Auch die gelegentlich ausgesprochene Annahme, daß es sich bei der malignen Lues um eine *Mischinfektion* handelt, hat sich nicht bestätigt. Man hat ferner gemeint, daß die oben erwähnte oft auffallend geringe Schwellung der Lymphdrüsen auf eine ungewöhnlich geringe Reaktion des Lymphdrüsengewebes und eine darum geringere Abwehr gegen die Überschwemmung des Körpers mit den Spirochäten hinweist. Doch findet sich sehr geringe Lymphdrüsenbeteiligung auch sonst, starke bei schweren Fällen, und das relativ späte Einsetzen der malignen Symptome in manchen Fällen spricht nicht in diesem Sinne.

Man hat die Vermutung geäußert, daß die maligne Form der Syphilis gerade bei Menschen auftritt, bei deren Ascendenten noch nie oder lange Zeit hindurch eine syphilitische Infektion nicht stattgefunden hatte, und die daher besonders widerstandslos gegen die Spirochäten sind, während im umgekehrten Falle die Übertragung einer relativen Gewöhnung von der Ascendenz auf die Descendenz die Milde des Verlaufs erklären soll (vgl. S. 303). Hiermit wäre die Tatsache wohl in Einklang zu bringen, daß die maligne Syphilis jetzt selten ist, während früher bei dem ersten epidemischen Auftreten der Syphilis diese Verlaufsweise häufig gewesen zu sein scheint. Diese letztere Tatsache erklärt auch den der Krankheit damals gegebenen, für die jetzigen Verhältnisse wenig zutreffenden Namen „grosse ou grande vérole" auch „morbus pustularum" im Gegensatz zu den Pocken „petite vérole"; denn heute würde niemand auf den Gedanken kommen, die Syphilis als die „große" die Pocken als die „kleine" Pustelkrankheit zu bezeichnen. Zu beweisen ist auch diese Auffassung nicht.

Bei dem augenblicklichen Stande unserer Kenntnisse wird man die Pathogenese der malignen Syphilis unserem Verständnis noch am ehesten nahe bringen, wenn man annimmt, daß es einzelne Individuen gibt, die wirklich auf die Spirochäten in abnormer Weise reagieren — in Analogie zu den Überempfindlichkeitsreaktionen einzelner Menschen gegen bestimmte Medikamente (vgl. z. B. das Bromoderma tuberosum). Mit dieser Hypothese stimmt überein, daß in den einen Fällen die maligne Reaktion von vornherein vorhanden ist, in anderen sich erst in einiger Zeit ausbildet („Sensibilisierung"), daß sie durch „Gewöhnung" erlöschen kann, daß Übergänge zwischen der normalen und der malignen Reaktionsart vorhanden sind. Auch daß die WASSERMANNsche Probe manchmal negativ gefunden worden ist, scheint ebenso auf abnorme biochemische Verhältnisse hinzuweisen, wie die positive Reaktion der Haut auf einen bei normaler Lues versagenden luetischen Leberextrakt, bzw. Luetin.

Doch ist es sehr wohl möglich, daß es auch bestimmte Spirochätenstämme gibt, welche besonders virulent wirken, und daß demnach die maligne Syphilis auf eine Wechselwirkung der „Konstitution" und der Spirochätenvirulenz zurückzuführen ist.

Mit den wie erwähnt sehr spärlich nachweisbaren Spirochäten hat man normal verlaufende Tiersyphilis erzeugen können. Die starke Reaktion des Hautorgans (Analogie mit der tertiären Syphilis!), vielleicht auch das Fieber könnten zur Erklärung der geringen Zahl der in dem entwickelten Krankheitsprozeß vorhandenen Erreger herangezogen werden.

Siebzehntes Kapitel.

Die kongenitale Syphilis.

Unter kongenitaler Syphilis verstehen wir die syphilitischen Infektionen, welche im kindlichen Organismus schon vor dem Zeitpunkt vorhanden sind, in welchem dieser von dem mütterlichen definitiv getrennt wird. Diese Infektionen können im Prinzip germinativ, hämato- und lymphogen sein. Ektogene Inokulationen während der Geburt (s. u.) sind ebensowenig der eigentlichen kongenitalen Syphilis zuzurechnen wie die viel besprochenen „Depravationen des Keimplasmas" auf „syphilotoxischer" Basis. Denn zum Begriff der kongenitalen Syphilis gehört die Spirochäten-Infektion.

Die Geschichte der Lehre von der kongenitalen Syphilis ist ein sehr instruktives Beispiel dafür, wie eine, notgedrungen unzureichende, klinische Beobachtung ohne die Grundlage ätiologischer Kenntnisse zu irrtümlichen Auffassungen und zu, uns jetzt sehr gezwungen erscheinenden, Hypothesen führen kann.

Wir können die verschiedenen *Möglichkeiten,* deren Vorkommen bei der Frage der Entstehung der kongenitalen Lues behauptet wurde, und von denen die eine oder die andere immer wieder vertreten wird, in folgender Weise *schematisch* darstellen.

I. *Zur Zeit der Konzeption Vater krank, Mutter gesund:*

1. Die Mutter wird unmittelbar angesteckt,

a) in gewöhnlicher Weise durch syphilitische Efflorescenzen: Primäraffekt, sekundäre Syphilis der Mutter;

b) durch im Sperma eingebrachte Spirochäten, wobei es dahingestellt bleiben konnte, ob sie wirklich im Spermatozoon vorhanden oder nur (was sicher vorkommt, s. unten) dem Sperma beigemischt wären: Syphilis der Mutter ohne nachweisbaren Primäraffekt: „*d'emblée*" bzw. ·ohne zur Kenntnis kommende Früherscheinungen der Syphilis.

Bei a) und b) kann eine tote (faultote) oder lebende syphilitische Frühgeburt oder es kann zum Termin ein totes oder ein lebendes syphilitisches oder ein anscheinend gesundes, später aber kongenital-syphilitisch werdendes oder selbst ein gesund bleibendes Kind geboren werden.

2. Die Mutter wird nicht unmittelbar angesteckt; die Spirochäten gehen in den Spermatozoen oder neben ihnen (im Sperma) auf das Ovulum über; der Fetus wird syphilitisch *(paterne Syphilisübertragung* im engeren und weiteren Sinn):

a) Die Mutter wird dann von dem vom Vater her syphilitischen Fetus per placentam angesteckt.

Infolgedessen kann sie während der Gravidität oder später Syphiliserscheinungen aufweisen, selbst anscheinend erst nach Jahren in tertiärer Form: „*Syphilis par conception précoce*" oder „*Choc en retour*", „*Tertiarisme d'emblée*";

b) die Mutter wird von dem Fetus nicht infiziert, sondern nur immunisiert: sie ist weder vom kongenital-syphilitischen Kind noch von anderen Syphilitischen infizierbar; so wurde vielfach das COLLES-BAUMÈSsche *Gesetz* aufgefaßt, nach dem die Mütter kongenital-syphilitischer Kinder nicht syphilitisch infiziert werden können.

c) Die Mutter wird weder infiziert noch dauernd immunisiert; sie kann vom Kind oder von anderer Seite infiziert werden — „*Ausnahmen vom* COLLES-BAUMÈS*schen Gesetz*".

3. Kind und Mutter bleiben vollständig frei von Syphilis, werden auch nicht immun und können daher später infiziert werden.

4. Das Kind erhält vom Vater her Immunität gegen Syphilis.

5. Das Kind erhält von der postkonzeptionell infizierten Mutter her Immunität gegen Syphilis.

4. und 5. sind oft als PROFETA*sches Gesetz* bezeichnet worden: Syphilisfreie Kinder syphilitischer Eltern sind immun. PROFETA hat aber nur behauptet, daß, wenn eine bei der Konzeption oder in den ersten acht Monaten erfolgte Infektion der Mutter nicht auf den Fetus übergeht, dieser eine vorübergehende (d. h. passive) bis zum völligen Austausch seines primären Körperzellenbestandes andauernde Immunität besitzt (die eventuell durch das Säugen verlängert wird).

6. Die syphilisfreien Kinder syphilitischer Mütter werden nachträglich infiziert — „*Ausnahmen vom sog.* PROFETA*schen Gesetz*".

7. Die Feten werden nicht syphilitisch, gehen aber durch die Erkrankung der Mutter (speziell der Placenta) frühzeitig zugrunde — nicht spezifischer Abort.

II. *Vater und Mutter sind zur Zeit der Konzeption krank.* Dann können im Prinzip die Feten frei bleiben oder syphilitisch infiziert oder immunisiert oder durch nicht spezifischen Abort ausgestoßen werden. Daß der Vater dabei irgendwie eine Rolle spielt, läßt sich wegen der Erkrankung der Mutter niemals beweisen.

III. *Vater und Mutter zur Zeit der Konzeption gesund.* Die Mutter wird während der Gravidität „*postkonzeptionell*" vom Vater des Kindes oder sonst infiziert. Dann kann:

1. der Fetus ganz normal bleiben,

2. der Fetus nur immunisiert werden (vorübergehend, passiv, oder dauernd, aktiv, — s. sog. PROFETA*sches Gesetz*);

3. der Fetus wird auf dem Placentarwege infiziert,

4. der Fetus wird nicht infiziert, kann aber wegen der Erkrankung der Mutter ausgestoßen werden — Abort,

5. er kann während oder nach der Geburt infiziert werden — *Ausnahmen von* PROFETAS *Gesetz.*

Endlich sollen nach manchen Autoren, worauf später noch zurückzukommen sein wird, ohne syphilitische Infektion der Frucht mannigfache Schädigungen derselben vorkommen, welche auf „Depravation des Keimplasmas" durch die Syphilisgiftstoffe zurückgeführt werden.

Gegenüber diesem komplizierten, vielfach nur theoretisch konstruierten Schema haben die neuen Errungenschaften der Syphilisforschung zu einer wesentlichen Vereinfachung unserer Anschauungen geführt.

Früher glaubten viele, daß die kongenitale Syphilis hauptsächlich paternen Ursprungs sei; aber auch als man die Tatsache der „*postkonzeptionellen Übertragung*" anerkennen mußte[1]), war man doch noch von der Möglichkeit der *paternen Infektion* überzeugt, und zwar vor allem aus folgenden Gründen:

---

[1]) Man hat selbst bei sicherer postkonzeptioneller Infektion die Syphilis des Kindes auf paterne Infektion zurückführen wollen; der befruchtende Beischlaf, durch den das Kind seine Syphilis bekommen hat, könne ja dem die Mutter infizierenden vorangegangen sein (!).

1. Wegen anscheinender Analogien mit der germinativen Entstehung anderer Infektionskrankheiten; doch ist eine solche bei Säugetieren nie mit Sicherheit erwiesen.

2. Man hat in neuester Zeit die unzweifelhafte Tatsache der gelegentlichen Anwesenheit von Spirochäten im Sperma für die paterne Infektion verwerten wollen. So sicher es aber jetzt auch ist, daß das Sperma Infektionen der Frau (genital im Cervicalkanal, vielleicht auch im Endometrium corporis, ja sogar extragenital) erzeugen kann, so wenig ist doch damit bewiesen, daß die Spirochäten wirklich ins Ovulum oder in den sich entwickelnden Keim eindringen. Ja es ist das aus weiter noch zu erwähnenden Gründen sehr unwahrscheinlich. Die Annahme, daß die Spermatozoen selbst das Virus enthalten, könnte nur richtig sein, wenn die Spirochäten kleinere übertragbare Formen (Sporen, granuläre oder invisible Formen) besäßen; davon wissen wir aber gar nichts Sicheres. Die Spirochäten selbst sind zu groß, als daß sie im Spermatozoon Aufnahme finden könnten.

3. Wegen des Einflusses antisyphilitischer Behandlung nur des Vaters auf die Descendenz — doch ist auch die Übertragung auf die Feten von der syphiliskranken Mutter aus keine gesetzmäßige; also können einzelne solche Beobachtungen immer auf noch nicht zu erklärenden Zufälligkeiten beruhen.

4. Wegen des Fehlens von syphilitischen Erscheinungen bei Müttern syphilitischer Kinder; — doch verläuft die Syphilis gerade bei Frauen auch sonst sehr häufig lange latent.

5. Weil eine Frau von einem syphilitischen Manne ein syphilitisches, von einem syphilisfreien ein gesundes Kind bekommen kann — auch hier kann der Zufall eine Rolle spielen wie bei 3.

6. Weil inmitten einer Reihe gesunder Kinder in einer Ehe ein syphilitisches geboren werden kann, selbst bei negativer Sero-Reaktion der Mutter, das dann auf einen anderen luetischen Vater bezogen werden muß (das sind vereinzelte gewiß sehr schwer zu erklärende Fälle).

7. Ganz vor allem aber hat man die „Ausnahmen vom COLLES-BAUMÈSschen Gesetz" für die paterne Infektion angeführt; d. h. die Fälle, in denen die Mütter kongenital-syphilitischer Kinder nachträglich einen Primäraffekt bekamen.

Das COLLES-BAUMÈSsche Gesetz besagte nichts anderes als daß die Mütter kongenital-syphilitischer Kinder nicht infizierbar sind. Auch die experimentelle Infektion solcher Frauen ist nicht gelungen. Dieses Gesetz gilt im wesentlichen noch heute. Es kann prinzipiell in zweierlei Weise gedeutet werden: entweder sind diese Frauen nicht syphilitisch, aber immun gegen Syphilis (s. oben I. 2. b), oder sie sind nicht infizierbar, weil sie syphilitisch sind. Der Streit über diese Frage ist für die allermeisten jetzt in dem letzteren Sinne entschieden. Wir wissen von einer Immunität bei Syphilis ohne vorangegangene Infektion tatsächlich nichts (s. S. 139). Selbst die passagere Immunität syphilisfreier Kinder syphilitischer Mütter nach dem selbst im engeren Sinne aufgefaßten PROFETAschen Gesetz (s. o.) kann nicht als erwiesen erscheinen, und es gibt Fälle, die als Ausnahmen von diesem imponieren (s. o. I. 6.). Sind Kinder syphilitischer Mütter anscheinend immun gegen Syphilis, so sind sie das gewiß oft nur, weil sie latent-syphilitisch sind. In anderen Fällen mag wegen Latenz der mütterlichen Syphilis oder wegen der Lokalisation der Erscheinungen oder wegen Behandlung die Gelegenheit zur Infektion der Kinder gefehlt haben. Die „Ausnahmen vom COLLES-BAUMÈSschen Gesetz" sind sehr spärlich und halten zum mindesten zum allergrößten Teil einer scharfen Kritik nicht stand, vor allem weil sie nicht mit den modernen Methoden untersucht sind. Die Primäraffekte, welche solche Frauen aufgewiesen haben sollen, können sehr wohl primäraffektähnliche „Monorezidive", evtl. auch Superinfektionen sein. Diese Frauen sind, trotzdem sie Symptome angeblich nie aufgewiesen haben, zu 70 bis selbst fast 100 %, seropositiv, d. h. in einem auch für latente Syphilis hohen Prozentsatz, jedenfalls ebenso häufig wie die nachgewiesenermaßen syphilitischen Mütter kongenital-syphilitischer Kinder. Doch muß man selbstverständlich dabei nur die Frauen berücksichtigen, welche bald nach der Entbindung untersucht werden können. Daß eine positive Sero-Reaktion ohne Syphilisinfektion zustande kommt (abgesehen von den seltenen unspezifischen Resultaten), ist unerwiesen. Wenn COLLES-Mütter später sero-negativ geworden sind, so spricht das nicht dafür, daß die Sero-Reaktion unspezifisch war. Vielmehr kann der Umschlag spontan oder durch Behandlung erfolgt sein (evtl. kann auch Gravidität und Entbindung vorübergehend provozierend auf die Sero-Reaktion, bei schon seronegativer latenter Lues, gewirkt haben).

Man hat bei diesen „COLLESschen Müttern" gelegentlich Spirochäten in Lymphdrüsen, vor allem aber fast regelmäßig auch im mütterlichen Anteil der Placenta gefunden. Daß Immunstoffe durch die Placenta hindurchgehen, ist sehr unwahrscheinlich; auch die „Reagine" der Sero-Reaktion tun das im allgemeinen nicht (s. u.). Dagegen ist die Infektion der Feten von den Müttern her bei Typhus, Pocken usw. bekannt.

Mit Ausnahme von wenigen Autoren wird jetzt nach alledem von den meisten der Satz anerkannt: *kein kongenital-syphilitisches Kind ohne syphilitische Mutter.* Die „germinative Syphilis" ist unwahrscheinlich, nicht nur weil wir in der Säugetierpathologie kein Analogon dafür kennen, sondern auch, weil wir uns sehr schwer vorstellen können, daß sich eine von vornherein oder sehr bald durch Spirochäten infizierte Frucht weiter entwickelt. Der ganze Verlauf der fetalen Infektion — die ersten pathologisch-anatomischen Veränderungen finden sich erst nach dem 4. Monat (s. unten) — spricht dagegen. Die ovuläre Infektion konnte per analogiam angenommen werden, solange man eine rein paterne, also spermatozoär entstandene, Syphilis glaubte anerkennen zu müssen. Seit die letztere unwahrscheinlich geworden ist, können wir auch auf die Annahme einer ovulären verzichten, die ja doch nicht beweisbar ist, da bei syphilitischer Mutter die placentare Infektion immer möglich ist. Der Befund von Spirochäten in den Ovulis bei kongenitaler und ganz vereinzelt auch in den Ovarien bei akquirierter Syphilis, beweist natürlich nicht, daß solche infizierte Eier sich je entwickeln können. Es ist viel natürlicher, wenn wir uns vorstellen, daß wie die postkonzeptionelle, so jede Infektion einer Frucht von der Mutter her stattfindet, d. h. daß *die kongenitale Syphilis auf einer Infektion des Fetus durch die Mutter beruht.*

Die Irrtümer, welche gerade bei der Lehre von der kongenitalen Syphilis auch den hervorragendsten Kliniken unterlaufen sind, sollen uns vor zu apodiktischen Urteilen warnen, aber auch davor, daß wir einzelne Fälle (s. S. 309, 3., 6., 7.), weil sie sich schwer erklären lassen, theoretisch zu hoch werten. Es ist zurzeit jedenfalls das Richtigste, wenn wir auf der eben gegebenen einfachen Grundlage die *allgemeine Pathologie* der kongenitalen Lues besprechen, wobei es selbstverständlich ist, daß noch nicht alle Punkte wirklich klargestellt sind.

Die Übertragung der Syphilis vom Mann auf die Frau wird im allgemeinen um so häufiger, um so leichter und (in der Ehe) um so früher erfolgen, je frischer und je weniger behandelt sie ist. Die Infektion der Frau ist keineswegs obligatorisch, sie kann auch spät auftreten, und zwar sowohl wegen zufälliger Lokalisation kontagiöser Symptome an den Genitalien des Mannes, als auch weil die Behandlung des Mannes seine Kontagiosität für einige Zeit unterdrücken, diese dann aber doch wieder aufflammen kann. Das trifft z. B. für solche Männer zu, welche noch kurz vor der Verheiratung, dann aber nicht mehr behandelt worden sind. Daß oft trotz relativ frischer Syphilis und trotz unzureichender Behandlung die Infektion ausbleibt, ist zuzugeben, ist aber immer nur ein glücklicher Zufall. Auf der anderen Seite sind in einzelnen Fällen auch noch mehrere (bis 6) Jahre nach der Infektion des Mannes Erkrankungen der Frau bzw. Geburten von kongenital-syphilitischen Kindern beobachtet worden.

Die Infektion der Frau kommt gewiß oft durch nicht beachtete oder nicht als syphilitisch erkannte Efflorescenzen des Mannes zustande. Das ist aber nicht notwendig; denn es ist nachgewiesen (s. o.), daß im Sperma Spirochäten auch dann vorhanden sein können, wenn alle äußeren Zeichen der Krankheit fehlen. Sie können dann aus den Testikeln stammen; sie können aber dem Sperma bei seinem Durchgang nach außen auch nur beigemischt werden — in der anscheinend symptomfreien Urethra sind sie schon gefunden worden (s. S. 130).

Die Infektion der Frau kann vor, zugleich mit und nach der Konzeption stattfinden. Unter jeder dieser Bedingungen kann die Krankheit der Frau den typischen Verlauf nehmen: Primäraffekt, Drüsenschwellung, sekundäre Erscheinungen vor oder während der Gravidität, bzw. auch nach der Entbindung. Daß der Primäraffekt sehr häufig nicht zur Beobachtung kommt, kann nicht wundernehmen, da ja die Syphilis bei sehr vielen Frauen auch unabhängig von der Konzeption ohne manifestwerdende Primärerscheinungen verläuft (s. S. 145). Findet die Infektion der Mutter postkonzeptionell statt, so kann das Kind syphilitisch werden und wird es bei fehlender Behandlung mit großer Wahrscheinlichkeit; dabei ist aber die conditio sine qua non natürlich, daß die Spirochäten sich vor der Entbindung im mütterlichen Blut befinden müssen. Das kann bekanntlich schon sehr früh der Fall sein, jedenfalls in der 6. Woche. Es ist auch schon sicher beobachtet worden, daß bei Infektion der Mutter 7—8 Wochen vor der Geburt das Kind kongenital-syphilitisch sein kann. Es wäre nicht auffallend, wenn das selbst nach noch späterer Infektion vorkäme. Gewiß ist es auch möglich, daß während der Geburt, von einem Primäraffekt oder von sekundären Genitalsymptomen der Mutter aus das Kind exogen infiziert wird. Das würde dann aber dem Begriff der kongenitalen Syphilis nicht mehr entsprechen (s. o.).

Noch sehr viel mehr hat die Tatsache zu Erörterungen Anlaß gegeben, daß die Mütter kongenital-syphilitischer Kinder sehr häufig selbst bei genauer Untersuchung keine Zeichen der Syphilis aufweisen, bzw. (anscheinend) auch nicht aufgewiesen haben. Das war ja einer der Gründe, welche die Annahme einer rein paternen Übertragung fast unabweisbar zu machen schienen. Es war aber bekannt, daß solche Frauen doch später noch syphilitische Symptome bekommen konnten (,,Tertiarisme", und ebenso parenchymatöse Nervensyphilis,,,d'emblée"). Auch von denjenigen, welche von der syphilitischen Erkrankung der ,,Colles-schen Mütter" überzeugt sind (schon auf Grund der bei diesen konstatierten positiven Seroreaktion), meinen die einen, daß zur Erklärung des symptomlosen Verlaufs ihrer Syphilis besondere Momente herangezogen werden müssen, wie z. B. eine spezielle Art und Lokalisation der Infektion im Uterus durch die Spirochäten des Spermas, so daß kein Primäraffekt zustande kommt, sondern eine mehr schleichende Infektion. Andere aber betonen, daß die Frühsyphilis der Frauen überhaupt sehr häufig latent verläuft, daß bei ihnen die unvermittelte Spätsyphilis etwas ganz Alltägliches ist (s. S. 298) — auch in Kreisen, in denen man sich relativ gut beobachtet — ohne daß überhaupt kongenital-syphilitische Kinder oder Totgeburten vorhanden waren. Bei latenter Lues kann auch der erfahrenste Syphilidologe sehr oft klinisch nichts nachweisen. Die Frage bedarf weiteren Studiums.

Die Infektion der Feten syphilitischer Frauen ist nicht obligatorisch. Sie kommt um so häufiger zustande, je frischer und je schlechter behandelt die Syphilis der Frau ist. In zahlreichen Fällen wird die letztere ja überhaupt erst durch die Geburt eines syphilitischen Kindes erkannt. Bei frischer, vor allem bei unbehandelter Syphilis ist die Zahl der Spirochäten im Organismus überhaupt größer, sie zirkulieren häufiger im Blut; der Organismus vermag sich ihrer — lokal und allgemein — weniger zu erwehren. Je älter die Syphilis ist, um so mehr wird die Infektion des Fetus von Zufälligkeiten abhängig sein, um so seltener und unregelmäßiger wird sie also auch auftreten. Aber wenngleich dementsprechend die Zeit der sekundären Periode und besonders das erste Jahr am meisten Gefahr darbietet, so ist doch auch noch mehrere, ja selbst viele (wohl bis 20) Jahre nach der Infektion die Übertragung auf den Fetus möglich. Da man diese mit Recht nur als einen Spezialfall der Kontagion angesehen hat, ist diese lange Zeit der Übertragungsmöglichkeit per placentam als sehr merkwürdig bezeichnet worden; denn die Kontagion durch Kontakt kommt bei so alten Fällen kaum vor. Aber auch das letztere ist ja nicht ausnahmslos; man weiß, daß auch bei Paralyse Spirochäten im Blut zirkulieren können, man kann annehmen, daß unter der Hyperämie der Gravidität im Uterus auch zunächst spärliche Spirochäten angereichert werden. Der Kontakt zwischen Mutter und Fetus ist länger andauernd und intimer als bei jedem extrauterinen Verkehr; bei diesem gehört der Austritt der Spirochäten in die Außenwelt zur Infektion; zur Ansteckung des Fetus genügt das gelegentliche Verweilen der Spirochäten im Blut der Mutter oder ihr ,,Schlummern" im Uterus. Kommen sie einmal ins fetale Gewebe, so können sie natürlich ganz wie bei der Übertragung auf einen anderen Organismus sich in normaler Stärke entwickeln.

Nicht abhängig ist, soweit wir wissen, die fetale Infektion vom Vorhandensein von Symptomen bei der Mutter (weder zur Zeit der Konzeption noch während der Gravidität).

Es ist ferner bekannt, daß im allgemeinen die Syphilis der Feten um so schwerer ist, je frischer die Infektion der Mutter zu der Zeit ist, da sie konzipiert werden. Es kommen (s. oben) zuerst tote, speziell faultote Früchte zu früh oder auch zum Termin zur Welt, dann zu früh oder zur richtigen Zeit geborene schwer syphilitische Kinder, dann auch solche, welche anscheinend gesund sind und erst früher oder später im extrauterinen Leben manifest erkranken oder auch für lange Zeit nur seropositiv sind, schließlich ganz gesund bleibende Kinder. Die Reihen toter bzw. kranker Früchte sind manchmal erschreckend lang, denn die Syphilis verhindert die Konzeption im allgemeinen nicht.

Auch die Regel von der *„spontanen graduellen Abschwächung der Intensität der syphilitischen Infektion der Feten"* erleidet Ausnahmen, in erster Linie, aber nicht ausschließlich, durch die Behandlung, welche die Reihe plötzlich abbrechen und zur Geburt gesunder Kinder führen kann. Ist die Therapie unzureichend, so können einem gesunden Kind wieder ein oder mehrere kranke folgen. Die Abnahme der Schwere der fetalen Erkrankung kann mit der Zahl der auf den Fetus übergehenden Spirochäten und mit dem Zeitpunkt dieses Überganges, sie kann aber auch mit Virulenzveränderungen derselben im Zusammenhang stehen, von denen wir allerdings noch sehr wenig wissen.

Die Erkrankungsmöglichkeit überhaupt wie auch die Schwere der Krankheit des Fetus wird sehr wesentlich auch durch die Art der spezifischen Therapie der Mutter beeinflußt — durch Salvarsan mehr als durch Quecksilber, durch Behandlung während der Gravidität mehr als durch antekonzeptionelle.

Die Regellosigkeit der fetalen Infektion wird besonders auch dadurch schlagend bewiesen, daß *Zwillinge* ganz verschieden befallen werden können, ja daß nach einzelnen, wohl nicht sicher verwertbaren Mitteilungen selbst von eineiigen der eine frühsyphilitisch erkrankt, der andere lange (oder für immer?) frei bleiben kann (die Seroreaktion ist dann natürlich ebenfalls verschieden). Auch diese Tatsache, wie manche andere der eben angeführten, sind sowohl für wie gegen die Hypothese von der germinativen Entstehung der kongenitalen Lues angeführt worden. Erwähnt mag hier noch werden, daß die Syphilis zu Zwillingsgeburten bis zu einem gewissen Grad prädisponieren soll (?).

Ein Irrtum ist es, *wenn man die Syphilis vielfach als Ursache des habituellen Aborts angesehen hat.* Eine Unterbrechung der Schwangerschaft vor dem fünften Monat wird durch die fetale Syphilis kaum je bedingt. Doch kann natürlich ein Abort durch Lageveränderungen des Uterus oder Endometritis oder Erkrankung der Placenta (Gefäßveränderungen, Zottenschrumpfung usw.) zustande kommen (bei etwa $7^0/_0$ der abortierenden Frauen soll die Seroreaktion positiv sein). Meist werden die syphilitischen Feten erst vom 6.—7. Monat an ausgestoßen. Die Syphilis ist also vielmehr eine sehr häufige Ursache der habituellen Frühgeburt, nicht aber in so hohem Grade des Aborts.

Die viel diskutierte Frage, ob *die kongenitale Syphilis* einer Frau *auf ihre Descendenz, „in die zweite Generation"* übertragen werden könne (d. h. dann also „Syphilis der dritten Generation"), ist jetzt als im positiven Sinne erledigt anzusehen, wenngleich es aus natürlichen Gründen nur selten gelingt, den Beweis dafür mit voller Sicherheit zu erbringen. Es muß die kongenitale Natur der Syphilis der Mütter und der Kinder erwiesen, und die Möglichkeit einer stattgehabten Neuinfektion der kongenital-syphilitischen Mütter ausgeschlossen werden. Wie oft das vorkommt, und ob auch noch eine weitere

Generation (eine dritte), kongenital-syphilitisch werden kann, ist noch nicht sichergestellt.

Ehe wir jetzt zu dem Mechanismus der Infektion des Fetus übergehen, muß ganz kurz über die **pathologisch-anatomischen Veränderungen der Placenta, der Nabelschnur,** über die **Verteilung der Spirochäten** und über die **Sero-Reaktion bei Mutter und Kind** berichtet werden — über die letztere vorgreifend; doch fügt sich deren Besprechung hier besser ein als in dem der Serologie eigens gewidmeten Kapitel.

In der oft besonders großen und abnorm schweren *Placenta* syphilitischer Frauen, welche syphilitische Kinder geboren haben, sind mehrfach Veränderungen beschrieben worden, welche wir jetzt nicht mehr als wirklich charakteristisch ansehen können, wenngleich sie bei Syphilis besonders ausgesprochen sind: so in dem fetalen Anteil ein makroskopisch gut sichtbares Ödem, fehlendes Flottieren der verdichteten Zotten, Zellproliferation (Granulationswucherung) im Stroma, Gefäßobliteration, Epitheldefekte, so auch besonders die weißen Infarkte in dem mütterlichen Anteil. Größere Bedeutung wird riesenzellenhaltigen Infiltraten, Abscessen in den Zotten (speziell mit Hyperplasie) zugeschrieben.

Während wir über spezifische Veränderungen der Eihäute (entzündliche Infiltration) noch kaum etwas wissen, sind die der öfter verdickten und verhärteten *Nabelschnur* gut studiert. Es findet sich sehr oft: Ödem, Auflockerung, kleinzellige Infiltration, Peri- und Endovasculitis, fibrilläre Umwandlung des Schleimgewebes, besonders an den beiden Enden und am häufigsten am placentaren Ende. Infolge der Nabelvenenerkrankung kann es zu Hydramnios kommen.

Noch wichtiger als die pathologisch-anatomischen sind die Befunde von *Spirochäten.*

In der *Placenta* sind sie im fetalen Abschnitt in sehr großer Zahl nachgewiesen worden (auch in den Gefäßlumina); sie sind aber, wenngleich in geringerer Zahl, doch wie es scheint sehr regelmäßig (bei spirochätenhaltigen Feten) auch in der Placenta materna vorhanden, und zwar auch bei ganz symptomfreien Müttern (s. oben bei der Diskussion des COLLES-BAUMÈSschen Gesetzes). Die reichlichere Zahl der Spirochäten in dem fetalen Abschnitt spricht in dem Sinn, daß ihnen das „neue" Gewebe des Fetus (mit seinem Mangel an Antikörpern?) einen besonders guten Nährboden darbietet. (Daß die geringere Spirochätenvegetation in der mütterlichen Placenta für ihr Eindringen aus der fetalen spricht, kann nicht zugegeben werden.)

In der *Nabelschnur* sind Spirochäten meist in der Wand der Gefäße, aber auch in der Sulze oft gefunden worden. In den Feten sind pathologisch-anatomische Veränderungen und Spirochäten erst nach dem vierten Schwangerschaftsmonat nachgewiesen.

Über die *Sero-Reaktionen bei Mutter und Kind* liegt ein sehr umfangreiches Material vor.

Es ist geprüft worden: das Venenblut der Mutter, das Retroplacentarblut, das Nabelschnurblut und das durch Venenpunktion (besonders am Schädel oder in der Jugularis) oder durch Schröpfkopf an einer Zehe oder der Fußsohle nach Scarification entnommene Blut des Kindes. Das Retroplacentarblut muß besonders frisch untersucht und sehr sorgfältig behandelt werden, sonst können sich unspezifische Reaktionen einstellen. Die Behauptung, daß auch sonst bei Gebärenden und Graviden solche häufiger vorkommen, hat sich mehrfach (auch in der Breslauer Klinik) nicht bestätigt. Selbstverständlich wird man aber in zweifelhaften Fällen, wie immer, so auch bei Müttern und Neugeborenen die Untersuchung wiederholen müssen und am besten Venenblut benützen.

Bei Frauen, welche syphilitische Früchte zur Welt bringen, ist (das wurde schon erwähnt) das Blut sehr häufig positiv (bei Untersuchungen in den ersten Monaten nach der Geburt), und zwar auch bei Fehlen aller Symptome (dann sind augenscheinlich immer auch Spirochäten in der mütterlichen Placenta nachweisbar). Es kann aber negativ sein, und zwar bei älterer Lues oder nach Behandlung; dabei kann das Blut des Kindes positiv sein oder werden. Ist das Blut der Mutter negativ, und ist und bleibt das des Kindes Monate hindurch negativ, so ist das Kind wohl als luesfrei zu bezeichnen. Die Sero-Reaktion der Mutter kann bei der Geburt positiv, die des Kindes negativ sein; in diesem Fall kann das Kind wirklich dauernd gesund bleiben; es muß aber lange Zeit klinisch und serologisch kontrolliert werden. Dann ist also wegen des Alters der Lues der Mutter oder wegen der Behandlung (oder durch einen glücklichen Zufall?) das Kind der Infektion entgangen. Es kann aber das Kind trotz der zunächst negativen Reaktion seines Blutes kongenital-syphilitisch sein; das ist speziell häufig dann der Fall, wenn sich die Symptome der Krankheit erst nach einiger Zeit zeigen. Vor oder mit ihrem Auftreten wird das Blut meist positiv. Es müssen also anscheinend gesunde seronegative Kinder syphilitischer bzw. syphilitisch gewesener Frauen klinisch und serologisch mehrere Monate hindurch immer wieder untersucht werden. Daß die Sero-Reaktion des neugeborenen Kindes schon wieder negativ geworden ist, ist sehr unwahrscheinlich (außer etwa bei Behandlung in der Gravidität). Versager sind bei kongenitalluetischen Exanthemen von manchen Autoren häufiger gesehen worden als bei akquirierter Lues; andere (auch wir) konnten das nicht bestätigen.

Ist das Blut der Mutter und des Kindes positiv, so handelt es sich fast immer um Syphilis des Kindes, sei es manifeste, sei es im Lauf der Zeit manifest werdende; vielleicht kann auch wirklich nur die Sero-Reaktion des Kindes die (stark abgeschwächte) Infektion anzeigen. Es kann aber auch in, augenscheinlich seltenen, Fällen, das bei der Geburt positive Blut des Kindes spontan negativ werden; dann hat man an den Übertritt von „Reaginen" von der Mutter aufs Kind bei der Geburt gedacht. Sonst ist passive Übertragung solcher Stoffe wie anderer Kolloide auf dem Placentarweg wenig wahrscheinlich, da die Mütter kongenital-syphilitischer Kinder auch nach der Geburt negativ bleiben, die anscheinend oder wirklich gesunden Kinder positiver Mütter vorübergehend bzw. dauernd negativ sein können. Es spricht auch das in dem Sinn, daß die Reagine nur im Körper des syphilitisch infizierten Individuums (Mutter oder Kind) gebildet werden.

Das praktisch wichtigste Ergebnis ist, daß *die Kinder syphilitischer seropositiver und -negativer Mütter bei der Geburt und noch einige Zeit nach derselben negativ und doch kongenital-syphilitisch sein können.* Bei syphilitischen Feten im 5.—6. Monat ist die Seroreaktion häufig negativ, in späteren Monaten positiv gefunden worden. Aus der seropositiven Milch gehen Reagine augenscheinlich nicht in das Kind über.

Über das Verhalten des *Liquor* bei der kongenitalen Lues sei hinzugefügt, daß nach dem bisher vorliegenden Material positive Befunde, besonders Pleocytose und evtl. isolierte Goldsolreaktion bei Frühsymptomen auch bei klinisch anscheinend gesundem Nervensystem häufig sind (analog der akquirierten Lues). Auch Spirochäten sind schon im Liquor gefunden worden. Später ist der Liquor besonders, aber keineswegs ausschließlich, bei manifest nervenkranken Kindern verändert. Die Liquorsymptome scheinen sich also auch bei den kongenital-syphilitischen Kindern zu einem großen Teil mit dem Ablauf der Frühperiode zurückzubilden.

Die *Luetin-Reaktion* verhält sich anscheinend wie bei der akquirierten Lues, kann aber auch schon im ersten Jahre positiv sein.

Über den **Mechanismus der Infektion des Fetus** läßt sich in aller Kürze folgendes sagen:

Wenn wir von der Möglichkeit der germinativen Infektion absehen, kann es sich nur um den Übertritt von Spirochäten aus dem mütterlichen in den werdenden kindlichen Organismus handeln. Die Spirochäten können unmittelbar aus dem erkrankten mütterlichen Teil der Placenta, in dem sie sich (s. oben) augenscheinlich regelmäßig finden, in den fetalen einwandern. Sie können aus der fetalen Placenta direkt in den Blutkreislauf des Kindes kommen (frühe und vorzugsweise Erkrankung der fetalen Leber!); sie können wohl aber auch auf dem Lymphweg in der Nabelschnur in den Körper des Kindes gelangen (Veränderungen der Nabelschnur s. oben!), und sie können sich vielleicht in dieser oder in der Placenta fetalis kürzere oder längere Zeit halten, ehe sie den Weg in die Zirkulation des Fetus finden.

Über den *speziellen Zeitpunkt der Infektion des Kindes* gehen die Anschauungen auseinander. Die Befunde am Fetus sprechen dafür, daß sie nicht wirklich früh statthat; denn da nach allem, was wir wissen, der fetale Organismus einen ausgezeichneten Nährboden für die Spirochäten abgibt, wäre nicht zu verstehen, warum nicht schon vor dem fünften Monat die Erkrankung, der Tod, die Ausstoßung des Fetus stattfinden sollte. Aus dem Verlauf der kongenitalen Syphilis hat man aber erschlossen, daß zwar in den Fällen, in denen die Kinder manifest krank geboren werden, die Infektion in der ganzen zweiten Hälfte der Gravidität stattgehabt haben kann, daß aber in einer nicht geringen Anzahl von Fällen die Spirochäten in den Körper des Fetus überhaupt erst während der Geburtsaktion übergehen — in den Fällen nämlich, in denen die Kinder anscheinend gesund, auch seronegativ, zur Welt kommen und erst kürzere oder längere Zeit nach der Geburt, anscheinend besonders häufig im zweiten und dritten Lebensmonat, manifest erkranken. Diese Zeit wird als die Inkubationszeit der intra partum zustandegekommenen Allgemeininfektion des Fetus angesehen. Diese wird durch die mechanischen Verhältnisse (Wehen, Pressen, leichte Gewebszerreißungen) begünstigt. Die verschiedene Quantität der bei dieser Gelegenheit übergehenden Spirochäten kann vielleicht die verschiedene Länge der Inkubationszeit bedingen. Das Nabelulcus (s. S. 318) haben manche als die durch das Einwandern der Spirochäten von der Mutter her durch den Nabelstrang bedingte erste Läsion des Kindes auffassen wollen. Andere haben den späten Ausbruch der kongenitalen syphilitischen Symptome mit einer auf das Kind übertragenen passageren Immunität erklären wollen.

Bei der Geburt kann (s. oben) eine ektogene Infektion des Kindes stattfinden, wenn es von der Infektion bis dahin freigeblieben ist, besonders natürlich, wenn die Mutter relativ kurz vor der Entbindung infiziert ist, und wenn sie Spirochäten im Genitaltrakt (Cervicalkanal?) oder an den äußeren Genitalien nach außen abgibt („Infection en passage"). Doch ist ein solches Ereignis natürlich selten. Die unter diesen Umständen beobachteten Primäraffekte werden allerdings auch als primäraffektähnliche Umwandlungen von z. B. durch die Zange entstandenen Läsionen bei kongenital-syphilitischen Kindern angesehen. Selbst nach der Geburt kann ein von der Infektion freigebliebenes Kind von der frisch erkrankten oder von Rezidiven befallenen Mutter (speziell beim Säugen) infiziert werden. Auffallenderweise ist dabei gelegentlich eine Syphilis ohne manifesten Primäraffekt (Invasionsherd im Oesophagus oder Magen?) beobachtet worden.

Vor der Besprechung der Klinik der kongenitalen Syphilis muß zuerst noch einmal auf die *vorzeitige Unterbrechung der Schwangerschaft* hingewiesen werden, welche das Ende außerordentlich vieler Konzeptionen syphilitischer Frauen darstellt. Man hat z. B. berechnet, daß nur $11,8\%$ Kinder syphilitischer Mütter lebend zur Welt kamen, nur $5,3\%$ ausgetragen. Meist ist wohl die syphilitische Erkrankung des Fetus die Ursache der Frühgeburt (s. oben), seltener Veränderungen der Placenta, welche die Blutzufuhr zum Fetus einschränken. Die schon syphilitisch infizierten Früchte sterben früher oder später, aber wie erwähnt, kaum vor dem fünften Monat ab; sie können mehrere Wochen in utero bleiben und werden deswegen gewöhnlich faultot ausgestoßen (nach einer Statistik in 92% aller Graviditäten bei Syphilitischen!). Kinder, die vor dem siebenten Monat geboren werden, sind wohl nur sehr selten lebend; der größere Teil der Geburten syphilitischer Kinder erfolgt in den letzten drei Monaten; nur ein kleiner Teil wird ausgetragen, und diese kommen dann meist lebend zur Welt. Immer wieder muß allerdings betont werden, daß das Schicksal der Feten in größtem Umfang vom Alter und von der Behandlung der mütterlichen Syphilis, besonders während der Gravidität, abhängt, und daß sich die angegebenen Zahlen nicht auf die Zeit der modernen Therapie beziehen, welche die Prognose grundlegend umgestaltet hat.

Die **Erscheinungen der kongenitalen Syphilis** sind wohl im allgemeinen denen der akquirierten analog. Aber es ist verständlich, daß sie doch nach den verschiedensten Richtungen von ihnen abweichen, ganz besonders in den frühesten Stadien der Erkrankung. Schon die Art der Infektion ist ja ganz verschieden (meist hämatogen). Die kolossale Vermehrung der Spirochäten im Fetus und ihre sepsisartige Ausbreitung weisen, wie erwähnt, darauf hin, daß dieser ihnen einen ganz besonders günstigen Nährboden bietet, wofür die auch für den Neugeborenen vielfach angenommene Unfähigkeit zur Antikörperbildung eine genügende Erklärung abgibt. Daß ein Organismus, welcher sich unter der Einwirkung einer solchen Infektion entwickelt, eine besonders geringe Widerstandsfähigkeit nicht nur gegen diese, sondern auch gegen alle möglichen anderen Schädigungen, die dann in der Außenwelt an ihn herantreten, besitzt, erscheint ganz natürlich. Man hat ferner darauf aufmerksam gemacht, daß wir beim Fetus die syphilitischen Prozesse vor allem an Stellen lokalisiert finden, an denen bei ihm die lebhaftesten Wachstumsvorgänge stattfinden, und an denen beim Erwachsenen, bei dem diese aufgehört haben, solche Erkrankungen nicht, bzw. seltener vorkommen, so z. B. an der Verknöcherungszone der Knochen zwischen Diaphyse und Epiphyse, in der Nase usw. In der Leber andererseits können kongenital-syphilitische Prozesse besonders häufig und diffus auftreten, weil sie ja, wenigstens oft, dem ersten Ansturm der Spirochäten ausgesetzt ist usw. Auch Reizungs- und Macerationsprozessen der verschiedensten Art wird gerade bei der frühen angeborenen Syphilis für die Lokalisation große Bedeutung beigemessen.

Vielfach ist auch betont worden, daß in der Aufeinanderfolge der Erscheinungen der kongenitalen Syphilis die wenigstens bedingte Regelmäßigkeit der Eruptionen der akquirierten Syphilis vermißt wird, „daß die Erscheinungen in hastiger und unregelmäßiger Weise aufeinanderfolgen", daß also „die frühen und späten Erscheinungen durcheinandergewürfelt und gelegentlich in umgekehrter Reihenfolge auftreten".

Diese Auffassung wird allerdings in vollem Umfang kaum mehr aufrecht erhalten werden können; denn die im schweren Frühstadium ganz besonders hervortretenden visceralen Erkrankungen der kongenital-syphilitischen Kinder haben mit Tertiarismus nichts zu tun, und manches von dem, was als Gumma bezeichnet worden ist, entspricht weder nach dem histologischen Bau noch nach dem Spirochätengehalt dem, was wir jetzt als tertiärsyphilitisch definieren.

Makroskopisch findet man bei den kongenital-luetischen Früchten, abgesehen von der Maceration, eine Vergrößerung und ein Übergewicht der großen Drüsen (speziell Leber und Milz), die Pneumonia alba, die Osteochondritis; dabei sind die Frühgeburten auch gegenüber gleichalten Frühgeburten anderer Provenienz untergewichtig.

Über die *mikroskopischen Veränderungen* bei der kongenitalen Lues sei hier nur allgemein betont, daß auch sie im wesentlichen entzündlicher Natur sind. Oft ist deutlich zu konstatieren, wie die Reaktionserscheinungen der Spirochätenwucherung folgen. Neben den diffusen, oft an die Gefäße sich anschließenden und deren Wand durchsetzenden Infiltrationen, welche mit parenchymatösen Schädigungen schwerster Art (Giftwirkung?) einhergehen, kommen auch bindegewebige Wucherungen und Schrumpfungen und Entwicklungsanomalien vor, die durch die schweren Erkrankungszustände zu erklären sind, unter denen die Ausbildung der Organe stattfindet (z. B. auch epitheliale Anhäufungen). Circumscripte, zum Teil nekrobiotische Herde („miliare Syphilome") bilden sich um dichte Anhäufungen untergehender Spirochäten. Wo es zum Verständnis erforderlich ist, wird noch auf einzelne anatomische Befunde hingewiesen werden.

Bei der *Einteilung der Erscheinungen der kongenitalen Syphilis* hat man in neuerer Zeit mehr oder weniger streng zwischen denen der *fetalen* und denen der *postnatalen* Lues zu unterscheiden versucht. Man hat dann weiterhin von einer *Rezidiv-* und von einer *Spätperiode* gesprochen, und man müßte dieser Einteilung natürlich auch noch die *parenchymatöse Nervenlues* angliedern.

Unter der „*fetalen Lues*" versteht man nicht nur die im Fetus auftretenden und bei seiner klinischen bzw. pathologisch-anatomi chen Untersuchung im Augenblick der Ausstoßung nachweisbaren Veränderungen, sondern auch diejenigen, welche erst im extrauterinen Leben manifest werden, aber nach ihrer ganzen Eigenart den fetalen entsprechen. Es ist unzweifelhaft, daß die zwar lebend, aber schwer syphilitisch zur Welt kommenden Kinder ganz vor allem intern krank sind, und man hat daher die fetale Lues auch als die *viscerale* bezeichnet, während bei den, soweit klinisch nachweisbar, erst extrauterin erkrankenden Kindern die Lues der Haut (und der Knochen) im Vordergrund steht: die sog. „*parietale Form*". Gewiß können diese Differenzen dem Zeitpunkt der Infektion des Fetus entsprechen; je früher diese statthat, eine um so größere Bedeutung werden die oben angeführten Momente haben, und wenn man speziell für die Fälle mit extrauteriner Inkubation die Infektion erst in der Geburtsperiode annimmt (s. oben S. 315), so wäre es natürlich, daß in diesen Fällen der Organismus schon mehr in wenigstens ähnlicher Weise reagiert, wie bei der „akquirierten" Syphilis. Es ist wohl auch richtig, daß im wesentlichen nur der fetalen Form der Charakter der „Spirochätensepsis" mit außerordentlich starker Verbreitung der Spirochäten entspricht, die dann auch im Blut, ferner im Meconium, im Urin, im Sekret der Conjunctiva und der Nase gefunden werden können. Die Haut wird vor allem bei der postnatalen Lues befallen, vielleicht weil sie sich erst spät differenziert.

So berechtigt also auch im Prinzip die Unterscheidung zwischen fetaler und postnataler kongenitaler Lues erscheinen mag, so sehr muß man doch betonen, daß bei beiden mannigfache Abstufungen vorhanden sind, so daß klinisch und pathologisch-anatomisch wirklich scharfe Grenzen nicht immer gezogen werden können. Rezidiv- und Späterscheinungen kommen naturgemäß bei beiden Formen vor, bei der postnatalen häufiger, weil von diesen Kindern viel mehr am Leben bleiben. Es sollen im folgenden zunächst entsprechend der Einteilung bei der akquirierten Lues die kongenital-luetischen Affektionen der einzelnen Organe besprochen werden. Schon dabei und dann bei der Darstellung des Verlaufs wird sich genügend Gelegenheit bieten, auf die Differenzen zwischen den beiden erwähnten Formen aufmerksam zu machen.

Haut. Was die Beschaffenheit der Haut im allgemeinen angeht, so ist zunächst hervorzuheben, daß sie bei den schwersterkrank-

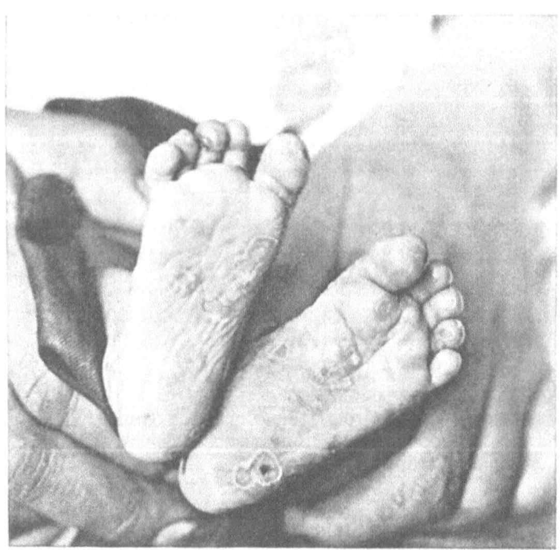

Abb. 83. Pemphigoides Syphilid der Neugeborenen.

ten (und besonders bei den schon so zur Welt kommenden) Kindern nicht nur dem schlechten Ernährungszustand entsprechend besonders runzelig und welk ist und bei den weiterlebenden längere Zeit so bleibt („greisenhaftes Aussehen"), sondern daß sie oft auch einen eigentümlich schmutziggelben Farbenton hat. Manchmal treten im Gesicht schärfer begrenzte ausgedehntere Pigmentierungen auf, von denen es dahingestellt bleiben muß, ob sie durch die allgemeine Ernährungsstörung hervorgerufen sind (analog dem „Chloasma cachecticorum"), oder ob es sich nicht doch um Reste von, evtl. unter der Schwelle der Beobachtungsmöglichkeit gebliebenen, Exanthemen handelt. Auch seborrhoische Schuppenbildungen oder eine Art von *Pityriasis tabescentium* werden beobachtet.

Nicht eigentlich zur Hautsyphilis gehört das augenscheinlich recht seltene *Nabelgeschwür* (s. oben), das meist in der 1.—3. Woche auftritt, sich induriert und in dem Spirochäten selbst bei noch negativer Seroreaktion nachgewiesen worden sind. Seine Pathogenese ist strittig (primäre Läsion?). Auch einfaches Nässen des Nabels mit Spirochäten ist beobachtet worden.

Wenn wir davon absehen, daß bei den toten bzw. lebensunfähigen Früchten die Haut meist nur maceriert ist, so kommen bei der frühen kongenitalen Syphilis einmal *die* Formen vor, welche im wesentlichen den von der akquirierten her bekannten entsprechen, dann aber zwei, welche fast nur der ersteren eigentümlich sind. Die einen sind makulo-papulöse und papulöse, die anderen die diffus infiltrierten und die bullösen oder pemphigoiden.

Die letzterwähnten, der sog. *„Pemphigus syphiliticus* neonatorum", besser *„pemphigoides Syphilid"* oder *„syphilitisches Pemphigoid"* (Abb. 83) ist ein Zeichen schwerer (fetaler!) Infektion. Es ist nicht sehr selten schon bei der Geburt (auch noch sehr unreifer) Früchte vorhanden, andere Male stellt es sich in den ersten Tagen, seltener Wochen nach der Geburt ein. Es besteht aus etwa erbsengroßen oder größeren, meist nicht sehr prall gespannten Blasen, die mit seröser, bald eitrig oder auch hämorrhagisch werdender Flüssigkeit gefüllt sind (Oberflächliche Lage, siehe Abb. 84). Seine Lieblings- und gewöhnlich einzige Lokalisation sind Handteller und Fußsohlen, während sich am übrigen Körper Blasen entweder, wie meistens, gar nicht oder nur nachträglich einstellen; wohl aber finden sich, wenn auch nicht sehr häufig, zugleich mit dem Pemphigoid makulo-papulöse Exantheme. Nach dem Platzen der Blasendecken bleiben nässende erodierte oder selbst excoriierte und rhagadiforme Stellen zurück, die sich mit Krusten oder macerierten Massen bedecken können und langsam epithelisiert werden. In einzelnen Fällen gehen der Blasenbildung dem Erythema exsudativum ähnelnde Efflorescenzen voraus, aus denen sich erst nach einigen Tagen die Blasen erheben. Selten schließen sich an

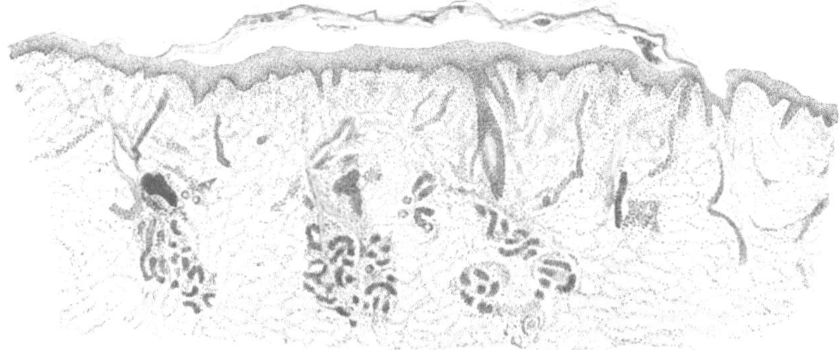

Abb. 84. Pemphigoides Syphilid.

diese tiefere Zerstörungsprozesse an; es kommt zu Ulcerationen, ja selbst zu schnell fortschreitender Verschorfung, zu umfangreicher brandiger Zerstörung der Haut und der unter ihr liegenden Teile (ähnlich der „Gangraena cachecticorum"). Stets sind beide Hände oder beide Füße bzw. Palmae und Plantae befallen.

Die zweite der kongenitalen Syphilis eigentümliche Hautveränderung ist meist nicht bei der Geburt vorhanden, sondern entwickelt sich erst in den ersten Wochen bis selbst Monaten, während sie später wie auch das Pemphigoid nur ausnahmsweise vorkommt. Es sind das die *diffusen flächenhaften Infiltrationen.* Sie gehen vielleicht zum Teil auch aus einzelnen Efflorescenzen durch Confluenz hervor und lokalisieren sich besonders gern in speziellen Gegenden, an denen sie dann noch etwas verschiedene Formen annehmen. So bilden sich um den Mund und an den Lippen große flächenhafte rote und infiltrierte Zonen mit Blaßfärbung des Lippenrotes und seiner Umgebung, mit Erosionen und mit Rissen, die infolge der verringerten Elastizität des Gewebes beim Schreien entstehen, sich radiär weit in die Umgebung erstrecken und dann feinste streifenförmige (manchmal aber auch mehr gestrickte) Furchen hinterlassen (sog. Parrotsche Furchen, s. Abb. 85). Solche kommen auch, senkrecht von oben nach unten verlaufend, an der Stirn vor.

Analoge Prozesse können an Wangen und Kinn glatte gelbliche Flecke und an den Palmae und Plantae diffuse, manchmal auffallend glänzende oder auch schuppende Rötungen (an den Händen mit Macerationserscheinungen, Faustschluß der Säuglinge!), aber auch mit Übergang auf die Dorsalfläche hervorrufen. Es entstehen ferner am After und an den Genitalien, sowie an den anderen Lokalisationsstellen der intertriginösen Ekzeme diffuse, im Vergleich mit der gewöhnlichen Intertrigo leicht erhabene und mehr infiltriert erscheinende Veränderungen. Man kann naturgemäß zwischen diesen diffusen Infiltrationen und den gleich zu erwähnenden makulo-papulösen Efflorescenzen keine prinzipielle Scheidung vornehmen, doch sind die ersteren klinisch charakteristisch genug, um eine besondere Bezeichnung zu erhalten.

Die *makulo-papulösen Syphilide,* welche schon früh vorhanden sein, meist aber erst nach den ersten Wochen oder auch als Rezidive auftreten können, unterscheiden sich dadurch von den gleichen Formen bei der akquirierten Syphilis, daß sie meist nicht hellrot, sondern mehr schmutzig rotbraun oder oft ganz matt hellbräunlich sind. Sie sind wohl selten rein makulös, befallen im Gegensatz zur Syphilis der Erwachsenen häufig auch die Extremitäten und besonders das Gesicht und können zu umfangreichen Herden confluieren. Sie sind ein wenig erhaben oder selbst infiltriert, gehen also ohne scharfe Übergänge in die eigentlichen *papulösen Syphilide* über. Diese kommen in der einfach papulösen Form vor, sind hanfkorn- bis linsengroß oder größer, rot- bis mattbraun. Sie sind recht oft in der Mitte gedellt oder ausgesprochen ringförmig und haben eine größere Neigung zur Confluenz (Übergang in die „diffusen Infiltrate" s. oben). Sie heilen manchmal unter ziemlich starker Abschuppung ab. Die Lokalisation ist im wesentlichen die gleiche, wie bei der akquirierten Syphilis, doch haben sie eine gewisse Prädilektion für Nates, Oberschenkel und Gesicht.

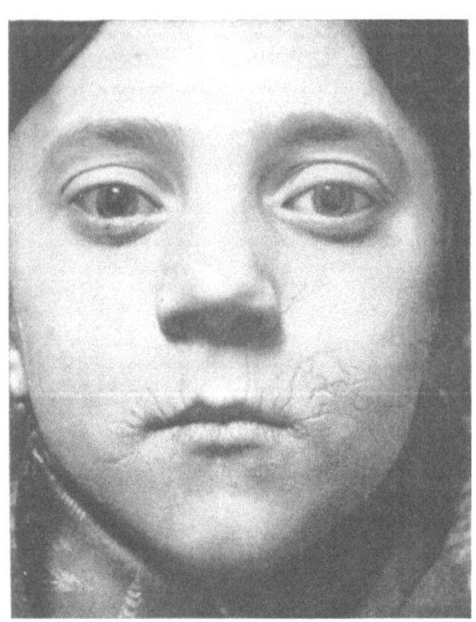
Abb. 85. Kongenitale Syphilis. PARROTsche Furchen.

Papulo-pustulöse und papulo-krustöse Efflorescenzen kommen am ganzen Körper vor; am Kopf finden sich gelegentlich nässende, borkenbildende Herde, analog dem impetiginösen Syphilid. Nur selten wandeln sich die nach Abnahme der Krusten vertieft, gerötet und nässend erscheinenden Herde in wirkliche Geschwüre um, wie z. B. an den Hacken oder es treten zahlreiche gangränöse Herde auf („multiple kachektische Hautgangräne").

An den Palmae und Plantae gibt es, außer den schon erwähnten, psoriasiforme Syphilide, ferner auch noch pustulöse Exantheme, welche durch ihr späteres Auftreten und ihre bessere Prognose von dem Pemphigoid unterschieden sind. An den Stellen, wo sich Hautflächen berühren, entwickeln sich gern nässende Papeln, die sich auch in typische „breite Kondylome" umwandeln können. Die häufige Lokalisation dieser Efflorescenzen an Genitalien und After erklärt sich durch die Einwirkung von Urin und Faeces. Aber auch in der Kinnfurche, in den Mundwinkeln und kranzartig an den Lippen, hinter dem Ohr, im äußeren Gehörgang, in den Hautfalten am Hals, zwischen Fingern und Zehen treten wohl häufiger als bei Erwachsenen (wegen der Maceration der zarten Haut) nässende Papeln auf. Nach der Abheilung bleiben bräunliche

Flecke, an den Palmae und Plantae glänzendrote Flächen zurück (s. oben). Kleinpapulöse, lichenoide, gruppierte, herpetiforme, nodöse usw. Syphilide sind bei der kongenitalen Syphilis sehr selten; ebenso hämorrhagische Formen, welche teils auf phlebitische Prozesse, teils auf Mischinfektionen (Streptokokken!) zurückgeführt werden, endlich auch das Leukoderm.

Für die kongenitalluetischen Frühexantheme können wie für die der akquirierten Lues provozierende Momente eine Bedeutung haben (mangelhafte Pflege, intertriginöse und seborrhoische Ekzeme, Pyodermien, Scabies usw.). Auch sie können recht polymorph sein.

Die eigentlichen *tertiären Syphilide* der kongenitalen Syphilis unterscheiden sich nicht irgendwie wesentlich von denen der akquirierten. Die flächenhaft sich ausbreitenden tuberösen, serpiginösen und ulcerösen Formen sind wohl ebenso häufig wie die eigentlichen Gummata, die besonders im Anschluß an tiefer sitzende gummöse Prozesse (Knochen usw.) zustande kommen.

Die *Haare* werden durch die kongenitale Syphilis oft geschädigt, bald mehr in Form von areolären Alopecien, bald diffus bzw. über größere Strecken des Kopfes (z. B. den ganzen Scheitel). Schon bei der Geburt schwerkranker Kinder können alle Haare sehr spärlich sein, und die Entwicklung der bleibenden erfolgt verzögert. Oder der Haarausfall beginnt erst mit bzw. nach den ersten nach der Geburt auftretenden Exanthemen, besonders seitlich. Auch Wimpern und Brauen fallen aus.

Die *Nägel* erleiden entweder „trophische" Störungen von verschiedener Form oder sie werden durch diffuse Infiltrationen (s. oben) und Ulcerationen in ihrer nächsten Umgebung geschädigt, weisen Querfurchen auf, fallen ab oder werden dünn und leicht verletzlich; auch eine Hyperkeratosis subungualis kann sich ausbilden.

Von den eigentlichen Syphilodermen abgesehen hat man auch zahlreiche andere Hautveränderungen mit der kongenitalen Syphilis in mehr oder weniger unmittelbaren Zusammenhang bringen wollen: Vitiligo, Alopecia areata, Sklerödem, Ichthyosis, Keratosis pilaris (speziell bei endokrinen Anomalien), selbst Ekzeme, pruriginöse bzw. neurodermitische Dermatosen usw. Die Beweise für solche Beziehungen stehen bisher aus.

Von den **Schleimhauterkrankungen** der kongenitalen Syphilis, vor allem der „fetalen Form", ist die wichtigste die *Coryza,* der wohl sehr wenige dieser Kinder entgehen. Sie ist entweder (gern zusammen mit dem Pemphigoid) schon bei der Geburt vorhanden, oder sie entwickelt sich weiterhin mit oder meist vor den Exanthemformen. Rötung, Schwellung, Verstopfung der Nase und daher eigentümliches Schniefen und mehr oder weniger starke Erschwerung des Saugens und des Atmens, weiterhin ein zu Borken eintrocknender oder zu eitrig-blutigem Ausfluß führender Katarrh, dann Übergang in Ulceration mit fötidem Sekret, Nasenblutungen (durch verschlucktes Blut auch Melaena), Risse, Geschwüre, Schwellungen um den Naseneingang — das sind die Haupterscheinungen der Coryza. Sekundäre Infektionen können selbst das Leben gefährden. Es können sich schon an diesen Frühprozeß, wenn er durch Behandlung nicht rechtzeitig beeinflußt wird, Verunstaltungen der Nase durch Einschmelzungs- und Schrumpfungserscheinungen und Erkrankungen der Tränenwege anschließen. Sie kommen aber auch nach Knorpel- und Knochenzerstörungen zustande, wie sie sich früher oder später — natürlich auch als eigentliche Tertiärerscheinungen und dann denen der akquirierten Lues ganz entsprechend — teils im Anschluß an Schleimhautprozesse teils primär einstellen. Die Perforation des häutigen Septums, die Sattelnase (bei Zerstörung des knöchernen Septums), ein eingesunkener und verbreiterter Nasenrücken (s. Abb. 86 und 87), die „terrassenförmige" oder „Opernglas-(Lorgnetten-)" Nase (wenn der Knorpel und Knochen sich gegeneinander verschieben), die

„Bocksnase" (wenn nach Zerstörung des knorpligen Septums die Spitze nach vorn verschoben wird) oder auch die „Bulldoggstumpfnase" usw.

Bei den schwersten Verunstaltungen erscheint das Gesicht zwischen Stirn und Mund wie eingeknickt, an Stelle der Nase findet sich nur ein kleiner, wenig hervorragender, die beiden Nasenöffnungen tragender Knopf, falls nicht auch die Haut dieser Teile zerstört ist. Es ist natürlich, daß die in allerfrühester Kindheit zustande gekommenen Zerstörungen am Nasengerüst zu viel schwereren Deformitäten wegen Unregelmäßigkeiten bzw. Stillstand im Wachstum der Nase führen, als beim Erwachsenen. Aber auch bei Neugeborenen sind schon besonders kleine oder flache Nasen (als Folge fetaler Prozesse) konstatiert, und eine späte atrophische Rhinopharyngitis ist mit der kongenitalen Lues in Zusammenhang gebracht worden.

Die früh kongenital-syphilitischen Schleimhautaffektionen der *Mund- und Rachenhöhle* finden,

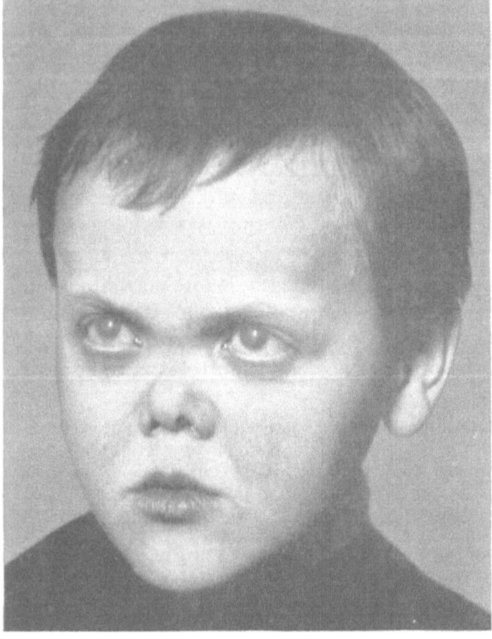

Abb. 86. Kongenitale Syphilis. Sattelnase und Caput quadratum.

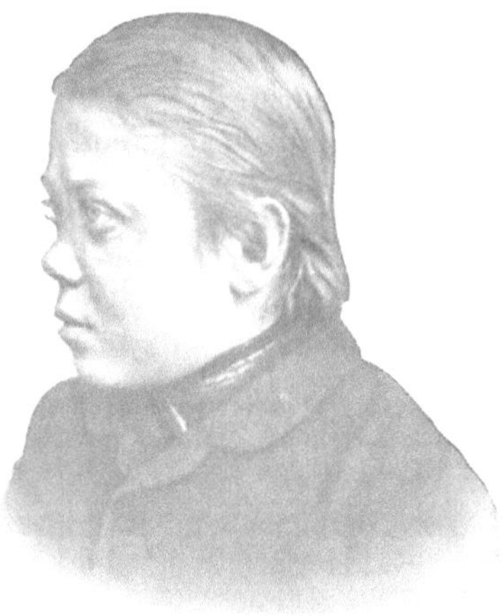

Abb. 87. Sattelnase bei kongenitaler Syphilis.

wenn wir von den schon beschriebenen Veränderungen an den Lippen absehen, im allgemeinen wenig Beachtung und sind wohl auch wirklich seltener als die der Nase. Es kommen Schleimhautpapeln in ihren verschiedenen Formen vor, die nach manchen Autoren häufiger zu tieferen Ulcerationen führen. Auf die wohl analoge Erkrankung des *Kehlkopfes* weisen eine eigenartige bis zur Tonlosigkeit sich steigernde Heiserkeit und croupähnliche Symptome hin. Auch die tardiven Prozesse im Mund, Rachen und Kehlkopf unterscheiden sich nicht von denen bei der akquirierten Lues. Die diffuse interstitielle Glossitis (tiefe Zungensklerose) und die Leukoplakie scheinen relativ selten zu sein.

Auch hier wird die Frage, wie weit nicht eigentlich spezifische Erkrankungen doch mit der Syphilis in kausalem Konnex stehen, oft erörtert (z. B. adenoide Vegetationen, auch mit Asthma, Lingua plicata und die Exfoliatio areata linguae, die „Landkartenzunge").

Zu den vom **Magen-Darmtraktus** *ausgehenden* Erscheinungen wird das häufige *habituelle Erbrechen* gerechnet; vielleicht sind auf solche auch die schwere Ernährbarkeit und die Dystrophie vieler kongenital-syphilitischer Kinder

zurückzuführen. Anatomisch finden sich diffuse evtl. auch ringförmige Schleim-
hautinfiltrate oder periarterielle Entzündungen oder speziell Schwellungen der
PEYERschen Plaques, scharf begrenzte Ulcera, klinisch enteritische oder Seifen-
stühle.

Die **Lymphdrüsen** sind bei kongenital-syphilitischen Kindern in der Früh-
zeit recht oft mehr oder weniger deutlich, aber nur mäßig geschwollen („Mikro-
polyadenitis"), doch nicht so regelmäßig, wie bei der akquirierten Lues; speziell
sollte man auf die Cubital- und die seitlichen Thorakaldrüsen achten. Bei
lokalisierten „offenen" sekundären Rezidivsymptomen, aber auch bei Knochenprozessen sind sie manchmal stärker vergrößert und können auch noch Jahre
hindurch geschwollen bleiben. In der Spätperiode können sich, im ganzen
recht selten, im Anschluß an tertiäre Haut- und Knochenerkrankungen
Lymphdrüsen-Gummata ausbilden. Auch in den mesenterialen und media-
stinalen Drüsen kommen solche vor. Wie weit syphilitische Lymphadenitiden
der Tuberkulose nur ähneln, wie weit sie sich mit ihr kombinieren, ist noch
nicht entschieden. Bei den Krankheiten des hämatopoetischen Apparates,
welche mit kongenitaler Syphilis in Beziehung gebracht werden (s. u.), können
natürlich auch die Lymphdrüsen vergrößert sein.

Das **Knochensystem** wird bei der kongenitalen Syphilis ganz besonders früh
und häufig befallen.

Die *Spirochäten* legen sich an die Bildungszellen an, können sich ohne alle Gewebsreaktion finden, führen aber dann zu osteochondritischen (Kalkgitter und Granulationsgewebe bildend), osteomyelitischen und periostitischen Veränderungen, zu miliaren, nekrotischen, abszeßähnlichen oder auch granulomatösen Herden und können als Residuen
zurückbleiben, von denen weiterhin Rezidive ausgehen.

Am wichtigsten ist die immer schon fetal entstandene *Osteochondritis
syphilitica,* die vielleicht wirklich konstant vorhanden ist. Die Ossifications-
grenze zwischen Diaphyse und Epiphyse, die normalerweise mit bloßem Auge
nur als ganz schmaler Streifen sichtbar ist, verbreitert sich erheblich und
wird zugleich unregelmäßig; sie bildet wellige oder zackige Vorsprünge. Die
Farbe dieses Streifens ist weißrötlich oder graugelblich. Beim Durchschneiden
fühlt man manchmal eine mörtelartige Masse.

Bei *Röntgen*-Untersuchung treten diese Veränderungen auch am lebenden
Kind und bei fehlenden klinischen Symptomen sehr deutlich zutage: Am Dia-
physenende breiter unregelmäßiger Schatten mit einer nach der Diaphyse zu
aufgehellten ebenfalls unregelmäßig begrenzten Zone. Dazu kommen periostale
Veränderungen und evtl. die Lösung der Epiphyse.

Die *mikroskopische* Untersuchung zeigt, daß der Prozeß im wesentlichen auf einer
Wucherung der sich zur Ossification anschickenden Knorpelzellen beruht, deren regelmäßige säulenartige Anordnung dadurch vielfach gestört wird, auf einer vorzeitigen Verkalkung der Intercellularsubstanz und andererseits auf einer Verzögerung, welche die
Umwandlung der vorläufig verkalkten Teile in eigentliche Knochensubstanz erleidet.
Hierdurch kommt es zunächst zur Verbreiterung der spongioiden Schicht und weiterhin,
da diese Teile in bezug auf die Blutzufuhr am ungünstigsten gestellt sind, zu einer mehr
oder weniger ausgedehnten Nekrose und, nach der Epiphyse zu, zur Bildung einer Schicht
von wenig widerstandsfähigem Granulationsgewebe. Die Folge davon ist dann eine teilweise oder vollständige *Ablösung der Epiphyse von der Diaphyse bzw. eine Infraktion.*

Die Häufigkeit, mit welcher die einzelnen Knochenenden befallen werden,
wird noch verschieden angegeben; jedenfalls ist die Osteochondritis besonders
häufig am Humerus, an Tibia und Fibula, an Ulna und Radius, am Femur usw.
Man hat betont, daß die Häufigkeitsskala den Verhältnissen des normalen
Knochenwachstums entspricht; die am häufigsten (oder stärksten?) befallenen
Stellen sollen diejenigen sein, bei welchen es normalerweise am schnellsten vor
sich geht. Klinisch tritt die Osteochondritis am häufigsten am Ellbogen- und
am Handgelenk auf.

Röntgenologisch lassen sich allerdings Veränderungen an allen knorpelig präformierten (z. B. Rippen) und an vielen platten Knochen nachweisen.

Die Osteochondritis macht *klinische* Symptome entweder gar nicht oder sie zeigt sich in Schwellung und Schmerzhaftigkeit. Beide Symptome können sehr verschieden ausgebildet sein. Die spindlige Verdickung der betreffenden Gelenkgegend kann mit leichter Rötung kombiniert sein. Sie wird auf die periostale und muskuläre Entzündung zurückgeführt. Besonders im Vordergrund stehen aber die Bewegungsstörungen.

Die durch diesen Prozeß bedingt „Parrotsche Lähmung" wird gewöhnlich als eine schlaffe geschildert (der totalen Plexuslähmung ähnlich). Der (meist betroffene) Arm liegt unbeweglich, nach innen rotiert neben dem Rumpf oder hängt herunter; doch lassen sich reflektorisch Bewegungen speziell in den Händen auslösen; bei passiven Bewegungen äußern die Kinder manchmal Schmerz. Speziell an den unteren Extremitäten, an denen die Erkrankung seltener manifest wird, tritt sie mit spastischen Erscheinungen auf. Die Röntgenuntersuchung ergibt sofort die Ursache des Prozesses. In ausgesprochenen Fällen kann man eine weiche Krepitation fühlen, und bei vollständiger Ablösung kann man wie bei einer Fraktur die Fragmente gegeneinander verschieben. Auch die „Gabelhand" (Verschiebung der Hand gegen den Unterarm) wird auf die Osteochondritis zurückgeführt. Klinisch macht sich die Osteochondritis innerhalb der ersten Wochen oder (3) Monate bemerkbar; sie kann auch bei der Geburt schon manifest sein (Verwechslung mit Geburtslähmung!). Sie kann auch ohne Therapie heilen; mit dieser tut sie das meist sehr schnell. Sie tritt ein- oder doppelseitig, manchmal auch an mehreren Gelenken auf.

Ihre *Pathogenese* ist noch recht strittig. Da die Epiphysenlösung nicht immer vorhanden ist, hat man die Periost- und Muskel-, ja auch eine meningeale Erkrankung als Ursache der Lähmung anschuldigen wollen.

Verschieden wird die Häufigkeit der frühen Erkrankung der *kurzen Röhrenknochen,* speziell der Grundphalangen (am häufigsten des Zeige- oder Mittelfingers) beurteilt. Sie stellt eine oft multiple, diffuse, rarifizierende Ostitis dar, ohne Beteiligung der Gelenke und der Weichteile, mit flaschenförmiger Verdickung, evtl. mit Druckschmerzhaftigkeit, manchmal auch mit kissenartiger Schwellung des Handrückens ohne Funktionsstörung. In späteren Stadien kommen Dactylitiden wie bei der akquirierten Lues vor.

Die Form des *Schädels* wird bei der kongenitalen Syphilis in verschiedener Weise verändert. Am häufigsten zeigt sich ein augenscheinlich schon sehr früh eintretendes Vorspringen der Tubera frontalia *(„olympische Stirn")* und der parietalia und der ja nur indirekt hierher gehörende Hydrocephalus (s. u.) mit starkem Hervortreten einzelner Hautvenen am Kopf. Wenn die Stirn- und Scheitelbeinhöcker durch eine periostale Hyperostose stark verdickt sind, entsteht das *Caput quadratum;* ist die zwischen ihnen liegende Vertiefung besonders ausgesprochen, so liegt das sog. *„Caput natiforme"* vor; dabei ist die kleine Fontanelle relativ klein (analoge Veränderungen werden auch auf sehr frühe Rachitis zurückgeführt).

In der *Spätperiode* der kongenitalen Lues treten an den *Knochen* zum Teil dieselben Erscheinungen auf wie bei der akquirierten: periostitische Schwellungen, multiple Exostosen, oberflächliche Usuren, Knochenauflagerungen, Eburnation und Gummata in der Substanz oder dem Mark der Knochen, aber auch Prozesse, die zunächst der akuten Osteomyelitis ähneln. Besonders wichtig und für die angeborene Syphilis sehr charakteristisch sind Veränderungen an den langen Röhrenknochen und ganz vor allem an der *Tibia,* welche zu einer Art *säbelscheidenartiger Krümmung* dieser nach vorn führen (s. Abb. 188). Nach einem häufig nicht beobachteten mehr entzündlichem, manchmal recht schmerzhaften Stadium zeigen sich die Schienbeine aufgetrieben, verdickt, die vordere Kante ist verschwunden, die vordere Fläche abgerundet, gelegentlich auch höckerig, nach vorn gewölbt („bei Syphilitikern sitzen die Waden vorn"). Dabei kommen auch Verlängerungen durch Beteiligung der Epiphysengrenzen und dementsprechend (bei Nichtbeteiligung der Fibula) Krümmungen der Tibia vor (*„Tibia en lame de sabre"*). Der Knochen kann vollständig sklerosieren.

Seltener sind gummöse Durchbrüche. Gewöhnlich ist der Prozeß symmetrisch; bei der Verlängerung nur eines Unterschenkels kommt Hinken zustande. Auch die Fibulae können in gleicher Weise verdickt sein. Spontane, besonders nächtliche Schmerzen können lange Zeit bestehen, aber auch ganz oder fast ganz fehlen. Durch Verlängerung speziell beider Tibiae wird eine Art von kongenital-syphilitischem *Riesenwuchs* bedingt.

Die späten Knochenveränderungen an Nase, hartem Gaumen (Perforationen), Fingern sind schon erwähnt. Auch Spondylitiden (Verwechslung mit Tuberkulose!), Osteoperiostitiden der Wangengegend, diffuse Syphilome des Unterkiefers werden gelegentlich beobachtet.

Zur Symptomatologie der kongenitalen Syphilis des Knochensystems gehören auch gewisse Anomalien, die mit mehr oder weniger großer Bestimmtheit als *„Stigmata"* angesehen und nicht unmittelbar auf syphilitische Prozesse zurückgeführt werden, so die *„Scapula scaphoides"* (der mediale Rand der Scapula ist nach der Wirbelsäule konkav), eine spitzgieblige Form des harten Gaumens und das Fehlen des Processus xiphoides (?).

Mit noch größerer Skepsis sind wohl die Beziehungen des Pes varus, der Hühner- und Trichterbrust und anderer Anomalien zur kongenitalen Syphilis anzusehen.

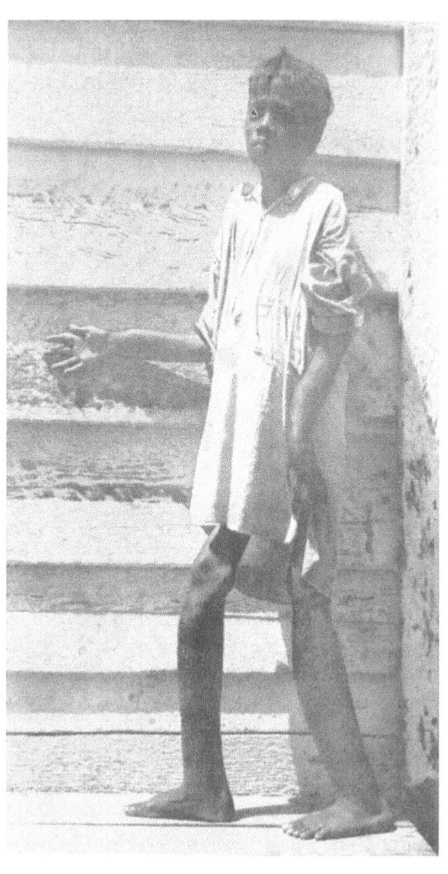

Abb. 88. Säbelartige Krümmung der Tibia nach vorn. (Die von den Marshallinseln stammende Photographie wurde von Herrn Oberstabsarzt KRULLE freundlichst zur Verfügung gestellt.)

Die Frage, ob die als PAGETsche *Erkrankung* bekannte hyperostotische Periostitis die syphilitische Knochenerkrankung nur nachahmt oder in einer mehr oder weniger großen Zahl von Fällen wirklich durch Lues bedingt wird, ist noch nicht sicher entschieden.

Hier schließen wir wohl am besten die Besprechung gewisser bei kongenitaler Syphilis vorkommender **Zahnanomalien**, in erster Linie der nach ihrem Entdecker sog. HUTCHINSONschen *Zähne* an (s. Abb. 89). Es sind das Veränderungen der inneren oberen Incisivi der zweiten Dentition, welche noch recht verschieden beschrieben werden: die in der Länge und Breite verkümmerten, oft zueinander konvergierenden und durch eine größere Lücke voneinander getrennten Zähne haben nach der Schneide zu konvergierende Ränder und abgerundete Ecken; sie sind am Hals und an der Schneide am schmälsten und tragen an dieser vielfach eine halbmondförmige Erosion oder auch eine wirkliche Einkerbung der Schneide in ihrer ganzen Dicke (evtl. mit Schmelzdefekten).

Die HUTCHINSONschen Zähne sind bald mit einem Schraubenzieher, bald mit einer Olive, einem Faß, einem Meißel verglichen worden. Die Halbmondform der Schneide geht im Laufe der Jahre — oft erst gegen das 20.—25. Jahr — durch Abnutzung verloren; die Zähne bleiben entsprechend verkürzt. Neben dieser Form gibt es noch andere mit der kongenitalen Syphilis in Zusammenhang gebrachte Zahnveränderungen, von denen wohl als relativ die charakteristischste die Atrophie der Kuppe der ersten Molarzähne gilt, bei welcher auf dem bis zu $^2/_3$ oder $^3/_4$ seiner Höhe normalen Zahn eine in allen Richtungen verkleinerte, stummelartige Spitze aufsitzt, die sich ebenfalls allmählich abnutzt, so daß ein entsprechend verkürzter Zahn zurückbleibt („Knospenzahn").

Sonstige Defekte der Kaufläche dieses Molaren sowie weitere Veränderungen der Zähne überhaupt, wie kleine rundliche oder größere napfförmige Vertiefungen (Erosionen) oder quer verlaufende Strichelungen, Abnormitäten in der Implantation, der sog. CARABELLIsche (5.) Höcker der ersten oberen Molaren, Fehlen einzelner Zähne, Verkümmerung der Zähne im allgemeinen (Mikrodontie), schlechte Ausbildung, Dislokation oder Hutchinsonähnliche Veränderungen der oberen seitlichen Schneidezähne oder Fehlen von einzelnen, besonders wiederum von oberen seitlichen Schneidezähnen, frühe Caries usw. gelten jetzt wohl nicht mehr (oder noch nicht!) als brauchbar für die Diagnose der kongenitalen Syphilis.

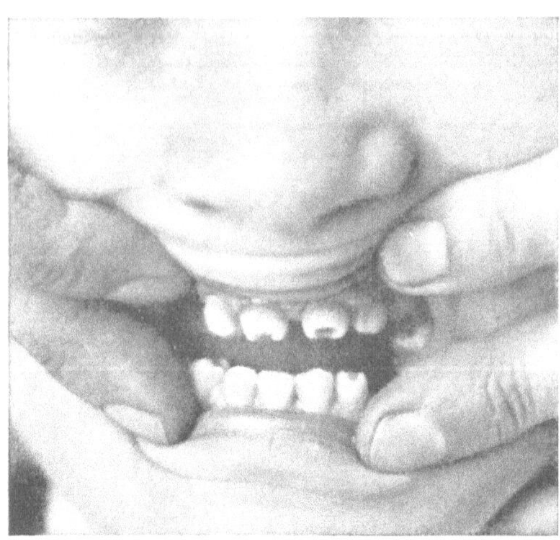

Abb. 89. Halbmondförmige Ausbuchtung der unteren Kante der mittleren oberen Schneidezähne. (HUTCHINSONsche Zähne.)

Auch die eigentlichen HUTCHINSONschen Zähne werden in ihrer lange Zeit anerkannten Spezifität vielfach bestritten. Sie kommen, und das ist unzweifelhaft, bei der kongenitalen Syphilis *relativ* oft vor, sind aber auch bei ihr keineswegs häufig, aber sie sollen sich auch bei sicher nicht syphilitischen Individuen finden, und zwar auch in ihrer wirklich charakteristischen Form. Identische oder wenigstens ähnliche Anomalien sind gelegentlich auch bei dem ersten Gebiß und bei akquirierter Syphilis beschrieben worden (?).

Die HUTCHINSONschen Zähne setzen mit der Keratitis parenchymatosa und der Labyrinthtaubheit (s. u.) die sog. „HUTCHINSON*sche Trias*" zusammen.

Zweifelhaft wie ihre diagnostische Bedeutung ist auch ihre *Pathogenese*. Die einen glauben an eine Spirochäteninfektion der Zahnkeime, die anderen an allgemeine Ernährungsstörungen oder Intoxikationen oder auch an Schädigungen endokriner Drüsen (Epithelkörperchen?), welche ihrerseits durch die Lues bedingt sein können, noch andere an eine luetische Hypoplasie des Zwischenkieferknochens. Man hat auch gemeint, daß diese Zahnanomalie bei besonders früher Rachitis sich entwickle, und weil diese bei kongenitaler Lues sehr häufig vorhanden sei, seien die HUTCHINSONschen Zähne bei dieser relativ viel öfter zu finden, als bei anderen Individuen.

Auch bei diesem Stand der Dinge wird man bei typischen HUTCHINSONschen Zähnen, aber auch bei der Knospenform der ersten Molaren, auf das Sorgsamste nach kongenitaler Lues (Seroreaktion usw.) suchen und andererseits bei Verdacht auf solche speziell die Zähne (auch der Geschwister) untersuchen müssen.

Gelenkerkrankungen sind bei der kongenitalen Frühlues selten (akute Synovitiden). In späteren Stadien sind sie keineswegs außergewöhnlich und besonders diagnostisch sehr wichtig. Sie können wie bei der akquirierten Lues reine Gelenkprozesse (Arthralgien, Gelenkhydrops, Synovitis) oder von den Gelenkenden der Knochen fortgeleitet sein. Akute und subakute, auch polyartikuläre Formen sind spärlich. Hydrops und Synovitis entwickeln sich meist chronisch, kommen an verschiedenen Gelenken, z. B. auch an denen der Finger, vor und können der Arthritis deformans ähneln.

Am wichtigsten ist die meist doppelseitige *chronische Gonitis* (gern mit Keratitis parenchymatosa verbunden) mit Erguß, mit geringen subjektiven Erscheinungen und ohne bedeutende Bewegungsstörungen. Der Röntgenbefund ist, wenn keine Knochenveränderungen vorhanden sind, negativ.

Die *spondylitischen* Erkrankungen sind schon erwähnt; die Beziehungen zur *kongenitalen Hüftgelenk*luxation sehr zweifelhaft.

Von **Sehnenscheiden** und **Schleimbeuteln** ist bei der kongenitalen Lues nichts Besonderes zu berichten. Die **Muskeln** können sich, wie erwähnt, an der Osteochondritis beteiligen.

Die *Gesamtmuskulatur* der Kongenitalsyphilitischen ist vielfach atonisch; entzündliche und degenerative Veränderungen sind histologisch nachgewiesen worden.

Im **Zirkulationsapparat** sind bei anatomischen Untersuchungen der Feten und Neugeborenen spezifische, spirochätenhaltige Veränderungen natürlich gefunden worden, speziell im Herzen und in der Aorta; doch wissen wir klinisch von ihnen fast nichts (plötzlicher Tod durch Myokarditis?). Die Frage, ob angeborene Herzfehler mit Lues in Beziehung stehen, wird verschieden beantwortet. Die schon erwähnten hämorrhagischen Exantheme, Nabel-, Darmblutungen usw. werden vielfach auf spezifische Gefäßveränderungen zurückgeführt. Auch endarteriitische Veränderungen in mittleren und kleineren Gefäßen, z. B. des Gehirns, sind beschrieben. Bei der Spätsyphilis hat man Gummata im Myokard, Aneurysmen, frühzeitige Arteriosklerose, Raynaud und Phlebititiden in immerhin recht seltenen Fällen gesehen. Wie weit wirklich häufiger auch im Röntgenbild zu konstatierende Aortenverbreiterungen vorkommen, wie weit auch nicht angeborene Klappenfehler (Aorteninsuffizienz, Mitralstenose) auf kongenitaler Lues beruhen, steht dahin. Von manchen Seiten wird auf die Härte und „Rollbarkeit" der peripherischen Arterien als eine Art von „Stigma" hingewiesen.

Am **Nervensystem** finden sich recht häufig bei der Frühlues — entsprechend den positiven Liquorbefunden und den anatomisch (nach einzelnen Autoren immer nachweisbaren) Veränderungen im Gehirn und Rückenmark — eine *Meningitis* und *Meningoencephalitis* [die vielleicht oft auch ohne dauernde Schädigung zurückgeht, gelegentlich aber auch zu bleibenden Störungen (Idiotie?) und zu akuten Rezidiven führt], Blutungen und Erweichungsherde auf Grund von Gefäßerkrankungen und dementsprechend Reizerscheinungen (Spasmen, Krämpfe, Nackenstarre; eventuell auch Beziehungen zur Spasmophilie!). Es entwickeln sich aber analog der akquirierten Lues auch bestimmte sehr mannigfaltige Bilder von Meningen- und Gehirnerkrankungen (Basis-, Konvexitäts- und hämorrhagische Pachymeningitis usw.) und alle Symptome des *Hydrocephalus* internus, welcher oft auf Syphilis zurückzuführen ist. Er kann nach einzelnen Autoren schon bei der Geburt vorhanden sein und dann enorme Dimensionen annehmen; meist erscheint er in den ersten Lebenswochen, gewöhnlich allmählich, selten akut; er geht gern mit Schädelverdickungen einher (s. ob.) und bleibt darum meist in mäßigen Grenzen (dabei *erweiterte Venen am Kopf*, die von manchen Seiten als pathognomonisch angesehen worden sind).

Natürlich können von den Früherkrankungen, die gewiß häufig genug übersehen oder unrichtig gedeutet werden, bei den sie überlebenden Kindern entsprechende Rest- und Ausfallserscheinungen zurückbleiben, spastische Lähmungen, JACKSONsche Epilepsie usw.

Im weiteren Leben der Kongenitalsyphilitischen gibt es alle möglichen Erkrankungen des *Zentralnervensystems,* wie bei der akquirierten Lues. Neben Hemiplegien im Spielalter, neben Bildern, welche der LITTLE*schen Krankheit,* der *spastischen Spinalparalyse* mit oder ohne cerebrale Symptome, der FRIEDREICH*schen Ataxie,* der *multiplen Sklerose* mehr oder weniger ähneln, kommen auch im späteren Kindesalter Meningitiden und gummöse Prozesse unter den Erscheinungen des *Hirntumors,* der *Athetose,* des *Parkinsonismus* vor. Auch anscheinend *genuine Epilepsie* und *Chorea* sind auf Lues zurückgeführt worden. Besonders groß aber erscheint wenigstens nach manchen (sich besonders auf Großstädte beziehenden) Angaben die Bedeutung, welche der kongenitalen Syphilis für die verschiedensten Grade und Formen der *Idiotie* (inkl. der Moral insanity!) zugeschrieben wird. Wie weit es sich hierbei um das Resultat spezifischer (meningitischer usw.) Prozesse (Hydrocephalus), wie weit um die noch ganz hypothetischen Keimschädigungen oder auch um endokrine Einflüsse (s. u.) handelt, steht dahin. Auch andere Psychosen bzw. nicht charakteristische Psychopathien (starke Erregbarkeit, asoziale Neigungen usw.) besonders zur Pubertätszeit, Enuresis, Tics usw. werden jetzt, oft mit viel zu großer Bestimmtheit, als kongenital-luetisch gedeutet.

Die *juvenile Tabes,* oft als „Forme fruste", mit vorwiegenden Blasenstörungen, langem Fehlen der Ataxie, sehr häufigen Augenstörungen inkl. der Opticusatrophie und (auch lange Zeit isolierter) reflektorischer Pupillenstarre, ist augenscheinlich seltener als die meist zwischen 8. und 15. Lebensjahr auftretende, langsam und besonders als Demenz, relativ oft mit Opticusatrophie, mit absoluter Pupillenstarre verlaufende *Paralyse* (beim männlichen Geschlecht doppelt so häufig wie beim weiblichen). Auch bei der kongenitalen Lues soll Tabes und Paralyse sich besonders dann einstellen, wenn wenig Hauterscheinungen vorhanden waren.

Auch für zahlreiche *angioneurotische Zustände* hat man jetzt die kongenitale Syphilis als Ursache herangezogen (Herzneurosen, Vago- oder Sympathicotonus, Akrocyanose, transitorische Amaurose, renale Krisen, selbst Migräne usw. bei asthenischen Individuen mit hypoplastischem Gefäßapparat). (Über den *Liquor* bei Nervenlues s. oben S. 315.)

Am **Auge** spielen die Erkrankungen der *Lider* (Tarsitis), der *Conjunctiva* (in der letzteren analog der Nase, Spirochäten zu finden, und zwar auch ohne klinische Veränderungen), auch mit Keratomalacie, und der Tränenwege (Dacryoadenitis und -cystitis, Tränenträufeln bei Sattelnase) eine praktisch unbedeutende Rolle, ebenso die bei der frühen Lues häufig erhobenen Spirochätenbefunde in anatomisch normalen Augen.

Die Erkrankungen der *Orbita* sind augenscheinlich nicht sehr außergewöhnlich und ähneln denen der akquirierten Syphilis.

Häufig aber und eigenartig ist die *Keratitis parenchymatosa.* Sie beginnt mit mehr oder weniger ausgesprochenen Reizerscheinungen, Lichtempfindlichkeit, Tränen oder ciliarer Injektion und einer meist am Rand, viel seltener in der Mitte einsetzenden Trübung, die sich langsamer oder schneller ausbreitet und dicht (bis weißgrau) oder mehr aus Einzelherden zusammengesetzt sein kann. Auch Scheiben- und Ringformen, im Beginn oder erst weiterhin auftretende Veränderungen der DESCEMETschen Membran, Beginn selbst in der Sklera kommen vor. Besonders hervorzuheben ist die tiefe bis pannöse Vascularisation (Rotfärbung der getrübten Cornea bei spiegelnder Oberfläche). Hintere Synechien, Iritis (auch papulöse), Chorioretinitis anterior können dabei vorhanden sein.

Phlyktäneähnliche Formen, Ulceration, Hypopyon sind selten. Bei hochgradiger Trübung beider Corneae ist das Sehvermögen stark vermindert oder aufgehoben. Nach evtl. monatelangem Bestand tritt in sehr verschiedenem Tempo die Aufhellung ein; die zurückbleibenden Maculae können sehr schwach, aber auch recht intensiv sein. Bei Lupenbetrachtung zeigen sie sich vascularisiert.

Die Keratitis parenchymatosa wird mit seltenen Ausnahmen bei kongenitaler Syphilis beobachtet. Ihre Pathogenese ist noch strittig (allergische Reaktion, endokrine Einflüsse usw.). Spirochäten sind in ihr (selten und sehr spärlich) gefunden. Der spezifischen Therapie gegenüber erweist sie sich besonders hartnäckig. Sie tritt gewöhnlich zwischen 6. und 8. Lebensjahr oder in der Pubertät, seltener auch noch in höherem Lebensalter auf. Die Seroreaktion ist meist positiv, der Liquor bei fehlenden Nervensymptomen meist negativ.

Während schwere exsudative *Iritis* bei der kongenitalen Frühlues, Iritis bzw. Iridocyclitis in Knötchenform und als „DESCEMETsche Beschläge" gelegentlich angeboren vorkommen, in späteren Stadien aber selten beobachtet sind, ist die *Chorioretinitis* bei Säuglingen nach manchen Autoren sehr häufig (selbst als einziges Symptom), verläuft aber im allgemeinen günstig. Sie wird oft erst in ihren Resterscheinungen entdeckt: meist peripherische zahlreiche kleine gelbe bis gelbweiße Herde, die in den „Pfeffer- und Salz- oder Schnupftabakfundus" mit feinsten, gelbrötlichen Pigmentflecken übergehen, oder größere gelbrötliche Herde mit Pigmentierungen und evtl. mit Atrophie gehören hierher; beide Formen mit relativ günstigem Verlauf, bei größerer Ausdehnung jedoch zu Herabsetzung des Visus und evtl. zu Ringskotomen führend, ferner auch Bilder, welche der Retinitis pigmentosa ähneln, und noch seltenere andere Formen.

Über die Häufigkeit einer *Neuritis optica* bei Säuglingslues sind die Ansichten geteilt. Sie kann zu früher Erblindung führen. Bei älteren kongenital-luetischen Kindern kommt Papillitis und retrobulbäre Neuritis, Stauungspapille, bitemporale Hemianopsie und Druckatrophie (bei basalen Erkrankungen) usw. vor. Besonders wichtig sind auch bei der kongenitalen Syphilis die Pupillenanomalien, Anisokorie, die doppelseitige Ophthalmoplegia interna und die absolute Pupillenstarre (bei Keratitis parenchymatosa, Chorioretinitis), interessant die viel häufigere Mydriasis bei juveniler Paralyse, selten die Lähmungen der äußeren Augenmuskeln; auch beim *Nystagmus* nicht amblyopischer Augen soll die kongenitale Lues eine Rolle spielen. Erschreckend ist, daß etwa $8-14\%$ und mehr der Jugendlichen ihre Blindheit der kongenitalen Lues verdanken.

Auch sehr mannigfaltige andere Augenaffektionen (Keratomalacie, Strabismus convergens, verschiedene Hornhautanomalien, Pemphigus conjunctivae, Schichtstaar, Katarakt, Flimmerskotom usw.) werden von manchen Autoren mit großer, aber nicht genügend begründeter Bestimmtheit auf kongenitale Lues zurückgeführt.

Von den **Ohrerkrankungen** bei kongenitaler Syphilis ist die oft recht schwere *Mittelohrentzündung* entweder der oben (S. 280) erwähnten komplikatorischen bei akquirierter Syphilis (z. B. Knochen- und Rachenlues) analog, oder sie geht mit einer Affektion des *inneren Ohres* einher. Die letztere ist jedenfalls die wichtigste kongenital-syphilitische Manifestation am Gehörapparat. Sie kann schon bei der Geburt vorhanden sein — die Kinder kommen taub zur Welt —, oder sie entwickelt sich im frühen Kindesalter allmählich und kann früher oder später stark zunehmen, oder sie tritt zwischen 7. und 13., selten selbst nach dem 20. Jahr als Teilsymptom einer tardiven kongenitalen Lues (z. B. der HUTCHINSONschen Trias) oder isoliert mit oder ohne Gelegenheitsursache (z. B. einer Infektionskrankheit), mit cochlearen aber auch vestibularen Ausfallserscheinungen auf. Sie ist beim weiblichen Geschlecht häufiger und meist doppelseitig. Die Erkrankung setzt (oft ziemlich plötzlich) ein, mit oder ohne Schmerzen, Ohrensausen, Schwindelerscheinungen. Die Knochenleitung ist oft besonders verkürzt. Sonst gibt die genauere Untersuchung analoge Befunde wie bei der akquirierten Lues.

Die Krankheit führt manchmal auch zu schwächeren Hörstörungen, ist aber oft mehr oder weniger schnell progredient. Besonders charakteristisch ist die plötzliche Ertaubung. Wenn auch die Labyrintherkrankung nicht so häufig ist, wie die Keratitis parenchymatosa, so bildet die kongenitale Lues doch eine sehr wesentliche Ursache der Taubheit, auch der Taubstummheit und der Taubblindheit. Über die Beteiligung der Meningen (Liquor- und Spirochätenbefunde) bei der Labyrinthlues sind die Ansichten noch geteilt.

Von den parenchymatösen inneren Organen ist die **Lunge** vorzugsweise bei der fetalen Syphilis ergriffen. Sie zeigt das Bild der *Pneumonia alba,* der weißen Hepatisation, mit diffuser oder mehr herdförmiger kleinzelliger interstitieller Infiltration, mit Anfüllung der Alveolen durch desquamierte verfettete Epithelien, mit herdförmigen unentwickelten Resten von Lungengewebe, dabei auch interstitielle Prozesse. Makroskopisch erscheinen größere Partien luftleer, derb, weißlich. Nur ausnahmsweise finden sich analoge Veränderungen auch bei Säuglingen, die mehrere Tage gelebt haben, ja sie können wohl auch bei am Leben erhaltenen zu Schrumpfungen führen. Klinisch spielen diese Formen jedenfalls eine viel geringere Rolle als Pneumonien von banaler Ätiologie, zu denen die kongenital-syphilitischen Säuglinge disponiert sind, und als die Tuberkulose. In späteren Stadien sind spezifische Lungenaffektionen wohl recht selten (auch hier vielleicht besondere Bedeutung der Syphilis für die Bronchiektasen und evtl. Kombination mit Tuberkulose).

Besonders wird, wie erwähnt, die **Leber** bei der fetalen Syphilis befallen. Der interstitiellen, sich zunächst an die Gefäße anschließenden Infiltration mit reichlich Spirochäten entspricht die „*Feuersteinleber*" (glatte Oberfläche, bräunlichgelbe, mattglänzende Schnittfläche ohne Läppchenzeichnung). Die vielfach als „miliare Gummata" bezeichneten gelblichen Knötchen sind entzündlich-nekrotische Herdchen um massenhaft zerfallende Spirochäten. Schrumpfungen wie auch größere Knoten sind häufiger in späteren Stadien. Die diffuse interstitielle Hepatitis der Säuglinge bedingt die diagnostisch wichtige, manchmal auch sichtbare Leberschwellung, die sehr umfangreich und hart werden kann. Während die leichteren Formen unter Behandlung günstig verlaufen können, führen die schwereren oft zum Exitus (Milztumor, Enteritis, Ascites). Auch Pericholangitis, Perihepatitis, Cirrhose, selbst akute gelbe Leberatrophie kommen bei der kongenitalen Frühlues vor, ja können zum Teil schon mit auf die Welt gebracht werden. Jedenfalls muß bei länger dauerndem Ikterus an Syphilis gedacht und entsprechend behandelt werden. Die Leberaffektionen der Spätperiode unterscheiden sich kaum von denen der akquirierten Lues (besonders auch multiple kleine Gummen und die splenomegalische Cirrhose, s. S. 288).

Die **Milz** ist in der Frühperiode meist mäßig geschwollen und derb. Neben Hyperplasie kommt auch Splenitis und Perisplenitis vor. Bei der gewöhnlich erst im zweiten Lebensjahre auftretenden *Anaemia pseudoleucaemia infantum* ist die Milz außerordentlich groß. Selbstverständlich ist sie auch bei allen kongenitalsyphilitischen Leberschwellungen beteiligt; der BANTISche Symptomenkomplex ist bei später Lues congenita ebenfalls beobachtet worden. Allgemeine *Peritonitis* wird klinisch selten festgestellt.

Während wir von der Klinik der bei der fetalen Lues oft vorkommenden **Pankreas**erkrankung (sehr zahlreiche Spirochäten, interstitielle und herdförmige Entzündung, Verdauungsstörungen, Lipurie, Diabetes?) wenig wissen, haben die **Nieren**affektionen eine unzweifelhaft große Bedeutung. Neben Entwicklungshemmungen, kleinzelligen Infiltrationen, besonders um die Rindengefäße, und reichlichem Spirochätengehalt bei den Feten finden sich in der Säuglingsperiode Nephrosen mit Lipoidablagerungen, hämorrhagische Glomerulonephritis und interstitielle Prozesse nicht selten, gewiß nicht immer spezifischer Natur. Von Späterkrankungen der Nieren auf der Basis kongenitaler Lues ist nicht viel Sicheres bekannt (relativ häufig scheint orthostatische Albuminurie zu sein).

Der **Hoden** ist bei den syphilitischen Säuglingen oft erkrankt; der derben Schwellung entspricht eine interstitielle (spirochätenreiche) Wucherung mit konsekutiver harter Schrumpfung; über die Bedeutung der kongenitalen Lues für die (besonders einseitige) *Hydrocele* sind die Ansichten geteilt. Späte Hodenerkrankungen bieten nichts Besonderes dar (natürlich Unterentwicklung bei kongenital-luetischem Infantilismus und bei der syphilogenen Dystrophia adiposo-genitalis, vielleicht auch Azoospermie ohne andere Symptome). In den *Ovarien* sind Spirochäten gefunden worden (s. o.). Von der Klinik wissen wir dabei nichts (Amenorrhöe, verspätete Entwicklung ?).

Von den Folgen kongenital-luetischer Erkrankungen auch der bisher noch nicht genannten **Drüsen mit innerer Sekretion** ist in neuester Zeit sehr viel gesprochen worden. Daß bei Infantilismus, bei Idiotie usw. diese Erkrankungen eine Rolle spielen können, ist unzweifelhaft. Manches von dem, was man bei der Descendenz Syphilitischer auf Keimschädigung zurückführen wollte, wird jetzt gern als Folge syphilitischer Erkrankung der endokrinen Organe gedeutet. Den Befunden von Spirochäten in den verschiedensten endokrinen Drüsen bei der Syphilis der Feten und Neugeborenen ist natürlich eine besondere Bedeutung nicht zuzuerkennen (Spirochätensepsis!). In den *Nebennieren* sind neben reichlich Spirochäten entzündliche bis sklerotische Veränderungen festgestellt worden; doch haben diese Befunde wie auch die an der *Thyreoidea* und im *Thymus* (DUBOISsche Abscesse [ob syphilitisch ?] bzw. Nekrosen und Blutungen usw., Thymustod ?) bisher wesentlich nur theoretisches Interesse, bzw. wir wissen von ihrer klinischen Bedeutung kaum mehr als bei der akquirierten Syphilis (s. S. 292).

Auch für die *Rachitis*, die, wie erwähnt, bei kongenitaler Lues besonders früh auftreten soll, für die Osteomalacie, für die Osteopsathyrosis usw. sind syphilitisch bedingte endokrine Einflüsse angeschuldigt worden.

Am wichtigsten scheinen bisher die auf kongenitaler Lues beruhenden *Hypophysenerkrankungen* zu sein. Sie können durch Hydrocephalus (Druckatrophie), durch basale Meningitis oder auch durch interstitielle oder circumscripte syphilitische Prozesse zustande kommen und zu *Dystrophia adiposo-genitalis, Geroderma genitodystrophicum, Diabetes insipidus, Infantilismus* führen. Auch viele andere Störungen (DERCUMsche Krankheit, *Riesen-* und *Zwergwuchs,* Eunuchoidismus, Mongolismus, psychische Minderwertigkeit, Hypothyreoidismus, selbst familiäres Myxödem und kretinoide Typen, aber auch Basedow und Basedowoid, Tetanie, Trophödem usw.) werden jetzt als Folgen einer teils uni-, teils pluriglandulären Schädigung auf Grund einer kongenitalen Syphilis eventuell auch der zweiten Generation genannt. Vieles davon ist allerdings noch sehr hypothetisch.

Von **Blutveränderungen** ist außer der *Pseudoleucaemia infantum,* der *Anaemia splenica infantum,* selbst der *Lymphogranulomatosis maligna,* bei welchen der kongenitalen Syphilis eine Bedeutung zugeschrieben wird, die *paroxysmale Hämoglobinurie* (auch mit Raynaudsymptomen an Extremitäten und Ohren) besonders hervorzuheben. Strittig ist die Bedeutung der Syphilis für den *hämolytischen Ikterus.* Den oft schweren anämischen Erscheinungen der Früh- und Spätkongenital-Syphilitischen entsprechen Befunde mit kernhaltigen Erythrocyten und Polynukleose; auch kann das Blutbild selbst leukämieähnlich werden („leukämische Reaktion"). Die *Blutkörperchensenkungsgeschwindigkeit* ist bei der frühen kongenitalen Syphilis erhöht. Nicht sehr selten sind Blutungen aus der Nabelschnur und in allen möglichen Organen, auch hämorrhagische Exantheme (Purpura), welche teils auf den schweren toxisch-infektiösen Prozeß, teils auf Sekundärinfektionen zurückgeführt werden (s. o.).

Außer den vielen hier schon genannten Erkrankungsformen werden jetzt von manchen Autoren die verschiedensten Leiden auf eine latente kongenitale Syphilis zurückgeführt — vielfach noch ohne zureichende Gründe.

Daß die Syphilis der Eltern, auch wenn sie nicht auf die Descendenz übertragen wird, diese schädigt *(„Blastophthorie")*, daß sie Mißbildungen der verschiedensten Art veranlaßt, das ist zwar ebenfalls viel behauptet, aber noch kaum bewiesen worden.

Neben den schon angeführten höchst dubiösen Anomalien seien noch erwähnt: Schädelasymmetrien, Verbildungen der Ohrmuschel, Färbungsdifferenzen der Augen, Atrophie des Oberkiefers mit konkavem unterem Rand, Hasenscharten, zusammengewachsene Brauen, Myopien, Gerontoxon, Hypertrichosis, Kryptorchismus, angeborene Leistenhernien usw. (!). Es sind aber auch schwerste Mißbildungen, Anencephalie, Spina bifida, angeborene Herzfehler usw. bei Früh- und Totgeburten mit Lues in Zusammenhang gebracht worden.

Der **Verlauf** der kongenitalen Syphilis ist in hohem Grad abhängig von dem Stand der Infektion im Augenblick der Konzeption oder dem Zeitpunkt der Infektion nach der Konzeption und dementsprechend von dem Alter und der Behandlung der mütterlichen Syphilis sowie von der Behandlung bzw. Pflege und Ernährung der Kinder. Wie aus der oben gegebenen Darstellung hervorgeht, sind die Neugeborenen — wenn wir hier von den totgeborenen und lebensunfähig geborenen, bald nach der Geburt gestorbenen Früchten absehen — entweder schon zur Zeit der Geburt manifest schwer erkrankt, oder sie zeigen Symptome ihrer intrauterinen Infektion erst früher oder später nach der Geburt (manchmal selbst unter akut-septischen Erscheinungen). Im ersteren Fall überwiegen die inneren Affektionen — es kann allerdings speziell das pemphigoide Syphilid und die Coryza auch bei diesen Kindern bei der Geburt vorhanden sein, oder sie erscheinen in den nächsten Tagen, selten nach der zweiten Woche. Neben diesen äußeren Erscheinungen, von denen manche Autoren meinen, daß sie jetzt seltener sind, als früher, oder auch ohne sie bestehen: „allgemeine Lebensschwäche", Athrepsie, Leber- und Milzschwellung, Darmkatarrhe, besonders nächtliches Schreien, leichtere Temperatursteigerungen, Krämpfe usw.; so schwer erkrankte Neugeborene gehen sehr oft trotz sorgsamer Pflege und Behandlung bald, manchmal recht plötzlich zugrunde. Es ist das um so natürlicher, als es sich dabei ja gewöhnlich um Frühgeburten handelt, die schon an sich geringere Lebenschancen haben. Aber selbst wenn es gelingt, sie über die erste Lebenszeit glücklich hinwegzubringen, erliegen sie dann sehr oft, besonders bei fehlender, unzureichender oder ungeeigneter Behandlung, einem späteren Rezidiv oder einer interkurrenten Krankheit; auch von denjenigen, die lange erhalten bleiben, ist ein mehr oder weniger großer Teil mit inneren Erkrankungen bzw. Resten von solchen (Infantilismus, Idiotie usw.) oder mit Entstellungen der verschiedensten Art behaftet.

Von diesen schwersten Fällen, die besonders, aber keineswegs ausschließlich, bei sekundärer nicht behandelter Lues der Mütter eintreten, gibt es Übergänge zu der zweiten Gruppe. Hier manifestiert sich die Syphilis erst nach einer Inkubationszeit von meist nicht über 3 Monaten, welche im allgemeinen in ihrer Länge von dem Alter und der Behandlung der mütterlichen Erkrankung abhängt. Solche Kinder können zur richtigen Zeit und gut entwickelt zur Welt kommen, auch mit negativer Sero-Reaktion (s. oben), und erst nach einiger Zeit erscheinen vorzugsweise Exantheme — häufig nach Beginn der Erkrankung mit einer Coryza — manchmal nach oder mit Temperatursteigerungen und oft mit einer langsamer oder schneller einsetzenden Reduktion des Allgemeinzustandes. Vorher oder zugleich wird die Sero-Reaktion positiv. Je besser die Entwicklung des Kindes zur Zeit der Geburt war, je später die Symptome auftreten (je länger also die Inkubationszeit ist), je schneller und besser die Behandlung einsetzt, um so eher können die Kinder die erste Periode der Krankheit überstehen, ja besonders bei fortgesetzter Behandlung auch weiter gesund bleiben. Natürlich drohen aber auch ihnen noch die mannigfachsten Gefahren durch schwere innere Erkrankungen spezifischer und nicht spezifischer Natur. Es ging und geht, unter fehlender oder nicht genügend gründlicher Therapie, noch ein Teil dieser relativ günstig gestellten Kinder im ersten Jahr zugrunde. Diejenigen, welche die erste Krankheitsperiode überstehen, können dann während der ersten Lebensjahre Frührezidive und im weiteren Verlauf ihres Lebens alle die Späterscheinungen bekommen, von denen oben berichtet worden ist. Von den ersteren kann man aber schon jetzt sagen, daß sie bei gründlicher Therapie recht selten sind. Es gibt ferner auch Kinder, welche nicht nur anscheinend gesund zur Welt kommen, sondern bei denen auch weiterhin spezifische Symptome nicht zur Beobachtung kommen, und bei denen nur die Blutuntersuchung den Beweis liefert, daß sie kongenital-syphilitisch infiziert sind. Auch von diesen Individuen müssen wir befürchten, daß sie weiterhin, vielleicht oft *nur* spät, erkranken, besonders wenn sie nicht behandelt werden.

Bei den sich früh als relativ leicht erkrankt erweisenden Kindern kommen namentlich bei unzureichender Behandlung Haut-, Schleimhaut- und Knochenrezidive häufiger, solche der inneren Organe seltener zur Beobachtung. Die größte Zahl der Rückfälle betrifft das erste Lebensjahr. Weiterhin scheinen geistige Defekte nach einigen Autoren eine besondere Rolle zu spielen.

Man hat vielfach von **Syphilis congenita** (oder nach der früheren Nomenklatur „hereditaria") **tarda** gesprochen und darunter zweierlei verstanden: Einmal einfach das Auftreten von Späterscheinungen bei kongenitaler Syphilis — damit verliert der Begriff jede besondere Bedeutung, da tardive Erscheinungen bei kongenitaler Syphilis ebenso vorkommen wie bei akquirierter. Andererseits hat man gemeint, daß es Fälle gebe, in denen die tardiven Symptome auf Grund kongenitaler Syphilis „unvermittelt", d. h. ohne vorausgegangene Früherscheinungen sich zeigen. Es ist klar, daß es sehr schwer sein muß, in solchen Fällen den Beweis zu erbringen, daß wirklich in den ersten Lebensmonaten Früherscheinungen nicht vorhanden gewesen sind. Infolgedessen hat man ein derartiges Vorkommen leugnen wollen. Aber man muß doch zugeben, daß es sehr wohl möglich ist, daß eine intrauterine Infektion bestanden hat, die so schwach war, daß sie weder bei der Geburt noch nach ihr manifest wurde. Je mehr wir auch bei der akquirierten Lues an die Infektion ohne Frühsymptome denken müssen, um so mehr scheint die Möglichkeit einer solchen, wirklich vom intrauterinen Leben bis spät ins extrauterine hinein ruhenden, Infektion gegeben. Man könnte also sehr wohl wie von „unvermittelter" akquirierter, so auch von „unvermittelter kongenitaler Spätsyphilis" sprechen. Die verschiedenen Späterscheinungen, welche im Laufe der Kindheit, zur Zeit der Pubertät, ja selbst im weiteren Leben auftreten (nicht selten so spät, daß man vielmehr an eine akquirierte als an eine kongenitale Infektion denkt) sind oben geschildert. Sie richten sich weder in der Zeit noch in ihrer klinischen Eigenart nach irgendeiner uns bekannten Regel. Ihr Verlauf ist nach der Lokalisation, nach der Behandlung und nach der Art des Prozesses ebenso wechselnd wie der der Spätsymptome bei akquirierter Syphilis.

Auch abgesehen von den unmittelbaren Folgeerscheinungen der Krankheit zeigen die kongenital-syphilitischen Kinder in ihrem weiteren Leben oft ein auffallendes Zurückbleiben im Wachstum, eine mehr oder weniger hochgradige Entwicklungshemmung. So haben 20jährige die Größe von Kindern von 12 bis

15 Jahren, ihre Gesichtsfarbe ist fahl, der ganze Eindruck hat etwas Greisenhaftes. Dem entspricht auch oft die starke Verzögerung der Pubertätsentwick-
lung. Bei alledem werden jetzt am ehesten Schädigungen der endokrinen Drüsen
angeschuldigt werden. Es ist nicht auffallend, daß diese Individuen — wohl
häufiger an interkurrenten Krankheiten als an den unmittelbaren Folgen der
Syphilis — oft frühzeitig zugrunde gehen. Dafür spricht auch, daß man relativ
selten ältere Menschen mit sicheren Zeichen der kongenitalen Syphilis antrifft.

Von großer Bedeutung ist natürlich auch die Frage, wieweit die kongenitale
Syphilis mit *anderen Erkrankungen kombiniert* vorkommt bzw. zu diesen
disponiert. Am meisten sind Beziehungen zur *Skrofulose* bzw. *Tuberkulose*
angenommen worden. Wir wissen aber tatsächlich davon sehr wenig, mehrfach wurden irgendwie engere Zusammenhänge geradezu geleugnet; jedenfalls
können wir bei den meisten Kindern mit tuberkulösen Affektionen nichts
von Lues nachweisen, womit natürlich nicht gesagt ist, daß nicht wie andere
schwächende Zustände so auch die kongenitale Lues die Bereitschaft zu tuberkulöser Infektion erhöhen bzw. deren Verlauf ungünstig beeinflussen kann.
Lokale Kombinationen beider Prozesse sind speziell in Knochen und Gelenken
mehrfach behauptet worden. Auch mit der *Rachitis* bestehen nach den meisten
Autoren keine engeren Beziehungen, außer daß sie bei kongenitaler Syphilis
besonders zeitig, und zwar speziell am Schädel, auftreten soll (Kraniotabes!).
Kombinationen sind natürlich sehr häufig. Daß die „Lebensschwäche" der
luetischen Kinder sie gegen alle Infekte (Streptokokken, Staphylokokken,
auch cutane Diphtherieinfektionen auf Papeln usw.) und Ernährungsstörungen
besonders widerstandslos macht, ist wohl selbstverständlich.

Diagnose. *Außerordentlich wichtig ist es, schon während der Gravidität auf
Syphilis zu fahnden.* Die genaueste Untersuchung und eine besonders sorgfältige Anamnese ist bei allen Schwangeren geboten, und die Blutuntersuchung sollte bei ihnen in möglichst großem Umfang vorgenommen werden.
Bei zu früh und totgeborenen Kindern ist der Verdacht auf Lues immer
gerechtfertigt, vor allem natürlich dann, wenn es sich um mehrfache Frühgeburten handelt. Zu betonen ist auch hier, daß am meisten die nach mehr
als 4—5 Monaten abgestorbenen Früchte auf Syphilis verdächtig sind. Es
ist zu weit gegangen, wenn man aus faultoten Früchten allein schon mit
größter Wahrscheinlichkeit die Luesdiagnose stellen will (wohl mindestens
$20^0/_0$ der faultoten Früchte sind nicht syphilitisch). Außer der Blutuntersuchung
bei Mutter und Kind kommt die Untersuchung der Placenta, der Nabelschnur
(Abschaben von der Venenwand, Ausquetschen der Nabelschnur) und des
Kindes auf anatomische Veränderungen und Spirochäten in Frage. Doch sind
natürlich auch dabei nur die positiven Ergebnisse beweisend, die um so eher
zu erwarten sind, je älter die Feten schon sind. Histologisch ist vor allem die
Kombination der verschiedenen, wenngleich an sich nicht charakteristischen
Prozesse von Bedeutung. Besonders oft sind die Epiphysenerkrankung, die
Pneumonia alba, die Leberinfiltration zu verwerten. Auf Spirochäten suche
man besonders in der Leber und den Nebennieren. Kommt ein Kind vor
oder zu dem richtigen Termin, aber ohne manifeste Erscheinungen zur Welt,
so kann die Blutuntersuchung am Kind ein positives Resultat ergeben,
braucht es aber nicht. Leber- und Milzvergrößerung, greisenhaftes Aussehen
können vorhanden sein oder auch fehlen. Immer muß in solchen Fällen
die Röntgenaufnahme auf Knochenveränderungen und die Spirochätenuntersuchung in der Nase und Conjunctiva, am besten auch die histologische
Untersuchung von Placenta und Nabelschnur vorgenommen werden. Sehr
oft muß bei negativen Befunden die Entscheidung, ob die Kinder der syphilitischen Infektion von der Mutter her entgangen sind oder nicht, in

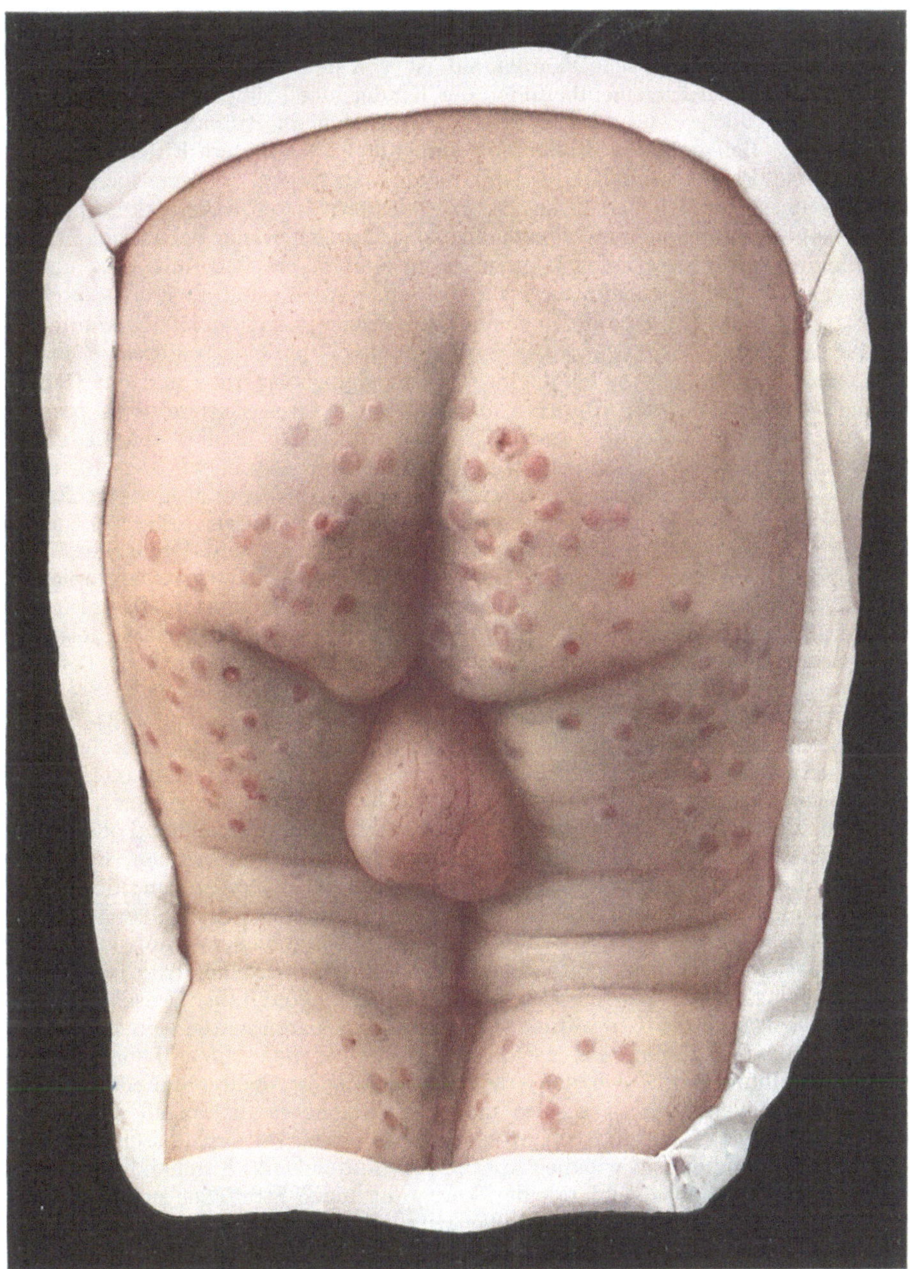

Abb. 90. „Syphiloïde postérosive". Nichtsyphilitisches papulo-erosives Exanthem.
(Aus der Sammlung von Prof. ARNING.)

suspenso bleiben; immer wiederholte klinische und serologische Untersuchung führt dann meist in einigen Monaten zum Resultat.

Sind bei der Geburt Erscheinungen an der Haut vorhanden, oder stellen sie sich bald danach ein, so ist die Diagnose meist leicht. Man soll jedenfalls Spirochäten in den Efflorescenzen, in der Nase, in der Conjunctiva, am Nabel suchen. Die positiven Befunde sind nach unseren Erfahrungen sehr häufig — die Blutreaktion dann beinahe immer positiv (im Gegensatz zu anderen Angaben). Das syphilitische Pemphigoid ist von dem kokkogenen (abgesehen von dem schlechten Allgemeinbefinden der Kinder, der Frühgeburt usw.) durch seine ausschließliche oder vorzugsweise Lokalisation an Palmae und Placenta verschieden. Bei der Lues finden sich manchmal auch andere Efflorescenzen, Flecken und Papeln, die Kinder sind nicht ausgetragen. Gelegentlich kann auch Decubitus an den Fersen an Syphilis denken lassen. Die makulo-papulösen Exantheme machen im allgemeinen diagnostisch wenig Schwierigkeiten. Nur die diffusen Infiltrationen können, wenn sie erodiert sind, mit nässenden, besonders intertriginösen Ekzemen verwechselt werden, sind aber oft schärfer begrenzt als diese. Am häufigsten sind unzweifelhaft Irrtümer vorgekommen bei der als *„Erythème papuleux postérosif"* (auch „Syphiloide postérosive") bezeichneten Krankheitsform, bei der in der Umgebung des Anus und der Genitalien, aber auch auf den Glutaeen und an den unteren Extremitäten papulöse, im Beginn oft leicht nässende, etwas infiltrierte Efflorescenzen vorkommen (s. Abb. 90). Es handelt sich dabei um, soweit wir wissen, unspezifische Reiz- und Macerationserscheinungen, die bei sorgfältiger Trockenlegung schnell verschwinden (Blutreaktion und Spirochäten negativ!). Bei pustulösen und krustösen Exanthemen kommen Ekzeme und Pyodermien in Frage, bei den späteren und selteneren Formen die gleichen Dermatosen, welche bei der akquirierten Lues differentialdiagnostisch angeführt wurden. Das gleiche gilt für die tertiäre Haut-, Knochen- und Gelenksyphilis, bei der am meisten Verwechslungen mit Tuberkulose (Lupus, Tuberculosis colliquativa, Tumor albus usw. — Verwertung der Tuberkulinreaktionen!) zu fürchten sind. Bei Erkrankungen der Mundschleimhaut ist an die Möglichkeit zu denken, daß Aphthen oder Soor für syphilitisch gehalten werden; doch schützt davor die leichte Abhebbarkeit und evtl. die Untersuchung der Beläge. (Für die weitere Differentialdiagnose an Haut und Schleimhaut vgl. oben bei der akquirierten Syphilis).

Bei der *internen Frühlues* ist die ätiologische Diagnose manchmal nur mit einer gewissen Wahrscheinlichkeit (Frühgeburt, habituelles Erbrechen, heiseres Schreien, Leber- und Milztumor, greisenhaftes Aussehen) zu stellen; doch ist die Leber auch bei nichtluetischen Säuglingen nicht selten mäßig vergrößert. Vor allem aber muß durch die Blutreaktion und die Sicherstellung anderer Zeichen der Lues (Röntgenaufnahme der Knochen, Osteochondritis, Coryza, Hydrocephalus, erweiterte Schädelvenen, besonders cubitale Drüsenschwellungen) Klarheit geschaffen werden. Auch in den Latenzzeiten der kongenitalen Frühlues wird man auf die allgemeine Schwäche, Milz-, Leber- und Drüsenschwellungen, die Schädel- und Nasenform usw. achten müssen. Bei der späten kongenitalen Lues wird man ganz besonders auch nach den sog. *Stigmata* suchen. Das sind im wesentlichen Reste von syphilitischen Prozessen, die Bestand haben, wie die radiären („PARROTschen") Furchen besonders um den Mund (die aber nicht mit den kurzen narbigen Streifchen nach „Faulecke" verwechselt werden dürfen), die HUTCHINSONschen und andere mehr oder weniger verdächtige Zahnanomalien, die vascularisierten Hornhauttrübungen, die von der Keratitis parenchymatosa zurückbleiben, die Labyrinthtaubheit (die drei letzterwähnten Symptome stellen die schon erwähnte „HUTCHINSONsche Trias" dar, die wohl nur bei kongenitaler Lues, aber auch bei ihr selten vorkommt), die Schädel- und Nasendeformitäten, die säbelscheidenförmige Tibia, schließlich mehr oder weniger charakteristische Narben an der Haut oder am Gaumen oder Rachen, Hodenatrophien, Reste von Chorioiditis, ferner auch die ebenfalls erwähnten, sehr viel unsichereren Zeichen: spitzgiebeliger Gaumen, Scapula scaphoides, Hühner- oder Trichterbrust usw.

Die Seroreaktion ist bei der Geburt nicht selten negativ; aber auch bei den Spätsymptomen ist sie es oft genug; man kann dann versuchen, sie speziell durch Salvarsan zu provozieren. Auch Liquoruntersuchung und Luetinreaktion können herangezogen werden. Gerade in solchen Fällen ist oft die Differentialdiagnose gegenüber *Spätformen der in früher Kindheit akquirierten Lues* zu stellen (Ansteckung bei der Circumcision, beim Säugen, durch Küsse, Spielzeug usw. — selbst schon bei der Geburt vom Primäraffekt der Mutter).

Das ist nicht nur theoretisch, sondern vor allem praktisch von Bedeutung, sowohl für die Prognose, als auch ganz besonders, weil, wenn man kongenitale Lues diagnostiziert, das zugleich das Vorhandensein von Lues in der Familie bedeutet. Sehr oft spricht der „Habitus", das Vorhandensein mehr oder weniger zahlreicher Stigmata ohne weiteres für das Angeborensein. In anderen Fällen wird erst die (natürlich auch serologische) Untersuchung von Eltern und Geschwistern (Stigmata bei diesen!) und die Anamnese, vor allem auch das Vorkommen mehrfacher Frühgeburten oder der frühzeitige Tod mehrerer Kinder, die „Polyletalität" in der Familie den Verdacht auf kongenitale Lues lenken oder bekräftigen.

Es bedarf kaum der Erwähnung, daß man auch bei Verdacht auf frühe und ganz besonders auf späte Erscheinungen der angeborenen Syphilis die spezifische Therapie versuchen muß und damit oft die Diagnose bestätigen kann. Es muß aber auch davor gewarnt werden, so leicht und auf so geringe Verdachtsmomente hin alle möglichen Krankheitszustände als direkt oder indirekt mit kongenitaler Syphilis in Zusammenhang zu bringen, wie es jetzt vielfach geschieht.

Die **Prognose** der kongenitalen Syphilis ist immer eine ernste (vgl. Verlauf). Sie ist aber, wie erwähnt, außerordentlich verschieden zu beurteilen, je nach dem Zeitpunkt der Infektion der Mutter, nach deren Behandlung, nach dem Beginn und der Art der Therapie und nach der Pflege, speziell der Ernährung des Kindes. Bei frischer nicht behandelter Lues der Mutter (abgesehen von den Fällen mit Infektion in den letzten Wochen der Gravidität) ist die Prognose am ungünstigsten; die Kinder kommen dann sehr oft viel zu früh, tot oder lebensunfähig zur Welt. Am günstigsten ist umgekehrt alte und gut, am besten auch noch während der Gravidität, behandelte Lues der Mütter; unter solchen Verhältnissen geborene Kinder sind und bleiben vielfach gesund. Die moderne Behandlung der syphilitischen Mütter vor und vor allem auch noch während der Schwangerschaft verbessert die Chancen des Kindes sowohl in bezug auf die Mortalität als in bezug auf die Morbidität bzw. die Schwere der Erkrankung — das ist wohl die allgemeine Ansicht; nur über den Grad der so bedingten Verbesserung der Prognose sind die Meinungen noch geteilt. Schwer bedroht sind Kinder, die mit spezifischen Symptomen und lebensschwach geboren werden; bessere Aussichten haben die erst einige bis längere Zeit nach der Geburt erkrankenden.

Sehr viel zur Verbesserung der Prognose trägt auch die Ernährung an der Mutterbrust und die fortlaufende gute Pflege sowie wiederholte Kuren bei (Erfahrungen der Heimstätten für kongenital-syphilitische Kinder). Unter solchen Umständen können die Kinder Jahre hindurch von allen Erscheinungen frei bleiben und sich normal oder fast normal entwickeln. Es ist nicht zweifelhaft, daß auch die Kongenitalsyphilitischen geheilt werden können, soweit wir jetzt überhaupt von Heilung sprechen können; Reinfektionen sind auch bei ihnen beobachtet. Wenn aber schon vor Beginn der Behandlung, wie das gewiß sehr häufig der Fall ist, das Zentralnervensystem (Hydrocephalus!), die endokrinen Drüsen und andere innere Organe durch die Syphilis verändert sind, wenn Mißbildungen vorliegen, so ist es natürlich, daß alle, auch die energischsten Behandlungsversuche aus solchen Kindern nicht geistig und körperlich normale Menschen machen können, wobei von der oben erwähnten Möglichkeit wirklicher Keimdepravation durch die elterliche Syphilis noch ganz abgesehen werden mag. Wie schon betont, läßt auch bei einer allerdings noch recht verschieden gewerteten Anzahl energisch behandelter Kinder die geistige Entwicklung mehr oder weniger zu wünschen übrig.

Die Prognose der späteren Erscheinungen der kongenitalen Syphilis hängt ganz von deren Art und Lokalisation und von dem Allgemeinzustand, von der Frühzeitigkeit der Diagnose und der schnellen und energischen Behandlung ab. Daß sie bei Tabes und Paralyse sehr ungünstig ist, versteht sich von selbst. Aber auch bei den kongenital-spätluetischen Leberaffektionen ist sie recht ernst. Die Keratitis parenchymatosa hinterläßt nicht selten trotz gründlicher Kuren eine mehr oder weniger schwere Beeinträchtigung des Sehvermögens, die Labyrinthaffektion, definitive Taubheit usw.

Wenn die Kinder syphilitischer Mütter trotz genauer und wiederholter, auch serologischer Beobachtung etwa ein halbes Jahr vollständig freigeblieben sind, dann ist es zum mindesten außerordentlich wahrscheinlich, daß sie der Infektion wirklich entgangen sind. Solche Kinder bieten also normale Lebens- und Gesundheitschancen. Auch daß sie sich später noch durch Keimplasmaschädigung als minderwertig erweisen werden, ist nach unseren bisherigen Kenntnissen nicht zu fürchten. Und ebensowenig haben wir genügend Unterlagen dafür, daß die nicht syphilitischen Kinder syphilitischer Mütter besonders häufig Opfer der verschiedenartigsten Mißbildungen werden.

Achtzehntes Kapitel.

Die Blut- und Liquoruntersuchung (mit Anhang über Luetin).

Die Blut- und Liquoruntersuchung hat in der Diagnose und Therapie der Syphilis eine außerordentlich große praktische Bedeutung gewonnen. Von den Resultaten dieser Methoden und ihrer Verwertung muß jeder Arzt eingehende Kenntnis haben. Aber einerseits ist die Theorie dieses Zweiges der Immunbiologie noch so reich an Streitfragen, daß ihre Erörterung weit über den Rahmen dieses Lehrbuchs hinausgeht; andererseits ist die technische Ausführung der verschiedenen Methoden so kompliziert, und ihre Fehlerquellen sind so zahlreich, daß die Untersuchungen ausschließlich in den Händen von ganz speziell vorgebildeten und geübten Arbeitern brauchbare Resultate ergeben können, und zwar die brauchbarsten da, wo ein großes, klinisch gut kontrolliertes Material regelmäßig untersucht wird. Aus diesen Gründen folgt, daß hier das Theoretische und das Methodologische nur gerade angedeutet werden kann, und daß das Hauptgewicht der folgenden Darstellung auf die praktische Verwertung der Resultate gelegt werden muß.

Die **Serodiagnose der Syphilis** ist ausgegangen von der von BORDET und GENGOU 1901 eingeführten Komplementbindungsmethode. *Komplement* ist ein eigenartiger, im normalen Serum vorkommender thermolabiler (bei 56° C zerstörter) Körper. Wenn Bakterien und die durch ihre Einwirkung im Tierkörper entstandenen bakteriolytischen Antikörper in vitro bei Anwesenheit von Komplement zusammenkommen, so verbinden sie sich unter Verbrauch („Bindung", Adsorption) des letzteren. Wegen der Verbindung einerseits mit den Bakterien (bzw. dem *Antigen,* d. h. der die Bildung der Antikörper hervorrufenden Substanz), andererseits mit dem Komplement wurden diese Antikörper als „*Amboceptoren*" bezeichnet. Es kann also aus der Tatsache, daß in der Kombination Antikörper + Bakterien (Antigen) + Komplement das letztere nicht mehr nachweisbar ist, der Schluß gezogen werden, daß das Antigen und der mit ihm zusammengebrachte Antikörper spezifisch aufeinander eingestellt sind. Denn ist das nicht der Fall, so bleibt der Verbrauch des Komplements aus, das letztere also nachweisbar, frei, wird nicht gebunden. Ob Komplement vorhanden ist oder nicht, das kann man erkennen, wenn man der ersten bisher besprochenen Mischung ein sog. „*hämolytisches System*" zusetzt.

Es können nämlich nicht nur gegen Bakterien als Antigene Antikörper erzeugt werden, sondern auch gegen sehr verschiedene andere Substanzen, welche in den Körper gelangen. Behandelt man ein Kaninchen mit Hammelblut, so erhält sein Blut hämolytische Eigenschaften gegen die roten Hammelblutkörperchen; es entsteht in ihm der „*hämolytische Amboceptor*". Aber auch diese Hämolyse durch das Kaninchenserum tritt nur ein, wenn Komplement zur Verfügung steht. Fügt man also der zu untersuchenden *Mischung* von Antikörpern und Bakterien (Antigen), welche Komplement enthält, das hämolytische System: spezifisches auf Hammelblut eingestelltes Kaninchenserum (Amboceptor) ohne Komplement und ferner noch Hammelblutkörperchen hinzu, so werden die letzteren aufgelöst, falls in dem ersten System: Antikörper und Bakterien, weil beide nicht spezifisch aufeinander wirken, das Komplement nicht verbraucht worden ist. Die Hämolyse bleibt aber aus, wird „gehemmt", wenn Antikörper und Bakterien sich miteinander verbunden haben, denn dann ist ja das Komplement verbraucht worden. Im ersteren Fall wird das Blutgemisch durchsichtig, im letzteren Fall bleibt es undurchsichtig, und die nicht aufgelösten roten Blutkörperchen senken sich beim Stehen auf den Boden.

Das Prinzip dieser „*Komplementbindungsmethode*" versuchten WASSERMANN, A. NEISSER und C. BRUCK auf die Syphilis zu übertragen, indem sie statt der damals nicht kultivierbaren Syphiliserreger Extrakte aus spirochätenreichen fetalen Lebern als „Antigen" benutzten und mit dem seines Komplements durch Erwärmung beraubten Blutserum Syphilitischer (von dem sie voraussetzten, daß es syphilitische Antikörper, „Amboceptoren", enthalten werde) sowie mit Komplement (frischem Meerschweinchenserum) und endlich mit dem oben erwähnten hyämolytischem System zusammenbrachten. In der Tat ergab sich, daß bei dieser Kombination die Hämolyse oft nicht eintrat, während sie bei der Verwendung von Serum Normaler prompt erfolgte.

Es schien also so, als wenn wirklich durch die Komplementbindungsmethode der Nachweis spezifischer Antikörper gegen die Spirochäten geglückt sei.

Schematisch dargestellt ist die „WASSERMANNsche Reaktion" nach dieser ursprünglichen Auffassung in den Abbildungen 91 und 92. Dabei ist: 1 *Extrakt syphilitischer Leber* (das *Antigen*), 2 das *menschliche Serum, die auf spezifischen Amboceptor zu untersuchende Flüssigkeit,* die zur Zerstörung des auch im menschlichen Serum enthaltenen Komplements auf 56° erhitzt worden ist, 3 *Komplement* (*frisches Meerschweinchenserum*), 4 *hämolytischer Amboceptor* (*Serum des mit Hammelblut vorbehandelten Kaninchens*), endlich 5 *gewaschene rote Hammelblutkörperchen.*

Sehr bald aber ergab sich, daß die Annahme, es handele sich hier um eine „spezifische Spirochäten-Antikörperreaktion", nicht aufrecht erhalten werden konnte. Denn man konnte analoge Resultate auch dann erhalten, wenn man statt des „spezifischen Antigens" Extrakte (vor allem alkoholische) aus normalen menschlichen und tierischen Organen, besonders aus Herzen und andere Lipoide benutzte. Daraus war zu folgern, daß *die* WASSERMANN*sche Reaktion nicht ein im eigentlichen Sinn spezifischer Vorgang sein kann.* Trotzdem zeigte sich bei immer umfangreicheren Untersuchungen, daß diese Methode,

Positive Reaktion

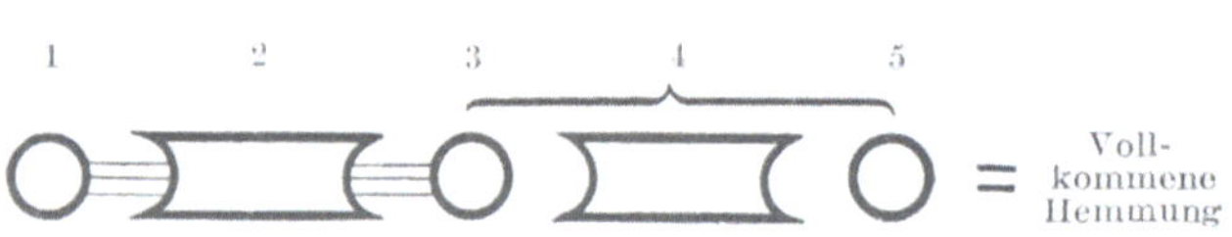

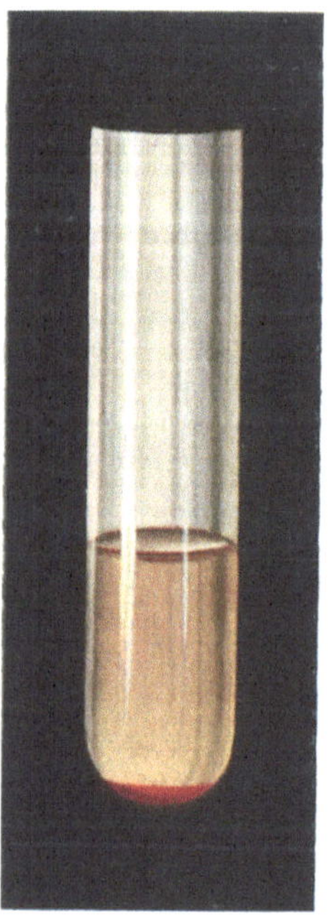

Abb. 91.

Negative Reaktion

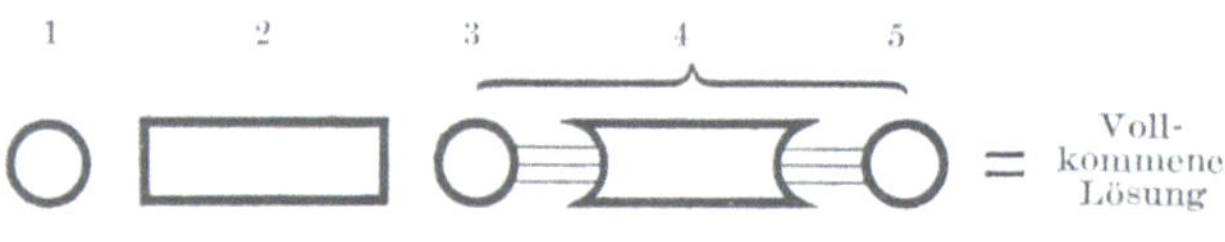

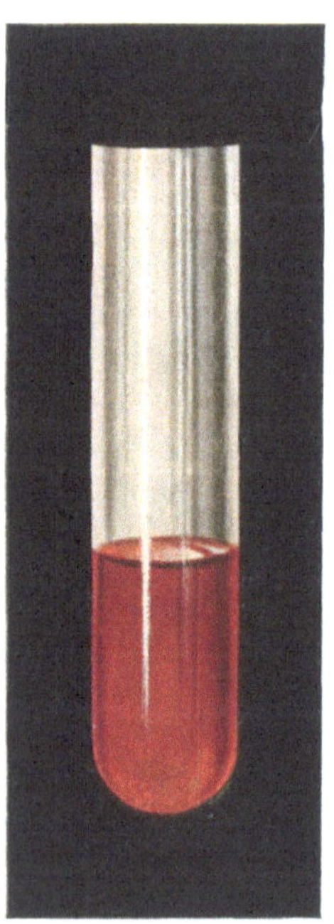

Abb. 92.
Die Erklärung der Zahlen ergibt sich aus dem Text.
3, 4, 5 = hämolytisches System.

die, wie wir jetzt sagen müssen, auf eine sich nicht bestätigende Hypothese aufgebaut war, sich ganz außerordentlich bewährte. Die durch sie aufgedeckten Veränderungen des Serums (und anderer Körperflüssigkeiten) der Syphilitischen erwiesen sich als in hohem Grad „charakteristisch", wenngleich „nicht spezifisch" für die Syphilis (s. u.).

An die Stelle der ursprünglichen Auffassung dieser Reaktion mußten nun andere Erklärungsversuche treten. Über diese wird auch jetzt noch eine sehr lebhafte Diskussion geführt. Eine große Zahl von Autoren meint, daß nicht Antikörper gegen die Spirochäten die Ursache der Reaktion sind, sondern daß diese durch die von den Spirochäten hervorgerufenen Prozesse bedingt wird. Bei dem Zusammenwirken der durch die Syphilis veränderten Serum- und der Extraktbestandteile (Lipoide) werde das Komplement mitgerissen (oder es werden bei den Fällungs- und Trübungsreaktionen [s. u.] die zwischen diesen Agenzien stattfindenden Reaktionen unmittelbar sichtbar gemacht). Dabei wird jetzt die Möglichkeit betont, daß es sich um Antikörper handelt, deren Bildung durch im Organismus beim Gewebszerfall entstehende Lipoide (Lipoid-Antigene) in Verbindung mit den Spirochäten bedingt ist. Wie dem auch sein mag, es ist wohl nachweisbar, daß die infolge des syphilitischen Prozesses im Serum (und anderen Körperflüssigkeiten) zustande kommenden Änderungen, die man vielfach stofflich als *„Reagine"* bezeichnet, ihren Ursprung in den syphilitisch erkrankten Organen haben (positiver Liquor bei cerebrospinaler Lues mit negativer Blutreaktion usw.).

Die *Entnahme des Blutes* zur Serum-Untersuchung geschieht im allgemeinen aus den Cubital-Venen. Man benutzt am besten eine mittelstarke, natürlich sterile Kanüle (z. B. die STRAUSSsche) und läßt das Blut unmittelbar in das sterile Reagensglas fließen; bei sehr feinen Venen ist es besser, mit einer Spritze mit feiner Kanüle zu aspirieren. Die Haut muß vorher mit Alkohol, Äther, Benzin usw. gründlich abgerieben werden. Jodtinktur reizt manchmal und ist nicht notwendig. Nach der Punktion läßt man den Arm hochhalten und die Einstichstelle komprimieren und legt dann ein möglichst reizloses Pflasterstückchen auf, das aber bald abgenommen werden soll, weil sonst leicht Ekzeme entstehen. Gelingt es nicht, aus einer Cubitalvene Blut zu bekommen, so kann man andere Venen benutzen (s. S. 380). Bei kleinen Kindern punktiert man die Schädelvenen, die Jugularis (bei herabhängendem Kopf) oder man kann auch blutige Schröpfköpfe setzen. Von der nicht ganz ungefährlichen Sinuspunktion sollte man absehen. Gelingt es nicht, genügend Blut zu erhalten, so kann man die MEINICKEsche Mikro-Reaktion anwenden.

Die WASSERMANNsche Reaktion ist noch mannigfaltig modifiziert worden. Speziell hat man auch statt der sog. *inaktiven* Methode (Inaktivieren des Serums durch Erwärmen, Zusatz von Meerschweinchenserum als Komplement) die sog. *aktiven* verwendet: entweder hat man das eigene Komplement, oder man hat auch den natürlichen Amboceptor des zu untersuchenden Serums benutzt oder beides (M. STERN, HECHT usw.); diese Methoden haben sich zwar als sehr empfindlich, aber als weniger sicher spezifisch erwiesen.

Von größerer Bedeutung als die verschiedenen Modifikationen der eigentlichen WASSERMANNschen Reaktion sind die Untersuchungsmethoden geworden, bei denen auf die Komplementbindung ganz verzichtet und statt dessen nur von der Eigentümlichkeit des Syphilitikerserums Gebrauch gemacht wird, mit alkoholischen usw. Extrakten von Herzen u. ä. *Fällungen* oder *Trübungen* zu geben. Von den schon recht zahlreichen zu diesem Zwecke angegebenen Reaktionen seien hier nur die bewährtesten genannt: die SACHS-GEORGIsche, die *„dritte Modifikation" (D. M.) von* MEINICKE, die DOLDsche und die MEINICKEsche *Trübungsreaktion* (M.T.R.), welch letztere auch als „Mikromethode" (M.M.R.) verwendet wird. Bei der SACHS-GEORGI-Reaktion wird die Flockung am besten im „Agglutinoskop" nach 24 bzw. 48 Stunden abgelesen, bei der MEINICKEschen Trübungsreaktion schon nach einer Stunde. Auch diese Methoden dürfen nur von geübten Untersuchern ausgeführt werden. Sie geben — das kann jetzt schon auf Grund eines außerordentlich umfangreichen Materials behauptet werden — in einer sehr großen Anzahl von Fällen übereinstimmende Resultate mit der WASSERMANNschen Reaktion, und zwar sowohl im positiven wie im negativen Sinne. Es gibt aber auch sichere Luesfälle, welche nur nach der einen oder der anderen dieser serodiagnostischen Methoden positiv sind. Unfehlbar ist keine derselben, ganz ebensowenig wie die WASSERMANNsche selbst. Bei der außerordentlich großen Wichtigkeit, welche einem möglichst einwandfreien Resultat der Blutuntersuchung bei Syphilis zukommt, stehen jetzt wohl die meisten Sachverständigen auf dem Standpunkt, daß man als regelmäßige, gleichsam Standardmethode die WASSERMANNsche Reaktion selbst benutzen und diese mit mehreren Extrakten ansetzen soll, daß es aber noch sicherer und darum unzweifelhaft richtiger ist, daneben wenigstens eine der anderen eben angeführten mit jedem Blut anzustellen.

Die Seroreaktionen sind nicht immer gleich stark ausgesprochen; die Versuche, speziell die Wassermannresultate quantitativ auszuwerten, haben zu einer allgemein gebrauchten Methode nicht geführt. Man pflegt speziell von stark positiv ($+ + + +$ und $+ + +$), mittelstark ($+ +$), schwach ($+$) und fast ganz oder ganz negativ zu sprechen; schon $+ +$ und $+$ sind als fraglich zu bezeichnen.

Andere Methoden der Blutuntersuchung, wie Agglutinationsversuche, die Bestimmung der Blutkörperchensenkungsgeschwindigkeit, des Cholesteringehalts usw. haben bisher ebensowenig praktische Bedeutung gewonnen, wie die Untersuchung der Formelemente des Blutes.

Daß man auf Grund der negativen Seroreaktion, welcher Methode auch immer, das Vorhandensein von Lues nicht ausschließen kann, ist unzweifelhaft. Es wird bald zu besprechen sein, unter welchen Umständen das Blut trotz syphilitischer Infektion immer bzw. mehr oder weniger häufig negativ, unter welchen es so gut wie ausnahmslos positiv reagiert. Ganz besonders wichtig aber ist von vornherein die Frage, *ob eine positive Reaktion auch ohne Lues vorkommt.* Das war von dem Augenblick an als möglich, ja sogar als wahrscheinlich vorauszusetzen, als die ,,nicht im eigentlichen Sinn spezifische'' Natur der Reaktion erkannt war. Bei der Prüfung neuer Methoden mußte als maßgebend angesehen werden, daß auf der einen Seite genügend zahlreich positive Resultate — möglichst wenig ,,Versager'' bei sicherer Lues — erzielt wurden, daß sich aber auf der anderen Seite möglichst wenig ,,unspezifische Reaktionen'' ergaben, wobei wir unter den letzteren solche bei Menschen verstehen, welche zum mindesten nicht nachweisbar an Lues noch an einer der im folgenden zu erwähnenden Affektionen erkrankt sind. Die Zahl solcher unspezifischen Reaktionen ist bei guter Technik sehr gering; sie wird noch geringer, wenn man neben der WASSERMANNschen stets eine der anderen Methoden anwendet. In Fällen, die sich dann als nicht syphilitisch ergeben, sind häufiger als komplette Hemmungen partielle bzw. solche mit nur einem oder dem anderen Extrakt. In einzelnen Fällen bleibt eine solche Reaktion längere Zeit bestehen, in anderen verschwindet sie bald wieder. Wenn es sich um dauernd positive komplette Hemmung handelt, und wenn auch die Fällungs- bzw. Trübungsreaktionen gleichsinnig ausfallen, dann ist der Verdacht, daß wirklich Syphilis vorliegt, außerordentlich groß. Oft ergibt dann die eindringlicher aufgenommene Anamnese oder genaueste Untersuchung (Liquor, Aorta, Luetin) doch einen weiteren Anhaltspunkt; wirklich mit absoluter Sicherheit ausschließen läßt sich eine syphilitische Infektion natürlich nie. Jedenfalls aber muß bei positivem oder fraglichem Ausfall ohne genügenden klinischen Befund die Seroreaktion wiederholt werden, und zwar evtl. mit dem Rest des noch vorhandenen Serums, besonders aber mit neu von dem Patienten entnommenem; denn irgendwelche Fehler können auch in dem besten Institut einmal vorkommen. In den allermeisten Fällen gelangt man schließlich doch noch zu einer Klärung der

Situation, vor allem dann, wenn man nicht gleich auf ein klinisch unerklärliches positives oder fragliches Resultat hin die spezifische Therapie einleitet; eventuell kann man dann auch von Provokationsmethoden Gebrauch machen.

Es gibt aber, wie erwähnt, auch *einige nicht syphilitische Krankheitszustände,* bei denen die Blutuntersuchung mehr oder weniger häufig positiv ausfällt. Das ist bei der der Syphilis am nächsten verwandten Krankheit, der *Frambösie,* ferner wohl auch bei *Recurrens* und relativ oft bei der *Lepra* (namentlich der tuberösen) der Fall. Bei diesen Erkrankungen hat die Möglichkeit eines Irrtums für uns keine besondere praktische Bedeutung und ist zum Teil noch durch verfeinerte Methoden zu vermeiden. Das gleiche gilt für das *Ulcus tropicum* und für das Fleckfieber, bei welchem die Reaktion schnell wieder verschwindet — ebenso wie beim *Scharlach,* bei dem sie oft nur inkomplett oder mit einzelnen Extrakten auftritt. Schwieriger ist die Situation bei der *Malaria,* bei welcher auch in der Latenz positive Resultate vorkommen, so daß man diese Fehlerquelle bei allen Kranken berücksichtigen muß, die Malaria vor nicht zu langer Zeit gehabt haben, und bei denen eine syphilitische Infektion nicht sicher ist. Durch Prüfung des Serums mit den verschiedenen Methoden, durch Untersuchung auf Plasmodien und durch den Versuch, die Reaktion mit Chinin zu beeinflussen, wird sich auch hier meist Klarheit schaffen lassen. Diese ist um so wichtiger, als möglicherweise durch Salvarsan bei Malaria Leberschädigungen bedingt werden. Die nach der *Narkose* gelegentlich auftretenden positiven Reaktionen werden zu Irrtümern kaum Anlaß geben.

Die früher bei verschiedenen Formen von *Tuberkulose* (besonders Tuberkuliden), bei *Tumoren,* bei *Diabetes* usw. konstatierten positiven Resultate beruhten wohl mindestens zum größten Teil auf noch nicht ganz einwandfreier Technik, zum Teil vielleicht auch auf diagnostischen Irrtümern. Unspezifische Reaktionen während der *Gravidität* und bei der *Entbindung* sind nach neuesten Untersuchungen (auch in Breslau), wenn man von der Verwendung des oft nicht sorgsam genug behandelten Retroplacentarblutes absieht, nicht irgendwie wesentlich (s. S. 314). Nicht zu bewerten sind die Resultate von Leichenseren (sowie von den Seren mancher Tiere). Während die einzelnen Fälle von *Lupus erythematodes acutus* mit positiver Reaktion praktisch unwichtig, die von *Endocarditis lenta* noch zu spärlich sind, ist der positive Wassermann bei *Ulcus molle* (besonders bei Komplikation mit *Bubo*) von einer gewissen Bedeutung. Solche Reaktionen sind zwar sehr selten; sie sind gewöhnlich inkomplett und gehen schnell wieder zurück. Sie beweisen aber, daß zur sicheren Diagnose des Primäraffekts der Spirochätenbefund notwendig ist, und daß auf diesen nicht verzichtet werden soll (s. S. 97). Ist er negativ, so muß die Serum-, ebenso wie die Spirochätenuntersuchung ein bis mehrere Male wiederholt werden.

Im *Verlauf der Syphilis* verhält sich die Seroreaktion etwa folgendermaßen. Sie wird während des *Primärstadiums,* bald mehr allmählich, bald auch in ganz kurzer Zeit fraglich bis positiv, und zwar im allgemeinen in der 6. Woche nach der Infektion. Manchmal ist ihre Inkubation kürzer (sie soll selbst schon vor dem Erscheinen des Primäraffekts positiv sein können) oder auch wesentlich länger (selten mehr als 9, aber selbst bis 12 Wochen). Sie hängt in einem gewissen Grad von der Lokalisation (bei Schankern am Frenulum besonders frühes Auftreten) und von der primären Drüsenschwellung ab. Nach einzelnen Autoren geben im Primärstadium die Fällungs- und Trübungsreaktionen früher positive Resultate als die WASSERMANNsche. Bei Beginn der Behandlung im negativen Stadium wird eine große Anzahl der Fälle während der Kur noch positiv oder wenigstens fraglich (Provokation?), und zwar im allgemeinen durchschnittlich um so mehr, je älter die Primäraffekte im Beginn der Behandlung waren. Vielfach wird angenommen, daß die Reaktion positiv wird nach der Generalisierung des Virus und der durch diese bedingten Gewebsreaktion, daß also aus dem positiven Resultat auf ein vorgeschritteneres Stadium zu schließen ist. Sicher aber kann sie zu dieser Zeit auch noch negativ sein. Und es ist nicht ausgeschlossen, daß sie, ehe die Spirochäten fern vom Invasionsherd verankert sind, schon positiv sein kann. Aus diesen Gründen hat der Vorschlag, die sekundäre Syphilis vom Positivwerden der Seroreaktion an zu rechnen, keine besondere Bedeutung (s. S. 115).

Im *sekundären Stadium* der Syphilis sind bei Vorhandensein von Symptomen und ohne vorausgegangene Behandlung die Resultate bei der jetzigen Technik fast in 100% positiv. Doch gibt es einzelne wenige „Versager" auch bei sonst typischem Befund. Häufiger sind sie, wenngleich oft nicht andauernd, bei der malignen Abart der Frühlues (s. S. 307) und bei salvarsan- bzw. specificoresistenten Fällen. Auch wenn sekundäre Rezidive bald nach Abschluß einer Behandlung eintreten, findet man das Blut gelegentlich negativ, besonders oft bei Mono- und ganz besonders bei Neurorezidiven.

Bei manifester *tertiärer Lues* ist die Zahl der negativen Resultate wesentlich größer; die statistischen Angaben schwanken hier in recht weiten Grenzen; als Durchschnitt werden wir bei der Spätlues der Haut, Knochen usw. 10 bis 20% Versager annehmen dürfen; bei nie behandelter Spätlues scheinen die positiven Resultate besonders zahlreich zu sein, bei ganz isolierten Herden seltener.

Sehr schwierig ist es, Zahlen für die „*latente Lues*" anzugeben. Schon die Bestimmung dessen, was wir als latent bezeichnen sollen, ist zweifelhaft (s. S. 117). Wir müßten im Prinzip eine Früh- und eine Spätlatenz, wir müßten nicht, schlecht, mäßig und gut behandelte Fälle, die klinisch latenten sero-positiven und sero-negativen Fälle mit pathologischem Liquorbefund absondern, und wir müßten schließlich — vergeblich! — fragen, wie wir die klinisch und in Blut und Liquor ganz latenten von den wirklich geheilten unterscheiden sollen. Unter diesen Umständen hat es nur geringe Bedeutung, wenn als Durchschnitt bei den latenten Fällen 40 bis 60% positive Reaktionen berechnet werden. Bei der *Tabes* wird die Zahl der positiven Blutresultate auf etwa 60—80%, bei der *Paralyse* auf 90—100% angegeben.

Was sonst die einzelnen Formen der Spätlues angeht, so ist schon im klinischen Teil verschiedentlich darauf hingewiesen worden, daß sich negative Reaktionen auch bei klinisch sicherer Diagnose mehr oder weniger häufig finden, so bei der Aortitis, so bei der cerebrospinalen Lues (hier abgesehen von Tabes und Paralyse) usw. Auch bei diesen Krankheiten schwanken die statistischen Angaben in oft auffallendem Grad.

Über kongenitale Syphilis s. S. 314.

Die *Bedeutung der Seroreaktion* liegt in allererster Linie auf *diagnostischem,* in zweiter auf *prognostischem* und *therapeutischem* Gebiet. Die meisten Autoren stehen jetzt auf dem Standpunkt, daß der positive Ausfall (der verschiedenen Methoden), zum mindesten wenn er unzweifelhaft ist und wiederholt erhoben wird, nicht nur (mit den oben angeführten Ausnahmen) beweist, daß eine syphilitische Infektion vorangegangen ist, sondern auch daß Spirochäten noch im Körper vorhanden sind. Ja sehr viele sind sogar geneigt anzunehmen, daß wirklich noch spirochätäre (wenn auch noch so wenig „aktive") Prozesse bestehen müssen, damit die Reaktion Bestand hat. Dafür sprechen manche Erfahrungen mit anderen biologischen Reaktionen, dafür spricht die in unzähligen Fällen eklatante Einwirkung der spezifischen Behandlung auf die Seroreaktion und manches andere. Gewiß ist zuzugeben, daß auch bei positivem Befund Jahre, ja Jahrzehnte jede klinische Manifestation ausbleiben kann. Es könnte eben ein unbedeutender Prozeß unter dem Spiel der Immunitätskräfte stabil bleiben (wie bei der Tuberkulose), und deshalb ist auch nicht unter jeder Bedingung die positive Reaktion eine Indikation zur Behandlung oder ungünstig für die Prognose. Während also ein positives Ergebnis für die Diagnose Lues mit der größten Wahrscheinlichkeit zu verwerten ist, kann die *negative* sie niemals wirklich ausschließen. Wie erwähnt, reagiert das Blut unmittelbar nach der Infektion und in den ersten Wochen nach dem Erscheinen des Primäraffektes noch negativ. In dieser Zeit kann das also absolut nicht gegen die luetische Natur einer Läsion verwertet werden — da ist nur die Spirochätenuntersuchung maßgebend. Diese ist aber auch bei positiver Reaktion notwendig, denn die letztere könnte ja auch von einer schon weiter zurückliegenden, verkannten oder übersehenen, ja selbst von einer intrauterinen syphilitischen Infektion herrühren oder vorübergehend selbst von einem Ulcus molle (s. oben).

Falls der Verdacht auf sekundäre Erscheinungen bei nicht Behandelten besteht, ist eine negative Reaktion ein sehr schwer wiegendes Argument gegen diese Diagnose. Bei Behandelten liegt das etwas anders (s. oben). Speziell die Diagnose der Mono- und besonders der Neurorezidive darf nie auf Grund der Blutuntersuchung abgelehnt werden (Liquor!).

Bei der Differentialdiagnose gegenüber der Spätlues spielt die negative Reaktion, wie erwähnt, eine geringere Rolle. In solchen Fällen muß oft genug die Liquor-, die Aorten-, die Luetin-, die Tuberkulin- und Mallein-, die kulturelle, mikroskopische und tierexperimentelle Untersuchung und ganz vor allem auch die „Diagnose ex juvantibus" herangezogen werden. Nie darf auch vergessen werden, daß die positive Seroreaktion immer nur die Diagnose „Lues", mit der oben näher umschriebenen Wahrscheinlichkeit, ermöglicht, daß sie aber *die Diagnose eines bestimmten Organleidens nicht sicherstellt*; sie gibt, wie man es kurz ausdrücken kann, *nur eine allgemeine, keine lokale Diagnose*. Die Außerachtlassung dieses Satzes führt noch immer viel zu oft zu Fehldiagnosen, indem tuberkulöse oder neoplastische Prozesse, ja selbst harmlose Dermatosen bei Syphilitikern für spezifisch erklärt und häufig lange erfolglos mit antisyphilitischen Mitteln behandelt werden.

Aus alledem geht hervor, daß die Seroreaktion zwar ein außerordentlich wichtiges Moment in der Diagnostik der Syphilis darstellt, daß sie aber eben auch nur *ein* Moment neben allen anderen klinischen und Laboratoriumsmethoden ist und nur als solches verwertet werden darf. Wenn der positiven oder negativen Reaktion eine unberechtigte Bedeutung bei der Diagnose beigemessen wird, so besteht die Gefahr, daß die Patienten auf Grund eines solchen Fehlurteils nicht richtig behandelt, z. B. das eine Mal zu Unrecht operiert, das andere Mal ebenso zu Unrecht nicht operiert, sondern mit Specificis übersättigt werden. Daran wäre aber nicht die Seroreaktion, sondern ihre falsche Deutung schuld. Es muß auch noch einmal betont werden, daß bei, nach dem klinischen Befund überraschenden, Ergebnissen der Blutuntersuchung diese unbedingt evtl. mehrmals wiederholt werden muß. Auch von der *Provokation* kann man in zweifelhaften Fällen Gebrauch machen, indem man eine intravenöse Injektion von Salvarsan (Neosalvarsan 0,15—0,3) macht und nach 24 Stunden sowie nach 4—6 Tagen, evtl. auch noch später und häufiger, das Blut untersucht, um festzustellen, ob es danach positiv geworden ist. Das negative Resultat beweist natürlich auch dann nicht, daß Syphilis nicht oder nicht mehr vorliegt; ein deutliches positives Resultat (wie es aber nur selten eintritt) ist wohl verwertbar. Andere Provokationsmethoden haben sich nicht eingebürgert.

Auf die *prognostische* und *therapeutische* Verwertung der Methode wird in den betreffenden Abschnitten dieses Buches noch eingegangen werden. Dagegen sei hier noch darauf hingewiesen, daß die serologische Untersuchung des Blutes nicht nur für die verschiedensten Gebiete der Medizin, sondern auch für forensische Fragen, für die Lebensversicherungs-, Ammen-, Graviden- und Prostituiertenuntersuchung sowie für den sog. „Ehekonsens" eine sehr große Bedeutung hat.

Die *Untersuchung der anderen Körperflüssigkeiten* (abgesehen vom Liquor) auf „Reagine" hat keine große praktische Bedeutung. Weder die Befunde im Urin, noch die im Inhalt künstlich gesetzter Blasen haben sich als in größerem Umfang brauchbar erwiesen. In Ex- bzw. Transsudaten kann man positive Resultate erzielen, speziell z. B. in Gelenkpunktaten; doch kann man daraus einen Schluß auf die syphilitische Natur des vorliegenden Prozesses nur dann ziehen, wenn die Seroreaktion im Blut negativ ist, weil im anderen Fall auch in nicht spezifisch bedingte Exsudate die „Reagine" übergehen können. —

Der Untersuchung des Liquor cerebrospinalis kommt jetzt bei der Diagnose, Prognose und Behandlung der Syphilis eine so große Bedeutung zu, daß die wichtigsten Punkte auch in einem kurzen Lehrbuch besprochen werden müssen, wenngleich hier auf die, unzweifelhaft oft auch praktisch wichtigen, Einzelheiten nicht eingegangen werden kann.

Die *Technik der Lumbalpunktion* (QUINCKE) muß gründlich geübt werden. Einstich zwischen 3. und 4. Lendenwirbel (Verbindungslinie der höchsten Punkte der Cristae oss. il.) bei möglichst stark gekrümmtem Rücken (mit angezogenen Beinen) im Sitzen oder bei linker Seitenlage des Patienten, am besten in der Mittellinie (in der man sich auch immer weiter sorgfältig halten muß) mit leicht nach oben gerichteter etwa 12 cm langer dünner Nadel, vorsichtiges Vorwärtstasten, bei Berührung von Knochen sofortiges Zurückziehen und wieder Vorschieben in anderer Richtung, evtl. erneuter Versuch in dem nächsthöheren Zwischenwirbelraum. Kommt bei der Punktion Blut, so kann man durch Drehungen und leichte Vorwärts- und Rückwärtsbewegungen der Nadel versuchen, ob nicht doch noch ungetrübter Liquor erscheint; evtl. muß man auch dann weiter oben punktieren. Der Liquor soll langsam ablaufen, was bei den jetzt am meisten zu empfehlenden ganz dünnen Nadeln sowieso geschieht.

Bei den dickeren Nadeln zieht man den Mandrin nur zum Teil heraus. Will man den Druck messen, so muß man im Liegen punktieren. Anästhesierung der Einstichstelle (Äthylchlorid) ist meist überflüssig. Desinfektion mit Jodtinktur oder Alkohol-Äther. Nach der Punktion Gaze und Pflaster auf die Einstichstelle. Auf Bruchfestigkeit, Rostfreiheit — selbstverständlich Sterilität — der Kanüle ist immer zu achten.

Verschieden wird noch die Frage beantwortet, ob die Patienten nach der Punktion 1—2 Tage Bettruhe halten sollen oder nicht (zur Vermeidung des „Meningismus", am besten mit tiefgelegtem Kopf und hochgestelltem Fußende des Bettes). Wo das durchzusetzen ist, ist es jedenfalls, besonders bei nervösen Patienten, zu empfehlen. Unbedingt notwendig ist es aber nicht. Wenn mit sehr dünner Kanüle punktiert wird, stellen sich die als „Meningismus" bezeichneten Beschwerden (Kopfschmerzen, Schwindel, Neigung zum Brechen, Ohrensausen, selbst Nackensteifigkeit) seltener und unbedeutender ein, auch wenn die Patienten bald aufstehen. Sicher vermieden wird der Meningismus selbst durch 48stündige Bettruhe nicht; in manchen Fällen tritt er auch danach noch ein; selten hält er selbst eine ganze Anzahl von Tagen, bei Einzelnen, vor allem bei Neurasthenikern sogar Wochen an. Irgendeine schlimme Bedeutung haben diese Symptome nicht, die übrigens bei positivem Liquorbefund seltener aufzutreten scheinen als bei negativem und während der Bettruhe meist vollständig verschwinden. Von den verschiedenen Methoden, welche zur Vermeidung des Meningismus angegeben worden sind, gibt augenscheinlich keine wirklich sichere Resultate. (Die Erklärungen für die Entstehung dieser Symptome sind noch sehr verschieden: Nachsickern des Liquors aus der Punktionsstelle, meningeale Reizung, Überdruck durch gesteigerte Liquorproduktion?).

Statt der Lumbalpunktion wird jetzt auch die *Punktion der Cisterna cerebellomedularis* (der „*Suboccipitalstich*") geübt.

Auch dabei wird [1] entweder im Sitzen oder Liegen punktiert; das letztere ist vielleicht vorzuziehen, weil dabei der Liquor spontan abfließt, während er beim Sitzen meist aspiriert werden muß. Die Nadel soll bei 6 cm durch eine Korkplatte markiert sein; tiefer soll wenigstens der Ungeübte nicht eingehen. Nach Rasieren und Desinfizieren der Suboccipitalgegend wird bei leicht nach vorn gebeugtem Kopf eingestochen, und zwar sucht man zunächst die tiefsteindrückbare Stelle unterhalb der Protuberantia occipitalis auf. Fühlt man das Tuberculum atlantis posterius, so geht man knapp oberhalb desselben ein, im anderen

---

[1] Ich folge hier den neuesten Angaben ESKUCHENs.

Fall markiert man sich die Mitte zwischen dem Processus des Epistropheus und der Abgangsstelle des Ligamentum nuchae vom Knochen. Die Nadel wird schräg aufwärts gerichtet und, nachdem der Knochen erreicht ist, an ihm gleitend entlang geführt bis zum Foramen magnum; an dessen hinterem Rand, dem „Knochenpunkt", liegt die Membrana atlantooccipitalis, auf die man einige Millimeter bis 1 cm nach dem Berühren des Knochenpunktes stößt. Starkes Ansaugen mit der Spritze (beim sitzenden Patienten) ist natürlich nicht gestattet.

Die Zisternenpunktion hat den Vorteil, daß sie bei Anomalien der Wirbelsäule leichter gelingt, daß man auch bei Verwachsungen der Meningen Liquor gewinnt, daß die Meningismuserscheinungen und die Blutbeimengung seltener sind. Bettruhe wird auch hier vielfach für notwendig erklärt. Immerhin werden die Gefahren wenigstens für den Ungeübten für größer gehalten als die der Lumbalpunktion. Für die allgemeine Praxis bleibt also vorläufig die letztere noch die Methode der Wahl.

Zur *Untersuchung des Liquors* werden je nach der Lage des Falles und der Zahl der anzustellenden Reaktionen 5—10 und mehr Kubikzentimeter entnommen. Die Flüssigkeit wird bei Lues, bzw. bei Verdacht auf Lues regelmäßig nach wenigstens drei Richtungen untersucht: auf die WASSERMANNsche (bzw. Flockungs- oder Trübungs-) Reaktion, auf den Zellgehalt, auf den Gehalt an Eiweiß, speziell Globulinen. Dazu kommt natürlich die Seroreaktion im Blut; das sind dann die bekannten *„vier Reaktionen"*. Außerdem ist noch eine große Anzahl von Methoden empfohlen worden, von denen aber für die Praxis bisher wesentlich nur die Kolloidmethoden Bedeutung gewonnen haben.

Die Messung des *Liquordruckes,* welche am bequemsten mit einem einfachen Steigrohr sowohl bei der Lumbal- wie bei der Zisternenpunktion (im Liegen!) vorgenommen werden kann, hat praktisch zu geringe Bedeutung, um hier besprochen zu werden. Einen abnorm hohen Druck, wie er bei Krankheitsprozessen häufig ist, bemerkt man schon an der Schnelligkeit des Ausströmens der Flüssigkeit.

Von den erwähnten Untersuchungen, welchen man den Liquor zum Zwecke der Feststellung von Lues bzw. einer luetischen Nervenerkrankung regelmäßig unterzieht, hat die WASSERMANN*sche Reaktion* die Bedeutung, daß sie wirklich so gut wie ausschließlich bei Syphilitischen vorkommt.

Sie wird mit dem Liquor (und zwar am besten sowohl mit dem inaktivierten wie mit dem nicht erwärmten) im Prinzip in der gleichen Weise angestellt wie mit dem Blutserum, nur muß sie nach der „Auswertungsmethode" mit verschieden großen Mengen der Flüssigkeit (von 1,0—0,2) ausgeführt werden, weil sie bei den geringeren Quanten oft negativ ist. Auch die Ausflockungs- und Trübungsmethoden werden beim Liquor angewendet, wenngleich noch nicht so regelmäßig wie beim Serum.

Beim Liquor gibt es wie beim Blut neben komplett positiven und komplett negativen inkomplette, zweifelhafte Reaktionen, die man meist im Zusammenhang mit den Resultaten der übrigen Untersuchungsmethoden des Liquors bewerten kann; ist das nicht möglich, so muß die Punktion wiederholt werden.

Weiter wird auf *Zellgehalt* geprüft. Normalerweise ist die Zahl der im Liquor vorhandenen Lymphocyten sehr gering. Sind über 5 Zellen im Kubikmillimeter vorhanden, so gilt das schon als nicht mehr ganz normal, ein Befund über 9 bis 10 Zellen ist sicher pathologisch — *„Pleocytose"* — ebenso wenn Plasmazellen oder, was bei Lues nur selten vorkommt, polynukleäre Leukocyten vorhanden sind.

Die Zählung wird meist in der FUCHS-ROSENTHALschen Zählkammer vorgenommen. Man versetzt in der Leukocyten-Zählpipette 10 Teile des möglichst frischen Liquors mit 1 Teil der sauren Farblösung (gesättigte alkoholische Lösung von Methylviolett 0,5, Eisessig 5,0, Aqu. dest. ad 100), schüttelt, beschickt die Zählkammer, zählt diese durch; die erhaltene Zahl durch 3 dividiert gibt die Zellzahl pro Kubikmillimeter. Zum Nachweis der einzelnen Zellarten sind Spezial-Methoden angegeben, auf die hier nicht eingegangen werden kann.

Von sehr großer Bedeutung ist auch die Prüfung des *Eiweißgehalts* des, normalerweise sehr eiweißarmen, Liquor. Man stellt entweder den Gesamteiweißgehalt fest, indem man 2 ccm des Liquors mit 1 ccm des ESSBACHschen Reagens mischt und in einem „NISSL-Röhrchen" zentrifugiert; über 0,02 bis 0,03% gilt als pathologisch. Am meisten benutzt man eine Reaktion auf die relativ vermehrten Globuline, gewöhnlich nach NONNE-APELT („Phase I").

Von einer gesättigten Lösung von reinstem neutralem Ammoniumsulfat (85 g + 100 g Wasser, Kochen, nach mehreren Tagen Filtrieren) wird $\frac{1}{2}$—1 ccm mit gleichen Teilen Liquor versetzt. Der normale Liquor zeigt nach 3 Minuten keine Veränderung oder höchstens eine Spur Opalescenz, der pathologische opake Trübung bis Flockung. (Die anderen Eiweißreaktionen — WEICHBRODT mit 1%₀₀ Sublimatlösung, PANDY mit Acidum carbolicum liquefactum usw. — sind in der Praxis meist entbehrlich.)

Die Eiweißreaktionen können auch vom Praktiker ausgeführt werden, ebenso die Zellzählung, die, wie erwähnt, am möglichst frischen Liquor vorgenommen werden soll. Dagegen gehören wie die WASSERMANNsche so auch die *Kolloidreaktionen* notwendigerweise ins Laboratorium.

Über die Entstehung der sich bei den letzterwähnten Methoden ergebenden Abweichungen von der Norm sind die Ansichten noch sehr geteilt. Man benutzt jetzt wohl am meisten die *Goldsol*- und die *Mastix*methoden: Die Resultate der Reaktionen werden in Kurven dargestellt, die man dadurch erhält, daß man die bei den verschiedenen Verdünnungen auftretenden Veränderungen des Kolloids (violett bis farblos beim Goldsol, Trübungen und Ausflockungen beim Mastix) in ein Koordinaten-System einträgt (auf der Ordinate die Verdünnungen, auf der Abszisse die sichtbar gewordenen Veränderungen). Aus diesen Kurven kann man in gewissem Umfang Schlüsse ziehen auf die Art des Prozesses im Zentralnervensystem („Lueszacke", „Paralysekurve" s. S. 350).

Mehrere andere, vor allem theoretisch interessante, aber auch praktisch nach manchen Autoren bedeutungsvolle Methoden zur Untersuchung des Liquors (wie z. B. die *Hämolysinreaktion*, bei der auf die Durchlässigkeit der Meningen gegen normale Immunkörper geprüft wird), müssen hier übergangen werden. — Die Differenzen, welche in *verschiedenen Portionen* des Liquors gefunden werden, scheinen praktisch keine große Bedeutung zu haben.

Diese hier kurz geschilderten Veränderungen stellen das dar, was man als *„pathologischen Liquor"* bezeichnet. Jede einzelne genügt zu dieser Diagnose. Sie kombinieren sich aber in mannigfaltiger Weise und sind vielfach abgestuft, und diese Variationen („Korrelationen" und „Dissoziationen") können zur bestimmteren Charakterisierung des im einzelnen Fall vorliegenden Prozesses dienen.

Die Liquor-Veränderungen werden im wesentlichen auf Schädigungen der Meningen zurückgeführt, wie sie sich bei den verschiedensten syphilitischen Erkrankungen finden.

Über das Verhalten *des Liquors in den verschiedenen Stadien und bei den verschiedenen Formen und Lokalisationen der Syphilis* läßt sich kurz folgendes sagen, wobei betont sei, daß die Angaben in der Literatur noch recht verschieden sind, was zum Teil auf die Verschiedenheit des Materials, speziell nach der vorausgegangenen Behandlung, zum Teil auf Differenzen in der Technik und in der Bewertung der Resultate zurückgeführt werden muß.

Schon in dem *seronegativen Primärstadium* sind in selteneren Fällen meist geringfügige Veränderungen des Liquors gefunden worden (speziell Lymphocytose, sehr selten WASSERMANNsche Reaktion). Doch muß dabei natürlich auch berücksichtigt werden, wie weit es sich um seronegative Fälle im strengen Sinn, d. h. ohne späteres Umschlagen der Reaktion handelt (s. S. 343). Häufiger und gelegentlich auch beträchtlicher sind die pathologischen Befunde im *seropositiven Primärstadium*. In der eigentlichen sog. *Sekundärperiode* sind sie sehr häufig. Die Zahlen schwanken während der ersten zwei Jahre nach der Infektion, wenn man unbehandelte und in verschiedener Weise (meist nach unseren jetzigen Anschauungen ungenügend) behandelte Fälle zusammennimmt, etwa zwischen 20 bis selbst 80%. Während bei den anderen Formen der sekundären Haut- und Schleimhautlues sich keine wesentlichen Unterschiede in bezug auf den Liquor ergeben haben, ist dieser bei der Alopecia areolaris und dem Leukoderm augenscheinlich besonders häufig positiv. Nach Ablauf des zweiten bis dritten Jahres findet sich wieder viel häufiger normaler Liquor.

Wenn in der sekundären Periode Symptome vorhanden sind, welche auf eine spezielle Beteiligung des Zentralnervensystems hinweisen, sind Liquorveränderungen fast regelmäßig und besonders stark vorhanden, speziell auch bei den sog. Neurorezidiven. Unter allen diesen Bedingungen kann man im wesentlichen nur von positiven Befunden, nicht aber von typischen Kombinationen der einzelnen Veränderungen des Liquor sprechen. Relativ am seltensten ist bei der sekundären Lues ohne Symptome von seiten des Nervensystems die positive WASSERMANNsche Reaktion im Liquor. Sind solche vorhanden, so ist — speziell bei den Neurorezidiven nur mit sehr seltenen Ausnahmen — die Zellvermehrung oft stark, aber auch die WASSERMANNsche Reaktion häufig (relativ schwach) positiv. Bei den Kolloidreaktionen sind die „Lueszacken" deutlich. Positive Liquorbefunde sind gerade bei der „anbehandelten" Frühlues häufig, auch wenn die Blut-Seroreaktion negativ ist.

Bei der *manifesten Spätlues der Haut,* Knochen usw. ist der Liquor auch bei klinisch negativem Nervenbefund keineswegs selten verändert; die Zahlen differieren noch sehr. Am häufigsten scheint die Pleocytose zu sein, positive WASSERMANNsche Reaktion aber relativ selten.

Bei der frühen *Lues cerebrospinalis* ist der Befund der schon geschilderte; in späteren Fällen sind Veränderungen im Sinne mäßiger Pleocytose häufig, ebenso Eiweißvermehrung und Globulinreaktion. Die WASSERMANNsche Reaktion ist nicht sehr selten negativ, häufiger erst bei höheren Werten positiv. Bei den Gefäßerkrankungen ist, wie die Seroreaktion im Blut, so auch der Liquorbefund öfter negativ, oder es sind nur Globulin- und Kolloidreaktionen positiv. Auch bei cerebralen Gummen, Hirnnervenlähmungen, Psychosen, die als syphilitisch angesehen werden, können alle Reaktionen negativ sein. (Bei intra- und extramedullären Gummen hoher Eiweißgehalt, Xanthochromie usw.)

Bei der *Paralyse* ist sowohl die Blut- als auch die Liquor-WASSERMANNsche Reaktion (mit seltenen, aber sehr wichtigen Ausnahmen) positiv, und zwar stark, die Zellvermehrung mäßig (gewöhnlich nicht über 100), die Zellarten sind recht verschieden (Plasmazellen usw.). Der Eiweißgehalt ist vermehrt, *Nonne-Apelt* positiv. Bei der relativ stabilen Paralyse und bei der Taboparalyse sind atypische Befunde betont worden.

Bei der *Tabes,* bei der die WASSERMANN- usw. Reaktionen im Blut relativ oft negativ sind (s. S. 273), sind sie im Liquor (Auswertungsmethode!) meist positiv, die Zellzahl gewöhnlich gering (meist zwischen 30 und 60), die Globulinreaktionen schwach positiv. In einzelnen klinisch anscheinend stillstehenden Fällen, häufiger nach, gelegentlich aber auch ohne Behandlung, besonders wenn nur ein oder wenige Tabessymptome vorhanden sind, ist der Liquor ganz normal; man nimmt dann, wohl oft mit Recht, an, daß ein wenigstens zur Zeit stabil gewordener Prozeß vorliegt; aber auch in initialen Fällen scheint das vorzukommen.

Bei der sog. „*Lues latens*", d. h. wenn klinische Symptome weder sonst noch im Zentralnervensystem nachweisbar sind, finden sich, wie schon aus dem Gesagten hervorgeht, in den ersten zwei Jahren nach der Infektion Liquorveränderungen häufig. Sie nehmen später an Frequenz ab, sind aber keineswegs sehr selten.

Die Kurven der Kolloidreaktionen gelten als relativ charakteristisch; doch kommen auch zwischen deren „Typen" Übergänge vor, so daß sie naturgemäß auch nur als Hilfsmomente bei der klinischen Diagnose verwertet werden können. Bei der mehr oder weniger akuten Meningitis ist die sonst am Anfang (links) stehende und flache Lueszacke nach rechts verschoben und vertieft, bei der Paralyse ist sie links von Anfang an tief und steigt gegen die Mitte zu steil auf, bei der Tabes verläuft sie etwa zwischen beiden. Über die Liquorbefunde bei *kongenitaler Lues* ist schon oben (S. 315) berichtet.

Wie die Seroreaktion im Blut, so können auch Liquorveränderungen durch spezifische Behandlung *provoziert* werden. Die häufigeren Befunde bei unzureichend behandelter Frühlues im Vergleich mit unbehandelter sind vielleicht in diesem Sinn zu deuten.

Praktisch kann man von dieser Provokation Gebrauch machen, indem man einen bis einige Tage vor einer Lumbalpunktion (bei negativem Nervenbefund!) eine Salvarsaninjektion macht.

Die *Bedeutung der Liquorreaktionen für Diagnose, Prognose und Therapie* ist noch keineswegs vollständig klar gestellt. Gewiß ist es richtig, anzunehmen, daß Pleocytose für entzündliche Zustände, WASSERMANNsche Reaktion im Liquor für Veränderungen im Zentralnervensystem bzw. in den Meningen sprechen. Aber damit ist noch nichts über die Bedeutung solcher Prozesse für die Prognose gesagt. Daß die Liquorveränderungen auch spontan in den ersten Jahren nach der Infektion vollständig verschwinden können und das ganz gewiß oft tun, wurde schon erwähnt. Daß sie in dieser Zeit bei den nicht im ganz frühen Stadium behandelten Fällen — zum mindesten, wenn die Behandlung nicht sehr gut und energisch durchgeführt wird — nicht oder nicht wesentlich seltener vorhanden sind (nach einer Anzahl von Autoren sogar häufiger), als bei nicht behandelten, geht, wie erwähnt, aus verschiedenen Statistiken hervor. Diese „Früh-Liquorreaktionen" aber haben zum mindesten bei guter Weiterbehandlung augenscheinlich weder diagnostisch noch prognostisch eine besonders große Bedeutung. Wären sie häufig die Vorläufer luetischer Späterkrankungen des Zentralnervensystems, so müßten diese noch viel häufiger sein, als es tatsächlich der Fall ist. Bei unseren energisch behandelten Patienten ist, selbst wenn die spezifische Kur erst nach dem Positivwerden der Seroreaktion oder auch erst nach dem Eintreten der ersten Sekundärerscheinungen begann, der Liquor im dritten Jahr recht oft normal. Ist er dann aber pathologisch, so erhebt sich die Frage, ob das ein prognostisch besonders ungünstiges Zeichen ist, vor allem, ob diese Patienten die Anwärter für Tabes und Paralyse sind. Nicht zweifelhaft ist, daß um diese Zeit die Liquorveränderungen schon schwerer durch unsere gewöhnliche spezifische Therapie zu beeinflussen sind. Das vorhandene Material reicht nicht aus, um über das weitere Schicksal solcher Patienten schon jetzt auch nur einigermaßen Bestimmtes aussagen zu können. Es wäre aber weit übers Ziel geschossen, wenn wir die Prognose nur wegen der Liquorbefunde (namentlich auch bei später Haut- usw. Lues) ganz ungünstig stellen wollten. Wir behandeln dann gewiß wiederholt mit verschiedenen Methoden (s. S. 409), aber wir dürfen jetzt nicht weiter gehen, als zu sagen, daß eine gewisse Wahrscheinlichkeit dafür besteht, daß sich gerade aus diesen Patienten die späteren Tabiker und Paralytiker rekrutieren. Es wird selbst die — wenig wahrscheinliche — umgekehrte Meinung vertreten, daß nämlich die Liquorveränderungen ein Beweis für eine kräftigere Abwehrreaktion des Nervensystems und darum als günstig aufzufassen sind. Sicher ist, daß trotz negativer Liquorbefunde sich später Nervenlues (speziell auch Paralyse) entwickeln kann, doch sind auch darüber unsere zahlenmäßigen Erfahrungen noch zu gering (vgl. hierzu S. 271). Günstig in bezug auf die „Nervenprognose" scheint ein negativer Liquor zu sein, wenn dieser Befund etwa fünf Jahre nach der Behandlung, bzw. ohne Behandlung nach der Infektion erhoben wird, und zwar scheint das selbst dann der Fall zu sein, wenn einzelne Nerven-, besonders Pupillarsymptome vorhanden sind. Die Lumbalpunktion wird leider erst seit relativ kurzer Zeit einigermaßen häufig, aber noch immer viel zu selten und in sehr vielen Fällen nur einmal vorgenommen. Und gewiß könnten oft erst wiederholte Liquoruntersuchungen ein Urteil über den Prozeß, seine Bedeutung und seine Entwicklung geben.

Die Frage, *unter welchen Umständen die Punktion indiziert ist,* wird zur Zeit sehr verschieden beantwortet. Bei klinischer Behandlung gehört zu einem vollständigen Status der Liquorbefund. In der ambulanten Praxis kann man noch nicht so weit gehen. Sind in der Frühperiode Nervenerscheinungen vorhanden, so ist ohnehin meist die Aufnahme in eine Klinik usw. erforderlich, und dann wird man sowohl aus diagnostischen wie aus therapeutischen Gründen punktieren. In jedem Fall soll man eine Syphilisbehandlung nicht abschließen, ohne den Liquor untersucht zu haben; denn es kommt doch keineswegs sehr selten vor, daß *das Blut sogar dauernd negativ, der Liquor aber positiv reagiert.* Das gleiche gilt bei der Eheberatung oder, wenn bei wie immer begründetem Verdacht auf Syphilis, alle anderen Methoden versagen oder unsichere Resultate ergeben. Im übrigen ist die Liquoruntersuchung unentbehrlich für die neurologische Differentialdiagnose: bei der Neurasthenie, bei welcher oft genug die Unterscheidung von der Paralyse schwierig ist, wie bei allen möglichen Gehirn- und Rückenmarkserkrankungen, aber auch bei klinisch anscheinend sicher syphilitischen Nervenprozessen zur Sicherung der Diagnose und zur genaueren Feststellung des Status. Kontraindikationen sind eigentlich nur bei Verdacht auf Hirntumor und auf schwerere Arteriosklerose gegeben, bei denen die Punktion, wenn überhaupt, so doch nur mit größter Vorsicht vorgenommen werden darf. Sonst kann man sie als ungefährlich bezeichnen; doch muß man immer auf die möglichen unangenehmen (aber nicht bedenklichen) Folgen, den Meningismus, aufmerksam machen.

Bei der *Differentialdiagnose* gegenüber den anderen Nervenkrankheiten muß hervorgehoben werden, daß, wie erwähnt, die WASSERMANNsche Reaktion mit fast unbedingter Sicherheit für eine syphilitische Affektion des Nervensystems spricht; sie ist allerdings auch bei akuter Cerebrospinalmeningitis Syphilitischer wegen des Durchtritts der „Reagine" durch die entzündeten Meningen positiv gefunden worden, ferner bei Lepra und Schlafkrankheit. Doch hat das keine große praktische Bedeutung. Die Pleocytose, die Eiweiß- und selbst die Kolloidreaktionen sind allerdings nicht für Lues pathognomonisch. Aber auch sie können außerordentlich wichtige diagnostische Anhaltspunkte geben. Nicht zu vergessen ist natürlich, daß neben selbst sicher syphilitischen Veränderungen des Liquors ein anderer Nervenprozeß vorhanden sein kann. Immer muß bedacht werden, daß auch der pathologische Liquorbefund nur ein, wenn auch sehr wichtiges und oft ausschlaggebendes Moment in der Diagnose ist, daß aber die klinische Untersuchung darüber nicht vernachlässigt werden darf. Zur genaueren Verfolgung des Verlaufs syphilitischer Nervenerkrankungen, zur Feststellung, ob ein einmal positiv gewesener Befund sich nach der einen oder anderen Seite ändert, sind wiederholte Punktionen unentbehrlich. Die Bedeutung der einzelnen Veränderungen des Liquors und ihrer Kombinationen für die Diagnose der spezielleren Art des syphilitischen Prozesses geht, soweit es für den Praktiker erforderlich ist, aus den oben gemachten Angaben über die einzelnen Prozesse hervor.

Prognostisch ist besonders hervorzuheben, daß ein negativer Liquorbefund bei Patienten, die einzelne (wie besonders Pupillenstarre) oder auch mehrere auf Nervenlues hinweisende Symptome haben, als ein relativ günstiges Zeichen für den weiteren Ablauf der Erkrankung angesehen werden darf. Umgekehrt sind natürlich positive Befunde speziell im Sinn der Paralyse auch dann sehr ernst zu bewerten, wenn klinisch noch kein oder kaum ein Verdacht besteht.

Für die *Therapie* ist schon hier hervorzuheben, daß die Liquorveränderungen der Frühperiode durch unsere moderne energische Therapie bei einer sehr großen Anzahl von Fällen zu verhindern oder auch sehr gut zu beeinflussen sind — auch bei den Neurorezidiven. Bei älterer Lues, schon nach dem 2. und 3. Jahr, ist die „Sanierung des Liquors" oft schon wesentlich schwerer. Die Ansichten darüber, ob man alles daran setzen soll, sie zu erzielen, sind geteilt. Daß das erstrebenswert ist, wird man kaum leugnen können. Die pathologischen Befunde bei ausgesprochenen Erkrankungen des Zentralnervensystems sind durch die Behandlung im allgemeinen nicht leicht zu beseitigen (am ehesten wohl noch durch Kombinationstherapie mit Malaria). Es muß aber betont werden, daß klinische und Liquorbesserung keineswegs immer Hand in Hand miteinander gehen; es kommen Fälle vor, in denen die eine ohne die andere eintritt. —

Die *Luetinreaktion* ist schon verschiedentlich erwähnt worden (s. S. 128, 196). Da sie praktisch noch wenig Verwendung findet, soll hier nur das Wesentlichste in aller Kürze betont werden. Schon früh sind Versuche gemacht worden, Extrakte aus spirochätenreichen Organen herzustellen und die Reaktionsfähigkeit der Haut Syphilitischer auf diese Extrakte nach Art der Tuberkulin-, Mallein-, Trichophytin- usw. Reaktionen zu prüfen. Weitere Verbreitung hat das aus Spirochäten-Reinkulturen hergestellte Luetin NOGUCHIs gefunden. In neuerer Zeit wird auch wieder *Organluetin* benutzt. Die Reaktion wird durch intradermale Injektion des Luetins angestellt. Nur deutliche, mehrere Tage anhaltende Entzündungsherde sind als positiv zu bewerten. Die Resultate sind noch recht schwankend. Stark positive Reaktionen finden sich besonders häufig bei tertiärer, sie sind seltener bzw. schwächer bei primärer und sekundärer Lues, aber auch bei Paralyse. Wieweit die verschiedenen Ergebnisse der Luetinprüfung für die Prognose und für die spezielle Diagnose spezifischer Prozesse verwertbar sind, wird erst auf Grund eines größeren Materials entschieden werden können.

Neunzehntes Kapitel.

Die Diagnose der akquirierten Syphilis.

Jeder diagnostischen Erörterung über die Syphilis muß der Satz vorangestellt werden: Der Arzt kann nicht oft genug diese bisher noch in allen Schichten der Bevölkerung sehr häufige Krankheit bei der Diagnose berücksichtigen. Denn sie ist nicht nur proteusartig in der ganzen Mannigfaltigkeit ihrer Erscheinungen, sondern sie ist wirklich „der Affe unter den Krankheiten", indem sie durch ihre zahllosen Atypien die verschiedensten Leiden nachahmt und manche kompliziert: also „immer an sie denken", aber natürlich, bei den jetzt noch herrschenden Vorurteilen und bei der großen Verbreitung der Syphilidophobie nicht überflüssigerweise von ihr sprechen, bis die Diagnose wirklich feststeht.

Bei wenigen Krankheiten ist es so dringend wie bei der Syphilis geboten, von den verschiedenen uns zur Verfügung stehenden Untersuchungsmethoden umfassenden Gebrauch zu machen. Es darf keine Konkurrenz, sondern es muß Kooperation der klinischen und der Laboratoriumsmethoden herrschen. Nur derjenige wird ein guter Syphilisdiagnostiker auf allen Gebieten werden, welcher nie die Klinik und nie die mikroskopischen und serologischen Behelfe vernachlässigt, die wir besitzen, welcher aber auch versteht, beide mit der immer nötigen Kritik zu verwerten. Das kann auch der allgemeine Praktiker, dem ja genügend Laboratorien zur Verfügung stehen.

Von diesem Standpunkt aus seien die folgenden Bemerkungen aufgefaßt, welche natürlich nur allgemeiner Natur sein können, da die spezielle Differentialdiagnose, soweit es nötig und möglich ist, bei den einzelnen Krankheitsprozessen besprochen wurde.

Es ist ein alter Erfahrungssatz, daß der Arzt bei Verdacht auf Syphilis sich zunächst auf den objektiven Befund stützen soll. So richtig das im allgemeinen ist, so notwendig ist es doch, auch der *persönlichen und Familienanamnese* die größte Aufmerksamkeit zu schenken. Der Kranke muß nach allen nur immer möglichen Richtungen befragt werden, bald mehr direkt, namentlich wenn es sich um frische Infektionen handelt, bald sehr vorsichtig, mit dem allergrößten Takt, besonders bei inneren Leiden älterer Kranker, bei denen sie selbst gar nicht an Syphilis denken, und ganz vor allem bei Frauen. Gewiß darf nie das Fehlen anamnestischer Angaben von der Anwendung aller, auch nur einigermaßen zweckdienlich erscheinender, Untersuchungsmethoden, auch nicht von dem Versuch spezifischer Behandlung *(„Diagnose ex juvantibus"* bzw. *„ex non juvantibus")* zurückhalten. Man hat aber auch nicht das Recht, aus dem Versagen der Anamnese selbst bei sicherer Lues ohne weiteres auf bewußt falsche Angaben zu schließen. Schon oben ist betont worden, daß man mit dem Satz: „Omnis syphiliticus mendax" zu vieles hat erklären wollen. Das trifft besonders für die Fälle zu, bei denen die Patienten von einer primären Läsion nichts bemerkt haben wollen. Seitdem wir wissen, daß diese schon wegen ihrer Lokalisation bei Frauen (s. S. 145) oft fast notwendigerweise übersehen wird, seitdem wir gelernt haben, wie außerordentlich unscheinbar bei beiden Geschlechtern spirochätenhaltige Initialaffekte auch während ihres ganzen Verlaufs sein können, und seitdem manche Autoren meinen, daß die Syphilis überhaupt nicht selten weder primäre noch sekundäre Symptome setzt, können wir auf negative Anamnesen selbst bei sehr glaubwürdig erscheinenden Patienten noch weniger Wert legen als früher. Auch an die Möglichkeit später kongenitaler Lues müssen wir denken und oft genug alles tun, um die Familienmitglieder (Eltern und Geschwister) zur Untersuchung zu bringen. Wir werden bei fraglichen Erkrankungen Verheirateter nicht nur nach der Polyletalität der Descendenz fragen, sondern bei dem angeblich gesunden Partner und bei allen lebenden Kindern jeden Alters aufs genaueste auf Syphilis fahnden. Freilich darf auch nie, wie es leider manchmal geschieht, wenn Frau und Kinder gesund, und Früh- und Totgeburten oder früher Tod von Kindern nicht vorgekommen sind, auf Fehlen von Syphilis beim Familienhaupt geschlossen werden. Denn glücklicherweise heiratet ja der Mann oft erst, wenn seine Syphilis, selbst bei fehlender oder schlechter Behandlung, nicht mehr ansteckungsgefährlich ist.

In der *Primärperiode* hat naturgemäß die Anamnese am wenigsten Bedeutung, weil ja die Diagnose aus dem klinischen Befund, dem Spirochäten-Nachweis und evtl. der Seroreaktion meist leicht gestellt werden kann. In dieser Zeit kommen diagnostische Irrtümer wesentlich nur zustande, weil — wie z. B. bei extragenitalen Primäraffekten — nicht an Syphilis gedacht, oder weil die vorliegende Läsion als „zu unbedeutend" angesehen wird, trotzdem es nichts gibt, was zu unscheinbar wäre, um nicht ein Primäraffekt sein zu können. Oder es wird eine negative Seroreaktion fälschlich als auch gegen die Diagnose primäre Syphilis sprechend gedeutet, oder es wird, ebenso fälschlich, mit unzureichender Methode ein negativer Spirochätenbefund erhoben. Auf die Bedeutung und Schwierigkeit der Spirochäten-Untersuchung im Cervical- und Urethralsekret bei Frauen, welche sich der Infektion ausgesetzt haben, ist schon genügend hingewiesen worden (s. S. 145). Verhängnisvoll kann auch die ungenügende Untersuchung und Nachkontrolle der Ulcera mollia sein; bei denen eine Mischinfektion mit Spirochäten manchmal schwer nachzuweisen ist, und die deshalb klinisch und serologisch lange genug verfolgt werden müssen (s. S. 96). Ist bei genitalen Primäraffekten die Diagnose sichergestellt, dann ergibt meist auch die Anamnese, evtl. noch nachträglich, ein positives Resultat, und das hat praktisch eine Bedeutung, weil man auf diese Weise oft zur Entdeckung und dementsprechend zur „Sanierung der Infektionsquelle" kommt.

Bei manifesten Erscheinungen *sekundärer Lues* ist die Diagnose oft von vornherein so sicher und ebenfalls durch mikroskopische und serologische Untersuchung so leicht zu stützen, daß wir auf die Anamnese zu diagnostischen Zwecken meist verzichten können. Hier ist es manchmal wichtig, soweit möglich, festzustellen, ob eine genitale oder extragenitale Infektion vorliegt; man muß also nach Resten des Primäraffekts und nach den „primären Drüsen" (s. S. 157) suchen. Zur Beurteilung der Situation und der Prognose (evtl. auch aus forensischen usw. Gründen) ist es ferner wichtig, das Alter der Infektion zu kennen. Läßt die Anamnese in dieser Beziehung im Stich, so können wir allerdings nur ungefähre Schlüsse ziehen: deutliche Sklerosenreste, ausgedehnte Exantheme, speziell als „erste" imponierende Roseolen, multiple Drüsenschwellungen sprechen für relativ frische Prozesse, gruppierte, lichenoide, circinäre Efflorescenzen im allgemeinen für ältere; die Alopecia areolaris und das Leukoderm treten nie vor der ersten Roseola auf usw. Gelegentlich kann die Infektion in der Ehe auch zeitlich dadurch mehr oder weniger sicher fixiert werden, daß nach einigen gesunden Kindern im Anfang der Ehe dann plötzlich Früh- oder Totgeburten erfolgt sind, manchmal nach einer „unbestimmten" Erkrankung der Frau.

Bei Patienten mit *Spätsymptomen* oder mit Verdacht auf solche wird man anamnestisch zunächst auf Erscheinungen fahnden, welche nicht an den Genitalien lokalisiert sind: auf Ausschläge, auf Borkenbildung auf dem Kopf, auf zu einer gewissen Zeit vorhanden gewesene Hals-, Kopf- oder rheumatoide Schmerzen. Bei Männern wird man dann nach Phimose, unter der oft genug ein Schanker unbemerkt bleibt, nach Ausfluß usw., bei Verheirateten nach Entbindungen und deren Ausgang fragen.

Die anamnestischen Angaben können in manchen Fällen durch Reste von syphilitischen Erscheinungen ergänzt oder ersetzt werden, welche mit mehr oder weniger großer Sicherheit „retrospektiv" die Diagnose ermöglichen. Hierher gehört in der Frühperiode das Leukoderm, welches längere Zeit persistiert und sehr, wenngleich nicht absolut, charakteristisch ist (s. S. 173), die areoläre Alopecie (s. S. 215), die immerhin recht verdächtigen „Plaquesnarben" (s. S. 221), die seltenen postsyphilitischen Maculae atrophicae, Pigmentierungen und Depigmentierungen an den Genitalien (während Narben nicht mit irgendwelcher Sicherheit auf einen Primäraffekt, sondern auf eine geschwürige Läsion überhaupt z. B. Ulcus molle hinweisen). Für die latente Frühlues sind auch multiple Drüsenschwellungen bis zu einem gewissen Grad verwertbar. Noch wichtiger sind die Narben nach den multiplen Geschwüren der malignen Lues, nach tertiären Prozessen, speziell nach Gummen und ganz besonders nach serpiginoulcerösen Syphiliden, Perforationen an Gaumen und Nasenscheidewand, Sattelnase, Narben im Rachen, Knochenauftreibungen, Synechien nach Iritis, Pigmentierungen und Atrophien nach Chorioiditis usw.

Bei der Diagnose der syphilitischen Haut- und Schleimhautleiden wird nicht selten der Fehler gemacht, daß aus einer einzelnen, dem Untersucher ganz typisch erscheinenden Efflorescenz, aus einem Exanthem, aus einer „Plaque" die Diagnose Syphilis ohne weiteres gestellt wird. Mit Recht kann man verlangen, daß immer nach einer Mehrheit von Symptomen oder Residuen wenigstens gesucht wird; es ist klar, daß das Zusammenvorkommen mehrerer verdächtiger Erscheinungen den diagnostischen Wert jeder einzelnen erhöht.

Wenn auch namentlich die tertiäre Syphilis sehr häufig „monosymptomatisch" zu sein scheint, so kann man doch jetzt dieser Forderung, die „Serie der Syphilis" aufzudecken, durch die Blut-, Liquor- und Röntgenuntersuchung viel häufiger genügen als früher. Gelingt es trotz aller unserer modernen Hilfsmittel nicht, die Diagnose mit Sicherheit zu stellen, so werden auch jetzt noch die „Juvantia" herangezogen werden müssen. Gewiß wird man im allgemeinen erst alle diagnostischen Hilfsmittel erschöpfen, ehe man sich zu einer evtl. als überflüssig sich erweisenden Behandlung entschließt. Wo immer es angeht, wird man auch die oft erwähnte histologische, bakteriologische, tierexperimentelle, immun-biologische (Tuberkulin- usw.) Untersuchung (gegenüber Carcinom, Tuberkulose, Sporotrichose, Rotz usw.) zu Hilfe nehmen. Wo aber durch einen Aufschub der Therapie zum Zweck der Diagnose evtl. kostbare Zeit versäumt wird (wie namentlich bei manchen inneren Leiden), da wird man lieber schnell behandeln. Auch die Diagnose mit Hilfe der „Specifica" gibt keineswegs immer sichere Resultate. Wenn z. B. eine noch nicht lange bestehende papelverdächtige Schleimhautaffektion schnell unter spezifischer Behandlung heilt, so ist damit noch lange nicht bewiesen, daß sie syphilitisch war; denn viele solche Dinge bilden sich ja auch von selbst oder unter indifferenten Mitteln oft plötzlich zurück. Auch bei der ohne sicher fundierte Grundlage vorgenommenen Therapie muß man den richtigen Mittelweg zu gehen versuchen: Auf der einen Seite darf man bei ausbleibendem Erfolg nicht zu lange fortfahren, um nicht die richtige Zeit, z. B. zu einem operativen Eingriff, zu versäumen; auf der anderen Seite muß man wissen, daß gerade bei manchen internen Leiden (z. B. Zentralnervensystem, Aorta) der Erfolg oft erst nach lange fortgesetzter energischer Kur eintritt. Man kann ferner dadurch zu Trugschlüssen verleitet werden, daß die „Specifica" auch nicht syphilitische Affektionen günstig beeinflussen; so kann durch Jod eine gummiähnliche Erkrankung heilen, die nicht Syphilis, sondern Sporotrichose war. Bei Aktinomykose ist der Jodeffekt meist geringer; und wenn in einzelnen Fällen bei Syphilisverdacht der Heileffekt ausbleibt, so kann es sich doch um eine Syphilisform handeln, die gegen das eine oder andere, ja selbst gegen verschiedene Antisyphilitica resistent ist, oder um durch den luetischen Prozeß bedingte Gewebszerstörung, Gefäßverschluß usw., wobei eine Wiederherstellung nicht mehr möglich ist. Auch die Kombinationen der Syphilis mit anderen Krankheiten (Carcinom, Tuberkulose, Arteriosklerose, endokrine Schädigung usw.) müssen in Erwägung gezogen, und soweit möglich der Anteil der einzelnen Komponenten an dem vorliegenden Krankheitsbild eruiert werden, um darauf evtl. eine kombinierte Therapie aufzubauen.

Es ist gewiß richtig, eher einmal eine (natürlich vorsichtige) Syphilistherapie einzuleiten, die sich dann als nicht erfolgreich erweist, als durch den Verzicht auf eine solche — „weil die Diagnose nicht sicher genug ist" — die evtl. einzig wirksame Behandlung eines Krankheitszustandes zu unterlassen.

Welches der Specifica man zur *Diagnose ex juvantibus* benutzt, das wird man von Fall zu Fall entscheiden können. Ist Gefahr nicht in Verzug, so kann man zuerst Wismut- (evtl. auch Quecksilber-) Präparate versuchen, bei Verdacht auf tertiäre Prozesse Jod. Bei ernsten Leiden lebenswichtiger Organe wird man manchmal bald, wenn auch mit aller Vorsicht, zum Salvarsan greifen.

Ganz besonders schwierig, ja oft unmöglich ist die Diagnose der *latenten* Syphilis (s. S. 117). Sind Blut und Liquor negativ, und keinerlei klinische (bzw. röntgenologische) Residuen vorhanden, so kann (das wurde schon hervorgehoben) niemand sagen, ob ein solcher Kranker latent syphilitisch oder geheilt ist, bzw. ob er überhaupt syphilitisch war. Sind Blut oder Liquor nicht normal, so werden wir natürlich von Heilung nicht sprechen können, aber auch dann können wir nie sagen, ob die Syphilis, selbst ohne Behandlung, je noch klinische Krankheitserscheinungen setzen wird (s. Prognose). Auch die Luetinprobe kann uns über diese Fragen nicht aufklären.

Auf die diagnostische Bedeutung und die kritische Verwertung der Blut-, Liquor-, Spirochäten- und Röntgenuntersuchung ist in den betreffenden Kapiteln schon hingewiesen worden.

Schließlich sei hier noch betont, daß im allgemeinen *der Arzt den syphilitisch Erkrankten die Diagnose mitteilen soll.* Dazu ist er jetzt sogar gesetzlich verpflichtet (s. bei Prophylaxe). Freilich gilt diese Verpflichtung nur, insoweit es sich um noch ansteckungsgefährliche Formen der Krankheit handelt. Bei Späterscheinungen kann man natürlich mit Rücksicht auf den Allgemein- und Nervenzustand des Patienten Ausnahmen machen. Solche werden in einzelnen Fällen auch bei frischer Syphilis gestattet, ja geboten sein, wenn von der Mitteilung der Art der Erkrankung ernste Gefahren für den Erkrankten (nervöser Zusammenbruch, selbst Suicid) zu fürchten sind. Auch auf diesem Gebiet muß der Arzt das Recht zu einem individualisierenden Vorgehen haben. Freilich muß er immer alles tun, um zu verhindern, daß von seinen Patienten weitere Infektionen ausgehen.

Zwanzigstes Kapitel.

Die Prognose der akquirierten Syphilis.

Es ist zur Zeit sehr schwer, die Prognose der Syphilis zu besprechen; denn wir befinden uns in einer Periode des therapeutischen Umschwunges, von dem wir zuversichtlich hoffen, daß er die Ansichten über die Gefahren der Syphilis ganz wesentlich modifizieren wird. Doch ist es bei dem außerordentlich chronischen Verlauf der Krankheit unmöglich, schon jetzt wirklich Definitives über den endgültigen Ausgang der nach unseren heutigen Anschauungen gut behandelten Syphilis auszusagen. Trotzdem wäre es aber natürlich ganz falsch, wenn wir unsere neueren Erfahrungen bei diesen Erörterungen ganz außer acht ließen.

Die erste Frage, die uns bei der Besprechung der Prognose der Syphilis entgegentritt, ist die: *Kann die Syphilis spontan ausheilen?* Selbst diese anscheinend einfache Frage ist nicht mit absoluter Bestimmtheit zu beantworten. Es wurde zwar schon erwähnt, daß es zahlreiche Fälle gibt, in denen die syphilitische Infektion feststeht, und in denen trotz fehlender oder minimaler Behandlung Jahre und Jahrzehnte hindurch nie wieder Erscheinungen aufgetreten sind.

Soweit diese Patienten noch positive Blut- oder Liquorreaktionen aufweisen, können wir sie nach den jetzigen Anschauungen nicht als geheilt bezeichnen. Denn in solchen Fällen ist es zum mindesten sehr wahrscheinlich, daß Spirochäten noch im Organismus vorhanden sind. Solange das aber anzunehmen ist, so lange können auch wieder Erscheinungen auftreten, wenn der evtl. nur passagere bzw. partielle Immunitätszustand erlischt, oder die Spirochäten wieder zu neuer Pathogenität bzw. stärkerer Virulenz gelangen. Wir wissen ja auch, daß das Auftreten von „Rezidiven" zeitlich so gut wie unbegrenzt ist, wenngleich die nach mehr als zwei Jahrzehnten auftretenden relativ selten sind.

Aber auch wenn Blut-, Liquor-, Luetinreaktionen ganz und für lange Zeit negativ sind, kann man damit die wirkliche Heilung nicht beweisen; denn auch in solchen Fällen können Erscheinungen noch auftreten. Wir besitzen eben kein absolut sicheres Mittel, um den Beweis führen zu können, daß wirklich nichts mehr von Syphilis vorhanden ist.

Aus den Tierversuchen kann man auf die spontane Heilbarkeit der menschlichen Syphilis keinen sicheren Schluß ziehen. Über die Frage, wieweit die Reinfektion einen Beweis für die Heilung der Syphilis gibt, ist oben (S. 136—138) das Notwendige schon gesagt. Auch wenn man glaubt, daß in den Reinfektionsfällen die erste Erkrankung wirklich sicher geheilt ist, selbst dann könnte man das nicht für die spontane Heilfähigkeit der Syphilis verwerten; denn naturgemäß ist wohl in allen neueren Fällen, in denen die erste Infektion ärztlich sicher konstatiert worden ist, diese auch behandelt worden. Die Tatsache, daß Reinfektionen oder auch nur als solche imponierende Fälle bis zur Salvarsanära sehr selten waren, spricht dagegen, daß eine Ausheilung bei der damals geübten Behandlung auch nur einigermaßen oft vorkam, wenn man nicht annimmt, daß nach geheilter Syphilis eine Immunität auch beim Menschen bestehen bleibt (s. S. 138).

Am nächsten liegt es noch, an spontane Heilung bei *den* Frauen zu glauben, welche sicher kongenital-syphilitische Früchte zur Welt gebracht haben und also nach unseren jetzigen Anschauungen syphilitisch gewesen sind, und welche trotzdem und trotz fehlender Behandlung in *jeder* Beziehung syphilisfrei gefunden werden. Aber auch solche wirklich genau untersuchte Fälle gibt es kaum.

Wir können also nur sagen: *Eine spontane vollständige Ausheilung der Syphilis ist — in Analogie mit anderen Infektionskrankheiten — wohl möglich; ob und evtl. wie häufig sie vorkommt, darüber fehlt uns jedes Urteil. —*

Die Prognose der Syphilis ist im wesentlichen abhängig von der *Häufigkeit der wirklich schweren Konsequenzen der Krankheit*; neben manchen Früh-Erscheinungen (an den Nerven, Sinnesorganen usw.) handelt es sich also vor allem um die späten Lokalisationen der Syphilis in allen Organen, deren Integrität für das Leben oder für wichtige Funktionen von Bedeutung ist, d. h. um die späten Erkrankungen der inneren Organe, speziell des Zirkulations- und des Zentralnervensystems, weiterhin der Sinnesorgane, der Knochen, um die schweren Zerstörungen an den Schleimhäuten der Mund-, Rachen- und Nasenhöhle, der Genitalorgane, aber auch der sichtbaren Teile der Haut (kosmetische Bedeutung!). Auch der indirekte Einfluß der Syphilis auf das Nervensystem (Syphilidophobie, Neurasthenie), auf das Gefäßsystem (Arteriosklerose?) ist hier gleich zu erwähnen, andererseits die Übertragbarkeit der Syphilis auf andere, inklusive der Descendenz.

Bei den ernsten Symptomen der Syphilis ist es dann (wenigstens bei vielen) von wesentlicher Bedeutung, ob und wie bald sie als syphilitisch erkannt und dementsprechend einer wirksamen Behandlung zugeführt werden.

Selbstverständlich wird unser Urteil über die Prognose der Syphilis im ganzen wie im einzelnen Fall von der Entscheidung der Frage wesentlich beeinflußt, wie häufig die schweren Erkrankungen syphilitischen Ursprungs in der Früh- und ganz besonders in der Spätperiode überhaupt sind. Über diese Frage ist oben (s. S. 298) schon das Wesentlichste gesagt. Nach den dort besprochenen Ergebnissen muß man, so wenig befriedigend sie auch in wissenschaftlich-statistischer Beziehung sind, doch zu der Anschauung gelangen, daß die nicht und die nach unseren jetzigen Anschauungen unzureichend behandelte Syphilis eine sehr ernste Erkrankung darstellt, und daß jedem, der an einer solchen leidet, schwere Gefahren drohen, falls diese nicht durch die Behandlung noch sehr stark vermindert werden können.

Eine weitere Frage, deren Beantwortung für die individuelle Prognose von großer Bedeutung wäre, ist die, ob wir aus den speziellen Eigenschaften des einzelnen Falles einen Schluß auf dessen weiteren Verlauf ziehen können. Da muß zunächst wieder betont werden, daß weder aus der Beschaffenheit, noch aus dem Sitz des Primäraffektes ein solcher Schluß gestattet ist. Man hat zwar vielfach gemeint, daß auf einen sehr umfangreichen Primäraffekt oder besonders auf extragenitale Infektionen (besonders am Kopf) schwerere Syphilis folgt. Aber die Ausnahmen von diesen „Regeln" sind so häufig, daß sie in sich zusammenfallen, und neuerdings hat man sogar auf Grund von Tierversuchen behauptet, daß primäre und weitere Erscheinungen in umgekehrter Proportion stehen. Nur die „phagedänischen" oder gangränösen Primäraffekte geben zu der Befürchtung einer malignen Syphilis Anlaß, ohne daß aber eine solche eintreten *muß* (s. S. 304).

Auch im sekundären Stadium ist, wie aus der oben gegebenen Schilderung der verschiedenen Verlaufsweisen der Syphilis hervorgeht, eine Voraussage kaum möglich; denn wir sehen nach zahlreichen und selbst hochgradigen Rezidiven Stillstand und selbst dauernde Symptomenfreiheit und umgekehrt nach leichtestem Verlauf der Frühperiode Späterscheinungen. Es muß auch hier wieder daran erinnert werden, daß nach manchen Autoren gerade diejenigen, die im Anfang wenig oder keine Rezidive bekommen, später schwer erkranken (geringere Frühbehandlung gerade solcher Fälle oder — durch stärkere Früherscheinungen speziell an der Haut — vollständigere Immunisierung des Organismus, besonders auch des Zentralnervensystems?).

Die Früherscheinungen selbst sind, soweit sie Haut und angrenzende Schleimhäute betreffen, ja ohne schlimmere Bedeutung für das Individuum. Aber es muß doch wiederholt darauf hingewiesen werden, daß auch die frühen cerebralen und speziell meningealen Erkrankungen (hier ganz abgesehen von den bloßen Liquorveränderungen), wenn sie nicht früh erkannt und behandelt werden, sehr ernst werden können. Das gleiche gilt von manchen Augenerkrankungen in dieser Periode.

Bei den im eigentlichen Sinne tertiären Erscheinungen hängt die Prognose in allererster Linie von der Lokalisation und von der Behandlung ab. Die der Haut, der Schleimhäute, der Knochen heilen bei frühem Eingreifen meist ohne jede schwere Folge ab. Aber auch die der inneren Organe sind, wenn sie sich nicht gerade an lebenswichtigen Stellen finden, einer therapeutischen Frühbeeinflussung noch sehr oft zugänglich. Bei ihnen ist der ungünstige Verlauf jedenfalls oft darauf zurückzuführen, daß sie sich zu spät bemerkbar machen, und dann das durch den tertiären Prozeß Zerstörte nicht mehr ersetzt werden kann. Auch muß betont werden, daß solche Prozesse in einer Anzahl von Fällen einen trotz Behandlung progredienten Verlauf haben.

Daß die tertiäre Syphilis an sich schon eine besonders ungünstige Prognose bedeutet, ist gewiß nicht richtig; denn wir sehen außerordentlich oft, daß Patienten mit tertiären Haut- und Schleimhautsyphiliden nach deren Beseitigung jahre- und jahrzehntelang, ja bis an ihr spätes Lebensende, von allen weiteren Syphilissymptomen freibleiben. Man hat sogar, wie mehrfach erwähnt, gemeint, daß solche benigne Tertiärsymptome vor schwererer ungünstiger lokalisierten und speziell vor Tabes und Paralyse schützen können oder — richtiger ausgedrückt — daß diejenigen, welche an den ersteren erkranken, vor den letzteren geschützt bleiben; dagegen sind Aortitiden bei Späterscheinungen an der Haut usw. recht häufig.

Wie ernst bei Tabes und Paralyse die Prognose ist, bedarf keiner ausführlicheren Begründung. Aber selbst bei der Tabes mehren sich doch die Anzeichen, daß durch eine frühe Behandlung im modernen Sinne wenigstens ein Stillstand erzielt werden kann. Auch wird jetzt vielfach betont, daß relativ benigner Verlauf bei beiden Krankheiten häufiger geworden ist. Bei der Paralyse ist die Prognose in bezug auf zum mindesten länger dauernde Remissionen bis zur völligen oder fast völligen Arbeitsfähigkeit durch die Einführung der Malariabehandlung augenscheinlich sehr gebessert.

Von besonderer Wichtigkeit wäre es natürlich, im Verlauf der früheren oder späteren Syphilis etwas darüber aussagen zu können, ob der Patient gerade von den am meisten gefürchteten Manifestationen der Syphilis, Tabes und Paralyse, besonders bedroht ist, oder ob bei ihm wenigstens in dieser Beziehung günstige Chancen vorhanden sind. Es ist zu hoffen, daß wir allmählich dazu kommen werden, durch die regelmäßige Untersuchung des Liquors Einblick auch darein zu gewinnen. Schon jetzt können wir hoffen, daß lange Zeit hindurch negativer Liquorbefund als günstig zu bewerten ist, während positiver länger als etwa 2—3 Jahre nach der Infektion erhobener naturgemäß Befürchtungen begründet, die sich aber gewiß nicht zu bewahrheiten brauchen, besonders wenn auch hier die Therapie bald energisch einsetzt bzw. fortgeführt wird.

Über die Prognose der *kongenitalen Syphilis* siehe bei dieser.

Welchen Einfluß die Altersverhältnisse bei der Infektion und das Klima, die soziale Lage usw. auf die Syphilis haben können, ist, soweit wir darüber unterrichtet sind, schon in dem Kapitel über den Verlauf der Syphilis besprochen.

Gewiß gibt alles, was von ernsten Erkrankungen der Syphilis hier und an anderen Stellen dieses Buches erwähnt worden ist, Grund genug, um die Prognose der Syphilis als eine ernste zu bezeichnen. Aber man muß auch bei der Beurteilung des einzelnen Falles bedenken, daß es doch zahlreiche Syphilitiker gibt, welche bis an ihr Lebensende von schweren Folgen verschont bleiben, und wo solche eintreten, sind wir, wie erwähnt, vielen gegenüber gut gerüstet.

Damit komme ich auf die hier kurz zu erörternde mehrfach schon gestreifte Frage, wieweit *die bisherige Besprechung der Prognose durch die modernen Fortschritte der Therapie schon jetzt modifiziert werden darf.*

Ein Punkt ist da voranzustellen, über den die Ansichten der meisten Fachleute übereinstimmen: Die im Primärstadium, und besonders im frühen Primärstadium energisch mit Salvarsan und Bismut bzw. Quecksilber behandelten Fälle geben die besten Aussichten auf definitive und vollständige Ausheilung. Das machen die jetzt schon über relativ viele Jahre vorliegenden Erfahrungen über vollständiges Freibleiben von Symptomen und dauernd negative Blut- und Liquor-Reaktionen recht wahrscheinlich, und auch die zahlreichen „Reinfektionen", wie man sich auch theoretisch zu ihnen stellen mag, sprechen in diesem Sinn.

Aber auch im frühen und selbst im späteren Sekundärstadium scheint die Prognose (in bezug auf die schweren Späterkrankungen) wesentlich besser zu sein, wenn die moderne Therapie lange und energisch fortgeführt wird. Nach tertiären Erscheinungen an der Haut usw. sind Rezidive nach Salvarsanbehandlung augenscheinlich recht selten. Über deren Erfolge bei der internen Syphilis wird von den verschiedensten Seiten Günstiges berichtet, so daß wir auch hier mit wesentlich größeren Hoffnungen in die Zukunft sehen können.

Mit den Patienten werden wir — sehr häufig, namentlich in der Privatpraxis, auf deren ausdrücklichen Wunsch — die Prognose ihrer Erkrankung eingehend erörtern müssen. Wir werden uns dabei, je nach ihrem, manchmal allerdings schwierig zu beurteilenden, Temperament, verschieden ausdrücken müssen. Den Ernst der Infektion werden wir nie verhehlen dürfen. Den Leichtsinnigen aber werden wir, um ihn zur regelrechten Durchführung der Behandlung zu veranlassen, energischer anpacken müssen, dem Ängstlichen unserer Überzeugung entsprechend vor allem den großen Einfluß auseinandersetzen, welchen die Behandlung und eine vernünftige Lebensweise auf den Verlauf der Syphilis haben, und wir werden alles daran setzen müssen, um das Auftreten der Syphilidophobie und Hypochondrie zu verhindern, welche das Leben der Syphilitiker oft viel mehr zerstören, als die Erscheinungen der Krankheit selbst.

Die zweite ernste Konsequenz, welche der Syphilitiker neben den ihn selbst drohenden Gefahren zu fürchten hat, ist die bereits eingangs dieses Kapitels erwähnte *von ihm ausgehende Infektionsgefahr.* Auch darüber ist es schwer, sich mit positiver Bestimmtheit auszusprechen. Die wesentlichen der in Frage kommenden Punkte sind bereits besprochen (s. S. 128 ff.).

Kurz zusammenfassend kann gesagt werden: Alle Patienten mit primären und sekundären Erscheinungen sind für ihre Umgebung gefährlich, am meisten natürlich beim sexuellen Verkehr (genitale Primäraffekte und Papeln) und bei sonstigem intimem Zusammenleben (vor allem die sekundären Affektionen der Mundhöhle). Aber auch in der frühen Latenzperiode besteht diese Gefahr, da solche Patienten in jedem Augenblick wieder sekundär-syphilitische Symptome bekommen können (evtl. auch bei Symptomlosigkeit: Infektion der Frau durch im Sperma, des Mannes durch im Cervicalkanal abgegebene Spirochäten, und von der Frau aus Infektion des Fetus). Tertiäre Symptome sind an sich nur sehr wenig ansteckungsgefährlich, doch werden die am Mund und an den Genitalien lokalisierten immerhin als in dieser Beziehung bedenklich angesehen werden müssen. Bei früh auftretenden Tertiärsymptomen der Haut und Schleimhaut werden wir die Infektionsgefahr trotz der geringen Zahl der in ihnen enthaltenen Spirochäten nicht gering ansetzen dürfen, da sie sich gelegentlich mit sekundären Symptomen kombinieren oder in solche übergehen oder (sehr selten) selbst von ihnen gefolgt sein können (s. S. 196). In manchen Fällen können, wie erwähnt, noch viele Jahre nach der Infektion kontagiöse Symptome auftreten. In ganz besonders hohem Grade wird gerade die Kontagionsgefahr durch die moderne Behandlung beeinflußt.

Nach Ablauf der ersten 4 Jahre nach der Infektion ist, besonders bei negativer Sero- und Liquorreaktion, und wenn Erscheinungen auch ohne Behandlung 1—2 Jahre vollständig ausgeblieben sind, die Ansteckungsgefahr (abgesehen von der plazentaren Übertragung) als recht gering zu beurteilen. Hat eine energische Behandlung in der frühen Primärperiode stattgefunden, so kann man schon nach 2 Jahren bei regelmäßig erhobenen negativen Befunden diese Gefahr als im wesentlichen beseitigt ansehen, bei den in der späteren Primär- oder in der frühen Sekundärperiode Behandelten etwa nach 3—4 Jahren. Natürlich handelt es sich auch hier nicht um mathematische Sicherheiten; aber in der Praxis kann man sich nach diesen Angaben richten, welche auch den vom Reichsgesundheitsamt angenommenen Richtlinien entsprechen.

Einer besonderen Erörterung bedarf noch die mit den vorstehenden Bemerkungen eng zusammenhängende Frage, *ob und wann ein syphilitisch infizierter Mensch heiraten darf.* Der weitestgehende Standpunkt ist natürlich der, daß das überhaupt nicht geschehen sollte, weil man ja nie garantieren könne, daß nicht doch noch, auch nach vielen Jahren, eine Ansteckung des Partners, und daß nicht durch schwere spezifische Erkrankung Arbeitsunfähigkeit und früher Tod eintreten könne. Wollte der Arzt diese Anschauung vertreten, so würde er zwar von der Verantwortung für etwa eintretende Unglücksfälle befreit, aber er würde auf der anderen Seite schuld daran sein, daß unzählige Menschen ehelos bleiben, ohne daß gesundheitlich ein genügender Grund dazu vorhanden ist; denn wir wissen doch, wieviele Männer, die Syphilis gehabt haben, gesunde Frauen und Kinder haben und selbst von weiteren Folgen ihrer Erkrankung verschont bleiben. Es erübrigt sich hier, auf weitere Folgen einer solchen Forderung einzugehen, sie würde ja auch außerordentlich oft nicht befolgt werden; würde sie das aber, so würde die Ärzteschaft die Verantwortung für eine Dezimierung der Ehen übernehmen. Auf der anderen Seite ist es allerdings unbedingt erforderlich, daß der Arzt die Frage, ob und wann ein syphilitisch gewesener Mensch — Mann oder Frau — heiraten darf, ohne eine von ihm ausgehende Ansteckung und ohne eine die Ehe schwer schädigende Erkrankung fürchten zu müssen, aufs sorgfältigste erwägt und mit den Ehekandidaten, bzw. deren Familien, aber auch dann mit seinen Patienten bespricht, wenn die Ehefrage noch gar nicht aufgeworfen worden ist. In erster Linie kommt naturgemäß die Ansteckungsgefährlichkeit für Partner und Descendenz (was für uns jetzt ja das gleiche bedeutet) in Betracht. Bei ihrer Beurteilung muß man sich nach den oben besprochenen Grundsätzen richten, nur muß man bei der Eheberatung gewiß einen ganz besonders strengen Maßstab anlegen.

Der Mann kann, wenn etwa 4 Jahre nach der Infektion vergangen sind, wenn seit 1—2 Jahren Symptome der Syphilis nicht aufgetreten, und die Blut- und Liquorreaktionen ebenso negativ sind, wie der klinische Befund, als „nicht mehr ansteckungs*gefährlich*" bezeichnet werden. Ist im Beginn des Primärstadiums eine energische Behandlung erfolgt, und sind niemals klinische oder serologische Erscheinungen aufgetreten, so kann dieser Zeitraum wohl auch auf 2—3 Jahre verkürzt werden. Bei der Frau, welche ja nur recht selten wirklich sehr früh in Behandlung kommt, wird man, vor allem auch wegen der Gefährdung des Kindes, noch viel vorsichtiger sein und noch wesentlich länger zu warten anraten.

Auch die Chancen für die persönliche Gesundheit syphilitisch gewesener sind um so günstiger, je früher die Krankheit erkannt und behandelt worden ist, und je länger sie vor der Heirat erloschen schien, und zwar in jeder Beziehung. Aber man muß — wenigstens in den schon seropositiv, bzw. sekundär gewordenen Fällen — sich in dieser Beziehung mit größerer Reserve aussprechen als in bezug auf die Ansteckungsgefahr.

Der Arzt kann unseres Erachtens es nicht verweigern, seine Ansicht darüber auszusprechen, ob die Ehe anzuraten oder vor ihr zu warnen ist. Die einzelnen Ärzte werden sich wohl in dieser Beziehung noch recht verschieden verhalten. Mit der Erklärung, daß sie jede Beeinflussung ablehnen, werden sie ihren Patienten keinen Dienst leisten. Man kann schon jetzt, ohne zu optimistisch zu erscheinen, sagen, daß Unglücksfälle bei Befolgung der hier skizzierten Grundsätze und besonders bei energischer Behandlung und oft wiederholter sorgsamer Untersuchung sehr selten sein werden. Wirkliche Garantien können wir natürlich nicht geben. Auch die „Eheberatung" ist eine hygienische Maßnahme, und in der Hygiene arbeitet man nie mit 100% Sicherheit.

Schließlich wird auch die Frage oft aufgeworfen, ob derjenige, bei dem der Arzt die Situation als günstig genug für eine Eheschließung ansieht, dem Partner Mitteilung von der einmal durchgemachten Erkrankung machen soll. Es bedarf nicht weiterer Erörterung, daß das aufs wärmste zu befürworten ist, und zwar nicht nur vom ethischen Standpunkt aus, sondern auch mit Rücksicht auf eventuelle weitere Konsequenzen. — Ausnahmen werden aber auch bei dieser nicht eigentlich medizinischen Frage konzediert werden müssen.

Einundzwanzigstes Kapitel.

Die Behandlung der Syphilis.

Eine wirklich objektive und eingehende Darstellung des augenblicklichen Standes der Syphilistherapie ist in einem kurzen Lehrbuch zur Zeit nicht möglich; denn die Ansichten der Autoren sind auf diesem Gebiet noch außerordentlich verschieden. Gewiß ist es geboten, in dem Sturm, den die Entdeckung der Spirochaeta pallida und der Wassermannschen Reaktion, die Einführung des Salvarsans und in neuester Zeit des Wismuts hervorgerufen haben, die durch lange Erfahrungen anscheinend gesicherten Erkenntnisse nicht über Bord zu werfen; aber andererseits müssen auch die außerordentlichen Fortschritte unseres Wissens und Könnens nach Möglichkeit verwertet werden.

Das erste Ziel der Syphilisbehandlung muß die Beseitigung der Spirochäten sein. Hierdurch wird das Auftreten weiterer Erscheinungen und die Übertragung auf andere und auf die Descendenz verhindert. Wir werden weiterhin bei der Besprechung der sog. Abortivbehandlung sehen, wieweit dieses Ziel zur Zeit erreichbar ist. Wo das nicht oder nicht schnell oder sicher genug gelingt, müssen die vorhandenen Symptome bekämpft, der syphilitische Krankheitsprozeß in Schach gehalten, die Rezidive nach Möglichkeit verhindert werden. Werden die Spirochäten nicht bei einem ersten Angriff eliminiert, so bleibt die Hoffnung berechtigt, daß das durch wiederholte Behandlung doch noch gelingt. Die natürlichen gegen die Spirochäten gerichteten Immunisierungserscheinungen können die auf chemischem Wege bedingte oder angeregte Abtötung der Spirochäten nicht ersetzen, da sie zum mindesten oft nur passagerer Natur sind. Wieweit und unter welchen Bedingungen es möglich ist, unsere spezifische Therapie durch nichtspezifische Mittel zu steigern, wird verschiedentlich erörtert werden müssen. Auch die in neuester Zeit neben den Specifica viel benutzten „protoplasmaaktivierenden" und ähnliche Mittel, sowie die Malaria- usw. Behandlung, besonders der Paralyse, sind in der Art ihrer Wirkung noch ungeklärt.

Im folgenden soll alles Wesentliche, was bei der Behandlung Anwendung finden kann, erwähnt werden. Bei der Schilderung der Behandlungsprinzipien muß der subjektive Standpunkt des Verfassers (J.) zum Ausdruck kommen; denn es ist unmöglich, von den vielen Vorschlägen, die in dieser Beziehung gemacht worden sind, auch nur eine grössere Anzahl zu erwähnen. Ebensowenig können die mannigfachen Hypothesen, die den therapeutischen Vorschlägen zugrunde gelegt werden, hier besprochen werden.

Die Versuche, die Vaccine- oder Serotherapie bei der Syphilis zu verwenden, sind bisher fehlgeschlagen. Die diätetische und physikalische — die „Naturheilbehandlung" —, die gerade bei der Syphilis sehr viel angewendet worden ist, hat als Methode im allgemeinen versagt, wenngleich sie besonders zur Unterstützung der medikamentösen Therapie Erfolge haben kann. Die kräftigende usw. Allgemeinbehandlung darf bei der Syphilis ebensowenig vernachlässigt werden, wie die lokale, funktionelle, chirurgische, ophthalmologische usw. Die führende Rolle aber spielen jetzt die 4 Mittel, welche wegen ihrer auffallenden Wirkung auf die Syphilis und auf viele oder einzelne Syphiliserscheinungen als „Specifica" angesehen werden: das *Quecksilber,* das *Salvarsan,* das *Jod* und das *Wismut.* (Über weitere hierhergerechnete Substanzen vgl. S. 397.)

Der Begriff der Spezifität ist theoretisch noch keineswegs festgelegt. Praktisch aber ist es nicht zweifelhaft, daß die genannten Mittel auf viele syphilitische Prozesse einen so außerordentlich häufig und so schnell eintretenden Einfluß ausüben, wie wir ihn nur bei einigen wenigen anderen Infektionskrankheiten (Malaria — Chinin, akuter Gelenkrheumatismus — Salicylsäure, Framboesie und Rekurrens — Salvarsan) kennen. Dabei ist aber die Wirkung der 4 Specifica nicht gleich. Wir können 2 Gruppen bilden: in der einen steht das Jod, welches ganz wesentlich bei tertiären Erscheinungen und nur bei wenigen Symptomen der Frühperiode eklatant wirkt, auf der anderen Seite die 3 anderen, welche die Produkte der sog. 3 Perioden der Syphilis in der überwiegenden Mehrzahl der Fälle energisch beeinflussen

Auf Grund von sehr zahlreichen klinischen Eindrücken und von manchen statistischen Angaben einerseits, von Spirochäten- und tierexperimentellen Untersuchungen andererseits kann man die „Specifica" nach der Intensität ihres Einflusses auf die Symptome und die Erreger schon jetzt so rubrizieren, daß bei weitem an erster Stelle das Salvarsan, an zweiter das Wismut, an dritter das Quecksilber steht. Wieweit diese Reihenfolge speziell in bezug auf Quecksilber und Wismut durch weitere Erfahrungen auch bezüglich des Verlaufs bestätigt werden wird, bleibt, da wir das Wismut erst relativ kurze Zeit in Verwendung haben, natürlich noch zweifelhaft.

Die Tatsache, daß alle 4 Mittel auf gewisse Erscheinungen der Syphilis eine auffallend große Einwirkung haben, bei anderen versagen, trotzdem diese sicher ebenfalls durch Spirochäten unmittelbar bedingt sind, spricht ebenso wie zahlreiche andere Erfahrungen dafür, daß bei der antisyphilitischen Behandlung und deren Erfolgen maßgebend sind: Wechselwirkungen zwischen dem Medikament, den Spirochäten, die in ihrer Beeinflußbarkeit an sich verschieden sein können, der Individualität des erkrankten Organismus, bzw. auch bestimmter Organe oder Organsysteme (angeboren oder erworben), daher auch Differenzen in der Allergieentwicklung; dazu kommt noch die Lokalisation der Prozesse und ganz vor allem das Alter sowohl der Gesamtinfektion als des einzelnen Erkrankungsherdes.

Über den Aktionsmechanismus der Wirkung unserer Mittel wird noch lebhaft diskutiert. Es wird auseinandergehalten: die unmittelbare Beeinflussung der Spirochäten, die durch Anregung von Abwehrfunktionen des Organismus auf die Spirochäten ausgeübte Wirkung, die Terrainverschlechterung, welche ihre Entwicklung hemmt, und die Beseitigung der syphilitischen Krankheitsprodukte. Alle diese Reaktionen treten miteinander in Konkurrenz; es ist vorderhand unmöglich zu entscheiden, welche bei den einzelnen Mitteln die größte Bedeutung hat. Nur daß das Salvarsan direkt oder indirekt ganz besonders energisch auf die Spirochäten wirkt, kann als gesichert gelten. Es beseitigt die an der Oberfläche syphilitischer Prozesse vorhandenen Spirochäten ganz auffallend schnell, nachdem sie sich vorher kurze Zeit vermehrt haben können. Ähnliches ist auch besonders beim Bismut nachgewiesen. Leider ist noch immer daran festzuhalten, daß wir bisher kein Mittel besitzen, welches mit Sicherheit in jedem Fall alle im Körper vorhandenen Spirochäten abtötet. Wir müssen vielmehr annehmen, daß manche Exemplare infolge ihrer Lagerung vor der direkt oder indirekt spirochätentötenden Wirkung unserer Medikamente geschützt bleiben können. Es ergibt sich auch aus allen unseren Erfahrungen, daß die Spirochäten in ihrer Widerstandsfähigkeit in den verschiedenen Stadien, Formen und Lokalisationen verschieden widerstandsfähig sind, und zwar in der frühesten Periode am wenigsten. Es kann ferner kaum mehr zweifelhaft sein, daß einzelne Stämme und in dem gleichen Stamm verschiedene Individuen der Spirochäten verschieden resistent gegen die Antisyphilitica sind, und zwar zeigt sich das bald mehr gegenüber einem, bald gegenüber mehreren. Die seltenen klinisch oft eigenartigen „resistenten" Fälle leisten selbst großen Dosen der Specifica großen Widerstand (mangelhafter Rückgang der Symptome und der Blutreaktion oder fortwährend Rezidive selbst während der Kur). Am auffallendsten sind die salvarsan-resistenten, die oft auf Bi, Hg, Spirocid wenigstens vorübergehend reagieren. Schließlich wird doch durch große Energie und durch Wechsel der Präparate die Resistenz überwunden. Sie kann auf Differenzen der Spirochäten oder des Organismus oder der Wechselwirkung zwischen beiden zurückgeführt werden. Sind „Partner" resistent, so wird das am ehesten am Spirochätenstamm liegen (eventuell Resistenz *durch* das Terrain oder die Behandlung des Infizierenden.)

Zu den ausgesprochen chemicoresistenten Prozessen gehören Paralyse, Tabes und Keratitis parenchymatosa.

Die Antisyphilitica wirken auch auf die spezifischen Blut- und Liquorveränderungen. Niemals können sie natürlich die Wiederherstellung durch die Syphilis zerstörten Gewebes erzielen.

Das Quecksilber und seine Verbindungen.

Von allen gegen die Syphilis angewandten Mitteln war bis zur Entdeckung des Salvarsans zweifellos das *Quecksilber* das mächtigste. Es wirkt nicht nur auf die meisten Symptome der Syphilis (abgesehen von der Tabes, Paralyse usw.) kräftig ein, sondern es kann auch jetzt noch angenommen werden, daß es bei energischer Anwendung auf weitere und speziell tertiäre Erscheinungen einen sie bis zu einem gewissen Grade verhindernden Einfluß hat. An Efflorescenzen, welche Spirochäten nach außen abgeben, kann der Beweis erbracht werden, daß diese mit dem Rückgang des Prozesses, manchmal aber auch vor diesem, aus den Exsudaten allmählich verschwinden (aber wesentlich langsamer als bei Salvarsan).

Das Quecksilber geht anscheinend (gleichgültig, in welcher Form und auf welchem Wege es in den Körper eingeführt wird) in löslicher Verbindung, und zwar an Eiweißkörper gebunden, in das Blut über und wird durch die verschiedenen Sekrete und Exkrete, durch Speichel, Milch, Harn und Faeces wieder aus dem Körper entfernt. Die Ausscheidung ist um so langsamer, je schwerer löslich die eingeführte Verbindung ist. Mehrere Monate nach Beendigung einer Merkurialkur läßt sich in manchen Fällen noch Quecksilber im Urin nachweisen. Gerade die *lange Dauer* der Quecksilberwirkung, die protrahierte Beeinflussung des Organismus durch das in ihm zirkulierende Medikament sind von Bedeutung für den Effekt (in noch größerem Umfang ist das beim Bismut der Fall; vgl. S. 393). Es ist anzunehmen, daß diejenigen Behandlungsmethoden, bei denen das Quecksilber am schnellsten die größte ertragbare Konzentration im Organismus erreicht und am langsamsten ausgeschieden wird, die nachhaltigste Wirkung äußern. Aus neueren Untersuchungen geht aber hervor, daß die Hg-Verbindungen nicht nur nach ihrem Hg-Gehalt, sondern auch nach der Art, wie das Hg in ihnen gebunden ist, verschieden auf die Syphilis wirken können.

Besonders beim Quecksilber ist sowohl auf Grund von Erfahrungen am Menschen, als auch auf Grund von tierexperimentellen und Serumuntersuchungen vielfach angenommen (aber wohl noch nicht bewiesen) worden, daß es nur indirekt auf die syphilitische Infektion wirke (durch Verschlechterung des Terrains für die Spirochäten, durch Anregung der Antikörperbildung, durch Abbau der syphilitischen Gewebsveränderungen usw.).

Im wesentlichen kommen 3 *Applikationsmethoden* des Quecksilbers in Betracht, nämlich die *endermatische Einverleibung*, besonders mittels der Einreibungskur, die *hypodermatische*, durch Einspritzung von Lösungen oder Emulsionen unter die Haut bzw. in die Muskulatur, und die *Darreichung per os*. Einige andere Anwendungsweisen werden nur noch selten in Gebrauch gezogen, wie die *Sublimatbäder* (früher bei der kongenitalen Syphilis viel benutzt); noch andere, wie die *quecksilberhaltigen Suppositorien* und Vaginalkugeln oder die *Quecksilberräucherungen* oder Inhalationen werden kaum noch verwendet. Die intravenöse Injektion wird jetzt wesentlich für Mischungen von Quecksilber- und Salvarsanpräparaten benutzt; die intralumbale ist nur wenig versucht worden.

Die älteste und lange Zeit verbreitetste der 3 Hauptmethoden ist die **Einreibungskur** *(Inunktions-* oder *Schmierkur)*, die sich als relativ sehr zuverlässig bewährt hat. Wir begegnen ihr bereits kurze Zeit nach dem Ausbruch der Syphilisepidemie am Ende des 15. Jahrhunderts, und sie wird nach den mannigfachsten Anpreisungen und Anfeindungen und allerdings auch nach erheblichen Modifikationen noch immer von vielen für eine der *wichtigsten Behandlungsmethoden der Syphilis* gehalten. Ihr Wesen beruht darin, daß eine quecksilberhaltige Salbe in die Haut eingerieben, daß ein Teil des Quecksilbers resorbiert wird und durch Aufnahme in das Blut im ganzen Körper seine Wirkung entfalten kann. Daß diese Resorption wirklich stattfindet, darüber kann ein Zweifel nicht bestehen, denn das Quecksilber wird durch die Nieren zum Teil wieder ausgeschieden und es gelingt stets, es im Urin nachzuweisen, manchmal schon 24 Stunden nach der ersten Einreibung.

Viel erörtert wurde die Frage, auf welchem Wege die Resorption zustande kommt; es ist wohl anzunehmen, daß Quecksilber in den *Ausführungsgängen der Schweiß- und Talgdrüsen* zur Aufnahme gelangt. Bei anatomischen Untersuchungen excidierter Hautstückchen vom Lebenden und der mit Quecksilbersalbe eingeriebenen Haut von Leichen sind kleinste Hg-Kügelchen in den Drüsenausführungsgängen bis zu einer beträchtlichen Tiefe gefunden, und es ist ferner konstatiert worden, daß bei kleinen Verletzungen der Haut Quecksilberkügelchen in das Corium eindringen, von dem aus natürlich eine Resorption möglich ist. Die Untersuchungen über den Chemismus dieses Vorganges haben noch zu keinem abschließenden Resultat geführt; es wird z. B. angenommen, daß das regulinische Quecksilber durch die im Sekrete der Hautdrüsen befindlichen Fettsäuren in lösliche Verbindungen übergeführt wird. Ferner ist aber nachgewiesen, daß die *Resorption* des von der eingeriebenen Fläche *abdunstenden Quecksilbers,* sei es, daß sie durch die Haut, sei es (was wahrscheinlich die größte Rolle spielt) daß sie durch die Respirationsorgane stattfindet, für die Aufnahme des Mittels in den Organismus besonders wichtig ist. Man hat eine kräftige Resorption auch dann nachweisen können, wenn die Haut der Patienten überhaupt nicht mit der Quecksilbersalbe in Berührung kam, sondern diese auf impermeablen Stoff, mit dem die Glieder des Kranken bedeckt waren, ausgebreitet wurde, oder wenn mit Salbe bedeckte Tücher in der Nähe der Krankenbetten aufgehängt wurden. Bekannt sind auch die Quecksilberwirkungen, die sich bis zu Intoxikationserscheinungen steigern können, bei Kranken, die selbst kein Quecksilber bekommen, aber in Zimmern liegen, in denen andere Kranke Schmierkuren machen. Alle diese Beobachtungen beweisen, von welch großer Bedeutung die durch die Lunge erfolgende Resorption des abdunstenden Quecksilberdampfes für die Quecksilberaufnahme ist.

Als empfehlenswerte Salbe für die Schmierkur ist immer noch das alte *Unguentum Hydrargyri cinereum,* die *graue Salbe,* zu nennen, welche durch Verreiben von regulinischem Quecksilber mit Fett, im Verhältnis von 1:2 (am besten fabrikmäßig) hergestellt wird (feinste Verteilung der Kügelchen!). Recht zweckmäßig ist auch das in graduierten Tuben abgegebene *Unguentum Hydrargyri cum Resorbino parat.,* das Quecksilbermitin, -vasogen usw. und das Unguentum Hydrargyri der französischen Pharmakopoe, letzteres um die Hälfte stärker quecksilberhaltig, als unser offizinelles Unguentum Hydrargyri. Alle anderen Mittel, die teils auf Grund theoretischer Spekulationen, teils um die Unannehmlichkeiten der Anwendung der grauen Salbe zu vermeiden, in die Praxis eingeführt wurden, z. B. auch quecksilberhaltige Seifen, Kalomelsalben usw. haben nicht vermocht, die graue Salbe zu verdrängen, wenngleich einzelne dieser Präparate ebenfalls ganz brauchbar sind. Kranke, welchen man die Natur ihrer Krankheit verheimlichen will, kann man mit durch einen kleinen Zinnoberzusatz rot gefärbtem Unguentum cinereum „massieren" lassen.

Die für die Schmierkur gegebenen Vorschriften zeigen mannigfache Modifikationen, die im ganzen wenig wichtig sind; es kommt im wesentlichen nur darauf an, daß eine bestimmte Quantität Quecksilbersalbe in zweckmäßiger Weise auf eine hinreichend große Hautfläche eingerieben wird. So wird auch die hier gegebene Vorschrift nach der einen oder anderen Seite hin in einzelnen Fällen Modifikationen erleiden können oder müssen, ohne daß dadurch die Wirkung beeinträchtigt wird.

Wir lassen die Schmierkur in der Weise vornehmen, daß der Patient, falls er sich selbst einreibt, abends vor dem Schlafengehen (in der Bettwärme bessere Hg-Verdunstung) die vorgeschriebene Menge auf die Fläche der rechten Hand nimmt, die Salbe über den linken Arm von der Schulter bis nahe ans Handgelenk verteilt und nun ohne Unterbrechung 15 Minuten (bei Resorbin nur 5 Minuten) die ganze mit Salbe bedeckte Haut mit der Hand reibt; man muß möglichst alle Stellen in gleichmäßiger Weise und ohne zu starken Druck massieren. Ist die Einreibung gründlich vorgenommen, so sieht die Haut dann nicht mehr fettglänzend, sondern mattgrau oder blauschwarz aus. Darauf zieht der Kranke ein Unterhemd von

Trikot mit langen Ärmeln und nach der Einreibung der Beine eine lange Unterhose an, da während der Schmierkur die leinene Wäsche die frisch eingeriebenen Stellen der Haut nicht berühren soll. Die Hand, mit welcher eingerieben wurde, darf abgewaschen werden. Die Patienten sind stets darauf aufmerksam zu machen, daß goldene Fingerringe abgenommen werden müssen, da sie sonst amalgamiert werden. Am zweiten Abend wird in derselben Weise der rechte Arm eingerieben und am dritten bis sechsten Abend sukzessive der linke Oberschenkel, der rechte Oberschenkel, der linke Unterschenkel und der rechte Unterschenkel, oder — noch vorteilhafter wegen der größeren Flächen — je eine ganze untere Extremität und je eine Seite von Thorax und Abdomen (evtl. bei Einreibung durch einen anderen auch der Rücken). Obgleich es auf die Reihenfolge natürlich gar nicht ankommt, so muß diese den Patienten doch in ganz bestimmter Weise vorgeschrieben werden, damit für jeden Teil eine möglichst lange Ruhepause bis zur nächsten Wiederholung der Einreibung an derselben Körpergegend gewahrt wird. Mit diesen sechs Einreibungen ist ein Zyklus, eine „Tour", beendigt, am siebenten Tage nimmt der Kranke ein warmes Vollbad; er beginnt dann am selben oder am nächsten Tage die zweite Tour der Einreibungen wieder in der einmal angegebenen Reihenfolge (über die Dosierung s. u.).

Die Durchführung einer Schmierkur erfordert eine nicht unerhebliche Energie und Ausdauer von seiten der Patienten; bei solchen, bei denen man dieser Eigenschaften nicht sicher ist, empfiehlt es sich daher, die Einreibungen durch eine geübte Pflegeperson ausführen zu lassen. Eigentlich soll die letztere nicht, wie es oft geschieht, mit der bloßen, sondern mit der mit einem Lederhandschuh bedeckten Hand einreiben; empfehlenswert sind hierzu auch mit Gummipapier oder Leder überzogene Polster oder pilzförmige Instrumente („Inunktoren" aus Holz, Glas usw.). Es versteht sich von selbst, daß Schwerkranke, an Affektionen der Lungen, des Gehirns u. dgl. Leidende stets von einem anderen eingerieben werden müssen.

Viele lassen bei den Schmierkuren die Wäsche selten wechseln, die Patienten möglichst wenig ausgehen, selbst die Zimmer nicht gut lüften. All das ist aber wohl kaum nötig; durch Verstärkung der Dosis kann man die durch diese Maßnahmen beabsichtigte intensivere Resorption ebenfalls erreichen.

Man hat die Quecksilbersalbe auch nur aufstreichen und den überstrichenen Teil mit einem leichten Tuch bedecken lassen; oder man verordnete mit Hg-Amalgam durchsetzte Stoffe „Mercolinte", welche die Patienten schurzartig tragen (je 14 Tage). Diese u. ä. nur durch Inhalation wirkende Methoden bedingen aber augenscheinlich doch eine weniger starke Hg-Wirkung.

Speziell bei der kongenitalen Lues der Neugeborenen und der Kleinkinder hat man auch von Einwickelungen mit grauem Pflaster Gebrauch gemacht (vgl. S. 413).

Zur **internen** Behandlung wurden und werden sehr verschiedene Präparate verwendet, von denen hier nur einige angeführt seien; Hydr. bichlorat. (früher als alkoholischer *Liquor van Swieten* viel benutzt, später meist nur in Pillenform mit Kochsalzzusatz, etwa 4—5 mg Sublimat mit 4 cg Kochsalz pro Pille, 3 bis 4 Pillen täglich (= 0,012—0,02 Sublimat); Hydr. chlorat. (besonders bei kleinen Kindern, s. d.); Protojoduret = Hydr. jodatum flavum (Quecksilberjodür) in Pillen à 1—1,5 cg 3—5 Pillen täglich. Das Hydrargyrum bijodat. rubrum = Quecksilberjodid wirkt zu stark ätzend. Ferner wurden viel verwendet das Hydr. tannicum oxydulat. (3—6 Pillen zu 0,03—0,05 täglich) und einige neuere Präparate wie Mergal, Merjodin usw. Per os soll Hg immer nach den Mahlzeiten genommen werden. Opiumzusatz wird (wegen der evtl. Retention im Darm) besser vermieden.

Im allgemeinen wird die innere Hg-Behandlung jetzt nur sehr wenig angewendet, da die Resorption recht unregelmäßig, und die Wirkung relativ schwach ist. Dabei sind Nebenwirkungen auf Magen und Darm nicht selten.

Die subcutane bezw. intramuskuläre Applikation des Quecksilbers. Zur Injektion werden *gelöste* Quecksilberverbindungen oder Emulsionen *ungelöster* Hg-Präparate bzw. *regulinischen* Quecksilbers benutzt. Von den gelösten Hg-Verbindungen wird jetzt vor allem noch das Sublimat, gewöhnlich in $1^0/_0$iger Lösung mit Zusatz von $3^0/_0$ Kochsalz (die weniger irritierend wirken soll, als reine Sublimatlösung) angewendet. Statt des Sublimats hat man eine große Anzahl anderer Präparate (Formamidat-, Albuminat-, Pepton-, Succinimid-, Sozojodol-, Oxycyanat-Hg, Embarin usw. oder Hg-Verbindungen mit As, Enesol, Modenol) empfohlen. In neuerer Zeit ist vor allem das *Novasurol* (oxy-merkuri-chlorphenol-essigsaures Natrium + Diäthylmalonylharnstoff) sehr beliebt gewesen. Die Einspritzungen gelöster Präparate werden am besten in der gleichen Weise vorgenommen, wie das unten für die ungelösten geschildert wird. Die gelösten Verbindungen (vor allem Sublimat und Oxycyanat, in neuester Zeit auch kolloidale Präparate) sind vielfach auch intravenös gegeben worden. Doch hat sich diese Methode nicht recht einbürgern können. (Über die intravenös applizierten Mischungen von Hg und Salvarsan vgl. S. 405).

Einen großen Fortschritt für die Injektionsbehandlung hat die Benutzung *ungelöster* (fälschlich „unlöslich" genannter) *Quecksilberverbindungen* bezw. regulinischen Quecksilbers gebracht. Man legt mit ihnen gleichsam ein Depot im Körper an, von dem das Hg bei den einen langsamer, bei den anderen schneller resorbiert wird (*„Depotinjektionen"*). Das hat nicht nur den Vorteil, daß die Injektionen seltener gemacht zu werden brauchen, sondern es kommt auch eine im allgemeinen entschieden energischere Wirkung zustande. Wie die Urinuntersuchungen beweisen, wird das Hg auch schon kurz nach solchen Injektionen in relativ großer Menge aufgenommen; seine Konzentration im Organismus steigt (durch Kumulation) zu beträchtlicher Höhe, und seine Remanenz ist eine langdauernde. Die energischste Quecksilberbehandlungsmethode, die wir kennen, ist die mit *Kalomel*. Man benutzt das „Calomel vapore paratum" in öliger Suspension (über Dosen und Technik usw. s. u.). Die Kalomelölinjektionen werden von vielen Patienten nicht gut vertragen; sie machen Schmerzen und Infiltrate, aber bei passenden Dosen und richtiger Technik sind die Kuren doch oft recht gut durchzuführen.

Wesentlich schwächer, aber auch weniger lokal irritierend wirken die Injektionen von *Hydrarg. salicylicum* und *thymolo-aceticum*. Die zahlreichen anderen Suspensionen von Quecksilberverbindungen werden kaum mehr gebraucht.

Statt der Hg-Verbindungen wird seit langer Zeit regulinisches Hg in Form der sog. *grauen Öle* (Ol. ciner.), feinster Suspensionen ($40^0/_0$) in fettigen Vehikeln, benutzt (Hydr. puriss. 4,0, Lanolin. puriss. 1,5, Ol. dericini 4,5). Richtig hergestellte Präparate (z. B. das Mercinol) werden lokal meist sehr gut vertragen. Die Wirkung ist weniger akut als bei den Hg-Verbindungen, die Remanenz aber eine sehr große. Das bringt die Gefahr mit sich, daß durch Kumulation und durch unregelmäßige Resorption Hg-Intoxikationen dabei leichter zustande kommen.

Über die *Technik der Depotinjektionen* ist folgendes zu sagen: Man benutzt von den Kalomel-, Salicyl- und Thymol-Hg-Injektionen sehr sorgfältig hergestellte $10^0/_0$ Suspensionen in sterilisiertem reinstem Ol. olivar. oder amygdalarum oder Dericini (mit Zusatz von etwas Campher) oder auch in (sehr reinem) Paraffinum liquidum oder Vasenol (Köpp). Die Suspensionen müssen sehr sorgfältig umgeschüttelt werden (am besten werden sie in Gläsern mit abgerundetem Boden — „Kugelflaschen" — abgegeben). Viel verwendet werden auch $40^0/_0$ Aufschwemmungen speziell von Kalomel in einer besonderen, bei gewöhnlicher Temperatur fast starren Masse, die vor der Benutzung in heißem Wasser angewärmt werden müssen. Diese $40^0/_0$ Suspensionen werden am besten aus Apotheken bezogen, in denen man in ihrer Herstellung besondere Übung hat. Sie dürfen nur mit bestimmten sorgfältigst geeichten Spritzen mit sehr engem Lumen injiziert werden (Barthélemysche, Zielersche Spritzen), da sonst die Dosierung zu ungenau wird; jeder Teilstrich einer solchen Spritze enthält 1 cg Kalomel. Ganz analog werden $40^0/_0$ Suspensionen von Salicyl- und Thymol-Hg hergestellt. Diese stark konzentrierten Präparate sollen wegen ihres geringeren Volumens besser vertragen werden, als die $10^0/_0$ (was Kontrollversuche mir nicht bestätigt haben J.). Auch die $40^0/_0$ grauen Öle müssen mit einer solchen Spritze injiziert werden (1 Teilstrich = 1 cg Hg).

Besonders wichtig ist bei den Depotinjektionen die Art, wie man einspritzt, da von in dieser Beziehung gemachten technischen Fehlern einzelne unangenehme Nebenwirkungen (s. u.) abhängig sind. Größte Sauberkeit ist natürlich notwendig; dagegen sind besondere antiseptische Maßnahmen entbehrlich. Die Haut muß mit Spiritus, Äther oder Benzin gründlich abgerieben werden. Die einmal sterilisierten Spritzen, bei denen auf leichten Gang und luftdichten Verschluß geachtet werden muß, können ohne erneute Desinfektion immer wieder gebraucht werden; sie werden nach der Injektion mit Äther oder absolutem Alkohol und Äther durchgespritzt, ebenso die Kanülen; die letzteren sollen 4—5 cm lang, sehr scharf und relativ weit sein; sie halten sich am besten, wenn man sie nach dem Gebrauch und Durchspritzen in einer gut geschlossenen Schale aufhebt, welche mit Paraffin. liquidum gefüllt ist. Beim Einspritzen muß man darauf achten, daß nichts von dem Quecksilberpräparat an der Kanüle haftet, man muß also die Kanüle auf die schon gefüllte Spritze aufsetzen. In die letztere aspiriert man unmittelbar aus der Flasche oder durch eine besondere stumpfe Kanüle, die man dann mit der scharfen vertauscht. Bei den 40%igen Suspensionen muß man berücksichtigen, daß die nach der Injektion in der Kanüle bleibende Flüssigkeitsmenge immerhin so groß ist, daß sie die Exaktheit der Dosierung beeinträchtigt. Deswegen muß man am besten etwas Luft oder Paraffinum liquidum nachspritzen; dadurch wird auch die Kanülenöffnung vor dem Herausziehen von der Suspension gereinigt, und es wird vermieden, daß von dieser etwas in der Cutis selbst deponiert wird, welche das Hg schlecht verträgt.

Bei der Einspritzung ist ferner noch darauf zu achten, daß die Kanülenspitze nicht in einem Gefäß, speziell in einer Vene liegt, weil dadurch Embolien zustande kommen können (s. u.). Man muß daher, ehe man die Spritze entleert, ansaugen, (die Spritze muß also immer etwas größer sein, als die einzuspritzende Menge), und wenn kein Blut in der Spritze erscheint, so injizieren, daß man die Lage der Nadel nicht mehr verändert. Weniger sicher ist es, vor der Injektion nur zu kontrollieren, ob Blut aus der Kanüle herauskommt. Konstatiert man auf die eine oder andere Weise, daß man sich in einem Gefäß befindet, so sticht man am besten an einer anderen Stelle ein.

Die Einspritzungen werden jetzt wohl allenthalben in die Glutäalgegend gemacht, und zwar in ihren äußeren oberen Quadranten, wenig unter der Crista ossis ilei. Man gibt sie abwechselnd auf beiden Seiten und wechselt auch die Injektionsstellen auf jeder Seite; nie soll man in ein von früheren Einspritzungen etwa vorhandenes Infiltrat eingehen. Man sticht senkrecht ohne Anhebung einer Hautfalte in die Tiefe und injiziert dann langsam (je nach der Dicke des Unterhautzellgewebes kommt das Depot in dieses oder in die Muskulatur zu liegen). Beim Herausziehen der Nadel soll man schräg gegen den Stichkanal drücken, damit möglichst nichts von der Suspension in den Stichkanal kommt. Ein Stückchen Pflaster klebt man nur auf, wenn es aus der Stichöffnung blutet.

Die Dosierung der Hg-Präparate. Von altersher hat sich der Begriff einer *„Hg-Kur"* ausgebildet; es wurde eben wohl stets bei der Syphilisbehandlung nicht gerade nur soviel Hg gegeben, wie zur Beseitigung der Symptome notwendig war. Durch die Kombination mit Salvarsan (s. u.) ist die Hg-Menge der einzelnen Behandlungsserie natürlich beeinflußt worden; aber noch immer werden gewisse Regeln festgehalten, die etwa in folgender Weise umschrieben werden können.

Eine volle Kur bei einem kräftigen erwachsenen Mann besteht aus:

30—45 Einreibungen zu 3—5 g Ung. cinereum (der Pharmakopie), ebenso Resorbin- usw. Quecksilber.

30—45 Injektionen zu 0,01 Sublimat (1 ccm der $1^0/_0$ Lösung; analog die anderen gelösten Präparate) — täglich — (oder die Hälfte der Injektionen zu 0,02 jeden 2. Tag) = 0,21 bis 0,3 Hg.

Novasurol (1 ccm = 0,034 Hg). 10—15 Injektionen zu $\frac{1}{2}$—2 ccm alle 2—3 Tage = etwa 0,17—1,0 Hg.

Salicyl-Hg und Thymol-Hg, $10^0/_0$ Suspensionen, 12—15 ccm alle 4 bis 5 Tage je 1 ccm = etwa 0,72—0,9 Hg.

Kalomel, $10^0/_0$ Suspension, 5—8 ccm, in 10—16 und mehr Injektionen alle 4—6 Tage, je 0,3—0,5 ccm = etwa 0,42—0,68 Hg (entsprechend von der $40^0/_0$ Suspension je 3—5 Teilstriche der BARTHÉLEMYschen oder ZIELERschen Spritze).

Ol. cinereum (Mercinol) $40^0/_0$, davon 40—72 Teilstriche, in 10—12 Injektionen alle 6—7 Tage zu 0,04—0,06 Hg = 4—6 Teilstriche der entsprechenden Spritze = 0,4—0,72 Hg.

Die Dosierung richtet sich im ganzen, aber wegen der verschiedenen Toleranz und Resorption nicht ausschließlich, nach dem Hg-Gehalt der einzelnen Präparate (Sublimat $74^0/_0$, Hydrarg. salicyl. $59,5^0/_0$, Hydrarg. thymolo-acetic. $57^0/_0$, Kalomel $85^0/_0$).

Die interne Behandlung kann in analoger Weise kaum abgeschätzt werden, doch muß man für sie wegen der schwächeren und unregelmäßigeren Wirkung längere Zeit rechnen, als für die anderen Kuren (mindestens 6—8 Wochen).

Bei Frauen und schwächlichen Männern werden im allgemeinen kleinere Dosen angewendet; ebenso bei Kindern und Jugendlichen die entsprechend (nach Körpergewicht und Kräftezustand) berechneten Quantitäten.

Immer ist zu empfehlen, mit etwas kleineren („Probe"-)Dosen zu beginnen und diese allmählich zu steigern, um erst die Toleranz des Organismus einiger. maßen festzustellen.

Das Hg hat, wie jedes energisch wirkende Medikament, eine Anzahl **unangenehmer Nebenwirkungen,** deren Kenntnis und genaueste Beobachtung außerordentlich wichtig ist.

Diese Nebenwirkungen sind (mit einigen besonders anzuführenden Ausnahmen) allen Hg-Kuren gemeinschaftlich. In erster Linie ist hervorzuheben, daß einzelne Menschen Hg in keiner Form vertragen. Sie werden matt, anämisch, verlieren den Appetit, ohne daß eine bestimmte Organaffektion aufzufinden ist. Dieser „allgemeinen Idiosynkrasie" stehen die viel häufigeren Hg-Erkrankungen einzelner Organe gegenüber, welche oft nur ein, manchmal aber auch mehrere dieser Organe betreffen („Organ-Idiosynkrasie"). Ganz besonders sind es die Schleimhäute der Mund- und Rachenhöhle und des Dickdarms, die Haut und die Niere, welche unter der Hg-Wirkung bei vielen Menschen leiden. Die Reaktionen auf Hg sind im allgemeinen abhängig auf der einen Seite von rein individuellen Momenten, auf der anderen Seite aber auch von der Menge des Hg, welche in einem gegebenen Augenblick zur Wirkung kommt. Je stärker die Empfindlichkeit, um so eher wird die krankhafte Reaktion ausgelöst, je größer die Dosis des Hg, um so häufiger kommen solche Reaktionen zustande. Ob einzelne Hg-Präparate in dieser Beziehung eine Ausnahme machen, steht noch dahin. Für die Überempfindlichkeit der verschiedenen Organe finden wir gelegentlich nachweisbare Ursachen, in anderen erscheint sie uns ganz unverständlich. Die Überempfindlichkeitsreaktionen können — wie uns das auch von anderen toxischen Wirkungen bekannt ist — sofort oder bald nach der ersten Hg-Applikation eintreten, sie können sich aber auch erst nach längerer Zeit entwickeln, und zwar entweder, weil erst nach einer gewissen Dauer der Kur die Dosis (durch Kumulation) groß genug wird, um die individuelle Empfindlichkeitsgrenze zu überschreiten, oder weil die Empfindlichkeit gegen Hg allmählich oder anscheinend plötzlich gesteigert wird („Sensibilisierung"), gelegentlich nach die Widerstandsfähigkeit des Körpers herabsetzenden Momenten oder auch nach („unspezifischer") Sensibilisierung durch ein anderes Medikament (z. B. Salvarsan). Deswegen können solche Nebenwirkungen auch nach einer ersten gut vertragenen Kur bei einer selbst durch längere Pause getrennten zweiten bald eintreten usw. Die Überempfindlichkeit kann sich immer mehr steigern; sie kann aber auch durch Gewöhnung verschwinden und evtl. wiederkehren.

Hg-Stomatitis und -Pharyngitis. Im Beginn dieser Erkrankung stellt sich in der Regel eine Schwellung und Rötung der Zahnfleischpyramiden zwischen den oberen und den unteren Schneidezähnen und an den Teilen des Zahnfleisches ein, welche die letzten Backzähne umgeben; ebenso gehört eine leichte *Steigerung der Speichelsekretion,* die aber bei späterer Hg-Applikation auch wieder verschwinden kann, und ein eigentümlicher *übler Geruch* aus dem Munde oft zu den ersten Symptomen. Im weiteren Verlauf nimmt Schwellung und Rötung des Zahnfleisches zu, die Spitzen der Pyramiden zerfallen und bilden eine schmierige eitrige Masse, und durch Weiterschreiten der Nekrose kommt es zur Bildung tiefer, schmierig belegter, sehr schmerzhafter Geschwüre, der *Mercurialgeschwüre,* besonders gern an den hintersten Back- resp. Weisheitszähnen, welche von einem hohen, nach dem Zahn zu ulcerierten Wall umgeben sein können (Abb. 93). Die Zähne werden gelockert, ja es kann sogar zu deren Ausfall kommen. Die Entzündung bleibt nicht auf das Zahnfleisch beschränkt, sondern ergreift auch die Zungenschleimhaut, besonders die Zungenränder, die untere Fläche der Zungenspitze und die Lippenschleimhaut; sie geht ferner von dem Winkel, in dem die Alveolarfortsätze des Ober- und Unterkiefers

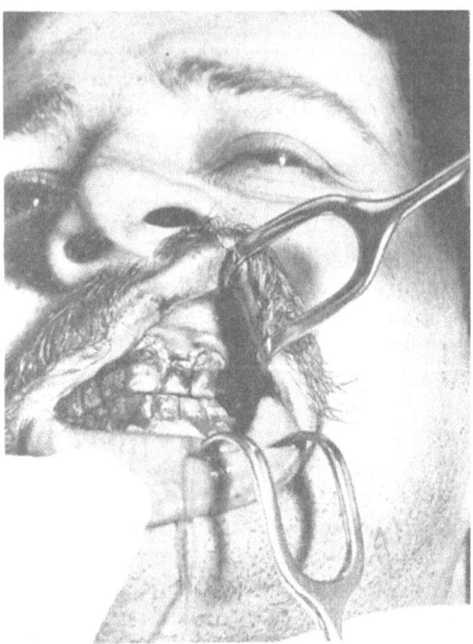

Abb. 93. Stomatitis mercurialis.

zusammenstoßen, an der Wangenschleimhaut nach vorn; sie nimmt besonders die Mitte der Wange ein, entsprechend dem Streifen, in dem die Wangenschleimhaut den Zähnen anliegt; wir dürfen wohl die mechanische Irritation durch die Zähne für diese Lokalisation und ebenso für die Vorliebe der Mercurialstomatitis für die Seitenränder der Zunge verantwortlich machen. Auf der Zunge wird, neben den Zahneindrücken am Rand, öfters eine auffallende Schwellung der *Papillae fungiformes* beobachtet, die als hirsekorngroße, pilzförmige Gebilde über das Niveau des Zungenrückens hervorragen. Reichlicher Zahnsteinansatz, cariöse Zähne, eine Alveolarpyorrhöe, Tabakrauchen und -kauen, scharfe Speisen und Getränke begünstigen die Entstehung einer Stomatitis, die sich oft an eine schon vorher bestehende Reizung des Zahnfleisches anschließt. Auch auf die Gaumenschleimhaut, besonders unmittelbar hinter der Zahnreihe, kann sich die Entzündung und Verschwärung ausbreiten. Gleichzeitig stellt sich ein höchst übler, fötider, recht charakteristischer Geruch aus dem Mund ein, der die Patienten und ihre Umgebung sehr belästigt. Eine gewöhnliche Begleiterscheinung ist die schmerzhafte Schwellung der submaxillaren Drüsen. Die leiseste Berührung der erkrankten Mundschleimhaut ist ganz außerordentlich empfindlich; die Reibung der Zunge an den Zähnen ist um so weniger zu vermeiden, als diese mehr oder weniger stark geschwollen ist. Die Patienten können daher kaum und nur unter Qualen sprechen und essen; hierzu kommt noch eine abundante Speichelsekretion: den Kranken läuft der Speichel ununterbrochen aus dem halbgeöffneten Munde und wird während eines Tages in großen Massen sezerniert *(Speichelfluß, Salivation)*. Die Kranken können fiebern, Albumen ausscheiden und befinden sich oft in einem geradezu jammervollen Zustande. In den schwersten Fällen kann sich ein „Noma"-ähnlicher Prozeß entwickeln.

Während wir jetzt das Eintreten einer derartigen Stomatitis mit allen nur möglichen Mitteln zu verhüten suchen, hielt man früher gerade umgekehrt den Eintritt der Salivation für notwendig zur Heilung der Syphilis, und hat die Quecksilberkuren in, wie wir jetzt sagen können, unbegründeter Weise übertrieben.

Die Wirkung des Quecksilbers auf das Zahnfleisch ist bei verschiedenen Individuen eine außerordentlich verschiedene, indem der eine am Schluß einer gewissenhaft durchgeführten Kur nicht die geringste Veränderung zeigt, während bei einem anderen schon nach geringer Hg-Resorption eine heftige Stomatitis entsteht. Zum Teil beruht diese Prädisposition sicher auf *lokalen Verhältnissen*: schon bestehender Entzündung oder Schwellung des Zahnfleisches infolge schlechter Zähne usw. (s. o.); aber noch wesentlicher scheint eine besondere individuelle Überempfindlichkeit der Mundschleimhaut zu sein. Bei zahnlosen Kindern und Greisen ist eine mercurielle Stomatitis außerordentlich selten.

Die Hg-Stomatitis ist bei der ärmeren Bevölkerung häufiger, als bei der gutsituierten mit ihrer im allgemeinen besseren Mundpflege. Sie ist bei der Schmierkur (unmittelbare Einwirkung der Hg-Dämpfe auf die Mundschleimhaut?) häufig; aber auch bei den starken intramuskulären Kuren (Kalomel) tritt sie recht oft auf.

Zur *Prophylaxe* ist eine Sanierung der Mundhöhle (Entfernung von Zahnstein, Plombierung oder Entfernung cariöser Zähne) im Beginn der Kur sehr erwünscht. Während der Hg-Zufuhr und noch mehrere Wochen danach (Remanenz des Hg!) ist eine sehr gründliche Mundpflege erforderlich: Putzen der Zähne morgens, abends und nach der Mittagsmahlzeit mit guten Zahnpulvern oder -Pasten, Spülungen und Gurgelungen tagsüber alle 2 Stunden mit Hydrogenium peroxydatum solutum oder Perhydrol 10% (2 Teelöffel auf 1 Glas Wasser), schwacher Alaun-, Kal. hypermangan.- oder Boraxlösung oder Liqu. aluminii acetici (½—1 Teelöffel auf 1 Glas Wasser), (Kal. chlorat. ist besser zu vermeiden, denn es ist ein starkes Gift und ist gelegentlich aus Versehen in größeren Mengen von Kranken innerlich genommen worden), Myrrhen- oder Ratanhiatinktur (10—20 Tropfen auf ein halbes Glas Wasser) usw., ferner Vermeiden des Tabakrauchens und -kauens, scharfer Speisen und Getränke.

Bei der leisesten Spur einer Stomatitis muß die Mundpflege noch verstärkt, das Zahnfleisch z. B. mit Ratanhiatinktur (rein oder mit Zusatz von 1—10% Jodtinktur) gepinselt, und der Mund aufs sorgfältigste überwacht werden. Bei jeder auch nur etwas stärkeren Reizung muß die Hg-Behandlung ausgesetzt, und alles getan werden, um die weitere Hg-Aufnahme zu verhindern und das Hg möglichst schnell aus dem Körper herauszubefördern. Speziell bei der Schmierkur müssen täglich warme Seifenbäder gegeben, Unter- und Oberkleider und Bettwäsche müssen sofort gewechselt, das Zimmer sehr gut gelüftet werden. Im übrigen verordnet man bei allen Hg-Kuren, wenn Stomatitis sich einstellt, leichte Laxantien, läßt viel indifferente Flüssigkeit trinken (evtl. auch noch Diuretica ein- und Schwitzprozeduren vornehmen) und eine leichte, breiige oder selbst flüssige, aber gut ernährende Kost genießen. Gegen die Salivation ist Atropin (ein- bis dreimal am Tage 0,0005) zu versuchen. Zu der äußersten Maßnahme, der Excision der Depots bei Einspritzungen ungelöster Hg-Präparate (vgl. S. 376), wird man sich hier, wie bei den anderen Hg-Nebenwirkungen, nur bei wirklich drohender Gefahr entschließen; das kommt bei genügender Sorgfalt in Dosierung und Beobachtung nur sehr selten in Frage.

Ist die Stomatitis einigermaßen stark ausgebildet, so muß (neben all den bisher erwähnten Maßnahmen) noch eine ganz besonders sorgfältige lokale Behandlung vorgenommen werden. Außer sehr häufigen Spülungen empfiehlt es sich, das Zahnfleisch usw. mit Jod-Ratanhia-Tinktur, $1-2\%$ Chromsäurelösung u. ä. zu pinseln ($1-2$ mal täglich). Die geschwürigen Partien können zuerst mit 10% Chromsäure und unmittelbar danach mit dem Argentumstift oder 10% Argentum nitricum-Lösung ausgeätzt werden (Bildung von rotem Chromsilber). Man kann auch sehr vorteilhaft alle schmierig bedeckten Stellen mit einem spitzen, mit einer Spur Watte umwickelten Holzstäbchen mit reiner Carbolsäure oder Jodtinktur auswischen (namentlich die Taschen zwischen Zähnen und Zahnfleisch) oder selbst mit Jodoformbrei (Jodoform in 5% Carbolwasser) ausreiben.

Bei besonders starker Schmerzhaftigkeit kann man diese Prozeduren nach Einpinselung mit $5-10\%$ Novocainlösung u. ä. vornehmen und kann eine solche auch jeder Mahlzeit vorausgehen lassen; ebenso sind Anästhesin-Einpuderungen, Tutocain-Einpinselungen usw. zu versuchen; selbst Morphium usw. ist manchmal nicht zu entbehren. Die Salivation kann man auch jetzt noch mit Atropin bekämpfen und Streifen von Jodoformgaze in die Taschen des Mundes einlegen.

Der Wiederbeginn der Hg-Applikation darf natürlich erst nach vollständiger Beseitigung der Stomatitis mit großer Vorsicht (kleine Dosen, evtl. größere Pausen, ganz besondere Mundpflege und -kontrolle) stattfinden.

Mit der Stomatitis vergesellschaftet sich manchmal, kommt aber auch isoliert vor, eine *Pharyngitis,* welche besonders den weichen Gaumen, die Gaumenbögen, die Tonsillen betrifft. Neben diffuser dunkler Rötung und Schwellung entwickeln sich unter entsprechenden Beschwerden Beläge und selbst tiefergreifende, ja sogar gangränöse Ulcerationen.

Über die *Pathogenese* der mercuriellen Stomatitis sind die Akten wohl noch nicht geschlossen. Einzelne nehmen an, daß der im Munde gebildete Schwefelwasserstoff mit dem Hg, das in den (durch die Hg-Einwirkung erweiterten) Capillaren und im Gewebssaft vorhanden ist, sich zu Schwefel-Quecksilber verbindet, und daß dadurch Nekrosen entstehen, welche wieder den Bakterien (speziell der „PLAUT-VINCENTschen Symbiose", groben Spirochäten und fusiformen Bacillen) einen guten Nährboden bereiten und immer weiter zerfallen.

Die Hg-Enteritis. Die Hg-Enteritis („Dysenterie") kann bei allen Hg-Kuren vorkommen. Sie tritt oft recht plötzlich mit heftigen Leibschmerzen, Erbrechen, wässerigen, oft blutigen Stühlen, Fieber ein. Leichtere Fälle gehen bei Aussetzen der Hg-Zufuhr schnell in Heilung über; schwerere können sich lange hinziehen und zu hochgradiger Anämie, ja Kachexie und selbst zu Perforationen führen. Auch ohne solche ist in einzelnen Fällen der Exitus erfolgt. Anatomisch stellt sich die Hg-Enteritis als eine nekrotisierende hämorrhagische Entzündung der Dickdarmschleimhaut dar (Pathogenese analog der der Stomatitis?).

Prophylaktisch muß man während jeder Hg-Kur auf eine milde, nicht reizende Diät und auf regelmäßigen Stuhlgang halten. Bei Obstipation sind leichte Laxantien zu geben, bei Durchfall die Kur auszusetzen; bei allen auch nur einigermaßen schweren Erscheinungen ist sofort für schnelle Ausscheidung des Hg (s. ob. bei Stomatitis) und für strengste Diät zu sorgen, und der Patient muß das Bett hüten. Ob man dann milde Abführmittel oder Opiate gibt, darüber sind die Ansichten geteilt. Ich (J.) ziehe im Anfang, wenn die Entleerungen nicht sehr reichlich und stürmisch sind, die ersteren vor — um die Entfernung des in den Darm ausgeschiedenen Hg zu befördern —, gebe evtl. auch vorsichtig Einläufe und stelle erst dann den Darm ruhig (Tannalbin u. ä.).

Im Anschluß an die Darmerscheinungen seien auch die im Rectum und um den Anus herum, bei Frauen auch in der Vagina und Vulva, vorkommenden nekrotisch belegten Geschwüre erwähnt, welche in ihrem Krankheitsbild der Stomatitis sehr ähneln und sich auch mit ihr kombinieren können (sehr schwere Fälle!).

Von besonderer Bedeutung sind ferner die durch Hg bedingten **Nierenschädigungen**. Es ist selbstverständlich, daß vor jeder Kur der Urin auf Eiweiß und am besten auch mikroskopisch untersucht wird, damit einer, evtl. ja auch durch die Syphilis selbst schon erkrankten, Niere (s. S. 288) nicht zuviel zugemutet wird. Das gleiche muß auch während der Kur bei Inunktionen und Einspritzungen gelöster Präparate mindestens wöchentlich einmal und vor jeder Depotinjektion geschehen. Geringe Mengen von Albumen treten verhältnismäßig oft, sehr oft Cylindrurie ohne Albumen, auf; diese Erscheinungen gehen aber bei Aussetzen der Hg-Zufuhr, passender Diät, Ruhe, meist schnell zurück. Beim Wiederbeginn der Hg-Behandlung muß man besonders vorsichtig sein. Schwerere Nierenerkrankungen sind bei medikamentöser Hg-Behandlung selten. Immerhin kommen neben hämorrhagischen Prozessen auch subakute und chronische Nierenschädigungen im Anschluß an Hg-Kuren vor.

Sehr wichtig sind auch die Nebenwirkungen des Hg auf die **Haut**. Bei der Inunktionskur gibt es eine nur dieser eigentümliche *Hg-Folliculitis* („Hg-Acne"), welche, in geringerem Grade sehr häufig, in höherem Grade seltener, besonders bei stark behaarter Haut (daher vorzugsweise an der Streckseite der Extremitäten) auftritt. Es entstehen durch den Reiz der Hg-Salbe und die mechanische Irritation kleine rote Knötchen an den Follikeln, die sich in Pustelchen umwandeln. Muß man bei solchen Patienten die Inunktionen fortsetzen, so darf man sie nur auf den Beugeseiten der Extremitäten und dem Rücken vornehmen lassen. Am besten ist es, mit Injektionen fortzufahren (Behandlung: Schwefel-Trockenpinselungen, Salicylsalben, Schwefelbäder).

Viel wichtiger sind die *eigentlichen Hg-Dermatosen*, welche auf Grund einer besonderen Empfindlichkeit der Haut gegen Hg auftreten. Diese Überempfindlichkeit („Idiosynkrasie") zeigt sich bei einer relativ großen Anzahl von Patienten gegenüber der äußeren Applikation von Hg-Präparaten; sie ist wesentlich seltener bei interner Verabreichung und bei Einspritzungen. Diejenigen Menschen, welche auf das von innen her in die Haut gelangende Hg reagieren, tun das meist auch gegen das extern gegebene; diejenigen, welche gegen die äußerliche Anwendung empfindlich sind, vertragen die innere und subcutane oft vollständig reizlos („absolute und relative Idiosynkrasie" der Haut). Bei der externen Applikation werden in erster Linie und oft ausschließlich die unmittelbar dem Hg ausgesetzten Hautpartien ergriffen; in anderen Fällen „springt" die Hg-Dermatitis auf andere Gegenden, besonders Hände, Gelenkbeugen, Hals und Gesicht), sei es, weil das Hg mit den Fingern extern übertragen wird, sei es, daß es sich in Dampfform ausbreitet, evtl. natürlich auch dadurch, daß es von Haut oder Lunge resorbiert wird und dann auf dem Blutwege wie das intern usw. gegebene wirkt. Gerade an der Haut kann man die Gewöhnung („Desensibilisierung") auch von innen gegen von außen und von außen gegen von innen, in anderen Fällen aber umgekehrt eine Steigerung der Empfindlichkeit konstatieren.

Die Hg-Dermatosen sind im Prinzip akute Entzündungen. Sie können bei geringer, bzw. kurzdauernder Schädigung oder unbedeutender Idiosynkrasie auf dem Stadium der erythematösen Entzündung stehen bleiben, müssen aber auch dann als Kontraindikationen gegen die Fortsetzung der Hg-Zufuhr angesehen werden. Sie können aber auch, und das geschieht am häufigsten bei externer Applikation, in papulöse, vesiculöse und selbst bullöse oder diffus nässende, gelegentlich auch hämorrhagische Formen übergehen. Die von innen her entstehenden Exantheme sind meist diffus, intensiv rot, scharlachähnlich, symmetrisch, mit einer Prädilektion für die Beugeseiten, oft von Ödem und starkem Jucken begleitet (sehr starke Eosinophilie!), gelegentlich mit mehr oder weniger zahlreichen Furunkeln und Abscessen. Diese Exantheme gehen oft in eine lamellöse Abschuppung über, die besonders an Händen und Füßen zur Ablösung großer finger- und selbst handschuhartiger Hornmassen führt. Auch Pigmentierungen können zurückbleiben. An den *Nägeln* zeigen sich Querfurchen (BEAUsche Furchen), oder das Nagelwachstum wird eine gewisse Zeit völlig unterbrochen, und von dem sich später neubildenden Nagel werden die alten Nagelplatten, die proximalwärts mit einer scharfen Linie aufhören, allmählich nach vorn geschoben.

Bei den mehr oder weniger generalisierten Hg-Dermatitiden ist das Allgemeinbefinden oft schwer geschädigt. Hohe Temperatursteigerungen von wechselndem Typus, Albuminurien können sie komplizieren; in seltenen Fällen kommt es unter Herzschwäche, manchmal unter Beteiligung anderer Organe (Darm, Mund) selbst zum Exitus. Solche Dermatitiden können sich auch sehr lange hinziehen.

Viel seltener als diese generalisierten Formen sind dem Erythema exsudativum ähnliche und „fixe“, d. h. nur an einer oder einzelnen scharf umschriebenen Stellen auftretende erythematöse oder ekzematöse Herde. Selbst an der Schleimhaut und in Muskeln kommen, wenngleich sehr selten, lokalisierte Schwellungen und Schmerzen vor *(„extracutane fixe Nebenwirkungen“)*.

Auch für die *Behandlung der Hg-Dermatosen* ist das wichtigste die möglichst schnelle Ausscheidung des Hg (s. oben). Außerdem ist sehr sorgfältige Hauttherapie (warme Bäder mit Bolus alba, Kleie, Schwefel und ähnlichem, Schüttelpinselungen, Zinkpasten und Zinköl mit Ichthyol, Schwefel, Salicylsäure usw.) und sorgfältigste Behandlung schon der ersten sich meldenden Furunkel geboten. Bei sich länger hinziehenden Erkrankungen kann man auch Röntgenbestrahlungen versuchen (s. u. Therapie der Salvarsan-Dermatitiden).

Temperatursteigerungen kommen als Folge der Hg-Behandlung speziell bei den Komplikationen (schwere Stomatitis, Enteritis, Dermatitis und Lungenembolien) vor. Das Fieber, das sich namentlich bei frischer Lues an die ersten Hg-Applikationen, besonders an Injektionen anschließt, wird, in Analogie mit der JARISCH-HERXHEIMERschen Reaktion, vielfach als eine Reaktionserscheinung der Syphilis auf das Specificum aufgefaßt („Spirochätenfieber“, s. S. 384), ist aber bei Depotinjektionen auch bei Nichtsyphilitischen beobachtet worden.

Die **JARISCH-HERXHEIMERsche Reaktion** tritt besonders oft bei ersten Quecksilberinjektionen bei frischer Syphilis auf, bei makulösen und papulösen Syphiliden, seltener ist sie (beim Quecksilber) bei interner und bei später Syphilis zu konstatieren (vgl. S. 387).

Die Erscheinungen des „*Mercurialismus*“, wie sie bei langdauernder Beschäftigung mit Quecksilber, aber auch bei sonstiger, ganz chronischer Vergiftung (z. B. von Hg-Amalgam-Plomben aus?) vorkommen (speziell bei Arbeitern in Quecksilberbergwerken, bei Vergoldern usw.), bestehen in „Tremor mercurialis“, Konvulsionen, psychischer Reizbarkeit, Arbeitsunfähigkeit, Muskelschwäche bis zu lähmungsartigen Erscheinungen. Bei vernünftiger medikamentöser Hg-Behandlung werden diese Erscheinungen wohl kaum je gesehen.

Wenn wir ferner von sehr seltenen Nebenwirkungen des Hg (wie der evtl. auch durch die Lues bedingten multiplen Neuritis, dem Gehirnödem, der hämorrhagischen Diathese) und von rheumatoiden Schmerzen in verschiedenen Gelenken absehen, bleiben noch diejenigen zu erörtern, welche den **Injektionen** speziell eigentümlich sind. Bei den Einspritzungen gelöster Präparate kommen wesentlich nur Schmerzen und gewöhnlich unbedeutende Infiltrate in Frage. Die schweren Intoxikationen, welche ganz dem Bild der Sublimatintoxikation entsprechen, treten am ehesten bei den Depoteinspritzungen auf. Über lokale Schmerzen, wie sie bei Kalomel oft besonders stark sind, wird nach allen Hg-Einspritzungen gelegentlich geklagt. Infiltrate (und Schmerzen) sind häufiger bei Frauen, häufiger auch bei sehr mageren und bei sehr fetten Individuen, endlich bei schwer arbeitenden. Die Knoten können recht derb und empfindlich sein und in einzelnen Fällen erweichen; sie können auch dann noch zurückgehen oder auch, wenn sie nicht inzidiert werden, durchbrechen. Es entleert sich eine meist schokoladenfarbige sterile Flüssigkeit. Der Absceß schließt sich gewöhnlich schnell, mit Narbenbildung. Nach vielen Jahren sind manchmal noch derbe narbige Knoten zu fühlen, ja es kann sich an diese in einzelnen Fällen eine gummöse oder tubero-serpiginöse Hautaffektion anschließen. Die Knotenbildung ist leicht zu erklären, da die Hg-Injektion in jedem Fall zu einem nekrotischen Herd im Gewebe mit demarkierender Entzündung führt. Abscedierungen durch Infektion sind ganz außerordentlich selten (antiseptische Wirkung des Hg!). Zur Behandlung der Infiltrate und Abscesse sind Ruhe, heiße Bäder, feuchte Umschläge und Verbände angezeigt. Ist die Fluktuation sehr oberflächlich, so muß eine kleine Incision vorgenommen werden. Glücklicherweise sehr selten treten, namentlich wenn die Injektion an nicht geeigneter Stelle (zu nahe am Ischiadicus) gemacht worden ist, sofort nach der Injektion gelegentlich lange anhaltende Schmerzen auf; ganz ausnahmsweise ist es sogar zu Lähmungen, speziell des Peroneus, gekommen (Therapie wie oben und antineuralgisch). Zu den seltensten Ereignissen gehört (bei gelösten und ungelösten Präparaten) das Auftreten intensivster Schmerzen schon bei oder gleich nach der Injektion, starke Schwellung, ausgedehnte Sugillation und tiefe Nekrotisierung, die nur sehr langsam heilt. Die Diskussion, ob es sich dabei um eine Nervenverletzung oder um eine durch die Hg-Injektion in eine Arterie bedingte Embolisierung handelt, scheint durch den Nachweis von Krystallembolien bei analogen Vorkommnissen bei Bismutinjektionen in letzterem Sinn entschieden (vgl. S. 394).

Nicht ganz so selten kam es früher, als man noch nicht die Vorsichtsmaßregeln anwandte, um die Injektion ungelöster Präparate in eine Vene zu vermeiden (s. o.), zu *Lungenembolien.* Unmittelbar nach oder noch während der Injektion treten ein heftiger, lange anhaltender quälender Husten, Dyspnoe, Cyanose, Stiche in der Brust auf; es entwickelt sich das Krankheitsbild des Lungeninfarktes: mit Fieber, rostfarbenem Sputum und den physikalischen Infarktsymptomen; doch kann bei zentralem Sitz des Infarkts der Hustenreiz fehlen und der physikalische Befund normal erscheinen. Dabei zeigen sich auch andere Zeichen einer überstürzten Hg-Resorption, wie besonders Enteritis. Die *Prognose* ist eine recht günstige. Nach wenigen Tagen sind meist alle Erscheinungen verschwunden. Während dieses Vorkommnis durch die Aspiration bei der Injektion fast immer vermieden werden kann, ist das augenscheinlich nicht mit gleicher Sicherheit bei der sog. *„Grippe mercurielle"* der Fall. Darunter versteht man das Auftreten mehr oder weniger ausgesprochener katarrhalischer oder selbst infiltrativer Lungensymptome am Tage der Injektion oder am nächsten Tage mit Fieber und mit meist leichten Allgemeinsymptomen. Daß diese Erscheinungen auf disseminierter Lungenembolisierung beruhen, ist durch Röntgenbilder der Lungen nachgewiesen. Vielleicht handelt es sich dabei um Eindringen von kleinen Mengen in die Venen oder um stärkere Dispersion der embolisierenden Masse oder um Einspritzung in die Venenwand, so daß das Hg erst allmählich nach Zerstörung der Intima in die Zirkulation gelangt. Auffallend ist, daß solche grippeartige Symptome auch bei Schmierkuren beobachtet worden sein sollen (?). Als Pneumonien beschriebene Affektionen gehören wohl in das gleiche Gebiet, vielleicht auch die akuten Intoxikationen, welche sehr selten einige Stunden nach. den Einspritzungen unter Fieber, Frostanfall, heftigen Leibschmerzen, Hämaturie, Entleerung dünner, wässeriger und blutiger Stühle entstehen. Auch diese Fälle gehen wohl ausnahmslos in Heilung über.

Wenn wir zum Schluß die **verschiedenen Hg-Applikationsmethoden miteinander vergleichen,** so muß von vornherein zugegeben werden, daß eine wirklich zahlenmäßige Beurteilung hier, wie bei den meisten therapeutischen Fragen, nur schwer möglich ist. Es ist neben der individuellen Reaktionsart zu berücksichtigen: die Schnelligkeit der Resorption und der Ausscheidung, die „Remanenz" des Hg, die Nebenwirkungen und die äußeren Unannehmlichkeiten der einzelnen Methoden. Die kräftigsten sind unzweifelhaft die Depotinjektionen: Kalomelöle haben die akuteste und zugleich eine langanhaltende Wirkung; sie sind aber auch am schmerzhaftesten, machen am häufigsten Infiltrate und greifen die Kranken am stärksten an. Die grauen Öle wirken weniger akut, haben andererseits eine besonders lange Remanenz, führen daher manchmal auch erst längere Zeit nach Beendigung der Kur zu schweren Intoxikationen, werden aber lokal besser vertragen. Mildere Kuren werden mit Salicyl- und Thymol-Hg vorgenommen; auch diese Injektionen sind nicht selten schmerzhaft. Alle Depotinjektionen haben den Nachteil, daß bei Auftreten von Intoxikationserscheinungen die weitere Resorption nicht, resp. nur durch die praktisch schwierige und selten vorgenommene Excision der Depots (nach Feststellung ihrer Lage durch Röntgenaufnahmen in verschiedener Lage) verhindert werden kann. In geringerem Umfang gilt das aber auch für die Injektionen gelöster Präparate, welche ebenfalls zu Nekrosen führen können, im ganzen jedoch wesentlich besser vertragen werden, dafür aber schwächer wirken, eine geringere Remanenz haben und wegen der viel größeren Zahl der Einspritzungen für den Kranken recht unbequem sind. Etwa in der Mitte zwischen den letzteren und den Depotinjektionen stehen kräftige Einreibungskuren; sie führen aber relativ häufig zu Stomatitiden und am häufigsten von allen Hg-Methoden zu Dermatitiden; zudem sind sie unbequem, unsauber und schwer zu verbergen. Die innere Behandlung belästigt, wie erwähnt, Magen und Darm besonders stark, ist aber dabei in Wirkung und Remanenz relativ schwach, die Resorption anscheinend recht unregelmäßig. Die Injektionen, vor allem der ungelösten Präparate, werden von Frauen und sehr mageren Individuen im allgemeinen weniger gut vertragen.

Von diesen Gesichtspunkten wird man sich bei der Auswahl einer Hg-Kur leiten lassen, in erster Linie aber die Injektionen von Salicyl- und Thymol-Hg, von Ol. cinereum und — namentlich bei schwereren Fällen — von Kalomelöl berücksichtigen. Sind bei einer Inunktionskur Dermatitiden aufgetreten, so kann man nach deren Ablauf sehr wohl mit Injektionen, zunächst in kleinsten Dosen wieder anfangen und, wenn diese vertragen werden, zu größeren und schließlich zu den normalen ansteigen (wobei relative Intoleranz oder Gewöhnung in Frage kommen). Doch wird man jetzt in solchen Fällen sich meist auf Salvarsan und Bismut beschränken können.

Vielfach hat man auch verschiedene Applikationsmethoden des Hg miteinander kombiniert, z. B. eine Kur mit Einreibungen oder mit Injektionen gelöster Präparate begonnen und mit solchen ungelöster fortgesetzt usw.

Die allgemeinen Verordnungen, welche man den Patienten während einer Quecksilberkur gibt, unterscheiden sich nicht von denen, welche bei spezifischen Kuren überhaupt befolgt werden sollen (s. S. 411). Besonders wichtig ist die sorgfältige Mund-, Darm-, Urin- und Körpergewichtskontrolle vor, während und noch einige Wochen nach der Kur. *Kontraindikationen* stellen alle Nierenerkrankungen, soweit sie nicht syphilitisch sind, sehr schlechte Beschaffenheit der Zähne, große Empfindlichkeit oder chronische Erkrankungen des Darms dar; bei Lungentuberkulose wird man vor allem mit den Depoteinspritzungen sehr vorsichtig sein müssen. Aber auch alle anderen ernsteren Erkrankungen (Diabetes, Myokarditis usw.) müssen berücksichtigt werden. Man wird bei allen schwächlichen Individuen die stark angreifenden Kuren (Kalomelöl!) möglichst vermeiden, bei Ekzemen usw. die Schmierkur.

Die Salvarsan-Präparate.

Die Salvarsanbehandlung stellt, nach dem übereinstimmenden Urteil fast aller Syphilidologen, aber auch der Internisten, der Ophthalmologen, der Neurologen, einen außerordentlich großen Fortschritt in der Bekämpfung der Syphilis dar.

Arsen in anorganischer Form wurde zwar schon früher gegen die Syphilis empfohlen, konnte sich aber nur als Roborans halten, da es in größeren Dosen zu giftig ist. Erst die Wirkung des *Atoxyls,* einer organischen Arsenverbindung (Natrium arsanilicum, p-aminophenylarsinsaures Natrium) bei der Schlafkrankheit sowie bei Trypanosomeninfektionen und bei der Hühnerspirillose führte dazu, die Syphilis zunächst mit diesem Präparat zu behandeln, da die Spirochaeta pallida ja den Erregern dieser Krankheiten nahezustehen schien. Der Tierversuch gelang. Bei der Behandlung der menschlichen Syphilis mit Atoxyl aber zeigte sich, daß dadurch schwere Schädigungen, besonders des Opticus und des Acusticus, bedingt wurden, so daß man von dieser Therapie absehen mußte. Nachdem aber die wahre Konstitutionsformel des Atoxyls festgestellt war, versuchte EHRLICH, dieses Präparat seiner toxischen („organotropen") Eigenschaften zu entkleiden und seine parasitotrope, parasiticide Wirkung zu erhöhen, und zwar dadurch, daß er es in der verschiedensten Weise modifizierte. Nachdem sich auch das *Arsacetin* und das *Arsenophylglycin* nicht genügend bewährt hatten, gelang es endlich (1910) PAUL EHRLICH, in gemeinsamen Versuchen mit HATA, das Präparat zu finden, das im Tierversuch und bald auch am Menschen dem EHRLICHschen Ideal der „Therapia magna sterilisans" nahezukommen schien. Es war das 606. Präparat der Versuchsreihe (daher sein erster Name: *Ehrlich-Hata* 606), das *Dichlorhydrat des Dioxy-diamino-arsenobenzols,* das bei seiner Einführung in die Praxis den Namen *Salvarsan* erhielt. Das Erstaunliche war, daß ein soviel Arsen enthaltendes Präparat so gut vertragen wurde und trotzdem so intensiv wirkte. Es konnte und kann kein Zweifel darüber bestehen, daß das in der eigenartigen chemischen Konstitution der gegen Syphilis wirksamen Arsenpräparate begründet ist. Es ist eine absolut unberechtigte Forderung, ihre Giftigkeit nach der ihres Arsengehalts zu bewerten; daher sind hier natürlich auch die Maximaldosen des Arsens nicht zu berücksichtigen. Die chemischen und biologischen Bedingungen der Salvarsanwirkung sind noch zu wenig sicher erkannt, um hier besprochen werden zu können.

Durch die ersten Erfolge beim Menschen schien die Idee der „Chemotherapie" als im Prinzip richtig erwiesen zu sein, und das Salvarsan trat seinen Siegeslauf durch die Welt an. Die zuerst benutzte Technik seiner Einverleibung (intramuskulär oder subcutan in verschiedenen Lösungen und Suspensionen) erwies sich allerdings als schwer verwendbar, weil zu große Schmerzen und oft starke Infiltrate und Nekrosen eintraten. Erst als auch beim Menschen (wie bei den Tieren) das Mittel intravenös gegeben wurde, konnte es in wirklich großem Umfang benutzt werden.

Nach zwei Richtungen trat allerdings bald ein Rückschlag ein: es zeigte sich, daß das Ziel EHRLICHs mit einer einzigen Injektion die Spirochäten aus dem Körper vollständig zu entfernen, nicht, bzw. höchstens für eine geringe Anzahl von Fällen erreicht war; und dann war auch das neue Präparat von unangenehmen und zum Teil schweren Nebenwirkungen nicht frei, die unten im Zusammenhang besprochen werden müssen. Da aber auf der anderen Seite das Salvarsan eine bisher unbekannte akute Wirkung auf die allermeisten Erscheinungen der primären, sekundären und tertiären Syphilis hatte und die an der Oberfläche nachweisbaren Spirochäten meist außerordentlich schnell beseitigte, wäre es falsch gewesen, wegen der erwähnten Mängel darauf zu verzichten. Vielmehr war es notwendig, alles zu tun, um auf der einen Seite seine Heilkraft voll auszunutzen, auf der anderen seine schädlichen Wirkungen zu vermeiden.

In dieser Phase der Salvarsanerforschung befinden wir uns im Prinzip auch jetzt noch (über die beste Methode der Hg-Behandlung waren wir nach 4 Jahrhunderten noch nicht einig!). Allerdings sind in den letzten Jahren wirklich neue Gesichtspunkte kaum mehr vorgebracht worden. Außer dem ursprünglichen Salvarsan (jetzt vielfach *Altsalvarsan* genannt), hat EHRLICH zwei weitere Präparate angegeben, welche in der Anwendung wesentlich einfacher sind (s. u.), das *Neosalvarsan* (914 wahrscheinlich = Dioxy-diamino-arsenobenzol-mono-methylensulfoxylsaures Natrium) und das *Salvarsan-Natrium*.

Vor einiger Zeit sind dazu noch getreten (KOLLE): das *Silbersalvarsan* und das *Neo-Silbersalvarsan*(-Natrium). Bei diesen beiden wird von der Kombination des Salvarsans mit dem nach Tier- und Menschenversuchen ebenfalls antispirochätär wirkenden Silber Gebrauch gemacht. Weitere Präparate, wie das Sulfoxylatsalvarsan, das Mittel Albert 102, das intramuskulär relativ gut vertragene *Myosalvarsan* usw. sind noch nicht genügend geprüft.

Auch das *Spirocid* bzw. (französisch) *Stovarsol* kann als Heilmittel der Syphilis vorerst nicht allgemein empfohlen werden. Es ist die Paraoxymeta-acetylamidophenylarsinsäure. (Dosierung z. B. an drei aufeinanderfolgenden Tagen morgens nüchtern auf einmal zu nehmen je 4 Tabletten à 0,25, dann 3 Tage Pause, dann wieder 3 Tage in der gleichen Weise je 4 Tabletten usw., bis so viele Tabletten genommen sind, wie der Kranke Kilogramm wiegt. Verträglichkeit im ganzen gut, aber doch einige Nebenwirkungen, Exantheme, Magen-Darmerscheinungen usw.)

Im folgenden werden die einzelnen Präparate und ihre Anwendungsweise und dann ihre Wirkungen und ihre Nebenwirkungen gemeinsam besprochen.

Alle Salvarsane werden in Deutschland von den *Höchster Farbwerken* in mit einem indifferenten Gas gefüllten Ampullen abgegeben. Die den einzelnen Ampullen beiliegenden Gebrauchsanweisungen sind aufs sorgfältigste zu beachten, ebenso die vom Reichsgesundheitsamt herausgegebenen „Richtlinien". *Die einzelnen Ampullen müssen vor der Verwendung auf Sprünge usw. und auf abnorme Färbung geprüft werden.* Sie sollen vor der Öffnung mit Alkohol oder ähnlichem abgerieben werden.

Salvarsan („Altsalvarsan") ist ein gelbes Pulver, das sich in Wasser leicht löst. Die zuerst (s. o.) verwendeten, subcutanen, resp. intramuskulären Einspritzungen von Lösungen und Suspensionen dieses Präparates werden jetzt wohl kaum mehr benutzt. Sie bedürfen daher hier keiner Besprechung. Das Altsalvarsan ist ausschließlich in intravenöser Infusion alkalisierter Lösungen anzuwenden. (Die sauren Lösungen haben sich als viel toxischer erwiesen.) Zur Lösung wird in Jenenser Glas frisch doppelt destilliertes und danach sterilisiertes Wasser, oder statt dessen das jetzt im Handel befindliche „Ampullenwasser" benutzt (s. u. Wasserfehler). Für diese Infusion sind sehr verschiedene Apparate angegeben worden. Am einfachsten ist eine etwa 3 cm im Durchmesser haltende

graduierte Glasbürette, welche durch einen dünnen Schlauch und ein Glaszwischenstück nahe dem Ende mit einer kurz, aber scharf geschliffenen Kanüle
verbunden ist. Diese soll nicht zu dick sein, aber auch nicht zu dünn, so
daß die Flüssigkeit nicht zu langsam abfließt. Die ganze Apparatur muß
nach jedem Gebrauch aufs sorgfältigste gereinigt und mit sterilem Wasser
(s. o.) durchgespült werden. Vor dem Gebrauch muß sie sorgfältig sterili-
siert sein. Die Lösung des Salvarsans wird unmittelbar vor der Verwendung
genau nach der Vorschrift der Höchster Farbwerke in einem sterilen Gefäß
vorgenommen, und zwar wird immer nur eine Dosis für einen Patienten gelöst, da sonst schädliche Zersetzungen des Präparats eintreten können. Der
Patient wird bequem auf Operations- oder Untersuchungstisch mit dem Arm
auf einem kleinen, danebenstehenden Gestell gelagert, die Bürette an einem
festen schweren Metallständer in einem Metallring so aufgehangen, daß sie
bequem gehoben und gesenkt werden kann. Dann wird das ganze System
mit steriler physiologischer Kochsalzlösung (die mit chemisch reinem Kochsalz
und dem gleichen sorgfältigst sterilisierten Wasser hergestellt sein muß) gefüllt,
bis sie einige Zentimeter hoch in der Bürette steht, die Luft aus dem Schlauch
entfernt, die Region, an der die Injektion vorgenommen werden soll, fast immer
die Cubitalgegend, mit Alkohol, Äther oder Benzin gründlich abgerieben, dann
mit einer Gummibinde oder einem Gummischlauch mit Klemme gestaut, so
daß eine der Cubitalvenen gut sichtbar oder fühlbar wird. Man sticht dann die
Kanüle möglichst parallel zur Hautoberfläche in die Vene ein, konstatiert, ob
Blut in dem Glaszwischenstück erscheint und, wenn das der Fall ist, löst man
die Stauung und läßt die Kochsalzlösung einlaufen; fließt diese frei ein, so gießt
man die gerade vorher fertiggestellte Salvarsanlösung in die Bürette, reguliert
durch Heben und Senken derselben den Abfluß so, daß er vor allem nicht zu
schnell — aber auch nicht zu langsam — erfolgt und füllt, ehe die Bürette
ganz entleert ist, noch Kochsalzlösung nach, damit auch die in dem Schlauch
befindliche Salvarsanlösung in die Vene entleert wird. Natürlich müssen Kanüle
und Arm während der Infusion ganz still gehalten werden, damit nichts von
der Flüssigkeit neben die Vene ins subcutane Gewebe eindringt. Sowie der
Patient Schmerz angibt (er muß vorher dazu ermahnt werden, das sofort zu
tun), oder die Gegend an der Einstichstelle anschwillt, muß der Zufluß sistiert,
und der Sitz der Kanüle kontrolliert, evtl. geändert oder eine neue Vene gewählt werden. Der Patient muß aber auch im ganzen beobachtet werden, damit
das Eintreten vasomotorischer Erscheinungen (s. u.) gleich bemerkt, und die
Injektion unterbrochen werden kann. Zum Schluß Pflaster oder Gazeverband.

Viel einfacher ist die Verwendung des *Neosalvarsans* und des *Salvarsan-
natriums,* von denen das erste seit längerer Zeit das meist verwendete Salvarsanpräparat ist. In der Dosierung sind sie einander gleich, und zwar entspricht
0,3 Neosalvarsan bzw. Salvarsannatrium 0,2 Salvarsan. Die Lösung dieser
Präparate muß ebenfalls unmittelbar vor der Verwendung vorgenommen werden
(da die Lösungen stark an Giftigkeit zunehmen), und zwar entweder in einem
sterilen kleinen Gefäß (Medizingläschen, Eierbecher oder ähnlichem) oder auch
in der dazu speziell eingerichteten Spritze selbst oder in der Ampulle. Nur
vollständig klare Lösungen sind zu verwenden. Das Wasser kann Zimmer-
temperatur haben oder vor der Lösung leicht erwärmt werden.

Der größte Fortschritt, der durch diese Präparate erzielt worden ist, ist ein rein
praktischer: man kann wohl behaupten, daß erst infolge ihrer Einführung die
Salvarsanbehandlung sich in den weitesten Kreisen der Ärzte einbürgern konnte.
Sie können nämlich ohne weiteres in geringen Mengen sterilisierten destillierten
Wassers gelöst (auch hierzu wird, wie bei allen Salvarsanpräparaten, am besten
das nach obiger Vorschrift hergestellte destillierte oder Ampullenwasser benutzt)

und daher mit einer einfachen 10 ccm (oder selbst noch weniger) haltenden
Spritze intravenös eingespritzt werden. Als Spritzen werden Rekord- oder
ähnliche gut zu reinigende Modelle benutzt. Zwischenstücke zwischen Kanüle
und Spritze sind überflüssig. Manche ziehen knieförmig abgeknickte Kanülen
oder Spritzen mit nicht in der Mitte, sondern am Rand angebrachten Ansatz vor.
Die Spritze muß immer größer sein, als die einzuspritzende Menge (um aspirieren
zu können). Die, wie erwähnt, ebenfalls nur vom Arzt unmittelbar vor der
Verwendung und nur für eine Injektion herzustellende Lösung und die Einspritzung müssen natürlich unter sterilen Bedingungen erfolgen. Stauung
der Vene usw. wie bei den intravenösen Infusionen. Es ist immer gut, wenn
man vor der Injektion aspiriert, um zu sehen, ob Blut in die Spritze einströmt,
die Kanüle sich also frei in der Vene befindet. Man benutzt im allgemeinen
5—10 ccm zur Lösung. Der Patient braucht (wenn er nicht besonders empfindlich ist) bei diesen Einspritzungen nicht zu liegen. Der Arm muß bequem gelagert sein. Die Injektion soll langsam erfolgen; namentlich bei reizbarem oder
schwachem Herzen, oder wenn bei vorangehenden Injektionen schon leichte
Intoleranzerscheinungen (s. u.) konstatiert worden sind, muß man mehrere
Minuten für die Injektion verwenden. Genaue Beobachtung der Injektionsstelle und des Patienten wie bei der Salvarsaninfusion.

Das *Silber-* und das *Neo-Silbersalvarsan,* von denen sich das letztere anscheinend besser eingeführt hat, sind braune Pulver, die ebenfalls in geringen
Mengen sterilisierten destillierten Wassers unmittelbar vor der Injektion besonders sorgfältig gelöst werden. Da die Lösungen dunkel sind, kann man
das Einströmen des Blutes bei der Aspiration nicht gut beobachten. Deswegen
sind für die Verwendung dieser Präparate besondere Spritzen angegeben worden,
die aber entbehrlich sind, da man ja die richtige Lage der Kanüle auch daran
sicher erkennt, daß bei der Aspiration die Spritze sich leicht füllt. Das Silbersalvarsan gilt als doppelt so stark, beim Neo-Silbersalvarsan ist die Dosierung
ungefähr die gleiche wie bei Neo-Salvarsan und Salvarsan-Natrium.

Es bedarf nicht der besonderen Betonung, daß auch die bei den intravenösen
Injektionen benutzten Spritzen und Kanülen (aus vernickeltem Stahl oder
Platin-Iridium, kurz, aber sehr scharf geschliffen) aufs sorgfältigste von allen
Salvarsan- und Blutresten zu reinigen und steril zu halten sind.

Es gibt nur sehr wenige Erwachsene, bei denen bei genügender Übung intravenöse Injektionen nicht durchzuführen sind (über die kleinen Kinder s. u.). Am
schwierigsten sind sie bei fetten Männern und ganz besonders Frauen. Man
kann sich die Venen durch Beklopfen, durch Ausstreichen des Blutes von der
Peripherie nach dem Zentrum, durch energisches Schließen und Öffnen der Faust,
durch heiße Handbäder besser sicht- und fühlbar machen. Manchmal (besonders
wenn die Venen in der Ellbeuge durch paravenöse Injektionen unbrauchbar geworden sind) ist es besser, in die Venen des Vorderarms, des Handgelenks, des
Handrückens, evtl. auch am Unterschenkel (Varicen!) oder am Fuß zu injizieren.
Bei schwierigen Venen ist es gut, besonders dünne Kanülen zu wählen.

Eines ist bei allen intravenösen Injektionen in erster Linie zu beachten:
daß man nämlich niemals spritzen soll, wenn man nicht absolut sicher ist, daß
das Kanülenende ganz im Lumen der Vene liegt. Natürlich muß man auch
die leichteste Verschiebung vermeiden. Es ist richtiger, wenn die Injektion an
einer Vene nicht bald gelingt, eine neue zu wählen, als lange an einer zu versuchen. Man muß sich auch hüten, die hintere Venenwand zu durchstoßen,
weil dann auch trotz nachträglich richtiger Lagerung der Kanüle doch Flüssigkeit in die Umgebung eindringen kann. Zum mindesten muß man, wenn das
geschehen ist, die Kanüle im Venenlumen weiter vorstoßen, oder man wählt
eine andere Vene.

Sind die Injektionen richtig gemacht, so kann man immer wieder dieselbe Vene und Stelle benutzen. Nur wenn Verhärtung der Venenwand eingetreten ist, muß man wechseln.

Gelingt die intravenöse Injektion auf keine Weise, so würde ich im allgemeinen von der früher öfter ausgeführten Freilegung der Vene abraten und lieber zu intramuskulären Injektionen greifen. Statt der mannigfachen Lösungen und Suspensionen, welche dafür angegeben worden sind, benutzt man besser sehr konzentrierte Lösungen von Neosalvarsan (in $^1/_4$—1 ccm), die man in der Glutäalgegend, wie Hg (unmittelbar auf die Fascie), deponiert. Jetzt kann man eventuell auch Sulfoxylat bzw. Myosalvarsan oder auch Stovarsol verwenden. (Verabreichung von Salvarsan per os und per rectum hat sich als nicht wirksam erwiesen.)

Die Frage, ob *die einzelnen Salvarsanpräparate in ihrer spezifischen Wirkung wesentlich verschieden sind,* ist zur Zeit sehr schwer zu beantworten. Einzelne geben noch immer dem „Altsalvarsan" den Vorzug, andere stellen die Silbersalvarsane am höchsten. Durch statistische Zusammenstellungen größerer Reihen von Fällen ist es bisher aber nicht gelungen, wirklich eine stärkere Wirkung bei dem einen oder dem anderen Salvarsan zu beweisen (auch nicht bei Berücksichtigung der WASSERMANNschen Reaktion). Die überwiegende Mehrzahl der Fälle reagiert auf alle Salvarsanpräparate sehr gut; einzelne gibt es, die sich bei allen relativ refraktär verhalten. Manchmal hat man den Eindruck, daß, wenn ein Präparat nicht genügend wirkt, ein anderes besseren Erfolg hat. Jedenfalls aber ist es schon darum gut, daß wir zwischen ihnen wechseln können, weil die Intoleranzerscheinungen gegen sie bei den einzelnen Patienten manchmal verschieden sind, und weil, wer das eine nach einiger Zeit nicht mehr verträgt, oft mit einem anderen noch schadlos behandelt werden kann (s. u.).

Sehr schwer ist jetzt auch die *Dosierung* bei der Salvarsanbehandlung zu besprechen. Zu dieser Frage gehört: die Höhe der Einzel- wie der Gesamtdosis (bei einer Kur) und die Länge der Intervalle zwischen den Einspritzungen bzw. Kuren. Die Dosierung ist natürlich abhängig von dem gewählten Salvarsanpräparat (s. o.), dann von Größe und Gewicht des Patienten. Besonders wichtig scheint auch das Geschlecht zu sein, denn es ist eine Erfahrungstatsache, daß Frauen oft empfindlicher gegen die gleichen Dosen von Salvarsan sind, als Männer. Immer ist das Alter zu berücksichtigen. Doch vertragen Kinder die Behandlung besser als alte Leute. Neben alledem ist die Dosierung abhängig von „Imponderabilien", von individuellen Eigentümlichkeiten, von der Konstitution, wobei neben chronischen organischen Leiden (und eventuell schon längere Zeit überstandenen schwereren akuten, wie Ruhr, Typhus usw.) der Kräftezustand überhaupt und die Erregbarkeit besonders auch der Gefäßnerven zu berücksichtigen ist. Ferner muß natürlich auch etwa eintretenden Intoleranzerscheinungen (s. u.) Rechnung getragen werden. All das ist abzuwägen, wenn man den Plan einer Kur aufstellen will — man darf aber auch nicht starr an einem solchen festhalten, sondern soll ihn je nach Toleranz und Wirkung modifizieren.

Nicht einig sind die Autoren über die Frage, *ob die Kuren mit kleinen oder gleich mit energischen Dosen begonnen werden sollen.* Namentlich bei der frischen Lues meinen manche, daß man mit schwachen Anfangsinjektionen die Spirochäten reizt oder auch widerstandsfähiger („salvarsanfest") macht. Andere wieder wollen größere Anfangsdosen vermeiden, um erst die individuelle Toleranz auszuprobieren und glauben auch mit allmählicher Steigerung der Dosen die gleichen Resultate erzielen zu können. Ich (J.) gebe meist bei Frauen 0,15, bei Männern 0,3 Neosalvarsan als 1. Injektion, wenn keine besondere Vorsicht notwendig erscheint, und habe damit, wenn dann schnell energische Dosen erreicht werden, gute Erfahrungen gemacht. Von der Injektion einer kleinen

Vorgabe am Tage vor der eigentlichen Injektion bin ich (J.) zurückgekommen, weil sie sich doch meist als überflüssig erwiesen hat.

In bezug auf die höchste Einzeldosis, die man überhaupt verwenden soll, sind ebenfalls noch Meinungsverschiedenheiten vorhanden. Die ganz großen Dosen (0,9 Neosalvarsan) werden allerdings von den meisten jetzt vermieden. Viele halten bei Männern 0,6, bei Frauen 0,45 für die normale Einzeldosis. Richtiger ist es wohl, im Prinzip 0,45 und 0,3 anzusetzen, wenn es aber mit Rücksicht auf den allgemeinen Kräftezustand statthaft erscheint, möglichst oft auf 0,6 bzw. 0,45 zu gehen. Als Gesamtdosen gebe ich (J.) 4,5—5,5—6,0 bei Männern, 3,5—4,5—5,0 bei Frauen. Die Intervalle schwanken zwischen 3 und 4 Tagen bei den kleineren, 4 und 7 Tagen bei den größeren Dosen. Für die individuelle Abstufung sind, abgesehen von den schon erwähnten Momenten, das Stadium und die Lokalisation der Krankheit zu berücksichtigen — wie das weiterhin noch besprochen werden soll.

Die Salvarsanpräparate bewirken bei den primären, sekundären und tertiären Symptomen der Syphilis mit seltenen Ausnahmen einen oft erstaunlich schnellen Rückgang der Veränderungen, und zwar selbst bei denjenigen, welche sonst als mehr oder weniger resistent gelten (lichenoide, palmare und plantare Exantheme). Sie wirken sehr energisch auch bei der malignen Syphilis, deren Verlauf sie vollständig umgestalten, und bei vielen internen Syphilisformen. Aber auch dem Salvarsan sind Grenzen gesteckt — nicht nur bei allen den Prozessen, bei denen schon irreparable Zerstörungen eingetreten sind, sondern auch bei einzelnen „salvarsanresistenten Fällen" (siehe S. 363), und ferner bei der parenchymatösen Keratitis, bei der parenchymatösen Syphilis des Zentralnervensystems usw., wenngleich speziell bei Tabes viele von einer relativen Wirkung überzeugt sind.

Auf die Rezidive der sekundären Periode hat Salvarsan einen sehr stark einschränkenden Einfluß, um so mehr, je energischer es angewendet wird. Auch die äußeren Tertiärerscheinungen und die placentare Übertragung werden — das kann schon jetzt kaum bezweifelt werden — in großem Umfang verhindert. Bestritten wird von Einzelnen seine vorbeugende Wirkung gegenüber der visceralen und besonders gegenüber der parenchymatösen Nervensyphilis (vgl. hierzu S. 270).

Auf die *Spirochäten* wirkt das Salvarsan in mittleren und größeren Dosen sehr schnell (in 1—2 Tagen) zerstörend ein, soweit wir das an den der Untersuchung unmittelbar zugänglichen Efflorescenzen (Primäraffekten, Papeln) beurteilen können. Oft geht, wie erwähnt, der Zerstörung eine vorübergehende Vermehrung voraus.

Bei den **Salvarsan-Nebenwirkungen** brauchen diejenigen, welche an den Stellen der subcutanen oder intramuskulären Injektionen auftreten, nur angedeutet zu werden. Es handelt sich dabei um sehr hochgradige entzündliche Infiltrationen, welche sich nur sehr langsam und oft mit Hinterlassung von narbigen Verdichtungen zurückbilden, in manchen Fällen aber auch zu einer massigen Nekrose führen, die sich nur außerordentlich zögernd abstößt und natürlich besonders tiefe Narben zurückläßt. Bei den obenerwähnten Injektionen kleinster Mengen stark konzentrierter Lösungen sind solche Zwischenfälle selten. Ganz ausnahmsweise ist es auch zu Nervenverletzungen mit nachfolgender Peroneuslähmung gekommen.

Aktueller sind auch jetzt noch die Schädigungen, welche durch **paravenöse Infusion resp. Injektion** entstehen. Werden wirklich größere Mengen auf diese Weise ins Bindegewebe deponiert, so sind die Veränderungen den eben beschriebenen mehr oder weniger analog; es können dann nach der Abheilung narbige Contracturen am Ellenbogen zurückbleiben. Glücklicherweise handelt es sich aber jetzt doch meist nur um geringe Quantitäten von Flüssigkeit; auch das ist bei vorsichtigem Vorgehen fast immer zu vermeiden. Selbst wenige Tropfen rufen starke Schmerzen und eine mehr oder weniger große Schwellung hervor, die in Stunden oder Tagen zurückgeht, aber oft für lange Zeit derbe Knoten zurückläßt, in denen die, dann meist wohl thrombosierte, Vene nicht mehr zu fühlen und jedenfalls nicht mehr zur Injektion zu gebrauchen ist. Man kann, sowie der Fehler bemerkt ist, versuchen, die Flüssigkeit aus der Injektionsstelle noch möglichst herauszumassieren; man hat auch vorgeschlagen, durch sofortige Injektion von physiologischer Kochsalz- oder von Novocainlösung in das Gewebe die Salvarsanwirkung zu mildern. Jedenfalls läßt man feuchte Verbände mit essigsaurer Tonerde oder ähnlichem einige Tage hindurch anlegen und appliziert zwischendurch Hitze in Form von heißen Lokalbädern, Thermophoren, Diathermie u. ä.

Die Frage, ob auch ohne paravenöse Injektion bei ganz korrektem Vorgehen eine Thrombosierung der Vene eintreten kann, muß im Prinzip bejaht werden. Diese Vorkommnisse sind aber außerordentlich selten und ohne schlimme Folgen. Die Patienten klagen dann bald nach der Injektion über sich allmählich steigernde, nach einigen Tagen aber zurückgehende Schmerzen. Solche können aber auch in sehr seltenen Fällen, selbst ohne daß Thrombosen nachweisbar sind, nach der Injektion auftreten.

Von den weiteren Nebenwirkungen der Salvarsane können hier diejenigen außer acht gelassen werden, welche nach jetzt fast übereinstimmendem Urteil nicht dem Salvarsan als solchem zuzuschreiben, sondern vielmehr syphilitischer Natur sind (siehe „*Neurorezidive*" S. 263).

Wir brauchen uns auch nicht aufzuhalten bei den besonders im Anfang der Salvarsanbehandlung einigemal beobachteten sog. „*Fernthrombosen*".

Dagegen ist von großer Bedeutung eine ganze Anzahl von anderen Nebenwirkungen, welche jeder, der sich mit Salvarsanbehandlung beschäftigt, genau kennen muß. In erster Linie sind hier diejenigen zu erwähnen, welche während oder unmittelbar nach der intravenösen Injektion bzw. Infusion auftreten. Dazu gehört einmal eine recht unangenehme **Geruchs- und Geschmacksempfindung** (etwa nach Äther), die bei manchen Menschen einen Brechreiz auslöst, meist aber leicht dadurch zu bekämpfen ist, daß die Patienten sich während der ganzen Dauer der Einspritzung und einige Minuten über diese hinaus die Nase fest zudrücken. (Auch Rauchen während der Injektion wird empfohlen.) Bei einzelnen wird die Empfindlichkeit allerdings so groß, daß schon das Eintreten in das Zimmer, in dem Salvarsaninjektionen gemacht werden, Brechneigung hervorruft.

Es kommt aber auch ohne diese Erscheinung ein Übelsein zustande, welches öfter zum Erbrechen führt. Dabei ist es am besten, sofort mit kaltem Wasser gurgeln zu lassen. Diese Beschwerden gehen sehr schnell und spurlos vorüber.

Sehr viel erschreckender sind diejenigen, welche man vielfach als den „**vasomotorischen oder angioneurotischen Symptomenkomplex**" oder (besonders in Frankreich) als „*nitritoide Krisen*" bezeichnet. Sie können in recht verschiedener Weise auftreten. Noch während oder unmittelbar oder wenige Minuten nach der Injektion stellt sich intensive Rötung oder Cyanose oder auch eine blasse Schwellung des Gesichts und der Zunge und Schluckbeschwerden ein; die Patienten haben das Gefühl des „Vergehens", Schmerz und Druck im Kopf, Schwindel; ganz ausnahmsweise kommt es wirklich zu einem schnell vorübergehenden Kollaps; meist bleibt der Puls verhältnismäßig gut. Manchmal tritt ein sehr flüchtiges erythematös-urticarielles Exanthem über den ganzen Körper oder auch ein Schweißausbruch ein. Sehr viel seltener sind heftige Schmerzen in der Magengegend oder im Rücken, Hustenreiz oder selbst Konvulsionen. Meist gehen alle diese Erscheinungen in sehr kurzer Zeit zurück, und die Patienten erholen sich auffallend schnell.

Der vasomotorische Symptomenkomplex, welcher in ähnlicher Weise auch bei anderen intravenösen Injektionen vorkommt, tritt, wie auch die Geruchsempfindungen und das Brechen, meist nicht nach den ersten Salvarsaninjektionen auf, sondern oft erst nach einer ganzen Reihe, manchmal auch erst bei einer Wiederholungskur. Diese Erscheinungen kommen bei allen Salvarsanpräparaten vor, waren aber beim Altsalvarsan häufiger, als bei den jetzt vorzugsweise gebrauchten, besonders als beim Neo- und beim Neosilber-Salvarsan (über fehlerhafte Präparate s. u.). Wenn sie einmal bei einem Patienten ausgelöst worden sind, so wiederholen bzw. verstärken sie sich meist bei Injektionen des gleichen Präparats in der gleichen Dosis, können aber sowohl bei Wechsel des Präparats als auch bei Verminderung der Dosis ausbleiben, brauchen es aber nicht. Sie scheinen durch zu schnelle Injektion begünstigt zu werden.

Die **Temperatursteigerungen**, welche nach Salvarsaninjektionen auftreten, sind sehr verschieden zu bewerten. Zum Teil gehören sie unzweifelhaft in das Gebiet dessen, was man jetzt als *„Spirochätenfieber"* zu bezeichnen pflegt; über dessen Deutung sind die Ansichten noch geteilt (Abtötung von Spirochäten und daher plötzliche Wirkung ihrer Endotoxine; Reizung der Spirochäten; plötzlicher Untergang von spezifischem Gewebe?). Jedenfalls tritt dieses Fieber besonders bei frischer Syphilis bei der ersten Injektion ein, kann recht hohe Grade erreichen, klingt aber meist sehr schnell wieder ab. Das Allgemeinbefinden wird dabei verhältnismäßig wenig gestört. Es fehlt gewöhnlich bei seronegativen Primäraffekten und, wenn es sich bei diesen einstellt, so ergibt sich in der Regel, daß die Seroreaktion nach der Injektion doch positiv wird, daß es sich also um eine der seropositiven Phase schon sehr nahe Lues handelte. Bei älterer Lues und bei den weiteren Injektionen bei Frisch-Syphilitischen sind die Temperatursteigerungen geringer und seltener. Sie scheinen aber auch bei Nichtsyphilitischen vorzukommen.

Mit dem sog. Spirochätenfieber in nahen Beziehungen steht wohl auch die bereits mehrfach erwähnte **Jarisch-Herxheimersche Reaktion** (s. S. 374), welche ebenfalls bei der Salvarsanbehandlung sehr viel häufiger und stärker ist als beim Quecksilber, wie bei diesem aber ebenfalls besonders nach den ersten Injektionen bei frischer Syphilis auftritt. Sie bringt Primäraffekte, Roseolen, Papeln zu intensiverer Rötung und Schwellung; sie kann Roseolen in der 2. Inkubationszeit anscheinend provozieren (d. h. wohl: latente manifest machen), sie kann aber gelegentlich auch bei Spätsymptomen beobachtet werden. Eine besondere Bedeutung kommt dieser Reaktion beim Salvarsan natürlich für die Syphilis der inneren Organe zu; sie kann speziell an der Aorta, am Herzen, an den Meningen, am Kehlkopf, am Auge und Ohr zu sehr ernsten Erscheinungen Anlaß geben; daher die Notwendigkeit, wenn solche Affektionen vorhanden sind oder befürchtet werden müssen, alles zur Vermeidung dieser Reaktionen zu tun (minimale Anfangsdosen, Vorbehandlung mit Hg, Bi oder Jod).

Praktisch viel wichtiger als die oben besprochenen Fiebererscheinungen sind solche, welche mit mehr oder weniger stark ausgesprochener Störung des Allgemeinbefindens seltener bei der ersten, häufiger bei wiederholten Salvarsaninjektionen auftreten und welche wohl als wirkliche Überempfindlichkeitsreaktionen aufzufassen sind (wenn wir von der Möglichkeit, daß die Präparate nicht tadellos sind, absehen). Diese Fiebersteigerungen können bei weiteren Injektionen, auch bei gleichbleibender und selbst bei schwächerer Dosis noch höher werden und sie können die Vorläufer anderer Intoleranzerscheinungen (besonders von seiten der Haut und der Leber) sein; sie verdienen also ernsteste Beachtung.

Wesentlich schwerer als die bisher erwähnten Nebenwirkungen sind diejenigen, welche sich am **Zentralnervensystem** lokalisieren. Es sind das vor allem die gewöhnlich als *„Encephalitis haemorrhagica"* besser als *Purpura cerebri* bezeichneten

Erkrankungen. Meist erst nach zwei bis drei bis selbst mehreren Injektionen, gelegentlich auch erst bei der zweiten oder einer späteren Kur treten einige Stunden, öfter erst einen bis mehrere Tage nach der Injektion heftige Kopfschmerzen, Erbrechen, epileptiforme Anfälle, starke Reflexerregbarkeit, gelegentlich Parästhesien in den Gliedern auf, und es folgt eine bald zu tiefem Koma führende Bewußtseinsstörung, die sich übrigens auch ohne Vorboten einstellen kann. Temperatursteigerungen, einzelne Male ein Exanthem, vervollständigen das Krankheitsbild. In den veröffentlichten Fällen ist meist in kurzer Zeit der Exitus eingetreten. Doch ist vollständige Genesung nicht ausgeschlossen. (Die vier von mir beobachteten Patienten wurden alle wieder hergestellt. J.)

Pathologisch-anatomisch sind im Gehirn neben mehr oder weniger hochgradigem Ödem kleine Blutpunkte besonders im Balken und in der weißen Hirnsubstanz, seltener Erweichungsherde gefunden worden. Die Blutpunkte erweisen sich als „Ringblutungen" um die geschädigten und von einer nekrotischen Zone umgebenen kleinsten Gefäße.

Die Purpura cerebri nach Salvarsan ist eine außerordentlich seltene Erscheinung und scheint in den letzten Jahren noch seltener geworden zu sein.

Nur ganz vereinzelt sind *Myelitiden* beschrieben worden, die wahrscheinlich analog zu deuten sind und zu den Symptomen der Querschnittsläsionen geführt haben.

In ganz vereinzelten Fällen ist der Tod nach Salvarsan eingetreten, ohne daß der pathologisch-anatomische Befund eine ausreichende Erklärung gab.

Sehr viel häufiger als das Zentralnervensystem reagiert die **Haut** in abnormer Weise auf die Salvarsanbehandlung. Hier müssen wir zwei Gruppen unterscheiden, die aber vielleicht doch nicht prinzipiell voneinander gesondert sind: die „*fixen*" und die mehr oder weniger *disseminierten, bzw. generalisierten Exantheme*.

Bei den *fixen Exanthemen* treten — ähnlich wie beim Antipyrin und einigen anderen Medikamenten, so auch beim Hg (s. ob. S. 374) — meist unmittelbar nach der Injektion eine oder mehrere scharf umschriebene erythematöse oder urticarielle oder auch ekzematöse Herde irgendwo am Körper auf, welche gewöhnlich schnell wieder verschwinden, manchmal sich bräunlich verfärben und bei der nächsten Injektion wieder aufflammen. Sie erscheinen öfters erst nach wiederholten Injektionen und können schließlich auch ausbleiben (Sensibilisierung und Desensibilisierung). Sie können bei manchen Menschen durch die verschiedenen Salvarsanpräparate, bei anderen nur durch eines ausgelöst werden. Auch an der Conjunctiva sind sie (einseitig!) beobachtet worden. Eine ernstere Bedeutung kommt ihnen nicht zu.

Von den fixen Salvarsanexanthemen sind noch abzusondern: die Erkrankungen an *Herpes simplex,* wie sie speziell bei fieberhaften Salvarsanreaktionen vorkommen und wohl den sonstigen Herpeserkrankungen gleichzusetzen sind (Provokation bei Herpes-Virus-Trägern!), und die *Zosteren,* wie sie ja bei jeder Arsenaufnahme gelegentlich beobachtet werden.

Die *disseminierten bzw. generalisierten Salvarsanexantheme* stellen sich noch in sehr verschiedener Form dar. Sie können rein erythematös oder urticariell und flüchtiger Natur sein, sie können aber auch einem Erythema exsudativum multiforme oder einer Purpura gleichen, können vesiculös bis bullös und selbst varioliform sein — kurz sie haben wie die Arzneiexantheme überhaupt eine ausgesprochene Polymorphie.

Von besonderer Bedeutung aber sind diejenigen Formen, welche man kurz als *generalisierte Dermatitiden* bezeichnen kann. Sie können sich aus den erythematösen oder urticariellen Formen entwickeln, namentlich wenn bei diesen die Behandlung ohne besondere Vorsichtsmaßregeln fortgesetzt wird; sie können aber auch von vornherein so auftreten, daß der Erfahrene bald den Eindruck hat, daß sich eine schwerere Dermatose entwickeln will. Sie beginnen gern an den Streckseiten der Extremitäten und im Gesicht und dehnen sich mehr oder weniger schnell, oft über den ganzen Körper, aus. Zuerst masern- oder scharlachähnlich, dann diffus, mit stärkerem Ödem (besonders im Gesicht) und weiterhin zu exsudativen (ekzematösen) Veränderungen führend: Bläschen, Blasen, seröse Krusten, diffuse Schuppung, ödematöse oder auch derbere Infiltration, weiterhin Ausfall der Haare, Störungen des Wachstums bis zu vollständiger Abstoßung der Nägel. Das Jucken kann außerordentlich heftig, die Schweißabsonderung sehr stark vermehrt oder auch fast aufgehoben sein. Im Rachen und im Munde kommen Entzündungen selbst mit nekrotischen Belägen, an den Augen neben Conjunctivitiden sogar schwere Veränderungen der Hornhaut vor.

Bei den leichteren Fällen ist das Fieber unbedeutend oder kurzdauernd, bei den schweren bis schwersten hoch, kontinuierlich oder remittierend. Im Blut ist vor allem eine, nicht selten sehr hochgradige, Eosinophilie zu konstatieren.

Der *Verlauf* ist bei den generalisierten Dermatitiden oft außerordentlich chronisch; nach hochgradigen Besserungen können selbst wiederholte schwere Exazerbationen ohne nachweisbaren Grund eintreten, ja auch nach anscheinend vollständiger Heilung können sie rezidivieren. Die Kranken kommen durch die Dermatose selbst, durch die Schlaflosigkeit, durch das Fieber usw. sehr stark herunter. Die Heilung findet unter oft massiger Desquamation statt; die Haut bleibt dann gelegentlich noch lange Zeit stark pigmentiert oder scheckig (auch Pigmentierungen der Mundschleimhaut sind beobachtet worden).

Als Komplikationen kommen Magen-Darmerscheinungen, rheumatische Beschwerden, Störungen der Nierenfunktion, seltener auch schwere Nierenveränderungen vor. Die wichtigste und schwerste Nebenerscheinung bei der Salvarsandermatitis stellen die *Pyodermien* dar, welche bei den zum Nässen kommenden Formen früher oder später einsetzen können, und zwar in Form von eitrigen Folliculitiden, Furunkeln, Schweißdrüsenabscessen in der Achselhöhle, phlegmonösen Prozessen. Sie haben eine außerordentlich große Tendenz sich zu vermehren, sich nach der Fläche und in die Tiefe auszudehnen und führen in einer kleinen Anzahl von Fällen unter pyämisch-septicämischen Erscheinungen zum Exitus. Dieser kann auch infolge Bronchopneumonien eintreten.

Weitere, weniger wichtige Erscheinungen an der Haut sind *Melanodermien* (auch ohne vorangegangene Dermatitis?, auch Argyrie nach längerer Anwendung von Silbersalvarsan), Erytheme und Hyperkeratosen an Palmae und Plantae, Exantheme, welche einer Pityriasis rosea, manchen speziell lichenoiden Syphiliden und ganz vor allem solche, welche einem Lichen ruber planus oder follicularis mehr oder weniger ähneln.

Die Salvarsanexantheme kommen, wie erwähnt, manchmal nach der ersten, häufiger nach späteren Injektionen zur Beobachtung. Gelegentlich tritt zuerst nur Fieber und erst nach weiteren Injektionen die Hautveränderung auf. Namentlich die schwereren Dermatitiden können sich auch erst nach längerer Dauer einer Kur, ja auch erst einige Zeit nach deren Beendigung entwickeln („Spätexantheme" — so auch besonders die lichenoiden Formen). Bei den leichteren Fällen ist sehr oft eine, zunächst sehr vorsichtige, Fortsetzung der Kur nach Abklingen der Hauterscheinungen möglich, ohne daß solche von neuem auftreten. Auch nach den schweren Exanthemen tritt augenscheinlich gelegentlich eine Gewöhnung ein. In anderen Fällen aber bleibt die Sensibilisierung bestehen, bzw. sie tritt nach Ablauf des Exanthems wieder auf (Prüfung auf cutane Allergie!). Nach Salvarsan-Exanthemen kann auch eine (unspezifische) Überempfindlichkeit gegen Hg sich ausbilden. Die Frage, ob nach schweren Salvarsanexanthemen die Syphilis einen besonders leichten Verlauf nimmt, ist noch nicht entschieden.

Das dritte Organ, welches häufiger Störungen während und nach der Salvarsanbehandlung unterliegt, ist die **Leber.** Während aber beim Gehirn und bei der Haut wohl kaum mehr ein Zweifel besteht, daß es sich um Salvarsanschädigungen handelt, wird bei der Leber die Frage noch diskutiert, wieweit das Salvarsan für ihre während oder nach dessen Zufuhr sich einstellenden Erkrankungen direkt oder indirekt oder überhaupt verantwortlich zu machen ist. Man unterscheidet vom klinischen Standpunkt aus drei Formen: den *Frühikterus,* den *Spätikterus* und die *akute gelbe Leberatrophie.* Aber auch diese Scheidung ist keine ganz strenge.

Der Frühikterus — d. h. derjenige, der sich noch während der Behandlung, oft schon nach den ersten Injektionen einstellt — gleicht in seinem klinischen Befund und Verlauf einem gewöhnlichen katarrhalischen Ikterus. Die Leber ist oft vergrößert und druckempfindlich. Das gleiche gilt auch von dem Spätikterus, welcher erst mehrere bis viele Wochen nach der Kur auftritt. Er zieht sich oft länger hin, wird manchmal schwerer, aber auch er geht, wie der Frühikterus, mit außerordentlich seltenen Ausnahmen, in Heilung über.

Die verschiedenen Versuche, im klinischen Bild oder bei der Untersuchung des Urins, des Stuhls, des Bluts, der Leberfunktion wirklich scharfe Unterschiede gegenüber anderweitig bedingtem Ikterus aufzufinden, können noch nicht als geglückt angesehen werden.

Die schwerste Form der Leberschädigung, die bei Salvarsanbehandelten beobachtet worden ist, gleicht ganz dem Bild der *akuten gelben Leberatrophie.* Die Zahl der Fälle ist zu klein, als daß man besondere Differenzen gegenüber den anders bedingten Formen der gleichen Erkrankung auffinden könnte.

Die gesunde **Niere** ist gegen normale Salvarsandosen augenscheinlich sehr wenig empfindlich. Ist sie krank oder wenigstens nicht vollständig funktionstüchtig, so kann sie durch die Salvarsanapplikation stärker geschädigt werden. Eine besondere Bedeutung hat die Frage gewonnen, ob die Vor- oder die gleichzeitige Behandlung mit Quecksilber (evtl. auch mit Bismut?) durch die dabei ja viel häufigeren Nierenstörungen zu einer Retention des Salvarsans, bzw. seiner Abbauprodukte und dadurch zur Begünstigung von Salvarsan-Nebenwirkungen führen kann. So sehr im Prinzip diese Möglichkeit zuzugeben ist, so wenig sehen wir tatsächlich bei der doch auf breitester Grundlage durchgeführten Kombinationsbehandlung mit Salvarsan und Quecksilber, bzw. Bismut Fälle, bei denen eine schädigende Wirkung der Kombination in diesem Sinn wirklich erwiesen werden könnte.

Von größter Bedeutung sind auch die, wenngleich nur in einer geringen Anzahl von Fällen beobachteten, schweren Erkrankungen des **hämatopoetischen Systems.** Hierher gehören nicht nur die bereits erwähnten *Purpura*fälle (mit Blutungen auch in den Schleimhäuten), sondern wohl auch Meno- und Metrorrhagien und selbst das ausgesprochene Bild einer *Aleukia haemorrhagica* mit letalem Verlauf.

Ohne auf alles, was überhaupt als Salvarsanschädigung aufgefaßt worden ist, einzugehen, müssen wir hier noch erwähnen: eigenartige, speziell bei Frauen beobachtete *Gelenkbeschwerden* ohne objektive Veränderungen, die manchmal sehr intensiv werden und nach jeder Injektion exazerbieren können, schnell vorübergehende Myopien usw. Dagegen ist die viel besprochene Opticusatrophie wohl niemals als eine unmittelbare Folge der Salvarsanbehandlung erwiesen worden. Gelegentlich können auch verschiedene Nebenwirkungen (z. B. Ikterus und Exantheme) zusammen vorkommen.

Die Erörterungen über die **Pathogenese der verschiedenen Salvarsanschädigungen** haben, so eifrig sie auch geführt worden sind, zu einer Klärung doch nur sehr wenig geführt. Es ist selbstverständlich, daß die einzelnen Symptomenkomplexe noch sehr verschieden bedingt sein können. Den wenigen auch für den Praktiker notwendigen Bemerkungen über die Entstehung der verschiedenen Nebenwirkungen müssen noch einige ganz kurze Bemerkungen vorausgeschickt werden.

Es kommen hier nämlich noch einzelne Momente in Frage, welche bei anderen Medikamenten nicht oder bei weitem nicht in gleichem Maß in Erwägung gezogen werden müssen. Das sind einmal die *Wasserfehler,* die jetzt allerdings kaum mehr eine Bedeutung haben. Das ist ferner die Frage, wieweit es sich bei den als Salvarsanschädigungen angesehenen Erkrankungen nicht um syphilitische Prozesse handelt, die evtl. durch die Salvarsanbehandlung provoziert sind. Das ist aber auch die Möglichkeit, daß durch Ernährungsschäden und durch andere Krankheiten die Toleranz gegen das Salvarsan (und gegen Hg), also die Bereitschaft, durch die Behandlung geschädigt zu werden, bei vielen Menschen erhöht worden ist, und das ist endlich ganz vor allem auch die Möglichkeit, daß eine mehr oder weniger fehlerhafte Beschaffenheit einzelner Salvarsanfabrikate die Ursache für abnorme Wirkungen ist.

Daß eine Zeitlang solche Präparate in den verschiedenen Ländern, und so auch in Deutschland, in den Handel gekommen sind, ist nicht mehr zweifelhaft. Am deutlichsten wurde das dadurch, daß Erscheinungen, die dem oben besprochenen vasomotorischen Symptomenkomplex entsprachen, bei einzelnen Fabrikationsnummern in sehr gehäuftem Maß beobachtet worden sind. Es ist wahrscheinlich, daß auch die eine Zeitlang besonders zahlreich vorkommenden Leberschädigungen und selbst die Dermatitiden zum Teil in analoger Weise zu erklären sind. Wesentlich erschwert wird die Entscheidung dieser Fragen dadurch, daß die Wirkungen solcher toxischerer Präparate und die augenscheinlich auf einer abnormen Überempfindlichkeit beruhenden Nebenerscheinungen „normaler" Nummern in wesentlichen Punkten miteinander übereinstimmen. Wir haben ferner Grund anzunehmen, daß die verschiedenen Menschen auch gegen die fehlerhaften Präparate sehr verschieden empfindlich sind. Bei den erst später nach den Injektionen auftretenden Schädigungen ist es auch darum oft unmöglich, die evtl. schädigende Nummer aufzufinden, weil sehr viele Kuren mit verschiedenen Nummern durchgeführt werden, von denen nur eine nicht normal zu sein braucht.

Die „*Wasserfehler*" spielten in der Zeit der großen Salvarsaninfusionen eine wichtige Rolle. Der „organische" kam dadurch zustande, daß auch im destillierten Wasser, wenn es längere Zeit stand, sich Bakterien entwickelten, welche zwar bei der vor der Salvarsanlösung stattfindenden Sterilisation zugrunde gingen, deren Leibessubstanzen aber doch Fieber und andere Allgemeinstörungen hervorrufen konnten. Für den „anorganischen" wurden kleinste Beimischungen von Kupfer usw., welche aus den Destillationsapparaten in das Wasser übergingen, verantwortlich gemacht. Wegen der Verwendung ganz kurz vor dem Gebrauch destillierten und sterilisierten Wassers, bzw. des fabrikmäßig hergestellten Ampullenwassers und durch die geringere Menge des beim Neosalvarsan usw. verwendeten Wassers sind diese Fehler jetzt wohl nicht mehr zu fürchten.

Aber wenn auch nachgewiesen ist, daß gekochtes und selbst ungekochtes (bakterienarmes) Wasserleitungswasser bei Neosalvarsaninjektionen ohne Schaden benutzt werden kann, so wäre es doch nicht richtig, sich darauf zu verlassen. Man muß bei einer so verantwortungsvollen Therapie jede auch nur mögliche Fehlerquelle ausschalten.

Nach einzelnen Mitteilungen können auch Verunreinigungen der Spritzen Schädigungen hervorrufen — auch sie müssen unbedingt vermieden werden.

In jedem Fall, in dem eine Nebenwirkung eintritt, ist neben der genauen Beachtung aller Momente, welche eine vermehrte Empfindlichkeit des Patienten bedingen können, der ganze Apparat gründlichst zu prüfen. Es muß ferner auch berücksichtigt werden, daß manche der Salvarsanzwischenfälle gerade während des Krieges und in den ersten ihm folgenden Jahren besonders häufig beobachtet worden sind. Es lag daher nahe, an eine Steigerung der Disposition, besonders durch schlechte Ernährung, durch die verminderte Widerstandsfähigkeit des Nervensystems, ferner durch häufigere Lebererkrankungen, Malaria, Grippe u. ä. zu denken.

Die Salvarsanpräparate sind, da die Prüfung noch strenger (chemisch, biologisch und auch klinisch) nach vom Reichsgesundheitsamt gegebenen Vorschriften gehandhabt wird, wohl wieder normal geworden. Dafür spricht auch, daß die Nebenwirkungen im ganzen viel seltener geworden sind.

Wenn wir jetzt von diesem Standpunkt aus die einzelnen oben erwähnten Krankheitserscheinungen betrachten, so ist beim vasomotorischen Symptomenkomplex, abgesehen von den schlechten Nummern, nur sicher, daß sie meist nach Sensibilisierung durch die Salvarsaninjektionen, also nicht bei der ersten Injektion, zustande kommen; dabei spielt der kolloidale Zustand der Salvarsanlösungen gewiß eine große Rolle. Gelegentlich sind hier speziell Verunreinigungen in den Spritzen angeschuldigt worden, manchmal der Status thymico-lymphaticus (wie auch bei anderen Salvarsan-Schädigungen).

Bei der Purpura cerebri handelt es sich aller Wahrscheinlichkeit nach nicht um eine syphilitische Reaktion, sondern um eine wirkliche Salvarsanschädigung, deren Ursache im einzelnen Fall nicht zu ermitteln (Endothelschwäche u. ä.) oder höchstens in ungünstigen Begleitumständen zu vermuten ist, wie sie aber auch sonst vorkommen, ohne zu solchen Folgen zu führen.

Von den Hauterscheinungen sind die fixen Exantheme ebenfalls nur ganz hypothetisch zu erklären — wie die nach anderen Medikamenten auch. Die übrigen Dermatosen scheinen bis zu einem gewissen Grad von der Reinheit der Salvarsanpräparate abzuhängen; dafür spricht (s. ob.) ihr zeitweise häufigeres Vorkommen (auch bei bestimmten „dermotropen" Nummern). Doch können sie unzweifelhaft auch bei untadeligen Fabrikaten vorkommen. Das beweist u. a. ihr wiederholtes Auftreten beim gleichen Individuum selbst nach kleinsten Dosen. Die Sensibilisierung ist auch hier wie bei anderen Arzneiexanthemen und wie bei anderen Salvarsannebenwirkungen sehr bedeutungsvoll; ihr Mechanismus ist unerklärt.

Neben den Exanthemformen, welche durch anorganische Arsenpräparate nicht oder nur ausnahmsweise hervorgerufen werden, sind die bei den letzteren schon längst bekannten, die Zosteren, die Hyperkeratosen, die Melanodermien und Conjunctivitiden (doppelseitig, im Gegensatz zu den „fixen"), (ferner auch Neuritiden) recht selten.

Besonders viel umstritten ist die Genese der *Leberschädigungen*. Bekanntlich gibt es einen Ikterus und selbst eine akute Leberatrophie rein syphilitischer Natur. Man hat daher teils angenommen, daß es sich bei den unter oder nach Salvarsanbehandlung beobachteten Lebererkrankungen einfach um Koinzidenzen mit den syphilitischen Prozessen handelt. Oder man hat sie in Analogie mit der JARISCH-HERXHEIMERschen Reaktion als Manifestwerden einer latenten Leberlues unter dem Einfluß des Salvarsans deuten wollen. Speziell den Spätikterus hat man auch als ein „Hepatorezidiv" aufgefaßt — in Analogie mit den nach unzureichender Salvarsanbehandlung auftretenden Neurorezidiven (cf. S. 263), und man hat diese Auffassung besonders damit beweisen zu können geglaubt, daß der Spätikterus (und selbst die Leber-Atrophie!) bei erneuter Salvarsanzufuhr heilt.

Andererseits hat man die zeitliche und örtliche Häufung von Lebererkrankungen bei Salvarsanbehandelten mit der speziell in den letzten Kriegs- und in den Nachkriegsjahren überhaupt häufigeren Lebererkrankungen, die ebenfalls in den verschiedenen Teilen Deutschlands sehr verschieden verteilt waren, mit der durch die Ernährungsverhältnisse bedingten größeren Krankheitsbereitschaft der Leber und mit den häufigeren Leberinfektionen in Zusammenhang gebracht. Auch latente Malaria, die differente chemische Zusammensetzung der Nahrung und manches andere hat man angeschuldigt. All das kann eine Bedeutung haben, bzw. gehabt haben und den einzelnen Fällen kann gewiß eine sehr verschiedene Pathogenese zukommen. Wir werden aber doch wohl zweierlei (neben der syphilitischen Leberschädigung) als gewiß sehr bedeutungsvoll für die Lebererkrankungen bei Salvarsanbehandlung ansehen müssen: das ist einmal die speziell die Leber schädigende Wirkung einzelner Salvarsannummern und dann eine von der Syphilis unabhängige Überempfindlichkeit der Leber einzelner Menschen.

Die **Diagnose der Salvarsanschädigungen** kann, wie aus dem bisher Gesagten hervorgeht, manchmal recht schwierig sein, ja sie muß oft genug offen gelassen werden. Das gilt nicht nur für den Ikterus, das gilt auch für die Purpura cerebri, bei der man gelegentlich gegenüber einem akuten Meningorezidiv in Zweifel sein kann. Das gilt ferner auch für manche Exanthemformen, die den Erythema exsudativum multiforme, den Ekzemen, den Hg- und Bi-Dermatitiden (bei kombinierter Behandlung!), dem Lichen ruber planus usw. ähneln können. Es ist klar, daß man sich im Zweifelsfall so verhalten muß, als wenn eine Salvarsanschädigung vorläge, um nicht durch Weiterbehandlung mit Salvarsan evtl. eine Steigerung der toxischen Wirkung zu provozieren.

Die **Prognose der Salvarsanschädigungen** ist sehr ernst bei der Purpura cerebri und bei der akuten gelben Leberatrophie (einzelne Heilungen sind auch bei der letzteren beobachtet). Sie ist bei den schweren Dermatitiden vor allem wegen der Möglichkeit von komplizierender Sepsis und von Bronchopneumonie immer mit Vorsicht zu stellen, trotzdem bei geeigneter Behandlung die bei weitem überwiegende Zahl auch dieser Kranken zur Heilung kommt. Auch die längerdauernden Ikteruserkrankungen heilen fast immer. Die Salvarsantodesfälle sind im Laufe der Jahre noch sehr viel seltener geworden, als sie es im Anfang der Salvarsantherapie waren. Einige wenige Male sind sie eingetreten, ohne daß anatomisch eine Ursache gefunden wurde. Dauernde Schädigungen bleiben nach den verschiedenen Nebenwirkungen meist nicht zurück.

Die **Behandlung der Salvarsan-Schädigungen.** Ganz allgemein kann man sagen, daß es bei jeder Salvarsanschädigung in erster Linie darauf ankommt, das Salvarsan, bzw. seine Abbauprodukte möglichst schnell aus dem Körper zu eliminieren. Dazu dient sehr starke Flüssigkeitszufuhr; wir lassen bei intakten Nieren bis 4 Liter indifferenter Flüssigkeit pro Tag trinken. Man kann ferner Diuretica, bei normalem Darm Abführmittel geben, man kann subcutan, per Rectum und vor allem intravenös (nach Aderlässen) indifferente Flüssigkeit (physiologische ClNa-Lösung, RINGERsche Lösung, Normosal) zuführen.

Daß es ein bei allen Salvarsannebenerscheinungen wirksames Gegengift gibt, ist sehr unwahrscheinlich — dazu sind sie in ihrer Wesenheit zu different.

Bei dem *vasomotorischen Symptomenkomplex* injiziert man am besten sofort ½—1 ccm 1⁰/₀₀ Adrenalin- bzw. Suprareninlösung subcutan. Stellt sich wirklich ein Kollaps ein, so wird man neben den gewöhnlich gebrauchten Mitteln evtl. Sauerstoff zuführen.

Bei der *Purpura cerebri* soll man neben Aderlässen und Infusionen von physiologischer Kochsalz- oder Ringerscher Lösung oder Afenil-Injektionen u. ä. und neben einer Lumbalpunktion sofort $\frac{1}{2}-1$ ccm Suprareninlösung (1:100) subcutan geben und das mehrmals in stündlichen Intervallen wiederholen. Auch die (zur Entlastung) vorgeschlagene Trepanation wird man bei der Schwere der Erkrankung ins Auge fassen müssen.

Bei den *Dermatosen* spielt neben der Flüssigkeitszufuhr und milder Diät zur Zeit die sehr gut vertragene intravenöse Behandlung mit Natrium-Thiosulfat eine große Rolle; man gibt es anfangs täglich, später jeden zweiten Tag in Dosen von 0,3—0,6—1,0 in 10 ccm Aq. dest. steril. Die Lösungen sind immer frisch herzustellen. Am besten benutzt man die sterilen Lösungen in Ampullen (BEIERSDORFF).

Wieweit diese Therapie wirklich einen Einfluß auf den ja an sich außerordentlich verschiedenen Verlauf gerade auch der schweren Salvarsandermatitiden hat, steht noch dahin. Von größter Bedeutung ist unzweifelhaft eine sehr sorgfältige externe Behandlung (am besten in einem Krankenhaus!). Wir geben langdauernde Bäder, machen schon frühzeitig Röntgenbestrahlungen, bedecken die Haut je nach dem momentanen Zustand mit Trockenpinselungen, denen wir $(1^0/_0)$ Rivanol, Trypaflavin u. ä. zusetzen, mit Zinkpasten mit Schwefel, Tumenolammonium, Ichthyol, mit Salicylsalben, evtl. auch bei starkem Ödem und Nässen mit partiellen feuchten Verbänden. Von besonderer Bedeutung ist die frühzeitige energische Bekämpfung der Pyodermien. Wir stellen sofort eine Autovaccine her; jeder einzelne Herd wird mit Jodtinktur oder Carbolsäure nach Möglichkeit — aber ohne alle mechanische Gewalt — desinfiziert und mit Pflaster- oder anderen Verbänden isoliert. Neben der Autovaccine kann auch Argochrom u. ä. intravenös injiziert werden. Daß das Allgemeinbefinden, die Herzkraft, jede, auch die leichteste, Bronchitis sorgfältigster Beachtung bedarf, daß man auch Narcotica nicht immer entbehren kann, versteht sich von selbst. Unter einer solchen Behandlung gelingt es relativ recht oft, auch der schwersten Dermatitiden Herr zu werden.

Bei der Behandlung der *Leberschädigungen* kommt der oben kurz geschilderte Zwiespalt über die Pathogenese besonders zum Ausdruck. Milde Diät, reichliche Flüssigkeitszufuhr, Hitzeapplikationen auf die Leber werden allgemein angewendet. Wer fürchtet, daß das Salvarsan eine wesentliche toxische Rolle spielt, wird sich auf symptomatische Therapie nach allgemein medizinischen Regeln beschränken. Wer an die syphilitische Natur aller oder fast aller Lebererscheinungen bei den Salvarsankuren glaubt, wird Salvarsan geben. Am vorsichtigsten wird es gewiß sein, wenn man darauf zunächst wenigstens verzichtet, und, wenn der Ikterus unter den gewöhnlichen Maßnahmen nicht bald zurückgeht, Quecksilber (am besten vielleicht das auch diuretisch besonders gut wirkende Novasurol) oder auch Bismutpräparate injiziert, um die eventuelle syphilitische Komponente unmittelbar anzugreifen. Diese Therapie wird man auch bei der akuten Leberatrophie versuchen können, wenngleich — zum mindesten bei den wirklich schweren Fällen — kaum Hoffnung auf Erfolg vorhanden ist.

Zur Prophylaxe der Salvarsanschädigungen ist das beste die möglichst sorgfältige Indikationsstellung nicht nur für die Salvarsanbehandlung überhaupt, sondern auch für die Dosierung, die exakteste Befolgung der technischen Vorschriften und die genaue Beobachtung der Patienten während der Kur. Von vornherein müssen genaue Anweisungen gegeben werden: mäßiges nüchternes Leben, Vermeidung von Anstrengungen, milde Diät, keine großen Mahlzeiten kurz vor der Injektion, aber auch nicht längeres Hungern; bei erregbaren und schwächlichen Individuen Ruhe nach den Injektionen usw. Sowie interkurrente Krankheiten, besonders fieberhafte, auftreten, soll das Salvarsan bis zur vollständigen

Wiederherstellung ausgesetzt werden. Das gleiche muß geschehen, wenn sich auch nur die unbedeutendsten Zeichen von Intoleranz einstellen: Temperatursteigerungen (abgesehen von solchen nach der ersten Injektion bei frischer Lues), Magen-Darmstörungen, verstärkte Menses, allgemeine Mattigkeit, Kopfschmerzen, ganz vor allem aber auch Exantheme leichtester Art. Nach alledem muß man, speziell bei ambulanter Behandlung, die Patienten vor jeder Injektion fragen. Der Urin muß regelmäßig untersucht werden und zwar auf Eiweiß, bei irgendwelchem Verdacht auch auf spezifisches Gewicht (Konzentrationsprobe), auf Urobilin, Urobilinogen; ferner evtl. auch, namentlich bei schlechterem Allgemeinbefinden, bei blasser Farbe, genaue Untersuchung des Blutes auf die Zahl der roten und weißen Blutkörperchen (auch Differentialzählung) auf Gerinnungszeit, Blutungszeit, Blutplättchenzahl. Zur Vermeidung des vasomotorischen Symptomenkomplexes kann man etwa 10 Minuten vor der Injektion 0,5—1,0 ccm Suprareninlösung (1:1000) geben, eventuell auch das Salvarsan in Afenil u. ä. lösen.

Haben sich irgendwelche Störungen eingestellt, so soll nicht nur ausgesetzt werden, sondern man muß auch beim Wiederbeginn der Behandlung mit besonderer Vorsicht vorgehen. Man gibt zuerst ganz kleine Dosen (0,045—0,1 Neosalvarsan); es ist gut, das Präparat zu wechseln (statt Neosalvarsan Salvarsan-Natrium oder Silber- oder Neosilbersalvarsan, bzw. umgekehrt), aber auch von dem neuen zunächst nur wenig zu injizieren, die Pausen zu vergrößern und erst ganz allmählich bei voller Toleranz zu einer normalen Kur zurückzukehren. Je schwerer die Nebenwirkung war, um so vorsichtiger wird man sein und bei den schwersten (Purpura cerebri, Aleukia haemorrhagica, hochgradige Dermatitiden) wird man zum mindesten für lange Zeit auf Salvarsan verzichten und versuchen, mit den anderen Antisyphiliticis auszukommen. Freilich hat sich gerade beim Ikterus gezeigt, daß weitere Kuren oft ohne jede Schädigung vertragen werden. Wieweit es gelingen kann, durch Lösung des Neosalvarsans in Zuckerlösung, in Blutserum usw. Schädigungen zu verhindern oder ihre Zahl zu vermindern, läßt sich zur Zeit noch nicht entscheiden.

Es ist unzweifelhaft, daß durch die Befolgung aller dieser Ratschläge schwere Erscheinungen bei der Salvarsanbehandlung sehr oft vermieden werden können. Daß sie nicht ganz ausgeschlossen werden können, das hat das Salvarsan mit allen energisch wirksamen Mitteln und Methoden gemein.

Mit Rücksicht auf das, wenn auch jetzt wieder sehr unwahrscheinliche, Vorkommen nicht ganz tadelloser Fabrikationsnummern ist, dem Rat des Reichsgesundheitsamts entsprechend, jede Nummer, die injiziert wird, zu notieren, so daß man bei einer Schädigung sofort feststellen kann, welche Nummer man benutzt hat, und jede verdächtige zu melden (dem zuständigen Medizinalbeamten).

Bismut und seine Präparate.

Die Bismutbehandlung ist erst seit wenigen Jahren (1921) in Gebrauch. Sie stützt sich wie die Salvarsantherapie auf tierexperimentelle Grundlagen. Die Wirksamkeit von Bismutpräparaten bei tierischen Spirillosen und Trypanosomenerkrankungen legten den Versuch bei Tiersyphilis nahe (SAZERAS und LEVADITI). Er glückte in fast überraschender Weise. Das erste in größerem Umfang beim Menschen benutzte Präparat war das in Lösung verabreichte *Trepol* (Bismut-Kalium-Natrium-Tartrat).

Seither ist eine außerordentlich große Menge von verschiedenen Bismutverbindungen in vielen Ländern und so auch in Deutschland auf den Markt geworfen worden, die alle hier zu nennen ganz unmöglich wäre. Wir unterscheiden die gelösten, die ungelösten und die aus beiden kombinierten Präparate. Die gelösten suchte man speziell auch für intravenöse Injektionen anzuwenden; doch haben sich solche nicht eingebürgert; sie sind beim Bismut viel weniger ein Bedürfnis als beim Salvarsan, da die intramuskulären Bismutinjektionen gut vertragen werden. Auch die Versuche durch chemotherapeutische Arbeit die Wirkungskraft des Bismut zu erhöhen haben bisher zu allgemein anerkannten Resultaten noch nicht geführt.

Von den Präparaten, welche jetzt in Deutschland am meisten gebraucht werden, nenne ich als Prototyp der ungelösten das *Bismogenol* (basisch oxybenzolsaures Bismut); als Prototyp der kombinierten das *Spirobismol* (lösliches Natr.-Kal.-Bismuthyl-Tartrat + Jod-Bismut-Chinin) — beide in gebrauchsfertigen Suspensionen.

Das erstere enthält etwa 0,06 Bi, das letztere 0,035 Bi im Kubikzentimeter der öligen Suspension. Man berechnet die Kuren ungefähr nach dem Bi-Gehalt und gibt von Bismogenol im Durchschnitt 15—20 Injektionen, etwa zweimal wöchentlich eine Injektion zu 1—1$\frac{1}{2}$ ccm; von Spirobismol muß man entsprechend mehr verabreichen: 1$\frac{1}{2}$—2 ccm pro injectione, im ganzen 30—40 ccm, ebenfalls zweimal wöchentlich eine Injektion. Die Einspritzungen des Bismogenols werden örtlich im allgemeinen besser vertragen als die des Spirobismols.

Bei den Bismutpräparaten, speziell bei den reinen ungelösten, ist nachgewiesen, daß sie sehr lange im Körper zurückbleiben (chemische und Röntgenuntersuchungen!). Man wird also mit der Wiederholung der Kuren etwas vorsichtig sein müssen. Die Bismutpräparate werden ganz ebenso wie die Quecksilberpräparate injiziert (äußerer oberer Quadrant der Glutäalgegend, Aspiration usw.).

Andere Bismutpräparate, die mehr oder weniger in Anwendung sind, sind z. B. Mesurol (11$^0/_0$ Bi), Nadisan (5$^0/_0$ Bi), Bisuspen (6$^0/_0$), Milanol (10$^0/_0$ Bi). Auch metallisches Bismut in feinster Verteilung (analog den grauen Ölen) ist verwendet worden (Sorbismal, 10$^0/_0$ Suspension).

Die Gesamtmenge des Bismut, welche für eine Kur zur Verwendung kommt, schwankt bei den verschiedenen Autoren, welche die einzelnen Präparate empfohlen haben, noch in weiten Grenzen (etwa von 0,6—2,0 und selbst noch mehr). Perorale und percutane Behandlung scheint nicht genügend wirksam zu sein.

Das Bismut wirkt unzweifelhaft auf primäre, sekundäre und tertiäre Lues in der Mehrzahl der Fälle sehr günstig ein. Es vernichtet die an der Oberfläche von Primäraffekten und sekundären Efflorescenzen vorhandenen Spirochäten meist in verhältnismäßig kurzer Zeit — schneller als Hg, aber langsamer als Salvarsan. Die sichtbaren Erscheinungen gehen gewöhnlich gut zurück; auch bei interner Lues, speziell auch bei solcher des Zentralnervensystems, bei Aortitis usw. werden gute Erfolge berichtet. Die Seroreaktion wird, wie es scheint, langsamer, als durch Salvarsan, aber doch im allgemeinen günstig beeinflußt. Sehr oft wird sie erst nach Ablauf der (nicht kombinierten!) Bismutkuren negativ, soll sich aber dann sehr konstant so erhalten. Auch der Liquor soll saniert werden können. Wie weit die Bismutbehandlung vor sekundären und tertiären Rezidiven, bzw. vor der parenchymatösen Nervensyphilis, schützt, steht naturgemäß noch dahin.

Die Bismuttherapie kann augenscheinlich in der seronegativen Primärperiode auch „abortive" Erfolge erzielen; doch ist dabei zu bedenken, daß Tierversuche die Befürchtung nahelegen, es könnte gerade durch das Bismut nur eine „schlummernde Infektion" hervorgerufen werden.

Wie Salvarsan und Quecksilber, so kann auch Bismut eine JARISCH-HERXHEIMERsche Reaktion bedingen; es wird auch zur Provokation der Seroreaktion benutzt.

Besonders wichtig ist die Tatsache, daß Syphilisfälle, welche sich gegen Salvarsan oder Quecksilber oder gegen beide resistent verhalten (vgl. S. 363), durch Bismut sehr günstig beeinflußt werden können. Freilich kommen auch danach nicht selten Rezidive vor, und auch das umgekehrte Verhalten ist beobachtet worden.

Es besteht vorläufig bei den meisten Syphilidologen (und so auch bei mir J.) der Eindruck, daß das Bi wohl in vielen Fällen das Hg, aber keineswegs das Salvarsan ersetzen kann, und daß es nicht richtig wäre, wenn man das letztere bei der Therapie vor allem der frischen Syphilis auf Grund der guten Erfolge des Bismut vernachlässigte. Speziell wird diese Anschauung durch die Beobachtung unterstützt, daß bei infizierten Tieren, wenn das Bismutdepot entfernt wird, die zurückgebliebenen Spirochäten spezifische Prozesse bedingen. Auf Grund dieser Erwägungen habe ich selbst wenig Erfahrungen über reine — nichtkombinierte — Kuren mit Bismut (J.).

Seine Vorzüge vor dem Quecksilber liegen vor allem darin, daß es, besonders in bestimmten Präparaten, außerordentlich viel besser vertragen wird. Das bezieht sich sowohl auf die lokalen Wirkungen, als auf das Allgemeinbefinden und die **Nebenerscheinungen.**

An der *Injektionsstelle* spielen bei den bestvertragenen Injektionsmitteln Infiltrate und Schmerzen eine sehr geringe Rolle. Abscedierungen sind ganz außergewöhnlich. Sehr selten bilden sich sterile Erweichungsherde. Etwas häufiger — aber immer noch sehr selten — sind die arteriellen Embolien (vgl. S. 375). Lebhafte, oft sehr intensive Schmerzen meist bei, bzw. unmittelbar nach der Injektion, Schwellung der betreffenden Glutäalgegend, Auftreten eines eigentümlichen, netzförmigen oder aus dendritisch sich verzweigenden roten Streifen zusammengesetzten lokalen Exanthems, das sich bis auf die Vorderseite des entsprechenden Oberschenkels erstrecken und ganz oberflächlich, ausnahmsweise auch tiefer nekrotisieren kann, dazu Fieberbewegungen — das ist das klinische Bild dieser Bismutembolien, soweit es bisher bekannt ist. Der Verlauf ist günstiger, als bei den analogen Folgewirkungen der Hg-Injektionen; in wenigen Tagen ist meist alles zur Norm zurückgekehrt. In den kleinsten arteriellen Gefäßen sind Ansammlungen des injizierten Bismutpräparats gefunden worden. Ebenfalls selten sind auch Erscheinungen von Lungenembolien, bzw. eine „Bismutgrippe", ganz wie sie beim Hg (vgl. S. 375) beobachtet worden sind.

Von den *allgemeinen Nebenwirkungen des Bismut* stehen im Vordergrund die an der *Mundschleimhaut* und die an der *Niere.*

An der ersteren ist häufig nach einigen Injektionen ein blaugrauer bis fast schwarzer *Bismutsaum* am Zahnfleischrand zu beobachten, welcher dem Bleisaum ähnlich ist und sich lange Zeit halten kann; außerdem kommen auch größere dunkle Flecke an der Wangenschleimhaut, den Lippen, dem Gaumen usw. und selbst an der gesamten Mundschleimhaut vor. Diese auf Schwefelbismut zurückzuführenden Erscheinungen haben wesentlich nur eine kosmetische Bedeutung. Sie gehen spontan in einigen Wochen bis Monaten zurück und bilden keine Kontraindikation gegen die Fortsetzung der Behandlung.

Wichtiger ist, daß sich in allerdings im Vergleich zum Hg recht seltenen Fällen auch eine *Stomatitis* und selbst eine *Pharyngitis* entwickelt, die wohl in einzelnen Fällen mit ziemlich schweren Erscheinungen beginnen kann, meist aber bei geeignetem Verhalten leichter bleibt und schneller zurückgeht, als die mercurielle.

Von unzweifelhaft größerer Bedeutung ist die Einwirkung des Bismut auf die *Niere.* In einer recht großen, bei den einzelnen Präparaten noch wechselnden, Zahl von Fällen kommt es zu Cylindrurie und Epitheliurie, und zwar meist erst nach einigen Einspritzungen. Dabei ist aber der Nachweis von Albumen mit den gewöhnlichen Untersuchungsmethoden verhältnismäßig selten zu erbringen. Wird im letzteren Fall sofort ausgesetzt, so geht die Nierenschädigung meist recht schnell vorüber; nur selten zieht sie sich durch längere Zeit hin. Die Epitheliurie und die Cylindrurie hört in den meisten Fällen auch dann auf, wenn man mit den Injektionen fortfährt (Gewöhnung?).

Selten sind Erscheinungen am Magen-Darmtractus, speziell Obstipation oder öfter Diarrhöen (selbst Colitis ulcerosa), Ikterus, Kopfschmerzen, besonders im Hinterkopf lokalisiert, Kieferschmerzen, Gelenkbeschwerden, verstärkte Menses. Von *Hauterscheinungen* sind außer den bereits erwähnten embolischen Exanthemen an den Injektionsstellen ein Pruritus in dieser Gegend, Furunkel (?), Urticaria, Zosteren, generalisierte oder mehr disseminierte, meist leichte Erytheme, in einzelnen Fällen auch Purpura und früher oder später auftretende und evtl. auch rezidivierende schwerere generalisierte Dermatitiden beobachtet worden. Es kommt vor, daß Patienten, die Salvarsanexantheme gehabt haben, dann auch auf Bismut mit solchen reagieren (analog wie beim Hg).

Zu alledem kommt noch, daß einzelne Patienten bei der Bismutbehandlung anämisch, müde, abgeschlagen werden, an Appetit und Gewicht verlieren, ohne daß eine Organschädigung nachzuweisen ist (wesentlich seltener als beim Quecksilber). Die Vermeidung und die Behandlung der Bismutschädigungen hat sich ganz nach den speziell beim Quecksilber gegebenen Gesichtspunkten zu richten: Sorgfältige vorherige Untersuchung, Mundpflege, Urinkontrolle — doch genügt für die allgemeine Praxis die regelmäßige Untersuchung auf Eiweiß, da bei Epitheliurie und Cylindrurie nicht ausgesetzt zu werden braucht. Sowie eine Schädigung eingetreten ist oder vermutet wird, Aussetzen, Durchspülung des Körpers, Diuretica, sorgfältige lokale Behandlung der Stomatitis.

Jod.

Die Behandlung der Syphilis mit Jod spielt jetzt nicht mehr die gleiche Rolle, wie viele Jahrzehnte hindurch, weil das Salvarsan die meisten Indikationen erfüllt, welche für das Jod gegeben waren. Trotzdem ist es noch immer ein wichtiges Unterstützungsmittel. Es wirkt wesentlich bei tertiär-syphilitischen Erkrankungen der Haut, Schleimhäute und Knochen, aber auch der inneren Organe; es kann aber auch bei Fiebererscheinungen (maligne Lues), bei Knochen-, Gelenk- und Muskelaffektionen, Neuralgien und selbst bei ulcerierten Papeln und meningealen resp. Nervensymptomen der Frühperiode mit Vorteil gegeben werden, vor allem dann, wenn aus irgendeinem Grund die anderen Antisyphilitica kontraindiziert sind, oder zur Unterstützung dieser — zugleich mit ihnen oder auch zwischen den einzelnen Kuren. Namentlich bei Gefäßprozessen wird man an die Möglichkeit denken müssen, daß evtl. bei diesen vorhandene arteriosklerotische Komponenten durch Jodpräparate günstig beeinflußt werden können.

Im allgemeinen besteht der Eindruck, als wenn das Jod nicht sowohl auf die Erreger, als auf die syphilitischen Krankheitsprodukte wirkte. Doch ist weder über diese Anschauung noch über den Mechanismus der Wirkung Klarheit geschaffen. Auch auf die Seroreaktion soll ein Einfluß bestehen.

Das Jod wird am häufigsten in der Form der *Jodalkalien* und zwar meist als *Jodkalium* gegeben. Das Jod geht dabei schnell ins Blut über und wird in den verschiedenen Se- und Exkreten, Milch, Speichel, Urin usw. wieder ausgeschieden. Man beginnt am besten mit kleinen Dosen (z. B. zweimal $^1/_4$—$^1/_2$ g pro die) und steigt je nach der Toleranz langsamer oder schneller bis 3—6 g pro die. Am bequemsten ist es, eine Lösung von 1:15 (bei den größeren Dosen von 1:5) Aq. dest. zu verschreiben und davon die entsprechende Menge (1 Eßlöffel, bzw. 1 Teelöffel = 1 g) in einem Glas Milch (am besten vertragen!), Wasser oder Mineralwasser immer nach den Mahlzeiten nehmen zu lassen. Statt dessen kann man natürlich auch Pillen geben oder bei Intoleranz des Magens Glutoid-, Gelodurat-Kapseln u. ä. oder auch per Klysma eine Lösung in einem schleimigen Vehikel.

Von Interesse ist auch, daß speziell bei tertiären Erscheinungen (besonders an den Knochen) unter dem Einfluß des Jods eine örtliche Reaktion (analog der JARISCH-HERXHEIMERschen) auftreten kann, die sich in Form von (gesteigerter) Schmerzhaftigkeit und selbst von Hautrötung und Schwellung äußert.

In einzelnen besonders resistenten Fällen ist es richtig, mit den Jodkalidosen sehr stark in die Höhe zu gehen (bis 8—10—12 g pro die), weil diese nach früheren Erfahrungen manchmal wirksam sind, wenn kleine Dosen und die energischste Quecksilbertherapie versagen.

Von anderen Jodverbindungen ist die gebräuchlichste das *Jodnatrium,* das etwas schwächer ist als das Jodkalium und besonders bei Herzkranken empfohlen wird (etwa in den gleichen Dosen wie dieses zu nehmen). In neuester Zeit hat man Jodnatrium, aber auch Jodkalium und selbst Jod-Jodkalium (LUGOLsche Lösung) intravenös gegeben. Besondere Vorzüge hat diese Medikation bei der Lues wohl kaum. Man hat ferner auch Jodtinktur und Jodoform intern, das letztere auch in öliger Suspension intramuskulär benutzt. Doch hat sich das ebensowenig allgemein eingebürgert, wie die Einspritzungen von Jodipin, einem Jodfett. Es wird täglich oder jeden zweiten Tag in Dosen von 5—20 ccm tief subcutan (mit langer Kanüle nach Anwärmen) injiziert und recht gut vertragen.

Außerdem gibt es noch eine ganze Anzahl von modernen Jodpräparaten, welche als Ersatzmittel der Jodalkalien empfohlen werden: Sajodin, Jodocitin, Jodglidine, Jodtropon, Dijodyl, Lipojodin, Alival usw. Sie alle werden besser vertragen als Jodkali, wirken aber zum Teil auch wohl entsprechend schwächer.

Die unangenehmen **Nebenwirkungen** des Jod beruhen einmal auf seiner irritierenden Wirkung auf die Magenschleimhaut; es stellen sich Magenschmerzen, Appetitlosigkeit, Übelkeit und selbst Erbrechen ein; bei Innehaltung der oben gegebenen Vorschriften läßt sich das recht oft vermeiden. Ungleich wichtiger sind die durch die Aufnahme des Jod in die Zirkulation hervorgerufenen Erscheinungen. Sie treten einmal auf der *Haut* auf, und zwar entweder in Analogie mit den häufigsten Arzneiexanthemen als Quaddeleruptionen, als flüchtige Erytheme, in einzelnen Fällen auch als dem idiopathischen Erythema nodosum ähnliche, tiefe und schmerzhafte Knoten, als Purpura, ja selbst als anscheinend banale Ekzeme und als pemphigoide Eruptionen. Die „Idiosynkrasie", die sich in diesen Formen äußert, ist recht selten. Viel häufiger als alle diese Dermatosen ist die bekannte *Jodacne,* von der man annimmt, daß sie durch das durch die Talgdrüsen ausgeschiedene Jod zustande kommt. Sie entsteht nach kürzerer oder, oft erst, nach längerer Zeit und bei größeren Dosen in Form von Knötchen und Pusteln, besonders im Gesicht, auf der Brust und dem Rücken, aber auch an anderen Körperteilen. Auch diese Jodacne beruht augenscheinlich auf einer Überempfindlichkeit, welche aber viel häufiger vorkommt als die, welche sich in den erstgenannten Eruptionen äußert. Schwerere Formen: große vereiternde Knoten, sind selten, sehr außergewöhnlich das sog. (mit oder ohne pemphigoide Blasen auftretende) *Jododerma tuberosum,* welches wuchernden Tumoren, speziell Carcinomen, und infektiösen Granulationsgeschwülsten mit mehr oder weniger stark entzündlichen Erscheinungen, ferner den analogen Bromexanthemen und dem Pemphigus vegetans ähneln kann. Bei diesen und bei den erst erwähnten Joddermatosen wird man das Jod aussetzen und für schnelle Ausscheidung der zurückgebliebenen Jodreste durch Diurese usw. Sorge tragen. Bei mäßigen Graden von Jodacne kann man mit der Behandlung fortfahren, wenn diese wichtig genug erscheint. — Viel unangenehmer als die meisten Hauterscheinungen sind bei der Jodmedikation die unter der Bezeichnung *Jodismus* zusammengefaßten Symptome, welche sich besonders an den Schleimhäuten der Nase, der Tränengänge, der Conjunctivae, dann aber auch im Rachen,

Kehlkopf und in den Bronchien lokalisieren. In leichten Fällen beschränken sie sich auf einen schlechten, eigentümlich metallischen Geschmack im Mund, auf gesteigerte Salivation, auf einen mäßigen Schnupfen und auf Trockenheit im Rachen. Wesentlich seltener bildet sich ein oft recht unangenehmer, ja beängstigend erscheinender Krankheitszustand aus: Heftige Kopfschmerzen, wohl durch Entzündung der die Stirnhöhlen auskleidenden Schleimhaut bedingt, außerordentlich starker Katarrh der Nase, Ödem der Augenlider, Tränenträufeln, Trigeminusneuralgien, ja selbst bedenkliche Grade von Glottisödem. Neben diesen Symptomen kommen auch Schwellungen der Speicheldrüsen und selbst der Thyreoidea vor. Dabei kann mehr oder weniger intensives *Fieber* vorhanden sein; solches kommt aber auch ohne Jodismussymptome bei Jodmedikation vor. Hört man mit dieser auf, so gehen alle diese Erscheinungen schnell zurück.

Meist treten die Jodnebenwirkungen schon im Beginn der Behandlung, oft nach der ersten, selbst kleinen Dosis auf. In anderen Fällen machen sie sich erst nach einiger Zeit oder bei größeren Dosen geltend. Im allgemeinen sind auch diese idiosynkrasischen Symptome bei größeren Anfangsdosen häufiger und stärker als bei kleinen. Bei manchen Menschen kann man, wenn die Jodismuserscheinungen verschwunden sind, mit kleinsten Jodmengen wieder beginnen und durch deren ganz allmähliche Steigerung eine Gewöhnung an normale Dosen erzielen. Man kann daher den Jodismus bis zu einem gewissen Grad einschränken, wenn man es sich zur Regel macht, nur ganz allmählich zu hohen Dosen anzusteigen (falls nicht eine besonders wichtige Indikation vorliegt). Gegen ausgeprägten Jodismus hat man Acid. sulfanilicum (3mal 0,5 täglich), Pyramidon usw. empfohlen; das beste Mittel aber ist wohl Antipyrin (z. B. ein- bis dreimal täglich 0,5). Ja man kann dieses von vornherein mit dem Jod zusammen geben, oder man fängt, nachdem die Jodismuserscheinungen abgeklungen sind, mit Jod und Antipyrin zusammen wieder an und kann später das letztere oft wieder weglassen, ohne daß sich von neuem Schnupfen usw. zeigt.

Bei manchen Menschen tritt nach längerem Jodgebrauch Abmagerung auf.

Besonders zu beachten ist, daß Patienten, welche Jod in irgendeiner Form erhalten, solches also ausscheiden, niemals Kalomel oder ein anderes quecksilberhaltiges Mittel (PAGENSTECHERsche Augensalbe, Sublimat oder Oxycyanat) auf Schleimhäute deponiert erhalten sollen, da sich sonst durch Umsetzung mit dem Jod in wässerigen Sekreten Quecksilberjodid bildet, welches ätzend bzw. stark irritierend wirkt. Das ist besonders von der Conjunctiva bekannt; es gilt aber auch für die Urethra und Blase (Hydrargyrum oxycyanatum-Behandlung!). Ja selbst Applikation des Quecksilbers auf die äußeren Genitalien (Papeln!) kann wegen der Benetzung mit dem jodhaltigen Urin zu Nekrosen und Entzündungen Anlaß geben. Dagegen bleiben Geschwüre an anderen Stellen, die man so behandelt, unbeeinflußt, wenn nicht die im Organismus zirkulierenden Jodmengen sehr groß sind.

Andere bei Syphilis gebrauchte Medikamente.

Bei dem ersten epidemischen Auftreten der Syphilis in Europa kam bald ihre Behandlung mit *Pflanzenderivaten,* Holztränken, auf. Besonders erfreute sich das *Guajakholz* (Lignum sanctum, Pocken- oder Franzosenholz) eines großen Rufes. Aber auch später und immer wieder einmal ist auf die Wirksamkeit solcher Methoden hingewiesen worden. Man dachte an die stoffwechselanregende Wirkung, an die Bedeutung der in den Präparaten vorhandenen Saponine usw. Experimentelles liegt darüber kaum vor. Doch gibt es noch immer Autoren, welche speziell in resistenten Fällen von Knochensyphilis, von tertiären Syphiliden besonders an der Zunge, an Handtellern und Fußsohlen wenigstens auf ein (hierhergehöriges) Präparat zurückkommen, nämlich auf das ZITTMANNsche Dekokt, das allerdings streng genommen ein ganz schwaches Quecksilbermittel ist, ein Sarsaparilladekokt, welchem neben einigen unwesentlicheren Zusätzen etwas Folia Sennae zugefügt wird und in welches während des Abkochens ein Zinnober und Kalomel enthaltender Beutel hineingehängt wird. Die auf diese Weise angefertigte Abkochung ist das früher sogenannte „starke Zittmannsche Dekokt", jetzt „Decoctum Zittmanni", während als „schwaches Dekokt" (ohne Zusatz von Folia Sennae und ohne Hineinhängen des Quecksilberbeutels hergestellt) das „Decoctum Sarsaparillae compositum mitius" benutzt werden kann.

Die Anwendungsweise des Zittmannschen Dekoktes ist folgende: Morgens trinkt der Patient im Bette 250—500 g starkes Dekokt heiß, wird darauf in wollene Decken gut eingewickelt und muß 1—2 Stunden tüchtig schwitzen. Nach der Abkühlung darf der Kranke dann aufstehen und hat nachmittags dieselbe Quantität schwachen Dekokts kalt zu trinken. Das Zittmannsche Dekokt wirkt stets stark abführend, und bei Kranken, die zu Durchfall neigen oder an Magen- und Darmkrankheiten leiden, ist die Anwendung dieser Kur nicht zu empfehlen. Bei guter Toleranz soll sie mehrere Wochen fortgesetzt werden.

Auch das Zittmannsche Dekokt ist aber bei der modernen Syphilistherapie immer mehr in den Hintergrund getreten.

Dagegen ist in neuester Zeit, abgesehen von weiteren noch nicht genügend geprüften Metallen *(Gold, Vanadium, Cadmium, Tellur, Platin)* auch das Silber (besonders in kolloidaler Form) versucht worden, das sich allerdings bloß in Verbindung mit Salvarsan (vgl. S. 380) eingebürgert hat. Auch die intravenösen *Chinin*injektionen und die mit großer Reklame angepriesenen *Chrom*-Präparate haben nicht das gehalten, was man sich von ihnen versprochen hat.

Die nicht spezifischen, „protoplasma-aktivierenden", fiebererzeugenden Methoden der Syphilisbehandlung.

Wie früher, so hat auch in neuester Zeit eine nicht im eigentlichen Sinne medikamentöse Behandlung die „spezifische" Arzneitherapie teils zu ersetzen teils zu ergänzen versucht. Wir können hier absehen von dem alten „simple treatment", bei dem neben knapper Kost bei ruhigem Verhalten der Kranken lediglich reichlich Abführmittel gegeben wurden, absehen auch von der Schroth-schen Kur (Lindewiese), von Sonnen-, Kräuter-, Luft- und Wasserbehandlung, von Kuren in bestimmten Bädern (s. u.); denn niemals ist ein Beweis dafür geliefert worden, daß irgendeine dieser Methoden, wenn sie auch in einzelnen, besonders in übermäßig mit Medikamenten behandelten Fällen Erfolge zu haben schienen, an unsere medizinischen Methoden auch nur im entferntesten heranreichen. Sie richten auch jetzt noch vor allem in den Händen der Naturheilkundigen, Kurpfuscher usw. Unheil genug an; denn sie entziehen nicht nur den einzelnen Kranken oft für lange Zeit der Behandlung mit den Mitteln, welche die anerkannt energischste Wirkung auf die Symptome und zur Verhütung der Rezidive haben, sondern sie setzen auch die Ansteckungsgefahr nicht herab und tragen dadurch zur Verbreitung der Syphilis sehr viel bei. Damit soll natürlich nicht gesagt sein, daß nicht je nach den vorhandenen Indikationen (nervöse Erscheinungen usw.) die eine oder die andere dieser Methoden in Ergänzung der eigentlichen Behandlung Verwendung finden kann und soll.

Zum Teil können sie auch von dem Standpunkt der zur Zeit eine große Rolle spielenden *nichtspezifischen Allgemeinbehandlung* angesehen werden (z. B. die Sonnenbäder), welche als „protoplasma-aktivierende", „Schwellenreiztherapie" usw. aufgefaßt wird. Man hat von den noch sehr verschiedenen hierhergehörigen Maßnahmen auch bei der Syphilis vielfach Gebrauch gemacht und zwar bald ganz allgemein, bald nur bei besonders hartnäckigen Fällen und speziell bei der Behandlung der sonst ganz besonders unzugänglichen parenchymatösen Nervensyphilis (Tabes und Paralyse), vor allem freilich zur Unterstützung der spezifischen Therapie. Besonders sind parenterale Injektionen fiebererzeugender Substanzen, nucleinsaures Natron und sehr verschiedene andere Stoffe, z. B. Tuberkulin, Typhusvaccine, Milch, Aolan, Phlogetan usw. — hierher gehört wohl auch das Jodpräparat Mirion — mehr oder weniger warm empfohlen worden. Es ist gewiß berechtigt, von diesen und ähnlichen Mitteln Gebrauch zu machen, solange sie den Körper nicht schädigen und nicht in der Meinung angewendet werden, daß sie die Specifica ersetzen können. Zwingende Beweise für ihre Wirksamkeit sind bisher wohl nirgends erbracht.

Eine sehr viel größere Rolle spielt in jüngster Zeit die *Malaria-* (und *Recurrens-*) behandlung (WAGNER-V. JAUREGG). Auch sie ist von der Fiebertherapie aus-gegangen (es wurden zuerst Tuberkulin, Bacterienvaccine usw. benutzt); es steht aber dahin, wieweit sie wirklich nur durch die Fiebererzeugung wirkt, wieweit dabei „Protoplasma-Aktivierung", Gruppenwirkung der Malaria-Anti-körper auf die Spirochäten, spezielle Anregung der Milztätigkeit, Lympho-cytose usw. in Frage kommen. Wenn auch nach den Berichten der Psychiater die Akten über die Malariabehandlung der Paralyse — noch mehr gilt das für die Tabes — keineswegs geschlossen sind, so liegen doch so viele günstige Berichte über auffallend lange und vollständige Remissionen, über wieder-erlangte Arbeitsfähigkeit usw., namentlich bei frischen Erkrankungen und besonders bei den nichtdementen Formen vor, daß bei den unbedeutenden Erfolgen jeder medikamentösen Therapie und bei der augenscheinlich nicht sehr großen Gefahr (bei genügender Vorsicht) weitere Versuche damit auf breitester Grundlage unzweifelhaft berechtigt sind.

Die Malariatherapie wird (hier kann natürlich nur das Wesentlichste kurz angedeutet werden) so ausgeführt, daß ein (bewährter, gametenfreier) Tertiana-stamm von einem Patienten zum anderen weitergezüchtet wird (vor Tropica wird im allgemeinen gewarnt). Das Blut wird im Fieberanfall oder kurz da-nach, nach anderen in der zweiten Hälfte des Intervalls aus der Vene ent-nommen und möglichst sofort etwa in der Menge von 2—5 ccm unter die Rückenhaut gespritzt (oder auch intravenös). Das Blut kann unter gewissen Kautelen auch kurze Zeit konserviert und selbst verschickt werden. Die In-fektion geht nach einer noch recht verschiedenen Inkubationszeit von 4—10 und mehr Tagen an (nach intravenöser Injektion schneller). Auch der Verlauf der Impfmalaria ist noch recht verschieden. Im allgemeinen wird geraten, 8—10—12 Fieberanfälle (je nach der Toleranz des Individuums) abzuwarten. Erst dann ist Chinin. hydrochlor. (z. B. 7 Tage je 5 mal 0,2, evtl. nach mehr-tägiger Pause noch ein solcher Cyclus) zu geben. Bei Chinin-Intoleranz kann man Plasmochin (6 Tage je 3 mal 0,02, nach 4 tägiger Pause noch ein etwas kürzerer Cyclus) verordnen. Während des Verlaufs der Erkrankung ist sorg-fältigste Beobachtung besonders des Herzens unbedingt erforderlich, evtl. sind Herzmittel (Digitalispräparate, Coffein usw., nach Einzelnen auch schon in der Inkubation) zu verabreichen. Bei schlechtem Allgemeinbefinden kann man durch kleine Chiningaben an 1—2 Tagen die Anfälle vorübergehend unterbrechen oder mildern; bei Kollapsgefahr wird eine Injektion von 5 ccm Chininurethan (intravenös oder intramuskulär) empfohlen. Die Behandlung ist stationär durchzuführen (leichte, nahrhafte Kost, Kontrolle des Blutdrucks und des Blutes). Die Zimmer sollen möglichst mückendicht geschlossen werden, trotzdem die Gefahr der Verbreitung der Impfmalaria nicht vor-handen oder gering sein soll. Von größter Wichtigkeit ist die Auswahl der Patienten. Auf der einen Seite sollen die spezifischen Erkrankungen, wie Tabes und Paralyse, nicht zu weit fortgeschritten sein; die besten Resultate werden von frischen Fällen berichtet; auf der anderen Seite soll man sich immer vor der Behandlung durch eine genaue innere Untersuchung (cave Coronarerkrankungen, Kompensationsstörungen, Nephritis, Tuberkulose usw.) evtl. auch durch Prüfung auf Chinin-Idiosynkrasie davon überzeugen, daß man dem Patienten eine solche Therapie zumuten darf, ohne ihn zu großer Gefahr zu exponieren. Rezidive der Malaria sind selten; Kollaps kommt natürlich um so eher vor, je weniger vorsichtig die Indikation gestellt, und je energischer die Kur fortgesetzt wird. Von schweren Komplikationen ist die einige Male beobachtete Milzruptur zu erwähnen.

Nach analogen Gesichtspunkten wird die bisher in geringerem Ausmaß erprobte, anscheinend ungefährlichere Recurrenstherapie gehandhabt.

Die wesentlichste Indikation für diese Behandlung ist bei Paralyse und (in geringerem Maß) bei Tabes gegeben. Man wird sie gewiß auch bei resistenter Gehirnlues und anderen schweren resistenten Fällen versuchen.

In neuester Zeit ist empfohlen worden, auch die Frühlues ganz allgemein, wenn nicht besondere Indikationen dagegen bestehen, mit Malaria zu behandeln, um den Erkrankungen des Zentralnervensystems bzw. der Meningen vorzubeugen oder sie gleichsam im Beginn zu ersticken. Die Resultate, die bisher berichtet wurden, sind günstig; doch ist die Zeit, während deren diese Methode geübt wird, noch zu kurz, um ein Urteil darüber abgeben zu können, ob die so Behandelten wirklich vor den späteren Luesfolgen besonders geschützt sind. Es ist auch natürlich, daß man, solange man die stationäre Durchführung dieser Kuren verlangt, sie jetzt im allgemeinen nicht bei wirklich sehr zahlreichen Frühsyphilitikern vornehmen kann. Sehr wohl aber wird man sie schon anraten können: bei Liquorbefunden, welche auch energischer spezifischer Behandlung Widerstand leisten, bei resistenter Seroreaktion, auch bei syphilitischen Prozessen, z. B. des Gehirns, die sich als sonst unheilbar erweisen, speziell auch bei den „chemiko-resistenten Fällen" — immer unter der Voraussetzung, daß der Organismus genügend widerstandsfähig zu sein scheint.

Bei der Paralyse und bei der Tabes beschränken sich die einen auf die Malariatherapie, die anderen lassen ihr noch eine spezifische, speziell eine Salvarsanbehandlung folgen, was wesentlich wirksamer zu sein scheint. Bei der frischen Syphilis wird die letztere wohl immer vorausgeschickt oder angeschlossen oder beides (evtl. auch in Kombination mit Bi); man beschränkt sich dann aber auch bei sekundären Fällen, zunächst wenigstens, auf *eine* Kur von mittlerer Stärke. (Wer die Malaria- bzw. Recurrenstherapie üben will, muß die Spezialliteratur studieren.)

Die spezielle Behandlung der einzelnen syphilitischen Krankheitsprodukte.

Während früher eine möglichst energische und sorgfältige örtliche Behandlung externer syphilitischer Erscheinungen eine sehr große Rolle spielte, ist diese jetzt, bei der meist außerordentlich schnellen Wirkung der Salvarsanpräparate, mehr in den Hintergrund getreten. Dies zeigt sich schon beim Primäraffekt. Früher wurde dieser oft ausgebrannt oder ausgeätzt oder man exzidierte ihn, weit im gesunden, wenn er dazu einigermaßen günstig gelegen war (s. u.). Man beschränkt sich nunmehr, wenn man, wie meist, die Operation unterläßt, darauf, die harten Schanker mit Kalomel einzupudern oder mit grauer oder mit weißer Präcipitat-Salbe einzustreichen und evtl. zu verbinden oder graues Pflaster aufzulegen.

Bei Komplikation mit *Ulcus molle* wird man in erster Linie die dem letzteren zukommende Behandlung vornehmen (s. S. 99), bei gangränösen oder phagedänischen syphilitischen Schankern wie bei nichtsyphilitischen vorgehen (s. S. 106). Sitzt der Primäraffekt in dem phimotischen Präputialsack, oder besteht eine Paraphimose, so wird man, um eventuelle Weiterungen zu verhindern, operieren, besonders wenn stärkere Entzündungserscheinungen vorhanden sind. Oft gehen allerdings auch Phimosen mit starker Schwellung und Verengung unter der Allgemeinbehandlung noch vollständig zurück.

Die Verkleinerung der regionären *Lymphdrüsenschwellungen* kann man durch regelmäßige tägliche Einreibungen mit grauer Salbe oder durch Bedecken mit grauem Pflaster etwas beschleunigen. Sind sie mit Ulcus molle-Bubonen kombiniert, so sind sie wie diese letzteren zu behandeln.

Von den *sekundären Hauteruptionen* kann man die an sichtbaren Stellen gelegenen (Gesicht, Hände) durch Einreibungen mit weißer Präcipitatsalbe oder mit grauer Salbe, bzw. Bedecken mit grauem Pflaster während der Nacht, besonders zu beeinflussen versuchen. Weiße Präcipitat- oder gelbe Hg-Oxydsalbe wendet man in täglich zweimaligen Einreibungen gegen die krustösen Efflorescenzen des behaarten Kopfes an.

Die *nässenden Papeln* werden sorgfältig gereinigt (Waschungen mit Sublimatlösung 1—1000, Sitzbäder usw.); man betupft sie dann (nach dem LABARRACQschen Verfahren) mit Chlorwasser oder Kochsalzlösung und bepudert sie danach mit Kalomel, wobei Sublimat in statu nascendi zur Wirkung kommt (doch kann man auch Kalomel allein anwenden) und sorgt durch Einlegen von Wattebäuschchen oder Gazestreifen dafür, daß die Hautflächen nicht aufeinanderreiben (besonders an den Genitalien und am After). Bei sehr hochgradigen breiten Kondylomen ist Bettruhe zu empfehlen.

Nur bei ganz besonders mächtigen, stark infiltrierten und sehr derben Papeln kann man auch jetzt noch gelegentlich die PLENKsche *Solution* anwenden (Spirit. vini dilut., Ac. acet. ana 45,0, Hydr. bichlor. 4,0, Aluminis, Camphorae, Cerrussae ana 2,0). Gewöhnlich genügt die einmalige Auftragung des Bodensatzes; nach der ursprünglichen Vorschrift soll die umgeschüttelte Flüssigkeit aufgepinselt werden (was übrigens sehr schmerzhaft ist und stark ätzend wirkt), um die Papeln zum Schwinden zu bringen; genügt das nicht, so muß die Auftragung mit mehrtägigen Pausen mehrmals wiederholt werden. Einzelne „organisierte Papeln" muß man gelegentlich einmal exzidieren oder abkratzen.

Die sekundären Affektionen der *Mund- und Rachenschleimhaut* heilen unter Salvarsan im allgemeinen ganz besonders schnell. Abgesehen von sorgfältiger Pflege des Mundes (Beseitigung von Zahnstein, Abschleifung rauher Zahnstellen usw., Verbot oder Einschränkung des Rauchens, häufige Spülungen, wie sie bei Hg-Behandlung ja so wie so nötig sind) pinselt man die kranken Stellen mit $10^0/_0$ Chromsäure und unmittelbar nachher noch mit Argentum nitricum (Stift oder $10^0/_0$ Lösung) (Bildung von Chromsilber) oder mit Sublimat ($1—2^0/_0$ wässerige oder alkoholische Lösung).

Wenn die sekundären *Kehlkopfleiden* sich unter der Allgemeinbehandlung nicht schnell zurückbilden, so werden sie wie die entsprechenden nichtsyphilitischen behandelt (Inhalationen, Pinselungen mit Argentum nitricum usw.).

Bei den geschlossenen *tertiären Hautsyphiliden* kann man Hg-Salben oder -Pflaster verwenden. Sind sie ulceriert, so kann man Jodoform oder Kalomel benutzen; Ätzungen sind fast immer entbehrlich. In einzelnen Fällen müssen zur Beschleunigung der Heilung tiefliegende Nekrosen operativ beseitigt werden, wenn sich ihre Abstoßung zu langsam vollzieht. Gummata sind im allgemeinen nicht zu inzidieren, da sie sich sehr oft, auch wenn sie schon erweicht sind, unter der spezifischen Allgemeinbehandlung zurückbilden.

Die *tertiären Schleimhautläsionen in Mund und Rachen* bedürfen einer lokalen Therapie im allgemeinen nicht. Sind Vernarbungen oder Perforationen entstanden, welche funktionell stören, so sind sie entweder chirurgisch oder zahnärztlich (Gaumenplatten) zu behandeln. Selbstverständlich müssen auch alle nekrotischen Knochenteile (am harten Gaumen, in der Nase) chirurgisch entfernt werden — am besten, wenn die spezifische Allgemeinbehandlung schon einigermaßen fortgeschritten ist. Narbenmembranen im Rachen muß man gelegentlich spalten. Bei der tertiären *Nasensyphilis* müssen Nasenduschen (mit Kal. hypermanganicum oder ähnlichem) vorgenommen werden.

Bei *Stenose des Kehlkopfes* durch Gummata oder Narben kann eine Tracheotomie notwendig werden, besonders dann, wenn durch starke Infiltration und vor allem durch das manchmal plötzlich zu einem chronischen Prozeß hinzutretende Ödem akute Erstickungsgefahr vorhanden ist.

Von einer Besprechung der nichtspezifischen Lokalbehandlung der anderen syphilitischen Affektionen kann hier abgesehen werden. Sie darf niemals unbeachtet bleiben, sie muß je nach den Verhältnissen medikamentös (z. B. sofortige Atropinisierung bei Iritis syphilitica) oder chirurgisch, mechano-, hydro-, elektro-therapeutisch usw. sein.

Von großer Bedeutung ist natürlich auch die nichtspezifische, funktionelle, diätetische usw. Behandlung der durch Syphilis bedingten inneren Erkrankungen (Zirkulationsapparat — Dekompensationserscheinungen möglichst vor Salvarsan beseitigen —, Leber, Niere, Diabetes, endokrine Drüsen usw.). Doch kann auch dabei nur nach den allgemein-medizinischen Regeln verfahren werden, so daß weiteres hierüber sich erübrigt. Das gleiche gilt natürlich für die Übungstherapie usw. der Tabiker.

Die Durchführung der Allgemein-Behandlung der Syphilis.

Durch die Entdeckung der Spirochäte, der WASSERMANNschen Reaktion und der Liquorveränderungen, durch die Einführung der Salvarsan- und der Wismutpräparate und der Malariabehandlung und durch die tierexperimentellen Forschungen ist die Syphilistherapie auf ganz neue Grundlagen gestellt worden. Sie ist auch in den Besitz von neuen Methoden zur Beurteilung ihrer Wirksamkeit gekommen. Aber die Syphilis ist noch immer die chronische, proteusartig verlaufende Infektionskrankheit, über deren Verlauf in den einzelnen Fällen ein absolut sicheres Urteil erst Jahrzehnte nach der Infektion gefällt werden kann. Alle die erwähnten Errungenschaften sind eben noch viel zu jung, als daß uns Beobachtungen über lange Zeiträume zur Verfügung stehen könnten. Die Kriterien für die wirkliche Heilung der Krankheit, d. h. für die definitive Eliminierung der Spirochäten sind noch unzureichend (s. auch S. 356). Weder das längere Ausbleiben von klinischen Erscheinungen, noch die negativen Befunde in Blut und Liquor, auch nach Provokation, noch die fehlenden Luetinreaktionen beweisen in streng wissenschaftlichem Sinne die Heilung einer Syphilis. Und selbst die Reinfektionen sind nicht wirklich ausschlaggebend, wenngleich sie noch immer als das zur Beurteilung der Wirksamkeit einer Behandlung wichtigste Moment angesehen werden können. Daher ist es nicht wunderbar, daß auch die Behandlungsmethoden einer sehr verschiedenen Bewertung unterliegen.

Dieser Widerstreit der Meinungen beginnt schon beim *Primäraffekt*. Seine Excision bzw. Zerstörung hatte in früheren Zeiten zu einzelnen anscheinend und vielleicht auch wirklich positiven Resultaten geführt. Damals, vor der Entdeckung der Spirochäten und der WASSERMANNschen Reaktion, konnte man nach der Elimination des Primäraffektes ruhig abwarten, ob Allgemeinerscheinungen auftreten oder nicht; denn es gelang ja auch mit einer frühen energischen Hg-Behandlung nicht oder nur sehr selten, das Auftreten weiterer Symptome zu verhindern, und viele lehrten, daß es geradezu falsch sei, vor Auftreten des ersten Exanthems allgemein zu behandeln. Jetzt ist die Situation ganz anders. Bei der mächtigen Einwirkung des Salvarsans auf die Spirochäten und bei der Möglichkeit, die spezifische Erkrankung durch den Nachweis der Erreger viel zeitiger mit Sicherheit zu erweisen als früher, konnte sich wohl niemand mehr dazu entschließen, nur die Excision des Primäraffektes vorzunehmen und dann zu warten. Man versteht jetzt unter *Abortivbehandlung* meist die besser auch so zu nennende *allgemeine Frühbehandlung* am besten vor Positivwerden der WASSERMANNschen Reaktion. Nimmt man aber diese Behandlung vor, so verzichtet man natürlich darauf, die Erfolge der chirurgischen usw. Elimination des Primäraffekts zu kontrollieren. Denn die Resultate der spezifischen Frühbehandlung sind an sich so günstig, daß man zweifeln kann, ob sie durch die lokale Maßnahme .gegen den Invasionsherd noch verbessert werden würden.

So kann es dem einzelnen überlassen werden, ob er günstig gelegene Primäraffekte ausschneiden oder ausbrennen will; die Hauptsache bleibt, daß mit der Allgemeinbehandlung möglichst früh begonnen wird. Deswegen ist in jedem Fall die Diagnose möglichst schnell zu stellen, und dann sind jedenfalls sofort die Specifica zu geben.

Will man günstig gelegene Primäraffekte (am Praeputium, in der Haut des Penis, an den Labien) entfernen, so ist noch immer das Empfehlenswerteste die Excision in weitem Umkreis nach sorgfältiger Jodierung der ganzen Haut unter Lokalanästhesie; besondere Instrumente sind dazu überflüssig. Jodierung auch nach der Excision, Naht.

An anderen Stellen benutzt man am besten den Pacquelin.

Die spezifische Behandlung muß zugleich mit der Beseitigung des Primäraffektes beginnen.

Auch darüber sind die Fachärzte noch uneinig, ob man, um nichts zu versäumen, bei Verdacht auf syphilitische Infektion selbst dann sofort die Frühkur einleiten soll, wenn der Nachweis der Spirochäten nicht gelingt; die Konsequenz davon wäre im Prinzip, daß man auch jedes Ulcus molle antiluetisch behandeln müßte; denn wer ein Ulcus molle akquiriert hat, der hat sich gewiß auch der Gefahr der syphilitischen Infektion ausgesetzt. Ich persönlich (J.) stehe auf dem Standpunkt, daß es immer richtig ist, zu warten, bis die Diagnose sicher gestellt ist. Das gelingt bei energischem Suchen meist nach sehr kurzer Zeit. Dieser Verlust von höchstens ganz wenigen Tagen ist meines Erachtens für den Erfolg der Kur nicht sehr bedeutungsvoll, auch wenn sich die Lues dann als sicher herausstellt; erweist sich aber die Erkrankung als nichtsyphilitisch, so bleibt dem Patienten das immer deprimierende Bewußtsein erspart, syphilitisch infiziert zu sein. Er wird dann auch mit den Unannehmlichkeiten und den, wenn auch sehr geringen, Gefahren der spezifischen Behandlung verschont.

Das heißt also: *in der primären Periode nur spezifisch behandeln, wenn der Nachweis der Erkrankung erbracht ist, diesen aber möglichst forcieren, und wenn er gelungen, unverzüglich und energisch vorgehen.*

Das Blut ist stets *sofort* zu untersuchen. Ist es positiv und sind Spirochäten vorhanden, so ist es höchstens noch zweifelhaft, ob es sich nicht schon um eine etwas ältere (sekundäre) Lues (evtl. auch Chancre redux) handelt; ist das Blut und der Spirochätenbefund negativ, so wird man wegen der (sehr geringen) Möglichkeit eines „Ulcus molle"-WASSERMANN (s. S. 97) mikroskopisch weitersuchen und die Seroreaktion wiederholen, bis die Situation geklärt ist.

Von der spezifischen Behandlung primäraffektverdächtiger Affektionen auch ohne sichere Diagnose ist noch zu scheiden die im eigentlichen Sinne so zu nennende *prophylaktische* oder *präventive Behandlung* bei solchen Menschen, welche sich der Gefahr der Ansteckung ausgesetzt haben, Zeichen einer solchen aber nicht darbieten. Einzelne Autoren raten, daß jeder, der überhaupt einen nicht einwandfreien Verkehr gehabt hat, prophylaktisch einer allgemeinen Therapie unterworfen werden soll. Es erscheint ausgeschlossen, daß man alle diese Personen wirklich antisyphilitischen Kuren unterwirft, bei denen Salvarsanpräparate im Prinzip nicht zu entbehren wären; denn daß Hg und Bi in diesem Sinne nicht energisch genug prophylaktisch wirken, nehmen die meisten — wohl mit Recht — an. Nur bei Prostituierten hat man in größerem Umfang solche prophylaktische Kuren mit Salvarsan durchgeführt, anscheinend mit günstigem Resultat. Dagegen hat man vielfach vorgeschlagen, solche Menschen speziell mit Salvarsan zu behandeln, welche nachweisbar mit kontagiös Syphilitischen sexuellen Verkehr gehabt haben — auch ohne daß etwas von der Krankheit an ihnen nachzuweisen ist. Unter diesen Umständen ist eine spezifische Behandlung im Prinzip berechtigt; doch muß sie dann wirklich in der gleichen Weise durchgeführt werden, wie bei Patienten mit frischen Primäraffekten; sonst wird man sehr leicht Gefahr laufen, unzureichende Kuren zu machen, so daß dann späte Rezidive auftreten. Ich (J.) ziehe es auch in solchen Fällen vor, lieber in kurzen Zwischenräumen aufs genaueste zu untersuchen und erst zu behandeln, wenn die Spirochäteninfektion festgestellt ist (speziell Cervical- und Urethraluntersuchung bei Frauen!).

Zu dieser prophylaktischen Behandlung gehört auch die interne Verabreichung des *Stovarsols*, bzw. *Spirocids* u. ä., welche bald für alle Fälle, bald nur für die letzterwähnte Gruppe schwer Gefährdeter empfohlen worden ist. Auf sie aber ist wie auf die örtlichen Schutzmaßnahmen besser erst in dem Kapitel Prophylaxe einzugehen (s. S. 427).

Sehr viel besprochen ist die Frage, ob man sich bei frischer, speziell bei sero-negativer und während der Kur sero-negativ bleibender, Lues auf *eine* Kur beschränken soll bzw. darf, oder ob man auch unter diesen Bedingungen mehrere Kuren vornehmen soll. Das erstere ist das, was man gewöhnlich als „*Abortivkur*" im engeren Sinn bezeichnet. Viele Autoren treten schon jetzt energisch für die nur einmalige Behandlung ein, unterscheiden sich aber noch in bezug auf die Bedingungen, die sie für die Auswahl dieser Fälle stellen (nur Primäraffekte, bei denen die Infektion nicht mehr als 3 Wochen zurückliegt, keine Lymph-drüsenschwellung usw.), und in bezug auf die Anforderungen an diese Kur (besonders energische Anwendung der Specifica, daher wäre die Abortivkur nur bei sehr kräftigen Menschen zu verwenden). Es ist unzweifelhaft, daß die allermeisten dieser Fälle durch eine solche Behandlung geheilt (in unserem jetzigen Sinn!) werden. Ich halte es aber immer noch für vorsichtiger, selbst unter solchen besonders günstigen Bedingungen, die in der Praxis im ganzen leider nur relativ selten erfüllt sind, weil die meisten Patienten zu spät zum Arzt kommen, eine zweite Kur anzuschließen (s. u.). (Um den strengen Anforderungen an die Auswahl der zur Abortivbehandlung geeigneten Fälle zu genügen, müssen die seronegativen Primäraffekte wiederholt serologisch untersucht werden, damit die Fälle ausgeschieden werden, die noch „umschlagen", also „nicht eigentlich seronegativ" sind.)

Eine weitere generelle Frage, die hier zu besprechen ist, ist die, ob man sich im primären Stadium bzw. überhaupt *auf die Salvarsanpräparate beschränken oder ob man kombiniert behandeln soll.* Daß man in vielen Fällen mit reinen Salvarsankuren ausgezeichnete Erfolge erzielen kann, kann nicht bestritten werden. Trotzdem stehen wir mit den meisten Ärzten auf dem Standpunkt, daß es beim augenblicklichen Stand unseres Wissens richtiger ist, zu kombinieren. Denn es gibt, wenn auch nur einzelne, relativ salvarsanresistente Fälle; man kann ferner hoffen, daß man durch Hinzufügung eines zweiten Antisyphi-liticums mit geringeren Dosen Salvarsan auskommen kann und dadurch Über-dosierungen leichter vermeidet. Theoretisch kann man auch noch für die Kombination· anführen, daß die verschiedenen „Specifica" verschieden wirken, und daher die Kombination vollständigere Resultate zu geben verspricht.

Es wird zur Zeit jeder Arzt für sich zu entscheiden haben, ob er zur

Kombination Hg oder Bi oder auch beides benutzen will. Viele (und ich mit ihnen) glauben, daß wir schon jetzt die anscheinend energischer und weniger unangenehm wirkenden und sicher besser vertragenen Bi-Präparate an Stelle des Hg setzen können und das letztere nur zu benutzen brauchen, wenn Bi einmal schlecht vertragen wird oder die Wirkung von Salvarsan und Bi unzureichend ist.

Man kann bei irgendwelchen Intoleranzerscheinungen, besonders wenn die Patienten durch die Kuren im allgemeinen geschwächt und müde werden, die kombinierte Behandlung auch so modifizieren, daß man die beiden Medikamente nicht gleichzeitig gibt, sondern daß man z. B. erst mit Salvarsan allein fortfährt und erst dann, wenn man zu der in Aussicht genommenen Dosis gelangt ist, mit dem zweiten Mittel die Kur vollendet — je nach den Verhältnissen des einzelnen Falles mit oder ohne Pause.

Viel verwendet wurden eine Zeitlang auch die sog. *Mischspritzen,* d. h. die intravenösen Injektionen einer Mischung von Neosalvarsan und gelösten Hg-Präparaten; als letztere wurden Sublimat, Novasurol u. a. benutzt. Die Mischungen werden unmittelbar vor der Injektion hergestellt, indem die frisch bereitete Neosalvarsanlösung mit der des Sublimats usw. in dem gewünschten Verhältnis zusammengegossen wird; die Neosalvarsandosen sind die gewöhnlich gebrauchten. Von Sublimat gibt man eine 1% ige Lösung und 1—2 ccm pro injectione, von Novasurol $1/_2$—2 ccm.

Auch die Intervalle und die Gesamtdosen sind die gleichen wie sonst bei der Neosalvarsanbehandlung. Die Methode wurde schnell beliebt, da den Patienten die unangenehmen örtlichen Wirkungen der intramuskulären Hg-Einspritzungen erspart blieben. Sie hat auch relativ gute therapeutische Resultate gegeben; über die Stärke und Häufigkeit der Nebenwirkungen sind die Ansichten geteilt. Durch die allgemeine Beliebtheit, welche sich das Bismut als Ersatz für Quecksilber sehr schnell erworben hat, sind die Hg-Mischspritzen wieder in den Hintergrund getreten. Sie hatten auch mit den Bedenken zu kämpfen, welche die intravenösen Injektionen chemisch so wenig definierter Mischungen erwecken mußten.

Man wird sich ferner darüber klar werden müssen, wieweit die Syphilis auch dann zu behandeln ist, wenn sie sich in der *Latenz* befindet. Immer hat man auf dem Standpunkt gestanden, daß man die Kuren einige Zeit fortsetzt, wenn die sichtbaren Erscheinungen geschwunden sind. Damit ist schon das Prinzip der rein symptomatischen Behandlung durchbrochen gewesen. Was man unter Latenz zu verstehen hat, ist nicht fixiert; wir können die klinische von der serologischen und Liquorlatenz unterscheiden (s. S. 117). Aber auch bei der klinischen legt der eine schon auf Veränderungen Wert, welche der andere für bedeutungslos hält. Wir können jetzt gewiß die Anschauung vertreten, daß derjenige, dessen Blut und Liquor nicht negativ reagieren, nicht eigentlich latent ist. Die dann noch übrig bleibenden, bei denen auch die Provokation ein negatives Resultat gibt, sind aber von den geheilten für uns nicht mehr zu unterscheiden (s. o.). Gerade deswegen stellen sich viele Fachleute, zu denen auch ich gehöre (J.), auf den Standpunkt, daß selbst von diesen Syphilitikern speziell in der Frühperiode zum mindesten die nicht ganz früh Behandelten noch weiterer Kuren bedürfen. Wenn wir sie alle freiließen, so würden wir für die Vorbeugung von Rezidiverscheinungen im klinischen oder serologischen Sinn zu wenig tun und damit mehr solche nicht verhindern, als in unserer Macht liegt.

Denn wir stehen unter dem Eindruck, daß eine wiederholte Behandlung in der Frühlatenz eine geringere Zahl von Frührezidiven ergibt als eine solche, welche in nur einmaliger Kur zu klinisch und serologisch zunächst vollständig negativem Befund führt. Freilich — brauchbare statistische Unterlagen für Zahl und Umfang der Kuren, durch welche unser Ziel namentlich auch für die Verhinderung der Spätrezidive erreicht wird, haben wir natürlich noch nicht, und deswegen ist das Maß der Behandlung auch bei denjenigen Fachleuten verschieden, welche im Prinzip auf dem eben erwähnten Standpunkt stehen.

Es ist ferner gewiß berechtigt, noch Unterschiede zwischen der Früh- und der Spätlatenz zu machen. Die erste kann etwa bis zum 3. und 4. Jahre nach der Infektion gerechnet werden. Sie bedarf aus mehreren Gründen im Prinzip einer energischeren Behandlung als die späte. Erstens nämlich ist die Verhinderung der Frührezidive ganz besonders im Interesse der Volksgesundheit gelegen, während das bei den späten bei weitem nicht in gleichem Maß der Fall ist. Zweitens gelingt es in der Frühperiode meist leichter und mit einem geringeren Maß der Behandlung klinisch und serologisch negative Resultate zum mindesten für lange Zeit — da wir von definitiven jetzt doch noch nicht mit Sicherheit sprechen können — zu erzielen. Endlich ist auch die psychisch und vielleicht selbst somatisch ungünstige Einwirkung immer wiederholter Kuren im Spätstadium größer als im Frühstadium.

Wenn in der tertiären Periode Erscheinungen aufgetreten waren, die auf unsere Behandlung gut zurückgegangen sind, wie man das ja an manchen Organen, wie Haut, Knochen usw. sehr wohl beurteilen kann, wird man sich gewiß ebenfalls nicht mit einer Kur begnügen, sondern zur möglichsten Verhinderung von weiteren Rezidiven, eventuell auch an lebenswichtigen Organen, die Kuren mehrfach wiederholen. Bei anderen Organen, bei denen die kurative Wirkung nicht so gut zu konstatieren ist, die schwerer zu beeinflussen sind, und bei denen die Neigung zur Chronizität, zu Exazerbationen oder anscheinenden Rezidiven, die Hartnäckigkeit bekannt ist, wie bei der cerebralen Lues, bei Tabes, Aortitis usw. ist eine durch Jahre immer wiederholte, besonders streng individualisierende Behandlung angezeigt.

Eine besondere Beachtung verdient noch die *Verwertung der Seroreaktion und der Liquorbefunde für die Behandlung.*

Bei seronegativen Primäraffekten ist es, wie erwähnt, im Prinzip gewiß richtig, bei jeder Injektion von Salvarsan zugleich das Blut zu entnehmen und die Seroreaktion prüfen zu lassen; man kann dann die wirklich negativ bleibenden von denjenigen trennen, bei denen eine mehr oder weniger vorübergehende, mehr oder weniger ausgesprochene positive Schwankung eintritt. Diese werden von vielen Autoren zur seropositiven primären Lues gerechnet. In der Praxis ist dieses Verfahren aus pekuniären Rücksichten nicht immer durchzuführen. Es hat wohl aber auch nicht die große Bedeutung, die man ihm zugeschrieben hat. Denn, wie früher bereits betont wurde, da die Seroreaktion nicht im eigentlichen Sinne spezifisch ist und allmählich auftritt, ist es nicht möglich, scharfe Grenzen zwischen positiv und negativ zu machen und darauf allein oder wesentlich das Maß der Therapie zu begründen, und wenn man auch bei den serologisch-negativen Primäraffekten sich nicht auf eine Kur beschränkt, so kommt es auf diese vorübergehenden Schwankungen nicht so sehr an.

Im weiteren Verlauf der Behandlung wird immer wieder die WASSERMANNsche Reaktion geprüft. Manche empfehlen die Reaktion am Ende der einzelnen Injektionsserien anzustellen; das ist gewiß praktisch, denn wenn sie dann wider Erwarten noch positiv ist, so kann man bei guter Toleranz die Kur, falls sie nicht schon maximal kräftig war, noch verstärken. Da die Seroreaktion sehr oft auch noch in den ersten 4—8 Wochen nach Beendigung der Kur, bei Wismutkuren anscheinend oft noch später, nachträglich umschlägt, begnügen sich viele damit, die Reaktion um diese Zeit anzustellen, um evtl. wieder eine Kur zu beginnen. Am weitesten gehen diejenigen, welche auch während der Kuren bei seropositiver Lues immer wieder das Blut prüfen, um nach seinem Verhalten — schnellerem oder langsamerem Negativwerden — das Maß der Kur zu bestimmen. Auch das ist praktisch kaum allgemein durchführbar und kann dazu verführen, zu wenig oder zu viel zu geben. Bei der klinisch latenten und bei der manifesten Spätlues kann man sich mit einer weniger scharfen Kontrolle des Blutes begnügen: z. B. wird man einige Wochen nach Beendigung einer Kur, wenn die Reaktion positiv geblieben ist, die Behandlung bald wieder aufnehmen und einige Zeit in dieser Weise mit größerer Energie fortfahren. Aber auch wenn das Blut negativ geworden ist, wird man die Kur mit nicht zu langer Pause (2—3 Monate), wenn auch weniger energisch wiederholen, um das immerhin doch als günstig aufzufassende Resultat festzuhalten, da gerade bei der Spätlues der Rückschlag ins Positive relativ oft vorkommt. Bei von vornherein seronegativer manifester Spätlues wird man sich analog verhalten. Gewiß aber soll man nicht allzulange den Kampf um die negative Reaktion bei sonstiger Symptomfreiheit fortsetzen. Vielleicht wird es gerade durch die Bismutbehandlung eher gelingen, definitive Resultate auch in solchen Fällen zu erzielen.

Noch viel mehr Beschränkungen als bei der Blutuntersuchung muß man sich bei der des *Liquors* aus praktischen Gründen auferlegen. Gewiß wäre es gut, wenn man auch sein Verhalten regelmäßig kontrollieren könnte. Dazu aber ist die Methode noch nicht populär genug. Man beschränkt sich also meist darauf, in der Frühperiode den Liquor zu prüfen, wenn irgendwelche Symptome auf nervöse Veränderungen hinweisen, und ferner etwa am Ende des 2. Jahres der Krankheit bzw. später, wenn man erst später nach der Infektion mit der Behandlung begonnen hatte, jedenfalls immer dann, wenn man die Absicht hat, sie abzuschließen und zur Erteilung des „Ehekonsenses". Ist der Liquor dann negativ, so wird man dadurch zuversichtlicher; ist er verändert, so wird man in der Behandlung noch fortfahren und ihn wiederholt kontrollieren. Selbstverständlich ist (s. S. 351), daß man ihn im weiteren Verlauf der Lues immer untersucht, wenn irgendein Verdacht auf eine luetische Erkrankung des Zentralnervensystems vorhanden ist.

Fortlaufende Kontrolle des Liquor wird im allgemeinen nur bei der Behandlung spezifischer Nervenerkrankungen geübt.

Außer diesen Gesichtspunkten sind bei der Durchführung der Allgemeinbehandlung zu berücksichtigen: das Alter — besonders im hohen Alter ist große Vorsicht in der Dosierung angezeigt, und man wird sich da im allgemeinen auf das zur Erzielung der kurativen Wirkung Notwendige beschränken dürfen und Bismut und Jod bevorzugen — das Geschlecht — Frauen vertragen und brauchen im allgemeinen weniger als Männer; das Gewicht — doch sind fette Menschen im allgemeinen weniger widerstandsfähig als magere; wichtiger ist daher die „Konstitution": Nervöse, speziell vasomotorisch sehr erregbare Patienten sind besonders sorgfältig zu beobachten. Dazu kommt selbstverständlich die Rücksicht auf alle wichtigen organischen Erkrankungen: Herzfehler, myokarditische Störungen, Hypertonie, Arteriosklerose, Nieren- und Lebererkrankungen, Lungentuberkulose, alle kachektischen Zustände, Anämie usw. — nicht als wenn die Specifica dabei kontraindiziert wären; aber man wird Art und Stärke der Kur von vornherein nach dem vorliegenden Leiden wählen und unter sorgfältigster Beobachtung je nach Bedarf modifizieren, so z. B. bei nicht kräftigem Herzen, bei Aortitis usw. (aber auch bei nervös Erregbaren) zunächst sehr kleine Dosen Salvarsan verwenden und ganz besonders langsam injizieren, evtl. auch lieber mit J, Bi, Hg beginnen, bei Nierenleiden Salvarsan ebenfalls in kleineren Dosen und, der Ausscheidung wegen, in größeren Pausen bevorzugen, Bismut und Hg vermeiden; bei kranker oder nicht „taktfester"

Leber mit Salvarsan besonders zurückhaltend sein, jedenfalls aber den Urin fortlaufend auf Gallenbestandteile (auch Urobilinogen) kontrollieren und evtl. Leberfunktionsprüfungen vornehmen, bei Lungentuberkulose Hg-Depotinjektionen nicht machen usw. Bei Alkoholismus und Diabetes ist nur die allgemeine Rücksicht auf den Kräftezustand und die spezielle auf einzelne geschädigte Organe geboten. Bei der chronischen Malaria wird man mit Rücksicht auf einzelne Beobachtungen von Leberschädigung mit Salvarsan recht vorsichtig umgehen. Auch bei Graviden ist bei Salvarsan, vor allem aber bei Quecksilber und Bismut wegen der Niere eine ganz besondere Kontrolle notwendig. Sind Anzeichen von Status thymicolymphaticus vorhanden, so ist wie vor allen intravenösen Injektionen so auch vor dem Salvarsan zu warnen.

Bei akuten Infektionskrankheiten wie Grippe, Angina u. ä., bei interkurrenten Magen-Darmkatarrhen usw. tut man besser, die Behandlung zu sistieren, bis die Erscheinungen ganz vorüber sind, und dann vorsichtig wieder zu beginnen.

Nach diesen allgemeinen Bemerkungen können wir uns der Besprechung der *Behandlung der Lues in den einzelnen Stadien* zuwenden. Wir müssen aber noch fixieren, was wir unter einer energischen, einer mittleren und einer milden Kur verstehen. Man hat viel betont, daß man bei der Syphilisbehandlung individualisieren muß; das ist gewiß richtig, und wir haben ja eben die Grundsätze skizzie t, die dabei maßgebend sind. Aber es ist doch notwendig, als Grundlage ein bestimmtes *Schema* zu haben, von dem aus man diese Individualisierung vornehmen kann und muß. Gerade die Schemata sind es, in denen die einzelnen Autoren voneinander abweichen. Es ist unmöglich, diese Abweichungen hier im einzelnen anzuführen. Ich (J.) beschränke mich daher darauf anzugeben, welches Schema ich jetzt der Syphilisbehandlung zugrunde lege, ohne damit irgendwie die anderen kritisieren zu wollen[1]).

I. *Frische Primäraffekte* (seronegatives Primärstadium).

Sofort nach Konstatierung der Spirochäten Beginn: 0,15—0,45 Neosalvarsan; nach 2—4 Tagen, (je nach der Anfangsdosis) 0,3—0,45 usw. bis zur Gesamtdosis von 4,0—5,5; in der zweiten Hälfte der Kur bei kräftigen Männern Injektionen zu 0,6, dabei Pausen von 4—7 Tagen; Kombination mit Hydr. salicylicum 0,05—0,1 pro injectione zugleich mit oder zwischen den Neosalvarsan-Injektionen im ganzen bis 1,0—1,4 oder (jetzt fast immer) eine Wismutkur, z. B. Bismogenol 0,5—1,5 der Suspension alle 3—4 Tage im ganzen 15,0—20,0. Am 1. und 5. Tage nach der ersten Injektion (am besten auch bei den nächsten Injektionen) Wassermann, ebenso bei der letzten Injektion.

Nach 4—6 Wochen wieder Blutuntersuchung,; bei negativem Resultat: Kur etwa $^3/_4$ so stark wie die erste. Dann alle 2—3 Monate Wassermann, bei immer negativem Resultat am Ende des zweiten Jahres eine provokatorische Injektion (0,15—0,45 Neosalvarsan), am 1. und 5. Tage Wassermann. Dann noch Liquoruntersuchung; ist alles negativ, so kann der Patient entlassen werden. Aber auch dann ist es natürlich vorsichtiger, ihn jährlich einmal noch Jahre hindurch zu kontrollieren.

Wird der Wassermann während oder nach der Kur positiv, ist der Liquor nicht einwandfrei, so wird der Fall wie eine seropositive Lues weiter behandelt.

II. *Älteres (seropositives) Primärstadium* (Seroreaktion von vornherein oder während der Kur positiv). Erste Kur wie bei I., bei guter Toleranz noch etwas kräftiger. Beginn bei älteren Primäraffekten am vorsichtigsten mit Bi oder Hg. Zweite Kur wie die erste (4—6 Wochen nach dieser). Bei nach der

---

[1]) Nur eines sei mit Rücksicht auf gewisse Strömungen betont: Die Furcht, durch energische Behandlung der seropositiven Primär- oder Sekundär-Lues den Verlauf der Krankheit (mangelhafte Immunisierung!) ungünstig zu beeinflussen, scheint mir durch Tatsachen nicht irgendwie gestützt. Nur vor ungenügender Frühbehandlung ist zu warnen.

ersten Kur negativem und weiterhin negativbleibendem Wassermann 2 bis 3 Monate nach der zweiten Kur eine dritte von $^3/_4$ der Stärke der ersten, eine 4. und 5. Kur Anfang und Mitte des zweiten Jahres. Am Ende des zweiten Jahres wie bei I.; weitere Kontrolle noch wichtiger als bei I.

Bei wieder positiv werdendem Wassermann und noch mehr natürlich bei klinischen Rezidiven oder bei positivem Liquor müssen die Kuren mit der gleichen oder mit noch größerer Energie (gute Toleranz vorausgesetzt) fortgeführt, kann mit den Präparaten (Silbersalvarsan oder Neosilbersalvarsan, Bi statt Hg oder umgekehrt) gewechselt, können „protoplasma-aktivierende" Methoden, evtl. Malariaimpfung angewendet werden, bis einwandfreie negative Resultate erzielt sind und erhalten bleiben. Jedenfalls sollte man immer noch ein Jahr nach dem letzten klinisch oder serologisch positiven Befund behandeln und mindestens zwei Jahre, besser aber länger, die Beobachtung fortsetzen.

III. *Frühe sekundäre Syphilis:* Im ganzen wie II. aber noch etwas energischer und etwas länger behandeln und auch die Beobachtung noch länger ausdehnen.

IV. *Spätere sekundäre Syphilis* (vorher noch nicht behandelt!) noch energischer und länger als III.

V. *Frühlatente Lues* (vorher noch nicht behandelt) wie IV.

VI. *Späte manifeste Lues* der Haut, Schleimhäute, Knochen usw.: Eine energische Kur = I. mit Hinzufügung von Jodpräparaten. Danach mehrere Kuren evtl. auch nur Bi und Jod; je nach dem allgemeinen Zustande müssen die Dosen gleich wie bei den bisher erwähnten Kuren oder schwächer gewählt werden.

VII. *Späte manifeste Lues der inneren Organe:* Immer Beginn mit kleinen Dosen, allmähliche Steigerung, je nach der Toleranz; bei älteren Leuten nie über 0,3—0,45. Häufige Wiederholung Jahre hindurch (ganz besonders bei cerebraler Lues) mit je nach dem Befund größer werdenden Pausen, dabei oft wiederholt Jodpräparate.

VIII. *Tabes und Paralyse* wie bei VII.; bei der Paralyse jetzt aber, wenigstens bei Paralyse, wohl vorzugsweise Malaria (s. o).

Die *endolumbale Behandlung* bei positivem Liquorbefund, bei cerebrospinaler Lues, bei Tabes und Paralyse hat sich bisher allgemeine Verbreitung nicht zu erwerben vermocht. Für die Praxis ist die Methode zu kompliziert; ob die Resultate besser sind, als die bei den gewöhnlichen Behandlungsmethoden, ist noch strittig.

Man unterscheidet die Methode nach SWIFT-ELLIS: Einspritzung von Salvarsan (speziell Neosalvarsan) intravenös, nach einer Stunde (natürlich sterile) Entnahme von 40 ccm Blut aus der Vene, defibrinieren, zentrifugieren, auf 56⁰ C für eine halbe Stunde erwärmen, im Eisschrank aufbewahren; am nächsten Tage läßt man das Serum (12 ccm mit 18 ccm physiologischer Kochsalzlösung verdünnt, eine halbe Stunde auf 56⁰ erwärmt) intralumbal einlaufen (nach vorherigem Ablassen des Liquors bis zu 30 mm Druck). Diese Behandlung kann alle 8—14 Tage wiederholt werden (ungefähr 6—8 mal).

Nach GENNERICH wird das Salvarsan mit dem Liquor bei der Entnahme gemischt und sofort wieder in den Lumbalsack eingeführt. Die Dosierung wird je nach dem Prozeß noch verschieden gewählt: 1,8 mg und mehr. Entnommen werden 40 ccm und mehr Liquor. (Alle Details — auch über die neuerdings empfohlene Doppelpunktion — müssen in der Spezialliteratur nachgelesen werden.)

Die Reaktionserscheinungen auf diese Behandlungsmethoden sind individuell sehr verschieden; während manche Patienten sie ausgezeichnet vertragen, bekommen andere mehr oder weniger heftigen Meningismus, gelegentlich selbst lähmungsartige Erscheinungen. Die Kuren werden am besten so durchgeführt, daß die Patienten immer wieder auf etwa zwei Tage aufgenommen werden. —

Von den *einzelnen Lokalisationen* der Syphilis bedarf jetzt keine einzige mehr einer besonderen Allgemeinbehandlung. Es wurde schon betont, daß auch die durch unsere frühere Therapie schwer zu beeinflussenden Formen, wie die späten Psoriasisformen der Handteller und Fußsohlen, die Glossitis interstitialis diffusa, die lichenoiden Syphilide auf Salvarsan im allgemeinen sehr gut reagieren, wenngleich natürlich oft erst in längerer Zeit, als die leichteren Erkrankungen.

Auch die *maligne Syphilis*, welche früher sehr schwer zu behandeln war, zum mindesten in bezug auf den einzelnen Ausbruch, geht jetzt auf unsere gewöhnliche Therapie gut zurück. Man wird besonders bei schlechtem Allgemeinbefinden mit den ersten Dosierungen sehr vorsichtig sein, wird auf besonders gute Ernährung usw. halten, evtl. auch Jod, Chinin und ähnliches nebenbei verabreichen, die Kuren je nach der Toleranz länger ausdehnen und jedenfalls häufiger wiederholen als in den „normalen" Fällen.

Bei der Behandlung in der *Gravidität* ist besondere Vorsicht, aber auch besondere Energie und Konsequenz geboten, damit die Mutter nicht geschädigt, das Kind aber möglichst günstig beeinflußt wird. Es ist natürlich wünschenswert mit der Behandlung früh, jedenfalls unmittelbar nach Stellung der Diagnose zu beginnen; war die Mutter schon vor der Konzeption syphilitisch, so soll gleich danach eine Kur eingeleitet werden. Aber auch wenn die Infektion erst in der letzten Zeit der Schwangerschaft entdeckt worden ist oder auch wirklich erst dann stattgefunden hat, darf man nicht auf die Behandlung verzichten und muß sie besonders in diesen Fällen bis zur Zeit der Entbindung fortsetzen.

In der Gravidität ist das Salvarsan ganz besonders das Mittel der Wahl, weil auf die Niere besonders große Rücksicht zu nehmen ist, und Hg und Bi für diese wesentlich bedenklicher sind. Von einer schlechteren Toleranz gravider Frauen gegenüber dem Salvarsan habe ich mich nicht überzeugen können. Immerhin soll man auch bei seiner Dosierung recht vorsichtig sein; höhere Dosen als 0,3 sind wohl kaum notwendig. Man macht während der Gravidität, wenn man zeitig genug beginnen kann, mehrere Kuren, die durch kurze Intervalle getrennt sind; evtl. kann man das Salvarsan auch fortlaufend geben, namentlich wenn man erst in der zweiten Hälfte der Gravidität oder später anfangen kann. Die Nieren müßten sehr sorgfältig kontrolliert werden. Hg und Bi können in besonders kleinen Dosen neben Salvarsan zugeführt, müssen aber bei der geringsten Störung ausgesetzt werden. So geleitete Kuren werden auch von Graviden sehr gut vertragen, und der Einfluß auf die Feten ist recht günstig (vgl. S. 337).

Die Indikation für die Behandlung syphilitisch infizierter Gravider wird noch recht verschieden gestellt. Unzweifelhaft ist sie notwendig bei allen denen, welche während der Gravidität Zeichen von frischer sekundärer Syphilis aufweisen. Wer aber überhaupt auf dem Standpunkt steht, daß die Specifica Einfluß auf die Spirochäten auch dann haben, wenn klinische Symptome nicht vorhanden sind, wird zum mindesten alle diejenigen Frauen während der Gravidität behandeln, von denen man nach der Anamnese voraussetzen muß, oder bei denen man wenigstens nicht mit größter Wahrscheinlichkeit ausschließen kann, daß sie sich zur Zeit der Gravidität im sekundären Stadium befinden. Bei der häufigen Unsicherheit der Anamnese wird man also alle Frauen behandeln müssen, welche eine positive Seroreaktion haben, und zwar auch dann, wenn sie vor der Gravidität schon eine, selbst gründliche, Behandlung durchgemacht haben. Denn es hat sich auch statistisch feststellen lassen, daß die

Aussichten für die Kinder im ganzen viel günstiger sind, wenn die Mütter während der Gravidität, als wenn sie nur vorher behandelt sind. Auch bei manifester oder latenter Spätsyphilis gravider Frauen ist selbst bei negativer Seroreaktion eine Behandlung angezeigt, da, wie erwähnt, die Übertragbarkeit auf den Fetus oft viel länger anhält, als die auf andere Individuen. Nur bei Frauen mit latenter Spätsyphilis, welche vorher sehr gründlich behandelt und seit langer Zeit klinisch und serologisch ganz negativ sind, kann man, namentlich wenn sie nach ihrer syphilitischen Infektion schon gesunde und gesund gebliebene Kinder geboren haben, auf die spezifische Behandlung verzichten. Fraglich bleibt, ob eine Indikation für die Behandlung der Frau in der Gravidität auch nur durch die Tatsache gegeben wird, daß der Mann, von dem die Konzeption stattgefunden hat, syphilitisch war oder ist. Wer an die rein paterne Entstehung der kongenitalen Syphilis nicht glaubt, wird auf eine solche Behandlung verzichten — natürlich unter der Voraussetzung, daß die Frau immer und immer wieder aufs genaueste auf Syphilis untersucht wird. Nur wenn die Syphilis des Mannes zur Zeit der Konzeption noch relativ frisch ist, wird man am besten auch die gesund erscheinende gravide Frau sofort behandeln, da dann die Gefahr, daß sie — und damit auch das Kind — noch syphilitisch wird, besonders groß ist.

Auch die Frage bedarf noch der Erwähnung, ob die Syphilis einer Graviden einen Grund zur künstlichen Unterbrechung der Schwangerschaft abgibt. Nach dem jetzigen Stand der Gesetzgebung muß diese Frage im allgemeinen verneint werden; denn die Aussichten für das Kind sind bei gründlicher Behandlung der Mutter relativ günstig, und eine besondere Gefahr für die Mutter ist im allgemeinen nicht vorhanden. Selbstverständliche Ausnahmen bilden die syphilitischen Erkrankungen, welche durch ihre Schwere eine ernste Bedrohung des mütterlichen Lebens bilden (Aortitis, schwere cerebrale Syphilis usw.). —

Von größter Bedeutung bei der Behandlung der Syphilis ist die sorgfältigste Beachtung des *Allgemeinzustandes* — abgesehen von den schon erwähnten durch die Erkrankungen der einzelnen Organe bedingten Indikationen. Wir sind längst davon abgekommen, den Syphilitischen durch Hungerkuren usw. zu schwächen. Wir haben vielmehr das Bestreben, seine Abwehrfunktionen zu stärken, und wir sind überzeugt, daß, auch abgesehen von der „nicht abgestimmten Immunbehandlung", alles, was den Organismus kräftigt, auch auf die spezifischen Heilungsvorgänge günstig wirkt. Wir wollen auf der anderen Seite alles vermeiden, was auf den Organismus ungünstig einwirkt. Daher empfehlen wir eine kräftige, aber leicht verdauliche Kost, viel Aufenthalt im Freien; körperliche Übungen wie Schwimmen, Turnen, Reiten usw. sind nicht verboten, aber natürlich nur mit Maß auszuüben. Vor jedem Exzeß, speziell in Alcoholicis, ist dringend zu warnen.

Viel erörtert ist auch die Frage, inwieweit die Behandlung der Syphilis in *Bädern* oder *Kurorten* empfehlenswert oder nötig sei. Von einer spezifischen Wirkung irgendeines der Bäder, die früher bei Syphilis viel aufgesucht wurden (speziell Schwefel- und Kochsalz- bzw. Jodsolbäder, Aachen, Wiesbaden, Tölz, Hall usw.) sind wir jetzt nicht mehr überzeugt. Weder Trink- noch Badekuren haben einen Einfluß, der sich irgendwie mit dem unserer Specifica vergleichen ließe. Auch die provozierende Wirkung der Bäder — durch welche der Nachweis erbracht werden sollte, ob eine Syphilis latent oder wirklich verschwunden sei — kann gegenüber der Bedeutung der Blut- und Liquoruntersuchung und eventueller provokatorischer Injektionen nicht mehr für die Badekuren ins Feld geführt werden. Eher kann man von ihnen erwarten, daß sie in Fällen, in denen eine gewisse Übersättigung mit den chemischen Mitteln, vor allem mit Hg stattgefunden hat, zu ihrer Ausscheidung evtl. zur Wiederherstellung der allgemeinen Gesundheit beitragen können. Vor allem aber ist gewiß zuzugeben, daß in manchen Fällen durch die Kur in einem Bade oder auch in einem Luftkurorte, an der See, im Gebirge bessere Erfolge erzielt werden als zu Hause. Hierzu tragen die verschiedensten Umstände bei: Die Schwierigkeit, die Behandlung in der Familie wirklich regelmäßig durchzuführen, die vielen Störungen durch Berufspflichten, gesellschaftliche Rücksichten, die Aufregungen, welche in der gewohnten Umgebung viel schwerer zu vermeiden sind, auch die ja leider häufig gefühlte Notwendigkeit, die ärztliche Behandlung zu verheimlichen. Dabei spielen natürlich auch die günstigen klimatischen Bedingungen (speziell wird das „Wüstenklima" gerühmt), Ablenkung usw. eine wichtige Rolle. Es ist also gewiß manchmal sehr erwünscht, die Patienten für die Behandlung in einen Bade- oder Luftkurort zu schicken, dessen Auswahl nach den Neigungen des Patienten und nach eventuellen sonstigen Indikationen (welche oft den Vorwand bilden müssen) geschehen kann. Niemals aber darf man auf Grund einer Badekur eine spezifische Behandlung vernachlässigen. Manchmal ist es sogar praktischer, die letztere zu Haus vorzunehmen und den Patienten dann zur Erholung fortzuschicken. Für die syphilitischen Erkrankungen einzelner Organe, bzw. Organsysteme sind besondere Badeorte beliebt (so bei Zirkulationsstörungen, bei Tabes usw.).

Eine kurze Erwähnung verdient auch noch die Frage, wieweit eine *stationäre Behandlung* der Syphilis besonders empfehlenswert oder sogar notwendig ist. Das hängt natürlich sehr wesentlich von den äußeren Verhältnissen des Patienten ab. Die frisch infizierten, hochgradig kontagiösen Kranken sollten immer dann in Kliniken usw. gebracht werden, wenn sie nicht einigermaßen die Gewähr bieten, daß Ansteckungen — geschlechtliche und außergeschlechtliche — nicht von ihnen ausgehen werden; sie brauchen aber, wenn man zu ihnen das Zutrauen haben darf, daß sie sich weiterbehandeln lassen werden, nur während des ersten Teiles der Kur hospitalisiert zu bleiben. Ferner sollten akutere Nervenerkrankungen (Meningorezidive!), schwerer innerlich Kranke und solche, welche die Behandlung nicht gut vertragen, wegen der genaueren Beobachtung, Salvarsandermatitiden wegen der Schwierigkeit der Therapie stationär behandelt werden.

Ganz besonders muß noch betont werden, daß die richtige *psychische Beeinflussung* der Syphiliskranken von der größten Bedeutung ist. Je gründlicher unsere Kenntnisse auf diesem Gebiet geworden sind, und je mehr wir uns bemüht haben, die Bevölkerung über den Ernst jeder syphilitischen Infektion aufzuklären, um so mehr haben wir mit der Syphilidophobie der Syphilitischen zu kämpfen, welche für viele unserer Kranken quälender ist, als ihre Erkrankung selbst. Durch vernünftigen Zuspruch von der ersten Konsultation an, durch sachgemäße Belehrung, durch ernsten Hinweis auf die Gefahren hypochondrischen Grübelns über das, was nun einmal geschehen ist, durch „Diätetik der Seele" kann der Arzt, wenn er sich die Zeit dazu nimmt und sich die Mühe gibt, diese „Psychotherapie" individuell zu gestalten, außerordentlich viel leisten — und dazu ist er ebenso verpflichtet wie zu der sorgfältigsten körperlichen Behandlung.

Die Behandlung der kongenitalen Syphilis.

Noch wichtiger als die Behandlung der Kinder ist die *Prophylaxe der kongenitalen Syphilis durch Behandlung der Mütter* (vgl. S. 410). Die erste Frage, die sich bei den Kindern selbst erhebt, ist die, ob man die Früchte syphilitischer Frauen auch dann sofort behandeln soll, wenn sie bei der Geburt weder klinisch noch serologisch als infiziert erwiesen sind. Nach der oben (vgl. S. 317, 332) gegebenen Darstellung kann bei diesen Kindern noch nach Monaten die Syphilis manifest werden. Manche Autoren stehen daher auf dem Standpunkt, daß man bei ihnen unter jeder Bedingung eine spezifische Therapie durchführen soll. Das wäre gewiß berechtigt, wenn man dann nicht auch die Konsequenz ziehen und solche suspekte Kinder Jahre hindurch behandeln müßte (s. unten). Deswegen ist es vielleicht das richtigste, die Frage von Fall zu Fall zu entscheiden. Maßgebend können dafür folgende Gesichtspunkte sein: Je älter die Syphilis der Mutter und je besser behandelt sie ist — vor allem auch während der Gravidität — um so eher kann man auf die Behandlung der Kinder verzichten; bei frischer Syphilis der Mutter und namentlich bei fehlender oder unzureichender Therapie während der Gravidität ist die Indikation immer gegeben. Man wird sich aber auch nach den äußeren Umständen insofern richten können, als man die Kinder, welche voraussichtlich der weiteren Beobachtung entzogen werden, eher einmal prophylaktisch behandeln wird, als diejenigen, bei denen die Hoffnung besteht, daß sie genügend ,lange Zeit — mindestens $^{1}/_{2}$—1 Jahr — werden kontrolliert werden können. Daß eine solche Kontrolle bei dem geringsten Verdacht auf kongenitale Syphilis immer notwendig ist, bedarf nicht der Betonung.

Wir behandeln die kongenitale Syphilis nach den gleichen Prinzipien und mit den gleichen Mitteln wie die akquirierte. Aber natürlich muß nicht nur die Dosierung, sondern auch die Methodik sich vielfach den besonderen Bedingungen der zarten Konstitution der Kinder anpassen. Von den spezifischen Mitteln kann das *Quecksilber* in Form von Einreibungen ($^{1}/_{4}$—$^{1}/_{2}$ g pro inunctione) oder von Pflastereinwicklungen angewendet werden. Die Inunktionskur wird in gleicher Weise wie bei den Erwachsenen durchgeführt, die Einreibungen brauchen aber nur etwa 5—10 Minuten lang gemacht zu werden und sind recht unbequem. Die Pflasterbehandlung wird so vorgenommen, daß wöchentlich einmal ein Teil des Körpers mit dem grauen Pflaster der Pharmakopöe oder mit Quecksilberguttaplast oder einem anderen guten Quecksilberpflaster in Streifenform dachziegelförmig bedeckt wird (z. B. beide Unterschenkel, beide Arme, der Rücken usw.); darüber gewöhnliche Binden. Nach der Abnahme Reinigungsbad, sorgfältige Behandlung aller etwaigen Reizungen und dann Einwicklung einer anderen Gegend. Man hat gerade bei der kongenitalen Syphilis auch besonders viel von Sublimatbädern (1—1,5 g pro balneo, Dauer 10 Minuten, täglich oder jeden 2. Tag, im ganzen etwa 30), und auch noch in neuester Zeit von der internen Behandlung Gebrauch gemacht, indem man vor allem Kalomel gab (3 mal täglich 2—3 mg bei Neugeborenen, nach einigen Wochen 6—8 mg, nach $^{1}/_{4}$ Jahr 1 cg, noch älteren Kindern $1^{1}/_{2}$—2 cg — (analog Hydr. jodatum flavum in Einzeldosen von 0,005—0,01 oder Hydr. oxydulat. tannic. je 0,01). Aber auch bei der kongenitalen Syphilis ist man (wegen der Unsicherheit der Resorption bei den Sublimatbädern und bei der peroralen Medikation) immer mehr zur subcutanen bzw. intramuskulären Applikation des Hg übergegangen, z. B. Sublimat je nach dem Alter 1—2 mg pro injectione mehrmals wöchentlich. Viel energischer wirksam aber sind Injektionen von Salicyl-Quecksilber und ganz besonders von Kalomel, welche auch von kleinen Kindern im allgemeinen örtlich und allgemein (abgesehen von Infiltraten) gut vertragen werden; Dosierung höchstens 1 mg pro kg Körpergewicht in möglichst konzentrierter Ölsuspension. Mit zunehmendem Alter und Gewicht muß man natürlich auch mit diesen Dosen in die Höhe gehen. Urin-, Magen-, Darm- und Mundkontrolle bzw. -Pflege wie bei den Erwachsenen. Der zahnlose Mund der Säuglinge neigt nicht zu Stomatitis.

Auch bei der kongenitalen Syphilis ist nach der Ansicht der überwiegenden Mehrzahl der Pädiater wie der Syphilidologen das *Salvarsan* das wichtigste Mittel. Meist wird jetzt auch hier das Neosalvarsan verwendet, und zwar entweder in intravenösen oder auch in intramuskulären Injektionen. Für die ersteren benutzt man bei Neugeborenen und Säuglingen die, ja oft relativ weiten, Schädelvenen, die man sehr gut fixieren muß (besonders feine und scharfe Nadeln), Lösung in sehr geringer Menge von Wasser ($^1/_4$ ccm), strengste Vermeidung paravenöser Injektion. Statt der Schädelvenen kann man auch die Jugularis — bei etwas herabhängendem Kopf — benutzen. Zu diesen intravenösen Injektionen gehört natürlich große Übung. Die Einspritzung in die Sinus sollte in der allgemeinen Praxis besser nicht geübt werden. Je älter die Kinder werden, um so eher gelingt auch die Injektion in die Cubital- evtl. auch in die Fußvenen. Von kleinen Kindern wird auch die subcutane bzw. intramuskuläre Injektion von Neosalvarsan gut vertragen. Man löst das Neosalvarsan in der möglichst kleinen Menge Wassers ($^1/_4$ ccm) auf und injiziert hoch oben außen in die Gesäßgegend — Technik ganz wie bei den Hg-Injektionen (vgl. S. 368). Die anderen Salvarsan-Präparate sind bei der kongenitalen Syphilis noch wenig angewendet. Ob sich *Spirocid* (Stovarsol) — etwa 0,01 täglich, allmählich mit Pausen, bis 0,15 zu steigen — bzw. Myosalvarsan bewähren werden, muß noch näher geprüft werden.

Die Dosen, welche vom Neosalvarsan bei der Syphilis speziell der Neugeborenen und der Säuglinge verwendet werden, sind noch sehr verschieden. Man berechnete bei ihnen meist $^3/_4$—$1^1/_2$ cg pro Kilo Kind und gab die Injektionen etwa alle 5—7 Tage. Jetzt wird vielfach noch höher, selbst bis auf 4 cg pro Kilo bei Kindern im 1. und 2. Lebensjahr gegangen, im 3. und 4. Jahr 2 cg und bei älteren Kindern $1^1/_2$—1 cg. Zu diesen, im Vergleich zum Erwachsenen hohen Dosen konnte man gelangen, weil die Salvarsannebenwirkungen bei Kindern augenscheinlich viel seltener sind als bei Erwachsenen; bei Säuglingen scheint die Toleranz größer zu sein, als bei größeren Kindern.

In den letzten Jahren ist auch bei der kongenitalen Syphilis von den *Bismut*präparaten schon reichlich Gebrauch gemacht worden, und zwar, soweit man bisher sagen kann, mit recht guten Erfolgen. Man gibt z. B. Bismogenol oder Bisuspen oder Embial (die beiden letzteren in schwächer konzentrierten Suspensionen speziell für Kinder) und rechnet etwa 2—4 mg Bi für das Kilogramm Kindergewicht (also z. B. von Bismogenol für einen 3 kg schweren Sä:gling 0,1—0,2 ccm etwa alle 5 Tage).

Auch die Bismutinjektionen werden intramuskulär in die Glutäalgegend gemacht und lokal wie allgemein gut vertragen.

Jod wird bei der frühen kongenitalen Syphilis wenig verwendet; bei den tardiven Symptomen wird man sich seiner wie bei der späten akquirierten Syphilis bedienen. Zur Kräftigung der Kinder ist manchmal mit Vorteil der Jodeisensirup zu verwenden.

Auch bei den kongenital-syphilitischen Kindern wird jetzt im allgemeinen die *Kombinationsbehandlung* bevorzugt. Im allgemeinen empfiehlt es sich hier besonders, mit Hg bzw. Bi zu beginnen, um zu starke Reaktionen, wie sie selbst bei kleinsten Dosen Salvarsan eintreten können, zu vermeiden. Je nach dem Allgemeinzustand geht man früher oder später zum Salvarsan über. Man verabreicht also bei Neugeborenen z. B. in der ersten Woche 1—2 mal Kalomel (0,0005—0,001 pro kg) oder Bismogenol (0,1—0,2 ccm), in der zweiten Woche fängt man mit Neosalvarsan an und gibt 1—2 Injektionen (0,02—0,03 pro kg — siehe oben).

Man kann dann in jeder Woche oder alle 4—5 Tage einmal Neosalvarsan und in den gleichen Zwischenräumen Kalomel oder Bismut injizieren. Die Gesamtkur soll 10—12 Wochen dauern; die Gesamtdosen berechnen sich darnach.

Benutzt man Hg-Einreibungen, so kann man auch diese (mit evtl. eingelegten Pausen) gleichlange fortsetzen, ebenso die wöchentlich zu erneuernden Einwicklungen mit Hg-Pflaster.

Solche Kuren sind jetzt als kräftig anzusehen; manche Autoren gehen allerdings darüber, vielleicht mit Recht, noch wesentlich hinaus.

Bei der kongenitalen Säuglingssyphilis ist es nach dem übereinstimmenden Urteil der meisten richtig, unter jeder Bedingung und selbst bei den günstigsten Resultaten die Kuren mehrfach zu wiederholen — natürlich bei klinischen oder serologischen Rezidiven oder bei ungenügendem Einfluß speziell auf die Seroreaktion in kleineren Pausen und mit größerer Energie. Zwischen der ersten und zweiten Kur sollte das Intervall etwa 6—10 Wochen betragen. Weiterhin kann man es auf 3—4 Monate ausdehnen. Auch bei in jeder Beziehung gutem Erfolg sollte man die Behandlung vor Ablauf des 4. Jahres nicht abschließen. Man kann aber die späteren Kuren schwächer machen, größere Pausen einschalten, evtl. auch reine Hg- oder Bi-Kuren mit kombinierten oder mit reinen Salvarsankuren wechseln lassen und wird natürlich bei alledem sich nach der individuellen Toleranz der Kinder richten. Auch nach Ablauf des 4. Jahres ist eine Beobachtung der Kinder bis in die Pubertät und über sie hinaus erforderlich. Die Seroreaktionen dienen in gleicher Weise zur Kontrolle des Erfolges der spezifischen Therapie, wie bei der akquirierten Lues. Nie sollte auch hier die Behandlung ohne eine Liquoruntersuchung abgeschlossen werden.

Kommt man erst später zur Behandlung kongenital-syphilitischer Kinder, so wird man die Kur im wesentlichen nach ihrem Alter und Körperzustand bemessen, aber auch bei den tardiven Formen sehr energisch und wiederholt vorgehen, um nach Möglichkeit negative Blut- und Liquor-Reaktion zu erzielen.

Was die einzelnen Lokalisationen der kongenitalen Syphilis angeht, so ist dem bei der akquirierten Gesagten nichts Wesentliches hinzuzufügen. Auch bei den Formen, bei denen erfahrungsgemäß die spezifische Therapie relativ wenig leistet, wie bei der Keratitis parenchymatosa, und ebenso bei den Stigmata bzw. Residuen kongenital-syphilitischer Prozesse, welche sie natürlich nicht beseitigen kann, wird man nicht auf ihre energische und konsequente Durchführung verzichten, — schon um die Infektion im ganzen zu bekämpfen, den Organismus dadurch zu kräftigen und, soweit es in unserer Macht liegt, vor weiteren syphilitischen Prozessen zu schützen.

Wie weit zur Unterstützung der spezifischen Behandlung auch bei der kongenitalen Syphilis besonders bei ihren schwer beeinflußbaren Erscheinungen *nichtspezifische Maßnahmen*, im Sinne der Fiebertherapie usw., mit Erfolg herangezogen werden können, steht noch dahin.

Für die *lokale Behandlung* der kongenital-syphilitischen Symptome gelten die oben (S. 400) skizzierten Grundsätze. Man gibt für die papulösen Efflorescenzen Kalomel lokal, fettet nässende oder krustöse Exantheme und auch die Coryza mit weißer Präcipitatsalbe ein, muß Knochensequester entfernen, Iritiden atropinisieren, Gummen, die nahe an der Oberfläche liegen, mit grauer oder Jodsalbe einfetten usw. Die Keratitis parenchymatosa bedarf spezialistischer Lokalbehandlung: Atropin, Wärmeapplikation, 1—2%ige gelbe Augensalbe, evtl. mit Atropinzusatz.

Zu der Behandlung syphilitischer Organe gehört neben der spezifischen auch die mit Thyreoidea-, Hypophysen-, Nebennieren- usw. Präparaten bei allen den Zuständen, bei denen man eine kongenital-syphilitische Erkrankung *endokriner Drüsen* vermutet.

Von der allergrößten Bedeutung ist aber die Sorge für das *Allgemeinbefinden* der Kinder. Die Ernährung findet am besten natürlich an der Mutterbrust statt; einer nicht syphilitischen Amme darf ein auf Syphilis auch nur entfernt verdächtiges Kind selbstverständlich nicht übergeben werden (siehe bei Prophylaxe); eine Ansteckungsgefahr für die Mutter ist nach unseren jetzigen

Anschauungen nicht vorhanden. Gewiß ist es richtig, daß die Prognose für ein
von der Mutter ausreichend lange gestilltes Kind ceteris paribus viel besser
ist. Die Meinung, daß auch die spezifische Behandlung der Mutter speziell mit
Salvarsan während der Stillperiode eine wesentliche Bedeutung für das Kind
hat, hat sich kaum bestätigen lassen. Wir können aber behaupten, daß bei
der Wirksamkeit der modernen spezifischen Therapie selbst künstlich genährte
Kinder sehr oft am Leben erhalten und, soweit nachweisbar, gesund werden
können.

Selbstverständlich muß die künstliche Ernährung mit der größten Sorgfalt
durchgeführt, und es muß auf alle Punkte geachtet werden, welche die Pädiater
für wichtig erklären (Mischmilch, Milchsahnemischung oder Buttermehlvollmilch,
konzentrierte Eiweißmilch usw., dazu Vitamine in Form von Orangensaft,
Karotten usw.). Daneben spielt die sorgsamste Hautpflege, viel Aufenthalt im
Freien, vernünftige Kleidung eine große Rolle. Die Entscheidung der Frage, ob
die kongenital-syphilitischen Säuglinge und Kleinkinder besser in Kliniken
usw. oder zu Hause behandelt werden, hängt natürlich ganz von den häuslichen Verhältnissen ab. Die Mehrzahl unserer kleinsten Patienten wird unter
den jetzigen Lebensbedingungen der ärmeren Bevölkerung ganz gewiß am
besten (natürlich wenn irgendmöglich mit den Müttern) in stationäre Behandlung genommen.

Es ist leider zweifellos, daß sowohl diese allgemeine Pflege als auch die
systematische Durchführung der Behandlung durch lange Zeit hindurch aus
Mangel an Verständnis, an Mitteln, ja selbst an gutem Willen der Eltern
bei der kongenitalen Syphilis vielfach vernachlässigt wird. Was aber auch
bei kongenital-syphilitischen Kindern durch Konsequenz und liebevolle Or-
ganisation erreicht werden kann, das haben die ausgezeichneten Erfolge in
den Heimen gezeigt, welche eigens für die jahrelange Behandlung und Pflege
solcher Kinder gegründet worden sind (zuerst das „Lilla hemmet" WELANDERs
— das „kleine Heim" in Stockholm).

Endlich muß auch die Frage erörtert werden, ob man anscheinend nichtsyphilitische Kinder von der sicher syphilitischen Mutter stillen lassen darf
oder ob sie dabei Gefahr laufen, infiziert zu werden. Ist die Syphilis der
Mutter ganz frisch und unbehandelt, so ist diese Möglichkeit in der Tat
nicht auszuschließen. Man wird dann also besser zur künstlichen Ernährung
raten; eventuell könnte man die Milch abzapfen und nach Erwärmung auf
$50-60^0$ verwenden (sicherer als Saughütchen). Ist aber die Syphilis der
Mutter älter, symptomlos und behandelt, so ist eine Gefahr für das Kind
wohl kaum vorhanden.

Andere infektiöse Geschlechtskrankheiten.

Außer den 3 gewöhnlich als venerische Krankheiten bezeichneten Leiden kann noch eine Anzahl anderer Infektionen durch den Geschlechtsverkehr oder bei Gelegenheit desselben zustande kommen. Ich sehe hier von Erkrankungen wie Pyodermien, Mykosen, Tuberkulose, Diphtherie usw. vollständig ab. Ich sehe ferner davon ab, daß die *Pediculi pubis* ganz wesentlich sexuell erworben werden, und daß das sehr häufig auch bei der *Scabies* der Fall ist. Ich erwähne auch nur den *Herpes progenitalis*, die *Mollusca contagiosa*, weise hin auf die aus differentialdiagnostischen Gründen an anderen Orten beschriebenen Affektionen, die *nichtgonorrhoischen Urethritiden* (s. S. 20, 21) und das *Ulcus vulvae acutum* (s. S. 98), bespreche aber ganz kurz die **Condylomata acuminata** *(venerische Papillome)*, welche eingehender bei den infektiösen benignen Epitheliomen in dem dermatologischen Teil dieses Werkes geschildert werden.

Sie beginnen als kleine plane oder häufiger steil hervorragende Knötchen von blasser Farbe, wachsen meist schnell zu größeren papillomatösen, sich knopf- oder pilzförmig erhebenden, blumenkohl- oder hahnenkammähnlichen Gebilden an, sind je nach ihrer Lokalisation normal oder intensiv rot, oder durch Maceration weißlich gefärbt, können erodiert sein und dann eine übelriechende Flüssigkeit absondern. Sie sind an sich unempfindlich, werden aber bei bestimmten Lokalisationen (Präputialrand) schmerzhaft, namentlich wenn sie durch mechanische Läsionen eingerissen werden.

Sie treten besonders gern im Vorhautsack und an den äußeren weiblichen Genitalien, ferner in der Vagina und an der Portio, sowie in der Urethra, aber auch paragenital und am Anus auf und können namentlich bei Frauen sehr massige Geschwülste bilden. Sie kommen bei beiden Geschlechtern und schon bei Kindern namentlich unter der Einwirkung von Maceration und Reibung zustande, finden sich deshalb oft bei Gonorrhöen, sind aber auch ohne solche recht häufig. Sie sind sicher infektiös, durch ein filtrierbares Virus bedingt, aber nur wenig kontagiös.

Vielfach werden sie jetzt für identisch mit den Verrucae vulgares gehalten, mit denen sie jedenfalls nahe verwandt sind.

Pathologisch-anatomisch sind sie Epithelhypertrophien, zu denen sich eine Verlängerung der Cutispapillen mit starker Gefäßerweiterung und Infiltration hinzugesellt.

Diagnostisch müssen sie vor allem von den Condylomata lata der sekundären Lues unterschieden werden.

Prognostisch sind sie günstig; nur können sie als Invasionspforte für Ulcus molle und Lues dienen und gelegentlich einmal heftige Blutungen veranlassen.

Die *Therapie* kann chemisch oder chirurgisch sein: Ätzungen mit starker alkoholischer Resorcinlösung, Eisessig, Trichloressigsäure, Einpinselungen mit einem Brei aus Alumen ustum, Summitates Sabinae und Wasser u. ä. oder Abkappen (mit der Basis), Abkratzen, Abbrennen mit Pacquelin oder Galvanokauter. Besonders bei den großen Kondylomen, speziell an den weiblichen Genitalien, ist nicht nur exakte Blutstillung, sondern auch sehr sorgfältige Überwachung wegen der Möglichkeit von Nachblutungen notwendig. Vielfach empfohlen, aber nur mit großer Vorsicht anzuwenden sind Röntgenbestrahlungen. Intradermale Injektionen von Kondylom- bzw. Warzenextrakt und interne Behandlung mit Hydrargyrum jodatum flavum (3 mal täglich 0,01—0,02!) geben vielfach gute Erfolge.

Mit wesentlich mehr Recht kann man jetzt als „venerisch" zwei Affektionen bezeichnen, die wirklich den Namen der „vierten und fünften venerischen Krankheit" verdienen. Das ist die *Balanitis erosiva circinosa* und das *Lymphogranuloma inguinale*.

Balanitis erosiva circinosa (und Balanitis simplex).

Krankheitsbild. Die Affektion tritt speziell auf der Glans und im Sulcus coronarius in Form von anfangs kleinen, scharf begrenzten rundlichen Flecken auf, die zuerst weißlich erscheinen, sehr bald aber, nach Abstoßung nekrotischer Epithelmassen durch ihre intensiv rote, glänzend feuchte Oberfläche auffallen. Sie liegen dann im Niveau der umgebenden Haut, ihr Rand wird mehr oder weniger deutlich von grauweißlichem, gequollenem, manchmal das Niveau ganz leicht überragendem oder nach der Peripherie sich abhebendem Epithel gebildet. Die einzelnen Flecke vergrößern sich, konfluieren miteinander und bilden zierliche, von kleinen Kreisbögen begrenzte polycyclische Figuren (Abb. 94). Während sich die Efflorescenzen peripherisch ausbreiten, können sie im Zentrum schon abblassen. Es wird von den kranken Stellen eine dünne, eitrige, grau-

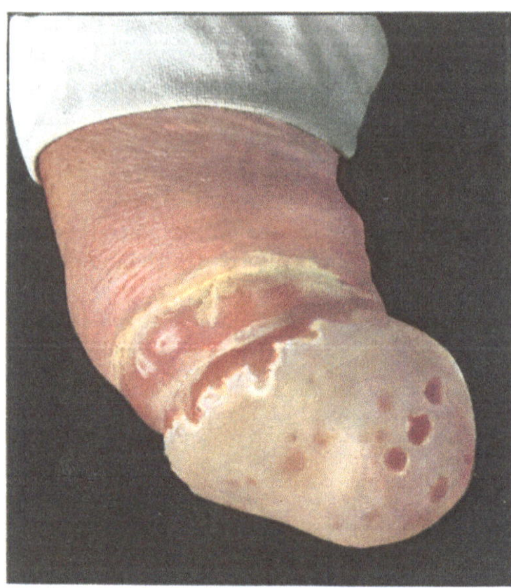

Abb. 94. Balanitis erosiva circinosa.
Moulage der Breslauer Universitäts-Hautklinik. Zuerst veröffentlicht im Handbuch der Haut- und Geschlechtskrankheiten. Bd. XXI. Berlin: Julius Springer 1927.

gelbe, übelriechende Flüssigkeit abgesondert, welche sich im Präputialsack ansammelt und oft in größeren Mengen aus ihm herausquillt. Auch das Innenblatt des Praeputiums und ganz besonders der Sulcus coronarius können sich an dem Prozeß beteiligen. Die Oberfläche der Glans und die ganze Vorhaut können entzündet und erodiert werden, und es kann sich bei relativer Enge des letzteren durch das begleitende Ödem eine Phimose ausbilden.

Die Efflorescenzen der Balanitis erosiva treten (fast ?) ausschließlich bei über der Glans getragenem Praeputium und zwar nur soweit auf, wie diese Bedeckung reicht (Luftabschluß ?). Ist auch die Spitze der Glans dauernd verdeckt, so kann die Entzündung auf die Fossa navicularis übergehen.

Subjektive Erscheinungen (Jucken, Brennen) sind meist unbedeutend, manchmal stärker ausgesprochen. Die Leistendrüsen können anschwellen, doch bleibt diese mäßig derbe Schwellung meist gering, und Vereiterungen kommen kaum vor; auch eine Lymphangitis dorsalis penis tritt manchmal hinzu. Allgemeinerscheinungen, höheres Fieber usw. finden sich fast nur bei den schweren Formen (s. u.).

Verlauf. Die Erkrankung erreicht schnell ihren Höhepunkt und kann sich mit den geschilderten Symptomen kürzere oder auch etwas längere Zeit, bis einige Wochen, halten. Bei milder Behandlung (s. u.), ja auch nur bei regelmäßiger Reinigung, heilt sie meist schnell und ohne Schädigungen zu hinterlassen ab. Rezidive, bzw. neue, bei manchen Individuen auch öfter wiederholte Erkrankungen, sind selten.

In einzelnen Fällen kommt es, besonders bei Phimose, am ehesten im Sulcus coronarius und am Vorhautrand, zu kleineren oder etwas größeren, meist flachen *Geschwüren* mit diphtheroidem Belag und glattem Rand. Es können ferner neben der Balanitis erosiva circinosa (aber auch ohne diese und mit zum mindesten verwandter Ätiologie) *gangränöse Geschwüre* auftreten (und zwar, wie es scheint, in zeitlich und örtlich wechselnder Häufigkeit); das Krankheitsbild ähnelt dann dem des sog. „gangränösen und phagedänischen Schanker" und kann auch einen sehr foudroyanten Verlauf nehmen. Solche Formen können sich (wie S. 102 erwähnt), bei beiden Geschlechtern auch an der äußeren Bedeckung der Genitalien und in ihrer Umgebung entwickeln. Mangelnde Sauberkeit, lokale und allgemeine schädigende Ursachen spielen dabei augenscheinlich eine große Rolle.

Naturgemäß können die Balanitis erosiva circinosa und wesentlich seltener die gangränösen Formen auch zugleich mit Ulcus molle, Ulcus durum, Condylomata acuminata usw. bestehen, bzw. erworben werden.

Bei *Frauen* sind speziell an der Vorhaut der Clitoris und an den kleinen Labien der Balanitis circinosa erosiva gleichende Affektionen (recht selten) beobachtet; es kommen bei ihnen natürlich die ulcerösen und gangränösen Formen eher zu unserer Kenntnis.

Ätiologie. Die Erkrankung ist bei Männern, die das Praeputium über der Glans tragen, und bei denen dieses lang und relativ eng oder wirklich phimotisch ist, nicht sehr selten; ihre Frequenz wechselt augenscheinlich zeitlich und örtlich. Die Krankheit wird im allgemeinen, aber nicht immer, beim Geschlechtsverkehr übertragen. Die Inkubation soll etwa 2—8 Tage betragen; doch kommen die Patienten oft erst später zum Arzt. Auch Übertragung von der (eigenen und fremden) Mundhöhle aus wird behauptet. Inokulationsversuche auf den Träger und auf andere Menschen (auch auf Affen) sind gelungen. Es wird angenommen, daß die Affektion bedingt wird durch die Infektion mit (oder gelegentlich auch das vermehrte Wachstum von?) vibrioartigen und fusiformen, mäßig gramfesten Bakterien und von Spirochäten, die noch sehr verschieden beschrieben werden, von der Pallida aber verschieden sind: Spirochaeta balanitidis und andere Formen (vgl. PLAUT-VINCENT*sche Symbiose*). Diese Formen finden sich sowohl bei den erosiven als bei den ulcerösen und gangränösen Formen (aber auch im normalen Smegma). Daneben kommen auch feinste Fäden („Nekrosebacillen") vor.

Histologisch zeigen sich bei den Erosionen neben entzündlicher Infiltration der Cutis die oberen Epithellagen zerstört, durch Exsudat ersetzt, in dem dünnen Belag vegetieren auf den noch erhaltenen Epithelzellen die erwähnten Mikroorganismen (neben anderen).

Die **Diagnose** ist gegenüber der gewöhnlichen *Balanitis* leicht, da dieser die scharf begrenzten Erosionen fehlen. Beim *Herpes* ist die Entstehung aus kleinen, in Gruppen stehenden Bläschen meist deutlich. Besonders wichtig ist die Unterscheidung von oberflächlichen erodierten *Schleimhautpapeln*, bei denen aber meist eine etwas stärkere Infiltration besteht, die nicht so polycyclisch sind, und deren Verlauf weniger akut ist (Nachweis der Spirochaeta pallida und der Seroreaktion). Auch *Primäraffekte* haben nicht die polycyclische Form und sind meist, wenn auch oft nur ganz oberflächlich, wirklich infiltriert, *Ulcera mollia* immer ulceriert. Schwieriger ist die Differentialdiagnose der ulcerösen Formen, bei welchen gelegentlich nur die negativen Befunde in bezug auf Pallidae, Streptobacillen, Gonokokken neben dem Nachweis der Symbiose die Entscheidung ermöglichen. Doch ist auch hier immer an die Möglichkeit einer Doppelinfektion besonders mit Syphilis zu denken und dementsprechend lange zu beobachten (vgl. bei Ulcus molle S. 97). Leicht verwechselt kann die Balanitis erosiva circinosa auch mit der Balanitis werden, welche in circinärer Form bei *gonorrhoischen Metastasen* vorkommt (s. S. 85). Bei Phimose muß zur Klarstellung der Diagnose gelegentlich inzidiert werden.

Die **Prognose** ist (von den gangränösen Komplikationen abgesehen) absolut gut.

Die **Therapie** führt schnell zu günstigen Resultaten. Regelmäßiges Zurückziehen des Praeputiums, Penisbäder oder Spülungen mit Wasserstoffsuperoxyd, Borwasser, Liqu. aluminii acetici usw., sorgfältiges Abtrocknen, Einpudern mit einem austrocknenden Puder, wie Bismut. subnitricum, Europhen, Xeroform, Dermatol, Airol u. ä., sowie Einlegen eines dünnen Gazestreifens genügen meist vollständig. Die operative Beseitigung einer Phimose wird nur selten notwendig. (Über die Behandlung der gangränösen Formen s. S. 106.)

Nicht zu den infektiösen Erkrankungen der Genitalorgane gehört die **Balanitis simplex** (s. vulgaris), die ohne jede venerische Ursache, oft aber auch als Komplikation besonders bei Gonorrhöe, Ulcus molle, primärer und sekundärer Lues, Condylomata acuminata vorkommt. Schwellung und Rötung der Vorhaut der Glans („Eicheltripper") und des Sulcus coronarius *(Balanoposthitis)*, diffuse Erosionen, Absonderung eines oft dick eitrigen Sekrets, das sehr übelriechend und sehr abundant werden kann, sind die Hauptsymptome.

Die Schwellung kann besonders am inneren Blatt des Praeputiums und am Sulcus coronarius recht beträchtlich und gelegentlich auffallend derb sein. Die Beschwerden bestehen in Jucken und Brennen.

Der *Verlauf* hängt wesentlich von der Ursache und von der Pflege ab. Als Komplikationen können sich Lymphangitiden und selbst Phlegmonen oder gangränöse Geschwüre einstellen. Vor allem aber entwickelt sich, wenn das Praeputium von Haus aus relativ eng ist, eine partielle oder vollständige *Phimose,* oder die Balanitis entsteht schon unter einer solchen. Durch gewaltsames Zurückziehen der entzündeten Vorhaut kann es zur *Paraphimose* kommen.

Ätiologisch sind außer den genannten venerischen Krankheiten reichliche Absonderung und mangelhafte Entfernung des Smegmas, Zersetzung desselben, namentlich im Sommer, phimotische Zustände, Neigung zu seborrhoischen Prozessen, Reizungen durch Chemikalien zu erwähnen.

Von den schon im normalen Smegma reichlich vorkommenden, bei Balanitis abundanten, sehr mannigfaltigen Mikroorganismen (darunter auch die relativ säurefesten Smegmabacillen) hat, soweit wir wissen, keiner eine ätiologische Bedeutung.

Beim *Diabetes mellitus* finden sich balanitische Zustände mit weißlichen, Sproßpilze enthaltenden Auflagerungen, wie sie aber auch ohne Zucker vorkommen können.

Die *Diagnose* hat außer der Balanitis erosiva circinosa die obengenannten venerischen Krankheiten zu berücksichtigen, auf die immer gefahndet werden muß; ferner Diabetes, Arzneiexantheme (Antipyrin usw.), Erythema exsudativum multiforme, Diphtherie, Herpes usw. Läßt sich das Praeputium nicht zurückziehen, so muß man zur Feststellung des evtl. unter ihm bestehenden Leidens (Ulcus molle oder durum) in- bzw. circumcidieren.

Prognostisch ist nur an die schwereren Komplikationen zu denken.

Die *Therapie* hat die evtl. vorhandene Grundkrankheit zu berücksichtigen. Sonst ist sie in leichteren Fällen die gleiche wie bei der Balanitis erosiva circinosa; bei starker Entzündung kann man auch feuchte Verbände mit 10—20fach verdünntem Liquor aluminii acetici, Borwasser, Kal. hypermanganicum u. ä. und heiße Penisbäder mit den gleichen Flüssigkeiten machen. Eventuell muß, wie oben erwähnt, die Phimose, bzw. die Paraphimose reponiert oder, wenn nötig, operativ angegangen werden.

Der Balanitis simplex entspricht bei der Frau die **Vulvitis,** wie sie sich bei akuter Gonorrhöe, speziell bei jugendlichen Individuen, bei Ulcus molle, Herpes, Endometritis, bei Darmparasiten, Diabetes usw. entwickeln kann. Auch hier richtet sich die Therapie wesentlich gegen die Grundkrankheit; sonst ist sie symptomatisch (warme Sitzbäder mit Kal. hypermanganicum, Eichenrinde usw., milde Vaginalspülungen, Einpuderungen und Einlagen mit Bor-, Ichthyol- usw. Salben).

Die ekzemartigen Entzündungen mit weißen sproßpilzhaltigen Belägen sind besonders bei diabetischen oder fettleibigen Frauen relativ häufig.

Lymphogranuloma inguinale.

Zu den im eigentlichen Sinne venerischen Krankheiten gehört, wie erwähnt, das **Lymphogranuloma inguinale.** Es ist erst in jüngster Zeit in seiner Eigenart richtig erkannt worden.

Krankheitsbild und Verlauf. Die primäre Läsion, welche für die das Krankheitsbild beherrschende Lymphdrüsenentzündung die Ursache ist, ist noch wenig bekannt. Sie hat augenscheinlich ein sehr wenig charakteristisches Aussehen (Erosion oder Ulceration), heilt wohl auch spontan schnell, wird von den Patienten oft übersehen, ja es ist natürlich auch möglich, daß die Invasions

pforte des Virus gar nicht oder nicht manifest erkrankt, evtl. auch in der Urethra
gelegen ist. Gelegentlich findet sich eine torpide Lymphangitis penis. Sehr
oft beginnt das Leiden anscheinend mit einer sich schleichend entwickelnden
Entzündung der Lymphdrüsen. Wir wissen bisher fast nur von den inguinalen

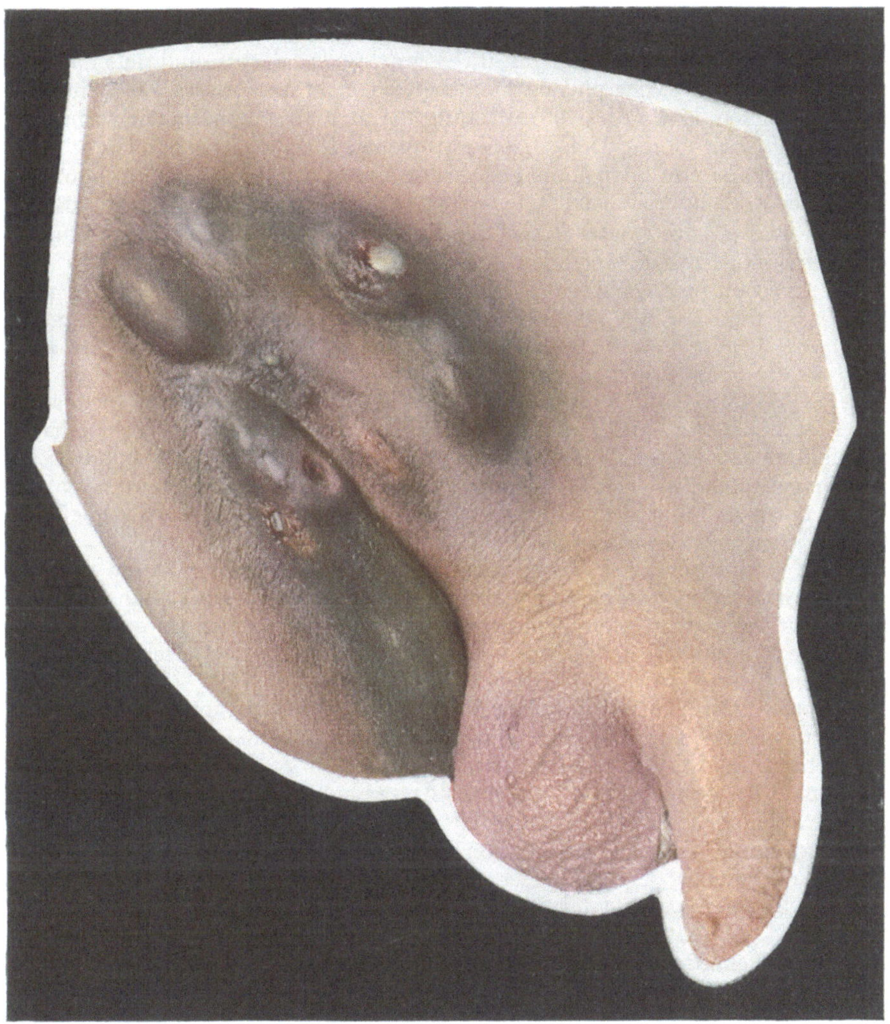

Abb. 95. Lymphogranuloma inguinale auf dem Höhestadium der Entwicklung; multiple kleine
Abscesse und Fisteln. (Moulage der Breslauer Universitäts-Hautklinik. Zuerst veröffentlicht im
Handbuch der Haut- und Geschlechtskrankheiten. Bd. XXI.)

und iliacalen Drüsen, daß sie infiziert werden. Es schwellen meist mehrere
Drüsen an, sie verschmelzen miteinander und bilden ein mehr oder weniger
umfangreiches Paket. Früher oder später tritt dann eine Erweichung ein, die
sich als napfartige Vertiefung zeigt. Dann kommt es zu einer Verwachsung
mit der Haut, die sich bläulich verfärbt, und zum Durchbruch. Es entleert
sich eine etwas visköse, mitunter eitrige Flüssigkeit. Da sich meist multiple
Erweichungsherde ausbilden, entstehen auch, in kürzerer oder längerer Zeit,

mehrere Perforationsstellen. Diese führen gewöhnlich nicht zu größeren Geschwüren, sondern zu schmalen rundlichen, länglichen oder unregelmäßigen Fistelöffnungen, manchmal mit wallartig aufgeworfenen Rändern, die mehr oder weniger weit unterminiert sind.

Auf seinem Höhestadium stellt sich das Lymphogranulom als eine unregelmäßig höckerige Verdickung in der Inguinalgegend dar, mit blaurötlicher bis bräunlicher Verfärbung, mit Wulstungen, in die sich Fistelgänge öffnen, mit Verdichtung der Haut und einer mit ihr verwachsenen, derben und tiefen paketartigen Schwellung. Hier und da können noch nicht perforierte Erweichungsherde vorhanden sein (Abb. 95). Häufig kann man oberhalb der Inguinalgegend noch ganz in der Tiefe die geschwollenen Iliacaldrüsen palpieren. Die Erkrankung kann ein- oder doppelseitig sein. Sie kommt bei Männern häufiger vor als bei Frauen. Sie betrifft in erster Linie die am POUPARTschen Band liegenden Drüsen, in zweiter Linie die iliacalen. Die letzteren neigen augenscheinlich weniger zu Erweichung.

Die Affektion bedingt spontan wie auf Druck wenig eigentliche Schmerzen, häufiger Spannung und Behinderung beim Gehen. Das Allgemeinbefinden ist meist mehr oder weniger hochgradig gestört (Fieber, Appetitlosigkeit, Schwäche usw.), bis die Erkrankung in ihr mehr chronisches Stadium übergegangen ist.

Der *Verlauf* ist außerordentlich chronisch. Die *Inkubation* der primären Läsion ist unbekannt, die Drüsenschwellung scheint etwa 1—3 Wochen nach der Infektion einzutreten. Viele Wochen und Monate können die Lymphdrüsenschwellungen, die Fisteln, die Infiltration und Verfärbung der Haut bestehen bleiben, nur ganz allmählich versiegt die Eiterung, und es entstehen schließlich unregelmäßige, oft tief eingezogene Narben.

Von *Komplikationen* ist wenig bekannt. Bei ungenügender Pflege werden durch das Fistelsekret ekzematöse Reizungen bedingt. Als Folgezustand kommt ein stabiles Ödem bzw. eine elephantiastische Verdickung der Genitalien vor. Doppelinfektion mit Lues, Gonorrhöe und evtl. auch Ulcus molle scheinen nicht sehr selten zu sein.

Ätiologie. Der Erreger der Krankheit ist noch unbekannt. Verschiedene Mikroben-Befunde konnten bisher nicht bestätigt werden. Dagegen kann an der Infektiosität nicht gezweifelt werden; denn es sind Partnerfälle bei Mann und Frau beobachtet worden; Ärzte haben sich bei Operationen solcher Patienten an den Händen infiziert und sind an Bubonen der Achselhöhle erkrankt. Eine sexuelle Infektionsmöglichkeit war bei inguinalen Erkrankungen wohl immer gegeben. Tierversuche sind noch nicht mit Sicherheit geglückt. Dagegen kann man mit dem sterilisierten Inhalt der Abscesse durch intradermale Applikation *Cutireaktionen* bei den Erkrankten hervorrufen, welche in hohem Grade spezifisch zu sein scheinen.

Das Lymphogranuloma inguinale ist wohl identisch mit dem größten Teil der früher so genannten „*strumösen Bubonen*". Mit dem Lymphogranuloma malignum (HODGKIN) hat es nichts gemeinsam. Seine Identität mit den aus Übersee bekannten „klimatischen Bubonen" ist recht wahrscheinlich.

Die Krankheit scheint überall vorzukommen, ihre Frequenz aber örtlich und zeitlich sehr zu wechseln (in Breslau in den letzten Jahren öfter beobachtet). Wirklich sehr häufig scheint sie nirgends zu sein. Natürlich ist es, daß sie am meisten im relativ jugendlichen Alter auftritt.

Pathologisch-anatomisch findet man ein Granulationsgewebe mit Erweichungsherden.

Diagnose. Das Lymphogranuloma inguinale ist von den Bubonen des *Ulcus molle* durch seinen viel torpideren Verlauf, von den primären syphilitischen Drüsen durch die Paketbildung, die Erweichung und die Perforation meist deutlich unterschieden. Dazu kommen bei diesen beiden Krankheiten die charakteristischen Invasionsstellen mit den mikrobiologischen Befunden, bei der Lues auch noch die positive Seroreaktion (evtl. aber Doppelinfektion!), beim Ulcus molle die Hautreaktion auf Streptobacillenvaccine. Von den primären Läsionen des Lymphogranuloms wissen wir noch zu wenig, als daß wir sie klinisch diagnostizieren könnten, evtl. kann der negative Befund in bezug auf Streptobacillen, Spirochäten, Symbiose und Gonokokken den Gedanken an ein Lymphogranulom nahelegen. Schwierigkeiten können tuberkulöse Lymphadenitiden machen, welche aber in der Inguinalgegend recht selten zu sein scheinen, evtl. auch die primäre erweichende und die tertiäre Lymphdrüsenlues, ja selbst durchgebrochene maligne Tumoren. Auch durch die Cutireaktion (s. ob.) kann man die Diagnose zu stützen versuchen.

Die **Prognose** ist gut, abgesehen von der langen Dauer, den zurückbleibenden Narben, evtl. elephantiastischen Verdickungen, bzw. auch dem Ulcus vulvae chronicum.

Die **Therapie** hat mit großen Schwierigkeiten zu kämpfen. In früheren Zeiten hat man die „strumösen Bubonen" vielfach radikal operiert. Jetzt entschließt man sich dazu schwerer, da der Eingriff keineswegs unbedeutend ist, und gelegentlich gerade darnach elephantiastische Veränderungen zurückbleiben können. Mit Incisionen und Auskratzungen dauert die Behandlung jedenfalls außerordentlich lange. Auch Einspritzungen von desinfizierenden Lösungen (wie bei dem Bubo des Ulcus molle, s. S. 112) können wohl nur unterstützende Bedeutung haben. In neuester Zeit hat man hauptsächlich die Behandlung mit intravenösen Injektionen von Antimonpräparaten empfohlen; speziell Tartarus stibiatus scheint sich zu bewähren (in Dosen von 0,05—0,06, wenn gut vertragen, auch bis 0,1 in $1^0/_0$iger mit heißem sterilem Wasser ohne Kochen hergestellter Lösung; zweimal wöchentlich; insgesamt 10—12 und mehr Injektionen). Leider stellen sich Nebenwirkungen (Hustenreiz, Atembeschwerden, Erbrechen, rheumatoide Schmerzen, Exantheme) nicht selten ein, die zu einer vorsichtigen Dosierung mahnen. Auch Versuche mit den sog. „Protoplasmaaktivierenden" Methoden kann man vornehmen. Bestrahlungen mit harten Röntgenstrahlen und ultraviolettem Licht sind mehrfach empfohlen worden.

A n h a n g.

Die Prophylaxe der Geschlechtskrankheiten.

Es ist nicht zweifelhaft, daß die venerischen Krankheiten — zusammen mit Tuberkulose und Alkoholismus — zu den größten Schädlingen des Menschengeschlechts gehören. Wieviele schwere Erkrankungen der verschiedensten Organe durch Gonorrhöe und vor allem durch Syphilis zustande kommen, geht aus der vorstehenden Darstellung zur Genüge hervor. Der Umfang der dadurch bedingten Minderung der Volksgesundheit, der Arbeitskraft und des Nationalvermögens kann auch durch statistische Erhebungen nicht genügend klargestellt werden. Denn diese können die zahllosen nicht unmittelbar nachweisbaren und oft vielleicht auch wirklich nur indirekten Wirkungen nicht miterfassen (wie Arteriosklerose, Nierenleiden, Neurasthenie, Suicide usw. usw.).

Aber selbst die Statistik der venerischen Krankheiten und ihrer Folgen im engsten Sinne hat zu wirklich im wissenschaftlichen Sinne brauchbaren Resultaten nicht geführt. Denn die venerischen Krankheiten sind „geheime Krankheiten": sie bleiben oft den Kranken selbst verborgen; sie erscheinen auch in der Statistik der Todesursachen bei weitem nicht so zahlreich, wie sie wirklich sind. Die statistisch erhobenen Zahlen sind ferner nicht leicht zur Lösung auch praktisch wichtiger Fragen zu verwerten, denn sie hängen von den verschiedensten, oft kaum zu beurteilenden Umständen ab (ökonomische Verhältnisse, Verteilung der Ärzte, Kassenversorgung usw.). Selbst wo gesetzlich eine Meldepflicht der Ärzte besteht, wie in den skandinavischen Ländern, oder wo große Erhebungen über ganz kurze oder über längere Zeiträume vorgenommen worden sind (Schweiz, Deutschland), sind die Resultate natürlich von der Art der Durchführung der Meldungen abhängig. Die Statistiken, welche die Armeen betreffen, können keinen klaren Einblick in die Durchseuchung der Bevölkerung geben und sind von Land zu Land keineswegs zu vergleichen. Die Sektionsbefunde geben Minimalzahlen (denn manche syphilitische Infektion entzieht sich der autoptischen Entdeckung, auch wenn sie noch nicht geheilt ist). Sie haben auch ebenso wie die Lebensversicherungsstatistiken (Übersterblichkeit der Syphilitischen etwa $50^0/_0$) und die Wassermannresultate der Entbindungs- usw. Anstalten Bedeutung nur für bestimmte Bevölkerungsschichten.

Trotz aller dieser Bedenken geben doch viele Zahlen ein deutliches und erschreckendes Bild von der Verbreitung der venerischen Krankheiten.

Einzelne wenige Zahlen seien hier angeführt. Es erkranken etwa $8,7\,^0/_{00}$ in Deutschland jährlich an Geschlechtskrankheiten (Jahreszugang also etwas mehr als eine halbe Million), in den Großstädten aber steigt diese Zahl bis selbst $30\,^0/_{00}$. Syphilitisch wurden zwischen 15 und 50 Jahren in Großstädten etwa $30^0/_0$ männliche, $15^0/_0$ weibliche Individuen. Im Jahr 1923 waren $8,8^0/_0$ aller in die Irrenanstalten Deutschlands neu Aufgenommenen Paralytiker; in einzelnen Orten stieg diese Zahl bis $22^0/_0$. Von Herz- und Gefäßkrankheiten soll etwa $^1/_5$ syphilitisch, von den Nervenkrankheiten $^1/_{10}$ sein. In Frauenkliniken und Hebammenlehranstalten beträgt die Zahl der Syphilitischen etwa $4-6^0/_0$. Noch immer werden etwa $7^0/_0$ aller Erblindungen auf Augentripper zurückgeführt. Die Sterilität der Ehen wird in etwa $40^0/_0$ auf Gonorrhöe des Mannes, in $30^0/_0$ auf solche der Frau zurückgeführt.

Je mehr die Bedeutung der Geschlechtskrankheiten für die Gesundheit des Volkes wie des einzelnen erkannt worden ist, um so mehr sind die Bestrebungen zu ihrer Vorbeugung in den Vordergrund getreten. Besonders der Krieg hat die Notwendigkeit dieses Kampfes den weitesten Kreisen deutlich gemacht; denn er hat nicht nur zur Vermehrung der venerischen Krankheiten überhaupt, sondern auch zu ihrer Ausbreitung in die kleinen Städte und auf das Land beigetragen. Glücklicherweise haben sich in dieser Beziehung die Verhältnisse schon wieder wesentlich gebessert; in vielen Ländern ist von 1920 und vor allem von 1922/23—1925/26 eine starke Verminderung der Syphilis (in manchen bis zu Zahlen, die tief unter denen der Vorkriegszeit liegen), nicht aber oder nicht in gleichem Maß der Gonorrhöe eingetreten. Die Gründe für die wechselnde Frequenz liegen zum Teil in ökonomischen Verhältnissen, zum Teil in Differenzen der Behandlung, zum Teil sind sie ganz unbekannt, vor allem beim Ulcus molle. Es gehört zu den vornehmsten Pflichten des Arztes, an der Bekämpfung der Geschlechtskrankheiten aktiven Anteil zu nehmen sowohl im allgemeinen als auch im Kreise seiner Klienten. Hier kann nur ein ganz kurzer Überblick über dieses umfangreiche und schwierige Gebiet gegeben werden.

Bei der Prophylaxe ist prinzipiell zu unterscheiden: die *persönliche* und die *allgemeine*.

Die erstere besteht darin, daß derjenige, welcher sich der Ansteckungsgefahr mit einer venerischen Krankheit aussetzt, Mittel anwendet, welche geeignet sind, die Ansteckung mit mehr oder weniger großer Sicherheit zu verhindern. Erwähnt muß hier in erster Linie werden: der Selbstschutz der Ärzte bzw. des medizinischen Personals bei der Behandlung der venerischen Erkrankungen, wofür Sauberkeit, Antisepsis, Benutzung von Gummihandschuhen, Pflege der Hände, Schutz der offenen Stellen an diesen, Vermeidung des überflüssigen Berührens offener syphilitischer Krankheitsherde genügt. Um die außergeschlechtliche Ansteckung in der Bevölkerung zu vermeiden, kommt, neben der gründlichen Behandlung aller Syphilisfälle, in Frage: die Entfernung der hochgradig Ansteckungsgefährlichen aus hygienisch ungünstigen Verhältnissen, d. h. ihre Hospitalisierung bis zum Erlöschen der Ansteckungsgefährlichkeit, die größte Sauberkeit auch in bezug auf Eß- und Trinkgerätschaften, auf Werkzeuge in bestimmten Berufen (Lötrohre, Glaspfeifen), die Untersuchung der in solchen Betrieben Arbeitenden auf Syphilis, die Meldepflicht der Ärzte bei allen, welche ihre Mitarbeiter und die Allgemeinheit besonders gefährden, wie besonders Hebammen usw. (s. u.). Es kann ferner nicht genügend betont werden, daß alle intimen Berührungen mit Unbekannten, daß Küsse, besonders auf den Mund, auch in Verwandten- und Freundeskreisen (zu beachten das beliebte Küssen von Kindern), daß gemeinsamer Gebrauch von Trink-, Eß-, Rauchgeräten zu vermeiden ist.

Wir sehen hier ab von der Prophylaxe der angeborenen Syphilis durch die Untersuchung und Behandlung der Graviden bzw. der Entbindenden (s. S. 410) und von dem Schutz vor der Neugeborenenblennorrhöe (s. S. 73). Die Entscheidung darüber, ob anscheinend gesunde Kinder syphilitischer Frauen an der Mutterbrust genährt werden dürfen, muß je nach den individuellen Verhältnissen entschieden werden (s. S. 416).

Gewöhnlich versteht man unter „persönlicher Prophylaxe" nur den *Selbstschutz beim sexuellen Verkehr*. Gewiß ist es auch vom ärztlichen Standpunkt richtig und notwendig, zur Vermeidung des extramatrimoniellen Verkehrs zu ermahnen, seine Gefahren energisch zu betonen, Enthaltsamkeit zu empfehlen, von der man mit gutem Gewissen behaupten kann, daß sie für normale Menschen nicht schädlich ist, zum mindesten wenn sie nicht zu spät in die Ehe treten.

Aber der Arzt muß mit den Lehren der Vergangenheit und ebenso mit den heutigen Lebensverhältnissen und mit den jetzigen Lebensanschauungen weiter Kreise rechnen. Er darf nicht voraussetzen, daß eine große Anzahl von denen, die es angeht, den ärztlichen Warnungen folgen wird — jetzt kaum mehr als früher, trotzdem die Kenntnisse von den Gefahren der venerischen Krankheiten ja viel weiter verbreitet sind. Alle diejenigen, welche sich nun einmal der Ansteckungsgefahr exponieren, müssen über die ärztlich geprüften Vorbeugungsmittel belehrt, und es muß ihnen dringend geraten werden, sich ihrer zu bedienen. Der Arzt kann sich dieser Aufgabe um so weniger entziehen, als ja oberflächliche Kenntnisse dieser Dinge schon in den weitesten Kreisen verbreitet sind. Belehrt er nicht, so werden ungeeignete Mittel verwendet, und es wird dadurch die Zahl der Ansteckungen erst recht vermehrt werden. Wir können bei solcher Aufklärung über die persönliche Prophylaxe auch mit der genügenden Energie darauf hinweisen, daß trotz der übertriebenen Reklame *kein Mittel und keine Methode wirklich mit Sicherheit schützt*. Da auf Grund der Tatsachen anerkannt werden muß, daß es zur Zeit nicht gelingt, große Teile der Bevölkerung von dem antematrimoniellen, ja nicht einmal von dem extramatrimoniellen Verkehr zurückzuhalten, müssen sich auch die Ärzte auf den Standpunkt stellen, daß es besser ist, wenn die, welche sich der Infektionsgefahr aussetzen, das mit Beachtung der möglichen Vorsichtsmaßnahmen tun — nicht nur um ihrer selbst willen, sondern auch zugunsten der Bevölkerung, der späteren Ehefrauen und Kinder, zur Vermeidung der zahlreichen extragenitalen Syphilisinfektionen usw.

Der Gedanke, daß durch die Kenntnis, bzw. durch die Empfehlung prophylaktischer Methoden die Unsittlichkeit vermehrt wird, kann als richtig nicht anerkannt werden; denn die Furcht vor Ansteckung ist kein moralisches Prinzip, und sie wird selbst bei den vollständig aufgeklärten in unzähligen Fällen von dem Geschlechtstrieb überwunden.

Der Einwand, daß manches, was zu prophylaktischen Zwecken verwendet wird, auch die Konzeption verhindert bzw. zur Abortierung benutzt wird, kann der Kritik ebenfalls nicht standhalten. Nicht nur, daß die jetzt soviel verwendeten chemischen Prophylaktica bei den Männern in dieser Beziehung gar keine Bedeutung haben, nicht nur, daß die Dinge, die für den künstlichen Abort benutzt werden, gar nicht eliminiert werden können — es ist auch abwegig, zu glauben, daß man die Konzeptionsverhinderung je irgendwie gesetzlich einschränken könnte (Coitus interruptus!), und sie ist im Verhältnis zu der jetzt ganz besonders grassierenden Seuche der Schwangerschaftsunterbrechung durch Nichtärzte das in jeder Beziehung viel kleinere Übel.

Das waren wohl auch die Erwägungen, auf Grund deren in dem letzten Entwurf des Strafgesetzbuches und in dem weiter noch zu erwähnenden Gesetz zur Bekämpfung der Geschlechtskrankheiten die Ankündigung der zur persönlichen Prophylaxe gebrauchten Dinge, soweit sie sich in anständigen Formen bewegt, gestattet werden soll. Ihre Freigabe kann von einer amtlichen Prüfung abhängig gemacht werden.

Von der Methode des Selbstschutzes ist die älteste und wie man auch jetzt noch sagen kann, die sicherste die Benutzung des *Präservativs* (Condom), d. h. der mechanische Schutz. Dabei ist natürlich Voraussetzung, daß die Präparate, seien sie aus Schafsdarm (früher glaubte man vielfach, sie bestünden aus Schweinsblase), seien sie aus Gummistoffen angefertigt, wirklich gut sind und exakt geprüft werden. Bei richtiger Verwendung (sorgfältigem Abziehen, so daß die Außenseite mit den Genitalien nicht in Berührung kommt) schützen sie gewiß recht gründlich (aber natürlich nicht vor para- und extragenitalen Infektionen). Ihrer Verwendung steht freilich nicht nur der Preis, sondern auch die Abneigung sehr vieler Männer gegen ihre Verwendung entgegen. Deshalb wird jetzt vielfach von anderen Mitteln Gebrauch gemacht. Wohl kann die Ansteckung mit hartem und weichem Schanker vielleicht auch durch Einfettung vor und gründliche Reinigung mit Wasser und Seife nach dem Akt verhindert werden. Dabei fällt aber der Schutz gewiß oft unzureichend aus, und er fehlt ganz oder fast ganz gegenüber der Gonorrhöe. Man hat deswegen eigentliche Desinfektionsmaßnahmen eingeführt. Gegen Gonorrhöe werden in Analogie zu der CREDÉschen Prophylaxe gegen die Blennorrhöe speziell Silberverbindungen benutzt, besonders Lösungen (in Glycerin und Wasser) von Protargol ($10-20\,^0/_0$ āā mit Glycerin) oder Albargin ($5-10\,^0/_0$) zum Einträufeln oder Auswischen der vordersten Teile der Harnröhre mit einem Hölzchen (Streichholz mit Watte) oder auch kurze Stäbchen mit antigonorrhoischen Präparaten (Delegon, Choleval, Caviblen). Immer soll vor der Prophylaxe der Urin entleert werden. Zum Schutz vor Syphilis werden (wofür auch einzelne Menschenversuche sprechen; die Tierexperimente haben zum Teil wenig günstige Resultate ergeben) am besten vor und nach dem Verkehr Salben benutzt und zwar Kalomel-Lanolin ($30\,^0/_0$) oder besser die NEISSER-SIEBERTsche Sublimat-Crême, vielleicht auch Chininsalben. Auch Waschungen mit Sublimat- (1:1000) oder Kalium-hypermangan.-Lösungen werden gerühmt (doch ist das Sublimat wegen seiner Giftigkeit für so allgemeinen Gebrauch nicht zu empfehlen).

Für die Wirksamkeit aller dieser Methoden ist natürlich ihre sachgemäße Anwendung möglichst bald nach der Kohabitation von großer Bedeutung. Man hat Zusammenstellungen der gegen Gonorrhöe und Syphilis wirksamen Mittel in handlichen Etuis in verschiedenen Formen in den Handel gebracht; dabei ist vor allem darauf zu achten, daß die Präparate nicht alt (evtl. schon zersetzt!) sind. Man hat mancherorts auch bestimmt, daß die „öffentlichen Prostituierten" verpflichtet sein sollen, solche Etuis ihren Besuchern anzubieten.

Da viele Menschen auch diese einfachen Prozeduren sehr unzulänglich ausführen, da oft die Mittel nicht zur Hand sind, hat man in einzelnen Städten im
In- und Ausland öffentliche Desinfektionsstellen (im Anschluß an Sanitäts-
wachen u. ä.) eingerichtet, auf die in öffentlichen Bedürfnisanstalten usw.
hingewiesen wird.

Wenn auch ohne weiteres zuzugeben ist, daß keine der bisher empfohlenen
chemischen Methoden in bezug auf die Sicherheit an die Präservativs heran-
reicht, und wenn auch Fehlschläge unzweifelhaft vorkommen, so ist doch kaum
zu zweifeln, daß eine große Anzahl von Infektionen durch die Anwendung
dieser Formen von Selbstschutz verhindert werden kann. Das ist auch statistisch
erwiesen (z. B. bei der deutschen Marine).

Schädigungen, die durch solche Mittel zustande kommen können, sind von
geringer Bedeutung. Abgesehen von gelegentlichen Quecksilberdermatitiden,
sind es nur chemische Reizungen der Urethra, welche meist sehr flüchtig sind,
manchmal aber auch stärker sein und länger anhalten und dann bei fehlender
mikroskopischer Untersuchung mit einer Gonorrhöe verwechselt werden
können.

Sehr viel weniger als beim männlichen wissen wir vom Selbstschutz beim
weiblichen Geschlecht. Alle Frauen, welche einen ungeregelten Geschlechtsverkehr pflegen, sollten durch regelmäßige Ausspülungen und auch durch Injektionen oder Einführung von Stäbchen in die Harnröhre sich nach Möglichkeit schützen. Das Tragen eines Occlusivpessars würde die direkte Infektion
des Cervicalkanals mit Gonokokken oder Spirochäten und dadurch manche
venerische Erkrankung verhindern können.

In den letzten Jahren hat man auf Grund von Tierversuchen eine interne Prophylaxe
der Syphilis empfohlen und zwar mit Arsenpräparaten, speziell mit dem *Spirocid*, bzw.
Stovarsol (s. S. 378). Es soll davon nach jedem suspekten Verkehr genommen werden,
und zwar 3—4 Tabletten zu 0,25 täglich (am Morgen nüchtern in Wasser gelöst) an
3 Tagen, dann 3 Tage Pause und dann noch einmal die gleiche Menge.

Es liegen über diese Methode günstige Berichte vor. Doch stehen ihrer allgemeinen Einführung auch gewichtige Bedenken entgegen. Nebenerscheinungen, zum Teil recht unangenehmer Art, sind beobachtet worden; man kann nicht wohl ein immerhin so differentes
Mittel dem Publikum zu beliebig häufigem Gebrauch in die Hand geben. Man wird auch
neben dieser Medikation (schon der Gonorrhöe und des Ulcus molle wegen) immer zu
den schon erprobten Desinfektionsmethoden raten müssen. Man wird ferner die Befürchtung nicht ganz unterdrücken können, daß durch solche Mittel die syphilitische
Infektion nicht verhindert, sondern nur für kürzere oder längere Zeit unterdrückt wird.
Aus allen diesen Gründen wird man diese Form der persönlichen Prophylaxe nur in recht
beschränktem Maß anraten können: bei Männern neben der lokalen Desinfektion, wenn
diese längere Zeit nach dem Akt vernachlässigt worden ist; bei Frauen, bei denen diese
leider wenig aussichtsreich ist; im Prinzip aber nur für einzelne Gelegenheiten, aber nicht,
wie es bei wahllosem Geschlechtsverkehr notwendig wäre, immer wieder — bei beiden Geschlechtern also, wenn die Gefahr, daß eine Spirochätenübertragung erfolgt ist, besonders
groß erscheint. Doch wird man im letzteren Fall auch die Frage erwägen müssen, ob es
dann nicht sicherer ist, wirklich eine prophylaktische Behandlung im Sinne einer eigentlichen Lueskur vorzunehmen, zu der wir auf Grund der Erfahrungen bei seronegativen
Primäraffekten zum mindesten jetzt noch wesentlich größeres Vertrauen haben müssen.

Zwischen persönlicher und allgemeiner Prophylaxe stehen die Versuche, Prostituierte,
die noch nicht syphilitisch sind, immer wieder speziell mit Salvarsan zu behandeln. Gegen
eine allgemeine Einführung dieser während des Krieges gelegentlich durchgeführten Maßnahmen lassen sich aber ebenfalls schwerwiegende Argumente anführen.

Bei der *allgemeinen Prophylaxe* gegen die Geschlechtskrankheiten kann man
die Erziehung und Aufklärung, die medizinische Behandlung, die Fürsorge für
die Gefährdeten und die gesetzlichen Bestimmungen als mehr unmittelbar
wirkende bezeichnen. Mehr mittelbar wirksam, aber nicht weniger wichtig
sind die Maßnahmen gegen den Alkoholismus, gegen das Wohnungselend,
gegen die schlechte, aufreizende Literatur und Kunst.

Mit den Vorurteilen gegen die öffentliche Besprechung der Geschlechtskrankheiten ist schon in den weitesten Kreisen gebrochen worden. Der Geschlechtskranke darf nicht mehr als ein Paria angesehen werden; denn er ist ja nicht unmoralischer als die unzähligen anderen, welche im Gegensatz zu ihm das Glück gehabt haben, sich nicht anzustecken.

Trotzdem die Popularisierung der Kenntnisse über die venerischen Krankheiten in den letzten Jahrzehnten in der verschiedensten Weise versucht worden ist, befindet sich noch immer ein großer Teil der Bevölkerung in größter Unwissenheit darüber. Deshalb muß durch Vorträge mit Lichtbildern und Filmen, durch Plakate, durch Merkblätter und Flugschriften, durch Ausstellungen usw. erreicht werden, daß niemand mehr sagen kann, er habe keine Gelegenheit gehabt, von diesen Dingen etwas zu erfahren. Die sexualpädagogische Erziehung der Jugend muß — in vorsichtigster Weise — im Anschluß an den naturwissenschaftlichen Unterricht in Angriff genommen, Lehrer, Geistliche und ganz vor allem die Eltern müssen für diese wichtige erzieherische Aufgabe vorbereitet werden.

Bei der Entlassung der Schüler, in der Fortbildungs- und Berufsschule, auf den Universitäten und Volkshochschulen, an den sozialen Frauenschulen muß eingehend über diese Fragen belehrt werden. Nur so kann mit der Stärkung des sexuellen Verantwortlichkeitsgefühls die Kenntnis von der Gefahr der venerischen Krankheiten in immer weiteren Kreisen des Volkes verbreitet werden.

Von der größten unmittelbaren Bedeutung ist die Bekämpfung der Geschlechtskrankheiten durch die *Behandlung*. Wir sind jetzt durch die Fortschritte der letzten Jahrzehnte in der Lage, die meisten venerischen Infektionen (abgesehen von vielen Fällen von weiblicher Gonorrhöe), wenn wir sie nur früh genug in Behandlung bekommen, ihrer Ansteckungsgefahr in relativ kurzer Zeit zu entkleiden. Auch deswegen ist die Aufklärung so besonders wichtig, damit jeder weiß, daß er gegen sich selbst und gegen seine Mitmenschen die Verpflichtung hat, bei dem geringsten Verdacht auf eine venerische Infektion sofort sachkundigen ärztlichen Rat aufzusuchen, wobei immer und immer wieder betont werden muß, wie unheilvoll die „Naturheilkundigen“, Biochemiker usw. usw. gerade auf diesem Gebiet wirken. Die Ärzte, deren gründliche Ausbildung in der Venereologie jetzt an allen deutschen Universitäten möglich ist, und die in diesem Fache wie in der mit ihm untrennbar verbundenen Dermatologie geprüft werden, haben die Verpflichtung, sich ganz besonders gerade auf den volkshygienisch wichtigen Gebieten auf der Höhe der modernen Wissenschaft zu halten. Für die Behandlung der Kranken sind alle nur irgend möglichen Erleichterungen zu treffen. Genügend Hospitalbetten (und zwar unter günstigsten Bedingungen, nicht wie früher besonders schlechte Räume) zur Unterbringung der ansteckungsgefährlichen Kranken, die in schlechten häuslichen Verhältnissen leben, bequem gelegene Polikliniken usw. müssen zur Verfügung stehen. Die Krankenkassen, Landesversicherungsanstalten, Wohlfahrtsämter und Gemeinden müssen für die Behandlung alle erdenklichen Opfer bringen, die sich auch finanziell durch die Vermeidung zahlreicher schwerer und unheilbarer Krankheitsfälle bezahlt machen. Die Beratungsstellen der Landesversicherungsanstalten haben durch unentgeltliche Beratung aller, die sich bei ihnen einfanden, und durch zahllose Heilverfahren, die sie veranlaßten und zum Teil auf Kosten der Landesversicherungsanstalt durchführen ließen, sehr viel zur Bekämpfung der Geschlechtskrankheiten beigetragen. In manchen Staaten ist die Behandlung der Geschlechtskrankheiten unentgeltlich für jeden, der darum ersucht.

Wenn alle venerisch Kranken von dem Augenblick an, da sie sich krank fühlen, sich in ärztliche Behandlung begäben, wenn diese immer nach unseren jetzigen Grundsätzen durchgeführt würde, wenn die Patienten sich ihr nicht vorzeitig entzögen, dann wäre mit einer sehr schnellen und hochgradigen Verminderung dieser Seuchen zu rechnen. Aber leider herrscht gerade unter den venerisch Kranken ein oft geradezu sträflicher und unbegreiflicher Leichtsinn. Deswegen ist es noch nicht möglich, auf gesetzliche Mittel bei ihrer Bekämpfung zu verzichten. Bis jetzt beschränkten sich diese auf die strafgesetzlichen Bestimmungen, wonach vorsätzliche oder fahrlässige Übertragung bestraft wird, wovon aber wegen der Schwierigkeit der Feststellung des Tatbestandes und aus anderen Gründen tatsächlich wenig Gebrauch gemacht wird, und auf das System, das man als die *Reglementierung der Prostitution* bezeichnet. Der Versuch, die Prostitution zu unterdrücken, sie als Verbrechen zu bestrafen, hat sich von jeher als undurchführbar erwiesen. Jede zu drakonische Behandlung der Prostitution drängt sie aus der Öffentlichkeit in Schlupfwinkel aller Art und macht sie dadurch nur um so gefährlicher. Man hat sich daher bisher mit diesem „notwendigen Übel" abfinden müssen — womit natürlich nicht gesagt sein soll, daß man nicht alle möglichen Anstrengungen machen muß, um die Mädchen vor dem Versinken in die Prostitution zu bewahren, die bereits Prostituierten zu befreien, die Männer von der Nachfrage nach der Prostitution zurückzuhalten.

Das System der Reglementierung besteht darin, daß diejenigen Frauen, welche sich gewerbsmäßig prostituieren, von der „Sittenpolizei" in Listen eingeschrieben und dann — neben einer Anzahl polizeilicher Beschränkungen — vor allem der Verpflichtung unterworfen werden, sich in regelmäßigen ($^1/_2$- bis zweiwöchentlichen Zwischenräumen) auf venerische Krankheiten untersuchen zu lassen. Werden sie krank befunden, so müssen sie in Hospitalbehandlung gebracht und dort bis zur Aufhebung der Ansteckungsgefährlichkeit behandelt werden.

Um dieses im einzelnen noch sehr verschieden durchgeführte System, das in vielen Staaten schon aufgehoben ist, in anderen nie eingeführt war, besteht seit Jahrzehnten ein lebhafter Streit, auf dessen Argumente pro und contra hier nicht eingegangen werden kann. Gewiß sind die Prostituierten im engeren Sinne auch jetzt noch eine der wesentlichsten Quellen der venerischen Ansteckung. Aber gerade die modernen Verhältnisse der großen Städte haben es mit sich gebracht, daß die Abgrenzung des „gewerbsmäßigen Betriebs" wesentlich schwerer ist als früher. Die Gelegenheitsprostitution, das Verhältniswesen spielt eine immer größere Rolle. Schon das erschwert die Einschreibung in die Listen, die „Kontrollarbeit" der Polizei, es bedingt auch, daß überall die Zahl der Eingeschriebenen verschwindend klein ist gegenüber der Zahl derjenigen, welche die venerischen Krankheiten verbreiten.

Die Einschreibung führt zu einer Infamierung der Frauen, aus der sie sich nur schwer wieder herauslösen können, während die Männer, die von ihnen Gebrauch machen, sich nicht weniger „schuldig" machen, als die oft durch Not, Verführung usw. auf den Weg zur Prostitution gebrachten Mädchen („doppelte Moral!"). Die Untersuchung der Prostituierten kann niemals eine auch nur einigermaßen große Sicherheit geben, schon weil sie in immerhin großen Pausen stattfindet. Die Kontrolle erzeugt vielmehr bei vielen Männern ein unberechtigtes Vertrauen zu den „Kontrollierten" und vergrößert den Leichtsinn und damit die Zahl der Ansteckungen. Der einfache „Grundsatz vom gesunden Menschenverstand" sagte: „Wenn man eine ansteckende Prostituierte aus dem Verkehr zieht, müssen Ansteckungen verhindert werden"; aber dabei wird vergessen, daß die Nachfrage dafür sorgt, daß die ins Hospital gebrachten Prostituierten sehr schnell durch andere ersetzt werden, welche wiederum bald erkranken. Denn es ist erwiesen, daß das Prostitutionsgewebe in kurzer Zeit zu Ansteckung mit Syphilis und Gonorrhöe führt; und daß aus natürlichen

Gründen gerade die Anfängerinnen der Prostitution, die noch nicht Inskribierten, die „geheimen Prostituierten", die ansteckendsten Elemente sind.

Die „Reinheit der Straße" läßt sich durch andere Mittel erzielen als durch Inskription; Bordelle und Kasernierung (Wohnen der Prostituierten nur auf bestimmten Straßen ohne Bordellbetrieb) wirken besonders verderblich und verlockend.

So hat sich denn auch niemals, namentlich in größeren Städten, ein sanitärer Vorteil der Reglementierung zahlenmäßig mit Sicherheit nachweisen lassen. Eine sehr große Anzahl von Ärzten — selbst solche, die Jahrzehnte lang Anhänger der Reglementierung waren — haben sich von ihrer Nutzlosigkeit überzeugen müssen; ist sie aber nutzlos, so ist sie als ein inhumanes Verfahren zu verwerfen. In diesem Sinn hat der „Abolitionismus", haben die Bestrebungen zur Aufhebung der Reglementierung in den weitesten Kreisen der Sachverständigen den Sieg davongetragen. Aber damit ist nicht gesagt, daß man sich auf den Standpunkt stellt, man könnte mit der Reglementierung auch die Prostitution beseitigen, und man müsse nach der Aufhebung der „Sittenpolizei" der Ausbreitung der venerischen Krankheiten tatenlos und ohne alle gesetzlichen Handhaben zusehen.

An Stelle des Reglementierungssystems sind in einzelnen Staaten, wie z. B. in den Skandinavischen, Gesetze getreten, welche die Gesamtheit der zur Verhütung der Geschlechtskrankheiten wünschenswerten Bestimmungen zusammenfassen. Ein solches Gesetz ist auch in Deutschland jetzt angenommen worden. Es wird genügen, hier die wesentlichsten Gesichtspunkte kurz zusammenzustellen.

An der Spitze steht die Verpflichtung aller venerisch Kranken, sich durch einen in Deutschland approbierten Arzt behandeln zu lassen. Die Nichtapprobierten sollen von der Behandlung der venerischen Krankheiten ausgeschlossen sein. Natürlich dürfen sie dann auch die nicht ansteckenden Krankheiten der Geschlechtsorgane nicht behandeln, da ihnen ja die Unterscheidung beider Gruppen nicht überlassen werden kann. Alle — Männer und Frauen —, welche venerisch krank oder verdächtig sind, es zu sein und ihre Krankheit weiter zu verbreiten, müssen sich, evtl. auch wiederholt, von einem approbierten, in besonderen Fällen von einem staatlich speziell dazu autorisierten Arzt untersuchen und, wenn krank befunden, behandeln lassen. Bei großer Ansteckungsgefahr kann Behandlung in einem Krankenhaus verfügt werden. Der sog. „Gefährdungsparagraph" besagt, daß, wer weiß oder den Umständen nach wissen muß, daß er an einer ansteckungsgefährlichen Geschlechtskrankheit leidet, schon dann bestraft wird, wenn er einen anderen der Gefahr der Ansteckung durch Beischlaf aussetzt. Es ist also nicht mehr der Nachweis der erfolgten Ansteckung erforderlich. Der Paragraph ist ganz besonders durch Abschreckung und Warnung wirksam. Zu ihm gehört als Ergänzung notwendigerweise die Verpflichtung der Ärzte, ihre Patienten über die Ansteckungsgefährlichkeit ihrer Krankheit zu belehren, wozu bestimmte Merkblätter (mit Richtlinien für die Ärzte) vom Reichsgesundheitsamt herausgegeben sind, von denen der Arzt einen Abschnitt als Nachweis der erfolgten Belehrung bzw. eine Quittung zurückbehält. Die Ärzte haben die Pflicht, Patienten, welche sich der Behandlung vorzeitig entziehen oder durch ihren Beruf besonders ansteckungsgefährlich sind, einer Beratungsstelle oder der Gesundheitsbehörde anzuzeigen. Bordellierung und Kasernierung, natürlich auch Vergehen gegen Anstand und Sitte sind verboten. Den Prostituierten werden nur noch einzelne Wohnungsbeschränkungen auferlegt. Bestimmungen über die Mittel zur persönlichen Prophylaxe, über das Ammen- und Pfleglingswesen — Säuglinge wie Ammen, Pflegekinder und Pflegefamilien sind zu schützen — usw. vervollkommnen das Gesetz. Die Gesundheitsbehörden sollen zusammenarbeiten mit den charitativen Anstalten für die Gefährdeten, mit den Beratungsstellen, mit (in immer größerer Zahl zu errichtenden) Pflegeämtern. Bei Minderbemittelten ist für unentgeltliche Behandlung Sorge zu tragen usw.

Gewiß ist zu hoffen, daß durch dieses Gesetz die Grundlage geschaffen ist zu einer wirklich hygienischen, sozialen und erzieherischen Bekämpfung der Geschlechtskrankheiten. Zwang soll nur noch da ausgeübt werden, wo die Patienten selbst nicht gewillt und auch durch Belehrung nicht dazu zu bringen sind, das zu tun und zu lassen, wozu sie im eigenen und im Interesse der Volksgesundheit verpflichtet sind. Aber auch für ein solches Gesetz muß der Boden im Volke bereitet werden. Dazu gehört: Die Ausbildung des sexuellen Verantwortlichkeitsgefühls, die Aufklärung der jugendlichen und erwachsenen Bevölkerung, die Beseitigung des Alkohol- und des Wohnungselends, die soziale Fürsorge für die Prostituierten und für diejenigen Frauen, welche der Gefahr der Prostitution ausgesetzt oder ihr unterlegen sind, die Einrichtung von Pflegeämtern und von Heimen, ein Bewahrungsgesetz, das diejenigen, die zu schwach für den selbständigen Lebenskampf sind, schützt — all das muß mit der sorgfältigen medizinischen Behandlung vereint werden, um dem Gesetz eine volle Wirksamkeit zu sichern.

Rezeptformeln.

Gonorrhöe.

Allgemeine Behandlung.

Argochrom. 0,1 D. tal. dos. Nr. 10 (in Ampullen, Original-Packung).
  Solve unam ampullam in Aq. dest. sterilis.
  10,0 filtr.
  S. Zur intravenösen Injektion (10—20 ccm
  jeden 2.—3. Tag).

Trypaflavin. „pro injectione“.
  S. Zur intravenösen Injektion (3—5 ccm
  jeden 2.—3. Tag).

Collargol 0,4—1,0 (in Ampullen, Orig.-P.).
  Solve unam ampullam in Aq. dest. sterilis.
  100,0 filtr.
  S. Zur intravenösen Injektion.
  (5—15—30 ccm jeden 2.—3. Tag langsam
  injizieren.)
(Analog Ampullen mit kolloidalem Silber
in Lösung: Fulmargin, Elektrokollargol u. ä.)

Terpichin. 1,0 (Ampullen, Orig.-P.).
  S. Zur intramuskulären Injektion.
  (1—2 Ampullen pro injectione jeden 2.—3.
  Tag.)

Olobinthin. 10,0 (Orig.-P., auch in Ampullen).
  S. Zur intramuskulären Injektion.
  1—3 ccm mehrmals wöchentlich (evtl. auch
  intravenös 0,1—0,5 *sehr langsam* zu injizieren).

Arthigon 6,0 D. 1 Originalglas oder Ampullen
  in steigender Konzentration.
  (1 ccm = 100 Mill. Gonokokken.)
  0,5—2,0 ccm intramuskulär
  = 50—200 Mill. Gonokokken;
  0,05—1,0 intravenös
  = 5—100 Mill. Gonokokken.
Analog die anderen Gonokokkenvaccinen:
Gonargin, Gono-Yatren, Vaccigon usw.
  (vgl. die Prospekte).

Aolan. Orig.-P., Ampullen zu 10—25 ccm.
  Zu intramuskulären Injektionen alle 2 bis
  4 Tage.
  (Ampullen zu 1,0 zu intradermalen Injektionen zur Provokation.)

Bei Urethral-Gonorrhöe.

Bals. copaiv. 0,25—0,5.
  D. in Caps. gelat. Dos. Nr. 50.
  S. 3—4 mal täglich 2—3 St. zu nehmen.

Ol. santal. ostindic. 0,2—0,5.
  D. in Caps. gelatinos. Dos. Nr. 50.
  S. 3 mal täglich 1—2 Stück zu nehmen.

Gonosan 0,3
  D. in Caps. gelat. Dos. Nr. 30.
  S. 3 mal täglich 1—2 Stück zu nehmen.

(Ferner Arhovin, Buccosperin, Gonorol,
  Santyl usw.)

Bei Cystitis.

Salol 0,5—1,0 (am besten in Kapseln)
  D. tal. dos. Nr. 20.
  S. 3 mal täglich 1 Kapsel.

Urotropin 0,5 (Tabletten, Orig.-P. Nr. 20).
  D.S. 3 mal täglich 1—2 Tabletten in Wasser nach dem Essen.

Hexal 0,5 (Tabl., Orig.-P.).
  D.S. 3 mal täglich 1—2 Tabletten.
  (Ferner Neohexal, Helmitol, Cystopurin
  usw.)

Fol. uvae ursi 50,0.
  1—2 Teelöffel auf 1 Tasse Wasser.
  (Auch: Extr. uv. urs. fluid.
  3 mal täglich 20—30 Tropfen.)

*Zur Beruhigung bei Urethritis anterior, poste-
rior acuta, Prostatitis usw.*

Camphor. monobromat. 0,1—0,5.
  D. in Caps. amylac. Dos. Nr. 20.
  S. 1—2 Kapseln abends zu nehmen
  (gegen Erektionen).

Heroin. hydrochlorici 0,0025.
  Pulv. et succ. liqu. qu. sat. ut f. pilula.
  D. tal. dos. Nr. 10.
  S. Abends 1 Pille
  (gegen Erektionen).

Kal. bromat. 20,0.
Antipyrin. 10,0.
Aq. dest. ad 200,0.
S. 2—4 und mehr Eßlöffel täglich
(gegen Erektionen, Harndrang usw.).

Morphii hydrochlor. 0,01 (oder
Opii puri 0,015 oder
Pantopon. 0,01—0,02)
Extr. Belladonnae 0,01—0,02.
Butyr. Cacao qu. sat. ut fiat suppositor.
D. tal. dos. Nr. 20.
S. 1—3 mal täglich ein Stück einzuführen.

Atropin sulf. 0,0003—0,0005.
Pulv. et succ. liqu. qu. sat. ut f. pilula.
D. tal. dos. Nr. 15.
S. 2—3 mal täglich 1 Pille.

Papaverin. 0,05.
Sacch. alb. 0,1.
M. f. pulv.
D. tal. dos. Nr. 20.
S. 3—4 mal täglich ein Pulver.

Novatophan 0,5.
20 Tabl. (Orig.-P.).
S. 3 mal täglich 1—2 Tabl. (Arthritis).

Zu Einspritzungen und Spülungen.
Abortivbehandlung.
Protargol. 3,0—4,0.
S. in aq. dest. frigid. 100,0.
(Adde Alypin. nitr. 2,0)
D. in vitr. nigr. ampl.

Sol. Albargin. 2,0/100,0.
D. in vitr. nigr. ampl.

Systematische Behandlung.
Sol. argent. nitr. 0,04—0,2/200,0.
D. in vitr. nigr. ampl.

Protargol. 0,5—3,0.
S. in Aq. frigida 200,0.
D. in vitr. nigr. ampl.

Sol. argonin. 2,0—6,0/200,0.
D. in vitr. nigr. ampl.

Sol. ichthargan. 0,1—0,5/200,0.
D. in vitr. nigr. ampl.

Sol. albargin. 0,2—1,0/200,0.
D. in vitr. nigr. ampl.

Sol. choleval. 0,5—2,0/200,0.
D. in vitr. nigr. ampl.

Sol. targesin. 2,0—4,0/200,0.
D. in vitr. nigr. ampl.

Liqu. argentamin. 1,0

Aq. dest. 400,0—300,0—200,0.
D. in vitr. nigr. ampl.
Andere Silberpräparate sind: Acykal (0,01
bis 0,03%), Hegonon ($^1/_4$—1%), Itrol (0,01
bis 0,02%), Largin (0,25—1,5%) usw. zu
Einspritzungen in die vordere Harnröhre.

(Zur Entfernung der Silberflecken.
Sol. natr. thio-sulfat. 40,0/200,0
S. Äußerlich.)

Sol. ichthyoli 1,0—2,0/200,0.
D.S. Zu Einspritzungen in die vordere
Harnröhre.

Sol. hydrargyr. oxycyanat. 0,025—0,05/200,0.
D.S. Zu Einspritzungen in die vordere
Harnröhre.

Sol. hydrargyr. oxycyanat. 1,0/100,0.
S. Davon 10—20 ccm auf 1 Liter Wasser
zu Irrigationen.

Sol. kal. permanganat. 1,0/100,0.
S. 10—30 g auf 1 Liter Wasser; zu Irri-
gationen.
(Analog Argentum nitricum 1:4—3000.
Zu Spülungen.)

Sol. argenti nitr. 0,25—1,0/50,0.
D. in vitr. ampl. nigr.
S. Zu Einspritzungen in die hintere Harn-
röhre.

Zur adstringierenden und antiphlogistischen
Behandlung, speziell für postgonorrhoische
Urethritis.
Sol. alumnol. 2,0—5,0/200,0.
M.D.S. Zu Einspritzungen.

Sol. ac. tannic. 1,0—2,0/200,0.
M.D.S. Zu Einspritzungen.

Sol. resorcin. 1,0—4,0/200,0.
D. in vitr. nigr. ampl.
S. Zu Einspritzungen.

Bismut. subnitr. 4,0—10,0.
Glycerin 4,0.
Aq. destill. ad 200,0.
M.D.S. Umschütteln.
S. Zu Einspritzungen.

Sol. zinci sulf. 0,5—2,0/200,0
S. Zu Einspritzungen.

Sol. cupr. sulfur. 0,05—0,2—0,5/200,0.
S. Zu Einspritzungen.

Zinc. sulfur. 0,5—2,0.
Plumbi acet. 0,2—0,4.
Aq. dest. ad 200,0.
M.D.S. Zu Einspritzungen.

Sol. Zinci sulfocarbol. 0,1—1,0/200,0.

Prostatitis.

Ammonii. sulfo-ichthyolic. 0,5.
Extr. belladonnae 0,01—0,02.
Butyr. cacao qu. sat. ut f. suppositor.
D. tal. dos. Nr. 15.
S. 1—3 Stück täglich einzuführen.

Kal. jodat. 0,2.
Jod. puri 0,01.
Butyr. cacao qu. sat. ut f. supposit.
D. tal. dos. Nr. 15.

Epididymitis.

Jodi puri 0,2.
Kal. jodat. 0,4.
Lanolin.
Vaselin. ana ad. 20,0
M. f. unguent.

Jod-Vasogen 6, 10 und 20%.

Ammonii sulfo-ichthyol.
(Rein oder 10—20% in Vaselin oder Glycerin.)

Jodblei-Guttaplast, Empl. ciner. hydrargyri usw.

Conjunctivitis gonorrhoica.

Noviform 0,2—0,5.
Vaselin. american. puriss. ad 10,0.
M. f. unguent.
S. Zum Einfetten der Lidränder.

Sol. syrgol. 3,0—10,0/200,0.
S. Zum Einträufeln in den Bindehautsack.
(Analog andere Silberpräparate.)

Gonorrhöe der Frau.

Urethral-Injektionen wie beim Mann, aber stärkere Konzentrationen (z. B. Argent. nitr. 1—2 % usw.).

Urethralstäbchen mit Protargol, Choleval, Hegonon, Partagonstäbchen, Delegonstäbchen (fabrikmäßig hergestellt).

Protargolsalbe (6%), Novinjectolsalbe.

Vaginalspülungen mit Milchsäure (1 : 2000), Acet. pyrolignosum (10,0—30,0 : 1000,0), Alaun usw. usw.

Ausätzungen des Uterus mit Arg. nitricum 1—10%, Formalin, Jodtinktur usw.

Ulcus molle.

Ac. carbol. liquef. 10,0
S. Zum Ätzen.

Ac. carbol. liquefact. 4,0.
Spir. vini 6,0
S. Zum Ätzen.

Jodoform. desodorat. 10,0.
da ad scatul.
S. Äußerlich.

Jodoform. desodorat. 1,0.
Lanolin.
Vaselin. ana ad 10,0
M. f. ungu.

Jodoform desodorat. 1,0.
Butyr. cacao 4,0
M. f. l. a. Bacilli urethral. long. 2—3 ccm.
D.S. Zum Einführen (bei Harnröhrenschanker).

Europhen 5,0.
D. ad scatul. S. Äußerlich.

Pulv. isoform. 10,0 (Orig.-P.).
S. Äußerlich.

Airol. 10,0.
DS. Äußerlich.

Ferner: Aristol, Vioform, Boluphen, Xeroform, Sozojodol, Nosophen usw.

Argent. nitr. 0,1.
Bals. peruvian. 1,0.
Ungu. zinci ad 10,0.
M. f. unguent.

Sol. zinc. chlor. 50,0/100,0.
D.S. Zum Ätzen.

Vini camphorat. 200,0.
D.S. Zu Umschlägen.

Aq. chlori recent. parat. 200,0.
D.S. Zu Umschlägen.

Sol. argent. nitr.
1,0—5,0/100,0 zu Injektionen in Bubonenhöhlen.

Jodoform 2,0.
Glycerin. oder Olei olivarum ad 10,0.
M.D.S. Zu Injektionen in Bubonenhöhlen.

Syphilis.

Quecksilber.

Ungu. hydrargyr. cinerei 2,0—3,0—5,0.
S. ad chartam ceratam (oder in globulis).
D. tal. dos. Nr. 20.
(Evtl. mit Zusatz von Hydrarg sulfur. rubr. 0,5 zur Rotfärbung.)

Ungu. hydrargyr. ciner. (evtl. rubr.) cum Resorbino parat. (33$\frac{1}{3}$ oder 50%).
Eine Originaltube.
(Ferner: Hg-Mitin, Hg-Vasenol usw.)

Hydr. bichlor. 0,2.
Natr. chlor. 2,0.
Succ. et pulv. liqu. ana qu. sat.
ad pil. N. 50.
D.S. 3—4mal täglich 1 Pille.

Hydrarg. jodat. flav. 0,5—0,75 (!), („Proto-
jodüret").
Succ. et pulv. liqu. ana qu. sat.
  ad pil. Nr. 50.
  D.S. 3—4mal täglich 1 Pille.

Hydr. oxydul. tannic. 1,25—2,5
  succ. et pulv. liqu. qu. sat.
  ad pil. Nr. 50.
  D.S. 3mal täglich 1 Pille.

Hydrargyr. chlorat. 0,006—0,01—0,015.
Sacch. lact. 0,3
  M.D. tal. dos. Nr. 15.
  S. 3mal täglich 1 Pulver *(bei kongenitaler*
    Syphilis).
  (Ferner: Merlusan, Merjodin, Mergal usw.,
    in Orig.-P.)

Hydr. bichlor. 0,3.
Natr. chlor. 1,0.
Aq. dest. 30,0.
D. ad vitr. ampl.
  S. Zur Injektion (täglich durchschnittlich
    1 ccm).

Novasurolampullen zu 2,2 ccm (Orig.-P.)
  (in 10%iger Lösung)
  jede Ampulle = 0,067 Hg.
  D.S. 2—3mal wöchentlich eine intramus-
    kuläre Injektion.

Hydrarg. chlorat. vapore parat. 1,00[1]).
Ol. oliv. opt. sterilis. ad 10,0.
  M.D. in Kugelflasche,
    zur Injektion ($^1/_4$—$^1/_2$ ccm jeden 3.
    bis 6. Tag).

Hydrarg. salicyl. subtiliss. pulv. 1,0 [1]).
Ol. oliv. opt. (s. Ol. amagdal. dulc. s. Ol.
  Dericini) sterilisat. ad 10,0.
  M.D. In Kugelflasche,
    zur Injektion (alle 3—6 Tage durch-
    schnittlich 1 ccm zu injizieren).

Hydr. thymolo-acetic. subtiliss. pulv. 1,0 [1]).
Ol. oliv. opt. (usw.) sterilisat. ad 10,0.
  M.D. In Kugelflasche
    zur Injektion (wie Salicyl-Hg).

Ol. cinerei = Mercinol. [2]) 40,0% = 10,0
  (Orig.-P.).
  D.S. Zu Einspritzungen (besondere Spritze
    vgl. S. 367).

Zur Prophylaxe und Behandlung der Stoma-
titis.
Hydrogen. peroxydat. solut.
  D.S. 1—2 Teelöffel auf 1 Glas Wasser.

Perhydrol-Mundwasser (Orig.-P.).

---

[1]) Diese Präparate können auch mit
Vasenol verschrieben werden (Originalflaschen
bei KÖPP). Sie werden auch 40%ig hergestellt
und dann mit besonderen Spritzen injiziert
(vgl. S. 367).
  [2]) Engelapotheke Breslau.

Liqu. Aluminii acet., Alaun, Myrrhen- oder
  Ratanhiatinktur usw. als Mundwässer;
  Zahnpasten.

Sol. ac. chrom. 0,1—1,0/10,0.
  S. Zum Einpinseln.

Tinct. jodi 1,0.
Tinct. Ratanh. 9,0.
  S. Zum Einpinseln.

Sol. argent. nitr. 1,0/10,0.
  S. Zum Einpinseln.

Salvarsan.
Die Salvarsan-Präparate werden immer in
Originalampullen verschrieben und erst unmittelbar vor dem Gebrauch gelöst und
zwar nach den von der Fabrik gegebenen
genauen Vorschriften (Dosierung cf. Text).

Salvarsanschädigungen.
Sol. suprarenin (1,0:1000,0, Orig.-P.) 10,0.
  D. Zu Handen des Arztes.
  $^1/_2$—1 ccm subcutan zu injizieren beim
  vasomotorischen Symptomenkomplex und
    bei der Purpura cerebri.

Natr. thio-sulfat. purissimi 10%
  (am besten in Ampullen von Beiersdorf)
  3—6—10 ccm. Intravenös jeden 2. Tag zu
    injizieren.

Rivanol (oder Trypaflavin) 1,0—2,0.
  Zinc. oxyd.
  Talc. venet.
  Glycerin.
  Spir. vini ana ad 100,0.
  M.D. in vitr. ampl. S. zu schütteln.

Ammon. sulfo-ichthyol. (oder Tumenol-
  Ammonii) 2,0.
Past. Zinci ad 100,0.
  M. f. unguent.

Bismut.
Die verschiedenen Bismut-Präparate werden in Orig.-P. verschrieben.

Jod usw.
Sol. kal. jodat. 20,0/300,0.
  S. 1—6 Eßlöffel täglich in Wasser oder
    Milch nach den Mahlzeiten.

Sol. kal. jodat. 20,0/100,0.
  S. 1—6 Teelöffel täglich wie oben.

Kal. jodat. 20,0.
Antipyrin 10,0.
Aq. dest. 300,0.
  M.D.S. 1—3 Eßlöffel täglich wie oben.

Kal. jodat. 0,25.
  Da in Caps. gelodurat.
  D. Dos. Nr. 20.
  S. 4—8 Kapseln täglich.

Ferner:
Alival, Dijodyl, Sajodin, Jodglidine, Jodtropon, Lipojodin usw.

Decocti Zittmanni 250—500,0
(nach den Vorschriften des Deutschen
         Arzneibuches VI).
    S. 250—500 g heiß zu trinken.

Decocti Sarsaparillae compositi mitior. 250,0
    bis 500,0
(nach der Vorschrift des Deutschen Arznei-
         buches VI).
    S. 250—500 g kalt zu trinken.

Zur örtlichen Behandlung.

Emplastr. hydrargyri
    (des Deutschen Arzneibuches)
    auf Leinwand gestrichen.

Quecksilber-Guttaplast
    (Beiersdorf).

    Unguent hydr. ciner. 10,0.

Unguent hydrargyr. alb. 10,0.

Unguent hydrarg. flavi 10,0.

Hydrargyr. chlorat. 10,0.
    D. Zum Einstreuen.
    (Bei Primäraffekten, Papeln usw.)

Spir. vini dilut.
Acet. ana 45,0.
Hydr. bichlorat. 4,0.
Alumin.
Camphor.
Cerussae ana 2,0.
    M.D.S. Der Bodensatz aufzupinseln.
    (Bei hartnäckigen Papeln.)

Hydrarg. bichlor. 0,1.
Spir. vini.
Aether. sulf. ana ad 10,0
    M.D. Zum Einpinseln
    (bei Schleimhautpapeln).

Hydrarg. bichlor. 0,1.
Tinct. benzoes ad 10,0.
    M.D. Zum Einpinseln (wie oben).

Andere infektiöse Geschlechts-
krankheiten.

Condylomata acuminata.

Resorcin 2,0—4,0.
Spir. vini 10,0.
    M.D. in vitr. nigr. S. Äußerlich.

Ac. acet. (Eisessig) 10,0.
    S. Zum Ätzen.

Acid. trichloracetic. 10,0.
    S. Zum Ätzen.

Summitat. Sabinae
Aluminis aa 5,0.

Balanitis.

Hydrogen. peroxydat. solut. 100,0.
    S. 1 Teelöffel auf 1 Glas Wasser.
    Zum Spülen und Baden.

    Pulverbehandlung s. bei Ulcus molle.

Lymphogranuloma inguinale.

Tartari stibiat. 1,0.
    S. in aq. dest. sterilisat. 100,0.
    2—5 ccm intravenös zu injizieren.

Prophylaxe gegen Gonorrhöe.

Argent. nitr. 0,4.
Novocain. nitr. 1,0.
Aq. dest. ad 20,0.
    M.D. ad vitr. nigr.
    S. Äußerlich.

Protargol 2,0.
Glycerin 2,0.
Aq. dest. ad 10,0.
    M.D. in vitr. nigr.
    S. Äußerlich.

Delegon-, Choleval- usw. Stäbchen.

Gegen Syphilis.

NEISSER-SIEBERTsche Sublimatsalbe (und
    die verschiedensten mit Phantasienamen
    bezeichneten Zusammenstellungen).

Namen- und Sachverzeichnis.

Handbuch der
Haut- und Geschlechtskrankheiten

Bearbeitet von über 200 Fachgelehrten

Herausgegeben im Auftrage der Deutschen Dermatologischen Gesellschaft
gemeinsam mit

G. Arndt, B. Bloch, A. Buschke, E. Finger, E. Hoffmann,
C. Kreibich, F. Pinkus, G. Riehl, L. v. Zumbusch

von

J. Jadassohn

Breslau

Schriftleitung O. Sprinz-Berlin

In 23 Bänden

Jeder Band ist einzeln käuflich

Übersicht über das Gesamtwerk:

a) Hautkrankheiten

Band I: Anatomie und Physiologie der Haut. — Band II bis IV: Allgemeine
Ätiologie und Pathologie. — Band V: Allgemeine Therapie. — Band VI
bis XIV: Spezielle Dermatologie

b) Geschlechtskrankheiten

Band XV: Syphilis, Ätiologie und allgemeine Pathologie. — Band XVI
und XVII: Syphilis, Spezielle Pathologie. — Band XVIII: Syphilis, Therapie.
— Band XIX: Kongenitale Syphilis. — Band XX: Gonorrhöe. — Band XXI:
Ulcus molle und andere Krankheiten der Urogenitalorgane. — Band XXII:
Soziologie und Statistik der Geschlechtskrankheiten. — Band XXIII:
Geschichte und juristische Bedeutung der Geschlechtskrankheiten

Fertig liegen vor:

I. Band: Erster Teil:

Anatomie der Haut

Bearbeitet von **B. Bloch, F. Pinkus, W. Spalteholz.** Mit 390 zum Teil farbigen
Abbildungen. XII, 564 Seiten. 1927
RM 87.—; in Halbleder gebunden RM 93.—

VI. Band: Erster Teil:

Ekzem. Dermatitis. Pruritus. Prurigo. Strophulus.
Neurodermitis. Seborrhoisches Ekzem

Bearbeitet von **A. Alexander, C. Kreibich, P. G. Unna. F. Winkler, M. Winkler.**
Mit 150 zum großen Teil farbigen Abbildungen. VIII, 543 Seiten. 1927
RM 90.—; in Halbleder gebunden RM 96.—

Handbuch der Haut- und Geschlechtskrankheiten

Ferner liegen fertig vor:

XIII. Band: Zweiter Teil:
Die Krankheiten der Nägel
Von Dr. med. **Julius Heller**. a. o. Professor an der Universität Berlin
Zweite Auflage. Mit 146 zum Teil farbigen Abbildungen. XII, 423 Seiten. 1927
RM 57.—; in Halbleder gebunden RM 63.—

XV. Band: Erster Teil:
Morphologie und Biologie der Spirochaeta pallida.
Experimentelle Syphilis
Bearbeitet von **Erich Hoffmann, Edmund Hofmann, Paul Mulzer**. Mit 272 meist farbigen
Abbildungen. VIII, 432 Seiten. 1927
RM 90.—; in Halbleder gebunden RM 96.—

XIX. Band:
Kongenitale Syphilis
Bearbeitet von **G. Alexander, H. Boas, C. Hochsinger, J. Igersheimer, P. Kranz,
R. Ledermann, F. Lesser, Erich Müller, H. Rietschel, L. von Zumbusch**. Mit 95
zum Teil farbigen Abbildungen. VIII, 374 Seiten. 1927
RM 48.—; in Halbleder gebunden RM 54.—

XXI. Band:
Ulcus molle und andere Krankheiten der Urogenitalorgane
Bearbeitet von **F. Callomon, J. Fabry, F. Fischl, W. Frei, R. Frühwald, B. Lipschütz,
M. Mayer, H. da Rocha Lima, G. Scherber, G. Stümpke**. Mit 151 meist farbigen
Abbildungen. IX, 558 Seiten. 1927
RM 87.—; in Halbleder gebunden RM 93.—

Als nächste Bände werden bis Ende 1927 erscheinen:

XXII. Band:
Soziale Bedeutung, Bekämpfung und Statistik
der Geschlechtskrankheiten
Bearbeitet von **H. Hecht** und **H. Haustein**. Mit etwa 300 Textabbildungen

VI. Band: Zweiter Teil:
Zirkulationsstörungen der Blut- und Lymphströmung. Angio-
neurosen. Urticaria. Akutes Ödem. Urticaria pigmentosa. Erythro-
melalgie. Raynaudsche Krankheit. Nekrosen, Gangrän, Geschwüre.
Der variköse Symptomenkomplex. Hämorrhagische Krankheiten.
Erythema exsudativum multiforme und nodosum
Bearbeitet von **F. Hammer, R. Hirschfeld, F. Mras, V. Mucha, P. Tachau** und **L. Török**
Mit etwa 80 zum Teil farbigen Abbildungen

XVIII. Band:
Syphilis, Therapie
Bearbeitet von **J. Almkvist, W. Heuck, C. A. Hoffmann, F. Juliusberg, W. Kerl,
S. Lomholt, P. Linser, P. Manteufel, H. Müller, A. Perutz, J. Pohl, O. Rosenthal,
W. Weise, J. Werther** und **W. Worms**

Handbuch der Serodiagnose der Syphilis. Von Professor Dr. **C. Bruck**, Leiter der Dermatologischen Abteilung des Städtischen Krankenhauses Altona, Privat-dozent Dr. **E. Jacobsthal**, Leiter der Serologischen Abteilung des Allgemeinen Kranken-hauses Hamburg-St. Georg, Privatdozent Dr. **V. Kafka**, Leiter der Serologischen Abteilung der Psychiatrischen Universitätsklinik und Staatskrankenanstalt Hamburg-Friedrichsberg, Oberarzt Dr. **J. Zeissler**, Leiter der Serologischen Abteilung des Städtischen Krankenhauses Altona. Herausgegeben von **Carl Bruck**. Zweite, neubearbeitete und vermehrte Auflage. Mit 46 zum Teil farbigen Abbildungen. VIII, 546 Seiten. 1924. RM 30.—; gebunden RM 32.—

Die Syphilis. Kurzes Lehrbuch der gesamten Syphilis mit besonderer Berücksichtigung der inneren Organe. Unter Mitarbeit von Fachgelehrten herausgegeben von **E. Meirowsky** in Köln und **Felix Pinkus** in Berlin. Mit einem Schlußwort von A. von Wassermann. („Fachbücher für Ärzte“, Band IX, herausgegeben von der Schriftleitung der „Klinischen Wochenschrift“.) Mit 79 zum Teil farbigen Abbildungen. VIII, 572 Seiten. 1923. Gebunden RM 27.—

Die Bezieher der „Klinischen Wochenschrift“ erhalten die „Fachbücher“ mit einem Nachlaß von 10%.

Ⓦ **Frühdiagnose und Frühtherapie der Syphilis.** Von Prof. Dr. Leopold Arzt, Assistent der Universitätsklinik für Dermatologie und Syphilidologie in Wien. („Abhandlungen aus dem Gesamtgebiet der Medizin“.) Mit zwei mehrfarbigen und einer einfarbigen Tafel. VI, 84 Seiten. RM 2.95

Für Abonnenten der „Wiener klinischen Wochenschrift“ ermäßigt sich der Bezugspreis um 10%.

Ⓦ **Syphilis und innere Medizin.** Von Hofrat Professor Dr. Hermann Schlesinger, Vorstand der III. Medizinischen Abteilung des Allgemeinen Krankenhauses in Wien.

I. Teil. Die Arthro-Lues Tardiva und ihre Therapie. Mit 8 Abbildungen im Text. IV, 165 Seiten. 1925. RM 9.90

II. Teil. Die Syphilis der Baucheingeweide. Mit 17 Abbildungen im Text. VI, 283 Seiten. 1926. RM 19.50

Der dritte in Vorbereitung befindliche (Schluß-)Teil wird die syphilitischen Veränderungen der Brustorgane und der Drüsen mit innerer Sekretion umfassen und Ende 1927 erscheinen.

Ⓦ **Die Malariabehandlung der progressiven Paralyse.** Unspezifische Therapie der Metalues des Zentralnervensystems mittels künstlicher Erzeugung einer akuten Infektionskrankheit. Von Privatdozent Dr. **Josef Gerstmann**, Assistent der Universitätsklinik für Psychiatrie und Nervenkrankheiten in Wien. Mit einem Vorwort von Professor Dr. Julius Wagner-Jauregg, Vorstand der Universitätsklinik für Psychiatrie und Nervenkrankheiten in Wien. Mit 16 Textabbildungen. IV, 229 Seiten. 1925. RM 12.—; gebunden RM 13.20

Lehrbuch der Gonorrhöe nebst einem Anhang: Die Sterilität des Mannes. Bearbeitet von Fachgelehrten. Herausgegeben von Professor Dr. **A. Buschke**, dirig. Arzt am Rudolf Virchow-Krankenhaus Berlin und Dr. **E. Langer**, Oberarzt am Rudolf Virchow-Krankenhaus Berlin. Mit 112 darunter zahlreichen farbigen Abbildungen. XII, 570 Seiten. 1926. RM 46.50; gebunden RM 49.50

Ⓦ **Die Gonorrhöe des Weibes.** Ein Lehrbuch für Ärzte und Studierende von Dr. **R. Franz**, Privatdozent an der Universität und Direktor-Stellvertreter am Maria Theresia-Frauenhospital in Wien. Mit 43 zum Teil farbigen Textabbildungen. VIII, 193 Seiten. 1927. RM 12.—; gebunden RM 13.20

Hautkrankheiten und Syphilis im Säuglings- und Kindesalter. Ein Atlas. Herausgegeben von Professor Dr. **H. Finkelstein** in Berlin, Professor Dr. **E. Galewsky** in Dresden, Privatdozent Dr. **L. Halberstaedter** in Berlin. Zweite, vermehrte und verbesserte Auflage. Mit 137 farbigen Abbildungen auf 64 Tafeln. Nach Moulagen von F. Kolbow, A. Tempelhoff, M. Landsberg und A. Kröner. VIII, 80 Seiten. 1924. Gebunden RM 36.—

Geschlechtskrankheiten bei Kindern. Ein ärztlicher und sozialer Leitfaden für alle Zweige der Jugendpflege. Unter Mitarbeit von W. Fischer-Defoy, Frankfurt a. M., F. Kramer, Berlin, E. Langer, Berlin. Herausgegeben von Prof. Dr. **A. Buschke**, dirig. Arzt am Rudolf Virchow-Krankenhaus Berlin und Dr. **M. Gumpert**, Assistenzarzt am Rudolf Virchow-Krankenhaus Berlin. Mit 10 Ab-bildungen. IV. 108 Seiten. 1926. RM 5.40

Die mit Ⓦ *bezeichneten Werke sind im Verlage von Julius Springer in Wien erschienen.*